Oscar Schlickum

Die wissenschaftliche Ausbildung des Apothekerlehrlings

Verlag
der
Wissenschaften

Oscar Schlickum

Die wissenschaftliche Ausbildung des Apothekerlehrlings

ISBN/EAN: 9783957006271

Auflage: 1

Erscheinungsjahr: 2015

Erscheinungsort: Norderstedt, Deutschland

© Verlag der Wissenschaften in Vero Verlag GmbH & Co. KG. Alle Rechte beim Verlag und bei den jeweiligen Lizenzgebern.

Webseite: http://www.vdw-verlag.de

Cover: Sandro Botticelli "die Geburt der Venus"

Die wissenschaftliche Ausbildung

des

Apothekerlehrlings

und seine

Vorbereitung zum Gehilfenexamen.

Mit Rücksicht auf die neuesten Anforderungen

bearbeitet von

O. Schlickum,

Apotheker.

Dritte verbesserte und stark vermehrte Auflage.

Erste Hälfte (Bog. 1—22 incl.)

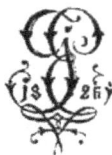

Leipzig
Ernst Günther's Verlag
1884.

Preis des (bis Ende 1883) vollständigen Werkes: 10 Mark.

Die wissenschaftliche Ausbildung

des

Apothekerlehrlings

und seine

Vorbereitung zum Gehilfenexamen.

Mit Rücksicht auf die neuesten Anforderungen

bearbeitet von

O. Schlickum,

Dritte umgearbeitete und verbesserte Auflage.

Mit 560 Holzschnitten.

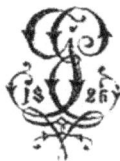

Leipzig

Ernst Günther's Verlag

1884.

Ein Wort zum Unterrichtsplan.

(Vorrede zur ersten Auflage.)

Wenn ein neues Lehrbuch dem pharmazeutischen Publikum geboten wird, bedarf es wohl keiner Rechtfertigung, zunächst aus dem allgemeinen Grunde, weil eine Bereicherung an Lehrmitteln dem Lernenden stets vorteilhaft ist, sodann aus dem besonderen Bedürfnis, welches sich in den letzten Jahren, nach der bedeutenden Verschärfung der Anforderungen, dem Lehrling fühlbar gemacht. Es ist vor allem ein Lehrbuch notwendig, welches, unter Ausscheidung des Fernerliegenden, dem Eleven nur dasjenige bietet, was er zunächst wissen muss — und dies in möglichst prägnanter Kürze, um ihn nicht durch Dickleibigkeit des Buches und langatmige Abhandlungen abzuschrecken. In wie weit es mir gelungen sei, dieser Aufgabe gerecht zu werden, wird die Beurteilung ergeben; für jetzt will ich mich darauf beschränken, die näheren Ziele, sowie den einzuschlagenden Unterrichtsplan nach meiner Ansicht in Kürze darzulegen.

Die Lehrzeit des Pharmazeuten ist jetzt auf drei, für die Abiturienten auf zwei Jahre festgestellt, — eine scheinbar lange, aber angesichts der Fülle des zu bewältigenden Stoffes dennoch kurze Frist; zumal, wenn man bedenkt, dass die erste Zeit dem Eleven verstreicht über der Umschau in dem Arzneischatze und der Geschäftspraxis, der Erlernung der Handgriffe u. s. f. Es geht daraus klar hervor, dass man nicht zeitig genug mit dem Unterrichte in den pharmazeutischen Wissenschaften beginnen kann, keineswegs aber damit bis kurz vor dem Gehilfenexamen warten darf, in welchem Falle nur elende Stümperei erzielt würde.

Unsere Fachwissenschaften zerfallen in folgende fünf: Physik, Chemie, Botanik, Pharmakognosie und spezielle Pharmazie (Rezeptur und Defektur).

Nach diesen Richtungen hin ist die Ausbildung des angehenden Apothekers zu verfolgen. Es erwächst uns nun die erste Frage: Welches Ziel hat der Eleve bis zum Gehilfenexamen zu erreichen, wenn letzteres weder mit einer übermässigen Nachsicht, noch mit einer inhumanen Strenge gehandhabt werden soll?

Die Aufgabe der Lehrzeit lässt sich dahin präzisieren, dass in den verschiedenen Hilfswissenschaften die allgemeine Grundlage gewonnen, die Kenntnis der wichtigsten Naturgesetze, sowie eine Überschau über die Naturreiche erworben werden muss, dagegen in allen Fragen und Gegenständen, welche in unserem Fache ein direktes Interesse beanspruchen, speziell und eingehend zu verfahren ist.

Treten wir nun an die einzelnen Wissenschaften heran und untersuchen, in wie weit sie Gegenstand des Lehr-Unterrichts

und in welcher Weise der letztere am besten einzurichten sei,
so möchte ich zunächst darauf hinweisen, dass ich hierbei nur
meine unmassgeblichen, aber in der Praxis bewährten Anschauungen
wiederzugeben in der Lage bin.

Für den ersten Winter der Lehrzeit eignet sich vor allem
das Studium der Physik, die mehr oder weniger die Vorschule
der Chemie bildet und nur geringe Schwierigkeiten darbietet.
Sie kann deshalb auch recht wohl in einem halben Jahre ihrem
Hauptumrisse nach durchgearbeitet werden, während die Chemie,
zugleich mit ihr beginnend, sich durch die ganze Lehrzeit hinzieht.
In jener Wissenschaft sei das Studium vorzugsweise auf die
Kenntnis der allgemeinen Naturgesetze, sodann auf die
gebräuchlichsten Instrumente, wie Barometer, Luftpumpe,
Hebel, Thermometer, Dampfmaschine, Lupe und Mikroskop,
galvanische Batterie u. a. m., beschränkt. Man erstrebe eine
klare Anschauung, worauf die Naturerscheinungen, die uns täglich
vor Augen treten, und worauf die Nutzanwendungen, die wir von
den Naturkräften ziehen, sich gründen. Nur in wenigen Partien,
wesentlich bei der Bestimmung des spezifischen Gewichtes, bei
der Wage u. dgl., ist ein spezielleres Eingehen geboten, da hieraus
die praktische Pharmazie besonders Nutzanwendungen zieht.

In vorliegendem Buche wurden die physikalischen Artikel
nach dieser Richtung hin ausgewählt und bearbeitet; am Schlusse
derselben nahm ich leicht ausführbare „Versuche" auf, fügte auch
„Fragen und Aufgaben" hinzu, wodurch ich das Interesse der
jungen Fachgenossen zu erregen, sowie auf einzelne Punkte der
vorausgeschickten Abhandlung näher einzugehen beabsichtigte.

Wenden wir uns von der Physik zur Chemie, so treten
wir gewissermassen aus der Vorhalle des Tempels in dessen Inneres
ein. Neben den allgemeinen sind hier sehr spezielle und ein-
gehende Kenntnisse zu erwerben, neben dem Wissen praktische
Fertigkeiten in erweitertem Masse.

Zunächst hat der Lehrling die chemischen Elemente mit
ihren Verbindungen — Säuren, Basen, Salzen — sich anzueignen, er lernt den chemischen Prozess in seinen hauptsächlichsten und häufigsten Formen kennen, studiert die Rolle
des Sauerstoffs, des Schwefels, der Salzbildner —
und dies alles an der Hand der Formeln, welche seinem Wissen
erst die sichere Grundlage gewähren. Ich wählte im vorliegenden
Buche die (neuen) Molekularformeln, nicht in der Meinung, die
(älteren) Äquivalentformeln seien überlebt und nicht mehr passend,
sondern in der Erwägung, dass beim steten Fortschreiten der
Wissenschaft Stillstand Rückgang sei.

Um die Formeln recht handhaben zu lehren und den Anfänger
in das wichtige Kapitel der Stöchiometrie praktisch einzuführen,

wurden auch den chemischen Artikeln „Fragen und Aufgaben"
angefügt.

Neben der Bereicherung seines Wissens soll der Lehrling
auch seine Fertigkeiten ausbilden; daher hat das Studium
der Chemie Hand in Hand zu gehen mit praktischen
Übungen. Am Schlusse jedes Artikels folgen einige instruktive
Experimente, welche so gewählt und durchgeführt wurden, dass
der Anfänger sie selbst in einem weniger reichlich ausgestatteten
pharmazeutischen Laboratorium anzustellen imstande ist. Auch
aus dem Gebiete der pharmazeutisch-chemischen Technik wurden
„praktische Übungen" ausgesucht, um dem Lehrlinge die leider
gar häufig mangelnde Gelegenheit zu geben, sich in chemischen
Arbeiten eine gewisse Fertigkeit zu erwerben. Ich halte es für
dringende Pflicht des Apothekers, seinem Lehrlinge die zu solchen
Arbeiten nötige Zeit und Hilfe zu gewähren. Die Führung des
Elaborationsjournals lässt sich damit aufs beste verbinden
und gewährt eine schöne Gelegenheit zu selbständiger Wiedergabe
des Ausgeführten, wodurch sich nicht allein manche zu Tage
tretende Lücken ausfüllen, sondern auch das Ganze dem Gedächt-
nisse tiefer einprägen wird.

Wie bereits oben bemerkt, begleitet das Studium der Chemie
den Eleven vom Beginn seiner Lehrzeit bis zu deren Ende. Es
lässt sich füglich derart einteilen, dass mit der Hälfte der Lehrzeit die unorganische Chemie zur Beendigung gelangt, das darauf
folgende Jahre alsdann der organischen Chemie und dem analytischen Teile vorbehalten bleibt, welcher dem Buche beigefügt ist. In demselben wurde vornehmlich auf die Erkennung
und Reinheits-Prüfung der Arzneimittel, sowie auf die volumetrische Analyse Bezug genommen, wie solche unsere deutsche
Pharmacopöe vorschreibt. Dabei gab ich durch Aufnahme eines
gedrängten „analytischen Ganges" dem strebsamen Schüler das
Mittel, durch einfache, leicht ausführbare Reaktionen die Chemikalien erkennen zu lernen. Ein tieferes Eingehen in die chemische
Analyse kann einem späteren Studium vorbehalten bleiben.

Gehen wir über zur Besprechung des botanischen Unter-
richtes, so leuchtet ein, dass derselbe vorzugsweise ein Sommer-
studium ist, da nur in dieser Jahreszeit lebende Pflanzen als
Material dazu sich bieten. Fleissiges Botanisieren zum Zwecke
der Herbeischaffung derselben ist notwendige Bedingung, aber es
müssen die eingesammelten Pflanzen auch studiert und vollständige Exemplare zu einem Herbarium getrocknet werden.

Nächste Aufgabe des jungen Pharmazeuten ist, ein Gewächs
terminologisch bestimmen zu lernen: den Stengel, die
Blätter und Blüten mit den richtigen Ausdrücken zu beschreiben.
Zu diesem Behufe dient im ersten Sommer das Studium der all-

gemeinen Pflanzen-Organographie und Terminologie, wie es im ersten Teile des III. Abschnittes dieses Buches sich findet. Am Schlusse eines jeden Kapitels folgen „terminologische Bestimmungen", worin die notwendigste Anzahl terminologischer Ausdrücke ihre Erklärung und Zeichnung erhalten hat. Solche Ausdrücke muss der Lehrling nicht allein nach Form und Beschreibung sich einprägen, sondern auch neben den deutschen die lateinischen termini memorieren, da er sie allenthalben in der Pharmacopöe antrifft.

Hat der Eleve einen Sommer mit diesen botanischen Vorbereitungsstudien verbracht, so ist er im darauffolgenden Sommer befähigt, einen Schritt weiter zu gehen zur botanischen Systematik, und zwar zunächst zum Linnéschen Systeme. Dabei wird durch ein fortgesetztes Einsammeln einheimischer Gewächse und Durchstreifen der Umgegend eine Übersicht über die Gewächse der eigenen Umgebung gewonnen. War der Lehrling bisher darauf angewiesen, sich die ihm unbekannten Gewächse von kundiger Seite benennen zu lassen, so vermag er nun bald, sie an der Hand einer Lokalflora selber zu bestimmen. Läuft dabei anfänglich auch mancher Irrtum mit unter, so reguliert sich derselbe doch im Weiterschreiten der Kenntnisse bald von selbst.

Bei der Frage, welches System der Anfänger benutzen soll — ob das Linnésche, ob das Jussieusche oder de Candollesche —, lässt sich mancherlei pro et contra sagen; jedoch haben sich die Ansichten dahin abgeklärt, dass das Linnésche System unübertrefflich sich eignet zur Bestimmung unbekannter Gewächse, das natürliche System dagegen ausschliesslich einen richtigen Überblick über die Pflanzenwelt und die stufenweise Entwicklung derselben gewährt. Daraus geht hervor, dass man beider Systeme mächtig sein muss, des Linnéschen, um es auf botanischen Exkursionen zu benutzen, des natürlichen für das Studium der Familien. Wegen des leichteren Erlernens und des direkten Nutzens beim Botanisieren hat der Eleve zunächst sich die Kenntnis des Linnéschen Systems zu verschaffen. Erst wenn eine gewisse Anzahl Gewächse gekannt ist, wird das Studium des natürlichen Systems möglich sein.*)

Im vorliegenden Buche folgte ich nicht ausschliesslich dem Jussieuschen, de Candolleschen oder Endlicherschen Systeme, sondern fasste das ihnen Gemeinsame zusammen und beschrieb die grösseren Familien eingehend, die kleineren nur anhangsweise.

---

*) Vgl. meine Exkursionsflora für Deutschland. Kurze Charakteristik der im Deutschen Reiche wildwachsenden und häufiger kultivierten Gefässpflanzen nebst Anhang: Bestimmung der Gattungen nach leicht erkennbaren Merkmalen. 1881. Mit zahlr. Holzschn. In Taschenform. M. 5 in Lwdbd. M 6.

Grossen Wert lege ich auf die beigegebenen Illustrationen sämtlicher einheimischer offizineller Gewächse, sie gewähren ein besseres Bild des Gegenstandes als die gelungenste Beschreibung.

Die Anlegung eines Herbars gehört, wie die Führung des Elaborationsjournals, zu den vom Lehrling verlangten behördlichen Erfordernissen, und beides mit grossem Rechte, trotz aller Kontroversen. Wie das Journal den Eleven zwingt, die Anfertigung der Präparate nach eigenem Konzepte auszuarbeiten und dabei der Einzelheiten um so klarer, des Ganzen um so mächtiger zu werden, so zwingt ihn die Anlegung eines eigenen Herbars zum Einsammeln, Bestimmen, Trocknen und Ordnen von Gewächsen, wobei sein Geist längere Zeit bei dem Lehrstoffe verweilt und ihn besser erfasst. Zum Einlegen einer Pflanze muss ein vollständiges Exemplar (d. i. mit Blüten und möglichst auch mit Frucht) gewählt und zwischen Fliesspapier gepresst werden, welches mehrmals zu wechseln ist. Nachdem es getrocknet, klebt man es mit Streifen von Gummipapier in einen weissen Papierbogen und beschreibt denselben mit der Etikette. Letztere enthalte den lateinischen wie deutschen Namen der Pflanze, ihren Standort und ihre Sammelzeit. Auf die Vorderseite dieses Bogens notiert man in der Mitte nochmals den lateinischen Namen der Spezies, an der oberen Ecke denjenigen der Familie. Schliesslich werden die zur nämlichen Familie gehörigen Spezies in einen Bogen farbigen Papiers geschlagen, betitelt und eine oder mehrere Familien, je nach ihrer Grösse, in Mappen gebracht.

An die terminologische und organographische Botanik schliesst sich die Pharmakognosie enge an, sie kann nur durch sie richtig verstanden werden. Wenn ich für den Lehrling von einem tieferen Eindringen in diese Wissenschaft absehe, wozu auch ein sehr eingehendes Studium der Pflanzenanatomie erforderlich ist, so muss von dem angehenden Apothekergehilfen verlangt werden: 1. dass er die verschiedenen Droguen richtig zu erkennen und von einander zu unterscheiden weiss, 2. dass er ihre Abstammung und Heimat, 3. die hauptsächlichsten Handelssorten und häufiger vorkommenden Verwechslungen kennt und 4. ihre Verwendung in der Pharmazie anzugeben vermag. Die Pharmakognosie kann schon im zweiten Lehrjahre begonnen und im dritten vollendet werden. Notwendig ist für den Anfänger, aus den Geschäftsvorräten eine kleine Droguensammlung zusammenzustellen, um daran die angegebene Charakteristik zur Anschauung zu bringen. Dem Studium der Droguen muss die Beschäftigung mit der Pflanzenanatomie vorausgehen, welche aber für die nächsten Zwecke nur eine kurze zu sein braucht. Zur besseren Anschauung habe ich für denjenigen, dem ein Mikroskop zur Verfügung steht, „mikroskopische Übungen" beigefügt, welche wenig Schwierigkeiten bieten dürften.

Der letzte Abschnitt des Buches behandelt die Rezeptur und Defektur, welche nicht allein praktisch gehandhabt sein wollen, sondern auch der Regeln und Erklärungen bedürfen. Es sollen die angegebenen Regeln das bisher praktisch Erlernte und Geübte befestigen und vervollständigen. Daher eignet sich dieser Abschnitt für die zweite Hälfte der Lehrzeit und fasst zum Examen das zerstreut Erlernte zusammen.

Eine Repetition des gesamten Lehrmaterials vor dem Examen lässt sich sehr gut verbinden mit einer Übung im Anfertigen von Aufsätzen, wie solche im Gehilfenexamen verlangt werden. Als allgemeine Disposition mag gelten

a) für die physikalischen Aufsätze: 1. Erklärung des obwaltenden Naturgesetzes, 2. dessen Äusserungen, 3. die sich darauf gründenden Instrumente, 4. ihre Nutzanwendung.

b) Für die chemischen Aufsätze: 1. Zusammensetzung und Formel, 2. Vorkommen resp. Bereitung, nebst Erklärung des chemischen Prozesses, 3. physikalische und chemische Eigenschaften, 4. häufiger vorkommende Verunreinigungen und ihr Nachweis.

c) Für die botanisch-pharmakognostischen Aufsätze: 1. Stammpflanze, ihre Familie und Heimat, 2. Charakteristik, 3. Unterscheidung ähnlicher Droguen resp. Gewächse, 4. Anwendung in der Pharmazie und wirksame Bestandteile.

Was nun den Unterricht selbst betrifft, so ist Verfasser weit davon entfernt, vorliegendes Buch für allein ausreichend und grössere Werke für unnötig zu halten; vielmehr erachtet derselbe den Nutzen des Studiums ausführlicher Werke zur Unterstützung des Unterichts für ungemein und rät den Lehrherren dringend an, ihren Eleven die Gelegenheit zu bieten, einzelne wichtige Partien in grösseren Werken nachzulesen. Hierzu liefert unsere Fachlitteratur eine Reihe ausgezeichneter Bücher und Atlanten.

Ausserdem halte jeder Prinzipal für seine Pflicht, dem Lehrlinge durch mündliche Unterweisung unter die Arme zu greifen. Für die Fälle, dass dieselbe unmöglich ist, soll vorliegendes Buch den Unterricht nach Thunlichkeit ersetzen, und hat Verfasser sich bemüht, durch klare Diktion und methodischen Aufbau der Wissenschaften das Buch zum Selbstunterrichte geeignet zu machen.

So wandere denn das Werk zu den Fachgenossen, bittend um günstige Aufnahme und billige Beurteilung. Wie ich es mit Lust und Liebe ausgearbeitet habe, so möge es seinerseits gleiche Lust und Liebe zur Wissenschaft in den Herzen derer erwecken, für die es bestimmt ist.

Winningen a. d. Mosel. Weihnachten 1876.

Der Verfasser.

Vorrede

zur dritten Auflage.

Nachdem in wenigen Jahren bereits zwei Auflagen vorliegenden Lehrbuches vergriffen wurden, konnte ich bei der dritten Auflage die durch die zweite Auflage der deutschen Pharmakopöe eingetretenen Veränderungen berücksichtigen, sodass das Werk wieder völlig auf das Niveau der Gegenwart gerückt ist. Ausserdem hat das Buch mancherlei Bereicherung erfahren. In der Physik sind einzelne Partien eingehender behandelt und mit Illustrationen bereichert worden. Der die Chemie behandelnde Abschnitt hat zum Eingang eine Umarbeitung erfahren, welche die Übersichtlichkeit erhöhen möchte. Bei den einzelnen Präparaten wurden die Prüfungsmethoden der neuen deutschen Pharmakopöe berücksichtigt, auch im analytischen Teile die Massanalyse herangezogen. In der Botanik erfreut sich der zweite, die Pflanzenanatomie behandelnde Abschnitt einer eingehenderen Darlegung, während die übrigen Abschnitte, wie auch der pharmakognostische Teil im ganzen wenig verändert wurden; desgleichen die spezielle Pharmazie. Die stattgefundenen Veränderungen beschränken sich hier auf die gesetzlich notwendigen.

So möge denn das Buch im gewohnten Rahmen zum dritten Male vor die Fachgenossen treten und zu den alten Freunden neue hinzugewinnen!

Winningen, im Dezember 1883.

Der Verfasser.

Inhaltsverzeichnis.

Verbesserungen.

Seite 35 Zeile 2 von unten lies: 7853,15 statt 314.

" 35 " 1 " unten " 31415 statt 1256.

" 94 " 20 " unten " 10,9 statt 10,6.

" 132 " 9 " oben " thönernen statt eisernen.

" 141 " 12 " unten " H_3PO_2 statt HPO.

" 141 " 3 " unten " 3(KHO + H_2O) statt 3KHO.
3KH_2PO_2 statt 3KPO.

" 142 " 21 " oben " 3H_3PO_4 statt 3HPO$_4$.

" 168 " 17 " unten schalte nach den Worten: „schwimmt es"
ein: (spez. G. 0,86).

" 181 " 11 " oben lies: 12 statt 6.
587 statt 590.

" 187 " 12 " oben " (14 + 3) statt (14 + 4).

" 208 " 2 " oben " Fe_2Cl_6 statt Fe_6Cl_6.

" 212 " 2 " unten " 1 kg stat 1 g.

" 212 " 1 " unten " 4415 statt 4261.

" 213 " 1 " oben " 1 kg statt 1 g.

" 218 " 19 " unten " 2H_2SO_4 statt HSO_4.
2H_2O statt H_2O.

" 221 " 20 " oben " 3929 statt 3905.

" 222 " 3 " oben " Wismutsalz statt Wismutmetall.

" 240 " 17 " oben " 166 statt 266.

" 240 " 21 " oben " 271 statt 272.

" 251 " 23 " oben " 459 statt 429.

" 266 " 15 " unten " gefüllten statt versetzten.

" 281 " 6 " unten " 260 statt 248; 150 statt 138;
577 statt 556.

" 281 " 4 " unten " 260 statt 248; 377 statt 395.

" 514 " 17 " oben " *Buccae* statt *Syrupus*.

" 541 Fig. 461 ist umzudrehen.

" 558 Zeile 11 von unten lies: Cyperaceae statt Cyperacea.

" 560 Fig. 497a ist umzudrehen.

" 574 Zeile 11 von unten lies: Solaneae für Solanae.

" 576 " 4 " unten " 439 statt 440.

" 577 " 5 " unten " albus statt alba.

" 623 " 3 " unten " Chokolade statt Schokolade.

" 654 " 11 " oben " Natrii statt Natri.

" 655 " 9 " oben " Kalii statt Kali.

" 656 " 12 " oben " Natrii statt Natri.

" 659 " 20 " oben " Magnesiae statt Magnesia.

" 664 " 15 " unten ⎱
" 672 " 5 " oben ⎰ " Natrii statt Natri.

Physik.[*])

Die **Physik** ist der Teil der Naturlehre, welcher über diejenigen Vorgänge in der Körperwelt handelt, bei denen nicht zugleich eine stoffliche Ver- änderung stattfindet.

A. Die Kräfte der Materie.

1. Die allgemeinen Eigenschaften der Körper. Mass und Gewicht.

§ 1. Welches sind die allgemeinen Eigenschaften? In der gesam- ten Körperwelt finden wir gewisse Eigenschaften, welche ein jeder Körper besitzt, die also zu seiner Wesenheit gehören. Sie heissen: A u s d e h n u n g, U n d u r c h d r i n g l i c h k e i t, P o r o s i t ä t, T e i l- b a r k e i t, B e h a r r u n g s v e r m ö g e n, S c h w e r e.

1. Ein jeder Körper nimmt einen bestimmten Raum ein, den zur selben Zeit kein anderer erfüllen kann.

In diesem Satze vereinigen wir die beiden erstgenannten all- gemeinen Eigenschaften. Ein jeder Körper nimmt einen bestimm- ten Raum ein — hierdurch charkterisiert er sich als etwas im Raume Bestehendes, als etwas Materielles; fehlte ihm diese Eigen- schaft, so gehörte er nicht mehr in das Reich des Körperlichen. Es kann aber ein Raum nicht von zwei verschiedenen Körpern zugleich erfüllt sein (U n d u r c h d r i n g l i c h k e i t). Wir sehen zwar, dass in einem Badeschwamme auch Luft enthalten ist; aber hier ist die Luft neben und zwischen der Materie des Schwammes, nicht mit derselben gleichzeitig in denselben Raumteilen.

2. Ein jeder Körper besitzt Poren, d. i. leere Zwischenräume.

Dieselben sind nicht von der Materie des Körpers, sondern von dem ihn umgebenden Medium (Luft, Wasser u. a.) erfüllt. Diese Poren sind häufig mit blossen Augen sichtbar, wie beim Brot, Badeschwamm; in anderen Fällen überzeugen wir uns von ihrer Gegenwart durch gewisse Erscheinungen: so dringt z. B.

---

[*]) Physik = Naturlehre, von φύσις (Natur).

eine Flüssigkeit beim Filtrieren durch die Poren des Papiers. Wir können durch die unsichtbaren Poren des Leders Quecksilber pressen; auch tierische und pflanzliche Membrane (Häute) sind für Flüssigkeiten durchdringlich, z. B. Pergamentpapier, Schweinsblase. (Endosmose.) Diese Durchdringbarkeit gilt für Salzlösungen, nicht aber für leimige und gummöse Flüssigkeiten. Man kann daher die krystallisierbaren Stoffe durch Tierblase oder Pergamentpapier von den amorphen Substanzen trennen; jene gehen durch die Membran hindurch, diese werden von ihr zurückgehalten. (Dialyse.)

Eine Folge der Porosität ist die Zusammendrückbarkeit und Ausdehnbarkeit der Körper, welche freilich sehr verschieden gross ist Flüssigkeiten besitzen diese Eigenschaft in höchst geringem Grade; Wasser lässt sich kaum zusammenpressen Ist ein Körper bestrebt, nach erlittener Ausdehnung oder Zusammendrückung seine ursprüngliche Grösse wiederzuerlangen, so nennen wir ihn elastisch. Während Kautschuk, Stahl u. a. diese Eigenschaft in hohem Grade besitzen, die Gase sogar jeder Veränderung des Raumes folgen, finden wir auch die Elastizität bei den Flüssigkeiten nur sehr gering.

3. Die Körper sind einer fortgesetzten Teilung fähig.

Durch mechanische Hilfsmittel sind wir imstande, einen Körper stetig zu verkleinern. Die neuere Wissenschaft hat der Teilbarkeit jedoch eine Grenze gesetzt, indem sie annimmt, dass ein jeder Körper aus kleinsten Masseteilchen, die man Moleküle*) nennt, und welche mechanisch nicht mehr teilbar seien, bestehe. Wir sind freilich noch niemals durch Teilung zu solchen Molekülen gelangt; durch ihre Kleinheit entziehen sie sich jeder menschlichen Beobachtung und Behandlung.

4. Ein Körper verharrt in seinem Zustande, sei es Ruhe oder Bewegung, bis eine äussere Kraft denselben ändert.

Dieses Beharrungsvermögen erklärt uns die ewige Bewegung der Erde um sich selbst, wie um die Sonne. Dass ein ruhender Körper so lange in Ruhe bleibt, bis eine Kraft ihn in Bewegung versetzt, ist uns nach allen irdischen Vorgängen klar; dass aber ein bewegter Körper auf der Erde nicht immerwährend sich fortbewegen kann, vielmehr über kurz oder lang von selbst zum Stillstand kommt, liegt in der Reibung, die der bewegte Körper mit seiner Umgebung, Unterlage u. dgl. ausführt. Eine abgeschossene Kugel reibt sich mit der Luft, ein rollendes Rad mit der Bodenfläche. Je glatter die Oberflächen, um so geringer die Reibung. Darauf beruht das Schmieren der Axen, wobei aber zu beachten ist, dass Schmiermittel, die in den

*) molecula, Masseteilchen.

Körper einziehen, die Reibung nicht mindern; daher schmiert man Holz mit Talg oder harter Seife, nicht mit Öl.

Das Beharrungsvermögen verursacht, dass ein an einem Faden geschwungener Stein diesen Faden straff anzieht, weil er stetig gezwungen wird, seine Richtung zu ändern und sich im Kreise zu drehen. Diesen Widerstand, den das Beharrungsvermögen eines rotierenden Körpers äussert, um ihn in gerader Richtung fortzubewegen, nennt man Centrifugalkraft. Man bedient sich ihrer in der Technik, um feuchte Körper zu trocknen, indem man sie auf einer Kreisplatte, sog. Centrifugalmaschine, rotieren lässt; die leichter bewegliche Flüssigkeit trennt sich dabei, zufolge der Centrifugalkraft, von den festen Teilen und fliesst am Rande ab.

5. *Ein jeder Körper besitzt Schwere.*

Absolut gewichtslose Materie giebt es nicht. Wir bezeichnen das Verhältnis des Gewichtes zur Masse eines Körpers als seine Dichte. Je grösser das Gewicht eines Gegenstandes bei gleicher räumlichen Ausdehnung, je schwerer also der Körper, um so grösser ist seine Dichte. Je mehr Raum ein Pfund einnimmt, um so weniger dicht ist der betreffende Körper.

§ 2. Vom Mass der Körper. Wir messen einen Körper nach drei Richtungen: nach seiner Linear-, Flächen- und Körperausdehnung, je nachdem wir nur eine oder zwei oder alle drei Ausdehnungen zugleich zur Geltung bringen.

Bei der grossen Mannigfaltigkeit der gebräuchlichen Masse hat zuerst die Wissenschaft, später auch die deutsche Gesetzgebung als Einheit des Längenmasses das französische Meter*) angenommen.

*Das Meter ist der zehnmillionste Teil eines Erdquadranten**).*

Man teilt das Meter nach der Zehnteilung ein in 10 Decimeter, 100 Centimeter, 1000 Millimeter.

Das Meter ist gleich 38$\frac{1}{4}$ rheinischen Zollen.

Als Flächenraum bildet das Quadratmeter, als Körpermass das Kubikmeter die Einheit. Für Flüssigkeiten bedient man sich der Hohlmasse, deren Einheit das Liter***) darstellt.

Das Liter ist gleich einem Kubikdecimeter oder 1000 Kubikcentimeter.

§ 3. Vom Gewicht der Körper. Den Druck, den ein Körper auf seine Unterlage ausübt, nennen wir sein Gewicht und zwar sein absolutes Gewicht, im Gegensatz zum spezifischen Gewichte. Letztere Bezeichnung drückt die Dichte eines Körpers aus, d. i. das Verhältnis seiner Schwere zu seiner Ausdehnung.

---

*) μέτρον. Massstab.
**) Erdquadrant = der 4. Teil e. Meridians(Entfern. des Pols vom Äquator).
***) λίτρα (Pfund), ein Mass der Griechen.

Das absolute Gewicht ist der Druck des Körpers auf seine Unterlage; das spezifische Gewicht zeigt an, wieviel schwerer oder leichter er ist, als eine gleich grosse Menge eines anderen, zur Vergleichung dienenden Körpers.

Bei festen und flüssigen Körpern nimmt man zur Bestimmung des spezifischen Gewichtes das Wasser zum Vergleich und bezeichnet dessen Dichte mit 1,00. Bei den Gasen dient die atmosphärische Luft als Einheit. Hiernach besagt also das spezifische Gewicht des Quecksilbers = 13,5, dass das Quecksilber 13,5 mal schwerer sei als eine gleichgrosse Wassermenge.

Als Einheit des absoluten Gewichtes hat man an Stelle des früher gebräuchlichen Pfundes, in Übereinstimmung mit dem Hohlmass, das Gramm angenommen.

Das Gramm ist das Gewicht eines Kubikcentimeters Wasser im Zustande seiner grössten Dichte (bei + 4⁰).

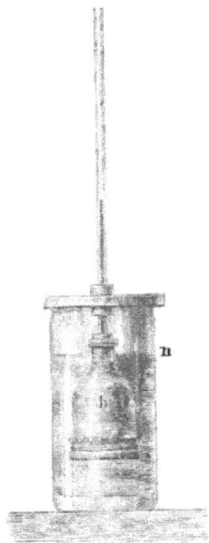

Fig. 1.

Da nun 1000 *ccm* ein Liter bilden, so geht hieraus hervor, dass ein Liter Wasser bei + 4° genau 1000 *g* d. i. ein Kilogramm wiegt.

Ein Pfund beträgt ein halbes Kilogramm = 500 *g.*

Früher bediente man sich eines besonderen Medizinalgewichtes, dessen Pfund (*libra*) in 12 Unzen (*uncia*), die Unze in 8 Drachmen (*drachma*), die Drachme in 3 Skrupel (*scrupulus*), der Skrupel in 20 Gran (*granum*) zerfiel.

1 Skrupel = 20 Gran.
1 Drachme = 3 Skrupel = 60 Gran.
1 Unze = 8 Drachmen = 24 Skrupel = 480 Gran.

Das Gramm beträgt etwa $16^{3}/_{4}$ Gran.

Nach der amtlich festgestellten Reduktion beträgt

eine Unze (℥i) .	30,00 g
eine Drachme (ℨi)	3,75
ein Skrupel (℈i)	1,25 „
ein Gran (gr. i)	0,06 „

Versuche.

1. Endosmose. (Fig. 1.) Ein Medizinglas mit abgesprengtem Boden (b) oder einen Lampencylinder verschliesse man unten mit feuchter Schweinsblase oder Pergamentpapier und verbinde die obere Öffnung mittelst eines durchbohrten Korkes luftdicht mit einer offenen Glasröhre (a). Man fülle das Glas mit einer Kupfervitriollösung bis zum Halse an, hänge es in der Weise, wie die Figur zeigt, in ein grösseres Gefäss (Becherglas) und fülle letzteres mit Wasser (bis n) an, sodass beide Flüssigkeitsschichten gleich hoch stehen. Nach Verlauf eines Tages findet man die Kupferlösung (bis r) in die Glasröhre gestiegen, andrerseits auch das äussere Wasser bläulich gefärbt. Es hat also ein

wechselseitiger Austausch stattgefunden, aber mehr in der Richtung nach der dichteren Kupfervitriollösung zu, weshalb diese an Menge zunahm.

2. **Dialyse.** Man überbinde die eine Öffnung eines Lampencylinders mit feuchter Schweinsblase oder Pergamentpapier, fülle ihn dann mit einer Zuckerlösung teilweise an, gebe Gummischleim hinzu und hänge ihn so in ein Gefäss mit reinem Wasser, dass beide Flüssigkeiten gleichhoch stehen. Allmählich geht der Zucker in das äussere Wasser über und erteilt demselben einen süssen Geschmack, während die Flüssigkeit im Cylinder ihre Süssigkeit verliert, aber schleimig bleibt.

Fragen.

1. Wieviel wiegt ein Liter Quecksilber, welches 13,5 mal schwerer als das Wasser ist? — Antw. 13,5 *kg.*

2. Woher kommt es, dass ein umgekehrt in Wasser eingetauchtes leeres Medizinglas sich nicht mit Wasser anfüllt? — Antw. Weil die im Glase eingeschlossene Luft es verhindert; erst beim Neigen desselben entweicht die Luft in Blasen und macht dem Wasser Platz.

3. Weshalb wird eine Axt am Stiele befestigt, wenn man denselben aufschlägt? — Antw. Beim Aufschlagen stösst der plötzlich in Ruhe gebrachte Stiel sich in die Axt ein, welche sich noch in Bewegung befindet.

4. Woher kommt es, dass beim Anlanden eines Kahnes die Insassen einen Ruck nach vorn erhalten? — Antw. Die Insassen, welche die Bewegung des Kahnes teilen, befinden sich noch in Bewegung, während der Kahn zur Ruhe gelangt.

2. Die Anziehungskräfte.

Kohäsion, Adhäsion, Schwerkraft.

§ 4. Was nennt man Kohäsion? Die Ursache des Zusammenhaltens der einzelnen Teilchen eines Körpers führt man auf eine Kraft zurück, die Kohäsion, welche zwischen den Molekülen anziehend wirkt. Ihr steht eine andere Kraft entgegen, welche die Moleküle von einander zu entfernen strebt und Repulsivkraft genannt wird.

Kohäsion und Repulsivkraft heissen, da sie zwischen den Molekülen eines und desselben Körpers wirken, Molekularkräfte. Je nach der Stärke der beiden besitzt ein Körper die feste, flüssige oder Gas-Form. Man nennt diese drei Formen die Aggregatzustände und definiert sie folgenderweise:

1. Ein fester Körper besitzt ein bestimmtes Volumen und eine bestimmte Form, die er nicht freiwillig verändert.

Wir vermögen die Teilchen eines festen Körpers nur durch äussere Gewalt von einander zu trennen; die Kohäsion herrscht in ihnen vor und verhindert möglichst jeden Zerfall der Moleküle, auch jede Verschiebung und Änderung der Form.

Wir nennen einen Körper, je nachdem er äusserem Drucke nachgiebt, weich oder hart. Lässt er sich leicht ausdehnen, ohne dabei zu zerreissen, so ist er dehnbar, wie z. B. die Metalle; den Gegensatz dazu bildet ein spröder Körper, wie das Glas, welcher bei äusserer Gewalt leicht zerbricht. Elastisch nennen wir solche Körper, welche ihre frühere Form wieder annehmen, sobald diese durch äussere Kraft verändert worden ist. Die Festigkeit eines Körpers beurteilen wir nach dem Widerstande, den er leistet a) beim Zerreissen (absolute Festigkeit), b) beim Zerbrechen (relative Festigkeit), c) beim Zerdrücken, (rückwirkende Festigkeit), d) beim Zerdrehen (Torsions-Festigkeit).

2. *Ein tropfbarflüssiger Körper besitzt ein bestimmtes Volumen, aber unbestimmte Form, die er dem Gefässe anpasst.*

Die Teilchen einer tropfbaren Flüssigkeit lassen sich mit Leichtigkeit verschieben, sodass dieselbe stets die Form des Gefässes annimmt, worin sie sich befindet. Kohäsion und Repulsivkraft halten sich hier das Gleichgewicht; letztere macht die Teilchen leicht trennbar, erstere verhütet ihren Zerfall. An der Tropfenbildung lässt sich erkennen, dass die Flüssigkeiten noch Kohäsion besitzen.

3. *Ein gasförmiger Körper besitzt unbestimmte Form und Volumen, den ihm gestatteten Raum völlig ausfüllend.*

Die Teilchen der Gase lassen sich nicht allein mit grösster Leichtigkeit verschieben, sondern fliehen einander geradezu. Die Repulsivkraft ist bei den Gasen übermächtig und lässt dieselben jeden Raum, in dem sie sich befinden, ausfüllen. Nur äusserer Druck hält die Gase zusammen und giebt ihnen Form. Man hat sie deshalb auch elastische Flüssigkeiten genannt, weil sie in hohem Grade elastisch und jederzeit bemüht sind, ihr Volumen zu vergrössern. Dieses Bestreben, Tension (Spannung) genannt, wird in demselben Masse grösser, in welchem man das Volumen vermindert (Mariottesches Gesetz). Drückt man ein Gas auf ein halbes Volumen zusammen, so verstärkt sich die Tension d. i. der Druck auf die Gefässwandung aufs Doppelte; bei einer Zusammenpressung auf den vierten Teil des Volumens erhöht sich die Tension auf das Vierfache u. s. f.

Gase, welche durch starken Druck resp. Volumverminderung, oder durch starke Abkühlung tropfbarflüssig werden, nennt man coërcibile*) Gase; die übrigen, bei denen dies noch nicht gelungen ist, permanente Gase. Zu den coërcibilen gehört z. B. die Kohlensäure, das Chlor; zu den permanenten zählte man bisher die atmosphärische Luft, Sauerstoff, Stickstoff, Wasserstoff. Seitdem es jedoch neuerdings gelungen ist, Sauerstoff-, Wasserstoff- und Stickstoffgas durch gleichzeitige Anwendung von Druck und Kälte zu verflüssigen, lässt sich die Ansicht nicht mehr abweisen, dass es wirklich permanente Gase gar nicht gebe.

Solche Gase, welche erst durch Erhitzung aus Flüssigkeiten der festen Körpern entstehen und durch Abkühlung zur gewöhn-

---

*) Bezwingbar, von coërceo bezwingen.

lichen Temperatur wieder fest oder flüssig werden, nennt man Dämpfe. Sie gehorchen nicht dem Mariotteschen Gesetz; drückt man sie zusammen, so verdichtet sich ein Teil, während der gasförmig bleibende Rest die frühere Spannung bewahrt.

§ 5. Was ist Adhäsion? Bei der Berührung zweier Körper findet Anziehung statt, zufolge deren sie aneinander haften bleiben. Diese Äusserung der Anziehungskraft nennt man Adhäsion. Sie ist um so stärker, je glatter die sich berührenden Flächen sind, je mehr Berührungspunkte sie sich also bieten. Zwei polierte Glasscheiben (Spiegelscheiben), frische Schnittflächen von Kautschuk, haften so stark an einander, dass sie sich oft kaum mehr trennen lassen. Da durch Benetzen, Ölen u. dgl. die Berührung inniger wird, so vermehrt sich dadurch die Adhäsion.

Wenn Flüssigkeiten an festen Körpern adhärieren, so tritt Benetzung ein; wir bemerken hierbei eine Hebung des Flüssigkeitsniveaus am festen Körper. Tauchen wir einen Stab in Wasser, so zieht sich dasselbe etwas an dem Stabe in die Höhe. In einer Röhre bildet das Wasser eine konkave Kurve. Man versteht unter Kapillarität, Haarröhrchen-Anziehung, die Kraft, mit welcher sehr enge Glasröhrchen das Wasser hoch in sich emporsteigen lassen und zwar um so höher, je enger sie sind. Diese Eigenschaft feiner Röhrchen äussert sich bei vielen bekannten Erscheinungen, z. B. beim Aufsaugen von Flüssigkeiten durch einen Badeschwamm, durch ein Stückchen Zucker, durch Fliesspapier, einen Lampendocht u. s. f., Stoffe, deren Teilchen feinste Porengänge besitzen, welche als Haarröhrchen wirken.

Zwischen Quecksilber und Glas findet keine Benetzung statt, d. h. die Kohäsion des Quecksilbers übertrifft seine Adhäsion gegen feste Körper. Daher bildet dieses Material überall, wo es die Gefässwand berührt, Tropfenform und in einer Glasröhre eine konvexe Kurve; wir nennen diese Erscheinung, zufolge deren das Quecksilber an der Gefässwand niedriger steht, seine Depression; wir sehen sie sehr deutlich beim Barometer. Aus demselben Grunde steigt das Quecksilber auch nicht in die Haarröhrchen empor, steht sogar darin tiefer, wie ausserhalb.

Zwischen zwei Flüssigkeiten bewirkt die Adhäsion allmähliche Mischung, wenn auch vorsichtig übereinander geschichtet werden. Dasselbe beobachten wir bei Gasen (Diffusion der Gase), welche sich in kurzer Zeit gleichmässig durchdringen und mischen. Nicht alle Flüssigkeiten adhärieren an einander; so ist die Adhäsion zwischen fettem Öle und Wasser sehr gering, erhöht sich aber durch Zusatz eines schleimigen Stoffes. Wird Öl mit einer Lösung arabischen Gummis zusammengeschüttelt oder anhaltend gerührt, so zerteilt es sich in sehr feine Tröpfchen, welche sich in der wässerigen Flüssigkeit gleichmässig verteilen und eine milchähnliche Mischung, E m u l s i o n, geben. Die Milch ist eine derartige Emulsion des Butterfettes.

Auf der Adhäsion beruht auch die A u f l ö s u n g fester Stoffe in Flüssigkeiten, sowie die A b s o r p t i o n der Gase durch Flüssigkeiten und poröse Körper. Holzkohle, Platinschwamm u. a. verdichten viele Gase an ihrer Oberfläche zum vielfachen (oft hunderttfachen) Volumen. Die Auflöslichkeit der Gase in Flüssigkeiten wird durch erhöhten Druck verstärkt, durch Erhitzen aber vermindert. Wasser verschluckt bei gewöhnlicher Temperatur etwa sein gleiches Volum Kohlensäure, bei doppeltem Atmosphärendruck sein doppeltes, bei fünffachem Drucke sein fünffaches Volum; in der Siedhitze verliert es aber alles gelöste Gas. Den Luftgehalt des Wassers erkennt man an den Gasbläschen, welche beim Vermischen desselben mit Weingeist entweichen.

§ 6. Wie äussert sich die Schwerkraft? Der Erdkörper übt auf alle in seinem Bereiche befindlichen Gegenstände Anziehung aus, zufolge deren sie auf ihre Unterlage drücken und, im Falle ihnen diese Unterlage entzogen wird, fallen. Der Angriffspunkt der Schwerkraft wird der S c h w e r p u n k t des Körpers genannt.

Der Schwerpunkt eines Körpers ist derjenige Punkt, bei dessen Unterstützung er vor dem Fallen bewahrt wird.

Wir finden den Schwerpunkt eines Körpers, wenn wir ihn nacheinander an zwei verschiedenen Punkten seiner Masse aufhängen und jedesmal die Vertikallinie ziehen; wo beide Linien sich schneiden, liegt der Schwerpunkt. Regelmässige Körper von gleichmässiger Beschaffenheit (Kugel, Scheibe etc.) haben ihren Schwerpunkt im mathematischen Mittelpunkte.

Je nachdem wir den Schwerpunkt eines Körpers unterstützen, befindet sich derselbe im s t a b i l e n, l a b i l e n oder i n d i f f e r e n t e n G l e i c h g e w i c h t e. Hängen wir einen Körper auf, so liegt der Schwerpunkt unterhalb des Unterstützungspunktes und nimmt, aus seiner Lage gebracht, nach einigen Pendelschwingungen leicht wieder seine frühere Stellung ein — das Gleichgewicht ist s t a b i l. Stellen wir aber den Körper auf eine Unterlage, so liegt sein Schwerpunkt über dem Unterstützungspunkt und er kann durch geeignetes Neigen dauernd aus seiner Lage gebracht werden (umfallen); ein solches Gleichgewicht wird daher l a b i l genannt. Je breiter die Grundfläche des stehenden Körpers, um so geringer ist die Gefahr des Umfallens. Unterstützen wir aber den Körper in seinem Schwerpunkt selbst, wie das Wagenrad in seiner Axe, so befindet er sich im i n d i f f e r e n t e n Gleichgewichte, da dasselbe niemals gestört werden kann.

Bei den tropfbarflüssigen Körpern äussert sich die Schwerkraft im gleichen Niveau; wenn eine Flüssigkeit sich in zwei kommunizierenden Röhren befindet, so ist auch hierin ihr Niveau gleich hoch, bei ungleichartigen Flüssigkeiten aber für die schwerere Flüssigkeit um so tiefer, je schwerer sie ist, wie die andere. Die Höhen der Flüssigkeitssäulen verhalten sich umgekehrt wie ihre spezifischen Gewichte. Auf diesem Gesetze des gleichen Niveaus beruht der Springbrunnen; jedoch erreicht der springende Wasserstrahl niemals die Höhe des anderen Schenkels, sowohl wegen der Reibung mit der Gefässwand, als auch wegen des Widerstands der Luft.

Versuche.

1. **Tropfenbildung.** In einem Becherglase schichte man gleiche Volumen Weingeist und Wasser mit der Vorsicht über einander, dass sie sich nicht sofort mischen; darauf lasse man einige Tropfen Olivenöl langsam einfallen. Das Öl wird in der Mitte der Flüssigkeit in kugeligen Tropfen schwimmen. — Spritzt man Wasser auf eine mit Bärlapp bestreute Glasscheibe, so bildet es kuglige Tropfen auf derselben.

2. **Stabiles Gleichgewicht.** In einen Korkstopfen steche man zwei Gabeln unter schiefen Winkeln einander gegenüber: alsdann kann man ziemlich sicher den Kork auf einer Nadelspitze balancieren lassen, da der Schwerpunkt unterhalb des Unterstützungspunktes fällt.

3. **Kommunizierende Röhren.** In einen mit Wasser gefüllten Glascylinder stelle man eine offene Glasröhre: sie wird sich gleichhoch mit Wasser anfüllen. Giesst man dann Äther in die innere Glasröhre, so drückt derselbe das Wasser so tief in ihr herab, dass die Höhe der ganzen Ätherschicht sich zur Differenz des Wasserniveaus in und ausser der Röhre verhält, wie 11 : 8, d. i. umgekehrt wie das spezifische Gewicht des Äthers (0,72) zu dem des Wassers (1,00).

Fragen.

1. Worauf beruht das Leimen und Kitten? — Antw. Darauf, dass man durch eine flüssige Materie die Adhäsion zwischen zwei festen Körpern verstärkt, welche Materie durch nachfolgendes Erhärten die Flächen dauernd verbindet.

2. Wie verhalten sich zwei Flüssigkeiten, welche keine Adhäsion zu einander besitzen, z. B. Äther und Wasser? — Antw. Die schwerere Flüssigkeit (Wasser) bildet eine Schicht unter der leichteren (Äther); nach dem Schütteln trennen sie sich alsbald wieder.

3. Welches Niveau zeigt das Wasser, welches dagegen das Quecksilber in einer Glasröhre? — Antw. Wasser zeigt ein konkaves Niveau, Quecksilber ein konvexes.

4. Woher rührt das starke Aufschäumen, wenn man Zuckerpulver in kohlensäurehaltigem Wasser auflöst? — Antw. Von der Adhäsion des aufgelösten kohlensauren Gases an die Zuckerpartikel, bei deren Schmelzen es in Bläschen entweicht.

5. Wo liegt der Schwerpunkt einer Kugel, einer Walze, eines Ringes? — Antw. Im Centrum der Kugel, im Mittelpunkt des die Walze halbierenden Querschnitts, im Mittelpunkte des Kreises, dessen Peripherie der betreffende Ring darstellt.

6. Wie hoch stellen sich in einer zweischenkligen Röhre Wasser und Quecksilber? — Antw. Das Quecksilber steht in dem einen Schenkel 13mal niedriger als das Wasser in dem andern Schenkel.

3. Krystallbildung und Krystallformen.

§ 7. Was ist ein Krystall?[*]) Wenn ein Körper aus dem flüssigen oder dampfförmigen Zustande in den festen übergeht, so nimmt er entweder bestimmte Formen an, er **krystallisiert**, oder er scheidet sich formlos, **amorph**, aus. Ersteres thun die meisten Salze, letzteres die leimartigen, gummösen, gallertigen Körper.

Ein Krystall ist ein von ebenen Flächen und geraden Kanten begrenzter Körper.

An jedem Krystalle lassen sich mehrere Richtungen erkennen, nach denen er jedesmal in zwei symmetrische Hälften zerteilt werden kann; alsdann liegt jeder Fläche, Kante und Ecke eine entsprechend gestaltete Fläche, Kante und Ecke gegenüber. Diese Richtungen nennt man die **Axen** des Krystalls. In der Regel zeigt jeder Krystall drei Axen: eine Höhen-, Längen- und Breitenaxe. Stellen wir ihn aufrecht vor uns, so verlaufen die beiden letzteren Axen in einer Horizontalebene, auf der die Höhenaxe vertikal steht. Dieser horizontale Schnitt, in welchem die Längen- und Breitenaxe verläuft, heisst die Grundfläche des Krystalls.

Die Flächen, welche einen Krystall begrenzen, sind bald Dreiecke, bald Quadrate, Rhomben, Parallelogramme, auch wohl Trapeze, Fünfecke (Pentagone) und Sechsecke (Hexagone).

§ 8. Wann bilden sich die Krystalle? Es giebt zwei Wege der Krystallbildung:

1. durch Verdampfung aufgelöster Körper,
2. durch Erstarrung flüssiger oder dampfförmiger Körper.

Während die Schneebildung ein Beispiel des zweiten Falles ist, begegnen wir dem ersten Falle ungemein häufig, zumal bei chemischen Operationen in den Laboratorien.

Jedes Lösungsmittel kann bei einer und derselben Temperatur nur eine gewisse Menge des festen Körpers lösen; ist diese Grenze erreicht, so nennt man die Lösung eine **gesättigte**. In den meisten Fällen nimmt ein Lösungsmittel in der Wärme mehr von dem Körper auf, als in der Kälte; in diesem Falle scheidet eine heissgesättigte Lösung beim Abkühlen einen Teil des Körpers in Krystallen ab.

Ein wesentliches Moment zur Erzielung grösserer, schön ausgebildeter Krystalle ist Ruhe; je langsamer die Lauge erkaltet, je weniger sie dabei bewegt wird, um so grösser und regelmässiger fallen die Krystalle aus. Bewegt man dagegen die erkaltende Lauge lebhaft durch Quirlen mit einem Stabe, so entsteht ein Haufenwerk kleinster Kryställchen, sogenanntes **Krystallmehl**.

---

[*]) κρύσταλλος, der Krystall, d. i. das durchsichtig Gefrorene.

In der Zusammensetzung und Form stimmen beide völlig überein, das Krystallmehl ist aber in der Regel reiner, da es weniger von dem Lösungsmittel (Mutterlauge) einschliesst, als die grösseren Krystalle.

Körper, welche sich in der Wärme kaum leichter lösen, wie in der Kälte, z. B. das Kochsalz, lassen sich nicht durch Abkühlen krystallisieren, sondern nur durch Abdampfen der Lösung.

Viele Krystalle besitzen Krystallwasser d. i. Wasser, welches in die Krystallgestalt mit eingegangen ist. Dieses Krystallwasser entweicht in vielen Fällen schon an trockner Luft in gewöhnlicher Temperatur, was aber stets mit dem Zerfalle der Krystalle verbunden ist — die Krystalle verwittern. So verwittert die Soda, das Glaubersalz, das Bittersalz, unter Verlust ihres halben Gewichtes zu einem weissen Pulver. In der Siedhitze des Wassers verlieren die meisten Krystalle ihr Krystallwasser, in einigen Fällen wird aber ein Rest festgehalten und erst in schwacher Glühhitze fahren gelassen, z. B. beim Alaun, Zink- und Eisenvitriol.

Auch finden wir den Fall nicht selten, dass der Krystallwassergehalt verschieden ist, je nach der Temperatur, in welcher die Krystallisation stattfindet. So krystallisiert das Glaubersalz bei + 10° mit 10 Molekülen Krystallwasser, bei + 33° ohne Wasser.

§ 9. Wie teilt man die Krystalle ein? Als Hauptformen, welche in allen Systemen wiederkehren, betrachtet man:

1. die Doppelpyramide oder die Oktaëderform, aus zwei mit ihren Grundflächen an einander gestellten Pyramiden gebildet und durch Dreiecksflächen begrenzt;

2. die Säulenform oder das Prisma, aus Parallelogrammflächen zusammengesetzt, von denen je zwei einander parallel laufen.

Die verschiedenen Doppelpyramiden und Prismen lassen sich nach der Stellung und Länge ihrer Axen unterscheiden. So ist der Würfel eine vierseitige Säule mit senkrecht sich kreuzenden und gleichlangen Axen; durch Verkürzung oder Verlängerung seiner Höhenaxe wird er zur quadratischen Säule, welche im ersteren Falle tafelförmig, im letzteren langgestreckt erscheint. Kreuzen sich die horizontalen Axen in schräger Richtung, so wird die Grundfläche zum Rhombus, der Würfel zur rhombischen Säule; verläuft alsdann die Höhenaxe geneigt, so entsteht daraus die schiefe rhombische Säule.

Beim Oktaëder endigen die Axen in den Ecken, bei der Säule in den Mittelpunkten der beiden Endflächen und der Längskanten.

Sämtliche Krystallformen lassen sich in sechs Krystallsysteme ordnen, welche sich durch die Stellung und Länge ihrer Axen unterscheiden. Bezeichnen wir nach § 7 den Querschnitt durch den Krystall als Grundfläche, so stellen Längen- und Breitenaxe deren Diagonallinien vor.

A. Drei Axen vorhanden: eine vertikale Hauptaxe und zwei horizontale Nebenaxen.

   a) Grundfläche ein Quadrat, dessen Diagonalen (die beiden Nebenaxen) sich rechtwinklig schneiden und gleich lang sind.

     α) Die Hauptaxe steht senkrecht und ist mit den Nebenaxen gleich lang   .   *I. reguläres System.*

     β) Die Hauptaxe steht senkrecht, ist aber länger oder kürzer als die Nebenaxen:

                    II. quadratisches System.

   b) Die Grundfläche ist ein Rhombus, dessen Diagonalen (die beiden Nebenaxen) sich rechtwinklig schneiden, aber von ungleicher Länge sind.

     α) Die Hauptaxe steht senkrecht auf den Nebenaxen   .   *III. rhombisches System.*

     β) Die Hauptaxe steht geneigt auf den Nebenaxen:

                IV. klinorhombisches System.

   c) Die Grundfläche ist ein geschobenes Rechteck (Rhomboid), dessen Diagonalen (die beiden Nebenaxen) ungleich lang und schiefwinklig zu einander sind. Die Hauptaxe steht ebenfalls geneigt zur Grundfläche: *V. rhomboidisches System.*

B. Vier Axen vorhanden: eine vertikale Hauptaxe und drei horizontale Nebenaxen.

   Grundfläche ein regelmässiges Sechseck (Hexagon), dessen drei Diagonalen die drei gleichlangen, sich unter gleichem Winkel (60°) schneidenden Nebenaxen vorstellen. Die Hauptaxe steht senkrecht zur Grundfläche. *VI. Hexagonalsystem.*

Die Hauptformen des regulären Systems sind:

   1. das reguläre Oktaëder oder der Achtflächner (Fig. 2). aus acht gleichseitigen Dreiecksflächen gebildet;

   2. der Würfel, Kubus oder Hexaëder (Fig. 3), aus sechs Quadratflächen gebildet.

Ihnen schliessen sich an: der Rhombendodekaëder mit zwölf rhombischen Flächen, der Pentagondodekaëder mit zwölf fünfseitigen Flächen u. a. m.

Da im regulären System alle drei Axen gleichlang und senkrecht zu einander sind, so besitzen diese Formen gleiche Höhe, Länge und Breite. sodass man eine Kugelfläche um sie beschreiben kann. Das Oktaëder finden wir beim Alaun, den Würfel beim Kochsalz, Jodkalium u. a.

Die Oktaëder und Säulen (Prismen) der übrigen Systeme: Vom regulären Oktaëder und Würfel weicht das quadratische Oktaëder und die quadratische Säule nur durch die ungleichlange Vertikalaxe (Hauptaxe) ab; ist dieselbe länger als die Nebenaxen, so erscheint das Oktaëder resp. die Säule verlängert, ist sie kürzer, so wird die Form verkürzt, die Säule zur Tafel. Die (gerade) rhombische Säule unterscheidet sich von der quadratischen Säule durch die rhombische Grundfläche; die klinorhombische oder schiefe rhombische Säule (Fig. 4) ausserdem durch die schiefgestellte Hauptaxe. In jener krystallisiert das Bittersalz, in dieser die Soda, das Glaubersalz, der Zucker. Die rhomboidale Säule ähnelt der schiefen rhombischen Säule, unterscheidet sich aber durch die Grundfläche, welche kein Rhombus, sondern ein Rhomboid (gestreckter Rhombus) darstellt Wir finden sie beim Kupfervitriol.

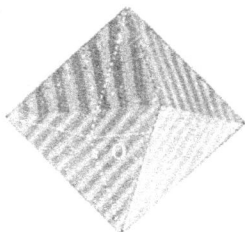

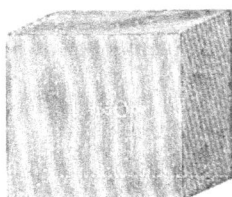

Fig. 2.   Fig 3.

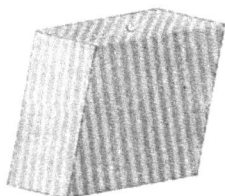

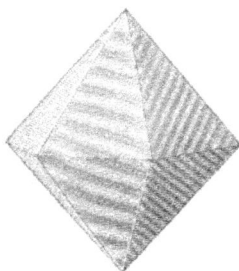

Fig. 4.   Fig. 6.

Fig. 5.

Im Hexagonalsystem finden wir als Hauptformen: 1. die sechsseitige Doppelpyramide (Fig. 5) mit zwölf Dreiecksflächen, sowie 2. die hexagonale oder sechsseitige Säule (Fig. 6) mit sechs Rechtecks- und zwei Hexagonal-Flächen. In diesen Formen krystallisiert der Quarz (Bergkrystall).

Die Krystalle zeigen häufig Abstumpfungen von Kanten und Ecken durch Flächen, Zuschärfungen und Zuspitzungen von Flächen durch dachförmige Flächen. Diese Abänderungen finden an den gegenüberliegenden Stellen gleichzeitig und gleichmässig statt. Die Säulen erhalten in dieser Weise oben und unten sehr häufig pyramidale Zuspitzungen oder an je zwei Kanten Flächen-Abstumpfungen. So sehen wir beim Salpeter die rhombische Säule durch Abstumpfung zweier Längskanten in eine sechsseitige verwandelt, welche sich jedoch leicht von der hexagonalen Säule unterscheidet, da ihre Erdflächen keine regulären Sechsecke sind.

Besondere Formen sind die **Halbflächner** (**Hemiëder**), welche aus der Oktaëderform dadurch entstehen, dass die Hälfte ihrer Flächen auswächst, die zwischenliegenden verschwinden. So entsteht aus dem achtflächigen Oktaëder (Fig. 7) das vierflächige **Tetraëder** (Fig. 8), aus der zwölfflächigen Doppelpyramide (Fig. 9) das sechsflächige **Rhomboëder** (Fig. 10), dessen sämtliche Flächen Rhomben darstellen.*) Als Tetraëder krystallisiert der Brechweinstein, als Rhomboëder der Chilisalpeter.

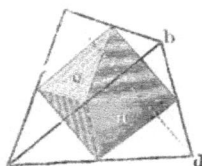
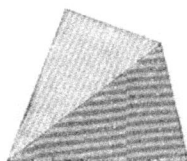

Fig. 7. Fig. 8.

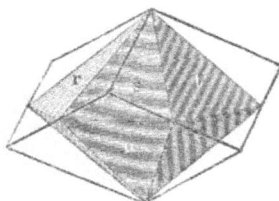
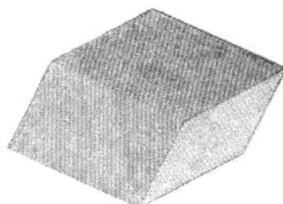

Fig. 9. Fig. 10.

Man giebt daher dem Tetraëder die senkrechte Lage, indem man ihn auf eine Kante stellt, dem Rhomboëder dadurch, dass man ihn auf eine der beiden Ecken stellt, welche der sechsseitigen Doppelpyramide entlehnt sind. Im Tetraëder verbinden die Axen die Mitten der Kanten; im Rhomboëder thun dies nur die Nebenaxen.

§ 10. Wie lautet das Krystallisationsgesetz? Der krystallierende Körper kann sämtliche Formen annehmen, welche dem System angehören, worin er krystallisiert. Im allgemeinen lässt sich der Satz aufstellen:

---

*) In Fig. 7 wachsen die Flächen o, n und eine auf der anderen Seite, die übrigen verschwinden; in Fig. 8 wachsen r, t, u und drei auf der anderen Seite, die nicht mit ihnen zusammenstossen.

Ein jeder Körper krystallisiert nur in den Formen eines und desselben Systems.

Ausnahmen sind nicht häufig. Vermag ein Körper in zwei verschiedenen Systemen zu krystallisieren, so nennt man ihn di morph. Der Schwefel krystallisiert z. B. im rhombischen und klinorhombischen System, die Kohle als Diamant im regelmässigen, als Graphit im Hexagonalsystem.

Es giebt Reihen von Körpern, die im gleichen Systeme krystallisieren und sich gegenseitig in ihren Verbindungen vertreten, ohne die Krystallform zu ändern. Solche heissen isomorph. Beispiele: die Alaune von Thonerde, Chromoxyd und Eisenoxyd; die Salze von Zinkoxyd, Eisenoxydul und Magnesia, die der Phosphorsäure und Arsensäure. Thonerdealaun, Chromalaun und Eisenalaun krystallisieren als reguläre Oktaëder und können sich gegenseitig auswechseln und mischen, ohne die äussere Form zu ändern.

Fragen.

1. Wie bestimmt man das System, zu welchem ein vorliegender Krystall gehört?

Antw. Man halte den Krystall so vor sich hin, dass sein Querschnitt resp. seine Grundfläche genau in die Horizontale zu liegen kommt; dann konstruiere man die Form dieser Grundfläche, wobei etwaige Abstumpfungen von Ecken und Zuschärfungen von Seiten zu berücksichtigen sind, und sehe zu, ob die Vertikalaxe senkrecht oder schief auf ihr stehe.

A. Die Vertikalaxe steht senkrecht auf der Grundfläche;
  a) Grundfläche quadratisch:
    α) Vertikalaxe mit den Horizontalaxen gleichlang; alle Dimensionen
      des Krystalls sind sich gleich: . . . Reguläres System.
    β) Vertikalaxe verkürzt oder verlängert; die Krystalle sind niedergedrükt oder langgezogen: Quadratisches System.
  b) Grundfläche rhombisch: . . Rhombisches System.
  c) Grundfläche ein reguläres Sechseck: . . Hexagonales System.
B. Die Vertikalaxe steht schief auf der Grundfläche;
  a) Grundfläche ein geschobenes Quadrat: Klinorhombisches System.
  b) Grundfläche ein geschobenes Rechteck: Rhomboidales System.

2. Wie unterscheiden sich die Flächen des Rhomboëders von denen des Würfels?

Antw. Die Flächen des Rhomboëders sind 6 Rhomben, die des Würfels sind 6 Quadrate.

B. Erscheinungen des Gleichgewichts und der Bewegung.

4. Hebel und Wage.

§ 11. Was nennt man einen Hebel? Unter einem Hebel versteht man jede unbiegsame Stange, an welcher zwei entgegengesetzte Kräfte, Kraft und Last, wirken, während jene an einem

Punkte unterstützt ist. Je nachdem die beiden Kräfte auf zwei verschiedenen · oder auf derselben Seite vom Stützungspunkte angreifen, unterscheiden wir zwei Arten Hebel:

a) Beim zweiarmigen Hebel liegt der Stützpunkt zwischen Kraft und Last. Liegt er genau in der Mitte zwischen beiden, sodass die sog. Hebelarme gleich lang sind, wird der Hebel ein gleicharmiger genannt; wir finden ihn bei der gewöhnlichen Wage. Befindet sich der Stützpunkt nicht in der Mitte zwischen Kraft und Last, so ist der Hebel ein ungleicharmiger. Einen solchen, an welchem der eine Arm zehnmal länger ist als der andere, finden wir bei der Dezimalwage.

b) Beim einarmigen Hebel liegt der Stützpunkt auf der einen Seite, Kraft und Last auf der anderen. Suchen wir mit dem Hebebaum oder Brecheisen etwas zu heben, mit dem Schneidemesser etwas durchzuschneiden, so wenden wir einarmige Hebel an.

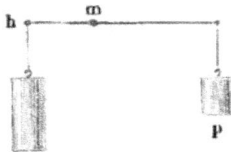

Fig. 11.

§ 12. Wie lautet das Gesetz des Hebels? Fig. 11 stellt einen ungleicharmigen Hebel hg vor, dessen Stützpunkt in m liegt; am längeren Hebelarm mg wirkt die kleinere Kraft p, am kürzeren Arm mh hängt die grössere Last P. Der Hebel befindet sich alsdann im Gleichgewicht, wenn die Last P um so viel grösser ist als die Kraft p, wie der Hebelarm mg länger ist als der Arm mh. Wir drücken dies aus durch die Proportion p P = mh : mg; daraus folgt die Gleichung: p . mg. = P . mh, was wir folgenderweise in Worte fassen:

Der Hebel befindet sich im Gleichgewicht, wenn das Produkt der Kraft mit ihrem Hebelarm gleich ist dem Produkt der Last mit ihrem Hebelarm.

Die Produkte der Kraft resp. Last mit ihren Hebelarmen nennt man auch wohl die statistischen*) Momente. Der Hebel befindet sich also dann im Gleichgewicht, wenn seine statistischen Momente einander gleich sind.

An einem längeren Hebelarm bedarf man einer kleineren Kraft, an einem kürzeren Arm einer grösseren Kraft, um eine gewisse Last zu heben. Diese Kraftersparnis ist aber mit einem grösseren Zeitaufwand verbunden, da ein längerer Hebelarm grössere Räume durchwandern muss. »Was beim Hebel an Kraft gewonnen wird, geht an Zeit verloren.« Wir sehen dies sehr deutlich am Wellrade, mit dem wir bedeutende Lasten, welche an einer Walze hangen, mittelst geringer Kraftäusserungen

---

*) στάσις, das Stillstehen, Gleichgewicht.

an einem grösseren Rade oder nur an dessen Speichen zu heben vermögen. Je mehr der Halbmesser des Rades (resp. die Länge der Speichen) denjenigen der Walze übertrifft, eine um so geringere Kraft genügt zur Hebung der Last, aber auch um so mehr Zeit ist dazu erforderlich.

§ 13. Gleicharmige Wage. Die gewöhnliche Wage ist ein gleicharmiger Hebel, bestehend aus dem Wagebalken mit der Zunge; sie ruht mit dem Zapfen auf den Pfannen, welche wie jener aus poliertem Stahl gearbeitet sind. An den Enden des Wagebalkens hängen die Bügel mit den Wageschalen. Die einzelnen Teile müssen folgende Bedingungen erfüllen, wenn die Wage brauchbar und gut sein soll:

1. Die Arme des Balkens müssen genau gleiche Länge besitzen.

2. Zapfen und Bügel müssen in einer geraden Linie liegen.

3. Der Ruhepunkt soll etwas über dem Schwerpunkt der ganzen Wage sich befinden. Wenn der Schwerpunkt in den Unterstützungspunkt hinein fällt, so herrscht indifferentes Gleichgewicht; liegt er über ihm, so ist das Gleichgewicht ein labiles. Es muss aber stabiles Gleichgewicht herrschen, d. i. die Wage muss aufgehängt sein. Je tiefer der Schwerpunkt unter den Stützpunkt rückt, um so weniger empfindlich wird die Wage, was man bei stärkerer Belastung beobachten kann, denn:

Je mehr die Wage belastet wird, um so weniger empfindlich ist sie.

Man bestimmt die Empfindlichkeit einer Wage nach dem kleinsten Gewichte, womit sie bei völliger Belastung einen merkbaren Ausschlag giebt.*) In den Apotheken dürfen nur sog. Präzisionswagen zur Anwendung gelangen, welche bei 20 g Maximalbelastung noch mit 0,08 g, bei 200 g Maximalbelastung noch mit 0,4 g einen deutlichen Ausschlag geben.

§ 14. Ungleicharmige Wagen. Die Dezimalwage, welche man auch als Brückenwage gebraucht, besitzt einen ungleicharmigen

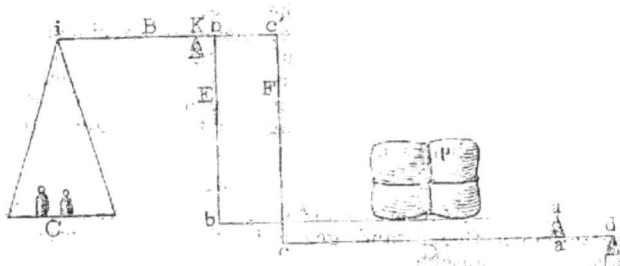

Fig. 12.

Wagebalken; der Arm, woran die Gewichte wirken, ist zehn-

*) Ist dieses kleinste Gewicht p, die volle Belastung Q, so drückt man den Grad der Empfindlichkeit durch den Bruch p/2Q aus.

mal länger als derjenige, woran die Last hängt; Ki = 10 Kb' (Fig. 12). Die auf ab ruhende Last wirkt sowohl durch den Punkt b auf b', als durch den Punkt a auf c resp. c'; da nun a'd: cd = Kb' : Kc', so wird der bei a resp. c' drückende Teil der Last durch den einarmigen Hebel D wirken, als ob er auch in b' angriffe. Das Resultat dieser Verbindung der drei Hebel A, B, D ist also, dass die gesamte Last in b' angreifend gedacht werden kann d. i. zehnmal schwächer wirkt, als die Kraft C.

Ähnlich ist die Anwendung des ungleicharmigen Hebels bei der sog. Schnellwage, an deren kürzerem Balken die zur Aufnahme der Last bestimmte Schale hängt, während am längeren Balken ein Gewichtstück, der sog. Läufer, wirkt und durch seine Entfernung vom Ruhepunkt der Wage das Gewicht der Last anzeigt. Übereinstimmend hiermit ist die, jedoch gleicharmige, Sattelwage, deren Sattel auf den verschiedenen Teilstrichen des Balkens Decigramme anzeigt, wenn er selbst 1 g schwer ist.

Praktische Regeln beim Gebrauche der Rezepturwagen.

1. Man beachte vor dem Wägen, dass die Schalen richtig mit dem Bügel einhangen. Es trifft sich nicht selten, dass die Schnüre der Handwagen sich am Bügel verstricken, oder dass die Bügel der Tarierwagen ausgehakt u. dgl. sind.

2. Man halte die Handwagen mit der linken Hand so, dass die Zunge zwischen zwei Fingern spielt; bei der Tarierwage lege man den Zeigefinger der linken Hand sanft auf die schwebende Wageschale; alsdann fühlt man das Herannahen des Gleichgewichts und kann sich vor zu starkem Übergewicht hüten.

3. Bei genauen Wägungen arretiere man die Wage vor der Beurteilung. Handwagen senke man zu diesem Behufe mit ihren Schalen auf die Tischplatte.

4. Gefässe tariere man nie mit Gewichtstücken. Auch ist der Gebrauch der Reiter hierzu nicht zu empfehlen.

Versuche.

1. Man teile die linke Balkenseite einer Wage von dem Zapfen bis zum Bügel genau in zehn gleiche Teile, dann nehme man ein Stück Messingdraht von genau 1 g Schwere, biege es an einem Ende um und hänge es an dem geteilten Balken auf. Hängt der Haken am ersten Teilstriche, so genügt die Belastung der rechten Wagschale mit 0,1 g, hängt er am fünften resp. siebenten Teilstrich, so genügt links die Belastung mit 0,5 resp. 0,7 g, um die Wage ins Gleichgewicht zu bringen. In dieser Weise kann man mit Häckchen von 1 dg Schwere cg wiegen.

Fragen.

1. Wie prüft man eine Wage auf ihre Richtigkeit? — Antw. Man setze einen Gegenstand gegen Gewichtsstücke genau ins Gleichgewicht, alsdann vertausche man beide mit einander; es muss die Wage im Gleichgewicht bleiben. Neigt sich dagegen eine Seite nieder, so ist dieser Arm etwas länger als der andere.

2. Wie prüft man eine Wage auf ihre Genauigkeit? — Antw. Man gebe der Wage ihre Maximalbelastung, stelle sie genau ein und sehe zu, welches kleinste Gewichtsstück sie zum bemerkbaren Ausschlag veranlasst.

3. Wie kann man auf einer Wage mit ungleichem Balken dennoch richtig wiegen? — Antw. Man tariere den Gegenstand genau mit Schrot u. dgl. und ersetze ihn dann durch Gewichtsstücke; diese geben das richtige Gewicht des Gegenstandes an.

4. Wenn auf einer Wage 100 *g* einerseits und 99 *g* andrerseits sich das Gleichgewicht halten, um wie viel ist jener Arm kürzer als dieser? — Antw. Um $1/_{100}$ des längeren Armes.

---

5. Das spezifische Gewicht und seine Bestimmung.

§ 15. Worauf gründet sich die Bestimmung des spezifischen Gewichtes? Das spezifische Gewicht ist die Zahl, welche angiebt, um wie viel leichter oder schwerer ein Körper ist als die gleiche Masse eines andern Körpers. Zur Vergleichung nimmt man für die festen und flüssigen Stoffe das Wasser, für die Gase die atmosphärische Luft als Einheit an. Wenn also das spezifische Gewicht des Quecksilbers = 13,5 ist, so will das sagen, dass das Quecksilber 13,5 mal mehr wiegt als ein gleiches Quantum Wasser; ist das spezifische Gewicht des Weingeistes = 0,83, so bedeutet dies soviel, als dass der Weingeist nur $83/_{100}$ so viel wiegt als ein gleiches Volumen Wasser.

Die Bestimmung des spezifischen Gewichtes vergleicht also die Gewichte gleicher Volum-Mengen des fraglichen Körpers und des Wassers resp. der Luft. Für die Pharmazie hat die Bestimmung für Flüssigkeiten hohen praktischen Werth, und soll daher im folgenden vorzugsweise berücksichtigt werden.

Will man das spezifische Gewicht einer Flüssigkeit bestimmen, so muss man also zunächst feststellen, wie viel gleiche Volumquantitäten Wassers und der fraglicnen Flüssigkeit wiegen, und alsdann das Gewicht des Wassers in das der Flüssigkeit dividieren.

Die verschiedenen Bestimmungsmethoden unterscheiden sich durch die Art und Weise, das Gewicht gleicher Volumquanta Wassers und der Flüssigkeit zu finden. Einer jeden muss aber eine gewisse Temperatur zu Grunde liegen: 12° R = 15° C, weil die Wärme verändernd auf die Dichte einwirkt.

§ 16. Bestimmung des spezifischen Gewichtes der Flüssigkeiten; 1) durch das Pyknometer. Die der Theorie nach einfachste und sicherste Bestimmung des spezifischen Gewichtes der Flüssigkeiten geschieht durch ein Glas, welches bei 15° C genau 10 resp.

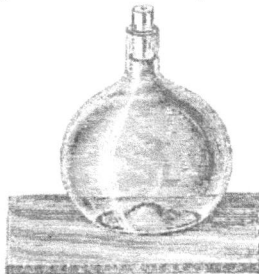

Fig. 13.

2ᵃ

100 g destilliertes Wasser fasst und Pyknometer genannt wird. (Fig. 13.) Entweder fasst das Glas die betreffende Wassermenge bis zu einer Marke im Halse oder bei völliger Anfüllung. Füllt man das genau tarierte oder in seiner Tara bekannte Glas mit der zu prüfenden Flüssigkeit an und wägt dieselbe genau, so erhält man mittelst Division des gefundenen Gewichtes durch 10 resp. 100 das gewünschte spezifische Gewicht.

Beispiel. Fasst ein Pyknometer bei 15 ^{0} C 10 g Wasser, dagegen 8,3 g Weingeist, so ist das spezifische Gewicht des letzteren = 0,83.

Sehr bequem sind Pyknometer mit einem Thermometer am Stöpsel.

2) Bestimmung durch Mohrs hydrostatische Wage. An eine Tarierwage, deren rechte Wagebalkenhälfte genau in zehn gleiche Teile eingeteilt ist, hängt mittelst Platindraht ein kleines, mit Quecksilber oder Schrot beschwertes Senkgläschen. Wird es in Wasser untergetaucht, so kommt die Wage aus dem Gleichgewicht, indem die Seite, woran das Senkglas hängt, gehoben wird. Die Ursache beruht in dem von Archimedes (250 v. Chr. in Syrakus) gefundenen und nach ihm benannten Satze:

Ein in eine Flüssigkeit untergetauchter Körper verliert so viel an seinem Gewichte, als die verdrängte Flüssigkeitsmenge schwer ist.

Wenn wir also das Senkgläschen in Wasser untertauchen, so wird es um so viel leichter, als das verdrängte Wasser wiegt. Um die Wage wieder ins Gleichgewicht zu bringen, müssen wir die Seite, woran das Senkglas hängt, mit einem Stück Messingdraht beschweren, und dieses Stück besitzt dann genau das Gewicht des durch das Glas verdrängten Wassers.

Lassen wir das Senkgläschen in eine andere Flüssigkeit untertauchen, so haben wir abermals eine Belastung nötig, um das gestörte Gleichgewicht herzustellen. Ist die Flüssigkeit leichter als Wasser, so genügt eine geringere Belastung; ist sie schwerer, so wird eine grössere Belastung erforderlich.

Bei leichteren Flüssigkeiten stellen wir das Gleichgewicht wieder her, indem wir den Messinghaken auf einen der Teilstriche des Balkens aufhängen, und erhalten alsdann die erste Dezimalstelle; die zweite Stelle finden wir durch ein zehnmal leichteres, die dritte durch ein hundertfach leichteres Häkchen. Beim Weingeist, dessen spezifisches Gewicht = 0,883 ist, hängt also der erste Haken auf dem achten Teilstrich, die beiden leichteren Häkchen auf dem dritten Teilstrich.

Bei schwereren Flüssigkeiten verfährt man ebenso, nur dass ein zweiter, dem ersten gleich schwerer Haken am Bügel neben dem Senkglase aufgehängt werden muss. Beim Chloroform, dessen spezifisches Gewicht = 1,486 ist, wird also der eine Haupthaken am Bügel, der andere am vierten Teilstrich, die leichteren Häkchen am achten und sechsten Teilstrich aufgehängt.

Während Dr. Mohr zu seiner Wage eine gewöhnliche Tarierwage benutzte, deren rechte Wageschale durch das Senkgläschen ersetzt wird, weicht die Westphalsche Wage, die im übrigen auf den nämlichen Prinzipien beruht, dadurch ab, dass der linke Wagebalken keine Schale trägt und gegen eine Spitze spielt, dadurch die Gleichgewichtslage anzeigend. Bei ihr fehlt darum auch die Zunge.

3) Bestimmung durch das Aräometer. Der Gebrauch des Aräometers oder der Senkwage gründet sich ebenfalls auf das Archimedische Gesetz. Ist ein Körper leichter als Wasser, so schwimmt er und taucht dabei so weit unter, dass die verdrängte Wassermenge genau so viel wiegt wie der ganze Körper.

Ein schwimmender Körper verdrängt soviel Flüssigkeit, als er selber wiegt.

Senkt man einen schwimmenden Körper in eine schwerere Flüssigkeit, so taucht er darin weniger tief ein wie in eine leichtere, weil er immer nur so viel Flüssigkeit verdrängt, als sein eigenes Gewicht beträgt. Hierauf beruht das Aräometer, eine gläserne, hohle Spindel, unten mit Quecksilber oder Schrot beschwert und in Flüssigkeiten schwimmend. Wie tief es in eine Flüssigkeit eintaucht, erkennt man an einer Skala, welche das spezifische Gewicht direkt anzeigt. Für den Weingeist gebraucht man häufig sog. Alkoholometer, d. h. Aräometer mit direkter Angabe des Weingeistgehaltes. Ist das Aräometer nicht mit einer Skala verbunden, sondern wird es durch Gewichte beschwert, dass es bis zu einer gewissen Marke eintaucht, so stellt es das sog. Nicholsonsche Aräometer (Fig. 14) dar. Man legt die Gewichtsstücke auf einen Teller (A), den das Instrument (B) oben trägt. Je spezifisch schwerer die Flüssigkeit, um so mehr Gewicht muss aufgelegtwerden.

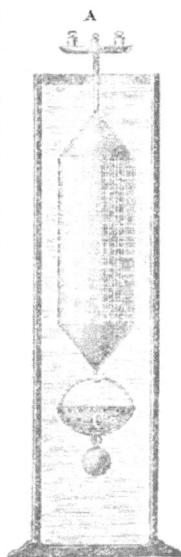

Fig. 14.

§ 17. Wie bestimmt man das spezifische Gewicht fester Körper und der Gase? Für feste Körper bedient man sich der hydrostatischen Wage, einer Tarierwage, an welcher der zu prüfende Körper aufgehängt wird. Zuerst wägt man ihn in der Luft genau ab, dann lässt man ihn in untergestelltes Wasser völlig untertauchen und gleicht den entstehenden Gewichtsverlust durch Auflegen von Gewichtsstücken aus. Dieser Gewichtsverlust ist das Gewicht des vom Körper verdrängten Wassers (nach dem oben angegebenen Archimedischen Gesetz); dividiert man denselben in das absolute Gewicht des Körpers, so erhält man dessen spezifisches Gewicht.

Man hat also nur nötig, festzustellen, wie viel der Körper unter Wasser leichter wird, um das Gewicht der ihm gleich grossen Wassermenge zu finden. Letzteres, in das absolute Gewicht des Körpers dividiert, ergiebt dessen spezifisches Gewicht. Ein 50 g schweres Stück Blei verliert unter Wasser 4,5 g, also ist das spezifische Gewicht des Bleies = $^5/_{4,5}$ = 11.

Man kann sich zur Bestimmung des spez. Gew. fester Körper auch mit Vorteil des Nicholsonschen Aräometers (Fig. 14) bedienen. Man legt den Körper zuerst oben auf den Teller und beschwert denselben dann noch so stark, dass das Instrument bis zur Marke untertaucht; nimmt man ihn dann weg und ersetzt ihn durch Gewicht, so zeigt letzteres das absolute Gewicht desselben an. Dann legt man den Körper unten in das Körbchen und sieht zu, wie viel Gewicht man nun auflegen muss; es wird weniger sein. Diese Differenz ist das Gewicht des verdrängten Wassers; dividiert man sie in das absolute Gewicht des Körpers, so resultiert daraus dessen spezifisches Gewicht.

Das spezifische Gewicht der Gase wird bestimmt, indem man einen luftleer tarierten Ballon zuerst mit Luft erfüllt wägt, dann mit dem Gas anfüllt und abermals wägt; schliesslich dividiert man das Gewicht der Luft in das des Gases.

Versuche.

1. Man hänge ein Zwanziggrammstück mit einem Faden an eine Wageschale und lasse es in ein mit Wasser gefülltes Becherglas untertauchen; man wird bemerken, dass es alsdann nur noch 17,6 g wiegt. — Dass das Gewichtsstück genau 2,4 g Wasser verdrängt, erkennt man durch folgenden Versuch:

Einen in Zehntel-Kubikcentimer abgeteilten Glascylinder fülle man bis zu einer bestimmten Höhe mit Wasser. Lässt man das Zwanziggrammstück in letzteres hineinfallen, so steigt das Wasser genau um 2,4 ccm.

2. Tariert man ein mit Wasser teilweise gefülltes Becherglas genau auf einer Wage, und taucht an einem Faden ein Zwanziggrammstück in dasselbe unter, so senkt sich der Wagebalken. Es tritt erst dann wieder Gleichgewicht ein, wenn auf der anderen Seite 2,4 g aufgelegt werden. Was das Gewichtsstück selbst an Schwere verliert, erhöht das Gewicht des Wassers.

3. Man fülle einen weiten Reagiercylinder mit Weingeist, tauche einen schmalen Reagiercylinder in denselben ein und beschwere ihn mit so viel Schrot, dass er gerade bis zum Halse untertauche. Wechselt man dann den Weingeist mit Wasser, so taucht der enge Cylinder nur zu $^4/_5$ seiner Länge darin unter. In einer Kochsalzlösung oder in Zuckerwasser taucht er noch weniger tief ein.

Aufgaben.

1. Welches spezifische Gewicht besitzt eine Flüssigkeit, von welcher 100 g den Raum von 120 g Wasser einnehmen, also in einem graduierten Cylinder 120 ccm Raum füllen? — Antw. $^{100}/_{120}$ = 0,833.

2. Welches spezifische Gewicht besitzt ein fester Körper, von welchem ein 20 g wiegendes Stück, in einen graduierten und mit Wasser gefüllten Cylinder gebracht, das Wasser um 8 ccm steigen macht? — Antw. $^{20}/_8$ = 2,5.

3. Wenn das spezifische Gewicht des Goldes = 19, das des Silbers = 10 angenommen wird, wieviel verliert eine aus reinem Golde, wieviel eine halb aus Gold, halb aus Silber gefertigte Krone unter Wasser?*) — Antw. Eine Krone aus reinem Golde verliert $1/_{19}$ ihres Gewichtes, eine solche halb aus Gold, halb aus Silber verliert $1/_2$ $(1/_{19} + 1/_{10}) = {}^{29}/_{380}$.

4. Mischt man 50 Volumteile Weingeist, dessen spezifisches Gewicht 0,79 ist, mit 50 Volumteilen Wasser, so verdichtet sich die Mischung zu 96 Volumteilen. Wie gross ist das spezifische Gewicht dieses 50 volumprozentigen Branntweins? — Antw. $\dfrac{50 + (50 \times 0.79)}{96} = 0{,}93.$

6. Vom Fall der Körper.

§ 18. Der freie Fall. Wird einem ruhenden Körper seine Unterstützung entzogen, so fällt er. Die dabei innegehaltene Richtung hat den Erdmittelpunkt zum Ziel. Im luftleeren Raum fallen alle Körper gleich schnell; in der Luft finden sie aber durch die stattfindende Reibung und Überwindung des Luftwiderstandes eine Verzögerung, die um so grösser ist, je voluminöser und leichter der fallende Körper.

1. Die Fallbewegung ist eine gleichmässig beschleunigte.

Ein fallender Körper fällt mit jedem Zeitabschnitt schneller, so dass seine Geschwindigkeit am Ende der zweiten Sekunde zweimal so gross, am Ende der dritten dreimal so gross ist, wie nach der ersten Fallsekunde.

Der Raum, den ein fallender Körper in der ersten Sekunde zurücklegt, d. i. der Fallraum der ersten·Sekunde, beträgt 4,9 Meter ($15^5/_8$ rhein. Fuss); er wächst im weiteren Verlauf des Falles, sodass er am Schluss der zweiten Sekunde 4mal 4,9 *m*, am Schluss der dritten Sekunde 9mal 4,9 *m*, am Schluss der vierten Sekunde 16mal 4,9 *m* beträgt. Allgemein ausgedrückt lautet das zweite Fallgesetz:

2. Die Fallräume wachsen mit den Quadratzahlen der Sekunden.

Man findet daher den Fallraum für n Sekunden Fallzeit, wenn man den Fallraum der ersten Sekunde (4,9 *m*) mit dem Quadrate von n multipliziert. Daraus ergiebt sich die Fallzeit, wenn man den gesamten Fallraum durch den Fallraum der ersten Sekunde (4,9 *m*) dividiert und aus dem Quotienten die Quadratwurzel zieht.

Die Anfangsgeschwindigkeit der ersten Sekunde ist = o, die Endgeschwindigkeit derselben = 2 g, wenn g den Fallraum der

---

*) König Hiero in Syrakus liess eine Krone aus Gold anfertigen und übergab sie Archimedes zur Untersuchung. Da sie unter Wasser $1/_{14}$ ihres Gewichtes verlor, so wurde sie von Archimedes als eine Legierung aus 11 Teilen Gold und 9 Teilen Silber erkannt. (Erste Anwendung des „Archimedischen Prinzips").

ersten Sekunde (4,9 m) bezeichnet, denn der Fallraum ist das arithmetische Mittel zwischen der Anfangs- und der Endgeschwindigkeit. Da nun die Endgeschwindigkeit der zweiten Fallsekunde doppelt so gross ist als die der ersten Sekunde, so beträgt sie 4 g, daraus folgt der Fallraum der zweiten Sekunde = 3 g d. i. das Mittel zwischen Anfangs- (2 g) und Endgeschwindigkeit (4 g). Da die Endgeschwindigkeit der dritten Fallsekunde 6 g, die Anfangsgeschwindigkeit 4 g ist, so ist der Fallraum derselben = 5 g. Wir finden den Fallraum der vierten Sekunde = 7 g, den der fünften Sekunde 9 g u. s. f. Daraus formulieren wir das Gesetz:

I. *Die Fallräume der einzelnen Sekunden wachsen wie die ungeraden Zahlen: 1 g, 3 g, 5 g, 7 g, 9 g, 11 g, u. s. f.*

Addieren wir, um die gesamten Fallräume am Schlusse der Sekunden zu finden, so ist:

Der Fallraum der ersten Sekunde $\quad\quad\quad\quad\quad\quad\quad\quad\quad\quad\quad\quad\quad\quad\quad$ g

der ersten zwei Sekunden $g + 3 g = \quad\quad\quad\quad\quad\quad\quad\quad$ 4g

der ersten drei Sekunden $g + 2 g + 5 g = \quad\quad\quad\quad\quad$ 8g

der ersten vier Sekunden $g + 3 g + 5 g + 7 g = \quad\quad$ 16g

nach n Sekunden $\quad . \quad . \quad\quad\quad\quad\quad\quad\quad\quad\quad\quad\quad\quad$ n^2g

Hieraus folgt das zweite Gesetz:

II. *Die gesamten Fallräume wachsen mit den Quadratzahlen der Fallsekunden.*

Bezeichnet h den gesamten Fallraum in Sekunden, so ist demnach:

1. $h = g\ n^2$;

und hieraus folgt:

2. $n = \sqrt{\dfrac{h}{g}}.$

§ 19. Der Fall auf der schiefen Ebene. Rollt ein Körper auf einer gegen den Horizont geneigten Ebene herab, so erlangt er nicht dieselbe Geschwindigkeit wie beim freien Fall. Je kleiner der Neigungswinkel der Ebene, um so langsamer die Bewegung, aber um so grösser der Druck des rollenden Körpers auf die Ebene selbst. Bewegung und Druck stehen also im entgegengesetzten Verhältnis zu einander, und zwar, genauer ausgedrückt, verhält sich die Fallgeschwindigkeit zum Drucke wie die Höhe der schiefen Ebene zu ihrer Basis.

Die Fallgeschwindigkeit auf der schiefen Ebene ist gleich dem Produkte aus der Fallgeschwindigkeit beim freien Fall mit dem Sinus des Neigungswinkels; der Druck auf die schiefe Ebene ist gleich dem Produkt aus dem Gewicht des Körpers mit dem Cosinus des Neigungswinkels. Der Sinus verhält sich zum Cosinus wie die Höhe der schiefen Ebene zu ihrer Basis.

Das Gesetz der schiefen Ebene finden wir beim K e i l und der S c h r a u b e. Der K e i l stellt eine zweifache schiefe Ebene

dar, deren Höhe dem halben Rücken, und deren Länge einer
Seitenfläche gleich ist. Treibt man einen Keil ein, so zwingt man
den Gegenstand, die schiefe Ebene desselben emporzusteigen. Je
schmaler der Keil, um so kleiner der Neigungswinkel, um so
geringer die Kraft, die zu seiner Handhabung nötig ist.

Die Schraube lässt sich betrachten als eine um eine Walze gezogene schiefe Ebene, deren Länge der Umfang der Walze, deren Höhe
die Entfernung zweier Schraubengänge ist. Je näher die letzteren
bei einander stehen, um so geringere Kraftäusserung ist nötig,
die Last die Schraubenlinie hinaufzuwinden. Daraus folgt, dass
eine Schraube um so leichter sich anziehen lässt, je enger ihre
Windungen und je grösser ihr Durchmesser ist, aber zugleich erfordert auch ihre Arbeitsleistung mehr Zeit.

§ 20. Das Pendel. Das Pendel ist ein um seinen Aufhänge-
punkt schwingender schwerer Punkt (mathematisches Pendel); in
der Wirklichkeit existieren nur physische Pendel d. i. an einem
Faden oder einer Stange aufgehängte Körper, deren Schwerpunkt
den obengenannten Schwingungspunkt darstellt. Ein Pendel,
dessen Schwingung genau eine Sekunde währt, heisst ein Sekundenpendel; es misst in Europa, am Meeresufer, nahezu
ein Meter. Da die Schwingungsdauer von der Fallgeschwindigkeit abhängt, und diese eine Folge der Anziehungskraft der Erde
ist, so wird ein Pendel um so langsamer schwingen, je entfernter
es vom Erdmittelpunkt ist (auf hohen Bergen). Man benutzt
daher ein Sekundenpendel zu Höhenbestimmungen der Gebirge,
wie man auch durch die Verschiedenheit seiner Schwingungsdauer wahrgenommen hat, dass der Erdkörper an den Polen ab-
geplattet ist.

Für das Pendel gelten folgende Gesetze*):

1) Kleine Schwingungen eines Pendels besitzen gleiche Dauer.
Das in Bewegung gesetzte Pendel vollzieht seine ersten Schwingungen in derselben Zeit, wie die späteren, schwächer werdenden.

2) Mit der Länge des Pendels nimmt die Schwingungsdauer zu.
Ein viermal längeres Pendel schwingt doppelt langsam, ein neun-
mal längeres dreimal so langsam. Die Schwingungszeiten wachsen
wie die Quadratwurzeln aus den Pendellängen. Man reguliert
eine Pendeluhr, deren Gang zu sehr beschleunigt ist, durch Verlängerung des Pendels.

Versuche.

1. **Alle Körper fallen gleich schnell.** Man schneide eine Scheibe
aus Papier, etwas kleiner als eine Münze, lege sie auf dieses Geldstück
und lasse beide wagerecht auf den Tisch fallen: das Papier kommt mit der

---

*) Die Gesetze des freien Falles und des Pendels wurden von Galilei,
Professor in Florenz, zu Ende des 16. Jahrhunderts entdeckt.

Münze zugleich auf der Tischplatte an, da der Luftwiderstand durch estere überwunden ist.

2. **Fallmaschine**. Einen über eine Rolle laufenden Bindfaden belaste man beiderseitig mit Gewichtsstücken oder dgl., sodass das eine bei gelindem Anstoss heruntersinkt und das andere emporhebt. Lässt man nun das erstere an einem längeren Massstabe herablaufen, während man gleichzeitig zu zählen beginnt, so nimmt man wahr, dass, wenn der sinkende Körper zur Zurücklegung des ersten Decimeters eine Sekunde gebraucht, er in der zweiten Sekunde drei Decimeter, in der dritten Sekunde deren fünf zurücklegt.

Aufgaben.

1. Wie tief steht das Wasser eines Brunnens unter dessen Rande, wenn man einen herabgefallenen Stein erst nach 3 Sekunden ins Wasser fallen hört? — Antw. $4,9 \times 9 = 44,1$ m.

2. In wieviel Sekunden fällt ein Stein von einer 78 m hohen Felswand herab? — Antw. $\sqrt{\dfrac{78}{4,0}} = 4$ Sekunden.

3. Wie verhalten sich die Geschwindigkeiten, mit denen ein und derselbe Körper zwei verschieden geneigte, aber gleichhohe schiefe Ebenen herabrollt? — Antw. Umgekehrt wie die Längen derselben.

4. Wenn ein Sekundenpendel 1 m misst, wie lang muss ein Pendel sein, dessen Schwingung eine halbe Sekunde währen soll? — Antw. $\frac{1}{4}$ m.

7. Der Luftdruck und das Barometer.

§ 21. Wie äussert sich die Schwere der Luft? Wie jeder irdische Körper, so besitzt auch die atmosphärische Luft Gewicht. Mit Luft gefüllt wiegt ein Ballon schwerer als im luftleeren Zustande. Infolge dieser Schwere übt die Luft auf jeden Quadratcentimeter einen Druck von 1 kg (auf einen Quadratzoll etwa15 Pfund) aus. Dieser Druck kommt aber nur dort zu sichtbarer Wirksamkeit, wo er einseitig wirkt. Vermöge des einseitigen Luftdrucks sind wir imstande, mit dem Stechheber aus einem Gefässe Flüssigkeit herauszuziehen; wir tauchen ihn völlig darin unter oder saugen ihn voll, verschliessen alsdann die obere Öffnung mit dem Finger und heben ihn heraus. Die von unten drückende Luft verhindert das Auslaufen; beim Wegnehmen des Fingers fliesst der Inhalt aus, weil der von unten wirkende Luftdruck durch den nun auch von oben wirkenden ausgeglichen wird. Aus demselben Grunde vermag sich ein Medizinglas, welches wir mit Wasser völlig anfüllen und verschlossen in umgekehrter Lage unter Wasser öffnen, nicht zu entleeren, da der auf das äussere Wasser wirkende Luftdruck den Druck der im Glase befindlichen Flüssigkeit überwindet.

Wie müssen wir uns die Wirkung des Luftdruckes vorstellen? Die Luft drückt vermöge ihrer Spannkraft (Tension) von allen Seiten auf einen Körper; sie findet daher, wenn sie allerseits Zugang zu demselben hat, in der eigenen Festigkeit des Körpers den nötigen

Widerstand, um ihn nicht zusammenzudrücken, und vermag ihn wegen ihres allseitigen Angriffes auch nicht von der Stelle zu rücken. Hat die Luft aber nur von einer Seite her Zugang zu einem Körper, so nimmt man ihren Druck wahr; ruht die Luft von oben auf dem Körper, so vereinigt sich ihr Druck mit der Wirkung der Schwerkraft; drückt sie aber von der Seite oder von unten her auf den Körper, so wirkt sie der Schwerkraft entgegen und hebt sie mehr oder weniger auf.

§ 22. Was ist das Barometer? Das Barometer*) ist ein Instrument, womit man den Luftdruck misst; eine zweischenklige Glasröhre, deren längerer Schenkel gegen 1 *m* lang und oben verschlossen, deren kurzer Schenkel dagegen offen ist. Neben diesem Heberbarometer benutzte man früher auch Gefässbarometer, bei welchen eine meterlange, oben geschlossene Glasröhre in ein mit Quecksilber gefülltes Gefäss eintaucht.

Das Barometer wird mit Quecksilber völlig angefüllt, welches beim Umwenden der Röhre durch den Luftdruck am Ausfliessen gehindert wird. Das Quecksilber steht in dem Instrumente nur 760 Millimeter (28 Pariser Zoll) über dem Niveau des andern Schenkels (oder des Gefässes); somit vermag die Luftsäule einer 760 *mm* hohen Quecksilbersäule das Gleichgewicht zu halten. Über dem Quecksilber befindet sich im Barometer ein völlig luftleerer Raum, die sog. Toricellische Leere.**)

Der Luftdruck ist gleich dem Gewichte einer 760 mm hohen Quecksilbersäule.

Man benutzt das Barometer als Messer des Atmosphärendrucks. Da derselbe je nach dem Wasserdampfgehalt und der Erwärmung des Luftmeers schwankt, so ist auch der Stand des Quecksilbers nie konstant. Je kälter die Luft ist, je weniger Wasserdampf sie enthält, um so stärker ist der Druck auf das Quecksilber, um so höher der Stand des Barometers. Wir finden ihn in unseren Gegenden am höchsten, wenn der kältere und trocknere Nordostwind weht; er ist am niedrigsten beim wärmeren, feuchten Südwestwind. Daher dient das Barometer zur Wetterbeobachtung. Hat die Luft sich mit Wasserdampf gesättigt, und das Barometer seinen tiefsten Stand erreicht, so ist baldiger Regen in Aussicht; nach stattgefundener Verdichtung des Wasserdampfes zu Regenwolken steigt aber das Quecksilber im Barometer.

Da mit der örtlichen Erhebung über den Meeresspiegel der Luftdruck abnimmt, so zeigt das Barometer in höher gelegenen

---

*) Schweremesser, von βαρύς (schwer) und μέτρον (Mass).
**) Toricelli in Bologna konstruierte 1644 das erste Barometer und erklärte die Erscheinungen des Luftdrucks, die man vordem auf einen „horror vacui" (Abneigung vor der Leere) zurückgeführt hatte.

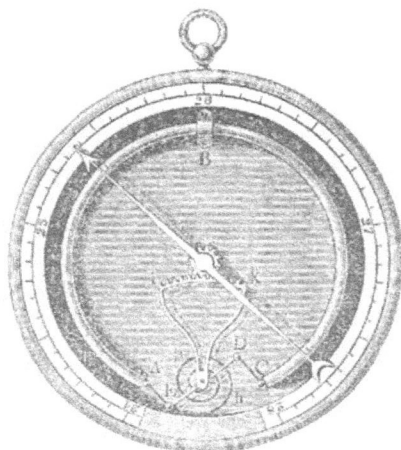

Gegenden sowie beim Emporsteigen im Luftballon ein um so
stärkeres Fallen, in je höhere
Luftschichten man sich begiebt.
Das Barometer dient daher auch
allgemein zu Höhenmessungen.

Das Aneroïdbarometer*) (Fig.
15) besitzt eine kreisförmig gebogene,
luftleere Metallröhre (A B C), welche
bei stärkerem Druck der äusseren Luft
sich mehr streckt, bei schwächerem
Drucke sich mehr krümmt. Diese Bewegung überträgt die Röhre durch
einen Hebel (E D) und ein Zahnrad
(i k) auf einen Zeiger, der an einer
Skala den Atmosphärendruck anzeigt
Der Skala giebt man die Einteilung
des gewöhnlichen Barometers. So lange
die Metallröhre völlig luftleer bleibt,
bewahrt das Aneroïdbarometer seine
Empfindlichkeit. Es lässt sich durch
seine handliche Form sehr bequem zu
Höhenmessungen verwenden.

Fig. 15.

§ 23. Wie benutzt man den Luftdruck? Man benutzt den Luftdruck zu einer Reihe von Instrumenten, von denen folgende Erwähnung verdienen:

1. Der Saugheber, eine zweischenklige Röhre, deren kür-
zerer Schenkel in eine Flüssigkeit eingetaucht wird, während man
an dem längeren saugt. Sowie sich der Heber völlig mit der
Flüssigkeit angefüllt hat, lässt er sie so lange ununterbrochen aus
dem längeren Schenkel ausfliessen, bis ihr Niveau an beiden Schenkeln
gleich steht oder der kürzere Schenkel nicht mehr in sie eintaucht. Diese Wirkung des Instrumentes gründet sich darauf,
dass die Flüssigkeitssäule des längeren Schenkels, als die schwerere,
den Luftdruck überwindet und die Flüssigkeit des kürzeren Schenkels sich nachzieht.

2. Die Saug- und die Druckpumpe. Sie beruhen auf dem
Emporheben einer Wassersäule mittelst des Luftdrucks. Da das
Wasser 13,5 mal leichter ist als das Quecksilber, so vermag der
Atmosphärendruck einer Wassersäule von 10 Meter
(32 Fuss) das Gleichgewicht zu halten. Auf eine grössere
Höhe kann daher eine einfache Pumpe das Wasser nicht heben.

Die Saugpumpe besteht aus einem (eisernen) Cylinder,
dem sog. Stiefel, in welchem sich ein durchbohrter Kolben luftdicht auf- und abbewegt. Sowohl der Kolben, als auch die Basis
des Stiefels, welche durch ein Leitungsrohr mit einem Wasser-

---

*) ἀναιροειδής = luftleer.

behälter in Verbindung steht, besitzen eine nach oben bewegliche Klappe. Beim Emporziehen des Kolbens steigt das Wasser aus dem Behälter in den Stiefel, die Klappe hebend, um den im Stiefel entstehenden luftleeren Raum auszufüllen, da die über dem Kolben befindliche Luft durch die Kolbenklappe, welche sich nur nach oben öffnen kann, abgesperrt ist. Beim Niederdrücken presst sich das im Stiefel vorhandene Wasser, da die an seinem Grunde befindliche Klappe mittlerweile sich wieder geschlossen hat, durch den Kolben und dessen Klappe hindurch, steigt über den Kolben und wird beim nächsten Hube bis zur Ausflussröhre gehoben.

Die Druckpumpe unterscheidet sich von der Saugpumpe dadurch, dass der Kolben nicht durchbohrt, der Stiefel aber an seinem unteren Teile mit einer seitlichen, durch eine Klappe abgeschlossenen Steigröhre versehen ist, in welche das Wasser beim Niederdrücken des Kolbens gehoben wird.

Auf der Erscheinung des Saugens beruht auch der Inhalationsapparat. Zwei fein ausgezogene Glasröhren stossen in einem rechten Winkel mit ihren Spitzen auf einander; während die senkrecht stehende Röhre in eine Flüssigkeit eintaucht, wird durch die wagerecht laufende Röhre aus einem Wasserkessel Wasserdampf oder aus einem Kautschukballon ein anhaltender Luftstrom geleitet. Durch letzteren wird der auf der senkrecht stehenden Röhre lastende Atmosphärendruck geschwächt, infolge dessen die Flüssigkeit durch dieselbe emporgesogen und durch den anhaltenden Dampfstrom in einen Sprühregen verwandelt wird.

Einen künstlich erzeugten Luftdruck benutzt man bei der Spritzflasche (Fig. 16). Sie ist eine gewöhnliche Glasflasche mit doppelt durchbohrtem Stopfen, durch welchen zwei gebogene Glasröhren geführt sind. Die eine derselben endigt dicht unter dem Stopfen und dient dazu, Luft in die Flasche zu blasen; die andere reicht bis gegen den Boden der Flasche, in die darin befindliche Flüssigkeit. Bläst man nun in die erstere Röhre, so steigt die Flüssigkeit in der letzteren empor und fliesst daraus im Strahle aus. Man benutzt die Spritzflasche zum Abspülen von Krystallen, zum Sammeln und Auswaschen eines Niederschlages auf dem Filter u. a. m.

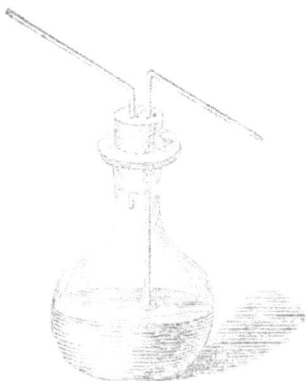

Fig. 16.

Versuche.

1. Man gebe in eine zweischenklige Glasröhre Wasser; es wird, sofern beide Schenkel offen sind, in beiden gleichhoch stehen. Verschliesst man

dann den einen Schenkel mit dem Finger und neigt denselben derartig, dass alles Wasser in ihn eintritt, so wird bei anfrechter Stellung das Wasser in dem Schenkel zurückgehalten, sofort aber wieder in den leeren Schenkel übertreten, wenn man den Finger wegzieht. Man kann denselben Versuch mit Quecksilber wiederholen; wendet man dann aber eine meterlange Röhre an, so sinkt das Metall in dem verschlossenen Schenkel bis zur Höhe von 760 *mm* und lässt über sich einen luftleeren Raum.

2. In ein 200 *g* fassendes Medizinglas gebe man 1 *g* Äther, schwenke ihn darin um, damit sein Dampf das Glas ganz erfülle, füge dann 10 bis 15 *g* Wasser hinzu und schüttele wohl um, das Glas mit dem Daumen fest verschliessend; öffnet man es alsdann in umgewendeter Lage unter Wasser, so stürzt dasselbe geradezu hinein und füllt es zum grossen Teile an. (Das Wasser hatte den Ätherdampf absorbiert und einen luftverdünnten Raum geschaffen, der darauf vom eindringenden Wasser eingenommen wurde.)

Fragen.

1. Warum fühlen wir an unserem Körper den Luftdruck nicht? — Antw. Weil die in unserem Körper allenthalben vorhandene Luft dieselbe Spannung hat wie die äussere Luft und ihr das Gleichgewicht hält. — Auf sehr hohen Bergen, wo die äussere Luft verdünnter ist, drängt die im Körper befindliche Luft das Blut aus Mund, Nase und Haut.

2. Worauf beruht das Atmen und Saugen? — Antw. Beim Einatmen erweitern wir den Brustkorb und verdünnen dadurch die in der Brusthöhlung befindliche Luft, infolge dessen die äussere Luft durch Mund und Nase hereindringt; beim Ausatmen pressen wir einen Teil der eingeschlossenen Luft aus der Brusthöhlung, indem wir das Zwerchfell und die Rippen emporziehen. — Beim Saugen verdünnen wir die Luft im Munde, wodurch der äussere Luftdruck zur Geltung gelangt.

3. Wenn bei gewöhnlichem Druck (einem Atmosphärendruck) 1 *l* Luft 1,2 *g* wiegt, wie viel wiegt dasselbe Quantum unter fünffachem Atmosphärendruck? — Antw. Da unter fünffachem Druck die Dichte fünfmal grösser ist, so wiegt 1 *l* Luft unter solchem Druck $5 \times 1,2 = 6$ *g*.

4. Worauf hat man bei genauen Barometermessungen stets Rücksicht zu nehmen? — Antw. Dass sich mit der Veränderung des Quecksilberstandes auch das untere Niveau ändert, von dem ab die Höhe der Quecksilbersäule gemessen wird.

8. Die Luftpumpe.

§ 24. Welches sind die Teile der Luftpumpe? Die Luftpumpe, im 17. Jahrhundert von Otto v. Guerike, Bürgermeister von Magdeburg, zuerst konstruiert, beruht auf dem Prinzipe, in einem geschlossenen Raume nach Art des Saugens die Luft nach und nach zu verdünnen. Es gelingt aber mit ihr nicht, einen Raum vollständig luftleer zu machen. Ihre wesentlichen Teile sind folgende: 1. der Stiefel, ein metallener Cylinder, in welchem sich luftdicht ein durchbohrter Kolben auf- und abbewegt, der mit einer nach oben sich öffnenden Klappe geschlossen ist; 2. die Verbindungsröhre, welche den Stiefel verbindet mit

3. dem Teller, auf welchem der Rezipient, eine Glasglocke, steht, dessen Luft ausgepumpt werden soll.

Je nachdem die Verbindungsröhre mit dem Stiefel durch ein sich nach oben öffnendes Ventil oder durch einen drehbaren Hahn verbunden ist, bezeichnet man die Luftpumpe als eine Ventil- oder als eine Hahnenluftpumpe.

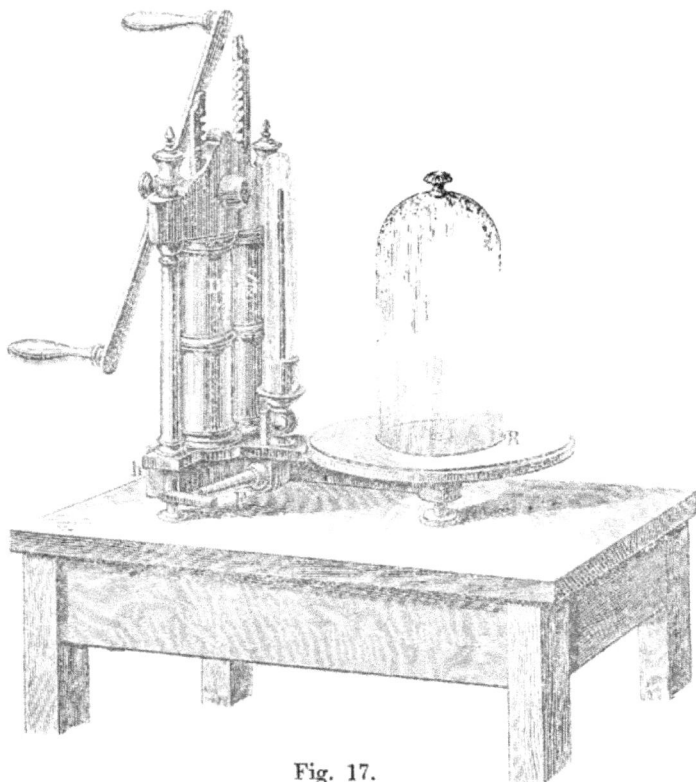

Fig. 17.

Fig. 17 stellt eine doppelstiefelige Ventilpumpe vor. D und S sind ihre beiden Stiefel, deren Kolben beim Hin- und Herdrehen der Handhaben abwechselnd auf- und niederbewegt werden; F ist ein Hahn, welcher die Verbindungsröhre öffnet und schliesst, sie auch mit der äusseren Luft in Kommunikation setzen kann; R der Rezipient und g ein eingeschaltetes Barometer, zur Beobachtung des Verdünnungsgrades der Luft.

§ 25. Wie wird die Luftpumpe gehandhabt? Nachdem der Rezipient fest auf den Teller aufgesetzt worden, hebt und senkt man abwechselnd den Kolben. Beim Emporziehen desselben entsteht unter ihm im Stiefel ein luftleerer Raum, so dass die im Rezipienten befindliche Luft die Klappe der Verbindungsröhre hebt; nachdem sie eingetreten, senkt sich diese Klappe wieder durch ihr eigenes Gewicht. Bei der Hahnenluftpumpe hat man nach jedem Kolbenhube den Hahn so zu stellen, dass zwischen Verbindungsröhre und Stiefel Kommunikation stattfindet, darauf aber wieder den Hahn zu schliessen. Wird nun der Kolben wieder gesenkt, so zwingt er die unter ihm im Stiefel eingeschlossene Luft, durch Öffnen der Kolbenklappe zu entweichen. Bei Wiederholung dieses Spieles verdünnt sich die Luft des Rezipienten immer mehr, was man am Sinken des Quecksilbers im eingeschalteten Barometer wahrnehmen kann.

§ 26. Welche Versuche kann man mit der Luftpumpe anstellen? In dem möglichst ausgepumpten Rezipienten verlöscht eine brennende Kerze, da ihr der zum Verbrennen notwendige Sauerstoff entzogen ist; eine Vogelfeder fällt darin ebenso schnell zu Boden wie ein Stück Blei, da der Luftwiderstand fehlt; Tiere (Vögel, Mäuse) sterben in kurzer Zeit durch Erstickung; eine bewegte Schelle tönt nicht, da ihre Schwingungen nicht fortgeleitet werden können; lauwarmes Wasser siedet, weil kein Druck mehr auf ihm lastet, der die Dampfbildung zurückhält. Der Rezipient selbst ist durch den Druck der äusseren Luft auf den Teller fest gepresst.

§ 27. Was ist eine Kompressionspumpe? Die Luftpumpe in etwas veränderter Form dient als K o m p r e s s i o n s p u m p e, um Luft oder andere Gase in einen geschlossenen Raum bis zur möglichsten Verdichtung hineinzupumpen. Bei einer Hahnenluftpumpe mit undurchbohrtem Kolben braucht man nur den Hahn so zu stellen, dass er beim Niedergange des Kolbens die Kommunikation zwischen Stiefel und Verbindungsröhre herstellt; beim Aufgange schliesst man diese Verbindung und setzt den Stiefel mit der äusseren Luft in Kommunikation. Dadurch wird beim Emporziehen des Kolbens von aussen Luft aufgesogen und diese beim Niedergange desselben in den Rezipienten gedrückt. — Eine Ventilkompressionspumpe unterscheidet sich von der Ventilluftpumpe durch entgegengesetzte Richtung der Klappen, sodass beim Emporziehen des Kolbens die äussere Luft in denselben eintritt, beim Niedergange in den Rezipienten gedrückt wird.

Fragen.

1. Warum vermag man nicht den Rezipienten der Luftpumpe völlig luftleer zu machen? — Antw. Weil in der Durchbohrung des Kolbens beim tiefsten Stande desselben immerhin noch etwas Luft von der Dichte

der Atmosphäre zurückbleibt, sodass sich diese beim Emporziehen des Kolbens im Stiefel verbreitet. Über diesen Grad der Verdünnung lässt sich auch für den Rezipienten nicht hinausgehen. In einem gut ausgepumpten Rezipienten bleibt etwa fünfhundertfach verdünnte Luft zurück.

2. Wieweit kann eine Ventilluftpumpe die Luft im Rezipienten verdünnen? — Antw. Bis zu dem Grade, dass die Spannung der Luft nicht mehr hinreicht, die Ventile zu heben. Daher leistet eine Hahnenluftpumpe mehr.

3. Mit welcher Kraft werden zwei Halbkugeln, deren Durchmesser 1 *dcm* beträgt, zusammengehalten, nachdem sie luftleer gemacht wurden?*) — — Antw. Die Oberfläche beider Halbkugeln ist (nach der Formel $4 \pi r^2$) = 31,25 *qcm*; daher der Luftdruck auf beide = 31,25 *kg*.

---

9. Die Dampfmaschine.

§ 28. **Worauf gründet sich die Dampfmaschine?** Durch den Druck erhöht sich die Spannkraft der Dämpfe nicht, da sie unter Druck sich zum Teil verdichten, wobei der restierende Dampf die Spannung wie zuvor behält; aber durch Erhitzung vermehrt sich ihre Tension und zwar in zunehmender Progression. Der Wasserdampf, welcher bei 100° C die Spannung eines Atmosphärendrucks besitzt, erlangt schon bei 121° die doppelte (von zwei Atmosphären), bei 135° bereits die dreifache (von drei Atmosphären), bei 145° C die vierfache Spannung (von vier Atmosphären).

Eine grossartige Anwendung dieser Dampfspannung macht man bei der D a m p f m a s c h i n e. Man entwickelt Wasserdampf, dem man durch Erhitzung in einem geschlossenen Kessel eine höhere Temperatur und dadurch eine erhöhte Tension giebt, und leitet diesen erhitzten Wasserdampf bald über, bald unter einen sich auf- und niederbewegenden Kolben, dessen Bewegung man in geeigneter Weise auf ein Rad überträgt.

§ 29. **Welches sind die wesentlichen Teile einer Dampfmaschine?** 1. Der D a m p f k e s s e l, in welchem das Wasser zum Sieden erhitzt wird. Da derselbe völlig geschlossen ist, so erhöht sich der Druck des entwickelten Dampfes, und das Sieden findet in einer 100° C übersteigenden Temperatur statt. Zur Sicherheit ist der Kessel mit einem S i c h e r h e i t s v e n t i l versehen, einer Öffnung, welche durch einen einarmigen, am Ende stark beschwerten Hebel geschlossen gehalten wird. Die Beschwerung ist derartig bemessen, dass sie gehoben wird, wenn der eingeschlossene Dampf eine dem Kessel bedrohliche Spannung annehmen würde.

---

*) Otto v. G u e r i k e machte auf dem Regensburger Reichstag 1654 zwei kupferne Halbkugeln von 20 Zoll Durchmesser (bekannt als Magdeburger Halbkugeln) luftleer, welche alsdann von 8 Paar Pferden nicht auseinander gerissen werden konnten, da die Luft sie mit einer Kraft von 50 Centnern zusammenhielt.

Durch den Dampfkessel der Lokomobilen und Lokomotiven
führt eine Anzahl wagerechter Röhren, welche die von der Feuerung
erhitzte Luft empfangen und das sie umspülende Wasser zum
Sieden bringen.

2. Der Cylinder mit dem Kolben, welcher sich in jenem
luftdicht auf- und niederbewegt. Bevor der Dampf in den Cylinder
eintritt, passiert er das Schieberventil, um abwechselnd über und
unter den Kolben zu gelangen und diesen dadurch bald herauf-,
bald herabzudrücken. Der Schieber dieses Ventils wird von der
Maschine selber geführt, in der Weise, dass er den oberen Zugang zum Cylinder gerade beim höchsten Stande des Kolbens
öffnet, ihn aber wieder verschliesst, wenn der Kolben unten an-
langt, und zugleich den unteren Zugang öffnet, um nun den
Dampf unter den Kolben treten zu lassen.

3. Die Übertragung der geradlinigen Bewegung des Kolbens
auf die Kurbel, welche ein Rad umdreht, ist verschieden. Bei
den Dampfboten und stehenden Dampfmaschinen geschieht sie
durch einen zweiarmigen Hebel, den sog. Balancier.

§ 30. Wie unterscheidet man die Dampfmaschinen? Man konstruierte die ersten Dampfmaschinen*) in der Weise, dass man den
Dampf unter die Kolben treten liess und nach dessen Hebung
kaltes Wasser einspritzte, wodurch eine Verdichtung des Dampfes
und ein verdünnter Raum im Cylinder entstand, infolge dessen
der Atmosphärendruck den Kolben hinabschob. (Diese Maschine
wird die atmosphärische Dampfmaschine genannt.) Später
verbesserte man sie durch abwechselnde Dampfleitung, bald über,
bald unter den Kolben. Je nachdem der verbrauchte Dampf in
einen besonderen Behälter, den Kondensator, abgeleitet und
daselbst verdichtet, oder in die Atmosphäre abgelassen wird, unterscheidet man Niederdruck- und Hochdruckmaschinen.
Erstere besitzen einen Kondensator, einen kalten Raum, worin
der verbrauchte Dampf zu Wasser abgekühlt wird; sie bedürfen
keiner so hohen Spannung des Dampfes, da durch die Kondensation dessen Widerstand mehr aufgehoben wird, als bei den
Hochdruckmaschinen, wo die atmosphärische Luft, in die man
den verbrauchten Dampf leitet, der Kolbenbewegung entgegenwirkt. Dagegen beanspruchen letztere Maschinen weniger Raum
und werden deshalb bei den Lokomotiven benutzt.

§ 31. Wie misst man die Spannung des Dampfes? Man misst die
Dampfspannung mittelst des Manometers, welcher verschieden

---

*) Savari baute 1688 die erste Dampfmaschine, später konstruierte
Newkomen die atmosphärische Maschine, James Watt verbesserte sie 1763
zur Niederdruckmaschine und übertrug die Kolbenbewegung auf eine Kurbel.

konstruiert sein kann. Die Metallmanometer besitzen eine gebogene und luftleere Röhre, welche bei stärkerem Dampfdruck sich streckt, bei geringerem Drucke sich mehr krümmt. Ein Zeiger, der mit den beiden Enden der Röhre in Kommunikation steht, zeigt den Druck an. Auch benutzt man als Metallmanometer elastische Metallplatten, die durch den Dampfdruck emporgehoben werden und durch einen Hebel mit einem Zeiger in Verbindung stehen. — Die Quecksilbermanometer sind doppelt gebogene, einerseits geschlossene und mit Quecksilber versehene Glasröhren, die mit ihrem offenen Ende mit dem Dampfkessel in Verbindung stehen; ohne Druck steht das Quecksilber in beiden Schenkeln gleichhoch, es steigt aber in dem geschlossenen Schenkel um so höher, je stärker der Dampfdruck auf es einwirkt.

Man berechnet den Dampfdruck nach dem Drucke der Atmosphäre, und redet von einem zweifachen u. s. w. Atmosphärendrucke. Die Leistung der Dampfmaschine drückt man gewöhnlich in Pferdekräften aus; eine Pferdekraft gilt gleich 500 Fusspfund = 75 Kilogrammmeter (*kgm*) d. i. der Kraft, welche 500 Pfund 1 Fuss resp. 75 *kg* 1 *m* hoch in der Sekunde zu heben vermag.

Man erteilt den Bewegungen der Dampfmaschine Gleichmässigkeit teils durch ein Schwungrad, teils durch Vereinigung zweier Cylinder an derselben Kurbel, in denen die Kolben einen verschiedenen Stand haben.

Um durch eine zu schnelle Dampfentwicklung den Gang der Maschine nicht ungleichmässig zu beschleunigen, bringt man im Zuleitungsrohr eine Klappe an, durch deren teilweises Schliessen weniger Dampf in den Cylinder eintritt. Man lässt die Maschine selbst diese Klappe handhaben, indem man mit der Hauptaxe eine Centrifugalmaschine verbindet, deren Schenkel um so weiter auseinanderweichen, je schneller die Umdrehung stattfindet, und in diesem Masse die Klappe schliessen.

Fragen.

1. Wonach berechnet man die Leistung einer Dampfmaschine? — Antw. Nach dem Durchmesser und der Höhe des Cylinders, wodurch die Grösse der der Dampfspannung ausgesetzten Kolbenfläche, sowie dessen Hub bedingt ist.

2. Wie gross ist der Dampfdruck auf den Kolben, wenn die Spannung 4 Atmosphären und der Durchmesser des Kolbens 1 *m* beträgt? — Antw. Die Kolbenfläche beträgt 314 *qcm*, der Druck des Dampfes auf 1 *qcm* = 4 *kg*, also der Gesamtdruck auf den Kolben = 1256 *kg*.

C. Erscheinungen der Wärme.

10. Von der Wärme.

§ 32. Wie entsteht die Wärme? Die Quellen der Wärme sind:
1. Das Sonnenlicht. Das Licht besitzt Wärmestrahlen, welche um so mehr von den Körpern verschluckt werden, je senkrechter sie auffallen, und je dunkler und unebener die Oberfläche der Körper ist. Auf dem Neigungswinkel beruht eine der Hauptursachen der Wärmedifferenz der Jahreszeiten, nächst der Dauer der Bescheinung. Wie sehr die Farbe Einfluss auf die Wärmeabsorption besitzt, erkennen wir bald daran, dass unter schwarzem Tuche sich im Sonnenlichte die Körper schneller und stärker erhitzen als unter weissem.

2. Mechanische Kraftäusserungen. Überall, wo eine Kraft verbraucht wird, zumal bei der Reibung, beim Zusammenpressen, oder wenn eine Bewegung gestört wird, wie beim Anprall eines fortbewegten Körpers — entsteht ein entsprechendes Quantum Wärme. Bekanntlich erzeugen wilde Völkerschaften ihr Feuer durch Zusammenreiben von Hölzern. Wasser kann man zum Sieden erhitzen, wenn darin eine Kurbel längere Zeit rasch umgedreht wird. Auf der Erhitzung zusammengepresster Luft beruht das pneumatische Feuerzeug.

Genaue Untersuchungen haben das Verhältnis des Kräfteverbrauchs zur Wärmebildung — das sogenannte Wärmeäquivalent — festgestellt. Als Wärmeäquivalent gilt 425 *kgm* d. h. die Kraft, welche 425 *kg* 1 *m* hoch hebt, vermag sich in diejenige Wärmemenge überzusetzen, welche 1 *kg* Wasser um 1º C höher erhitzt. Eine solche Wärmemenge nennt man eine Kalorie.

3. Chemische Vereinigung. Verbinden sich zwei Körper chemisch miteinander, so tritt Erwärmung ein, deren Grad abhängig ist von der Verwandtschaft der Körper zu einander. Wir finden diesen Vorgang bei der Verbrennung, welche in den meisten Fällen eine feurige Verbindung der Körper mit dem Sauerstoff der Luft ist. Jedoch kann auch eine Verbrennung der anderen Medien stattfinden, z. B. feingepulvertes Antimon verbrennt im Chlorgase, Kupferblech im Schwefeldampf. Wärmeentwicklung durch chemische Vereinigung erzeugt sich auch beim Kalklöschen, wobei der Kalk sich mit Wasser zu Kalkhydrat verbindet.

4. Elektrizität. Sowohl bei der Vereinigung der beiden entgegengesetzten Elektrizitäten (beim Blitz, elektrischen Funken), als bei der Störung der elektrischen Leitung wird Wärme frei. Je schlechter ein Metall den elektrischen Strom leitet, um so stärker erhitzt es sich; die verschwundene Elektrizität geht in Wärme über.

§ 33. Welches sind die Wirkungen der Wärme? Die Wärme äussert sich in zweifacher Weise: a) durch räumliche Ausdehnung, b) durch Veränderung des Aggregatzustandes.

a) Je mehr ein Körper sich erhitzt, um so mehr dehnt sich sein Volumen aus; bei Wärmeabnahme verringert es sich wieder. Diese Ausdehnung ist nicht bei allen Körpern gleich; sie findet sich am schwächsten bei den festen, am stärksten bei den gasförmigen. Die Vergrösserung, die ein Körper bei Zunahme seiner Temperatur um 1° erleidet, nennt man seinen Ausdehnungs-coëffizient. (So ist der lineare Ausdehnungscoëffizient des Eisens = 0,0000123, d. i. eine eiserne Stange verlängert sich um $\frac{1}{123000}$ beim Erwärmen um 1°. Der kubische Ausdehnungscoëffizient des Olivenöls ist = 0,0008, der Luft = 0,0036). Die Ausdehnung des Wassers wird von der der weingeistigen und ätherischen Flüssigkeiten bedeutend übertroffen. So zeichnen sich der Äther, Schwefelkohlenstoff, namentlich aber das Petroleum, Benzin und der Petroleumäther durch grosse Volumvermehrung beim Erwärmen aus. Daraus geht die für den Apotheker sehr wichtige Regel hervor, die Standgefässe mit solchen Flüssigkeiten nur zu $\frac{4}{5}$ anzufüllen, andernfalls bei einem Temperaturwechsel Gefahr des Zerspringens naheliegt.

Mit der Zunahme der Temperatur hält die Abnahme des spezifischen Gewichtes gleichen Schritt; der Körper behält bei erhöhter Wärme sein Gewicht, nimmt aber an Volumen zu, wird also relativ leichter.

Je mehr ein Körper sich erwärmt, um so spezifisch leichter wird er.

Die Abnahme des spezifischen Gewichtes beim Erwärmen sehen wir deutlich am Aufsteigen der unteren Schichten von Flüssigkeiten, welche wir über eine Flamme halten, am Emporsteigen des Rauches in den Kaminen u. s. f. Eine Kerzenflamme, in die schwach geöffnete Thür einer geheizten Stube gehalten, neigt sich dicht über dem Fussboden nach der Stube hin, weiter oben aber nach aussen, indem die kalte Luft unten herein-, die warme oben hinausgeht.

Eine Ausnahme von dieser allgemeinen Regel bildet eigentümlicherweise das Wasser, dessen grösste Dichte bei nahe 4° Wärme liegt. Sowohl unter, wie über dieser Temperatur nimmt das spezifische Gewicht des Wassers ab. Folge davon ist, dass es beim Gefrieren völlig damit angefüllte Gefässe sprengt; dass ferner, wenn Wasser erkaltet, der stetige Wechsel in der Lagerung der sich abkühlenden Schichten eine Grenze findet, sobald die unterste Schicht 4° Wärme erlangt hat. Wir finden daher diese Temperatur auf dem Grunde tiefer Gewässer, welcher Umstand dieselben vor dem vollständigen Gefrieren sichert. Eis schwimmt stets auf kaltem Wasser.

b) Bekanntlich werden die festen Körper bei zunehmender Wärme flüssig, d. h. sie schmelzen. Der Schmelzpunkt ist für jeden Körper ein bestimmter, sich stets gleichbleibender. Bei weiterem Erhitzen geraten die Flüssigkeiten ins Sieden, d. i. sie werden gasförmig. Da beim Sieden der Luftdruck überwunden werden muss, so folgt daraus, dass bei vermindertem Luftdruck (auf hohen Gebirgen, unter dem Rezipienten der Luftpumpe) das Sieden früher eintritt.*) *Eine Flüssigkeit siedet in der Temperatur, in welcher ihr Dampf den Druck der über ihr lastenden Luft überwindet.*

Daher tritt das Sieden viel später in einem festverschlossenen Kessel ein, z. B. im Dampfkessel der Dampfmaschine, oder im sog. Papinschen Topf, worin man Knochen gar kochen kann.

Der Übergang in Gasform findet übrigens in Gestalt der Verdunstung bei jeglicher Temperatur, sogar in der Kälte statt. Eis und Schnee verdunsten wie das flüssige Wasser. Das Mass dieser Erscheinung hängt von der Grösse der Oberfläche, sowie von dem Grade der Sättigung der darüber liegenden Luftschicht ab. Je mehr wir die Oberfläche einer Flüssigkeit vergrössern, und je weniger gesättigt die über ihr lagernde Luftschicht ist, eine um so stärkere Verdunstung findet statt.

§ 34. Was nennt man latente Wärme? Soll ein fester Körper schmelzen, ein flüssiger sieden oder verdampfen, so ist dazu Wärme notwendig. Diese Wärme verschwindet für das Gefühl, wie für das Thermometer, man nennt sie daher latente oder gebundene Wärme.

1. Beim Übergange in einen weniger dichten Aggregatzustand wird Wärme gebunden (latent).

Eis beansprucht zum Schmelzen soviel Wärme, wie hinreichen würde, eine gleiche Wassermenge von 0° auf 80° zu erhitzen.

Zum Sieden erfordert das Wasser eine siebenmal grössere Wärmemenge als zum Schmelzen.

Diejenige Wärme, welche beim Verdunsten gebunden wird, entzieht sich der Umgebung und kühlt sie ab. Man nennt diese durch Verdunstung eintretende Temperaturerniedrigung Verdunstungskälte. Man nimmt sie wahr beim Besprengen der Strassen, nach einem Regen, beim Heraussteigen aus dem Bade u. a. m. Sehr flüchtige Körper, z. B. Äther, rufen ein so starkes Erkalten hervor, dass die Gefässe sich wie mit Tau beschlagen.

Wenn man lösliche Substanzen, z. B. Kochsalz, Salpeter,

---

*) Auf dem St. Bernhardhospiz, bei einem Barometerstande von 504 *mm* (20 par. Zoll) siedet das Wasser schon bei 92°.

Salmiak, in Wasser auflöst, so tritt ebenfalls Abkühlung ein; dieselbe wird noch grösser, wenn man statt des Wassers Schnee oder Eis anwendet, da diese alsdann beim Schmelzen ebenfalls Wärme binden. Solche Kältemischungen sind z. B. 1 Teil Kochsalz und 3 Teile Schnee, welche von 0^0 bis $—17^0$ erkalten; 5 Teile Salmiak, ebensoviel Salpeter und 19 Teile Wasser, welche sich um 22 Grade abkühlen. Auch Glaubersalz mit Salzsäure ruft eine grosse Kälte hervor. Man muss übrigens grössere Mengen Substanzen anwenden, um die Ausgleichung der Temperatur mit der Umgebung möglichst zu verzögern.

2. *Beim Übergang in einen dichteren Aggregatzustand wird Wärme frei.*

Wenn der Dampf sich wieder verdichtet, so tritt dieselbe Wärmemenge, welche zur Dampfbildung verwendet wurde, wieder frei auf. Daher die Erhitzung des Kühlwassers bei der Destillation. Das nämliche findet beim Gefrieren nnd Krystallisieren statt; da aber zum Schmelzen nicht soviel Wärme verbraucht wurde als zum Sieden, so ist auch die beim Erstarren frei auftretende Wärme geringer als bei der Verflüssigung des Dampfes.

§ 35. Was nennt man spezifische Wärme? Zur Erwärmung um einen Grad bedürfen die verschiedenen Stoffe verschiedener Wärmemengen. Man nennt dies die Wärmekapazität oder spezifische Wärme der Körper und nimmt die des Wassers zur Einheit, welche $=$ 1 gesetzt wird. Hiernach wurde gefunden: die spezifische Wärme des Quecksilbers $=$ 0,03, des Eises $=$ 0,50, des Wasserdampfes $=$ 0,47, der Luft $=$ 0,24 u. s. f. Es will dies also besagen: Wenn man gleiche Gewichtsmengen Wasser und Quecksilber um 1^0 höher erwärmt, so bedarf man dazu beim Quecksilber nur $^3/_{100} =$ 0,03 so viel Wärme als beim Wasser; oder was dasselbe ist, man kann mit derselben Wärmemenge 100 g Quecksilber ebenso hoch erhitzen als 3 g Wasser. Das Wasser besitzt die grösste Wärmekapazität.

Die Bestimmung der spezifischen Wärme geschieht mit Hülfe des Kalorimeters, entweder in der Weise, dass man eine bestimmte Menge des zu prüfenden Körpers, von bestimmter Temperatur, mit einer gewissen Menge Wasser mischt und dessen Wärmezunahme beobachtet; oder dass man die Menge Wasser bestimmt, welche eine gewisse Quantität Eis liefert, nachdem es mit dem erwärmten Körper zusammengebracht worden.

Je grösser die spezifische Wärme eines Körpers, um so langsamer erkaltet er und giebt ein um so grösseres Quantum Wärme beim Verkühlen ab. Daher erhitzt sich bei der Destillation von Wasser das Kühlfass viel stärker als bei derjenigen von Weingeist oder Äther.

§ 36. Wie pflanzt sich die Wärme fort? Die Fortpflanzung der Wärme geschieht auf zweifache Weise:

1. Durch Leitung von einem wärmeren Körper zu kälteren, die er berührt. Es tritt ein Austausch zwischen beiden ein, bis in ihnen ein gleicher Wärmegrad herrscht.

Die Leitung ist verschieden nach den einzelnen Stoffen. Es giebt gute und schlechte Wärmeleiter; zu den ersten gehören vornehmlich die Metalle, zu den letzteren Glas, Holz, Seide, Stroh, Papier, Federn, Wasser, Luft u. a. m. Bringen wir einen guten Wärmeleiter, z. B. einen eisernen Draht, an einem Ende in eine Flamme, so vermögen wir ihn nicht lange in der Hand zu halten, da er sich auch auf grössere Entfernung hin erhitzt; umwickeln wir ihn aber mit Papier, Stroh u. dgl., oder geben wir ihm einen hölzernen Griff, so empfinden wir keine Erwärmung. Eine andere Nutzanwendung der schlechten Wärmeleiter besteht in dem Schutze der Eiskeller durch Stroh, sowie in der Bekleidung unseres Körpers, wozu wir Wolle, Baumwolle, Seide gebrauchen und dadurch den Haar- und Wollpelz der Tiere ersetzen. Das spröde Glas macht durch seine schlechte Wärmeleitung in der Erhitzung besondere Vorsicht nötig. Giessen wir siedendes Wasser in eine leere, kalte Glasflasche, so zerspringt sie, wärmen wir sie aber zuvor durch lauwarmes Wasser an, so beugen wir der Gefahr des Zerspringens vor; auch darf man die Flasche, in welche man heisse Flüssigkeiten giessen will, nicht auf eine Unterlage von Stein u. dgl., sondern auf einen schlechten Wärmeleiter (Holz) stellen. Beim Erhitzen gläserner Gefässe über direkter Flamme ist aus demselben Grunde grosse Vorsicht geboten. Je dünner die Glaswandung, um so geringer die Gefahr; Ungleichheiten in der Dicke sind gewöhnlich Ursachen des Zerspringens beim Erwärmen. Um die Erhitzung durch direktes Feuer gleichmässiger zu verteilen, stellt man das Glasgefäss auf ein Drahtnetz oder in heissen Sand (Sandbad). Glas- und Porzellangefässe zerspringen aber nicht allein, wenn ohne Vorwärmung heisse Flüssigkeiten eingegossen werden, sondern auch, wenn sie erhitzt plötzlich mit einer kalten Flüssigkeit gefüllt werden. — Poröse Körper, wie Asche, sind vermöge der vielen Luft, die sie einschliessen, sehr schlechte Wärmeleiter. Der schlechteste Wärmeleiter ist eine ruhige Luftschicht (Nutzanwendung bei den Doppelfenstern).

2. Durch Strahlung. Dieser Weg ist ein unmittelbarer Übergang der Wärme auf entfernte Körper; ein in den Weg gestelltes Hindernis hält die Wärmestrahlen ab. Nähern wir uns einem geheizten Ofen, so fühlen wir dessen Strahlung nicht mehr, wenn wir einen Schirm dazwischen schieben.

Die Wärmestrahlen pflanzen sich geradlinig fort. Glatte

Flächen absorbieren sie zum kleineren Teil und reflektieren sie zumeist; rauhe, unebene Flächen verschlucken aber mehr Wärme, als sie reflektieren. In gleichem Masse strahlen nun auch warme Flächen die Wärme um so weniger leicht aus, je glätter sie sind. (Geschliffene Öfen heizen nicht so gut wie rauhe.) Russ und berusste Flächen nehmen die Wärmestrahlen am leichtesten an und geben sie auch am leichtesten wieder ab.

Versuche.

1. Ausdehnung durch die Wärme. a) Eine kleine Retorte spanne man, mit dem Halse abwärts gerichtet und einige Linien tief in ein Schälchen mit Wasser mündend, in einen Retortenhalter und erwärme den bauchigen Teil durch eine Weingeistflamme; die Luft dehnt sich so stark aus, dass ein Teil derselben in Blasen entweicht. Nach der Entfernung der Flamme zieht sie sich wieder zusammen, das Wasser wird durch den äusseren Luftdruck in den Retortenhals getrieben und nimmt den Raum der entwichenen Luft ein.

b) Von zwei Probiercylindern, welche in *ccm* eingeteilt sind, fülle man genau 10 *ccm* Wasser in den einen, Weingeist in den anderen, und bringe beide in erwärmtes Wasser. Beträgt dessen Temperatur 20⁰ mehr als die ursprüngliche der Flüssigkeiten, ist jene z. B. 40⁰, diese 20⁰, so steigt das Volumen des Wassers um 0,1 *ccm*, das des Weingeistes, um 0,2 *ccm*. Benzin dehnt sich dabei um 0,3 *ccm* aus.

2. Dichte des Wassers. Ein grösseres Glas fülle man halb mit Wasser, die obere Hälfte mit kleinzerschlagenem Eis, und halte zwei Thermometer hinein, den einen bis zum Boden, den andern nur bis zur Mitte des Eises; nach kurzer Zeit zeigt jenes + 4⁰, dieses 0⁰.

3. Sieden unter vermindertem Druck. Ein Kölbchen fülle man zum Drittel mit Wasser, lasse sieden und verschliesse es während des Siedens fest mit einem Kork. Kehrt man dann das Kölbchen um und giebt kaltes Wasser oder einen nassen Schwamm auf die Bodenfläche, so beginnt das Sieden wieder (infolge der durch die teilweise Kondensation des Wasserdampfes eingetretenen Druckverminderung).

4. Verdunstungskälte. In ein Becherglas gebe man Äther, stelle ein Thermometer hinein und blase durch eine rechtwinklig gebogene Glasröhre kräftig und anhaltend in die Flüssigkeit hinein. Man sieht das Thermometer sehr schnell sinken, sogar bis unter 0⁰; zugleich beschlägt sich das Glas aussen stark mit Feuchtigkeit.

5. Schlechte Wärmeleitung des Wassers. Einen ziemlich langen Reagiercylinder fülle man bis gegen den oberen Rand mit Wasser an, lasse ein Stückchen Eis, welches durch Umwickeln mit Draht schwer gemacht ist, auf den Boden gleiten und erwärme nun durch eine kleine Flamme den oberen Teil des Wassers; dieser wird ins Sieden geraten, während das Eis noch ungeschmolzen bleibt.

6. Gute Wärmeleitung der Metalle. In eine Flamme halte man der Quere nach ein freies eisernes Drahtnetz; jene wird wie abgeschnitten erscheinen, indem sie sich durch das Netz nicht fortzusetzen vermag, zufolge der starken Wärmeableitung desselben.

Fragen.

1. Worauf gründet sich die Methode, einen festsitzenden Glasstöpsel durch Erwärmen oder Reiben des Flaschenhalses zu lockern? — Antw.

Auf der dabei stattfindenden Ausdehnung des Flaschenhalses, während der Stöpsel noch kalt bleibt.

2. Warum gelangt ein auf eine glühende Metallplatte gespritzter Wassertropfen nicht sofort zur Verdampfung, sondern fährt lebhaft zischend umher? (Leydenfrostscher Tropfen.) — Antw. Weil er sich sofort durch eine Dampfschicht von der Platte trennt und dadurch deren Wärme nur langsam annimmt.

3. Woher stammt der Tau und Reif? — Antw. Aus dem in der Luft enthaltenen Wasserdampf, der sich bei allmählicher Abkühlung der Luft an die festen Körper der Erdoberfläche in Tropfen oder Eisnadeln ansetzt. Bei bewölktem Himmel ist die Abkühlung der Luft geringer, es findet daher keine Taubildung statt.

4. Warum fassen sich metallische Gegenstände stets kalt an? — Antw. Weil sie die Wärme der Hand schnell wegleiten.

5. Wenn man 1 kg Wasser von 30^0 mit 3 kg Wasser von 10^0 mischt, welche Temperatur besitzt die Mischung? — Antw. 15^0.

11. Das Thermometer.

§ 37. Worauf gründet sich das Thermometer? Die Eigenschaft der Körper, beim Erwärmen sich auszudehnen, benutzt man zur Messung der Wärme, und bedient sich zu diesem Zwecke des Thermometers*). An der Ausdehnung einer in einer Glasröhre eingeschlossenen Flüssigkeit misst man den Grad der Erwärmung. Dabei ist vorzüglich dafür Sorge zu tragen, dass die zu wählende Flüssigkeit eine gleichmässige Ausdehnung zeige. Dies thun nun nicht alle Körper, zumal nicht Flüssigkeiten in der Nähe ihres Siedepunktes. Die gleichmässigste Ausdehnung besitzt die Luft, daher ist das Luftthermometer der genaueste Wärmemesser, aber weniger praktisch. Es besteht aus einem lufterfüllten Kolben, dessen mit einer engen Glasröhre verbundener Hals in ein mit gefärbter Flüssigkeit gefülltes Gefäss eintaucht und mit einer Skala versehen ist.

Das gewöhnlich gebrauchte Thermometer stellt eine feine gläserne Röhre dar, beiderseits geschlossen und unten in eine Kugel ausgeblasen, zum Teil mit Quecksilber oder rotgefärbtem Weingeist gefüllt und darüber luftleer**). Sie muss kalibriert d. h. überall von gleicher Weite sein. Das Quecksilberthermometer eignet sich sehr gut zur Messung der Wärme zwischen dem Gefrierpunkt und Siedepunkt des Wassers, da in diesen Temperaturen die Ausdehnung des Quecksilbers sehr gleichmässig verläuft. Für den Weingeist stimmt dies nur in den niedrigen

---

*) Wärmemesser, von θερμός (warm) und μέτρον (Mass).
**) Man bewirkt dies, indem man die Röhre nach dem Füllen soweit erhitzt, dass der Inhalt überläuft, worauf man sie dann schnell zuschmilzt.

Temperaturen, daher das Weingeistthermometer vorzugsweise zum Messen der Kältegrade dient.

§ 38. Wie ist das Thermometer eingeteilt? Die älteste Einteilung des Thermometers rührt vom Erfinder desselben, Fahrenheit in Danzig (1715), her, welcher sein Instrument in eine
Mischung von (3 T.) Kochsalz und (1 T.) Schnee stellte und diesen
Stand zum Nullpunkt der Einteilung machte, während er den
Siedepunkt des Wassers mit 212 bezeichnete. Das Fahrenheitsche Thermometer ist jetzt noch in England ausschliesslich
im Gebrauch.

In Deutschland und Frankreich bedient man sich noch sehr
häufig des Réaumurschen Thermometers. Der Franzose Réaumur (gestorben 1757) nahm den Punkt, welchen das in schmelzendes Eis gestellte Instrument zeigt, also den Gefrierpunkt des
Wassers, zum Nullpunkt und bezeichnete den Siedepunkt des
Wassers mit 80°, weil er die Ausdehnung des Weingeistes, dessen
er sich bediente, von 1000 Teilen auf 1080 Teile bestimmte.
Gleiche Grade brachte er unter 0° an, nannte sie „Kältegrade“
und unterschied sie durch Vorsetzung des Zeichens (—) von den
„Wärmegraden“ über 0°, mit dem Zeichen (+).

In der Wissenschaft bedient man sich jetzt der Einteilung
nach dem Schweden Celsius, welcher gleichfalls den Gefrierpunkt des Wassers zum Nullpunkt machte, den Abstand zwischen
dem Gefrier- und Siedepunkt aber in 100 Grade einteilte. Diese
Centesimaleinteilung wurde in allen wissenschaftlichen Werken
angenommen, und gilt auch für die Angaben der Pharmacopoea.

Will man bezeichnen, welche Gradeinteilung man gebraucht,
so setzt man hinter die Zahl das Zeichen F für Fahrenheitsche,
R für Réaumursche, C für Celsiussche Grade. Die Umrechnung derselben ist nicht schwierig, wenn man bedenkt, dass 4
Réaumursche Grade = 5 Celsiusschen sind, da 80° R
= 100° C. Daraus gehen die Regeln hervor:

1. *Man verwandelt Réaumursche Grade in Celsiussche, wenn
man sie mit 5 multipliziert und durch 4 dividiert.*

2. *Man verwandelt Celsiussche Grade in Réaumursche, wenn
man sie mit 4 multipliziert und durch 5 dividiert.*

Die Umrechnung der Fahrenheitschen Grade erfordert weitere
Berücksichtigungen, da der Nullpunkt des Fahrenheit-
schen Thermometers nicht mit dem Nullpunkte des
Réaumurschen und Celsiusschen zusammenfällt. Der
Nullpunkt Fahrenheits liegt bei — 14° R oder —17,5° C;
der Nullpunkt von Réaumur und Celsius bei 32° F. Von
da ab giebt es bis zum Siedepunkt des Wassers (212° F) 180
Grade nach Fahrenheit. Es sind also 9 Fahrenheitsche

Grade gleich 5 Celsiusschen und 4 Réaumurschen. Will man daher Fahrenheitsche Grade umrechnen, so gilt folgende Regel:

3. Man verwandelt Fahrenheitsche Grade in Celsiussche resp. Réaumursche, indem man von jenen 32 subtrahiert und den Rest mit 5/9 resp. 4/9 multipliziert. — Man verwandelt Celsiussche resp. Réaumursche Grade in Fahrenheitsche, indem man sie mit 9/5 resp. 9/4 multipliziert und schliesslich 32 dazu addiert.

Vergleichende Tabelle.

Réaumur	Celsius	Fahrenheit
— 32°	— 40°	—
— 14°	— 17,5°	0°
0°	0°	32°
+ 8°	+ 10°	50°
+ 16°	+ 20°	68°
+ 24°	+ 30°	86°
+ 32°	+ 40°	104°
+ 40°	+ 50°	122°
+ 80°	+ 100°	212°

§ 39. Wie bestimmt man hohe Hitzegrade? Während man sehr niedrige Temperaturen durch das Weingeistthermometer richtig bestimmen kann, da der Weingeist noch nicht zum Gefrieren gebracht wurde (das Quecksilber gefriert bei — 40° C = 32° R), ist es dagegen äusserst schwierig, sehr hohe Hitzegrade annähernd genau zu bestimmen. Weil das Quecksilber bei + 360° C siedet, kann man das Quecksilberthermometer nur bis 300° mit Sicherheit gebrauchen. Für höhere Temperaturen ist man auf das Luftthermometer angewiesen. Auch bedient man sich der Platinstangen, deren lineare Ausdehnung die Hitze abschätzt, da das Platin erst in sehr hoher Temperatur schmilzt. Wedgwood hatte ein sog. Pyrometer konstruiert, indem er Thonstückchen zwischen zwei nach unten sich nähernden Linealen hinabgleiten liess. Der Thon sintert nämlich in der Hitze zusammen und gleitet um so tiefer herab, je höher die Temperatur steigt. (1° W ist anfangendes Glühen, etwa 500° C; 5° W ist Rotglühhitze, 9° W Weissglühhitze.) Dieses Instrument giebt aber nur unsichere Resultate.

Nach der Farbe des glühenden Eisens unterscheidet man: 1. dunkle Rotglühhitze (Kirschrotglühhitze), etwa bei 500°; 2. helle Rotglühhitze und 3) Weissglühhitze, etwa bei 1000° C.

Versuche.

Luftthermometer. Durch den Korkstopfen einer zur Hälfte mit Glycerin gefüllten Flasche werde eine beiderseits offene Glasröhre luftdicht bis nahe zum Boden geführt. Der Stopfen werde dann mit Siegellack überzogen, sodass die Flasche luftdicht verschlossen ist. Bei steigender Temperatur dehnt sich die in ihr eingeschlossene Luft aus und drückt das Glycerin in die Glasröhre empor. Die Erwärmung durch die Hand reicht schon hin, dasselbe weit emporzutreiben. (Man färbe das Glycerin durch etwas Kupferlösung blau, um seinen Stand besser beobachten zu können.)

Aufgaben.

1. Wie lange zeigt das Thermometer 0^0, wenn man es in schmelzendes Eis resp. Schnee bringt? — Antw. So lange, bis alles Eis geschmolzen ist.

2. Wieviel Celsiussche Grade besitzen die heissen Quellen von Gastein und Ems, wenn erstere 38^0 R, letztere 45^0 R zeigen? — Antw. Erstere $47,5^0$ C, letztere $56,25^0$ C.

3. Wieviel Réaumursche Grade besitzen die heissen Quellen von Wiesbaden und Wildbad, wenn erstere 70^0 C, letztere 37^0 C zeigen? — Antw. Erstere 56^0 R, letztere $29,6^0$ R.

4. Wieviel Réaumursche Grade sind 59^0 F? — Antw. $(59-32) \cdot {}^4/_9 = + 12^0$ R.

5. Wieviel Celsiussche Grade sind 12^0 F? — Antw. $(12-32) \cdot {}^5/_9 = - 10^0$ C.

12. Destillation und Sublimation.

§ 40. Destillation und Sublimation. Lassen wir die Verflüchtigung eines Körpers in geschlossenen Gefässen vor sich gehen, welche die Dämpfe desselben ableiten und durch Abkühlung wieder verdichten, so nehmen wir eine Destillation vor, sofern die Dämpfe sich zu einer Flüssigkeit verdichten, — dagegen eine Sublimation, wenn die Dämpfe in den festen Aggregatzustand übergehen.

Man vollzieht die Destillation zur Abscheidung flüchtiger Flüssigkeiten von nichtflüchtigen; häufig wird zum Zwecke der Reinigung die destillierte Flüssigkeit nochmals der Destillation unterworfen. Man nennt alsdann diese zweite Destillation eine Rektifikation und spricht von einer rektifizierten Flüssigkeit.

Bei jeder Destillation kommen folgende Gerätschaften in Anwendung:

1. Ein Gefäss, worin die Flüssigkeit zum Sieden erhitzt wird. Bei metallenen Geräten bedient man sich der sog. Destillierblase (*vesica*), deren Mündung mit dem sog. Hut oder Helm (*alembicus*) verschlossen wird; jene besteht aus Kupfer, wenn die Destillation über freiem Feuer stattfindet; sonst ist Zinn das für Blase und Helm angewandte Metall. Bei gläsernen Geräten verwendet man Retorten (*retortae*), gläserne Ballons mit seitlich zurückgebogenem Rohr; ist der Ballon mit einer verschliessbaren Öffnung (*tubulus*) versehen, so nennt man die Retorte eine tubulierte. (Fig. 18r).

2. Eine Röhre, in welcher sich der Dampf durch Abkühlung verdichtet — das sog. Kühlrohr. Dasselbe verläuft durch einen mit kaltem Wasser gefüllten Behälter, das Kühlfass. Retorten verbindet man mit dem nach Liebig benannten Kühler (Fig. 18b),

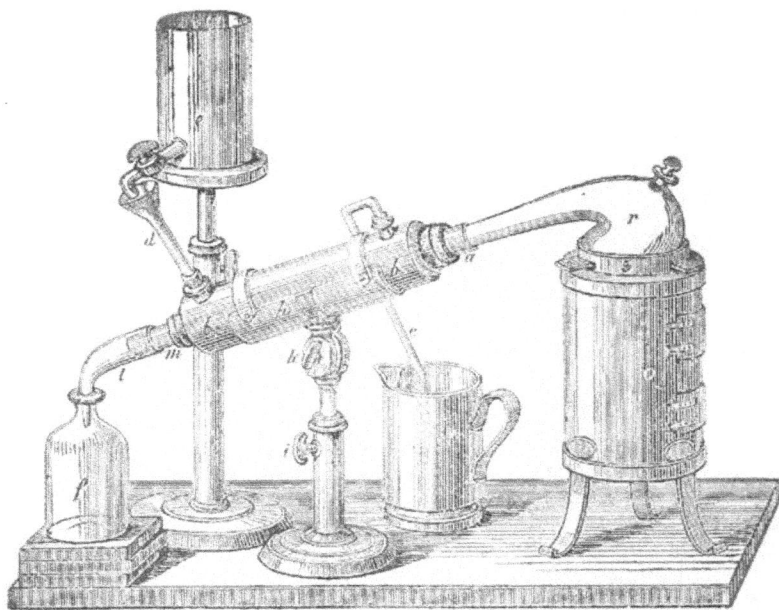

Fig. 18.

der unten mit einer Zuflussröhre (d) für kaltes Wasser, oben mit
einer Abflussröhre (c) für das erhitzte Wasser versehen ist und
dadurch einen anhaltenden Strom kalten Wassers erlaubt. Leicht
verdichtbare Dämpfe gestatten den Wegfall des Kühlgefässes, indem man die Retorte
direkt mit einem K o l -
b e n (*cucurbita*) ver-
bindet, jedoch so, dass
zwischen der Retorten-
röhre und dem Kolben-
halse ein luftdichter
Verschluss stattfindet.
(Fig. 19.)

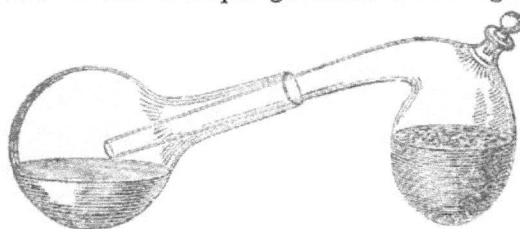

Fig. 19.

3. Ein Gefäss zur Aufnahme der verdichteten Flüssigkeit,
die sog. V o r l a g e (*excipulum*) (Fig. 18 f). Wird im Laufe der
Destillation die Vorlage gewechselt, um eine Trennung des
Destillates zu bewerkstelligen, so heisst die Destillation eine
faktionierte.

Die Erhitzung des Destillationsgefässes kann geschehen:
a) Über f r e i e m F e u e r, unbedenklich bei kupfernen Destil-

lierblasen, gefährlich bei Retorten. Man vermindert die Gefahr des Zerspringens indem man die Retorte auf ein Drahtnetz setzt, welches die Wärme gleichmässig verteilt. Übrigens dürfen die Retorten nur dann über freiem Feuer erhitzt werden, wenn ihr Inhalt keine festen Substanzen besitzt.

b) Aus dem Sandbade, d. i. aus einer Schicht erhitzten Sandes, in welche man die Retorte teilweise einsenkt. Stets die sicherste, wennschon zeitraubendere Methode. (Fig. 18 d.)

c) Aus dem Wasser- oder Dampfbade, d. i. aus oder über siedendem Wasser, worin resp. worüber die Retorte, Destillierblase oder der Kolben gehängt ist. Hierbei kann die Erhitzung den Siedepunkt des Wassers nicht übersteigen, daher nur diejenigen Flüssigkeiten, welche leichter flüchtig sind als Wasser, aus dem Wasserbade sich destillieren lassen, z. B. Weingeist, Äther.

Der in pharmazeutischen Laboratorien gebräuchliche Beindorfsche Dampfapparat besteht aus einem grösseren Wasserkessel von Kupferblech, unter welchem die Feuerstätte sich befindet, die das Wasser in ihm zum Sieden bringt. In diesem Wasserkessel hängt eine zinnerne Destillierblase, die mit jenem durch ein Dampfleitungsrohr in Verbindung gesetzt werden kann. Dieses Dampfrohr endigt dicht über dem Boden der Blase, unter einem perforierten Zwischenboden, auf welchen bei der Bereitung der destillierten Wässer die Substanzen gebracht werden. Die im kupfernen Kessel entwickelten Wasserdämpfe gelangen durch das Rohr auf den Boden der Blase und sind gezwungen, die auf dem Zwischenboden lagernden Substanzen zu durchdringen und deren flüchtige Teile aufzunehmen. Der Blase ist ein zinnerner Helm aufgesetzt, der in das Kühlrohr leitet. Wendet man das Dampfleitungsrohr und den Zwischenboden nicht an, so kann man die Blase zur Destillation von Flüssigkeiten aus dem Wasserbade benutzen; alsdann öffnet man eine besondere Ableitungsröhre, für die Dämpfe des äusseren Wasserkessels, zur gleichzeitigen Gewinnung destillierten Wassers.

Zur Sublimation benutzt man, wie beim Jod, eine Retorte nebst Vorlage, an deren Wände das Sublimat sich ansetzt; oder, wie beim Kampfer und Salmiak, einen Kessel mit gewölbtem Deckel, an dessen Unterseite ein kompakter Kuchen ansublimiert. Beim Schwefel werden die in einem Kessel entwickelten Dämpfe seitwärts in eine grosse, kalte Kammer geleitet, an deren Wandungen sie sich als feiner Staub (Schwefelblumen) absetzen.

Versuche.

1. In eine kleine Glasretorte bringe man eine Mischung von 20 g Spiritus aethereus und 30 g Wasser und verbinde sie lose mit einem kleinen Kolben nach Art der Fig. 19. Während man den Kolben mit einem nassen Tuche bedeckt, senke man die Retorte in lauwarmes Wasser; es wird

eine kleine Quantität Äther überdestillieren und sich im Kolben verdichten. Wenn keine Tropfen mehr übergehen, entleere man den im Kolben angesammelten Äther und erneuere die Destillation, jedoch mit dem Unterschiede, dass man nun die Retorte in oder über siedendes Wasser hänge. Es werden nun neue Quantitäten übergehen, die sich als Weingeist erweisen. Nach einiger Zeit hört die Destillation wieder auf und in der Retorte finden wir reines Wasser als Rückstand vor.

2. In einem trocknen Kölbchen erhitze man eine Messerspitze Schwefelblumen gelinde. Der Schwefel gerät zuerst in Fluss, dann verdampft er und beschlägt die obere Kolbenwandung mit einem gelben, feinen Sublimate. Wiederholt man den Versuch mit Jod, so bemerkt man, wie der violette Joddampf im kälteren Teile des Kölbchens sich in dunklen Kryställchen ansublimiert.

Fragen.

1. Was bezwecken Destillation und Sublimation? — Antw. Die Reindarstellung eines flüchtigen Körpers. Somit lassen sich Destillation und Sublimation mit der Krystallisation vergleichen, jene bewirken bei den flüchtigen Stoffen dasselbe, was die letztere bei den krystallisierbaren.

2. Wie trennt man zwei Flüssigkeiten von verschiedener Flüchtigkeit? — Antw. Man erhitzt die Retorte resp. Destillierblase vorsichtig in der Weise, dass die leichter flüchtige Flüssigkeit vollständig abdestilliert, bevor die schwerer flüchtige zum Sieden gelangt. Aus dem Wasserbad kann man z. B. vom Weine den Weingeist vollständig abdestillieren, während die wässerigen Teile in der Blase zurückbleiben.

3. Ist aber diese Scheidung eine vollständige und wie kann sie zu einer vollständigen gemacht werden? — Antw. Da beim Übergehen der leichter flüchtigen Flüssigkeit stets ein Teil der schwerer flüchtigen zugleich verdampft, so enthält das Destillat stets mehr oder weniger von der schwerer flüchtigen Flüssigkeit. Nur durch eine (oft mehrfach) wiederholte Destillation (Rektifikation) kann letztere abgetrennt werden.

D. Erscheinungen der Schwingung.
13. Vom Schall.

§ 41. Wodurch entsteht der Schall? Die Ursache des Schalles liegt in der Schwingung der Körper; um aber einen Schall hervorzurufen, muss die schwingende Bewegung einen gewissen Grad von Geschwindigkeit besitzen. Zur Erzeugung eines Tones ist erforderlich, dass der tönende Körper in der Sekunde mindestens 15 Schwingungen macht.

Die Schwingungen eines Körpers verbreiten sich nach Art von Wellen; die Schallschwingungen nennt man Schallwellen. Sie pflanzen sich teils wie die Wellen des bewegten Wassers fort (transversale Schwingungen), wobei wir Wellenberge und Wellenthäler unterscheiden, teils schwingen die Teilchen in der Schallrichtung selber hin und her (longitudinale Schwingungen). Ersterer Art sind die Schallwellen bei den festen und flüssigen Körpern, letzterer Art die der Luft. Bei dieser finden wir daher keine Wellenberge und Wellenthäler, sondern abwechselnde Verdichtungen und Verdünnungen (der Luft).

Die Wellenbewegung ist an sich keine fortschreitende, sondern scheint nur fortzuschreiten; die einzelnen Körperteilchen schwingen hin und her, vollziehen dabei einen Kreis oder eine Ellipse, bei den transversalen Schwingungen senkrecht zur Schallrichtung, bei den longitudinalen dagegen in dieser Richtung selbst. Jedes schwingende Teilchen versetzt das nächstfolgende durch Anstoss ebenfalls in Schwingung, letzteres befindet sich aber wegen des späteren Beginnes nicht in demselben Schwingungsstadium wie das vorhergehende, sondern sein Schwingungsstadium folgt ihm etwas nach. Das geht so fort von Teilchen zu Teilchen, sodass in gewissen Abständen die schwingenden Teilchen im entgegengesetzten Stadium stehen, d. i. die einen am höchsten über der Schalllinie, die anderen am tiefsten unter derselben. Jene bilden dann den Wellenberg, diese das Wellenthal. Indem nun jedes Teilchen bald über, bald unter die Schalllinie gelangt, folgen sich die Wellenberge und Wellenthäler, wodurch das scheinbare Fortschreiten der Wellenbewegung entsteht; sie schreitet also an sich nicht fort, wovon man sich auch leicht dadurch überzeugt, dass ein Stock, der in Wellen schlagendem Wasser schwimmt, kaum von der Stelle kommt, aber teilweise gehoben und gesenkt wird. — Bei den longitudinalen Schwingungen schallender Luft bewegen sich die Luftteilchen in der Schalllinie abwechselnd hin und her und erzeugen, wenn dieselbe aufeinander zukommen, Luftverdichtungen; wenn sie sich aber von einander entfernen, Luftverdünnungen. Jene entsprechen den Wellenbergen, diese den Wellenthälern.

§ 42. Wovon hängt die Höhe des Tones ab? Die Dauer der einzelnen Schwingungen bedingt die Tonhöhe.

1. Je schneller die Teilchen schwingen, um so höher tönen sie.

Wir können uns davon leicht überzeugen, wenn wir über eine gespannte Violinseite streichen. Je gespannter die Seite, je dünner und leichter sie ist, um so höher klingt der Ton, weil ihre Teilchen dann vermöge grösserer Elasticität schneller die Schwingungen vollziehen. Desgleichen giebt eine Trompete einen um so höhern Ton, je kräftiger in sie hineingeblasen wird.

2. Jeder Ton besitzt die doppelte Schwingungszahl seiner tieferen Oktave.

Das Verhältnis der Schwingungszahlen in den Tönen der Tonleiter ist folgendes: Nehmen wir an, der Ton C mache 40 Schwingungen in einem gewissen Zeitabschnitt, so machen die Töne; E 50, G 60 und C' 80 Schwingungen in der nämlichen Zeit. Die Terz macht mithin den vierten Teil, die Quinte die Hälfte der Schwingungen m e h r als der Grundton, und die Octave die doppelte Zahl.

§ 43. Wie wirken die verschiedenen Instrumente? Wir unterscheiden:

1. S a i t e n i n s t r u m e n t e, z. B. Violine, Guitarre, Laute, Zither, Harfe, Pianoforte. Bei ihnen wird der Ton hervorgerufen durch die transversalen Schwingungen der Saiten und fortgeleitet durch die longitudinalen Schwingungen der Luft.

2) S c h e i b e n i n s t r u m e n t e, z. B. Glocke, Schelle, Trommel. Der Ton entsteht durch die transversalen Schwingungen von Flächen und wird fortgeleitet durch die longitudinalen Luftschwingungen.

3. B l a s i n s t r u m e n t e, z. B. Flöte, Trompete, Klarinette, Orgel. Der Ton entsteht durch die longitudinalen Schwingungen der Luft, die man teils als schmalen Strom einbläst, wie bei der Flöte und Trompete, teils durch ein elastisches Metallplättchen, wie bei der Clarinette, ins Schwingen versetzt, der eingeblasene Luftstrom wird infolge der Schwingungen des Plättchens abwechselnd unterbrochen. Bei der Orgel wirken die Lippenpfeifen nach ersterer, die Zungenpfeifen nach letzterer Art.

Die m e n s c h l i c h e S t i m m e lässt sich auf die Zungenpfeifen zurückführen und entsteht durch die Schwingungen der ausgeatmeten Luft, welche zwischen den in der Stimmritze straff angezogenen, elastischen Stimmbändern durchgeht. Die Artikulation der Sprache geschieht dann durch den Gaumen, die Zunge, Zähne und Lippen.

Zur Verstärkung des Tones sind die meisten Instrumente mit einem R e s o n a n z b o d e n versehen, dessen Mittönen die den Schall fortleitenden Luftschwingungen verstärkt. Bei den Saiteninstrumenten dient der elastische Holzkasten als Resonanzboden, bei der Trommel das Gestell, bei den Blasinstrumenten die Holzresp. Metallröhre, bei den Kirchenglocken der Glockenturm.

§ 44. Wie wird der Schall fortgepflanzt? Der durch Schwingungen von Saiten, Flächen oder Luftschichten erzeugte Ton pflanzt sich in geradliniger Richtung durch die Luft fort. Ein luftleerer Raum leitet daher den Schall nicht. Die Schallwellen verbreiten sich vom tönenden Körper nach allen Seiten hin, aber mit stetig abnehmender Kraft, infolge der Zerstreuung.*)

Je dichter die Körper sind, um so besser leiten sie den Schall fort; am stärksten also thun dies die festen Körper, im geringeren Masse die Flüssigkeiten, am schlechtesten die Luft. Man kann sich hiervon durch einen einfachen Versuch überzeugen, indem

---

*) Die Intensität nimmt im quadratischen Verhältnis der Entfernung ab; ein Ton wird in doppelter Entfernung nur in Viertelstärke vernommen.

man einen eisernen Stab an dem einen Ende mit zwei Fäden versieht, die man mit dem Finger ins Ohr führt; wenn man den Stab durch Anstossen an eine Metallfläche ins Tönen versetzt, vernimmt man einen Ton wie von einer Glocke.

Der Schall legt in der Luft 338 Meter (1080 Fuss) in der Sekunde zurück.

Da das Licht die irdischen Entfernungen in kaum messbarer Geschwindigkeit zurücklegt, so lässt sich die Entfernung einer abgefeuerten Kanone, eines Blitzes u. dgl. leicht an der Zeitdifferenz berechnen zwischen dem Aufleuchten und dem Vernehmen des Donners.

Durch das Mittönen von Flächen, gegen welche die Schallwellen anschlagen, entsteht der Nachhall und der Wiederhall. Ist nämlich die getroffene Fläche weniger als 19 *m* (60 Fuss) vom tönenden Körper und unserem Ohre entfernt, so vermischt sich der von ihr reflektierte Schall mit dem direkt vom tönenden Körper in unser Ohr gelangenden — es geht daraus eine Verstärkung des Tones, der sog. Nachhall, hervor. Befindet sich die reflektierende Fläche aber weiter als 19 *m* vom tönenden Körper und unserem Ohre entfernt, so vernehmen wir den reflektierten Ton gesondert und nennen ihn Wiederhall, Echo. Liegen mehrere Flächen an verschiedenen, je 19 *m* von einander entfernten Orten, so wiederholt sich das Echo. Je nach der Silbenzahl, welche das Echo wiedergiebt, unterscheiden wir ein einsilbiges und mehrsilbiges Echo; grössere Entfernungen verursachen ein mehrsilbiges Echo.

Zur Direktion des Schalles nach einer bestimmten Richtung, um ihn daselbst stärker wirken zu lassen, bedient man sich des Sprachrohrs, einer geraden, kegelig sich erweiternden Röhre.

§ 45. Wie hört man den Schall? Das Hören der Schallwellen ist ein Akt der Gehörnerven und geschieht im Ohre. Die wesentlichen Teile des menschlichen Ohres sind:

1 Das äussere Ohr, bestehend aus der Ohrmuschel und dem Hörgange, welcher kurz und gewunden ist.

2. Das innere Ohr, vom äusseren durch eine elastische, gespannte Haut, das Trommelfell, geschieden. In seiner Höhlung (Trommelhöhle) liegen drei mit einander und dem Trommelfell verbundene Knöchelchen, genannt Hammer, Ambos und Steigbügel. Die Innenseite der Höhlung nimmt das sogenannte Labyrinth ein, dessen Teile Vorhof und Schnecke heissen. Der Vorhof besteht aus drei Bogengängen und einer fensterähnlichen Öffnung, dem ovalen Fenster, an welches sich der Steigbügel anlehnt. Die Schnecke ist ein gewundener Kanal, dessen Innenfläche der Hörnerv überkleidet. Das Labyrinth

findet sich mit einer Flüssigkeit erfüllt, welche die Schallwellen, die durch Trommelfell und Gehörknöchelchen zu ihr fortgeleitet werden, auf den Gehörnerven überträgt.

Schwerhörige Menschen bedienen sich des **Höhrrohrs**, einer ohrmuschelförmigen Röhre, zur besseren Auffangung der Schallwellen.

Aufgaben.

1. Wenn G anderthalbmal so viele Schwingungen in der Sekunde macht als C, welcher Ton macht dreimal so viele Schwingungen als C? — Antw. G'.

2. Wenn der tiefste musikalische Ton (des Contrabasses) 41, der höchste (der Piccoloflöte) 4752 Schwingungen in der Sekunde macht, wie viele Oktaven liegen dazwischen? — Antw. $41 \times 2^x = 4752$; $x = \dfrac{\log 116}{\log 2} =$ nahezu 7.

3. Wieweit ist ein Gewitter von uns entfernt, dessen Blitz 16 Sekunden vor dem Donner gesehen wird? — Antw. $16 \times 338 = 5,4 \, km$ (1 Wegstunde.)

4. Nach wieviel Sekunden wird der Knall einer 2 km von uns entfernten Kanone nach dem Aufblitzen gehört? — Antw. Nach nahezu 6 Sekunden.

5. Wieviel Zeit gebraucht das Echo einer 19 m entfernten Wand, um nach dem ursprünglichen Tone gehört zu werden? — Antw. $\dfrac{2 \times 19}{338} = \frac{1}{2}$ Sekunde.

14. Das Licht.

§ 46. Was ist das Licht? Früher hielt man, nach **Isaac Newton** (1701), das Licht für eine äusserst feine, unwägbare (imponderabile) Materie (Emanationstheorie); später wurde es von **Euler** als Schwingungserscheinung, analog dem Schalle erkannt (Vibrationstheorie). Die Schwingungen des Lichtes sind aber nicht, wie die des Schalles, Schwingungen der wägbaren Moleküle der Materie, sondern solche eines, das ganze Weltall erfüllenden und alle Körper durchdringenden, unwägbaren Stoffes, den man den **Äther** genannt hat. Dieser sog. Weltäther umgiebt die Moleküle der Körperwelt wie das Meer die Inseln; er durchsetzt selbst die dichtesten Stoffe und ist an sich ein integrierender Bestandteil der Materie, deren feinste Verteilung.

Das Licht besteht in den (transversalen) Schwingungen des die Moleküle umgebenden Äthers.

Da der Äther auch den leeren Weltraum durchsetzt, so vermag das Licht sich in demselben fortzupflanzen. Die **Geschwindigkeit des Lichtes** ist eine ungeheure, da es in der Sekunde einen Weg von 42000 Meilen durchläuft. Seine Fortpflanzung ist geradlinig, seine Stärke nimmt aber, wie die des Schalles, mit der Entfernung ab.*)

---

*) Die Lichtstärke nimmt ab mit den Quadraten der Entfernungen. Eine Fläche empfängt in der doppelten Entfernung von der Lichtquelle nur $\frac{1}{4}$ so viel Licht.

§ 47. **Wie verhalten sich die Körper zum Lichte?** Trifft das Licht auf einen Körper, so tritt ein Dreifaches ein: ein Teil des Lichtes wird durchgelassen, ein zweiter Teil zurückgeworfen, das übrige verschluckt (absorbiert).

Je nachdem das eine oder andere in hervorragenderem Masse geschieht, bezeichnen wir die Körper als d u r c h s i c h t i g oder u n d u r c h s i c h t i g, als s p i e g e l n d oder n i c h t s p i e g e l n d. Alle Materien strahlen mehr oder weniger Licht zurück — wodurch sie erst s i c h t b a r werden. Was kein Licht reflektiert, wie die Luft, ist u n s i c h t b a r. Je öfter ein Lichtstrahl verschiedene Medien passieren muss, um so mehr wird er durch stattfindende Absorption geschwächt, bis er völlig verschwindet. Daher erscheint der Schnee oder zerstossenes Eis undurchsichtig, weil zwischen seinen einzelnen Partikeln Luftschichten sich befinden, sodass das Licht bei seinem Durchgange durch den Körper wiederholt aus Luft in Eis und wieder aus Eis in Luft treten muss, dabei aber immer mehr absorbiert wird.

§ 48. **Wie geschieht die Reflexion des Lichtes?** Je ebener die Oberfläche eines Körpers ist, um so mehr Licht wird von ihr reflektiert; polierte Flächen, die ruhige Oberfläche des Wassers, besonders aber des Quecksilbers, stellen daher gute S p i e g e l vor. Das Zurückwerfen des Lichtes geschieht nach folgendem Gesetz:

Das Licht wird unter demselben Winkel reflektiert, unter welchem es auffällt.

Errichtet man in dem Punkte n (Fig. 20), wo der Lichtstrahl f n die Spiegelfläche ss' trifft, den Perpendikel p n, so nennt man den Winkel i den E i n f a l l w i n k e l, den Winkel r, welchen der reflektierte Strahl n d mit der Lotrechten bildet, den A u s f a l l w i n k e l. Nach obigem Gesetze müssen beide Winkel einander gleich sein.

Aus diesem Reflexionsgesetz geht hervor, dass ein senkrecht auffallender Lichtstrahl in sich selbst zurückgeworfen wird; schräg auffallende Strahlen reflektieren sich unter gleicher Neigung nach der anderen Seite der Lotrechten.

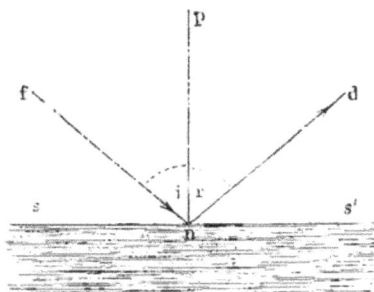

Fig. 20.

Auf die Spiegelung eines leuchtenden Gegenstandes übt die Form der Spiegelfläche den grössten Einfluss aus. E b e n e S p i e g e l f l ä c h e n geben ein Bild des Gegenstandes, welches denselben höchst übereinstimmend kopiert. Der leuchtende Körper erscheint in getreuer Form und scheinbar ebensoweit hinter dem Spiegel,

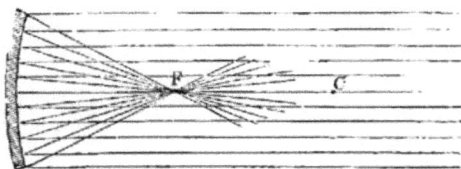

Fig. 21.

wie er sich in der Wirklichkeit vor demselben befindet.

Anders reflektieren kon-
kave und konvexe Spiegel-
flächen. Konkave oder
Hohlspiegel brechen die
parallel mit der Krümmungsaxe einfallenden Strahlen in
einen einzigen Punkt, in den
sog. Brennpunkt (Focus, F in Fig. 21) zusammen, welcher
Punkt in der Axe selbst und zwar in der Mitte zwischen dem
Krümmungsmittelpunkt (C) und der Spiegelfläche liegt.

Hält man einen Hohlspiegel gegen die Sonnenstrahlen, so
lässt sich in seinem Brennpunkte Zunder entzünden.

Konvexe Spiegel lassen alle Gegenstände verkleinert erscheinen, wie man dies an hohlen, innen schwarz lackierten Glas-
kugeln sehr gut sehen kann.

§ 49. Was nennt man die Brechung des Lichtes? Beim Eintritt des Lichtes in einen durchsichtigen Körper erleidet es eine
Ablenkung von seiner Richtung, die man Brechung nennt;
nur senkrecht auffallende Strahlen gehen ungebrochen durch.

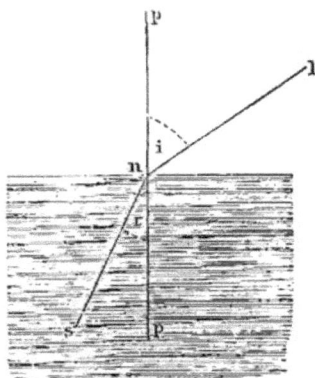

Fig. 22.

Bezeichnet in Fig. 22 pP die Lot-
rechte, das sog. Einfallslot, ln den
auffallenden, n s den durchgehenden Lichtstrahl, so wird der Winkel i der Einfallswinkel, r der Brechungswinkel
genannt.

Im Falle der Lichtstrahl ln aus der
Luft in Wasser oder Glas übergeht, ist
der Brechungswinkel (r) kleiner als
der Einfallswinkel (i); geht aber der Strahl
umgekehrt aus dem Wasser oder Glas
in die Luft, s n in n l über, dann ist r der
Einfallwinkel und grösser als der Brechungswinkel i. Allgemein ausgedrückt:

1. *Geht der Lichtstrahl aus einem
dünneren in ein dichteres Medium über,*
so wird er nach dem Einfallslote hin gebrochen.

2. *Geht der Lichtstrahl aus einem dichteren in ein dünneres
Medium über, so wird er vom Einfallslote ab gebrochen.*

Ein durch ein offenes Fenster ins Zimmer dringender Licht-
strahl erlangt sofort eine etwas veränderte Richtung, wenn das
Fenster geschlossen wird. Ein halb unter Wasser getauchter
Stab erscheint wie gebrochen, und zwar unter der Wasserfläche

emporgebogen, weil das von diesem Teile kommende Licht beim Austritt aus dem Wasser in die Luft von der Lotrechten ab, nach der Horizontallinie hin gebrochen wird, wir aber den untergetauchten Teil des Stabes in der Richtung des gebrochenen Strahles, also in mehr wagerechter Linie erblicken.

Das Licht wird von den verschiedenen Medien nicht in gleicher Stärke gebrochen. Das Verhältnis vom Einfall- zum Brechungswinkel nennt man den Brechungsexponenten. Er ist für Luft und Wasser $^4/_3$, für Luft und Glas $^3/_2$.

Der Brechungsexponent ist gleich dem Quotient aus dem Sinus des Einfallswinkels durch den Sinus des Brechungswinkels.

Ist der Winkel, den ein Lichtstrahl beim Austritt aus einem dichteren Medium, z. B. aus Glas oder Wasser in Luft, bildet, so gross, dass der austretende Strahl in der Richtung der Horizontalebene verläuft, also der Ausfallwinkel = 90° ist, so nennt man ihn den „Grenzwinkel", weil bei einem noch grösseren Einfallswinkel die Strahlen nicht mehr in die Luft auszutreten vermögen, wie Fig. 23 zeigt, sondern nach innen reflektiert werden: totale Reflexion, eine Reflexion, welche an

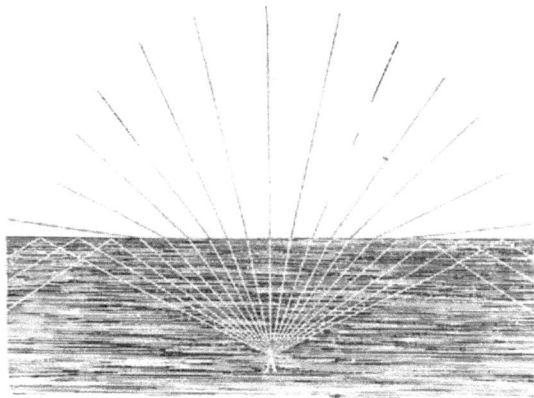

Fig. 23.

Vollständigkeit jede Reflexion auf Spiegelflächen übertrifft.

§ 50. Was ist polarisiertes Licht? Während ein gewöhnlicher Lichtstrahl seine Schwingungen in den verschiedensten Ebenen, die sich durch seine Richtung legen lassen, vollzieht, schwingt das polarisierte Licht nur in einer einzigen Ebene. Das Licht von glühenden festen Körpern (nicht von flammenden Gasen) ist polarisiert.

Gewöhnliches Licht kann auf zweierlei Weise in polarisiertes verwandelt werden: a) durch Brechung, b) durch Reflexion.

a) Alle Krystalle, welche nicht zum regelmässigen System gehören, brechen das Licht doppelt. Wenn man einen Punkt, eine Linie u. dgl. durch einen Kalkspatkrystall (isländischen Doppelspat) betrachtet, so erblickt man sie doppelt. Trifft ein Lichtstrahl einen solchen Krystall, so spaltet er sich in zwei

Strahlen, von denen einer der gewöhnlichen Brechung folgt
(ordinärer Strahl), während der andere (der extraordinäre Strahl)
abweicht. Beide Strahlen sind polarisiert.

Gewöhnlich benutzt man zur Polarisation die Turmalin-
zange, welche aus zwei parallel mit der Hauptaxe geschnittenen
Turmalin-Plättchen besteht. Das durch eines der Plättchen ge-
gegangene Licht ist polarisiert und vermag nur dann das zweite
Plättchen zu durchdringen, wenn ihre Axen parallel verlaufen;
dreht man letzteres aber derartig, dass sich ihre Axen kreuzen,
so lässt es das polarisierte Licht nicht durch. — Man bedient sich
zu grösseren Polarisationsapparaten zweier eigentümlich
geschliffenen Kalkspatprismen (Nicolscher Prismen), welche
nur den extraordinären Strahl durchlassen. Das erstere Prisma
(Fig. 24 bei p). welches den Lichtstrahl polarisiert, heisst Polarisator, das zweite (bei a) Analysator.

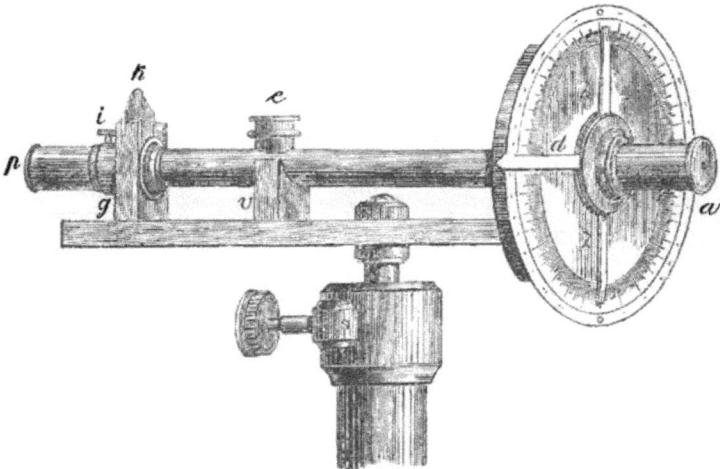

Fig. 24.

Viele Substanzen besitzen die Eigenschaft, das polarisierte
Licht in farbige Strahlen aufzulösen und zugleich zu drehen
d. i. seine Richtung zu verändern. Man unterscheidet rechts-
und linksdrehende Stoffe; zu ersteren gehört z. B. der Rohrzucker,
zu letzteren der Traubenzucker. Schaltet man ihre Lösungen in
das Rohr (r) zwischen die beiden Nicolschen Prismen des
Polarisationsapparates ein, so muss man, um die volle Stärke des
polarisierten Lichtes zu erlangen, das analysierende Prisma (a)
drehen, welches mit einem Zeiger (z) verbunden ist, der den

Grad der Drehung an einer Scheibe mit Kreiseinteilung anzeigt. Die Grösse dieser Drehung zeigt dann die Stärke der Lösung an. Da zugleich mit der Drehung das polarisierte Licht in farbige Strahlen aufgelöst wird, nimmt man das blaue Licht als massgebend an.

b) Lässt man einen Lichtstrahl unter einem gewissen Winkel*) auf eine spiegelnde Fläche auffallen, so wird er als polarisiertes Licht zurückgeworfen und, auf einem zweiten Spiegel auffallend, je nach dessen Stellung, von demselben bald reflektiert, bald verschluckt (daher der Name: polarisiert). Hält man nämlich den zweiten Spiegel (Analysator) dem ersten (Polarisator) parallel, so reflektiert er den polarisierten Strahl und erscheint daher hell; dreht man ihn um 90°, so verschluckt er das polarisierte Licht und wird dunkel; bei der Drehung auf 180° erleuchtet er sich wieder, um bei weiterer Umdrehung auf 270° abermals dunkel, bei Rückkehr zur ersten Stellung wieder hell zu werden.

Alles von festen Körpern reflektierte Licht ist unvollkommen polarisiert, d. i. es enthält mehr oder weniger viel polarisierte Strahlen.

Versuche.

1. Photometer. Ein mit einem Fettfleck versehenes Blatt Papier halte man in einem dunklen Zimmer zwischen zwei verschieden starke Flammen, und suche die Stellung, worin der Fettfleck nicht mehr gesehen wird. Dann verhalten sich die Flammen in ihrer Lichtstärke wie die Quadrate ihrer Entfernungen vom Papier. Stellt man einerseits eine, andrerseits vier brennende Kerzen, so verschwindet der Fettfleck dann, wenn die vier Kerzen in doppelter Entfernung vom Papier stehen wie die andere Kerze. — Der Fettfleck wird dann unsichtbar, wenn er genau soviel Licht durchlässt, als seine Umgebung zurückstrahlt.)

2. Doppelte Spiegelung einer Glastafel. Hält man zur Seite einer Kerzenflamme eine blanke Glastafel in der Richtung eines halben rechten Winkels, so erblickt man deutlich zwei Flammen scheinbar hinter der Tafel. Das eine Bild rührt von der Spiegelung der vorderen, das andere von derjenigen der hinteren Fläche der Glastafel her. Da man durch dieselbe zugleich hindurchsehen kann, so erblickt man das Flammenbild in einem dahintergestellten Gegenstande, beispielsweise in einer mit Wasser gefüllten Flasche, an der Spitze einer nicht angezündeten Kerze u. dgl.

3. Brechung des Lichtes. Auf den Boden einer Schüssel lege man ein Geldstück und halte das Auge so, dass die Gefässwand es gerade verdeckt; wird dann Wasser in die Schüssel gefüllt, so tritt das Geldstück wieder sichtbar hervor, scheint aber höher zu liegen. (Der beim Austritt aus dem Wasser mehr horizontal gerichtete, vom Geldstück kommende Lichtstrahl trifft alsdann das Auge, verlegt den Gegenstand aber scheinbar in seine Verlängerung nach rückwärts.)

4. Totale Reflexion. Taucht man einen leeren Reagiercylinder

---

*) Dieser Winkel (Polarisationswinkel) ist für jeden Körper verschieden, für Glas muss der Einfallwinkel 56° betragen. Bei der Polarisation durch Reflexion wird das in allen Ebenen schwingende gewöhnliche Licht beim Auffallen auf die Spiegelfläche in zwei Strahlen zerlegt, welche beide polarisiert d. i. in einer einzigen Ebene schwingend sind; der eine Strahlen wird reflektiert; der andere geht gebrochen durch die Spiegelfläche hindurch. Diese Polarisation tritt dann ein, wenn der reflektierte Strahl auf dem gebrochenen senkrecht steht.

in Wasser und blickt von oben herab, so erscheint der untergetauchte Teil glänzend, wie mit Quecksilber gefüllt. Bringt man etwas Wasser in den Cylinder, so erstreckt sich diese Erscheinung nicht mehr auf den untersten, das Wasser enthaltenden Teil, welcher durchsichtig geworden ist. (Das vom äusseren Wasser in den Cylinder eintretende Licht erleidet zum Teil totale Reflexion, wird in aufwärtsgehender Richtung wieder reflektiert und gelangt in unser Auge.)

Fragen und Aufgaben.

1. In wie viel Zeit gelangt das Sonnenlicht zu der 20 Millionen Meilen entfernten Erde? — Antw. In nahezu 8 Minuten.

2. Wie lang ist der Kernschatten der Erde, wenn der Sonnenhalbmesser 112 mal grösser als der Erdhalbmesser ist? — Antw. 180180 Meilen.

3. Weshalb erscheint ein Fettfleck auf Papier beim Daraufblicken dunkel, gegen ein Licht gehalten aber hell? — Antw. Weil er weniger Licht reflektiert als er durchlässt, das nichtgeölte Papier aber das Licht zumeist reflektiert und kaum durchlässt.

4. Wenn man zwei Spiegel unter einem Winkel zusammenstellt, wie oft sieht man dann einen zwischen ihnen befindlichen Gegenstand? — Antw. So oft, als der Neigungswinkel der beiden Spiegel in 360⁰ enthalten ist. Beträgt dieser Winkel $1/2$ R, so sieht man den Gegenstand 8 mal, d. i. ausser ihm selbst noch 7 Bilder; dieselben bilden ein regelmässiges Achteck.

5. a. Woher rührt es, dass wir den Boden eines Wasserbehälters weniger tief erblicken, als er wirklich liegt? — Antw. Wir erblicken die Bodenfläche in der Richtung des beim Austritt in die Luft mehr horizontal gebrochenen Lichtstrahles.

b. Wie verhält sich die scheinbare Tiefe zur wirklichen? — Antw. Umgekehrt wie der Brechungsexponent, also beim Wasser wie 3 : 4.

---

15. Die Farben.

§ 51. Aus welchen Farben besteht das Sonnenlicht? Das weisse Licht der Sonne ist aus sieben farbigen Strahlen zusammengesetzt, was man erkennt, wenn man es durch ein dreiseitiges Glasprisma gehen lässt.

Tritt durch eine runde Öffnung b (Fig. 25), die im Fensterladen einer dunklen Stube angebracht ist, ein Sonnenstrahl in

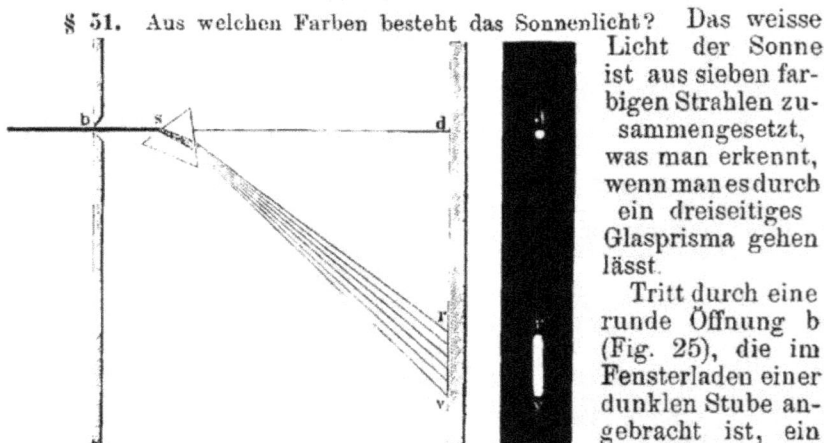

Fig. 25.

dieselbe, so kann man ihn auf der entgegenstehenden Wand als weisses, rundes Sonnenbild d (Spektrum) auffangen. Sowie man aber hinter die Öffnung ein dreiseitiges Glasprisma anbringt, dann verlängert sich das Spektrum (r v) und erscheint nicht mehr weiss, sondern in sieben Farben, von oben nach unten in folgender Reihenfolge: rot, orange, gelb, grün, blau, indigo, violett.

Da diese Farben auch den Regenbogen zusammensetzen, so nennt man sie die sieben Regenbogenfarben. Lässt man ein solches Spektrum abermals durch ein Prisma treten, welches umgekehrt wie das erste gerichtet ist, so vereinigen sich die Regenbogenfarben wieder zu weissem Lichte und bilden ein rundes Spektrum.

Man nennt diese Farbenzerstreuung die Dispersion des Lichtes. Sie beruht darauf, dass das Sonnenlicht aus Strahlen von verschiedener Brechbarkeit zusammengesetzt ist. Das rote Licht ist das wenigst-brechbare, das violette das brechbarste. Je brechbarer ein Lichtstrahl, um so geringer seine Schwingungsdauer. Wir erkennen hieraus, dass je nach der Schwingungsgeschwindigkeit und dadurch bedingten Brechbarkeit die Lichtstrahlen in unserm Auge den Farbeneindruck hervorrufen. Die am schnellsten schwingenden und brechbarsten Strahlen erscheinen uns violett, die am wenigsten brechbaren und weniger schnell schwingenden rot; zwischen beiden liegen die übrigen Farben.

Nicht allein ein Glasprisma zerstreut das Sonnenlicht; wir vermögen die Dispersion durch viele andere Medien hervorzurufen. Wasser bewirkt nur eine schwache, Benzin, Anisöl Schwefelkohlenstoff dagegen eine kräftige Farbenzerstreuung. Füllt man ein Glaskästchen in Gestalt eines dreiseitigen Prismas mit Schwefelkohlenstoff, so kann man sehr schöne Spektra herstellen. Auch an vierseitigen Glasflaschen, die Benzin oder Schwefelkohlenstoff enthalten, bemerkt man eine starke Farbenzerstreuung; ebenso am Diamant.

Die Entstehung des Regenbogens erklärt sich durch die Dispersion der Sonnenstrahlen beim Durchgange durch die in der Luft schwebenden Dunstbläschen, deren hintere Wand sie reflektiert. Die Sonne befindet sich dabei stets hinter dem Beobachter.

§ 52. Woher rührt die Färbung der Körper? Wenn ein Körper das auf ihn fallende Sonnenlicht gleichmässig reflektiert, so erscheint er weiss; reflektiert er wenig Licht, sondern verschluckt es, so ist er schwarz. Daher sind Weiss und Schwarz keine eigentlichen Farben.

Farbig erscheint der Körper, welcher nur gewisse Lichtstrahlen reflektiert, die übrigen verschluckt. Ein roter Körper strahlt nur die roten Strahlen, ein blauer nur die blauen zurück. Wir sehen einen Körper in der Farbe des von ihm reflektierten Lichtes.

Das Wasser ist zwar in kleineren Quantitäten farblos, in grossen Massen aber wirft es das blaue Licht etwas mehr zurück wie die übrigen Strahlen; daher erscheint das Meer blau. Die Bläue des Himmels kommt nicht etwa von einer Färbung der Luft, sondern ist Folge der Reflexion der blauen Lichtstrahlen an dem Wasserdunst der Atmosphäre. In hohen Luftregionen, welche wenig Dünste enthalten, sieht man daher den Himmel nicht blau, sondern fast schwarz.

§ 53. Was ist Fluorescenz? Es giebt gewisse Flüssigkeiten, welche bei auffallendem Lichte eine andere Färbung zeigen wie bei durchgehendem. Man nennt sie schillernd, fluorescierend. Eine farblose, wässerige Lösung des schwefelsauren Chinins erscheint beim Daraufblicken bläulich, ebenso das Petroleum. Stark schillernd ist Wasser, worin frischgeschälte Rosskastanienrinde wenige Minuten gelegen hat.

Da im allgemeinen alle gefärbten durchsichtigen Körper dasselbe Licht reflektieren, wie durchlassen, daher die nämliche Färbung beim Daraufsehen wie beim Hindurchsehen zeigen, so leitet man die Fluorescenz von der Eigenschaft der schillernden Körper her, das reflektierte Licht in seiner Schwingungsdauer zu verändern und dadurch dessen Farbe zu wechseln.

§ 54. Spektralanalyse. Untersuchen wir die Spektra verschiedener Flammen, so nehmen wir drei Arten von Spektra wahr:

1. Feste und flüssige Körper geben ein zusammenhängendes Spektrum, ohne Unterbrechung durch dunkle Linien.

2. Glühende Gase liefern nur verschieden gefärbte helle Partien, welche durch dunkle Zwischenräume getrennt sind.

3. Das Sonnenspektrum ist ein kontinuierliches, aber mit feinen dunklen Linien quer durchsetztes Bild. Man nennt diese dunklen Linien nach dem Entdecker Frauenhofersche Linien. Sie sind konstant und werden mit den Buchstaben des Alphabets bezeichnet*). An den Stellen ihres Verlaufs fehlen also dem Spektrum die betreffende Strahlen.

Wir vermögen ein dem Sonnenspektrum ähnliches, mit dunklen Linien durchsetztes Spektrum hervorzurufen, wenn wir vor einen glühenden festen Körper die Flamme eines Gases oder Dampfes einschieben; das vorher kontinuirliche Spektrum des festen Körpers erhält alsdann an der Stelle, wo das Spektrum des Dampfes hinfällt, eine dunkle Linie. Die Flamme des letzteren absorbiert daher die Lichtstrahlen, die er selber aussendet, die eigenen zugleich vernichtend, bleibt aber für die übrigen

---

*) A. B, C liegen im Rot, D im Orange, E im Grün, F im Blau, G im Indigo, H im Violett.

Strahlen des glühenden festen Körpers durchsichtig. Schiebt man zwischen das Drummondsche Kalklicht oder elektrische Licht und das Glasprisma eine Kochsalzflamme ein, so tritt eine dunkle Linie (D) dort auf, wo die Kochsalzflamme für sich allein einen gelben (Natrium-) Streifen hinwirft. Daraus schliesst man, dass die Frauenhoferschen Linien im Sonnenspektrum daher rühren, dass die feste oder flüssige, leuchtende Sonnenkern von einer Dampfatmosphäre umgeben sei, welcher solche Stoffe angehören, die an den Stellen jener Linien eigene helle, farbige Streifen liefern. D in Orange gehört beispielsweise dem Natrium an; mithin ist dieses Metall in der Sonnen-Atmosphäre vorhanden.

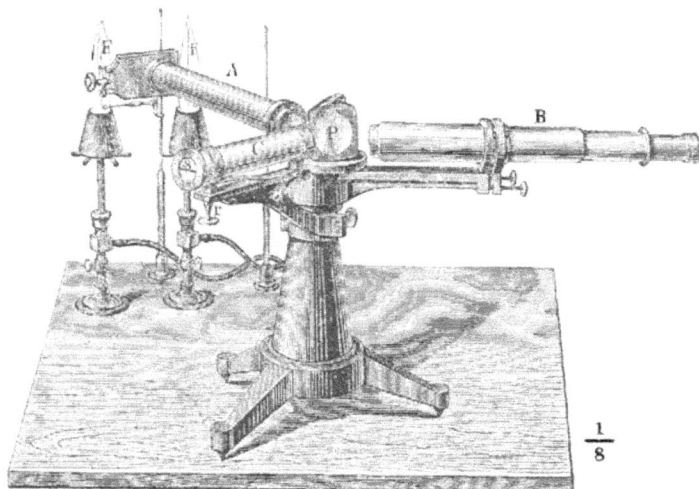

Fig. 26.

Die irdischen Körper besitzen im glühenden Zustande sämtlich ihr bestimmtes Spektrum. So zeigt die durch Kochsalz gelb gefärbte Gasflamme an Stelle der Frauenhoferschen Linie D zwei gelbe Linien; die durch Kalisalze violett gefärbte Gasflamme zeigt eine rote (in der Nähe der Linie A) und eine blaue Linie. Höchst geringe Mengen dieser Elemente und ihrer Verbindungen genügen, um die betreffenden Spektra hervortreten zu lassen, und verraten dadurch ihre Gegenwart.

Den gewöhnlich gebrauchten Spektralapparat zeigt Fig. 26. Die von den Flammen F, f durch einen feinen Spalt in die Röhre A gelangenden Lichtstrahlen erleiden durch das Glasprisma P eine Farbenzerstreuung und werden durch das Fernrohr B wahrgenommen. Die Röhre C führt eine Skala, das Sonnenspektrum vorstellend, zur Vergleichung und Bestimmung der Lage der beobachteten Spektrallinien.

§ 55. Was nennt man komplementäre Farben? Da die Mischung

der sieben Regenbogenfarben weisses Licht giebt, dem eine mittlere Schwingungsgeschwindigkeit zukommt, so müssen auch je zwei Farben, deren mittlere Schwingungsdauer die nämliche ist, weisses Licht geben. Solche Farben nennt man komplementäre (d. i. sich ergänzende); z. B. Rot und Grün, Orange und Blau, Gelb und Indigo.

Von der komplementären Farbe überzeugt man sich, wenn man einige Zeit anhaltend auf einen Gegenstand von intensiver Färbung geblickt hat und darauf das Auge auf eine weisse Fläche wendet; der im Gedächtnis haftende Eindruck lässt uns denselben Gegenstand auf dieser Fläche wieder erscheinen, aber in seiner komplementären Farbe. Einen blauen Gegenstand sieht man alsdann orangegelb, einen grünen rot u. s. f., weil das Auge für einige Zeit unempfindlich geworden ist für die zuerst angeschaute Farbe.

Betrachtet man einen farbigen Körper durch ein anders gefärbtes Glas, so erblickt man ihn nicht in seiner wirklichen, sondern in der Mischfarbe; besitzt jener die Komplementärfarbe des Glases, so erscheint er weiss. Gold sieht, durch ein blaues Glas gesehen, weiss aus, eine Silbermünze aber blau.

Versuche.

Flammenfärbungen. In eine Weingeistflamme halte man das zu einer Öse umgebogene Ende eines Platindrahtes, das man vorher befeuchtet in gepulverten Kalisalpeter eingetaucht hatte. Die Flamme nimmt alsdann eine violette Färbung an. In gleicher Weise verfahre man mit Kochsalz, welches die Flamme hochgelb färbt, mit Chlorbaryum oder Borsäure, welche sie grün färben, endlich mit salpetersaurem Strontian, welches sie schön karminrot macht.

Fragen.

1. Warum können wir beim Kerzenlicht Grün von Blau nur sehr schwierig unterscheiden? — Antw. Da das Kerzenlicht nicht weiss, sondern gelblich ist, mischt sich dem Blau das Gelbe des Lichtes bei und nähert es dem Grün.

2. Warum werden farbige Körper in pulverisierter Gestalt heller? — Antw. Die vom Pulver eingeschlossene Luft absorbiert das Licht und macht den Körper undurchsichtig-weisslich.

---

16. Das Mikroskop.

§ 56. Wie wird das Licht durch Glaslinsen gebrochen? Die Linsen sind geschliffene Gläser mit ein oder zwei gekrümmten Flächen; ist die Krümmung konkav, so nennt man sie Zerstreuungslinsen, ist sie konvex, so heissen sie Sammellinsen. Wir unterscheiden, je nachdem beide Flächen gekrümmt oder die eine von ihnen eben ist, bikonkave, bikonvexe, plankonkave und plankonvexe Linsen. Die Sammellinsen sind stets in der Mitte am dicksten, die Zerstreuungslinsen daselbst am dünnsten.

Das Licht wird beim Durchgang durch eine Linse gebrochen, nur der Axenstrahl d. h. der in der Krümmungsaxe auffallende Lichtstrahl geht ungebrochen durch. Die Brechung durch Sammellinsen ist eine durchaus verschiedene von der durch Zerstreuungslinsen, jene machen die Lichtstrahlen konvergierend, letztere divergierend.

1. Sammellinsen brechen die Lichtstrahlen nach der Axe zu.

2. Zerstreuungslinsen brechen das Licht von der Axe ab.

Betrachten wir zuerst die Lichtbrechung durch die Sammellinsen, so sehen wir die Strahlen hinter der Linse sich nach der Axe zu vereinigen — die Linse sammelt die Strahlen.

Strahlen, welche parallel mit der Axe einfallen, vereinigen sich hinter der Linse in einem Punkte, dem Brennpunkte (Focus, F in Fig. 27). Derselbe befindet sich in der Axe selbst u. fällt bei bikonvexen Linsen beiderseits m dem Krüm-

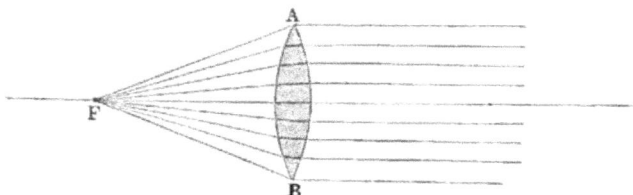

Fig. 27.

mungscentrum zusammen. Die Entfernung des Brennpunktes hinter der Linse wird die Brennweite genannt und beträgt bei bikonvexen Linsen nahezu den einfachen, bei plankonvexen Linsen den doppelten Krümmungshalbmesser.

Beim Durchgang der Strahlen durch Zerstreuungslinsen (Fig 28) werden sie hinter den Linsen auseinanderweichen. Parallel mit der Axe einfallendes Licht wird derartig divergent, dass seine Verlängerung nach rückwärts einen Punkt (F) ergiebt, von welchem es auszugehen scheint, den sog. negativen Brennpunkt.

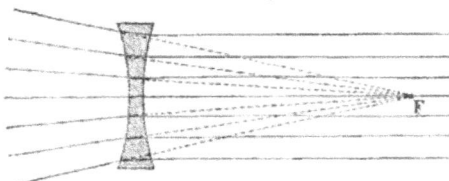

Fig. 28.

§ 57. Wie erblickt man einen Gegenstand durch eine Sammellinse? Das Bild eines durch eine Sammellinse gesehenen Gegenstandes hängt ganz von seiner Entfernung von der Linse ab. Es lassen sich hier drei Fälle unterscheiden:

1. Der Gegenstand befindet sich zwischen Brennpunkt und Linse, in der Brennweite (Fig. 29 AB); seine

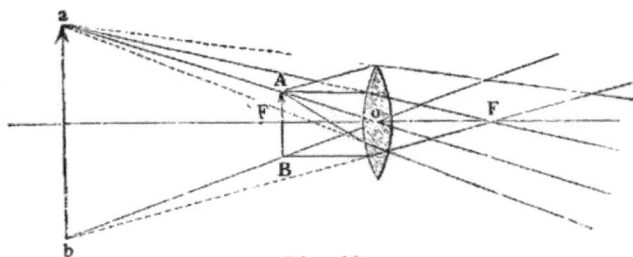

sehr divergie-
rend auf die
Linse fallen-
den Strahlen
werden weni-
ger divergent;
ihre Verlänge-
rungen nach
rückwärts
konstruieren

Fig. 29.

ein weiter entferntes Bild (a b), welches den Gegenstand vergrössert, im übrigen aber in seiner natürlichen Stellung erscheinen lässt.

2. Der Gegenstand liegt im Brennpunkt der Linse;
alsdann werden seine Strahlen durch die Linse parallel (Fig. 27)
und vereinigen sich gar nicht; es entsteht kein Bild.

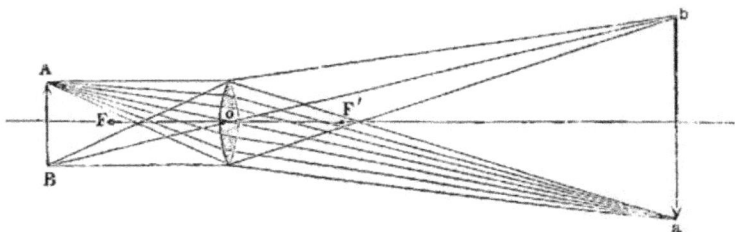

Fig. 30.

3. Der Gegenstand befindet sich vor dem Brennpunkte (Fig. 30 AB); die Strahlen vereinigen sich hinter der
Linse zu einem Bilde (ab), welches umgekehrt erscheint und
auf einer Wand, Glastafel u. dgl. aufgefangen werden kann.
Liegt ein Gegenstand nicht weit vom Brennpunkt entfernt, so ist
das Bild vergrössert, wie Fig. 30 zeigt; bei doppelter Brennweite ist das Bild mit dem Gegenstande gleichgross, bei weiterer
Entfernung verkleinert.

§ 58. Was ist ein Mikroskop*)? Wir unterscheiden ein einfaches und ein zusammengesetztes Mikroskop. Das erstere,
auch Lupe genannt, ist eine Sammellinse, die einen Gegenstand zwei- bis dreimal vergrössert, wenn er sich in ihrer Brennweite befindet.

Das zusammengesetzte Mikroskop erlaubt eine bedeutend
stärkere, oft vielhundertfache Vergrösserung. Es besteht aus

*) Von μικρός (klein) und σκοπέω (sehen). — Das erste Mikroskop wurde
1646 von Galilei konstruiert.

zwei Teilen, der Objektivlinse und der Okularlinse. Beide sind bikonvexe Sammellinsen, von denen die erstere (Fig 31 a b) das Objekt in ihr Gesichtsfeld fasst, während die Okularlinse (c d) dazu dient, das von jener entworfene Bild für das Auge des Beschauers nochmals zu vergrössern. Man stellt die Objektivlinse so ein, dass der Gegenstand (rs) etwas über den Brennpunkt hinaus zu liegen kommt; dann entwirft jene ein umgekehrtes, vergrössertes Bild (S R), welches in die Brennweite der Okularlinse (c d) fällt und durch diese (als Lupe) vergrössert (S' R') geschaut wird. Wir erblicken daher den Gegenstand vergrössert, aber umgekehrt. Objektiv und Okular sind durch Röhren fest mit einander verbunden. Bei vollständigeren Instrumenten ist zwischen beiden eine dritte Sammellinse, die Kollektivlinse, eingeschaltet, welche die im Objektiv gebrochenen Strahlen konvergenter macht, das Bild näher bringt und dadurch die Entfernung des Okulars verringert.

Unter der Platte, auf welcher der Gegenstand liegt, befindet sich ein Spiegel, um das Objekt von unten zu beleuchten. Man bringt den zu vergrössernden Gegenstand mit etwas Wasser auf ein Glasplättchen, deckt ein zweites darauf und betrachtet ihn bei durchgehendem Lichte, wenn er durchsichtig ist, andernfalls bei auffallendem Lichte.

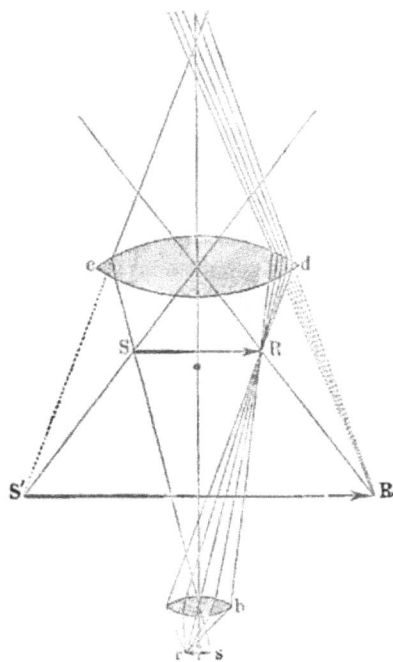

Fig. 31.

§ 59. Das Fernrohr. Um weit entfernte Gegenstände deutlich sichtbar zu machen, hat man Fernrohre, Teleskope, aus optischen Linsen konstruiert, welche in ähnlicher Weise wie beim Mikroskop wirken, nur mit dem Unterschiede, dass in den Fällen, wofür man das Fernrohr gebraucht, das Objekt weit hinter dem Brennpunkt der Objektivlinse sich befindet, daher ein verkleinertes, umgekehrtes Bild des Gegenstandes durch die bikonvexe Objektivlinse entworfen wird, welches nun durch die Okularlinse zur Vergrösserung und näheren Betrachtung gelangt. Wir finden also beim Fernrohr die nämlichen Teile wie beim Mikroskop, jedoch mit verstellbarem Okular, dessen Entfernung von der Objektivlinse sich nach der Entfernung des gesehenen Gegenstandes richten muss.

Ein aus zwei bikonvexen Linsen bestehendes Fernrohr lässt, wie das Mikroskop, die Gegenstände verkehrt erscheinen und eignet sich daher nur als astronomisches Fernrohr. Für die irdischen Gegenstände ist eine Umkehrung des Bildes nötig und wird bald durch Einschaltung einer dritten bikonvexen Linse zwischen Objektiv- und Okularlinse, bald durch Anwendung einer konkaven Okularlinse bewirkt.

Das älteste Fernrohr ist das holländische oder Galileische Fernrohr, fast gleichzeitig von holländischen Physikern und Galilei (1609) konstruiert. Es besteht aus einer bikonvexen Objektivlinse und einer bikonkaven Okularlinse; letztere befindet sich in der Brennweite der Objektivlinse und fängt die Strahlen, welche sich zu einem umgekehrten verkleinerten Bilde vereinigen würden, zuvor auf, sie zur Divergenz bringend, so dass das Bild aufrecht und vergrössert gesehen wird. Dieses Instrument eignet sich für Taschenteleskope und Operngucker.

Das Erdfernrohr ist aus drei bikonvexen Linsen zusammengesetzt; das von der Objektivlinse entworfene umgekehrte, verkleinerte Bild wird von einer Mittellinse, ähnlich wie vom Objektiv eines Mikroskops, aufgefasst, dadurch wieder umgewendet und nun vom Okular in der natürlichen Lage erblickt.

Zu den Mikroskopen und Teleskopen benutzt man zur Vermeidung der Farbenzerstreung sog. achromatische Linsen. Bei gewöhnlichen Linsen erscheinen die gesehenen Gegenstände mit farbigen Rändern umgeben. Die achromatischen Linsen werden aus zwei verschiedenen Glassorten, aus Flintglas und Crownglas zusammengesetzt; das erstere Glas zerstreut nämlich das Licht doppelt so stark als das Crownglas. Man kombiniert also zwei entgegengesetzte Linsen, diejenige aus Crownglas aber in doppelter Dicke. Dann wird die Farbenzerstreung der Crownglaslinse durch die dünne Flintglaslinse gänzlich ausgeglichen, ihre Strahlenbrechung zwar geschwächt, aber nicht aufgehoben.

Vom Sehen.

§ 60. Das Auge. Das Auge ist eine aus mehreren Häuten gebildete, mit einer gallertigen Flüssigkeit gefüllte Kapsel. Die äusserste Haut (Hornhaut) ist am vorderen Teile durchsichtig und lässt daselbst die farbige, sehr reizbare Regenbogenhaut (Iris) durchblicken, welche in der Mitte ein rundes Loch, die Pupille, hat. Durch Zusammenziehen der Regenbogenhaut erweitert sich die Pupille, mehr Licht ins Auge einlassend; bei zu starker Beleuchtung verengt sich die Pupille, indem die Regenbogenhaut etwas erschlafft.

Dicht hinter der Pupille liegt ein kleiner, linsenförmiger, durchsichtiger Körper, die Krystalllinse, welche das eindringende Licht ganz analog einer Glaslinse bricht. Im Innern des Auges ruht auf der Hornhaut zunächst eine mit schwarzem Pigment versehene Schicht (Aderhaut), welche jede Lichtreflexion verhindert und das Auge zu einer dunklen Kammer macht; auf ihr breitet sich der von hinten eintretende Sehnerv als Netzhaut aus und empfängt das Bild der äusseren Gegenstände. Die Augenhöhlung ist erfüllt mit einer durchsichtigen Gallerte (Glaskörper), welche sich ebenfalls an der Brechung des Lichtes beteiligt.

Die Hornhaut sowohl wie die Krystalllinse wirken als Sammellinsen und werfen ein verkleinertes, umgekehrtes Bild der gesehenen Gegenstände auf die Netzhaut, welche den Eindruck desselben dem Gehirn übermittelt.

§ 61. Wann findet deutliches Sehen statt? Will man einen Gegenstand deutlich sehen, so muss er sich in einer gewissen Entfernung befinden, sodass sein Bild genau auf die Netzhaut fällt. Diese Entfernung wird die Sehweite genannt und beträgt für ein gesundes Auge 30—40 *ccm*. Ist sie kürzer, so leidet der der Mensch an Kurzsichtigkeit, da das Auge eine zu starke Brechung verursacht und das Bild nicht auf, sondern vor die Netzhaut wirft. Solche Leute bedienen sich konkaver Linsen als Brillen, um die Konvergenz der Lichtstrahlen zu mindern. — Bei zu grosser Sehweite leidet man an Weitsichtigkeit, da die Augenhaut durch eine zu schwache Wölbung das Licht nicht stark genug bricht, sodass das Bild hinter die Netzhaut fällt. Solche Leute bedienen sich konvexer Linsen als Brillen, um die Konvergez der Strahlen zu vermehren.

Die scheinbare Grösse eines Gegenstandes hängt von der Sehweite ab. Man nennt den Winkel, welchen die vom Auge nach den Endpunkten des Gegenstandes gezogenen Linien bilden, den Sehwinkel. Je weiter der Gegenstand entfernt ist, um so kleiner wird' offenbar dieser Winkel; er giebt das Mass der scheinbaren Grösse an.

Versuche.

Brechung durch eine Lupe. 1. Man lege eine Lupe auf ein beschriebenes Blatt Papier und hebe sie langsam senkrecht in die Höhe; anfänglich sieht man die Schrift in natürlicher Lage, aber vergrössert (solange sie sich noch in der Brennweite befindet); in einer gewissen Entfernung verschwindet sie aber vollständig (wenn sie gerade im Brennpunkte liegt), kehrt dann bei zunehmender Entfernung der Lupe vergrössert, aber in umgekehrter Lage, wieder, bis sie endlich immer kleiner wird, in der umgekehrten Lage verharrend. Dabei hat man aber stetig das Auge zugleich mit der Lupe zu erheben.

2. In einem verfinsterten Zimmer halte man eine Lupe seitlich neben eine Kerzenflamme und bewege sie langsam von ihr fort, mit einem Blatt dunkelfarbigem Papier das Flammenbild auffangend. Anfangs entsteht kein Bild, sondern nur ein erleuchteter Kreis, bis endlich die umgekehrte Flamme auf dem Papier sichtbar wird, zuerst vergrössert, bei zunehmender Entfernung sich verkleinernd. Auch hier hat man das Papier beim Fortrücken der Lupe in grössere Entfernung zu bringen.

3. Man halte eine Lupe in direktes Sonnenlicht und hinter ihr einen dunklen Hintergrund; man findet ihren Brennpunkt, wenn ein kleines, kräftiges Sonnenbild auf dem Hintergrunde erscheint.

Fragen.

1. Um wieviel vergrössert eine Lupe, wenn man sie dicht an das Auge hält und den Gegenstand in die Nähe des Brennpunktes bringt (wo die Vergrösserung am stärksten ist?) — Antw. Da das Auge das Bild in seiner Sehweite erblickt, so verhält sich der Gegenstand zu seinem Bilde, wie die Brennweite der Lupe zur Sehweite des Auges. Die Vergrösserung ist gleich dem Quotient aus der Brennweite in die Sehweite.

2. In welchem Verhältnisse steht die Vergrösserung zweier Lupen von verschiedener Krümmung? — Antw. Im umgekehrten Verhältnisse ihrer Brennweiten, resp. ihrer Krümmungshalbmesser. Eine Linse von halb so grossem Krümmungshalbmesser vergrössert um das Doppelte.

E. Elektrische Erscheinungen.

17. Die Reibungs-Elektrizität.

§ 62. Was ist die Elektrizität? Die Elektrizität ist eine an der Oberfläche der Körper haftende Kraft, welche durch gewisse Ursachen erregt wird und sich in Erscheinungen der Anziehung und Abstossung äussert. Franklin erklärte diese Erscheinungen aus dem örtlichen Mangel resp. Überschuss einer einzigen, unwägbaren elektrischen Materie (unitäre Theorie). Jetzt nimmt man aber zwei entgegengesetzte Elektrizitäten an, eine positive (+ E) und eine negative (— E).*) Nach dieser dualistischen Theorie (von Symmer) sind beide Elektrizitäten im gewöhnlichen Zustande der Körper gegenseitig gebunden (o E = ± E), in erregtem, elektrischem Zustande aber frei. Im letzteren Falle nennt man die Körper elektrisch geladen.

1. Gleichnamige Elektrizitäten stossen sich ab, ungleichnamige ziehen sich an.

---

*) Die beiden Elektrizitäten lassen sich unterscheiden durch die sog. Lichtenbergschen Figuren, welche entstehen, wenn man eine elektrisch geladene Fläche mit einem leichten Pulver (Bärlappsamen, Schwefelblumen) bestreut; + E ruft eine sternförmig strahlige Figur, — E konzentrische Ringe hervor.

Alle elektrischen Erscheinungen beruhen auf dem Bestreben freier ungleichnamiger Elektrizitäten, sich zu $\pm$ E zu vereinigen. Daher die Anziehung von $+$ E zu $-$ E, die Abstossung von $+$ E und $+$ E oder von $-$ E und $-$ E.

2. Die Vereinigung entgegengesetzter Elektrizitäten geschieht durch einen Funken, wenn die Leitung unterbrochen ist.

Die freie Elektrizität strömt leicht aus spitzen, dagegen schwer aus stumpfen, abgerundeten Enden elektrisch geladener Körper; letztere geben daher Funken.

§ 63. Wie entsteht freie Elektrizität? Fast jede körperliche Aktion ist von einer grösseren oder geringeren elektrischen Erregung begleitet. Vorzugsweise wird aber freie Elektrizität erzeugt:

1. durch R e i b u n g (zweier Nichtleiter),
2. durch B e r ü h r u n g (zweier Leiter).

Beide Methoden liefern aber die Elektrizität in verschiedener Beschaffenheit, die R e i b u n g erzeugt Elektrizität von h o h e r S p a n n u n g, die B e r ü h r u n g einen elektrischen S t r o m von kontinuierlicher Dauer, aber geringer Spannung.

Bei jeder Elektrizitätserregung spaltet sich $\pm$ E beider Körper, die $-$ E tritt in den einen, die $+$ E in den andern über, so dass wir nun einen negativ und einen positiv geladenen Körper haben.

Die Elektrizität wurde zuerst als Reibungselektrizität beim Reiben des Bernsteins mit Wolle u. dgl. erkannt und führt vom Bernstein (griechisch ἤλεκτρον) ihren Namen. Geriebener Bernstein, Siegellack und andere Harze laden sich beim Reiben mit $-$ E, die man deshalb auch H a r z e l e k t r i z i t ä t genannt hat; geriebenes Glas nimmt $+$ E, sog. G l a s e l e k t r i z i t ä t, an.

§ 64. Elektrische Leitung. Gute L e i t e r der Elektrizität laden sich bei der Berührung mit einem elektrisierten Körper sofort über ihre ganze Oberfläche, verlieren aber auch ihre freie Elektrizität bei der Berührung mit einem ungeladenen Leiter vollständig. Sämtliche Metalle, dichte Kohle, Wasser und alle feuchten Materien (feuchte Erde, der menschliche Körper, feuchte Luft) leiten die Elektrizität.

N i c h t l e i t e r nehmen bei Berührung mit einem geladenen Körper nur an der Berührungsstelle selbst eine geringe Menge Elektrizität an, verlieren im elektrisierten Zustande ihre Elektrizitäten aber dem entsprechend auch nur sehr langsam. Hierhin gehören Harz, Glas, Seide, Wolle, Haare, Schwefel, trockne Luft. Man nennt sie I s o l a t o r e n, weil man einen geladenen Körper durch Umgebung mit Nichtleitern im elektrischen Zustande dauernd erhalten kann. Zum Isolieren gebraucht man Glas- oder Porzellanfüsse, seidene Schnüre u. dgl. Nichtleiter bedürfen im elektrisierten Zustande keiner Isolierung.

Zwischen den Leitern und Nichtleitern halten die Halb-
leiter die Mitte, z. B. trockne Erde, Papier, Stein.

Die Geschwindigkeit der Elektrizität in einem guten
Leiter beträgt 60000 Meilen in der Sekunde, die grösste uns bekannte Geschwindigkeit.

§ 65. Elektrische Verteilung und Mitteilung. Nähert man einen
isolierten Metallstab einem elektrisch geladenen Leiter, z. B. dem
positiv geladenen Konduktor der Elektrisiermaschine, so spaltet sich
$\pm$ E im Metallstabe derartig, dass die gleichnamige positive
Elektrizität nach dem entferntesten Ende des Stabes abgestossen,
die ungleichnamige negative Elektrizität nach der dem Konduktor
genäherten Seite des Stabes angezogen wird. Man nennt diesen
Vorgang elektrische Vertheilung (Influenz). Die angezogene
entgegengesetzte Elektrizität wird vom Konduktor gebunden gehalten, die gleichnamige dagegen äussert sich frei. Daraus folgt,
dass in der Nähe eines geladenen Leiters ein zweiter
Leiter mit gleichnamiger Elektrizität geladen auftritt.
Entfernt man den Stab (isoliert), so hört die Verteilung auf,
und jener erscheint durch Vereinigung seiner Elektrizitäten wieder
unelektrisch.

Berührt man aber den Metallstab, so lange er sich in der
„elektrischen Atmosphäre" des Konduktors befindet, mit der Hand,
so entziehen wir ihm die gleichnamige (positive) Elektrizität, worauf er, vom Konduktor entfernt, nun mit freier ungleichnamiger
(negativer) Elektrizität geladen auftritt. Bedingung dafür ist, dass
wir die Berührung aufheben, so lange sich noch der Stab in der
Nähe des Conductors befindet. Hieraus folgt:

*1. Man ladet einen isolierten Leiter mit der ungleichnamigen Elek-
tricität, wenn man ihn in der Nähe eines geladenen Leiters berührt
und nach Aufhebung der Berührung wieder entfernt.*

Bringt man den Metallstab aber noch näher an den (positiv)
geladenen Konduktor, so gelangt er in dessen „Schlagweite", worin
durch Überspringen eines elektrischen Funkens die Elektrizität des Konduktors mit der ungleichnamigen (negativen) des
Stabes sich vereinigt, sodass in letzterem die gleichnamige (positive)
Elektrizität übrig bleibt. Hieraus folgt:

*2. Wir laden durch Mitteilung einen Körper mit der gleich-
namigen Elektrizität.*

Die Grösse der Schlagweite richtet sich nach der Stärke der elektrischen Ladung; bei schwacher Ladung ist Berührung erforderlich.

§ 66. Was ist das Gewitter? Die Gewitterwolken sind mit freier
Elektrizität geladen und wirken auf den unter ihnen befindlichen
Erdboden verteilend ein, sodass die ihnen entgegengesetzte Elek-

trizität an der Oberfläche desselben sich ansammelt. Sobald ein
irdischer Gegenstand in die Schlagweite der Wetterwolken gelangt,

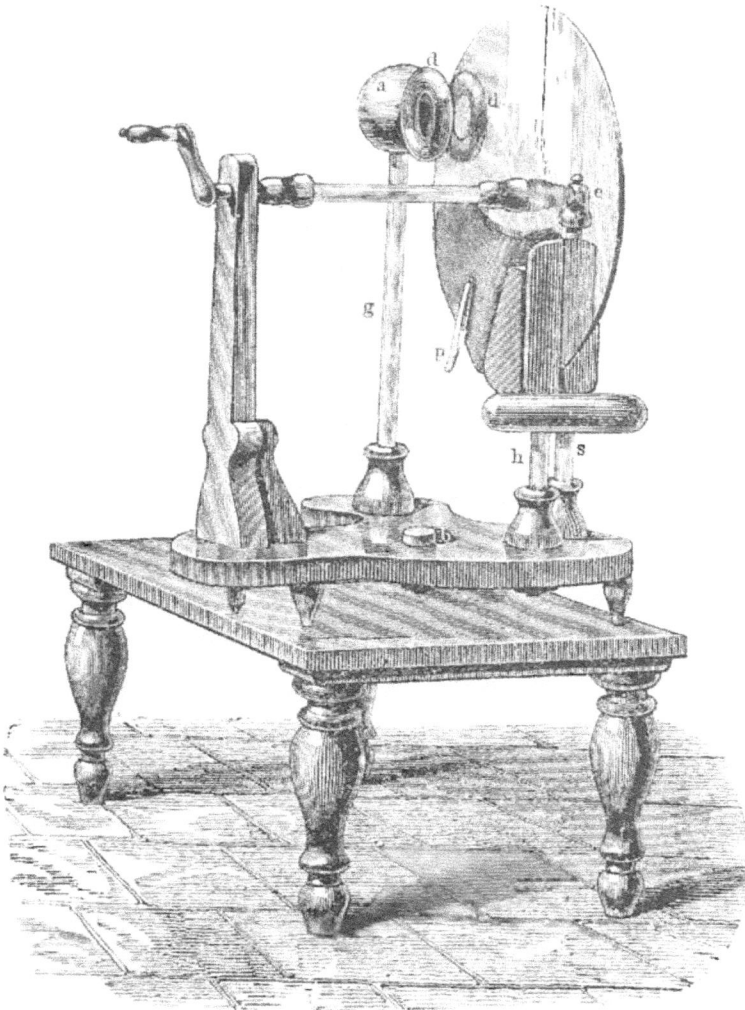

Fig. 32.

tritt durch einen Blitz eine örtliche Entladung und Vereinigung
von + E und — E ein. Der Blitz ist also ein elektrischer Funken,
der durch die hohe Erhitzung der Luftschichten eine Erschütterung
derselben erzeugt, deren Ton und Echo als Donner gehört wird.

Zur Ableitung des Blitzes wendet man eiserne Drähte mit vergoldeter Spitze, sog. **Blitzableiter** an, die in das feuchte Erdreich hinabgeführt sind. Ihre Wirkung beruht in der guten Leitung des Metalles, welches die Blitze gefahrlos in die Erde leitet, besteht aber zugleich in einer allmählichen, äusserlich nicht wahrnehmbaren Ausgleichung der entgegengesetzten Elektrizitäten der Wetterwolken einerseits, des Erdbodens andrerseits, begünstigt durch das leichte Ausströmen der Elektrizität aus feinen Spitzen.

§ 67. Welches sind die wichtigsten elektrischen Apparate?

1. Die **Elektrisiermaschine.***) (Fig. 32.) Sie beruht auf der Elektrizitätserregung durch Reibung zweier Nichtleiter und Ansammlung derselben auf einem isolierten Leiter.

Ihre wesentlichen Teile sind: a) Eine gläserne **Scheibe** oder **Walze**, durch eine gläserne Axe (ei), die auf einem Glasfusse (s) ruht, drehbar und sich am Reibzeug (p), einem ledernen, mit Zinnzinkamalgam überzogenen Kissen, reibend.

b) Der metallene Konduktor (a), eine hohle Messingkugel, die mit einer metallenen, ringförmigen, in eine der Scheibe zugewendeten Spitze auslaufenden **Saugvorrichtung** (d) verbunden ist und gleichfalls auf einem Glasfusse (g) ruht.

Bei Handhabung der Maschine setzt man das Reibzeug durch eine eiserne Kette mit dem Erdboden in leitende Verbindung, um dessen Elektrizität abzuleiten, und dreht die Scheibe. Letztere ladet sich mit $+$ E, das Reibzeug mit $-$ E; jene wird von der Saugvorrichtung aufgenommen und im Konduktor gesammelt.

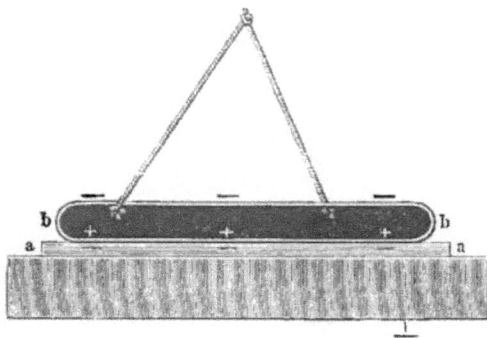

Fig. 33.

2. Das **Elektrophor****) (Fig. 33), eine Elektrisiermaschine einfachster Konstruktion, bestehend aus einer metallenen Platte oder Schüssel (c), die mit einem Harzkuchen (a) überdeckt ist; auf letzteren passt eine metallene Scheibe, der Deckel (b), mit gläsernem Isoliergriff oder an drei seidenen Schnüren aufgehangen.

---

*) Die erste Elektrisiermaschine wurde von Otto von Guerike, dem Erfinder der Luftpumpe konstruiert (1670).

**) Elektrizitätsträger, von ἤλεκτρον und φορός (tragend).

Das Elektrophor wird geladen, indem man den Harzkuchen
mit einem Pelze peitscht; er wird dabei negativ elektrisch. Setzt
man dann darauf den Deckel auf und hebt ihn nach einmaliger Berührung mit dem Finger wieder isoliert ab, so ist er durch „Verteilung" positiv elektrisch geworden. Beim Annähern an die negativ
elektrische, metallene Unterlage (Schüssel)
springt ein Funken über.

3. Die Verstärkungsflasche, auch
Leidener oder Kleistsche Flasche*)
genannt. (Fig. 34.) Ein gläsernes Gefäss,
aussen und innen bis zu $2/_3$ Höhe mit Stanniol
belegt, sodass der obere Rand frei bleibt.
Die Öffnung ist mit einem Metalldraht versehen, der bis zum inneren Belege führt und
oben in einen Knopf endigt.

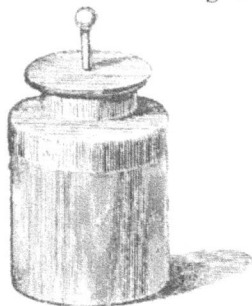

Diese Flasche dient zur Ansammlung
grösserer Elektrizitätsmengen. Man fasst
das äussere Beleg mit der Hand an und

Fig. 34.

nähert den Knopf einem geladenen Konduktor oder dem Deckel
des Elektrophors, wobei ein Funken überspringt. Dadurch dass
das äussere Beleg mit dem Erdboden in leitende Verbindung gesetzt wurde, vermag die in das innere Beleg übergeführte Elektrizität eine gleiche Menge entgegengesetzter Elektrizität am
äusseren Beleg anzusammeln und zu binden. Dadurch tritt eine
elektrische Spannung zwischen beiden Lagen ein, welche bei zu
starker Ladung die Flasche zertrümmern kann.

Man entladet die geladene Flasche durch gleichzeitiges Berühren des äusseren Überzugs und des Knopfes; dabei nimmt
man ein Zucken der Muskeln wahr. Bilden mehrere Personen
eine Reihe, deren erstes Glied das äussere Beleg, das letzte den
Knopf berührt, so geht die Entladung mit der Muskelerschütterung
durch sämtliche Glieder.

4. Das Elektroskop (Elektrometer), zur Prüfung eines
Körpers auf freie Elektrizität. Das gebräuchlichste Instrument
ist das Goldblattelektroskop, zwei nebeneinander an einer
Metallplatte aufgehängte Goldblättchen, zum Schutze in einem
Glase eingeschlossen. Wird die Platte einerseits mit einer geriebenen Siegellackstange, andrerseits einmal mit dem Finger berührt, so wird die — E abgeleitet, die Goldblättchen behalten ihre
+ E und weichen, nach Aufhebung der Berührung, der Abstossung
gleichnamiger Elektrizitäten folgend, auseinander. Nähert man
nun der Platte einen negativ geladenen Körper, so fallen die

---

*) Sie wurde 1745 vom Domherrn v. Kleist erfunden und darauf von
Muschenbroek zu Leiden angewendet.

Blättchen zusammen, da ihre $+$ E von der $-$ E des genäherten Körpers angezogen und in der Platte angesammelt wird. Besitzt der genäherte Körper $+$ E, so weichen die Blättchen infolge vermehrter Abstossung, noch weiter auseinander. Ein nicht elektrischer Körper wirkt auf die spreizenden Blättchen kaum ein.

Statt der Goldblättchen wendet man auch **Korkkügelchen** an.

Versuche.

1. **Elektrische Anziehung und Abstossung.** Man reibe eine Siegellackstange eine kurze Weile mit einem wollenen Lappen und halte sie dicht über ein Häufchen kleinster Papierschnitzel: dieselben werden lebhaft angezogen und nach einigen Momenten wieder abgestossen werden. Den Versuch wiederhole man mit einem geriebenen Glasstabe; er wird das Nämliche ergeben.

Ein kleines, aus Kork (besser noch Hollundermark) geschnittenes rundes Kügelchen hänge man an einem Zwirnfaden auf (elektrisches Pendel) und nähere ihm eine geriebene Siegellackstange; es wird lebhaft angezogen. Eine geriebene Glasstange bewirkt ein Gleiches. Hält man zur einen Seite die Siegellack-, zur anderen die Glasstange, so kann man das Kügelchen abwechselnd hin und her pendeln lassen.

Die Siegellackstange, noch mehr aber die Glasstange, verlieren, zumal bei feuchter Luft, ihre Elektrizität sehr schnell.

2. **Elektroskop.** Man wähle ein kurzhalsiges Kochfläschchen oder ein Opodeldokglas, dessen Öffnung man mit einem Kork verschliesst, durch welchen man einen mehrzölligen Messingdraht steckt. Der letztere muss aber zuvor mit Schellack zur Isolierung gegen den Kork dick überzogen werden. Das obere Ende des Drahtes versehe man mit einer kleinen glattgeschnittenen Bleikugel oder löte ein kleines Messingplättchen auf; das untere Ende werde plattgeschlagen und mittelst Gummilösung zwei Streifen echtes Blattgold angeklebt. Vorsichtig, unter Vermeidung jeden Luftzuges, bringe man schliesslich an dem so behandelten Korkstopfen die Goldblättchen in das völlig ausgetrocknete Glas.

Berührt man den Knopf (die Platte) des Elektroskops mit einer geriebenen Siegellackstange ($-$ E), so weichen die Blättchen auseinander, infolge Ansammlung von $-$ E, während die $+$ E im Knopfe von der $-$ E der Stange gebunden gehalten wird. Nach Entfernung des Siegellacks vereinigen sich die beiden Elektrizitäten im Elektroskop wieder, und dessen Blättchen fallen zusammen.

Berührt man den Knopf mit der geriebenen Siegellackstange und zugleich mit dem Finger, so leitet man die gleichnamige $-$ E ab; wird der Finger weggezogen und dann erst der Siegellack entfernt, so bleibt das Elektroskop mit $+$ E geladen, diese wird frei und treibt (beim Entfernen der Stange) die Goldblättchen auseinander. In dieser Weise erteilt man dem Elektroskop die entgegengesetzte, nämlich $+$ E.

Nähert man einem so geladenen Elektroskope einen gleichnamig (positiv) elektrischen Körper, z. B. eine geriebene Glasstange, so weichen die Blättchen noch weiter auseinander; ein ungleichnamig (negativ) elektrisierter Körper, z. B. eine geriebene Siegellackstange (Schwefel, Harz), bewirkt beim Annähern ein Zusammenfallen der Blättchen. Bei sehr starker Ladung kann im letzteren Falle ein abermaliges Auseinanderfahren eintreten, wenn der elektrische Körper zu schnell oder zu nahe herangebracht wird.

3. **Elektrophor.** Eine flache, kreisrunde Blechschüssel (Form) von etwa 20 *cm* Durchmesser und 1,5—2 *cm* hohem Rande giesse man mit einer Harzmasse aus gleichen Teilen Kolophonium und schwarzem Pech nahezu voll. Es ist dabei vorzugsweise darauf zu achten, dass die Form ganz horizontal stehe und nach dem Erkalten die Harzfläche völlig eben sei. (Etwa entstehende Blasen entferne man durch Darüberhalten eines heissen Eisens.) Auf die letztere passe man eine Blechscheibe von etwas kleinerem Durchmesser, deren Rand um einen Draht herumgebogen ist. Man löte auf diesen Deckel entweder einen Glasstab mit Siegellack, oder hänge ihn an drei seidenen Schnüren auf, die oben an seinem Rande befestigt und durch einen gemeinsamen Knoten verbunden sind. Vor allem sei der Deckel eben. Man ladet den Elektrophor durch Peitschen des Kuchens mit einem Fuchsschwanz oder Katzenfell, wobei weniger stark, als schnell geschlagen werde. Bei trockener Witterung behält er seine Ladung tagelang.

Setzt man den Deckel auf, berührt ihn kurz mit dem Finger und hebt ihn ab, so hat er freie (entgegengesetzte) -|- E. Nähert man ihn dem Rande der Form oder dem Fingerknöchel, so springt ein kleiner Funke über.

4. **Leidener Flasche.** Man wähle ein mittelgrosses sog. Zuckerglas (Einmachglas), beklebe es innen und aussen bis zu $^2/_3$ Höhe, sowie auch den innern Boden mit Stanniol, den man in Streifen geschnitten und mit Stärkekleister bestrichen hat; den oberen Teil des Glases überziehe man mit einer Schellacklösung. Dann löte man einem ziemlich dicken Messingdraht (etwa $^1/_3$ länger, als die Höhe des Glases beträgt) eine glattgeschnittene Bleikugel, besser noch einen Messingknopf an, stecke ihn durch einen Kork oder eine dicke Pappscheibe, welche auf die Öffnung des Glases passt, und bringe ihn am untern Ende durch ein kurzes metallenes Kettchen mit dem Boden des Gefässes in leitende Verbindung. Schliesslich befestige man den Kork oder die Pappscheibe mit Siegellack am Glasrande und überziehe sie mit Schellackfirniss.

Zum Laden der Flasche genügen 50—100 Funken aus dem Elektrophordeckel. Zur Entladung der Flasche dient der sog. **Auslader**, in einfachster Konstruktion ein gebogener Messingdraht mit zwei Messingknöpfen am Ende, in der Mitte mit einem isolierenden Glas- oder Holzgriff. Legt man den einen Knopf an die äussere Belegung und nähert dann den andern dem Knopfe der Flasche, so schlägt ein Funke über, der die Flasche entladet. Bringt man zuvor zwischen die äussere Belegung und den Auslader ein Stückchen Briefpapier, so findet man dasselbe vom Funken durchbohrt.

Fragen.

1. Weshalb laden sich zwei Metallstücke beim Reiben nicht mit Elektrizität? — Antw. Weil sie, als gute Leiter, letztere sofort ableiten.

2. Weshalb ruhen bei der Elektrisiermaschine Konduktor und Scheibe auf Glasfüssen? — Antw. Um sie zu isolieren, damit sie ihre Elektrizität nicht alsbald wieder verlieren.

3. Weshalb muss beim Laden der Deckel des Elektrophors, nachdem er auf den Harzkuchen gesetzt ist, berührt werden? — Antw. Die Berührung leitet die — E des Deckels ab; fände sie nicht statt, so würde der Deckel nach dem Abheben wieder unelektrisch werden.

4. Welchen Gegenständen folgt der Blitz vorzugsweise? — Antw. Zunächst den hervorragenden Spitzen, z. B. Bäumen, Türmen u. dgl. Sodann guten Leitern, z. B. Metallstangen, auch Wassermassen.

18. Der Galvanismus.*)

§ 68. Was ist eine galvanische Kette? Wenn zwei Leiter der Elektrizität sich auf der einen Seite direkt berühren, auf der andern Seite durch Wasser oder eine angefeuchtete Pappscheibe u. dgl. miteinander in Verbindung gesetzt sind, so wird die $\pm$ E der beiden Leiter zerteilt, freie $+$ E geht in den einen derselben, $-$ E in den anderen über; durch den feuchten Zwischenleiter findet zwar darauf ein Ausgleich statt, da aber die Zerteilung eine andauernde ist, so entstehen kontinuierliche elektrische Ströme, ein positiver und ein negativer, von entgegengesetzter Richtung. So lange die Berührung der beiden Leiter in obiger Weise stattfindet, gehen diese Ströme von denselben aus und durch den Zwischenleiter wieder zu ihnen zurück.

Als Erreger — Elektromotoren — wendet man gewöhnlich zwei Metalle an und nennt ihre Verbindung mit dem feuchten Zwischenleiter ein galvanisches Element oder eine einfache galvanische Kette, die erregte Elektrizität einen galvanischen Strom.

Wird ein Kupferstreifen an einen Zinkstreifen gelötet und die beiden umgebogenen Enden in Wasser getaucht, welches durch einige Tropfen Säure oder etwas Kochsalz besser leitend gemacht ist, so geht die $+$ E an der Lötstelle vom Kupfer zum Zink, im Zwischenleiter vom Zink zum Kupfer zurück; die $-$ E beschreibt den umgekehrten Weg, vom Zink zum Kupfer und durch den Zwischenleiter vom Kupfer zum Zink zurück. Man sagt: »$+$ E geht mit dem Alphabet d. i. von K (Kupfer) zu Z (Zink).«

Die galvanische Elektrizität, welche bei Berührung der Elektromotoren entsteht, unterscheidet sich von der mittelst Reibung erzeugten durch geringere Spannung, aber kontinuierliche Dauer.

Indem man den Zinkstreifen einer Kette mit dem Kupferstreifen einer anderen Kette in ein Glas mit Wasser eintaucht, lässt sich eine grössere Anzahl von Ketten zu einer galvanischen Batterie verbinden. Die Endglieder derselben versieht man mit Metalldrähten, den sog. Schliessungsdrähten. Werden die letzteren miteinander direkt oder durch einen feuchten Zwischenleiter verbunden, so schliesst man die Batterie, und die elektrischen Ströme treten auf; trennt man die Drähte, so öffnet

---

*) Galvanismus, galvanische Elektrizität, abgeleitet von Galvani, Professor der Medizin in Bologna. Derselbe fand 1789, dass präparierte Froschschenkel, die mittelst kupferner Haken an einem eisernen Geländer hingen, in Zuckungen gerieten, wenn sie zufällig das Geländer berührten. Galvani erklärte diese auffallende Erscheinung durch tierischen Magnetismus, bis Volta die Elektrizität als Ursache erkannte und durch Versuche konstatierte.

sich die Batterie, und die elektrischen Ströme verschwinden. Die Endpunkte der beiden Schliessungsdrähte heissen die P o l e, und zwar ist d e r Z i n k p o l d e r n e g a t i v e, d e r K u p f e r p o l d e r p o s i t i v e Pol, da an der Berührungsstelle beider Leiter die — E vom Zink zum Kupfer, die + E vom Kupfer zum Zink übertritt.

Wendet man als Zwischenleiter, statt reines Wasser, eine Salzlösung oder verdünnte Säure an, so verstärkt sich der elektrische Strom bedeutend. (E l e k t r o c h e m i s c h e K e t t e.) Im übrigen wächst die Stromstärke mit der Anzahl der Glieder und der Grösse der Metallplatten. Die einzelnen Metalle sind nicht gleich in der elektrischen Spannung. Es lässt sich folgende Reihe aufstellen:

+ E Zink, Blei, Zinn, Eisen, Kupfer, Silber, Gold, Platin,
Kohle — E.

In dieser Reihe ladet sich jedes Glied elektropositiv gegen die nachfolgenden, elektronegativ gegen die vorhergehenden Glieder. Je weiter zwei Metalle in obiger Spannungsreihe auseinander stehen, um so grössere Elektrizitätsmengen liefern sie bei ihrer Verbindung zu einer Kette.

§ 69. Was ist eine konstante Kette? Die aus Zink und Kupfer konstruierten Ketten haben den Nachteil, in kurzer Zeit ihre Wirksamkeit zu schwächen und endlich ganz einzustellen. Die Ursache hiervon liegt in der zugleich vor sich gehenden chemischen Wasserzersetzung, infolge deren das Kupfer sich mit einer dünnen Wasserstoffschicht überzieht und allmählich ausser Berührung mit dem Zwischenleiter kommt. Diesem Übelstande hilft man dadurch ab, dass eine Flüssigkeit als Zwischenleiter angewendet wird, welche auf den entwickelten Wasserstoff oxydierend wirkt (Kupfervitriollösung, Salpetersäure u. a.). Zugleich muss das Zink, um nicht zu stark aufgelöst zu werden, von diesem oxydierenden Zwischenleiter räumlich abgetrennt werden, ohne jedoch ausser Leitung mit dem Kupfer zu gelangen, — Bedingungen, welche durch porösen Thon erfüllt werden. Man konstruiert hiernach sogenannte k o n s t a n t e K e t t e n, indem man den Kupfercylinder (Fig. 35 K) in ein Glas mit Kupfervitriollösung, den Zinkcylinder (Z) in einen Thonbecher (T) mit verdünnter Schwefelsäure eintaucht. Diese Kette aus Zink und Kupfer nennt man nach ihrem Erfinder D a n i e l l sche K e t t e. Der Kupfercylinder trägt einen kupfernen Streifen (p) mit Klemmschraube (s), welche dazu dient, den an den Zinkcylinder angelöteten Metallstreifen (m) des nächsten Bechers anzuschrauben. Solcherweise verbindet man eine beliebige Zahl von Bechern miteinander.

Die M e i d i n g e r sche K e t t e ist eine Zink-Kupferkette ohne Thoncylinder. Der Zinkcylinder taucht in eine Bittersalzlösung, der Kupfercylinder in eine Kupfervitriollösung, beide Salzlösungen mischen sich zufolge ihres verschiedenen spez. Gewichtes nur wenig. Diese Kette ist zwar nur schwach, aber von jahrelanger Wirksamkeit, da die Metallcylinder nur unbedeutend angegriffen werden.

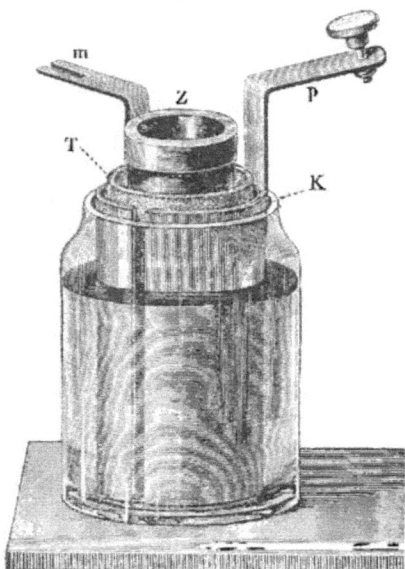 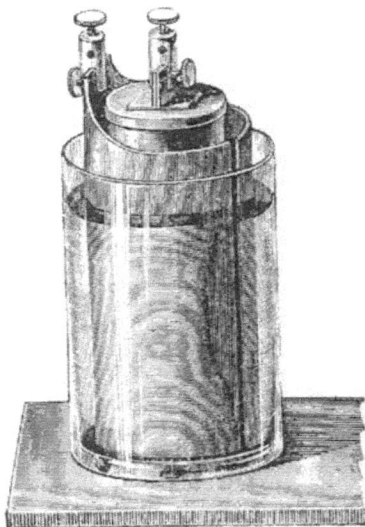

Fig. 35.   Fig. 36.

Wendet man statt des Kupfers dichte Kohle an, so erhält man die sog. Bunsensche Kette (1842 von Bunsen konstruiert.) Jeder Becher besteht aus einem Glase (Fig. 36), in welchem ein Zinkcylinder in verdünnte Schwefelsäure eintaucht; innerhalb desselben steht ein Thoncylinder mit Salpetersäure, worin ein Stück kompakte Kohle gesetzt ist. Mittelst Schrauben lassen sich diese Becher durch Metalldraht verbinden, und zwar der Zinkcylinder des einen Bechers mit der Kohle des nächstfolgenden.

Der vom Zink kommende Schliessungsdraht bildet den negativen, der vom Kupfer resp. der Kohle kommende Draht den positiven Pol.

Der positiv elektrische Strom wandert also vom Kupfer zum Zink, alsdann durch den Zwischenleiter wieder zum Kupfer; der negative Strom beschreibt den entgegengesetzten Weg.

§ 70. Was ist die Voltasche Säule? Volta konstruierte (1800) eine galvanische Kette in Säulenform, indem er Zink- und Kupferplatten aufeinander schichtete und nach jedem Plattenpaare eine mit Kochsalzlösung getränkte Pappscheibe folgen liess. Es muss streng dieselbe Ordnung beibehalten werden: Kupfer, Zink, Papp-

scheibe u. s. f. An dem einen Ende liegt
eine einfache Kupferplatte, am andern
eine einfache Zinkplatte, an denen die
beiden Schliessungsdrähte angelötet sind.
Hiernach ist die Säule wie folgt aufgebaut:

— E Zink
    Pappscheibe
    Kupfer
    Zink
    Pappscheibe
    Kupfer
    Zink
    Pappscheibe
    Kupfer
    Zink
    Pappscheibe
+ E Kupfer.

Auch hier ist der vom Kupfer
kommende Draht der positive, der
vom Zink kommende der negative[1]
Pol, da die + E von oben nach unten,
die — E von unten nach oben die Säule
durchläuft.

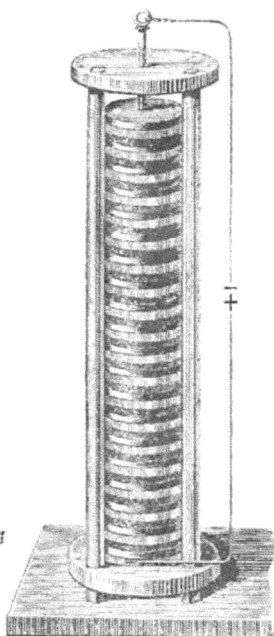

Fig. 37.

§ 71. Welche Wirkungen äussert der elektrische Strom? Die Wirkungen des Stromes sind dreifacher Art:

a) Physiologische Wirkungen: Muskelzucken, welches
eintritt, sowie man mit angefeuchteten Fingern die beiden Polenden anfasst; beim Loslassen bemerkt man abermals ein Zucken.
Während des Verlaufs wirkt der elektrische Strom auf die Nerven
nicht ein, sondern nur beim Schliessen und Öffnen der Kette.

b) Physikalische Wirkungen: Erzeugung von Licht und
Wärme. An den Polen einer kräftigen Batterie bemerkt man
beim Schliessen wie beim Öffnen einen Funken. Der Schliessungsdraht erleidet eine um so höhere Erhitzung, je stärker der
Strom, je dünner der Draht und je schlechter leitend sein Metall
ist. Man kann ihn zum Glühen, sogar zum Schmelzen bringen.

Zwischen den auf einige Millimeter genäherten Polenden bemerkt man einen Lichtbogen — elektrisches Licht, indem
die schlecht leitende Luft ins Glühen kommt. Die Farbe dieses
Lichtes hängt ab von der Natur der Polenden. Bewaffnet man
die Polenden mit Kohlenspitzen, so gelangen diese selbst in ein
höchst intensives Glühen — elektrisches Kohlen-Licht.
Zu seiner Erzeugung sind jedoch Batterien aus 80—100 Elementen nötig.

c) Chemische Wirkungen: Zersetzung des Zwischen-
leiters. Das Wasser zerlegt sich in Wasserstoffgas, welches am
negativen Elemente (Kupfer) entwickelt wird, und Sauerstoff,
welches an das positive Element (Zink) tritt und dasselbe oxydiert.
Metalle werden aus ihren Salzlösungen metallisch ausgeschieden,
und zwar am negativen Pole. Aus den geschmolzenen Salzen
der Alkalien und alkalischen Erden kann man in dieser Weise
ebenfalls ihre Metalle gewinnen; wenn aber Wasser zugegen ist,
zerfallen sie in Säure und Metalloxyd.

Die chemische Zerlegung durch den elektrischen Strom nennt
man Elektrolyse, das vom Kupfer kommende (positive) Polende wurde von Faraday als Anode, das vom Zink kommende
(negative) Polende als Kathode*) bezeichnet. Man versieht
beide mit Platinplättchen, welche von den bei der Elektrolyse
auftretenden Stoffen nicht angegriffen werden.

§ 72. Galvanoplastik. Man benutzt die elektrolytische Metall-
ausscheidung am negativen Pole (Kathode) zur Nachbildung von
Figuren. Bei langsamer Ausscheidung von Kupfer aus einer Kupfervitriollösung entsteht nämlich eine dichte, zusammenhängende
Kupferschicht, welche genau die Form der Kathode besitzt, nur
im entgegengesetzten Sinne, da die erhabenen Teile der Kathode
vertieft, ihre vertieften Teile erhaben erscheinen. Diesen negativen Abdruck wendet man wieder als Kathode an und gewinnt
dann einen zweiten Abdruck, der den ursprünglichen Gegenstand
völlig getreu wiedergiebt. Metallische Körper, wie gestochene
Kupferplatten, lassen sich direkt als Kathode benutzen und mit
dem vom Zink kommenden Schliessungsdraht verbinden. Holz-
schnitte müssen zuvor durch Bepinseln mit Graphitpulver leitend
gemacht werden.

Wendet man statt der Kupferlösung eine Gold- oder Silberlösung an, so überzieht sich die Kathode mit einer dünnen Gold-
resp. Silberschicht — galvanische Vergoldung und Versilberung. Vorzugsweise sind die Cyanverbindungen genannter
Edelmetalle**) dazu am tauglichsten, weil sie am leichtesten durch
den elektrischen Strom zersetzt werden. An der Kathode scheidet
sich das edle Metall, an der Anode Cyangas aus.

Versuche.

1. Aufbau einer Voltaschen Säule. Kreisrunde, 1—2 *mm* dicke

---

*) Anode von ἄνοδος Aufgang, weil am + Pol Sauerstoffgas ent-
wickelt wird; Kathode von κάθοδος Hinabgang, weil sich am — Pol die
Metalle ausscheiden.

**) Die Goldlösung gewinnt man aus 1 Teil Chlorgold, 6 Teilen
Ferrocyankalium und 200 Teilen Wasser; die Silberlösung aus Silbersalpeter, dessen wässerige Lösung mit soviel Cyankalium versetzt wird,
dass der entstehende weisse Niederschlag wieder aufgelöst ist.

Platten von Zink und Kupfer, in gleicher Grösse, putze man blank und tränke ebenso viele und gleich grosse Scheiben dicken Pappdeckels mit einer Kochsalzlösung. Auf eine Glastafel lege man zunächst eine Kupferscheibe, woran ein Kupferdraht angelötet ist, darauf eine Pappscheibe und schichte nun die übrigen Platten, stets in der Ordnung: Zink, Kupfer, Pappe. Oben endige man mit einer Zinkscheibe, an der ein Kupferdraht angelötet ist. — Man schliesst die Säule, indem man beide Pole mit angefeuchteten Händen berührt. In demselben Momente bemerkt man ein leichtes Zucken der Muskel; ebenso beim Öffnen der Säule.

Die Säule verliert nach einigen Stunden an Wirksamkeit. Nach dem Auseinandernehmen scheure man die Metallplatten mit Wasser und Sand blank.

2. Bau einer galvanischen Kette. Eine höchst einfache, wenngleich stromschwache Kette stellt man aus 6—10 schmalen Streifen aus Zink- und Kupferblech her, die man zu je zwei an einem Ende zusammenlötet und daselbst umbiegt. Ein Kupfer- und ein Zinkstreifen bleiben getrennt, an jeden wird aber ein längerer Kupferdraht angelötet. Die verbundenen Streifen setze man in genäherte Glas- oder Porzellannäpfchen oder in Probiercylinder, die mit Kochsalzlösung gefüllt sind: die einzelnen Streifen bilden den Anfang und das Ende. Ein jedes Gefäss muss einen Zink- und einen Kupferstreifen erhalten; es ist aber darauf zu sehen, dass dieselben im Gefässe sich nicht berühren, — was durch zwischengeschobene Korke verhütet werden kann.

3. Versuche mit dem galvanischen Strome. Mit einer Voltaschen Säule (aus etwa 20 Plattenpaaren) oder mehreren Bunsenschen resp. Daniellschen Bechern, auch wohl mit der eben angegebenen galvanischen Kette, lassen sich folgende Versuche anstellen:

a) Geschmacksempfindung. Den einen Draht lege man quer über die Mitte der Zunge, den andern an die Zungenspitze; an letzterer nimmt man dann einen beissenden Geschmack wahr, der säuerlich ist beim negativen, brennend scharf beim positiven Poldraht.

b) Elektrolyse. Eine nicht zu enge Glasröhre biege man in der Mitte knieförmig um, fülle sie mit einer Glaubersalzlösung, die man durch etwas Lackmustinktur (wässerigen Auszug von Lackmus) gefärbt hat, und lasse zu beiden Seiten die mit Platinstreifen (auch wohl Platindraht) besetzten Poldrähte eintauchen. Am + Poldraht färbt sich die Flüssigkeit rot, am — Poldraht blau.

Lässt man die mit Platinstreifen versehenen Poldrähte in eine Kupfervitriollösung eintauchen, so dass sie noch 1—2 cm von einander entfernt stehen, so überzieht sich das Platin der Kathode mit einer dünnen Kupferschicht, die man beim Herausnehmen aus der Lösung wahrnimmt. Vertauscht man später die Platinstreifen, sodass das verkupferte Stück nun mit dem positiven (vom Kupfer kommenden) Poldraht in Verbindung gesetzt wird, so verschwindet das niedergeschlagene Kupfer, und der andere Platinstreifen überzieht sich damit.

c) Versilberung. Einen Messingknopf oder andern metallischen Gegenstand verbinde man mit dem negativen Poldrahte und tauche ihn in eine Lösung von Höllenstein unter, während man in einiger Entfernung den andern Poldraht eintauchen lässt. Nach kurzer Zeit hat sich der Knopf versilbert. Man kann statt dessen auch jeden andern Gegenstand verwenden, wenn man ihn mit Graphitpulver bestäubt.

4. Galvanoplastik. Einen etwa 10 cm langen, dicken Zinkstreifen löte man an einen dreimal längeren Kupferblechstreifen, biege letzteren nahe der Lötstelle hakig gegen den Zinkstreifen und gegen sein anderes Ende abermals rechtwinklig um. Alsdann verschliesse man einen Glas-

cylinder einerseits mit feuchter Blase und hänge ihn aufrecht in ein grösseres, eine gesättigte Kupfervitriollösung enthaltendes Glasgefäss, während man in den Cylinder sehr verdünnte Schwefelsäure (1 : 16) giesst. Der Metallstreifen wird so über den Rand des Cylinders gehängt, dass das Zink in die Säure, das Kupfer in die Vitriollösung eintaucht. Legt man auf das umgebogene Ende des Kupferstreifens eine zuvor mit Öl eingeriebene und wieder abgetrocknete Münze, so überzieht sie sich in einigen Tagen mit einem negativen Kupferabdruck. In die Vitriollösung sind einige Kupfervitriolkrystalle zu legen, auch ist die Säure zu erneuern, sobald sie nicht mehr auf das Zink wirkt.

Fragen.

1. Wo liegt der positive Pol einer galvanischen Batterie resp. Voltaschen Säule aus Kupfer und Zink? — Antw. Im Schliessungsdraht, der vom Kupfer kommt; im Zwischenleiter befindet er sich dagegen am Zink.

2. Weshalb verliert die Voltasche Säule nach einiger Zeit ihre Wirksamkeit? — Antw. Weil durch das Gewicht der Metallplatten die Pappscheiben trocken gepresst werden.

3. Was schliessen wir daraus, dass der Strom der elektrochemischen Kette stärker ist als bei der einfach galvanischen, welche reines Wasser als Zwischenleiter besitzt? — Antw. Dass der Galvanismus nicht an der Berührungsstelle der beiden Metalle, sondern an der Berührungsfläche der Metalle mit dem Zwischenleiter entsteht und ein Produkt des daselbst waltenden chemischen Prozesses ist.

19. Der Magnetismus.

§ 73. Was ist ein Magnet?[*] Seit alten Zeiten kannte man gewisse Eisenerze (Magneteisenstein, Magnetkies), welche die Fähigkeit besitzen, Eisenstücke in geringer Entfernung anzuziehen. Mit solchen natürlichen Magneten war man imstande, Stahl durch Bestreichen künstlich magnetisch zu machen.

Der Magnet zeigt zwei Stellen, wo die Anziehungskraft am stärksten waltet — man nennt sie seine Pole. Zwischen ihnen giebt es eine Stelle ohne magnetische Kraft, den sog. Indifferenzpunkt. Die Pole eines stabförmigen Magneten liegen an dessen Enden, der Indifferenzpunkt in der Mitte. Ein freischwebender Magnetstab nimmt eine konstante Richtung an: von Norden nach Süden. Hiernach bezeichnet man seine Pole als Nordpol und Südpol. Ein eigentümliches Verhalten zeigen zwei freischwebende Magnete zu einander; nähert man sie mit ihren Nordpolen, so stossen sie sich ab, ebenso an ihren Südpolen; dagegen zieht der Nordpol des einen Magneten den Südpol des anderen an. Daraus resultiert das Gesetz:

Gleichnamige Pole stossen einander ab, ungleichnamige ziehen sich an.

Die Anziehungskraft eines Magneten beschränkt sich nicht auf Eisen, sondern äussert sich auch, wenngleich schwächer,

---

[*] λίθος μάγνης, der Magnetstein (natürlicher Magnet).

auf Kobalt und Nickel. Sie findet auch statt, wenn der Magnet vom Eisen durch eine Zwischenwand, z. B. ein Blatt Papier, getrennt ist.

§ 74. **Erdmagnetismus.** Die konstante nordsüdliche Lage eines frei aufgehängten Magneten, in welche er nach jeder Ablenkung wieder zurückkehrt, lässt schliessen, dass die Erde selbst magnetische Kraft besitze und als ein grosser Magnet anzusehen sei, dessen Pole mit den geographischen Polen zusammenstimmen. Zur Beobachtung des Erdmagnetismus bedient man sich einer feinen, magnetisierten Stahlnadel, der sog. Magnetnadel, die, in ihrem Schwerpunkte unterstützt, frei schwebt. Je nachdem man sie aufhängt, unterscheidet man:

a) Die Deklinationsnadel, eine wagerecht aufliegende Magnetnadel, welche die Richtung von Norden nach Süden behauptet. Man nennt sie Deklinationsnadel, weil sie die Abweichung (Deklination) der magnetischen Pole von den geographischen Polen anzeigt. Beiderlei Pole fallen nämlich nicht zusammen. Der magnetische Nordpol liegt im hohen Norden Amerikas (70° n. Br., 97° w. L.); daher weicht bei uns die Magnetnadel westlich ab. Der magnetische Südpol befindet sich im südöstlichen Australien, mithin jenem Nordpole nicht diametral gegenüber.

Man gebraucht die Deklinationsnadel allgemein als Kompass.

b) Die Inklinationsnadel, eine im Schwerpunkt aufgehängte Magnetnadel, welche ausser der nordsüdlichen Richtung noch die stärkere Einwirkung eines Erdpols durch ihre geneigte Lage (Inklination) angiebt. Sie hängt nämlich nur im magnetischen Äquator, d. i. gleich weit von den Polen entfernt, völlig wagerecht; auf der nördlichen Halbkugel senkt sie dagegen ihr Nordende, auf der südlichen ihr Südende herab, da der näher gelegene Pol stärker auf sie einwirkt als der entferntere. Am magnetischen Erdpole selbst hängt die Nadel senkrecht herab.

§ 75. **Wie wird Eisen magnetisch?** Man kennt zwei Mittel, ein Stück Eisen magnetisch zu machen:

1. Durch Magnetisierung mittelst eines Magneten. Der Stahl erlangt, wenn man ihn mit einem Magneten bestreicht, selbst magnetische Kraft und hält diese mit Zähigkeit fest; Stabeisen besitzt diese Fähigkeit nicht, es bleibt nur so lange magnetisch, als es in Berührung mit dem Magneten sich befindet.

Man unterscheidet den einfachen und den doppelten Strich; zu ersterem benutzt man einen geraden Magnetstab, mit dessen einem Pole man die eine Hälfte des zu magnetisierenden Stahles, mit dessen anderem Pol man die andere Hälfte desselben bestreicht. Das Streichen muss stets in gleicher Weise geschehen: Man setzt den Pol auf die Mitte des Stabes und fährt nach dessen Ende zu; dies wiederholt man öfters.

6*

Der doppelte Strich geschieht mit einem Hufeisenmagnet, d. i. einem hufeisenförmig gebogenen Magnetstabe; man setzt denselben auf die Mitte des Stahlstücks auf, fährt wiederholt über dasselbe hin und her und hebt schliesslich in der Mitte ab.

Ein Hufeisenmagnet wird mit einem eisernen Anker versehen und mit Gewichten behängt. Durch allmählich verstärkte Belastung (Armatur) erhöht man seine magnetische Kraft. Man darf jedoch den Anker niemals abreissen, sondern schiebe ihn seitlich ab. — Glühhitze hebt den Magnetismus dauernd auf.

2. **Durch den elektrischen Strom.** Wenn man den elektrischen Strom spiralig um ein Stück Eisen führt, so wird dasselbe magnetisch.

Ist der (behufs Isolierung) mit Seide umsponnene Leitungsdraht einer galvanischen Kette in dicht genäherten Windungen um ein hufeisenförmiges Stück Stabeisen gewunden, so wird letzteres magnetisch, sobald man die Kette schliesst, verliert seinen Magnetismus aber wieder beim Öffnen der Kette. Eine solche Vorrichtung wird ein Elektromagnet genannt. Würde man statt Stabeisen Stahl verwenden, so behielte dieser den erzeugten Magnetismus längere Zeit, auch nach dem Öffnen der Kette.

Diese Verhältnisse lassen uns jeden Magneten als einen Körper erscheinen, um dessen Teilchen nach ein und derselben Richtung elektrische Ströme kreisen. Hieraus erklärt sich die magnetische Anziehung und Abstossung als Folge der elektrischen Anziehung und Abstossung; auch stimmt damit die Thatsache überein, dass ein elektrischer Strom eine in seiner Nähe befindliche Magnetnadel aus ihrer nordsüdlichen Richtung ablenkt. Auf dieser Ablenkung beruht das Galvanometer oder der Multiplikator, ein Instrument, mittelst dessen selbst die kleinsten Mengen galvanischer Elektrizität sich nachweisen lassen (Fig. 38 M). Für die Ablenkung gilt die Ampèresche Regel: Denkt man sich so in den + Strom gelegt, dass er von den Füssen zum Kopfe geht und man der Magnetnadel das Gesicht zuwendet, so wendet sich das Nordende derselben nach links ab.

§ 76. **Elektrischer Telegraph.** Die wesentlichen Punkte der elektrischen Telegraphie beruhen in Folgendem:

Zwei Stationen (A, B) stehen durch einen isolierten Eisendraht mit einander in leitender Verbindung, deren Endungen zur Herstellung der Rückleitung in das feuchte Erdreich hinabgeführt sind. Auf der Station A befindet sich eine konstante Batterie, in B ein Elektromagnet in jene Drahtleitung eingeschaltet. Sobald man nun in A die Kette geschlossen hat, wird in B der Elektromagnet magnetisch und zieht einen eisernen Anker an, der durch einen passenden Mechanismus mit dem Zeiger eines Zifferblattes oder mit einem Druckapparate in Verbindung steht. Wird in A die Kette geöffnet, so verliert der Elektromagnet in B seine Kraft und lässt den Anker fallen. Durch beliebig wiederholtes Öffnen und Schliessen der Batterie in A wird mithin in B nach demselben Tempo der Anker angezogen und gesenkt, welche Bewegung sich auf den Zeiger oder den Druckapparat überträgt.

Die ältesten elektrischen Telegraphen waren Zeigertelegraphen, deren Zeiger an einem Zifferblatte herumgeführt wurde, an welchem die Buchstaben des Alphabetes, sowie die Zahlen von 1—10 verzeichnet standen. Jetzt bedient man sich vorzugsweise des Morseschen Drucktelegraphen, welcher mit einem Stifte auf einen sich abrollenden Papierstreifen Punkte und Striche, als Symbole der Buchstaben, aufdruckt.

Zum Schliessen und Unterbrechen des Stromes dient der Morsesche Schlüssel oder Taster, ein zweiarmiger Hebel aus Metall, welcher in die elektrische Leitung eingeschaltet ist. Im ruhenden Zustande (Ruhekontakt) berührt er mit seinem einen Ende einen Metallknopf und stellt die Verbindung mit der Erdleitung her; drückt man aber auf das andere Ende, so wird jene Verbindung gehoben, der Schlüssel berührt dann einen zweiten Metallknopf (Arbeitskontakt) und stellt die Verbindung mit der Batterie her d. h. öffnet den Strom, der sofort geschlossen wird, wenn man den Schlüssel wieder in den Ruhekontakt versetzt.

Der galvanische Strom pflanzt sich, vermöge seiner geringeren Spannung, viel weniger schnell fort, als die Reibungselektrizität; er legt in der Sekunde 3700 Meilen zurück.

Eine andere passende Verwendung findet der Elektromagnet beim Haustelegraphen (elektrische Klingel), dessen Anker an eine Glocke schlägt, aber so eingerichtet ist, dass er in demselben Momente die elektrische Leitung aufhebt und sich dadurch vom Elektromagneten wieder entfernt. Es entsteht also ein einzelner Glockenschlag, der sich aber stets wiederholt, so lange man mittelst eines Tasters den Strom geöffnet hält.

Zum Haustelegraphen erzeugt man den elektrischen Strom, der nur schwach zu sein braucht, mittelst einer Meidingerschen Kette. Dagegen benutzt man zur Telegraphie eine Batterie aus Daniellschen Ketten.

Das Telephon nach Bell besteht aus einem Magneten und einer sehr dünnen, höchst elastischen Metallplatte. Man verbindet die Stationen, deren jede ein solches Instrument besitzt, ähnlich dem Telegraphen mit einem Leitungsdraht. Spricht man an der einen Station in das Telephon, so gerät die Metallplatte desselben durch die Schallschwingungen in eine zitternde Bewegung, welche die Intensität des nahen Magnetes beeinflusst; da derselbe mit dem Telephon der anderen Station in leitender Verbindung steht, so erteilt er dem Magnete desselben die gleichen Veränderungen, welche dieser der ihm zugehörigen Platte mitteilt, worauf die letztere in gleiche Schwingungen gerät, wie sie durch das Sprechen in der Platte der ersten Station entstehen. Daher vernimmt das Ohr an der zweiten Station dieselben Töne und Worte, welche die erste Station empfangen hat.

§ 77. **Induktion.** Umgiebt man eine Drahtspirale (Fig. 38 B) mit einer zweiten Spirale (A) — beide durch Umspinnen mit Seide isoliert und jede für sich geschlossen — und leitet durch die innere Spirale (B) einen elektrischen Strom (aus der Kette E), so entsteht in der äusseren Spirale (A) ein zweiter elektrischer, sog.

induzierter Strom, als Folge stattgefundener elektrischer Verteilung. Der induzierte Strom besitzt eine dem Hauptstrom entgegengesetzte Richtung und nur eine momentane Dauer, da er lediglich beim Öffnen und Schliessen der Kette entsteht. Er giebt sich durch die momentane Ablenkung der Magnetnadel eines damit verbundenen Galvanometers (M) zu erkennen.

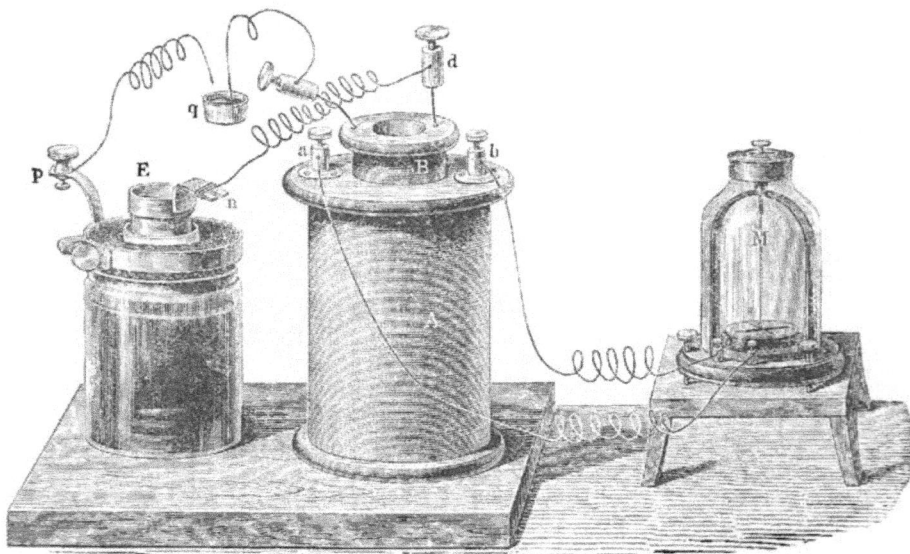

Fig. 38.

Da dem induzierten Strome vorzügliche physiologische Wirkungen auf Nerven- und Muskelsystem zukommen, hat man zu diesem Zwecke sog. Induktionsapparate konstruiert. Die Enden der äusseren Drahtspirale sind bei ihnen mit messingenen Handhaben versehen, die man anfasst, um den Strom durch den Körper zu leiten. Damit der induzierte Strom anhaltende Dauer erlange, wird der Hauptstrom rasch hinter einander wiederholt geöffnet und geschlossen, was man durch eine sinnreiche Vorrichtung (den Hammer) bewerkstelligt. Durch das wiederholte Öffnen und Schliessen des Hauptstromes bilden sich nun rasch aufeinanderfolgende induzierte Ströme.

§ 78. Magneto-Elektrizität. Man kann auch durch Annäherung und Entfernen eines kräftigen Magneten in einer geschlossenen Drahtspirale einen induzierten elektrischen Strom erzeugen. Hierauf gründet sich der magneto-elektrische Rotationsapparat, in welchem eine Drahtspirale um ein hufeisenförmiges Stück weichen

Eisens gewunden ist, dem ein Hufeisenmagnet gegenübersteht.
Durch Umdrehen des letzteren wird das weiche Eisen abwechselnd
magnetisch und unmagnetisch, erzeugt daher in der Drahtspirale
rasch hintereinander induzierte Ströme.

Indem man die Umdrehung des Magneten durch eine Dampfmaschine
oder einen anderen Motor bewirkt, ist man imstande, einen recht kräftigen
elektrischen Strom hervorzurufen, wobei man die aufeinanderfolgenden,
entgegengesetzten Ströme durch einen sog. Stromwender in eine gleiche
Richtung bringt. Mittelst eines solchen magneto-elektrischen Stromes
kann man die Wagen einer elektrischen Eisenbahn in Bewegung
setzen; auch benutzt man ihn neuerdings zum elektrischen Lichte.
Von Eddison werden luftleere Glasglocken konstruiert, in denen eine Bastfaser eingeschlossen ist. Leitet man den Strom durch letztere, so gerät
sie ins Glühen, ohne jedoch zu verbrennen (wegen des Luftmangels).

Versuche.

1. **Magnetische Anziehung.** Einen geraden Magnetstab lege
man in Eisenfeile; er bedeckt sich mit derselben und hält sie auch beim
Herausheben fest. Am dichtesten bedeckt er sich an den Enden (Polen),
wenig in der Mitte.

Man lege eine Stahlnadel auf ein Blatt Papier und fahre mit einem
Magneten unter demselben her: die Nadel folgt allen seinen Bewegungen.

2. **Anziehung und Abstossung.** Man hänge eine Magnetnadel,
die man sich leicht durch regelrechtes Bestreichen einer Stahlnadel mit
einem Magneten herstellen kann, frei auf und nähere ihr einen geraden
Magnetstab oder eine zweite Magnetnadel; es findet Anziehung der ungleichnamigen, Abstossung der gleichnamigen Pole statt.

3. **Inklinationsnadel.** Eine Stricknadel hänge man genau in
ihrer Mitte (Schwerpunkt) an einem dünnen Zwirnfaden auf, sodass sie
wagerecht hängt. Magnetisiert man sie dann durch Bestreichen mit einem
Magneten, so nimmt sie nicht allein eine nordsüdliche Richtung an, sondern
neigt sich mit ihrem Nordende stark zur Erde.

4. **Ablenkung durch den elektrischen Strom.** Nähert man
eine Magnetnadel dem Leitungsdraht einer geschlossenen galvanischen Kette,
so erleidet sie eine Ablenkung. Läuft der + Strom von Nord nach Süd, und
über die Nadel hin, so wird ihr Nordende östlich abgelenkt; hält man
dann die Nadel über den Strom, so findet eine westliche Ablenkung statt.

Fragen.

1. Wie kann man eine Magnetnadel unabhängig vom Erdmagnetismus
machen? — Antw. Indem man unter oder über ihr eine zweite, ihr gleiche
Magnetnadel anbringt, jedoch mit entgegengesetzten Enden. (Astatische
Nadel.) Daher ist das Nordende der unteren Nadel durch das über ihr
befindliche Südende der oberen Nadel gebunden und gehorcht nicht mehr
dem Erdmagnetismus.

2. Worauf beruht die stete Stromunterbrechung durch den Hammer
des Induktionsapparates? — Antw. Der Hammer ist der zum Elektromagneten gehörige Anker und zugleich in die Stromleitung eingeschaltet.
Bei auftretender Wirksamkeit des Stromes reisst der Elektromagnet den
Anker an sich und aus der Leitung heraus, sodass sich dadurch der Strom
selbst unterbricht. Alsdann aber hört die Wirksamkeit des Elektromagneten
wieder auf, der Anker fällt ab und tritt in die Stromleitung zurück. Hierdurch beginnt der Strom wieder und das Spiel geht von neuem von statten.

II. Abteilung.

Chemie.*)

Die **Chemie** ist derjenige Teil der Naturlehre, welcher die Vorgänge der Körperwelt behandelt, die mit einer **stofflichen** Veränderung verbunden sind.

---

1. Die chemischen Elemente.

§ 79. Was nennt man ein Element? Die Wissenschaft versteht unter einem Elemente einen einfachen Körper, den sie nicht weiter in verschiedenartige Bestandteile zerlegen kann. Die Philosophen des Altertums nahmen vier Grundstoffe oder Elemente an, aus denen alles auf der Erde zusammengesetzt sei, und zwar rechneten sie hierzu: die Luft, das Wasser, die Erde und das Feuer. Aber gerade von diesen Stoffen wissen wir jetzt, dass sie keine Grundstoffe sind. Wir haben gelernt, die Luft in zwei Gasarten zu scheiden, deren Gemenge sie ist, und deren eine (das Sauerstoffgas) wir täglich zum Atmen gebrauchen; wir haben das Wasser als die Verbindung zweier Gase, des Wasserstoffs und Sauerstoffs, erkannt; die Erde als das mannigfaltigste Gemenge der verschiedensten Materien, und endlich das Feuer als gar keinen Stoff, sondern nur als einen Zustand, in den alle irdischen Körper geraten können, wenn sie nämlich Licht und Wärme ausstrahlen.

Die chemischen Elemente sind einfache Körper, welche sich nicht in verschiedene Bestandteile zerlegen lassen.

Von denjenigen Stoffen, welche wir jetzt als Elemente ansehen, geben sich vielleicht bei fortschreitender Naturforschung manche als zusammengesetzt zu erkennen, wie bisher öfters der Fall eingetreten, dass sich das, was man früher für einen einfachen Körper gehalten, infolge verbesserter Untersuchungsmethoden als zusammengesetzt erwies.

§ 80. Zahl und Vorkommen der Elemente. Die Zahl der bis jetzt bekannten Elemente beträgt 63. Ihr grösster Teil findet sich

---

*) Chemie von χέω giessen, flüssig machen, auflösen.

in der Natur nur spärlich und sehr zerstreut; die kleinere Hälfte dagegen ist allenthalben verbreitet. Während der Sauerstoff den fünften Teil des Luftmeeres und dazu $^8/_9$ alles Wassers ausmacht, treffen wir die seit alters bekannten Metalle meist nur an gewissen Orten, und über 30 Elemente als seltene Vorkommnisse. In neuester Zeit haben wir vier Metalle (Rubidium, Cäsium, Thallium, Indium) durch die Spektralanalyse entdeckt, da sie in der Natur nur in kleinsten Mengen verteilt sind.

Mit dem häufigeren Vorkommen läuft die Zeit ihrer Bekanntschaft nicht parallel. Die Mehrzahl der Schwermetalle wurde bereits im Altertum benutzt, dagegen entdeckte man die allgemein verbreiteten Elemente: Sauerstoff, Wasserstoff, Chlor, Kiesel, Kalium, Natrium, Calcium, Aluminium u. a. m. erst in neuerer Zeit, meist in diesem Jahrhundert.

§ 81. Wie teilt man gewöhnlich die Elemente ein? Die gewöhnliche Einteilung der chemischen Elemente scheidet sie in Metalle und Nichtmetalle (Metalloide). Wenngleich diese Unterscheidung mehr auf ihrem physikalischen Charakter, als auf chemischen Unterschieden beruht, so hat man sie doch vieler Vorteile wegen bisher allgemein beibehalten. Wegen der unbestimmten Grenzen beider Abteilungen zählt man häufig gewisse Metalle trotz ihres metallischen Aussehens zu den Metalloiden, z. B. das Selen und Tellur zur Seite des Schwefels, auch wohl das Arsen zur Seite des Phosphors.

Der Gesamtcharakter der Metalle beruht auf folgenden physikalischen Eigenschaften: Undurchsichtigkeit, Metallglanz, Schmelzbarkeit, Geschmeidigkeit, gute Leitungsfähigkeit für Wärme und Elektrizität. Die Nichtmetalle besitzen keinen solchen Gesamtcharakter, sind teils durchsichtige Gase, teils spröde, feste Körper, teils Flüssigkeiten.

Die Metalle teilt man nach ihrem spez. Gewicht in Leicht- und Schwermetalle ein, je nachdem das spez. Gewicht unter oder über 5 ist. Bei den Schwermetallen unterscheidet man unedle und edle Metalle, je nachdem sie an der Luft ihren Glanz verlieren oder behalten.

Jedes Element besitzt ein chemisches Zeichen, gemeinlich die Anfangsbuchstaben seines lateinischen Namens. Im folgenden sind diese Zeichen den Elementen beigesetzt.

Aufzählung der chemischen Elemente.

A. Nichtmetalle (Metalloide).

1. Sauerstoff (Oxygenium) O	4. Schwefel (Sulfur)	S
2. Wasserstoff (Hydrogen.) H	5. Selen (Selenium)	Se
3. Stickstoff (Nitrogenium) N	6. Tellur (Tellurium)	Te

7. Phosphor (Phosphorus)	P	11. Fluor (Fluorum)		F
8. Chlor (Chlorum)	Cl	12. Bor (Borum)		B
9. Brom (Bromum)	Br	13. Kohle (Carbo)		C
10. Jod (Jodum)	J	14. Kiesel (Silicium)		Si

B. Metalle.

a. Leichtmetalle (spez. Gew. unter 5,0).

15. Kalium	K	23. Magnesium		Mg
16. Natrium	Na	24. Aluminium		Al
17. Lithium	Li	25. Beryllium		Be
18. Rubidium	Rb	26. Yttrium		Y
19. Cäsium	Cs	27. Erbium		E
20. Baryum	Ba	28. Thorium		Th
21. Strontium	Sr	29. Zirconium		Zr
22. Calcium	Ca			

b. Schwermetalle (spez. Gew. über 5,0).

α. Unedle Metalle.

30. Cer (Cerium)	Ce	43. Indium		In
31. Lanthan (Lanthanum)	La	44. Kupfer (Cuprum)		Cu
32. Didym (Didymum)	Di	45. Wismut (Bismuthum)		Bi
33. Uran (Uranum)	U	46. Antimon (Stibium)		Sb
34. Mangan (Manganum)	Mn	47. Arsen (Arsenium)		As
35. Eisen (Ferrum)	Fe	48. Titan (Titanum)		Ti
36. Kobalt (Cobaltum)	Co	49. Tantal (Tantalum)		Ta
37. Nickel (Niccolum)	Ni	50. Niob (Niobium)		Nb
38. Zink (Zincum)	Zn	51. Wolfram (Wolframium)		W
39. Kadmium (Cadmium)	Cd	52. Molybdän (Molybdaenium)		Mo
40. Zinn (Stannum)	Sn	53. Vanadin (Vanadium)		V
41. Blei (Plumbum)	Pb	54. Chrom (Chromium)		Cr
42. Thallium	Tl			

β. Edle Metalle.

55. Quecksilber (Hydrargyrum)	Hg	59. Iridium		Ir
		60. Rhodium		Rh
56. Silber (Argentum)	Ag	61. Ruthenium		Re
57. Gold (Aurum)	Au	62. Palladium		Pd
58. Platin (Platinum)	Pt	63. Osmium		Os

Wie wurden die Elemente im Laufe der Zeit entdeckt?

Die Beantwortung dieser Frage begreift zugleich einen kurzen Abriss der Geschichte der Chemie in sich.

Bereits im grauen Altertume kannte man eine Anzahl von Schwermetallen, teils solche, welche die Natur gediegen liefert, wie das Gold, Silber, Quecksilber, teils solche, deren Reduktion man frühe lernte, wie das Eisen, Kupfer, Zinn und Blei; von den Nichtmetallen war der Schwefel und der Kohlenstoff bekannt.

Seit dem Untergange des römischen Reiches flüchtete die Naturwissenschaft zu den Arabern. Der berühmte *Geber*, ein Mesopotamier, lehrte im 8. Jahrh. zu Sevilla; er besass eine Menge empirischer Kenntnisse, z. B. der Alkalien und Säuren, und huldigte dem Glauben an eine Umwandlung der unedlen Metalle in edle. Derselbe ward verhängnisvoll für die sich nun ausbildende „Alchemie". Durch das ganze Mittelalter suchte man die Goldmacherkunst, den Stein der Weisen, das Lebenselixier.

In diesem vergeblichen Bemühen war auch der kenntnisreiche Paracelsus (im 16. Jahrhundert) befangen. Während dessen hatte man kennen gelernt: Arsen, Wismut, Antimon und Zink.

Gegen Schluss des 17. Jahrhunderts zeigte endlich Boyle, dass die Alchemie vom Pfade wahrer Naturwissenschaft ablenke, und wurde, nach dem Wesen der Gase und Verbrennung forschend, der Begründer der neueren Wissenschaft. In diese Zeit fiel die Entdeckung des Phosphors durch den Alchymisten Brand (1670).

Im 18. Jahrhundert herrschte die Phlogistontheorie Stahls. Indem dieser Gelehrte den Prozess der Verbrennung zu erklären suchte, nahm er einen unwägbaren Stoff, das Phlogiston, an, welcher aus dem verbrennenden Körper entweichen sollte. In dieser Zeit wurden die Metalle Kobalt, Nickel und Mangan, von Cavendish 1766 der Wasserstoff, vom grossen schwedischen Chemiker Scheele das Chlor, der Stickstoff und Sauerstoff, letzterer gleichzeitig auch von Priestley 1774 in England entdeckt. Ihnen schlossen sich zu Ende des Jahrhunderts mehrere seltenere Metalle an: Platin mit Iridium, Rhodium, Palladium und Osmium, sowie Uran, Chrom, Molybdän, Wolfram, Titan, Tantal, Tellur, an deren Entdeckung die Chemiker Klaproth, Wollaston und Scheele partizipieren.

Der wichtigste Zeitabschnitt in der Geschichte der Chemie fällt in das Ende des 18. Jahrhunderts, als 1787 Lavoisier (zu Paris) durch eine Reihe glänzender Versuche im Sauerstoff den Hauptfaktor bei der Verbrennung kennen lehrte und dadurch die Phlogistontheorie stürzte. Durch seine Methode der Untersuchung brach sich der richtige Gebrauch der Wage und damit die analytische Chemie Bahn.

Im Anfange des 19. Jahrhunderts führte der neuentdeckte Galvanismus den berühmten Engländer Davy zur Isolierung von Kalium und Natrium (1807), sowie des Bor. Zwei Jahre später (1809) wies er die elementare Natur des Chlors nach, welches Scheele für oxydierte Salzsäure gehalten hatte; zugleich wurde das Magnesium entdeckt. Courtois fand (1811) das Jod, 15 Jahre später Balard das Brom. Berzelius isolierte (1823) das Silicium und entdeckte (1817) das Selen und Lithium.

Mit der künstlichen Darstellung des Harnstoffs durch Wöhler (1828) wurde die organische Chemie das Feld zahlreicher Entdeckungen, zumal da Liebig die Elementaranalyse der organischen Körper zu einem hohen Grade der Vervollkommnung brachte. Währenddessen gelang die Isolierung des Calcium, Aluminium und Baryum.

Der neuesten Zeit endlich war es vorbehalten, mittelst der durch Bunsen und Kirchhof eingeführten Spektralanalyse noch vier Metalle zu entdecken: Caesium, Rubidium, Thallium und Indium, welche in so minimalen Mengen durch die Natur verbreitet sind, dass ihre Gegenwart sich bisher aller Wahrnehmung entzogen hatte und erst durchs Spektrum erkannt wurde.

---

2. Atom und Äquivalent.

§ 82. Was ist ein Atom? Die Moleküle*) der Körper, welche durch physikalische Kräfte unteilbar sind, lassen sich je-

---

*) molecula, kleine Masse.

doch durch chemische Vorgänge in Atome zerlegen. Atom*) nennt man nämlich das kleinste Teilchen eines Elementes, welches in einem Molekül enthalten sein kann. Bezeichnen wir mit Molekül die kleinste Menge eines Körpers, welche im Raume frei für sich existieren kann, so sind die Atome die Bestandteile der Moleküle. Die Moleküle der Elemente werden demgemäss aus (zwei) gleichartigen Atomen bestehend angesehen, z. B. ein Schwefelmolekül aus zwei Schwefelatomen, ein Sauerstoffmolekül aus zwei Sauerstoffatomen, ein Kohlemolekül aus zwei Kohleatomen; die Moleküle der chemischen Verbindungen bestehen aber aus verschiedenartigen Atomen, z. B. ein Schwefelkohlenstoffmolekül aus Schwefelatomen und Kohleatomen, ein Wassermolekül aus Wasserstoffatomen und Sauerstoffatomen.

Bei der chemischen Vereinigung zweier Elemente verändern sich ihre Moleküle durch Umtausch der Atome. Mischen wir Kohle mit Schwefel, so bleiben die Kohlemoleküle und Schwefelmoleküle nach wie vor, jene aus Kohleatomen, diese aus Schwefelatomen zusammengesetzt; verbinden sich aber beide Elemente zu Schwefelkohlenstoff, so lösen sich ihre Moleküle auf und gruppieren ihre Atome zu Schwefelkohlenstoffmolekülen, indem ein Kohleatom (C) mit zwei Schwefelatomen (S) sich verbindet.

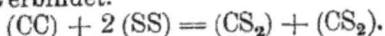

$$(CC) + 2\,(SS) = (CS_2) + (CS_2).$$

In jedem chemischen Prozesse, sei es eine Vereinigung oder Trennung, spalten sich demnach die Moleküle der betreffenden Körper in ihre Atome, welche sich dann anders gruppieren und dadurch andere Körper erzeugen.

§ 83. Was nennt man Atomgewichte? Die Atome eines Elementes besitzen ein bestimmtes Gewicht, welches bei den einzelnen Elementen verschieden ist. So wiegt ein Schwefelatom das Doppelte eines Sauerstoffatoms. Am leichtesten ist das Wasserstoffatom; man nimmt es deshalb als Einheit an, um damit das Gewicht der übrigen Elementatome zu vergleichen. Die resultierenden Zahlen nennt man Atomgewichte; selbstredend sind es keine absoluten, sondern relative Zahlen. Wenn es z. B. heisst, das Atomgewicht des Sauerstoffs sei = 16, dasjenige des Schwefels = 32, so bedeutet dies, dass das Sauerstoffatom 16 mal, das Schwefelatom 32 mal so viel wiegt als das Wasserstoffatom, dessen Atomgewicht = 1 ist.

Wissen wir, aus wie viel Atomen ein Molekül zusammengesetzt ist, so erhalten wir durch Addition der betreffenden Atomgewichte das Gewicht dieses Moleküls — sein Molekularge-

---

*) Atom von ἄτομος (unteilbar).

wicht. Besteht das Chlorwasserstoffmolekül aus 1 Atom Chlor (Cl) und 1 Atom Wasserstoff (H), so ist das Molekulargewicht des Chlorwasserstoffs $= 35{,}5 + 1 = 36{,}5$, da das Atomgewicht des Chlors $= 35{,}5$ ist. Besteht das Wassermolekül aus 2 Atomen Wasserstoff (H) und 1 Atom Sauerstoff (O), so ist das Molekulargewicht des Wassers $= 2 \times 1 + 16 = 18$.

$$H = 1 \qquad\qquad 2\,H = 2$$
$$\underline{Cl = 35{,}5} \qquad\qquad \underline{O = 16}$$
$$HCl = 36{,}5 \qquad\qquad H_2O = 18.$$

Die Atomgewichte gebraucht man bei jedweder chemischen Operation, um die obwaltenden chemischen Gewichtsverhältnisse zu berechnen. Man nennt diesen Teil der chemischen Wissenschaft die Stöchiometrie und legt ihr hohen Wert bei. Will man eine Verbindung herstellen, so lehrt sie uns, wie viel von jedem der Anteil nehmenden Stoffe zugegen sein muss, wie sie uns auch von vornherein berechnen lässt, wieviel das Produkt betragen wird. Bildet Chlor mit Wasserstoff HCl, so wissen wir aus der Stöchiometrie, dass $H = 1$, $Cl = 35{,}5$, also 1 Gewichtsteil Wasserstoff sich mit 35,5 Gewichtsteilen Chlor verbindet und $1 + 35{,}5 = 36{,}5$ Gewichtsteile Chlorwasserstoff erzeugt.

§ 84. Was versteht man unter Äquivalent? Die Mengen, in denen zwei Körper gleichen Wert besitzen, sind äquivalent (gleichwertig). Legt man Eisen in eine Kupferlösung, so scheiden 56 Teile Eisen, indem sie sich auflösen, 63,5 Teile Kupfer metallisch aus. Das Eisen tritt an die Stelle des Kupfers und zwar sind 56 Teile Eisen 63,5 Teilen Kupfer äquivalent.

Äquivalente Mengen sind solche, die sich gegenseitig vertreten können.

Geht man die Reihe der Elemente durch, wie sie sich gegenseitig in ihren Verbindungen vertreten, so nimmt man wahr, dass bei vielen 1 Atom des einen 1 Atom eines anderen Elementes äquivalent ist. 1 Atom Chlor ist äquivalent 1 Atom Jod, 1 Atom Brom, 1 Atom Kalium, 1 Atom Wasserstoff u. a. Man nennt daher das Chlor, Brom, Jod, Kalium, Wasserstoff einwertige, univalente Elemente.

Andererseits giebt es Elemente, von denen 1 Atom 2 Atomen Wasserstoff, Chlor oder eines andern einwertigen Elementes äquivalent ist; dahin gehört der Sauerstoff, Schwefel u. a. Man nennt sie daher zweiwertige, bivalente Elemente.

1 Atom Stickstoff, Phosphor u. a. vermag drei Atome Wasserstoff zu vertreten, es sind dies daher dreiwertige, trivalente Elemente; die Kohle, der Kiesel u. a. sind 4 Atomen Wasserstoff äquivalent, mithin vierwertige, quadrivalente Elemente. Nicht selten kommt es vor, dass Elemente in zwei

verschiedenen Werten auftreten. So erhöht der Stickstoff, Phosphor u. a. ihre Dreiwertigkeit häufig zu Fünfwertigkeit; das Eisen und Mangan ihre Zweiwertigkeit zu Vierwertigkeit.

Die Unterscheidung der Elemente nach ihrer Valenz gehört der Neuzeit an. Vor zwei Jahrzehnten noch bediente man sich der Äquivalentgewichte, statt der Atomgewichte. Damals waren die letzteren bei den zwei- und vierwertigen Elementen nur halb so gross, also für Sauerstoff 8 (statt 16), für Schwefel 16 (statt 32), für Kohlenstoff 6 (statt 12).

Die Atomgewichte der wichtigsten Elemente.

A. Einwertige Elemente.

Wasserstoff (H)	1	Kalium (K)	39
Chlor (Cl)	35,5	Natrium (Na)	23
Brom (Br)	80	Lithium (Li)	7
Jod (J)	127	Silber (Ag)	108

B. Zweiwertige Elemente.

Sauerstoff (O)	16	Magnesium (Mg)	24
Schwefel (S)	32	Zink (Zn)	65
Baryum (Ba)	137	Kupfer (Cu)	63,5
Calcium (Ca)	40	Quecksilber (Hg)	200

Zwei- und vierwertige Elemente.

Mangan (Mn)	55	Blei (Pb)	207
Eisen (Fe)	56		

C. Dreiwertige Elemente.

Wismut (Bi)	210	Bor (B)	10,6
Gold (Au)	196,5		

Drei- und fünfwertige Elemente.

Stickstoff (N)	14	Arsen (As)	75
Phosphor (P)	31	Antimon (Sb)	122

D. Vierwertige Elemente.

Kohle (C)	12	Platin (Pt)	197
Kiesel (Si)	28	Chrom (Cr)	52,5
Zinn (Sn)	118	Aluminium (Al)	27,5

Die Molekulartheorie.

Die heutige Anschauung der Chemie gründet sich auf die sogen. Molekulartheorie. Dieselbe stellt folgende Sätze auf:

1. *Die im Raume frei existierenden kleinsten Teilchen — die Moleküle — sind chemisch aus Element-Atomen zusammengesetzt.*

Nicht allein die Moleküle der Verbindungen bestehen aus den Atomen ihrer Bestandteile, sondern auch die Moleküle der freien Elemente bestehen aus Atomen, jedoch aus gleichartigen Atomen. Beispiele:

1 Mol. Wasserstoff (H H)   1 Mol. Chlorwasserstoff (HCl)
1 „ Chlor (Cl Cl)   1 „ Wasser (H_2O)
1 „ Sauerstoff (O O)   1 „ Ammoniak (NH_3)

2. *Im Molekül halten sich die Atome in gegenseitiger Bindung.*

In der Salzsäure bindet sich 1 einwertiges Chlornatron mit 1 einwertigen Wasserstoffatome; im Kalk bindet sich 1 zweiwertiges Sauerstoffatom mit 1 zweiwertigen Calciumatome:

Chlorwasserstoff H—Cl   Kalk Ca—O

Dagegen bindet im Wassermolekül 1 zweiwertiges Sauerstoffatom 2 einwertige Wasserstoffatome; im Ammoniak bindet 1 dreiwertiges Stickstoffatom 3 einwertige Wasserstoffatome:

Wasser $\begin{matrix} H \searrow \\ \quad \ O \\ H \nearrow \end{matrix}$ Ammoniak $\begin{matrix} H \searrow \\ H {-} N \\ H \nearrow \end{matrix}$

3. *Die Moleküle besitzen im gasförmigen Zustande (bei gleichen Wärme- und Druckverhältnissen) ein gleiches Volumen d. i. sie sind in Gasform gleichgross.*

1 Molekül Wasserstoffgas besitzt unter gleichen äusseren Verhältnissen dieselbe Grösse wie 1 Molekül Wassergas, 1 Molekül Chlorwasserstoffgas und 1 Molekül Ammoniakgas. Man kann diesem Satz auch folgende Fassung geben:

1 l Wasserstoffgas enthält bei gleicher Temperatur und unter gleichem Drucke ebenso viele Moleküle, wie 1 l Sauerstoffgas, 1 l Wassergas, 1 l Chlorwasserstoffglas, 1 l Ammoniakgas.

Hieraus ergiebt sich, dass die Molekulargewichte des Sauerstoffs, Chlorwasserstoffs, Wassers, Ammoniaks sich zu dem des Wasserstoffs genau ebenso verhalten, wie die spezifischen Gewichte der genannten Gase zu dem des Wasserstoffgases. Nämlich:

	Molekülformel	Molekular-Gewicht	spez. Gew.
Wasserstoffgas	(HH)	2	0,069
Sauerstoffgas	(O O)	32	1,100
Chlorwasserstoffgas	(HCl)	36,5	1,250
Wassergas	(H_2O)	18	0,620
Ammoniakgas	(H_3N)	17	0,590

Nun verhalten sich aber die Zahlen 32 : 2 wie 1,100 : 0,069, 18 : 2 wie 0,620 : 0,069 u. s. f., sodass, wenn wir das spez. Gew. des Wasserstoffs, statt desjenigen der atmosphärischen Luft, zur Einheit nehmen, die daraufhin umgerechneten spez. Gew. der Gase mit deren Molekulargewichten geradezu übereinstimmen. Ein Gas ist um so viel schwerer als das Wasserstoffgas, als sein Molekulargewicht dasjenige des Wasserstoffs (H H = 2) übertrifft.

4. *Bei der Vereinigung zweier Elemente findet keine Verdichtung statt, wenn beide gleichwertig sind; ist aber das eine Element mehrwertig wie das andere, so tritt bei ihrer Verbindung Volumverminderung ein.*

Dieser Satz wird vom Experiment bewahrheitet. Vereinigt sich 1 Molekül Chlor mit 1 Molekül Wasserstoff, so entstehen daraus 2 Moleküle Chlorwasserstoff, ohne Veränderung des Volumens;

(HH) + (ClCl) = (HCl) + (HCl).

Verbindet sich aber 1 Molekül Sauerstoffgas mit 2 Molekülen Wasserstoffgas, so entstehen 2 Moleküle Wassergas:

(HH) + (HH) + (OO) = (H_2O) + (H_2O)

Hier resultieren aus der Vereinigung von 3 Molekülen elementarer Stoffe nur 2 Moleküle der Verbindung; es findet mithin eine Volumverminderung (Verdichtung, Kondensation) und zwar von 3 : 2 statt.

5. *Werden solche Verbindungen, welche mehr als 2 Atome enthalten, in ihre Bestandteile zerlegt, so findet Volumvermehrung (Ausdehnung) statt.*

Zerlegt man Wassergas (H_2O) in seine beiden Bestandteile: Wasserstoff- und Sauerstoffgas, so liefern je 2 Volumina Wassergas 3 Gasvolumina (2 Volumina H und 1 Volumen O) wobei also Ausdehnung von 2 : 3 eintritt.

Ammoniakgas (NH_3) dehnt sich bei seiner Zerlegung in Stickstoff und Wasserstoff aufs doppelte aus, indem 2 Volumina NH_3 in 1 Volumen Stickstoff- und 3 Volumina Wasserstoffgas zerfallen:

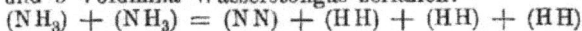

$$(NH_3) + (NH_3) = (NN) + (HH) + (HH) + (HH)$$

3. Die chemischen Verbindungen.

§ 85. Unterschied zwischen einer chemischen Verbindung und mechanischen Mischung. Vereinigt man zwei verschiedene Körper mit einander, so resultiert daraus entweder eine mechanische Mischung, oder eine chemische Verbindung. Mischt man Schwefel mit Zucker, so erhält man ein Gemenge beider, verbrennt man Schwefel im Sauerstoff der Luft, so entseht eine chemische Verbindung, schwefligsaures Gas mit dem bekannten erstickenden Geruch.

Worin beruht der Unterschied?

In einem mechanischen Gemenge lassen sich die einzelnen Bestandteile durch unsere Sinne oder andere einfache Mittel äusserlich wahrnehmen. Obwohl eine feingepulverte Mischung aus Schwefel und Zucker wie ein einheitlicher Körper aussieht, lässt sie sich doch durch Wasser scheiden, welches den Zucker auflöst und den Schwefel zurücklässt. Unser Geschmacksorgan findet aus dem Gemenge den Zucker, unser Auge den Schwefel heraus.

Anders verhält es sich mit dem schwefligsauren Gase, das wir durch Verbrennen des Schwefels an der Luft erhalten. Es ist ein völlig veränderter Körper, in welchem wir weder den Schwefel, noch den Sauerstoff wiederfinden. Bei der chemischen Vereinigung von Schwefel mit Sauerstoff ist ein ganz neuer Körper entstanden, ein farbloses, stechend riechendes Gas.

1. Eine chemische Verbindung unterscheidet sich von einer mechanischen Mischung zunächst dadurch, dass ihre Bestandteile die früheren Eigenschaften eingebüsst haben und einen neuen Körper bilden.

Ein zweiter Unterschied liegt darin, dass mechanische Gemenge sich in allen Gewichtsverhältnissen anfertigen lassen, aber chemische Verbindungen stets an gewisse, bestimmte Gewichts- und Volumverhältnisse gebunden sind. Schwefel und Zucker können wir in beliebigen Mengen mischen; verbrennen wir aber Schwefel an der Luft, so vereinigt sich stets 1 Teil Schwefel mit 1 Teil Sauerstoffgas zu zwei Teilen schwefligsaurem Gase. War mehr Sauerstoff zugegen, so geht der Überschuss nicht mit in die Verbindung ein; genügt die Sauerstoffmenge nicht, so verbrennt der Schwefel nicht völlig.

2. Wenn sich zwei Elemente chemisch mit einander verbinden, so geschieht dies in fest bestimmten Verhältnissen.

Den Grund hierzu finden wir in der Thatsache, dass die Elemente sich nach Atomen verbinden. Beim Verbrennen des Schwefels an der Luft vereinigt sich je 1 Atom Schwefel mit 2 Atomen Sauerstoff zu 1 Mol. schwefligsaurem Gase (SO_2). Der Schwefel hat das Atomgewicht 32, der Sauerstoff 16, also vereinigen sich stets 32 Gewichtsteile Schwefel mit $2 \times 16 = 32$ Teilen Sauerstoff, d. i. es verbinden sich gleiche Gewichtsteile Schwefel und Sauerstoff zu schwefligsaurem Gase.

Es können sich zwei Elemente auch in mehr als in einem Verhältnisse vereinigen; so bildet der Schwefel mit dem Sauerstoff nicht nur die schweflige Säure, sondern auch einen sauerstoffreicheren Körper, die Schwefelsäure. In letzterem verhält sich die Menge des Schwefels zu der des Sauerstoffs wie 1 1,5.

Dalton drückte dies durch folgendes Gesetz aus:

3. Verbinden sich zwei Elemente in mehr als in einem Verhältnisse, so stellen die Gewichtsmengen der höheren Verbindungen Multipla der niedrigsten dar. (Gesetz der multiplen Proportionen.)

Ein schönes Beispiel hierzu liefert der Stickstoff, welcher mit dem Sauerstoff folgende fünf Verbindungen eingeht:

$$28 \text{ Teile Stickstoff mit } 1 \times 16 = 16 \text{ Teilen Sauerstoff}$$
$$2 \times 16 = 32$$
$$3 \times 16 = 48$$
$$4 \times 16 = 64$$
$$" \quad " \quad " \quad " \quad 5 \times 16 = 80 \quad " \quad "$$

Da nun das Atomgewicht des Stickstoffs $= 14$, das des Sauerstoffs $= 16$ ist, so erhalten wir für obige Gewichtsverhältnisse folgende Atomverhältnisse:

$$2 \text{ At. N } (2 \times 14 = 28 \text{ Teile}) + 1 \text{ At. O } (= 16 \text{ Teile}) \text{ zu } N_2O$$
$$+ 2 \quad (= 32 \quad) \quad N_2O_2$$
$$+ 3 \quad (= 48 \quad) \quad N_2O_3$$
$$+ 4 \quad (= 64 \quad) \quad " N_2O_4$$
$$+ 5 \quad (= 80 \quad) \quad N_2O_5$$

§ 86. Wie unterscheidet man die Verbindungen? Nach ihrem physikalischen Charakter sind die chemischen Verbindungen sehr von einander verschieden. Jedoch lassen sich aus ihrer grossen Zahl einige Gruppen herausheben, ausgezeichnet durch gemeinsame Eigenschaften sowohl physikalischer, wie chemischer Art. Dies sind:

1. Die Säuren. Eine Reihe von Verbindungen saurer Natur; sie zeigen in dem Masse, wie sie sich in Wasser zu lösen vermögen, einen sauren Geschmack und mehr oder weniger ätzende Wirkung auf die Haut. Sie vermögen verschiedene Farbestoffe zu röten, vornehmlich das blaue Lackmus, die blauen Veilchenblumen, den Saft der Kreuzdornbeeren; Kochenilletinktur färben sie gelbrot.

Die Säuren besitzen sämtlich ein oder mehrere Atome Wasserstoff, welcher sich leicht durch Metalle umtauschen lässt, wodurch Salze entstehen.

Säuren nennt man solche Wasserstoff-Verbindungen, welche durch Aufnahme von Metall an Stelle des Wasserstoffs Salze bilden.

Bsp. Die Verbindung des Chlors mit dem Wasserstoff, HCl, ist eine starke Säure, die sog. S a l z s ä u r e. Bringt man Zink mit derselben zusammen, so treibt dieses Metall den Wasserstoff gasförmig aus und erzeugt ein Salz, das Chlorzink.

2. D i e B a s e n. Hierhin zählen Verbindungen der Metalle mit Sauerstoff oder Schwefel. Sie zeichnen sich durch einen l a u g e n h a f t e n Geschmack aus, sofern sie sich in Wasser aufzulösen vermögen, und machen dann die Haut schlüpfrig (ähnlich der Seife). Auf Farbstoffe wirken sie gerade den Säuren entgegengesetzt, stellen das von letzteren g e r ö t e t e Lackmusblau w i e d e r h e r, färben die Veilchenblumen und den Saft der Kreuzdornbeeren g r ü n, den gelben Farbstoff der Kurkuma b r a u n, Kochenilletinktur v i o l e t t und Phenolphtaleïnlösung intensiv rot.

Mit den Säuren erzeugen die Basen Salze, indem sie zugleich Wasser oder Schwefelwasserstoff (aus dem Wasserstoff der Säure und dem Sauerstoff resp. Schwefel der Base) bilden.

Basen nennt man Metallverbindungen des Sauerstoffs resp. Schwefels, welche mit den Säuren Salze zu bilden vermögen, unter Abscheidung von Wasser resp. Schwefelwasserstoff.

Zu den stärksten Basen zählt das Kaliumoxyd (K_2O) und Schwefelkalium (K_2S), welche mit der Salzsäure (HCl) ein Salz das Chlorkalium (KCl) bilden, nebenbei Wasser resp. Schwefelwasserstoff erzeugend aus dem Wasserstoff der Salzsäure und dem Sauerstoff resp. Schwefel der Base. Basischen Charakter und die Fähigkeit, mit Säuren Salze zu bilden, besitzt auch das Ammoniak (NH_3).

3. D i e S a l z e. Sie entstehen durch »Sättigung« einer Säure mit einer Base d. i. durch Aufnahme von Metallatomen an Stelle des Wasserstoffs der Säuren.

Die Salze bilden sich aus den Säuren durch Vertauschung ihres Wasserstoffs mit einem Metalle.

Die in Wasser löslichen Salze zeichnen sich durch K r y s t a l l i s i e r b a r k e i t und einen S a l z g e s c h m a c k aus; die grosse Zahl der unlöslichen Salze entbehrt dieselben. Gegen Pflanzenfarben verhalten sich die meisten Salze indifferent, d. i. sie besitzen n e u t r a l e R e a k t i o n. Ausnahmen hiervon bilden die Salze, welche aus schwachen Säuren, z. B. der Kohlensäure, mit sehr kräftigen Basen, z. B. von Kalium und Natrium, hervorgehen; diese Salze verhalten sich gegen Pflanzenfarben wie Basen, d. i. sie bläuen das gerötete Lackmus, röten Phenolphtaleïn u. s. f. Umgekehrt reagieren die Salze aus starken Säuren, wie die Schwefelsäure, und schwachen Basen, wie die Oxyde der Schwermetalle, sauer.

Verbindungen, welche weder zu den Säuren, noch zu den Basen und Salzen gehören, sind indifferente Körper.

Versuche.

1. Man wäge genau 4 g Quecksilber und 5 g Jod ab und verreibe sie in einem Porzellanmörser, unter Befeuchten mit einigen Tropfen Weingeist, kräftig zusammen: es entsteht ein karminrotes Pulver, das rote Jodquecksilber. Fügt man zu demselben nochmals 4 g Quecksilber und fährt mit dem Verreiben fort, so verwandelt sich das rote Pulver in ein grünlichgelbes, in das gelbe Jodquecksilber.

Das rote Jodquecksilber enthält 4 Teile Quecksilber auf 5 Teile Jod, das gelbe Jodquecksilber enthält 8 Teile Quecksilber, also die doppelte Menge, auf das gleiche Quantum Jod.

2. Man wäge 15 g offizinelle reine (30prozentige) Salpetersäure in ein Becherglas; ein Streifen blaues Lackmuspapier wird beim Eintauchen stark gerötet; Kurkumapapier aber bleibt dabei unverändert. Ihr Geschmack ist scharf sauer.

Andrerseits wäge man 2 g weissen, gebrannten Kalk, der durchs Lagern noch nicht mürbe geworden, sondern noch steinhart ist, bringe ihn in ein Porzellanschälchen und tröpfele 16—20 Tropfen Wasser darauf; in kurzer Zeit beginnt der Kalk zu rauchen und zerfällt unter Zischen zu einem lockeren, weissen Pulver. Man füge nun noch soviel Wasser hinzu, dass ein dünner Brei entsteht; taucht man einen Streifen rotes Lackmuspapier hinein, so bläut sich derselbe stark; Kurkumapapier färbt sich braun. Sein Geschmack ist scharf laugenhaft.

Alsdann giebt man die abgewogene Säure portionenweise zu dem Kalkbrei, wodurch eine allmähliche Auflösung des gelöschten Kalkes unter starker Erwärmung erfolgt. Ist die Säure bis auf 2—3 g eingetragen, so tauche man nach jedem Zusatze rotes Lackmuspapier ein, um dessen Bläuung zu konstatieren. Wenn die Flüssigkeit klar geworden und das rote Lackmuspapier nicht mehr gebläut wird, tauche man ein blaues Lackmuspapier ein, welches nun auch unverändert bleiben muss. War der Kalk ganz rein, so wird das abgewogene Quantum der Salpetersäure zur Sättigung verbraucht werden.

Die resultierende Flüssigkeit schmeckt stark salzig. Dampft man sie zur Trockne, so hinterlässt sie ein weisses Salz — salpetersauren Kalk —, dessen Gewicht gegen 6 g beträgt.

---

4. Die Konstitution der chemischen Verbindungen.

§ 87. Verbindungsgesetz. Im allgemeinen lässt sich der Satz aufstellen, dass sich die Elemente nach ihrer Valenz mit einander vereinigen. Im Molekül müssen die verschiedenen Atome sich in gegenseitiger Bindung halten; nur wenige chemische Verbindungen existieren, die hiervon eine Ausnahme machen und ungesättigte Verbindungen darstellen, z. B. das Kohlenoxydgas (CO).

1. *Gleichwertige Elemente vereinigen sich zu je 1 Atom.*

Bsp.: Chlorwasserstoff (HCl); Jodkalium (KJ); Kalk (CaO).

2. *Ungleichwertige Elemente vereinigen sich im umgekehrten Verhältnisse ihrer Valenz.*

1 zweiwertiges Atom verbindet sich mit 2 einwertigen Atomen.
1 dreiwertiges „ „ „ „ 3 „ „
1 vierwertiges „ „ „ „ 4 „ „

    Bsp.: Wasser (H_2O); Ammoniak (NH_3); Kohlenwasserstoffgas (CH_4)

2 dreiwertige Atome verbinden sich mit 3 zweiwertigen Atomen.
1 vierwertiges Atom verbindet sich mit 2 „ „

    Bsp.: Thonerde (Al_2O_3); Kohlensäure (CO_2). Arsenik (As_2O_3); Schwefelkohlenstoff (CS_2).

Charakteristik der Verbindungen nach ihren Bestandteilen.

§ 88. Die Verbindungen der Salzbildner. Zu den S a l z b i l d n e r n zählen folgende einwertige Nichtmetalle: Chlor, Brom, Jod, und Fl u o r. Sie zeichnen sich durch die beiden Eigenschaften aus:

1. Die Salzbildner vereinigen sich mit den Metallen zu Salzen (sog. Haloidsalzen).

Im allgemeinen bezeichnet man die Verbindungen des Chlors als Chloride, die des Broms als B r o m i d e, die des Jods als J o d i d e, die des Fluors als Fl u o r i d e. Metalle mit doppelter Valenz bilden zwei Reihen von Haloidsalzen; die an Chlor, Brom, Jod, Fluor ärmeren Verbindungen werden dann als Chlor üre, Bromüre, Jodüre, Fluorüre unterschieden.

Bsp.:	Kaliumchlorid	KCl	Kaliumjodid	KJ
	Calciumchlorid	$CaCl_2$	Calciumfluorid	CaF_2
	Eisenchlorür	$FeCl_2$	Zinnchlorür	$SnCl_2$
	Eisenchlorid	Fe_2Cl_6*)	Zinnchlorid	$SnCl_4$
	Quecksilberchlorür	Hg_2Cl_2**)	Quecksilberjodür	Hg_2J_2
	Quecksilberchlorid	$HgCl_2$	Quecksilberjodid	HgJ_2
	Goldchlorid	$AuCl_3$	Platinchlorid	$PtCl_4$

In den Haloidsalzen enthält jedes Molekül soviel Atome des Salzbildners, als das Metallatom Werte besitzt.

2. Die Salzbildner vereinigen sich mit dem Wasserstoff zu (gasförmigen) Säuren.

    Chlorwasserstoffsäure (Salzsäuregas) HCl
    Bromwasserstoffsäure HBr
    Jodwasserstoffsäure HJ
    Fluorwasserstoffsäure (Flusssäure) HF

§ 89. Die Verbindungen des Sauerstoffs. Der S a u e r s t off bildet mit den übrigen Elementen O x y d e. Dieselben sind nach der Valenz zusammengesetzt, indem das zweiwertige Sauerstoffatom 2 einwertige resp. 1 zweiwertiges Element-Atom zu binden vermag. Mehrwertige Elemente beanspruchen mehr als 1 Sauerstoffatom, und zwar vermag der Sauerstoff mit ein - und zwei-

---

*) $Fe \equiv Cl_3$ **) $Hg — Cl$
    $Fe \equiv Cl_3$ $Hg — Cl$

wertigen Elementen, z. B mit Chlor, Schwefel u. a., sich in mehrfachen Verhältnissen zu verbinden, wobei man eine gegenseitige Bindung von Sauerstoffatomen, vielleicht auch eine Erhöhung der Valenz des anderen Elementes annehmen muss.

Es können nun folgende Fälle eintreten:

1. Der Sauerstoff ist nur mit 1 Elemente verbunden — die Verbindung ist ein Oxyd.

Bsp.:		
	Wasserstoffoxyd (Wasser)	H_2O*)
	Kaliumoxyd (Kali)	K_2O
	Natriumoxyd (Natron)	Na_2O
	Calciumoxyd (Kalk)	CaO
	Zinkoxyd	ZnO
	Aluminiumoxyd (Thonerde)	Al_2O_3**)
	Platinoxyd	PtO_2

Im Falle das mit dem Sauerstoff verbundene Element mehrere Werte hat und mithin mehrere Oxyde bildet, nennt man das sauerstoffärmere derselben Oxydul, das sauerstoffreichere Oxyd. Besitzt das betreffende Element ausserdem eine ungesättigte Sauerstoffverbindung, so heisst dieselbe Suboxyd; übersättigte Verbindungen heissen Superoxyde. Suboxyde und Superoxyde besitzen keine basischen resp. sauren Eigenschaften. Ausserdem bezeichnet man mehrfache Oxyde auch wohl mit der vorgesetzten Silbe prot-, di-(deut-), tri-, tetr-, pent-, je nach der Zahl der Sauerstoffatome.

Bsp.:				
	Eisenoxydul	FeO	Schwefeldioxyd	SO_2†)
	Eisenoxyd	Fe_2O_3	Schwefeltrioxyd	SO_3††)
	Quecksilberoxydul	Hg_2O***)	Phosphortrioxyd	P_2O_3
	Quecksilberoxyd	HgO	Phosphorpentoxyd	P_2O_5
	Zinnoxydul	SnO	Stickstofftrioxyd	N_2O_3
	Zinnoxyd	SnO_2	Stickstoffpentoxyd	N_2O_5
	Bleisuboxyd	Pb_2O	Manganoxydul	MnO
	Bleioxyd	PbO	Manganoxyd	Mn_2O_3
	Bleisuperoxyd	PbO_2	Mangansuperoxyd	MnO_2

2. Der Sauerstoff ist teilweise mit Wasserstoff, teilweise mit einem anderen Element verbunden — die Verbindung ist bald eine Säure, bald eine Base, je nachdem das dritte Element einen elektronegativen (nichtmetallischen), oder einen elektropositiven (metallischen) Charakter besitzt. Die hierhin gehörigen Körper lassen sich mithin als HO- Verbindungen, d. i. als Hydroxyde eines nichtmetallischen oder eines metallischen Elementes ansehen.

1. Die Sauerstoffsäuren sind Verbindungen des Sauerstoffs mit Wasserstoff und einem elektronegativen (nichtmetallischen) Elemente.

Bildet ein Element mehrere Säuren, so nennt man die sauerstoffärmere — ige oder Unter — säure, unter Umständen unter-— ige Säure, sehr sauerstoffreiche Säuren Über — Säuren.

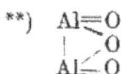

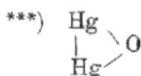

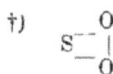

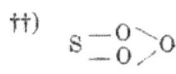

---

*) $\begin{matrix} H \\ H \end{matrix}{>}O$ **) $\begin{matrix} Al{=}O \\ | \quad {>}O \\ Al{=}O \end{matrix}$ ***) $\begin{matrix} Hg \\ | \quad {\searrow}O \\ Hg \end{matrix}$ †) $S{-}\!\!\begin{matrix} O \\ | \\ O \end{matrix}$ ††) $S\begin{matrix} {-}O \\ {-}O \end{matrix}{>}O$

Bsp.:

Unterchlorige Säure	HClO	$=$	$\left.\begin{array}{l} H \\ Cl \end{array}\right\} O$
Chlorige Säure	HClO$_2$	$=$	$\left.\begin{array}{l} H \\ ClO \end{array}\right\} O$
Chlorsäure	HClO$_3$	$=$	$\left.\begin{array}{l} H \\ ClO_2 \end{array}\right\} O$
Überchlorsäure*)	HClO$_4$	$=$	$\left.\begin{array}{l} H \\ ClO_3 \end{array}\right\} O$
Schweflige Säure	H$_2$SO$_3$	$=$	$\left.\begin{array}{l} H_2 \\ S\dot{O} \end{array}\right\} O_2$
Schwefelsäure	H$_2$SO$_4$	$=$	$\left.\begin{array}{l} H_2 \\ SO_2 \end{array}\right\} O_2$
Phosphorige Säure	H$_3$PO$_3$	$=$	$\left.\begin{array}{l} H_3 \\ P \end{array}\right\} O_3$
Phosphorsäure**)	H$_3$PO$_4$	$=$	$\left.\begin{array}{l} H_3 \\ PO \end{array}\right\} O_3$

Je nach dem Gehalte an Wasserstoffatomen bezeichnet man die Säure als ein-, zwei-, dreibasisch; so sind die Säuren des Chlors einbasisch, die des Schwefels zweibasisch, die des Phosphors dreibasisch. Die Säuren sind als die Verbindungen von 1, 2 oder 3 HO mit einem Nichtmetalle oder einer negativen Atomgruppe, d. i. als Hydroxyde derselben zu betrachten.

2. *Die Sauerstoffbasen sind Verbindungen des Sauerstoffs mit Wasserstoff und einem elektropositiven (metallischen) Elemente.*

Man betrachtete früher diese Metallhydroxyde als Oxydhydrate, d. i. Verbindungen der Metalloxyde mit Wasser, wie man auch die Säuren für Hydrate der Nichtmetalloxyde ansah, z. B. die Schwefelsäure (H$_2$SO$_4$) für das Hydrat des Schwefeltrioxyds (der sog. wasserfreien Schwefelsäure) mit der Formel (SO$_3$ + H$_2$O). So nannte man das Calciumhydroxyd (Ca2HO) in gleicher Weise Kalkhydrat und gab ihm die Formel (CaO + H$_2$O).

Solche Formeln widerstreiten aber den Anschauungen der Molekulartheorie, welche zwischen den einzelnen Atomen des Moleküls eine gleichmässige Bindung, jedoch keine Scheidung in „nähere" Bestandteile zulässt.

Kaliumhydroxyd (Kalihydrat)	KHO	$= \left.\begin{array}{l} K \\ H \end{array}\right\} O$
Calciumhydroxyd (Kalkhydrat)	Ca 2HO	$= \left.\begin{array}{l} Ca \\ H_2 \end{array}\right\} O_2$
Aluminiumhydroxyd (Thonerdehydrat)***)	Al$_2$6HO	$= \left.\begin{array}{l} Al_2 \\ H_6 \end{array}\right\} O_6$

---

*) $\begin{array}{l} H \\ Cl \end{array}\!\!>\!O$ $\qquad$ $(Cl\!-\!O)\!\!>\!\!{}^{H}_{O}$ $\qquad$ $(Cl\!-\!O\!-\!O)\!\!>\!\!{}^{H}_{O}$ $\qquad$ $(Cl\!-\!O\!-\!O\!-\!O)\!\!<\!\!{}^{H}_{O}$

Unterchlorige S. $\quad$ Chlorige S. $\quad$ Chlorsäure $\quad$ Überchlorsäure

**) $(S\!-\!O)\!\!<\!\!{}^{H}_{H}\!\!>\!O$ $\quad$ $(S\!-\!O\!-\!O)\!\!<\!\!{}^{H}_{H}\!\!>\!O$ $\quad$ $\begin{array}{l} H\!-\!O \\ H\!-\!O \\ H\!-\!O \end{array}\!\!P$ $\quad$ $\begin{array}{l} H\!-\!O \\ H\!-\!O \\ H\!-\!O \end{array}\!\!P = O$

Schweflige S. $\quad$ Schwefelsäure $\quad$ Phosphorige S. $\quad$ Phosphorsäure

***) $\begin{array}{l} K \\ H \end{array}\!O$ $\qquad\qquad$ $\begin{array}{l} H \\ Ca \\ H \end{array}\!\!<\!\!{}^{>O}_{>O}$ $\qquad$ $\begin{array}{l} HO \\ HO\!-\!Al\!-\!Al \\ HO \end{array}\!\!<\!\!{}^{HO}_{HO}$

Kaliumhydroxyd $\qquad$ Calciumhydroxyd $\qquad$ Aluminiumhydroxyd

Man findet meist die Formel der Hydroxyde, indem man dem Metallatom so viele HO beigiebt, als es Werte besitzt. Sie tragen alle einen basischen Charakter.

3. *Die Sauerstoffsalze sind Verbindungen des Sauerstoffs mit zwei Elementen, einem nichtmetallischen und einem metallischen, entstanden durch Eintritt eines Metalles an die Stelle des Wasserstoffs in einer Sauerstoffsäure.*

Wird eine Sauerstoffsäure mit dem Oxyd oder Hydroxyd eines Metalles versetzt, so nimmt sie dessen Metallatom an Stelle ihres Wasserstoffs an; letzterer vereinigt sich dabei mit dem Sauerstoff des Metalloxyds zu Wasser.

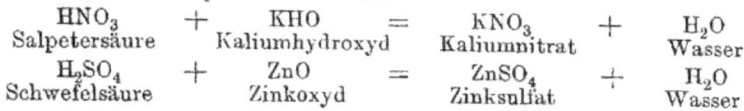

$$\underset{\text{Salpetersäure}}{HNO_3} \quad + \quad \underset{\text{Kaliumhydroxyd}}{KHO} \quad = \quad \underset{\text{Kaliumnitrat}}{KNO_3} \quad + \quad \underset{\text{Wasser}}{H_2O}$$

$$\underset{\text{Schwefelsäure}}{H_2SO_4} \quad + \quad \underset{\text{Zinkoxyd}}{ZnO} \quad = \quad \underset{\text{Zinksulfat}}{ZnSO_4} \quad + \quad \underset{\text{Wasser}}{H_2O}$$

Früher betrachtete man die Sauerstoffsalze als bestehend aus Säure und Base; man gab ihren Formeln einen dualistischen Ausdruck und drückte die Trennung in zwei Bestandteile auch im Namen aus. So bezeichnete man das aus dem Zinkoxyd und der Schwefelsäure entstandene Satz als „schwefelsaures Zinkoxyd" mit der Formel: $(ZnO + SO_3)$. Hierbei lag die Anschauung zu Grunde, dass das Schwefeltrioxyd (SO_3) eine Säure sei. Von dieser Betrachtungsweise ist die neuere Chemie abgekommen, und es gilt für die Salze das Nämliche, was oben über die Hydroxyde gesagt wurde. Demgemäss bezeichnet man neuerdings die Salze

der Salpetersäure	(HNO_3)	als Nitrate
salpetrigen Säure	(HNO_2)	Nitrite
Chlorsäure	$(HClO_3)$	Chlorate
chlorigen Säure	$(HClO_2)$	Chlorite
unterchlorigen Säure	$(HClO)$	Hypochlorite
Schwefelsäure	(H_2SO_4)	Sulfate
schwefligen Säure	(H_2SO_3)	Sulfite
Kohlensäure	(H_2CO_3)	Karbonate
„ Phosphorsäure	(H_3PO_4)	„ Phosphate.

Man findet die Formel der Salze leicht, wenn man in die Formel der Säure das Metall einsetzt für H. Bei einwertigen Metallen treten so viele Metallatome ein, als H-Atome in der Säure sind:

Kaliumnitrat	(salpetersaures Kali)	KNO_3
Kaliumsulfat	(schwefelsaures Kali)	K_2SO_4
Kaliumphosphat	(phosphorsaures Kali)	K_3PO_4

Bei mehrwertigen Metallen und einbasischen Säuren verlangt das Metallatom so viel Säuremoleküle, als es Werte besitzt. z. B.

Calciumnitrat	(salpetersaurer Kalk)	$Ca\,2\,NO_3$
Calciumsulfat	(schwefelsaurer Kalk)	$CaSO_4$
Calciumphosphat	(phosphorsaurer Kalk)	$Ca_3\,2\,PO_4$
Wismutnitrat	(salpetersaures Wismutoxyd)	$Bi\,3\,NO_3$
Wismutsulfat	(schwefelsaures Wismutoxyd)	$Bi_2\,3\,SO_4$
Wismutphosphat	(phosphorsaures Wismutoxyd)	$BiPO_4$

Zwei- und dreibasische Säuren vermögen mehrere Salze zu bilden, je nachdem sie ihre Wasserstoffatome ganz oder nur teilweise durch Metallatome ersetzen. Bei vollständiger Substitution entstehen die neutralen oder normalen Salze, wie sie zuvor betrachtet wurden. Bei teilweiser Substitution entstehen saure Salze, welche mithin noch vertretbaren Wasserstoff enthalten und sich durch sauren Geschmack und saure Reaktion auf Pflanzenfarben von den neutralen Salzen unterscheiden. Findet eine Säure so viel Base vor, dass sie mit ihr ein neutrales Salz bilden kann, so spricht man von einer Sättigung (Saturation) der Säure. Bei der Bildung saurer Salze findet demnach keine völlige Sättigung statt. Man bezeichnet sie durch Vorsetzung der Silbe bi — resp. tri —:

Kaliumsulfat	K_2SO_4	(neutrales schwefelsaures Kali)
Kaliumbisulfat	$\left.{K \atop H}\right\}SO_4$	(saures schwefelsaures Kali)
Natriumphosphat	Na_3PO_4	(neutrales
Natriumsesquiphosphat	$\left.{Na_2 \atop H}\right\}PO_4$	(anderthalb-
Natriumtriphosphat	$\left.{Na \atop H_2}\right\}PO_4$	(dreifach-

phosphorsaures Natron)

Mehrwertige Metallhydroxyde vermögen auch, neben vollständiger Sättigung mit einer Säure, nur teilweise sich mit Säure zu sättigen, teilweise im Zustande des Hydroxyds d. i. verbunden mit HO, zu bleiben. Es entstehen dann sog. basische Salze, die man durch die Vorsilbe sub — bezeichnet.

| Wismutnitrat | $Bi\,3\,NO_3$ | (neutrales |
| Wismutsubnitrat | $Bi\left.\left\{{NO_3 \atop 2HO}\right.\right.$ | (basisches |

salpetersaures Wismutoxyd).

§ 90. Die Verbindungen des Schwefels. Der Schwefel ist, gleich dem Sauerstoff, ein zweiwertiges Element, welches mit den übrigen Elementen sich zu Sulfiden verbindet, deren Zusammensetzung den Oxyden entspricht. Folgende Gegenüberstellung diene zur Erläuterung:

Oxyde		Sulfide	
Wasser	H_2O	Schwefelwasserstoff	H_2S
Kaliumoxyd	K_2O	Kaliumsulfid	K_2S
Calciumoxyd (Kalk)	CaO	Calciumsulfid	CaS
Kohlendioxyd	CO_2	Kohlensulfid	CS_2

Die Elemente mit wechselnder Valenz bilden mehrere Sulfide, deren schwefelärmere als — ige Sulfide oder Sulfüre unterschieden werden. z. B.

Antimoniges Sulfid .	Sb_2S_3	Antimonsulfid	Sb_2S_5
(Antimonsulfür)			
Arseniges Sulfid	As_2S_3	Arsensulfid	As_2S_5
(Arsensulfür)			
Zinnsulfür	SnS	Zinnsulfid	SnS_2

Den Hydroxyden (Oxydhydraten) entsprechen die H y d r o - sulfide (Sulfhydrate), welche basischen Charakter tragen und S u l f o b a s e n darstellen; z. B.

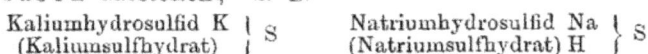

Kaliumhydrosulfid K $\Big\rbrace$ S   Natriumhydrosulfid Na $\Big\rbrace$ S
(Kaliumsulfhydrat)   (Natriumsulfhydrat) H

Den Sauerstoffsalzen entsprechen die S u l f o s a l z e , Verbindungen basischer mit sauren Sulfiden, in denen der Schwefel teilweise mit einem positiven Metalle, teilweise mit einem Nichtmetalle oder negativen Metalle verbunden ist; z. B.

Sauerstoffsalze		Sulfosalze	
Kaliumkarbonat	K_2CO_3	Kaliumsulfokarbonat	KCS_3
(kohlensaures Kali)		(kohlenschwefliges Schwefelkalium)	
Kaliumarsenit	K_3AsO_3	Kaliumsulfarsenit	K_3AsS_3
(arsenigsaures Kali)		(arsenigschwefliges Schwefelkalium).	

§ 91. Verbindungen des Stickstoffs. Der S t i c k s t o f f bildet mit dem Wasserstoff verbunden das A m m o n i a k (NH_3), ein Gas mit stechendem Geruch, stark basischen Eigenschaften und dem Vermögen, Säuren zu sättigen und mit ihnen krystallisierbare Salze zu erzeugen. Es löst sich reichlich in Wasser auf (Salmiakgeist).

Die Sättigung der Säuren durch das Ammoniak vergleicht sich aber nicht mit der Sättigung der Säuren durch Metalloxyde; sie besteht nämlich nicht im Austausch des Wasserstoffs der Säure durch ein Metall, sondern in der Addition der Säure zum Ammoniak, indem das Wasserstoffatom der Säure zu den 3 Atomen H des Ammoniaks hinzutritt, damit ein einwertiges Radikal, das sog. A m m o n i u m (NH_4) bildet, dessen Bestehen aber ein hypothetisches ist. Somit entsteht aus dem Ammoniak und einer Säure das betreffende Salz des Ammoniums. Dieses letztere spielt mithin die Rolle eines Metalles.

Das Ammoniak verbindet sich mit den Säuren zu Ammonium-salzen, in denen das Radikal (NH_4) angenommen wird.

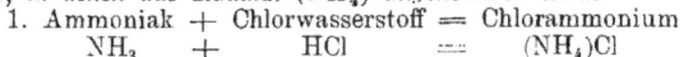

1. Ammoniak + Chlorwasserstoff = Chlorammonium

$$NH_3 \quad + \quad HCl \quad = \quad (NH_4)Cl$$

2. Ammoniak $+$ Salpetersäure $=$ Ammoniumnitrat

$$NH_3 \quad + \quad HNO_3 \quad = \quad (NH_4)NO_3$$

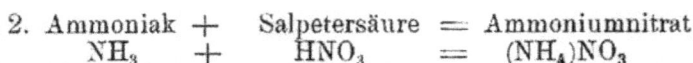

Mit Wasser bildet das Ammoniak Ammoniumoxydhydrat, mit Schwefelwasserstoff Ammoniumsulfhydrat; nämlich:

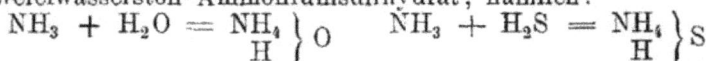

$$NH_3 + H_2O = \left. \begin{matrix} NH_4 \\ H \end{matrix} \right\} O \qquad NH_3 + H_2S = \left. \begin{matrix} NH_4 \\ H \end{matrix} \right\} S$$

Das **Ammonium** ist kein für sich bestehender Körper, sondern ein einwertiger Atomenkomplex, der die Rolle eines metallischen Elementes spielt und daher ein **zusammengesetztes Radikal** genannt wird.

Das Ammoniak verdankt die Fähigkeit, sich mit Säuren, Wasser und Schwefelwasserstoff zu verbinden, der Eigenschaft des Stickstoffs, fünfwertig aufzutreten zu können. Wenn sich beispielsweise das Ammoniak, in welchem das Stickstoffatom dreiwertig ist, mit Chlorwasserstoff zu Chlorammonium*) vereinigt, so erhöht sich die Valenz des Stickstoffs, zur Bindung von 4 Atomen Wasserstoff und 1 Atom Chlor.

§ 92. Verbindungen des Kohlenstoffs. Die **Kohle** ist ein **vierwertiges** Element, dessen normale Wasserstoffverbindung das **Grubengas** oder **Sumpfgas**, auch leichtes **Kohlenwasserstoffgas** genannt, mit der Formel (CH_4) ist. Da in dieser Verbindung 1 Atom H durch Chlor, Brom, Jod, sowie andere einwertige Atomgruppen vertretbar ist, woraus Verbindungen eines zusammengesetzten Radikals (CH_3), des sog. **Methyls**, hervorgehen, bezeichnet man CH_4 mit dem wissenschaftlichen Namen **Methylwasserstoff** oder **Methan**.

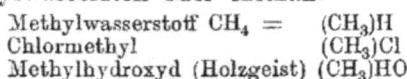

$$
\begin{array}{ll}
\text{Methylwasserstoff } CH_4 = & (CH_3)H \\
\text{Chlormethyl} & (CH_3)Cl \\
\text{Methylhydroxyd (Holzgeist)} & (CH_3)HO
\end{array}
$$

Durch gegenseitige Bindung von Kohlenatomen unter sich entsteht eine grosse Zahl von Kohleverbindungen und darin enthaltenen Radikalen; die Kohlenatome sind meistens mit 1 oder 2 Valenzen kettenartig unter sich verbunden, seltener (wie im Benzol) zu einem geschlossenen Ringe.

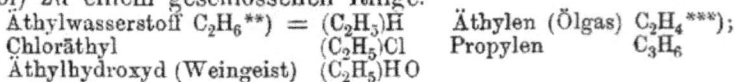

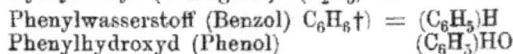

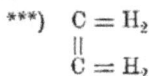

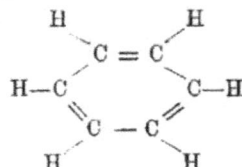

$$
\begin{array}{llll}
\text{Äthylwasserstoff } C_2H_6{}^{**}) = & (C_2H_5)H & \text{Äthylen (Ölgas) } C_2H_4{}^{***}); \\
\text{Chloräthyl} & (C_2H_5)Cl & \text{Propylen} & C_3H_6 \\
\text{Äthylhydroxyd (Weingeist)} & (C_2H_5)HO & &
\end{array}
$$

$$
\begin{array}{ll}
\text{Phenylwasserstoff (Benzol) } C_6H_6\dagger) = & (C_6H_5)H \\
\text{Phenylhydroxyd (Phenol)} & (C_6H_5)HO
\end{array}
$$

---

*) $N{\equiv}\begin{matrix}H_4\\Cl\end{matrix}$ **) $C = H_3$ ***) $C = H_2$ †)

$\qquad\qquad\qquad\quad C \equiv H_3 \qquad\qquad C = H_2$

Hierhin gehören auch die organischen Säuren, Hydroxyde sauerstoffhaltiger Kohleradikale; z. B.

Ameisensäure	CH_2O_2 =	$(CHO)HO$
Essigsäure	$C_2H_4O_2$ =	$(C_2H_3O)HO$
Oxalsäure	$C_2H_2O_4$ =	$(C_2O_2)2HO$
Weinsäure	$C_4H_6O_6$ =	$(C_4H_4O_4)\,2HO$
Citronensäure	$C_6H_8O_7$ =	$(C_6H_5O_4)\,3HO$

Von besonderer Wichtigkeit ist das Cyan (CN), die Verbindung von Kohle mit Stickstoff, welche als ein einwertiges Radikal die Rolle der Salzbildner (Chlor, Brom, Jod, Fluor) nachahmt und mit Wasserstoff, sowie mit den Metallen analoge Verbindungen, sog. Cyanide, schliesst; z. B.

Cyanwasserstoffsäure (Blausäure) HCN*)
Cyankalium   KCN

Durch Aufnahme von Schwefel geht das Cyan in Sulfocyan oder Rhodan (CNS) über.

Sulfocyankalium (Rhodankalium) KCNS.

§ 93. Isomerie. Man trifft nicht selten Verbindungen an, deren prozentische Zusammensetzung völlig gleich ist, obschon ihre physikalischen Eigenschaften gänzlich von einander abweichen. Solche Körper nennt man isomer,**) und das Sachverhältnis Isomerie. In der unorganischen Chemie giebt es solcher Fälle nur wenige, bei denen wir denn auch den Grund der Verschiedenheit in einem verschiedenen Krystallisationsverhältnis finden, z. B. die glasige (amorphe) und porzellanartige (krystallinische) arsenige Säure, das schwarze (amorphe) und rote (krystallisierte) Schwefelquecksilber, das schwarze (krystallisierte) und orangerote Antimonsulfür u. a. m. Bei den organischen Körpern treffen wir zahlreichere Fälle, bei denen wir keinen Grund für die äussere Verschiedenheit kennen; so sind z. B. Holzfaser (Cellulose), Stärke und Gummi isomere Verbindungen mit der Formel $(C_{12}H_{20}O_{1c})$.

In häufigen Fällen lässt sich die Verschiedenheit organischer Körper bei gleicher Zusammensetzung in einer anderen Gruppierung der Atome erkennen; solche Körper heissen metamer, und dieses Sachverhältnis Metamerie.

Bsp.:	prozentische Formel	rationelle Formel
Methylessigäther	$C_3H_6O_2$	$(CH_3)C_2H_3O_2$
Äthylameisenäther	$C_3H_6O_2$	$(C_2H_5)CHO_2$

Wenn bei Elementen Verschiedenheiten in der äusseren Erscheinung vorkommen, z. B. beim Phosphor, Schwefel, Kohlenstoff, so spricht man von allotropischen***) Zuständen.

---

*) isomer = aus gleichen Teilen zusammengesetzt, von ἴσος (gleich) und μέρος (Teil).   **) $C{\equiv}N \atop {\diagdown}H$

***) allotrop = ἀλλότροπος andersgeartet.

Die elektrochemische Theorie.

Der berühmte schwedische Chemiker *Berzelius* hatte zu Anfang des 19. Jahrhunderts, gestützt auf die grossen Entdeckungen im Gebiete der galvanischen Elektrizität, namentlich auf die Elektrolyse und die zumal durch *Davy* so glücklich ausgeführte Isolierung der Alkalimetalle, seine sog. elektrochemische Theorie aufgestellt, welche er auf den elektrischen Gegensatz der Elemente und Verbindungen gründete. Die Atome der Elemente glaubte er mit verschiedenen Mengen $+$ E und $-$ E beladen, so dass die einen vorwiegend positiv, die anderen mehr negativ elektrisch anzusehen seien. Er teilte demgemäss die sämtlichen Elemente in zwei Gruppen:

a) **Elektropositive Elemente**, welche bei der Elektrolyse am negativen Pole frei werden.

Hierhin gehören die Mehrzahl der Metalle. Unter ihnen lässt sich folgende Spannungsreihe aufstellen, anhebend mit dem am stärksten positiven Kalium:

$+$ E Kalium, Natrium, Calcium. Magnesium, Zink, Eisen, Blei, Kupfer, Silber, Gold $-$ E.

b) **Elektronegative Elemente**. welche bei der Elektrolyse am positiven Pole frei werden.

Hierhin gehören die Nichtmetalle und einige Metalle. Ihre Spannungsreihe lautet, anhebend mit dem am meisten negativen Sauerstoff:

$-$ E Sauerstoff, Chlor, Schwefel, Stickstoff, Phosphor, Arsen, Antimon, Wasserstoff, Kohle $+$ E.

Je elektronegativer ein Element, um so grösser ist seine chemische Verwandtschaft zu den elektropositiven Metallen; je positiver ein Metall, um so grösser seine Verwandtschaft zum Sauerstoff, Chlor, Schwefel. Daher scheiden die Alkalimetalle (Kalium, Natrium) sämtliche Schwermetalle aus ihren Verbindungen, desgleichen der Sauerstoff den Schwefel.

Denselben Gegensatz, wie ihn die Elemente bieten, fand *Berzelius* auch in ihren Verbindungen wieder. Er unterschied zwei besonders kräftig wirkende Gruppen nichtmetallischer, höchst elektronegativer Elemente:

1. **Die Gruppe der Salzbildner:** Chlor, Brom, Jod und Fluor.

Ihre Verbindungen mit Wasserstoff sind die sog. **Wasserstoffstoffsäuren**, z. B. Chlorwasserstoff (Salzsäure), Brom-, Jod-, Fluorwasserstoff (Flusssäure). Mit den Metallen bilden sie direkt **Salze**, z. B. Chlorkalium, Chlornatrium, Fluorcalcium u. a. Diesen Salzen wohnt keine elektrische Spannung mehr inne, vielmehr sind sie als elektrisch neutrale Körper anzusehen.

2. **Die Gruppe der Basenbildner:** Sauerstoff und Schwefel (mit Selen und Tellur).

Sie verbinden sich mit den elektronegativen Elementen (Nichtmetallen und wenigen Metallen, wie Antimon, Arsen) zu **elektronegativen Oxyden und Sulfiden**, sog. **Säuren**, z. B. Schwefelsäure, Salpetersäure, Phosphorsäure; mit den elektropositiven Elementen (Metallen) vereinigen sie sich zu **elektropositiven Oxyden und Sulfiden**, sog. **Basen**, z. B. Kali, Natron, Kalk, Schwefelkalium.

Säuren und Basen vereinigen sich mit einander zu **Sauerstoffsalzen** resp. **Schwefelsalzen**, welche also zwei elektrisch entgegengesetzte Bestandteile aufweisen: eine Säure und eine Base. So besteht nach der elektrochemischen Theorie der Salpeter aus Salpetersäure und Kali, ist also salpetersaures Kali; der Eisenvitriol besteht aus Schwefelsäure und Eisenoxydul, ist also schwefelsaures Eisenoxydul. Diese Bezeichnungsweise ist, wenngleich auf die neuere Anschauungsweise der Molekulartheorie nicht mehr passend, doch noch gangbar geblieben.

Dieser dualistischen Betrachtung entsprechen auch die von *Berzelius* eingeführten Formeln, welche die näheren Bestandteile, Base und Säure, dualistisch sondern. Der Eisenvitriol ($FeSO_4$) erhielt als schwefelsaures Eisenoxydul die Formel (FeO,SO_3), d. h. FeO = Eisenoxydul, SO_3 = Schwefelsäure.

Die Typentheorie.

Gegenüber der elektrochemischen Theorie vollzog sich nach der Hälfte des 19. Jahrhunderts eine Wandlung der Ansichten über die Konstitution der chemischen Verbindungen, hauptsächlich durch den französischen Chemiker *Gerhardt*, den Schöpfer der sog. Typentheorie. Derselbe nahm für alle zusammengesetzten Körper einige einfache Verbindungen als Muster, Typen, an und stellte drei solcher Typen auf, denen man später einen vierten zugesellte. Diese Typen sind:

1. Der Chlorwasserstoff-Typus $\left.\begin{matrix} Cl \\ H \end{matrix}\right\}$

Durch Substituierung des Chlors mit den analogen Elementen Brom, Jod und Fluor erhält man die Säuren:

Bromwasserstoff $\left.\begin{matrix} H \\ Br \end{matrix}\right\}$ Jodwasserstoff $\left.\begin{matrix} H \\ J \end{matrix}\right\}$

Durch Substituierung des Wasserstoffs mit Metallen entstehen die Salze des Chlors, Broms, Jod, Fluors.

Chlorkalium $\left.\begin{matrix} K \\ Cl \end{matrix}\right\}$ Bromkalium $\left.\begin{matrix} K \\ Br \end{matrix}\right\}$ Jodkalium $\left.\begin{matrix} K \\ J \end{matrix}\right\}$

Bei mehrwertigen Metallen ist ein mehrfacher Typus anzuwenden:

Chlorcalcium $\left.\begin{matrix} Ca \\ Cl_2 \end{matrix}\right\}$ Fluorcalcium $\left.\begin{matrix} Ca \\ F_2 \end{matrix}\right\}$

2. Der Wasser-Typus $\left.\begin{matrix} H \\ H \end{matrix}\right\} O$

Durch vollständige Substitution des Wasserstoffs mit einem anderen Elemente entstehen die Oxyde, z. B.

Kaliumoxyd $\left.\begin{matrix} K \\ K \end{matrix}\right\} O$, Calciumoxyd (Kalk) $Ca \left.\right| O$

Durch teilweise Substitution des Wasserstoffs mit einem anderen Elemente entstehen die Oxydhydrate, welche bei eintretendem elektronegativen Elemente (resp. Atomgruppe) Säuren, bei eintretendem positiven Elemente Basen vorstellen, z. B.

Salpetersäure $\left.\begin{matrix} H \\ NO_2 \end{matrix}\right\} O$ Kalihydrat $\left.\begin{matrix} K \\ H \end{matrix}\right\} O$

Schwefelsäure $\left.\begin{matrix} H_2 \\ SO_2 \end{matrix}\right\} O_2$ Kalkhydrat $\left.\begin{matrix} Ca \\ H_2 \end{matrix}\right\} O_2$

Phosphorsäure $\left.\begin{matrix} H_3 \\ PO \end{matrix}\right\} O_3$ Eisenoxydhydrat $\left.\begin{matrix} Fe \\ H_3 \end{matrix}\right\} O_3$

Durch doppelte Substitution des Wasserstoffs einerseits mit einem negativen, andrerseits mit einem positiven Elemente (resp. Atomgruppe) entstehen die Sauerstoffsalze, z. B.

Salpetersaures Kali $\left.\begin{matrix} K \\ NO_2 \end{matrix}\right\} O$

Schwefelsaurer Kalk $\left.\begin{matrix} Ca \\ SO_2 \end{matrix}\right\} O_2$

Wird im Wassertypus der hinter der Klammer stehende Sauerstoff durch den ihm analogen Schwefel vertreten, so entsteht der

Nebentypus des Schwefelwasserstoffs $\left.\begin{matrix} H \\ H \end{matrix}\right\} S$.

woraus in ähnlicher Weise die verschiedenen Schwefelverbindungen sich ableiten lassen, z. B.

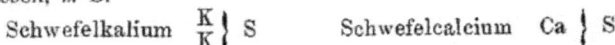

Schwefelkalium $\left.\begin{array}{c}K\\K\end{array}\right\}S$ Schwefelcalcium $Ca \mid S$

3. Der Ammoniak-Typus $N \left.\right\} H_3$

Wird der Wasserstoff durch Chlor, Brom, Jod vertreten, so entstehen die Stickstoffverbindungen dieser Elemente, z. B.

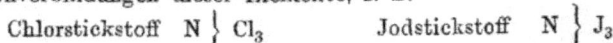

Chlorstickstoff $N \mid Cl_3$ Jodstickstoff $N \left.\right\} J_3$

Infolge Substitution des Stickstoffs durch Phosphor, Arsen, Antimon gehen die Wasserstoffverbindungen dieser Elemente hervor, z. B.

Phosphorwasserstoff $P \left.\right\} H_3$ Arsenwasserstoff $As \left.\right\} H_3$

4. Der Kohlenwasserstoff-Typus $C \left.\right\} H_4$

Durch Vertretung des Wasserstoffs entstehen daraus zahlreiche organische Körper, z. B.

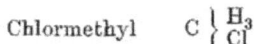

Chlormethyl $C \left.\begin{array}{c}H_3\\Cl\end{array}\right\}$

Aus dieser Typentheorie entwickelte sich die Lehre von der Valenz der Elemente, welche sie später verdrängte, da der Rahmen der 4 Typen zu enge wurde für die zahlreichen chemischen Verbindungen. Die Lehre von der Valenz ist aber ein Eckstein der jetzt geltenden Molekulartheorie.

---

5. Der chemische Prozess.

§ 94. Wie bilden sich chemische Verbindungen? Die erste Bedingung zur Vereinigung zweier Elemente ist, dass sie Verwandtschaft (Affinität) zu einander haben. Dieselbe Anziehungskraft, welche die Erde gegen die irdischen Körper als Schwerkraft (Attraktion) äussert, welche zwischen zwei sich berührenden Körpern als Adhäsion, zwischen den einzelnen Molekülen eines und desselben Körpers als Kohäsion sich äussert, tritt als chemische Affinität zwischen den Atomen verschiedener Elemente auf. Diese Affinität ist je nach der Wahl der Elemente von verschiedener Stärke, fehlt auch wohl gänzlich; so vereinigt sich der Sauerstoff mit grosser Begierde mit Phosphor, Kalium u. a., nur auf indirektem Wege mit den edlen Metallen Silber, Gold, Platin, und gar nicht mit dem Fluor.

Die zweite Bedingung zur Vereinigung ist eine möglichst innige Berührung, wie sie gewöhnlich nur im flüssigen und gasförmigen Zustande möglich wird. Daher der alte Lehrsatz:

Corpora non agunt nisi fluida. — Nur flüssige Körper wirken aufeinander.

Wir drücken diesen Satz jetzt in folgender Weise aus:

Um einen chemischen Prozess eintreten zu lassen, muss wenigstens der eine Körper flüssig oder gasförmig sein.

Schwefel und Kohle können sich im gewöhnlichen Zustande nicht mit einander verbinden, da dies ihr fester Aggregatzustand verhindert; leitet man aber Schwefeldampf durch glühende Kohlen, so verbinden sich beide Elemente mit einander und zwar je 64 Teile Schwefel (2 Atome) mit 12 Teilen Kohle (1 Atom) zu 76 Teilen Schwefelkohlenstoff (CS_2). Ein anderes Beispiel bietet uns das bekannte Brausepulver, dessen Bestandteile nur dann auf einander wirken, wenn Wasser hinzukommt.

Daher sind Erhitzen und Auflösen die vorzüglichsten und häufigst angeordneten Operationen in der Chemie; durch Erhitzen bewirken wir einen feuerflüssigen, oft auch gasförmigen Zustand, durch Auflösen in gleicher Weise eine Verflüssigung.

In den meisten Fällen besitzt die geschlossene Verbindung einen dichteren Aggregatzustand als ihre Bestandteile im Mittel haben; alsdann nimmt man bei der chemischen Vereinigung eine Erhitzung, d. i. das Freiwerden von Wärme wahr. So verbrennt der Phosphor leicht, unter starker Erhitzung, zu (fester) Phosphorsäure, deren Aggregatzustand dichter ist, als der des Phosphors und Sauerstoffgases. Den höchsten Hitzegrad erreicht die Verbrennung von Wasserstoffgas im Sauerstoffgase, wobei sich beide Gase zum (tropfbarflüssigen) Wasser vereinigen.

In selteneren Fällen ist das Produkt flüchtiger resp. weniger dicht als seine Komponenten, wie wir beim (flüssigen) Schwefelkohlenstoff sehen, der aus zwei festen Körpern, Schwefel und Kohle, gebildet wird; alsdann ist eine Zufuhr von Wärme nötig.

§ 95. Worin besteht der chemische Prozess? Bei jedem chemischen Prozesse werden neue Körper geschaffen.

Die hierbei stattfindenden Vorgänge können sein:

a) Vereinigung zweier Körper zu einem dritten;

b) Umbildung zweier Körper in zwei neue Verbindungen.

Der erste Vorgang besteht also in einer Addition zweier Stoffe zur Bildung eines neuen Körpers; der zweite Vorgang besteht im Umtausch der Bestandteile, wodurch aus zwei Körpern zwei andersgeartete Stoffe hervorgehen.

Addition finden wir 1. bei der Vereinigung zweier Elemente zu einer Verbindung, 2. bei der Aufnahme eines Elementes in eine niedere Verbindung zur Erzielung einer höheren Verbindung.

Bsp.: Wasserstoff und Chlor vereinigen sich zu Chlorwasserstoff, Wasserstoff und Sauerstoff zu Wasser:

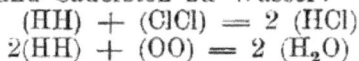

$$(HH) + (ClCl) = 2 (HCl)$$
$$2(HH) + (OO) = 2 (H_2O)$$

Chlor wird von Eisenchlorür aufgenommen zum Eisenchlorid:

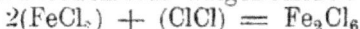

$$2(FeCl_2) + (ClCl) = Fe_2Cl_6$$

Ammoniak verbindet sich mit Chlorwasserstoff zu Chlorammonium:

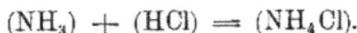

$$(NH_3) + (HCl) = (NH_4Cl).$$

Umtausch der Atome finden wir 1. bei der Zerlegung einer Verbindung durch ein Element — sog. Zersetzung durch einfache Wahlverwandtschaft; 2. bei der gegenseitigen Zerlegung zweier Verbindungen — sog. Zersetzung durch doppelte Wahlverwandtschaft.

Bei der Zersetzung durch einfache Wahlverwandtschaft wird die Verbindung AB durch das Element C zerlegt; es bildet sich die Verbindung AC und das Element B wird ausgeschieden. Chlor scheidet z. B. aus dem Jodkalium Jod aus und bildet Chlorkalium:

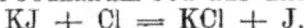

$$KJ + Cl = KCl + J.$$

Bei der Zerlegung durch doppelte Wahlverwandtschaft zersetzen sich die Verbindungen AB und CD durch gegenseitigen Umtausch in die Verbindungen AC und BD. Eisensulfat und Kaliumkarbonat zerlegen sich gegenseitig in Eisenkarbonat und Kaliumsulfat:

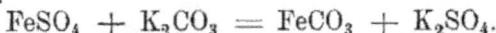

$$FeSO_4 + K_2CO_3 = FeCO_3 + K_2SO_4.$$

Bei jedem chemischen Prozesse spielt die Valenz der Elemente eine wichtige Rolle, da sich in den Verbindungen die Elementatome in gegenseitiger Bindung halten und hierbei die Valenz derselben massgebend ist. Wenn sich daher zwei Elemente (durch Addition) mit einander vereinigen, so geschieht dies in äquivalenten Mengen: 1 Atom Chlor verbindet sich mit 1 Atom Wasserstoff zu 1 Molekül Chlorwasserstoff; 1 Atom Sauerstoff verbindet sich mit 2 Atomen Wasserstoff zu 1 Mol. Wasser. Wenn zwei Körper gegenseitig sich zersetzen, so tauschen sich ihre Atome gemäss ihrer Valenz um; so vermag 1 Atom Chlor an die Stelle von 1 Atom Jod zu treten, wenn es dasselbe aus dem Jodkalium frei macht; zerlegt sich ein Eisensalz gegen ein Kaliumsalz, so tauscht sich das zweiwertige Eisenatom gegen 2 einwertige Kaliumatome aus. Löst man Eisen in Chlorwasserstoffsäure auf, so scheidet 1 Atom Eisen 2 Atome Wasserstoff aus derselben aus:

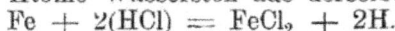

$$Fe + 2(HCl) = FeCl_2 + 2H.$$

Die Hauptformen des chemischen Prozesses.

1. *Die Elemente vereinigen sich bei der Verbrennung an der Luft mit dem Sauerstoff derselben zu Oxyden.*

Entzündet man den Schwefel, den Phosphor, die Kohle, das Wasserstoffgas an der Luft, so verbrennen sie zu Schwefeldioxyd (wasserfreie schweflige Säure), Phosphorpentoxyd (wasserfreie Phosphorsäure), Kohlendioxyd (wasserfreie Kohlensäure) resp. Wasser.

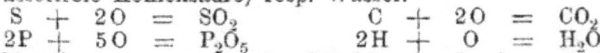

$$S + 2O = SO_2 \qquad C + 2O = CO_2$$
$$2P + 5O = P_2O_5 \qquad 2H + O = H_2O$$

Die Metalle verbrennen in der Glühhitze zu Oxyden, mit Ausschluss der edlen Metalle, welche nebst den Salzbildnern (Chlor, Brom, Jod, Fluor) nicht brennbar sind, d. i. nicht direkt mit Sauerstoff sich verbinden können.

2. *Die Oxyde der nichtmetallischen Elemente vereinigen sich unter geeigneten Umständen mit Wasser zu Säuren, die Oxyde der Metalle zu basischen Hydroxyden.*

Das Schwefeldioxyd verbindet sich mit Wasser zu schwefliger Säure, das Schwefeltrioxyd zu Schwefelsäure, das Phosphorpentoxyd zu Phosphorsäure;

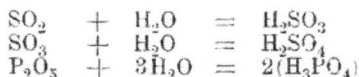

$$SO_2 + H_2O = H_2SO_3$$
$$SO_3 + H_2O = H_2SO_4$$
$$P_2O_5 + 3H_2O = 2(H_3PO_4)$$

Das Calciumoxyd verbindet sich mit Wasser unter Erhitzung zu Calciumhydroxyd (Kalkhydrat):

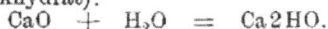

$$CaO + H_2O = Ca2HO.$$

In vielen anderen Fällen lassen sich die Säuren und Metallhydroxyde nicht durch direkte Vereinigung des entsprechenden Oxyds mit Wasser gewinnen, sondern nur indirekt durch Zerlegung der Salzverbindungen herstellen.

Die Alkalimetalle haben eine so starke Verwandtschaft zum Sauerstoff, dass sie sogar das Wasser zersetzen und den Wasserstoff frei machen; das Produkt dieser Zersetzung ist das betreffende Hydroxyd:

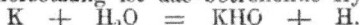

$$K + H_2O = KHO + H.$$

3. *Eine indirekte Oxydation geschieht durch die Salpetersäure, welche sich dabei zu Stickstoffoxyd reduziert.*

Erhitzt man ein Element mit Salpetersäure (HNO_3), so oxydiert es sich, der Säure die Hälfte ihres Sauerstoffs entreissend und sie zu Stickstoffoxyd (NO) reduzierend, welches dabei gasförmig entweicht. Die Salpetersäure zerfällt in Wasser, Stickoxyd und Sauerstoff, letzteres oxydiert das Element:

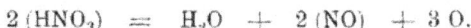

$$2(HNO_3) = H_2O + 2(NO) + 3O.$$

So wird Schwefel zu Schwefelsäure, Phosphor zu Phosphorsäure, Antimon zu Antimonoxyd, nämlich:

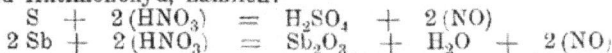

$$S + 2(HNO_3) = H_2SO_4 + 2(NO)$$
$$2Sb + 2(HNO_3) = Sb_2O_3 + H_2O + 2(NO)$$

Niedrigere Oxyde werden durch die Salpetersäure in ähnlicher Weise höher oxydiert, z. B. Eisenoxydul in Eisenoxyd übergeführt:

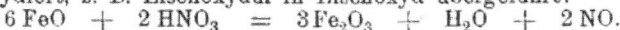

$$6FeO + 2HNO_3 = 3Fe_2O_3 + H_2O + 2NO.$$

4. *Erhitzt man die Oxyde mit Kohle, so geben sie an dieselbe ihren Sauerstoff ab und werden zu Elementen reduziert.*

In der Glühhitze reduziert die Kohle alle Oxyde, indem sie sich mit deren Sauerstoff zu Kohlenoxydgas (CO) resp. Kohlendioxydgas (CO_2) verbindet und als solches entweicht. Die Phosphorsäure liefert bei diesem Reduktionsprozesse Phosphor, das Kaliumoxyd metallisches Kalium, Eisenoxyd metallisches Eisen, Zinkoxyd Zink u. s. f.

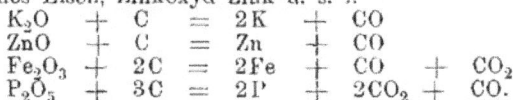

$$K_2O + C = 2K + CO$$
$$ZnO + C = Zn + CO$$
$$Fe_2O_3 + 2C = 2Fe + CO + CO_2$$
$$P_2O_5 + 3C = 2P + 2CO_2 + CO.$$

5. *Der Schwefel verbindet sich beim Zusammenschmelzen mit den meisten übrigen Elementen direkt zu Sulfiden.*

Schmilzt man Eisen mit Schwefel zusammen, so erhält man Schwefeleisen, ebenso beim Antimon; Quecksilber verbindet sich schon beim anhaltenden Verreiben mit Schwefel zu schwarzem Schwefelquecksilber.

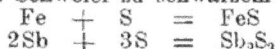

$$Fe + S = FeS$$
$$2Sb + 3S = Sb_2S_3$$

Mit dem Kohlenstoff vereinigt sich der Schwefel in der Glühhitze zu Kohlensulfid (CS_2), einer stark lichtbrechenden Flüssigkeit. Mit dem Wasserstoff verbindet sich der Schwefel nur indirekt zu Schwefelwasserstoffgas (H_2S).

6. *Die Salzbildner: Chlor, Brom, Jod, Fluor vereinigen sich mit den Metallen direkt zu Salzen (Haloidsalzen).*

Das Chlor bildet beim Zusammentreffen mit Kalium und Natrium sofort Chlorkalium resp. Chlornatrium; das Jod verbindet sich, bei Gegenwart von Wasser, direkt mit Zink, Eisen u. a. zu Jodzink, Jodeisen u. a., beim Verreiben mit Quecksilber bildet es, je nach der angewendeten Menge, gelbes Quecksilberjodür und rotes Quecksilberjodid:

$$Fe + 2J = FeJ_2.$$

7. *Die Säuren verbinden sich mit den basischen Oxyden zu Salzen, wobei zugleich Wasser entsteht.*

Die Sauerstoffsäuren sättigen sich mit den basischen Oxyden zu Sauerstoffsalzen und Wasser; z. B. die Salpetersäure mit Kalihydrat zu Kaliumnitrat Zinksulfat, und Wasser:

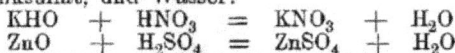

$$KHO + HNO_3 = KNO_3 + H_2O$$
$$ZnO + H_2SO_4 = ZnSO_4 + H_2O$$

Die Wasserstoffsäuren der Salzbildner sättigen sich mit den basischen Oxyden zu Haloidsalzen und Wasser; z. B. Chlorwasserstoffsäure (Salzsäure) mit Kalihydrat zu Chlorkalium, mit Zinkoxyd zu Chlorzink und Wasser:

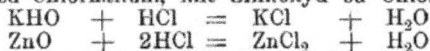

$$KHO + HCl = KCl + H_2O$$
$$ZnO + 2HCl = ZnCl_2 + H_2O$$

Hierbei tauscht sich das Metall des Oxyds mit dem Wasserstoff der Säure um.

8. *Die Schwefelsäure, als die stärkste Säure, zerlegt die Salze der übrigen Säuren, unter Abscheidung der betreffenden Säure und Bildung eines schwefelsauren Salzes (Sulfates).*

Die Sauerstoffsalze und Haloidsalze werden von der Schwefelsäure zerlegt; das Metall des Salzes tritt an die Stelle des Wasserstoffs in die Schwefelsäure und bildet damit das entsprechende Sulfat, während durch Eintritt des Wasserstoffs die andere Säure entsteht. Das Kaliumnitrat (Salpeter) verwandelt die Schwefelsäure in Kaliumsulfat und scheidet Salpetersäure aus:

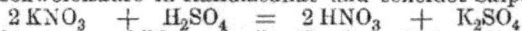

$$2KNO_3 + H_2SO_4 = 2HNO_3 + K_2SO_4$$

Das Chlornatrium bildet mit ihr Natriumsulfat und scheidet Chlorwasserstoffsäure aus:

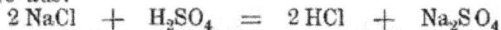

$$2NaCl + H_2SO_4 = 2HCl + Na_2SO_4$$

Aus den kohlensauren Salzen, z. B. Calciumkarbonat, entwickelt die Schwefelsäure Kohlensäure Gas und bildet Calciumsulfat:

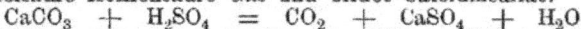

$$CaCO_3 + H_2SO_4 = CO_2 + CaSO_4 + H_2O$$

Die kohlensauren Salze werden in gleicher Weise auch von den anderen Säuren z. B. von Salpetersäure, Essigsäure, Weinsäure zersetzt, wobei das kohlensaure Gas unter Aufbrausen entweicht. (Vgl. Brausepulver!)

9. *Die Hydroxyde (Oxydhydrate) der Alkalimetalle, als die stärksten Basen, zerlegen die Salze der übrigen Metalle, unter Abscheidung des betreffenden Metallhydroxyds und Bildung des Alkalisalzes.*

Kaliumhydroxyd (Kalihydrat, Ätzkali) scheidet aus dem Kupfersulfat Kupferhydroxyd (Kupferoxydhydrat) aus, unter Bildung von Kaliumsulfat:

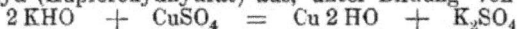

$$2KHO + CuSO_4 = Cu\,2HO + K_2SO_4$$

Das Eisenchlorid zerlegt sich mit Kaliumhydroxyd in Chlorkalium und scheidet Eisenoxydhydrat ab:

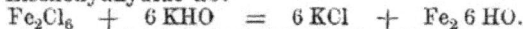

$$Fe_2Cl_6 + 6KHO = 6KCl + Fe_2\,6HO.$$

10. *Das Ammoniak vereinigt sich mit den Säuren zu Salzen, wobei kein Wasser entsteht.*

Mit Chlorwasserstoff verbindet sich das Ammoniak zu Chlorammonium, mit Salpetersäure zu Ammoniumnitrat, mit Schwefelsäure zu Ammoniumsulfat:

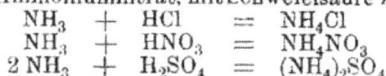

$$NH_3 + HCl = NH_4Cl$$
$$NH_3 + HNO_3 = NH_4NO_3$$
$$2\,NH_3 + H_2SO_4 = (NH_4)_2SO_4$$

Ähnlich den Alkalihydroxyden scheidet das Ammoniak aus den Salzen der Schwermetalle deren Oxydhydrate aus, unter Bildung des betreffenden Ammoniumsalzes; dabei nimmt Wasser Anteil an der Zersetzung:

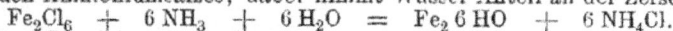

$$Fe_2Cl_6 + 6\,NH_3 + 6\,H_2O = Fe_2\,6\,HO + 6\,NH_4Cl.$$

11. *Die Schwefelmetalle lösen sich in Säuren auf, unter Entbindung von Schwefelwasserstoffgas und Bildung eines Salzes der betreffenden Säure.*

Schwefeleisen löst sich in verdünnter Schwefelsäure, unter Entwicklung von Schwefelwasserstoffgas, zu Eisensulfat auf, Schwefelantimon in gleicher Weise in Chlorwasserstoff zu Chlorantimon:

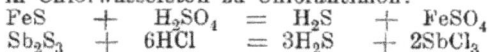

$$FeS + H_2SO_4 = H_2S + FeSO_4$$
$$Sb_2S_3 + 6HCl = 3H_2S + 2SbCl_3$$

Hierbei findet ein gegenseitiger Umtausch des Metalles mit dem Wasserstoff der Säure statt.

12. *Das Schwefelwasserstoffgas bildet mit den Metalloxyden Schwefelmetall (Sulfid) und Wasser.*

Leitet man Schwefelwasserstoffgas über Quecksilberoxyd, so entsteht Schwefelquecksilber; in Kaliumhydroxyd eingeleitet, bildet es Kaliumsulfid resp. Kaliumsulfhydrat, je nach seiner Quantität:

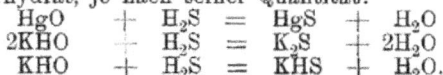

$$HgO + H_2S = HgS + H_2O$$
$$2KHO + H_2S = K_2S + 2H_2O$$
$$KHO + H_2S = KHS + H_2O.$$

Mit Ammoniak bildet der Schwefelwasserstoff in ähnlicher Weise Schwefelammonium resp. Ammoniumsulfhydrat:

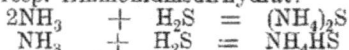

$$2NH_3 + H_2S = (NH_4)_2S$$
$$NH_3 + H_2S = NH_4HS$$

13. *Die den basischen Oxyden entsprechenden Schwefelmetalle (Sulfobasen) verbinden sich mit den den Säuren entsprechenden Sulfiden (Sulfosäuren) zu Salzen (Sulfosalzen).*

Zu den Sulfobasen zählen in erster Reihe die Sulfide der Alkalimetalle, z. B. Schwefelkalium, Schwefelnatrium; zu den Sulfosäuren gehören die Sulfide des Arsens, Antimons u. a. Das bekannteste Sulfosalz ist das Natriumsulfantimoniat (Na_3SbS_4), aus Natriumsulfid (Na_3S) und Antimonsulfid (Sb_2S_5) gebildet. Säuren zerlegen die Sulfosalze unter Abscheidung der Sulfosäure und Entbindung von Schwefelwasserstoffgas:

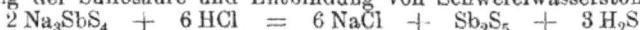

$$2\,Na_3SbS_4 + 6\,HCl = 6\,NaCl + Sb_2S_5 + 3\,H_2S$$

14. *Zwei Salze zerlegen sich gegenseitig, unter Umtausch ihrer Metalle, wenn eine unlösliche Verbindung sich ausscheiden kann.*

Da die kohlensauren Salze der Schwermetalle, und alkalischen Erden in Wasser unlöslich sind, so werden sie ausgeschieden, wenn man die kohlensauren Alkalien (Kalium-, Natriumkarbonat) zu den Salzlösungen der Schwermetalle fügt; aus Natriumkarbonat und Kupfersulfat entstehen Natriumsulfat und Kupferkarbonat, ersteres bleibt in Lösung, letzteres scheidet sich aus:

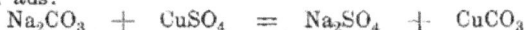

$$Na_2CO_3 + CuSO_4 = Na_2SO_4 + CuCO_3$$

In ähnlicher Weise scheiden die kohlensauren Alkalien aus dem Kalkhydrat Calciumkarbonat aus und verwandeln sich dabei in Hydroxyde:

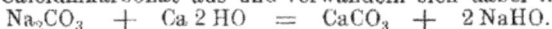

$$Na_2CO_3 + Ca\,2\,HO = CaCO_3 + 2\,NaHO.$$

A. Unorganische Chemie.

a) Nichtmetalle.

6. Die atmosphärische Luft und der Sauerstoff.

§ 96. Woraus besteht die atmosphärische Luft? Die atmosphärische Luft ist ein permanentes Gas, ohne Geschmack, Geruch und Farbe: 1 l wiegt bei 0° nahezu 1,3 g. Sie ist ein Gemenge zweier Gase: des Sauerstoffs und des Stickstoffs. Zahlreiche Untersuchungen haben ergeben, dass allenthalben die Gemengteile der Luft gleichmässig gemischt sind, sowohl in den tiefsten, wie in den höchsten Regionen. Man schloss früher hieraus, dass die Luft eine chemische Verbindung beider Elemente sei; aber hiergegen spricht nicht allein der Umstand, dass wir beim Atmen, durch Verbrennung u. a. m. ihr den Sauerstoff zu entziehen vermögen, sondern vorzugsweise auch die Thatsache, dass die vom Wasser aufgenommene Luft viel reicher ist an Sauerstoffgas — für das Leben der Fische von grösster Bedeutung. Die allenthalben gleiche Mischung der Luft ist Folge der Diffusion der Gase, durch welche in kurzer Zeit zwei Gase, die man miteinander in Berührung bringt, sich innigst mischen.

Die atmosphärische Luft ist ein Gemenge von

21 Volumprozenten oder 23 Gewichtsprozenten Sauerstoff
79   „   77   „   Stickstoff.

Die Verschiedenheit der Zahlen für Volum- und Gewichtsprozente rührt daher, dass das Sauerstoffgas etwas schwerer ist als das Stickstoffgas.

Ausser diesen beiden integrierenden Bestandteilen enthält die Luft stets etwas Kohlensäure (0,04—0,30 %), sowie wechselnde Mengen Wasserdampf (½—1 %), weshalb hygroskopische Körper (wie die Pottasche) an der Luft allmählich feucht werden.

§ 97. Was ist die Verbrennung? Wird ein Körper an der Luft verbrannt, so verbindet er sich mit dem Sauerstoffgase derselben und zwar unter Licht- und Wärmentwicklung. Man nennt die Vereinigung mit Sauerstoff eine Oxydation, und das Produkt derselben, die Sauerstoffverbindung, ein Oxyd.*) Mithin lässt sich sagen:

Die Verbrennung eines Körpers an der Luft ist eine feurige Oxydation.

Früher betrachtete man das Feuer als eine höchst feine Materie, und noch im vorigen Jahrhundert (1730) stellte Stahl seine berühmte Theorie vom Phlogiston (von φλόξ Flamme) auf, welches ein brennbarer

---

*) Oxyd von ὀξύς sauer.

Körper besässe und das er beim Verbrennen verliere; sei ein Körper verbrannt, so sei er seines Phlogistons beraubt, dephlogistisiert. (Hiernach spielte das Phlogiston die entgegengesetzte Rolle des Sauerstoffs). Erst die Entdeckung des Sauerstoffs durch Priestley (1774) und Lavoisiers Grundversuche brachen der jetzigen Wissenschaft Bahn.

Lavoisier zeigte 1789 durch exakte Versuche, dass das rote Quecksilberoxyd beim Erhitzen in Quecksilber und Sauerstoffgas zerfällt, welche zusammen genau soviel wiegen, wie das angewendete Quecksilberoxyd; ferner dass man, wenn das daraus gewonnene Metall abermals durch geeignete Mittel in Oxyd verwandelt wird, genau die ursprünglich angewendete Oxydmenge wieder erhält. Hierdurch hatte Lavoisier bewiesen, dass ein Körper beim Verbrennen Sauerstoff aus der Luft aufnimmt und um dessen Gewicht schwerer wird.

Wenn ein verbrennender Körper den festen Aggregatzustand bewahrt, wie z. B. die Kohle, so glüht er nur; ist er aber gasförmig, wie das Wasserstoffgas, oder nimmt er in der Verbrennungshitze Dampfform an, wie der Phosphor und Schwefel, so brennt er mit Flamme, denn die Flamme ist brennendes (leuchtendes) Gas.

Die Lichtstärke einer Flamme hängt von der Menge der in ihr schwebenden glühenden festen Partikel ab; brennendes Wasserstoffgas, welches gar keine festen Stoffe enthält, leuchtet nur sehr schwach; auch die Weingeistflamme besitzt nur eine geringe Lichtstärke. Das Leuchtgas, die Flamme des Steinöls, der Kerzen, des Holzes u. a. scheiden in der Verbrennung feine Kohleteilchen ab, die sich an kalte, in die Flamme gehaltene Gegenstände als Russ ansetzen; diese aber leuchten in der Flamme stark und erteilen ihr hohe Helligkeit.

Zur Entzündung ist eine gewisse Temperatur notwendig. Nur sehr wenige brennbare Körper entzünden sich in gewöhnlicher Temperatur an der Luft, wie das Phosphorwasserstoffgas. Die grosse Mehrzahl erfordert eine höhere Temperatur zur Entzündung. So gerät der Phosphor schon bei 60°, der Schwefel erst bei 300° von selbst in Entzündung. In der Mitteilung der hierzu nötigen Temperatur besteht das sog. Anzünden, scheinbar eine Übertragung der Flamme. — Je unverdünnter das Sauerstoffgas ist, um so leichter und intensiver findet die Verbrennung statt; daher verbrennen die Körper im reinen Sauerstoffgase viel leuchtender als in der Luft.

Nicht alle Oxydationen treten als Verbrennungen auf; es giebt auch langsame, nicht feurige Oxydationen, bei denen nur eine schwache Temperaturerhöhung wahrzunehmen ist. So zerfliesst der Phosphor beim Liegen an der Luft, sich langsam oxydierend. Organische Materien unterliegen bei der Vermoderung und Verwesung einer allmählichen Oxydation und verwandeln sich in Humus. Im allgemeinen sind die Produkte der langsamen Oxydation sauerstoffärmer als die der Verbrennung.

Mit Sauerstoff gesättigte Körper sind nicht mehr brennbar, wenn sie auch ihren Sauerstoff nicht durch Verbrennung erhalten haben, sondern durch indirekte oder langsame Oxydation.

Nicht brennbar sind ferner: der Stickstoff, das Chlor, Brom, Jod, Fluor, sowie die edlen Metalle; sie vereinigen sich in keiner Temperatur direkt mit Sauerstoff. Indirekt kann man sie aber oxydieren (mit Ausschluss des Fluor).

§ 98. Wie gewinnt man reines Sauerstoffgas? Die verschiedenen Darstellungsmethoden des reinen Sauerstoffs gehen alle davon aus, dieses Element aus einem Oxyde auszutreiben; man gewinnt das Sauerstoffgas:

1. Durch Glühen des roten Quecksilberoxyds (HgO), welches dabei in seine Bestandteile: Quecksilber und Sauerstoff, zerfällt; beide verflüchtigen sich, das Quecksilber verdichtet sich aber, während der Sauerstoff gasförmig bleibt.

2. Durch Glühen des Braunsteins. Derselbe ist Mangansuperoxyd (MnO_2) und verliert in der Glühhitze den dritten Teil seines Sauerstoffs. Erhitzt man ihn mit Schwefelsäure, so verliert er die Hälfte seines Sauerstoffs, schwefelsaures Manganoxydul hinterlassend.

3. Durch Schmelzen des chlorsauren Kalis ($KClO_3$) welches bei fortgesetztem Erhitzen seinen ganzen Sauerstoffgehalt verliert und Chlorkalium (KCl) zurücklässt.

Der reine Sauerstoff (Oxygenium*)) ist ein farb-, geruch- und geschmackloses Gas, etwas schwerer als die Luft (spez. Gew. 1,10). In ihm verbrennen selbst Körper, die an der Luft nur sehr schwierig zur Verbrennung gelangen. Er ist der Unterhalter des tierischen Lebens, insofern er beim Atmen vom Blute in den Lungen aufgenommen und zum Stoffwechsel benutzt wird. Der Stoffwechsel im Tierkörper ist im allgemeinen ein Oxydationsprozess. Atmosphärische Luft, welcher der Sauerstoff entzogen worden, ist weder zum Atmen dienlich, noch vermag sie die Verbrennung unterhalten.

Es glückte den Chemikern Pictet zu Genf und Cailletet zu Paris, durch starken Druck (550 Atmosphären) bei grosser Kälte (– 140°) das Sauerstoffgas tropfbarflüssig zu machen (1877).

Versuche.

1. Sauerstoffabsorption durch Verbrennung. (Fig. 39.) Man stürze eine Glasglocke vorsichtig über ein brennendes Kerzchen, welches in einer Schale auf Wasser schwimmt. Bald darauf brennt das Licht trübe und erlischt, beim Abkühlen steigt das Wasser innerhalb der

---

*) Oxygenium, Säurebildner, von ὀξύς (sauer) und γεννάω (erzeugen).

Glocke empor, um den Raum des verzehrten Sauerstoff einzunehmen. (Die Glocke muss geräumig sein; als Licht kann man ein Kerzchen oder Nachtlicht auf einer Nussschale oder dgl. benutzen.)

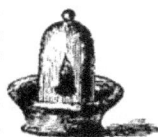

2. Sauerstoffabsorption durch Phosphor. Ein erbsengrosses Stückchen Phosphor bringe man in einen längeren Glascylinder, den man durch Ritzen mit Feuerstein oder angeklebte Papierstreifen in 5 gleiche Teile eingeteilt hat. Nachdem man darauf den Cylinder mit einem gut schliessenden Stopfen verschlossen, stelle man ihn einen Tag bei Seite. Um den Posphor nimmt man die Bildung weisser Nebel (phosphorige Säure) wahr. Schliesslich öffne man den Cylinder unter Wasser, die Mündung in dasselbe eintauchend; dann steigt das Wasser in den Cylinder hinein und füllt gerade den fünften Teil an, sofern man ihn so tief eintaucht, dass das Wasser innen und aussen gleichhoch steht.

Fig. 39.

3. Sauerstoffentbindung aus Quecksilberoxyd (Fig. 40). In einem Probiercylinder erhitze man eine Messerspitze voll rotes Quecksilberoxyd über der Lampe, die Öffnung mit dem Daumen lose verschliessend. Führt man nach einer Weile ein glimmendes Holzspänchen in den Cylinder ein, so leuchtet es hell auf, bricht auch wohl in Flamme aus. Im oberen Röhrenteil nimmt man einen grauen Anflug feinster Quecksilberkügelchen wahr.

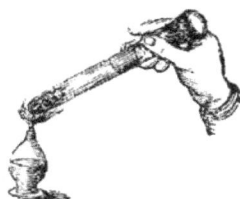

Fig. 40.

4. Sauerstoffentbindung aus chlorsaurem Kali. (Fig. 41). Etwa 10 Gramm chlorsaures Kali erhitze man in einem kleinen Kölbchen oder Retörtchen über der Gasflamme oder der Weingeistlampe mit doppeltem Luftzug. Das Gefäss verbinde man durch einen luftdichten Kautschuk- oder Korkstopfen, mit einer Glasröhre, deren anderes Ende in eine Wanne mit Wasser — sog. pneumatischeWanne — untertaucht. Sowie das chlorsaure Kali geschmolzen ist, stürze man über das Ende der Röhre einen mit Wasser voll angefüllten Glascylinder oder eine Flasche. (Man fülle das Gefäss zuerst mit Wasser bis zum Überlaufen, verschliesse es dann, kehre um und öffne es unter dem Wasserspiegel der Wanne). Das entwickelte Sauerstoffgas steigt in Blasen in das Glasgefäss und drängt das Wasser heraus. Ist es mit Gas angefüllt, so verschliesse man es noch unter Wasser und ersetze es durch ein anderes bereit gehaltenes, mit Wasser gefülltes Glas.

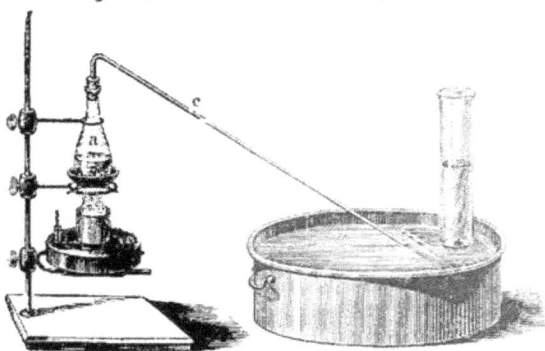

Fig. 41.

Beim Nachlassen der Gasentbindung hebe man die Glasröhre aus dem Wasser heraus, bevor man die Lampe löscht, damit nicht das Wasser der Wanne in die Retorte zurücksteige. Der Salzrückstand lässt sich durch heisses Wasser entfernen.

Rascher und reichlicher geht die Gasentbindung von statten, wenn man das chlorsaure Kali mit gleichviel grobgepulvertem Braunstein vermischt anwendet.

5. **Versuche mit dem Sauerstoffgase.** a) Am Ende eines Drahtes führe man einen **glimmenden Holzspan** in ein mit Sauerstoffgas gefülltes Glas ein; er bricht in Flammen aus. Ein Stückchen **Holzkohle** verbrennt mit starkem Glanze. — b) Einen spiralig gedrehten **feinen Eisendraht** versehe man mit etwas glimmendem Zunder und führe ihn in eine mit Sauerstoffgas gefüllte Flasche, deren Boden mit etwas Wasser bedeckt ist; das Eisen verbrennt mit heftigem Funkensprühen. — c) Ein linsengrosses Stückchen **Phosphor** führe man in einer kleinen eisernen Schale mit langem Drahte in Sauerstoff ein, nachdem man es durch Berühren mit einem heissen Drahte zuvor entzündet hat; der Phosphor verbrennt mit ausgezeichnetem Glanze zu weissem Rauche (Phosphorsäure).

Fragen und stöchiometrische Aufgaben.

1. Ist der Sauerstoff selbst brennbar? — Antw. Nein, er dient nur zur Verbrennung anderer Körper.

2. Wann erlischt ein brennender Körper? — Antw. Wenn ihm die Sauerstoffzufuhr entzogen oder er unter die zum Verbrennen erforderliche Temperatur abgekühlt wird.

3. Wenn man einen Körper mit der Flamme eines anderen brennenden Körpers anzündet, empfängt er dann die Flamme desselben? — Antw. Nein, er empfängt nur die Erhitzung, die zu seiner Entzündung nötig ist. Hält man Papier in einen sehr heissen Raum, so entzündet es sich, ohne eine Flamme berührt zu haben.

4. Wie viel g Sauerstoffgas liefern 10 g Quecksilberoxyd bei vollständiger Zersetzung? — Antw. HgO = 216 (da Hg = 200, O = 16); 216 HgO liefern 16 O, also 10 g HgO liefern 0,74 g O.

5. Wieviel ccm Raum nimmt der aus 10 g Quecksilberoxyd gewonnene Sauerstoff ein, wenn 1 l dieses Gases 1,44 g wiegt? — Antw. 514 ccm, da 0,74 g Gas gewonnen werden.

---

7. Das Wasser und der Wasserstoff.

§ 99. Wie findet sich das Wasser in der Natur? Das Wasser gehört zu den am weitesten verbreiteten Stoffen in der Natur; nicht allein dass es $^2/_3$ der Erdoberfläche bedeckt, auch die Länderkomplexe sind vielfach mit Strömen, Flüssen und Bächen durchzogen, und das Luftmeer enthält stets Wasserdampf und Wolken. Je nach Abstammung und Reinheit unterscheidet man:

1. **Regenwasser**, das reinste aller natürlich vorkommenden Wässer, frei von Salzen, arm an Kohlensäure.

2. **Quell- und Brunnenwasser**, stets kohlensäure- und kalkhaltig. Der kohlensaure Kalk scheidet sich beim Kochen als **Kesselstein oder Pfannenstein** aus, da sein Lösungsmittel, die freie Kohlensäure, beim Sieden aus dem Wasser entweicht. Bei grösserem Kalkgehalt wird das Wasser **hart**, bei geringerem **weich** genannt; man unterscheidet es schon durch den Geschmack. Da hartes, kalk- und zumal gipshaltiges Wasser die

Seife zersetzt, erkennt man es leicht daran, dass ein kleiner Zusatz von Seifenspiritus eine Trübung und Abscheidung von Kalkseife hervorruft. Darum eignet sich hartes Wasser nicht zur Wäsche. Übelriechendes Wasser wird mittelst Filtration durch Kohle und Sand geruchlos gemacht.

3. Flusswasser, weniger reich an Kohlensäure und Kalk, als das Quellwasser, daher ein „weiches" Wasser, aber stets durch organische Moderstoffe verunreinigt.

4. Meerwasser, mit einem Gehalte von über 3%, Salzen, mit etwa 2% Chlornatrium (Kochsalz), ausserdem schwefelsaurer Magnesia (Bittersalz), deswegen von bitterlich salzigem Geschmack.

5. Mineralwasser, besondere Quellen, ausgezeichnet durch gewisse Salze, Kohlensäure u. a. — a) Kohlensäurereiche Wässer nennt man Säuerlinge, Sauerwasser: enthalten sie daneben kohlensaures Eisenoxydul, so heissen sie Eisensäuerlinge und setzen an ihren Abflüssen rostfarbiges Eisenoxydul ab. Säuerlinge mit kohlensaurem Natron sind alkalische Säuerlinge (wie das Selterser Wasser); führen sie schwefelsaures Natron oder Chlornatrium, so heissen sie salinische Säuerlinge (wie das Kissinger, Marienbader und Karlsbader Wasser); enthalten sie schwefelsaure Magnesia (Bittersalz), so besitzen sie einen bittersalzigen Geschmack und heissen Bitterwässer (z. B. das Hunyadi-Janos, Friedrichshaller Wasser). b) Mineralwässer mit Schwefelwasserstoff riechen und schmecken nach faulen Eiern; man nennt sie Schwefelwässer (wie das Mineralwasser von Aachen, Teplitz, Warmbrunn u. a.)

Chemisch reines Wasser wird, als destilliertes Wasser, **Aqua destillata**, durch Destillation des gemeinen Wassers gewonnen. Dasselbe ist farb-, geschmack- und geruchlos, und hinterlässt beim Verdampfen keinen Rückstand.

Das destillierte Wasser muss frei sein von *Ammoniak* (Quecksilberchlorid trübt weiss), *Chlornatrium* (Silbernitrat trübt weiss), *Kohlensäure* (giebt weisse Trübung mit Kalkwasser).

§ 100. Wie ist das Wasser zusammengesetzt? Erst im Jahre 1800 glückte es,*) das Wasser direkt in seine chemischen Bestandteile zu zerlegen und zwar durch die Voltasche Säule. Leitet man nämlich den galvanischen Strom durch Wasser, indem man die beiden Pole mit Platinplättchen armiert und, wie Fig. 42 zeigt, gefüllte Glascylinder über sie stürzt, so entwickeln sich an ihnen zwei farblose Gase und zwar am negativen Pole stets die doppelte Volummenge wie am positiven Pole. Bei näherer Untersuchung dieser Gase stellt sich eine grosse Verschiedenheit zwischen ihnen

---

*) Das Wasserstoffgas war schon im 16. Jahrhundert Paracelsus bekannt und 1766 von Cavendish näher erforscht.

heraus: Das am negativen Pole in doppelter Menge entwickelte Gas lässt sich entzünden und verbrennt mit schwach leuchtender Flamme — es ist Wasserstoffgas; das am positiven Pole entwickelte Gas brennt selbst nicht, erhöht aber das Brennen anderer Körper — es ist Sauerstoffgas.

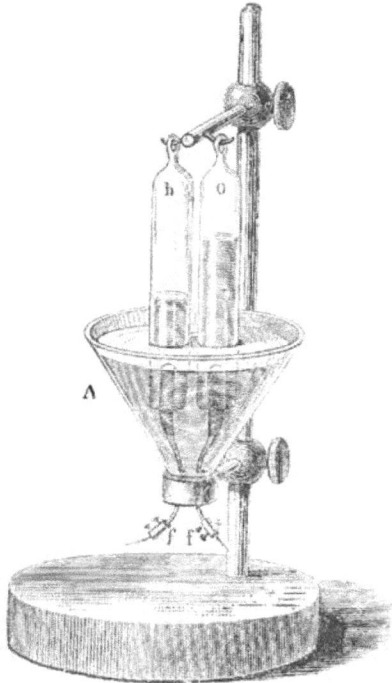

Fig. 42.

1. *Das Wasser zerlegt sich durch den elektrischen Strom in zwei Volumteile Wasserstoffgas und einen Volumteil Sauerstoffgas.*

Da das Wasserstoffgas 16 mal leichter ist als das Sauerstoffgas, so zerlegt sich das Wasser in 1 Gewichtsteil Wasserstoffgas und 8 Gewichtsteile Sauerstoffgas.

Was die Analyse des Wassers lehrt, bestätigt seine Synthese. Entzündet man Wasserstoffgas an der Luft, so verbrennt es zu Wasser, wovon man sich leicht überzeugt, wenn man eine kalte Glasplatte über die Flamme hält — sie beschlägt sich mit Wasserdunst.

2. *Ein Teil Wasserstoffgas liefert beim Verbrennen neun Teile Wasser.*

Entzündet man ein Gemenge aus 2 Volumteilen Wasserstoff- und 1 Volumteil Sauerstoffgas, so entsteht Wasserdampf, welcher sich beim Abkühlen zur Flüssigkeit verdichtet. Die Vereinigung beider Elemente ist aber mit so grosser Wärmeentbindung verbunden und eine so plötzliche, dass eine Verpuffung (Detonation) stattfindet, infolge deren Glasgefässe zersprengt werden. Man nennt daher ein Gemenge von Wasserstoffgas mit Sauerstoffgas (oder auch atmosphärischer Luft) Knallgas. Vereinigt man aber beide Gase erst im Momente der Entzündung, indem man sie aus getrennten Behältern in eine feine Spitze leitet und anzündet, so nimmt die Verbrennung einen ruhigen Verlauf. Wegen der höchst intensiven, bis jetzt noch unübertroffenen Hitze verwendet man dieses sog. Knallgasgebläse zum Schmelzen von Platin und anderer äusserst schwerflüssiger Stoffe. Ein in die Flamme gehaltenes Stück Kreide oder Kalk gerät in lebhaftes Glühen und dient (Drummonds Kalklicht) zur Beleuchtung grosser Mikroskope u. a. m.

3. *Das Wassermolekül besteht aus 2 Atomen Wasserstoff und 1 Atom Sauerstoff. Seine Formel ist daher* H_2O.

Wenn zwei Volumteile Wasserstoffgas sich mit einem Volumteil Sauerstoffgas zu Wasser vereinigen, so entspricht dies den Gewichtsverhältnissen von 2 Wasserstoff und 16 Sauerstoff. Hieraus geht die Formel des Wassers (H_2O) hervor, da das Atomgewicht des Wasserstoffs = 1, das des Sauerstoffs = 16 ist.*)

§ 101. Wie gewinnt man reines Wasserstoffgas? Bringt man zum Wasser ein Element, welches grössere Verwandtschaft zum Sauerstoff besitzt, als der Wasserstoff, so wird der letztere aus dem Wasser abgeschieden, und es bildet sich das Oxyd des andern Elements. Vor allem sind es die Alkalimetalle (Kalium, Natrium), welche das Wasser zersetzen; beim Kalium findet dabei eine solche Erhitzung statt, dass das entweichende Wasserstoffgas sich entzündet. In der Rotglühhitze vermag auch das Eisen Wasserdampf zu zersetzen; leitet man solchen durch ein rotglühendes eisernes Rohr, so entweicht Wasserstoffgas, und das Rohr überzieht sich mit Eisenoxyd.

Die gewöhnliche Darstellungsweise des Wasserstoffs ist die Entbindung aus Zink und verdünnter Schwefelsäure, wobei das Zink sich in der Säure zu Zinksulfat auflöst. Die stattfindende Zersetzung lässt sich durch folgende Gleichung darstellen:

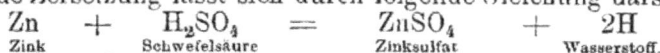

$$\underset{\text{Zink}}{Zn} \quad + \quad \underset{\text{Schwefelsäure}}{H_2SO_4} \quad = \quad \underset{\text{Zinksulfat}}{ZnSO_4} \quad + \quad \underset{\text{Wasserstoff.}}{2H}$$

Statt des Zinkes kann man sich auch des Eisens bedienen.

Das reine Wasserstoffgas (Hydrogenium**)) ist ein geruch-, geschmack- und farbloses, brennbares Gas und der leichteste Körper (spez. Gew. = 0,069). Aus einer feinen Spitze ausströmend verbrennt es, angezündet, mit ruhiger, sehr heisser, aber schwach leuchtender Flamme; mit Luft oder Sauerstoffgas gemengt (Knallgas) detoniert es beim Anzünden sehr heftig, da durch die starke Erhitzung und Gleichzeitigkeit der Vereinigung an allen Punkten eine plötzliche, gewaltsame Ausdehnung des gebildeten Wasserdampfes erfolgt.

Durch starken Druck bei sehr grosser Kälte gelang es 1878, das Wasserstoffgas zu verflüssigen und teilweise fest zu machen (durch die eigene Verdunstung).

---

*) In graphischer Darstellung ist die Formel des Wassers: H—O—H, in typischer Schreibweise $\left.\begin{matrix} H \\ H \end{matrix}\right\}$ O. Die ältere Formel des Wassers (die Äquivalentformel, nach welcher O = 8) war: HO.

**) Hydrogenium, Wasserbildner, von ὕδωρ (Wasser) und γεννάω (erzeugen).

Versuche.

1. **Wasserstoffentbindung aus Zink und Schwefelsäure.** (Fig. 43). Man fülle ein Kölbchen halb mit verdünnter Schwefelsäure (5 Teile Wasser, in welche 1 Teil englischer Schwefelsäure langsam, in dünnem Strahle und unter Umschwenken eingegossen wird,) füge einige Schnitzel Zinkblech, Zinkstückchen oder Eisenfeile hinzu, und verschliesse es mit einem Kork oder Kautschukstopfen, durch welchen eine feine, enge, in eine feine Spitze auslaufende Glasröhre luftdicht geführt ist. Das entwickelte Wasserstoffgas lasse man so lange entweichen, bis es alle Luft aus dem Gefässe verdrängt hat, dann erst entzünde man es. (Ein zu frühzeitiges Anzünden hat eine Zerschmetterung des Entwicklungsgefässes zur Folge; man warte daher etwas länger mit dem Entzünden.) Ein über die Flamme gehaltener Porzellandeckel beschlägt sich mit Wassertröpfchen.

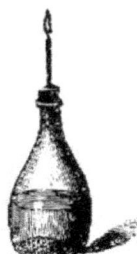

Fig. 43.

2. **Versuche mit dem Wasserstoffgas.** a) Man halte über das ausströmende (nicht angezündete) Gas wenige Sekunden einen umgekehrten Probiercylinder, damit er sich zur Hälfte mit dem Gase fülle; nähert man ihn dann schnell einer Flamme, so entsteht ein schwacher Knall — infolge der Verpuffung des im Cylinder entstandenen Knallgases. — b) Man halte über die Flamme des Gases einen Lampencylinder; es entsteht ein scharfer, gellender Ton, dessen Höhe zunimmt, je weiter man die Flamme im Cylinder hinaufrücken lässt. (Chemische Harmonika.) — c) Die Entwicklungsflasche versehe man mit einer nicht zu engen Glasröhre, in deren Ende ein Strohhalm eingeführt ist, dessen überstehenden Teil man in vier kurze Streifen zerschneide und sternförmig ausbreite. Betupft man diese Öffnung mit Tropfen gequirlten Seifenwassers, so entstehen mit Knallgas gefüllte Seifenblasen, welche bei Annäherung eines brennenden Fidibus mit schwachem Knalle detonieren.

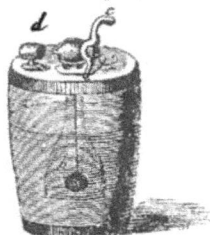

3. **Döbereinersche Zündmaschine.** (Fig. 44.) Vor der Einführung der Streichzündhölzchen diente sie als Feuerzeug. Sie gründet sich auf die Entzündung von Wasserstoffgas durch Platinschwamm (schwammförmig lockeres Platin), welcher sich durch die Fähigkeit auszeichnet, in seinen Poren Gase zu verdichten. Die dabei eintretende Erhitzung — zufolge der Verdichtung — entzündet das Wasserstoffgas. Die Zündmaschine besteht aus einem grösseren, geradwandigen Glasgefässe (a), an dessen Messingdeckel ein beiderseits offener Glascylinder (b) angekittet ist, worin an einem Haken ein Stück Zink hängt.

Fig. 44.

Im äusseren Gefässe befindet sich verdünnte Schwefelsäure, deren Zutritt zum Zink Wasserstoffgas im Cylinder entwickelt. Durch einen Druck auf die Feder e wird dem Gase ein Ausweg nach oben gegeben; es strömt durch eine feine Öffnung des Deckels seitlich zum Platinschwamm in d, sich daran entzündend. Beim Nachlassen des Druckes auf die Feder schliesst sich die Öffnung wieder, das Gas sammelt sich im Cylinder und drückt die Säure nach unten, bis sie ausser Berührung mit dem Zink gekommen ist. Ein erneuter Druck auf die Feder setzt den ganzen Vorgang abermals in Aktion.

Fragen und stöchiometrische Aufgaben.

1. Woran erkennt man hartes Wasser? — Antw. Es trübt sich mit Seifenspiritus stark.

2. Wie unterscheidet man Brunnenwasser von destilliertem oder Regenwasser? — Antw. Salpetersaures Silberoxyd trübt das Brunnenwasser wegen seines Kochsalzgehaltes, nicht aber das destillierte oder Regenwasser.

3. Wie muss man einen mit Wasserstoffgas gefüllten Glascylinder halten, damit das Gas nicht entweiche? — Antw. Mit der Öffnung nach unten, da das Gas 14 mal leichter ist als die Luft.

4. Wieviel g Wasserstoffgas und Sauerstoffgas liefert 1 g Wasser bei der galvanischen Zersetzung? — Antw. $H_2O = 18$ zerfällt in $2H = 2$ und $O = 16$; mithin zerfällt 1 g H_2O in 0,11 g H und 0,89 g O.

5. Wieviel ccm betragen beide Gase, wenn 1 l Sauerstoffgas 1,44 g. 1 l Wasserstoffgas 0,09 g wiegt? — Antw. H = 1222 ccm. O = 618 ccm.

6. Wieviel Wasser liefert 1 l Wasserstoffgas bei der Verbrennung? — Antw. 1 l H wiegt 0,09 g; 2 H : H_2O oder 2 : 18 = 0,09 : x; x = 0,81 g,

---

8. Der Schwefel.

§ 102. Eigenschaften des Schwefels. Der Schwefel (Sulfur), ein altbekanntes, nichtmetallisches Element, kann in drei Formen (allotropischen Zuständen) auftreten:

a) Als gewöhnlicher Schwefel (S α), in hellgelben rhombischen Oktaëdern krystallisiert, doppelt so schwer als das Wasser, bei 111° zu einer blassgelben, dünnen Flüssigkeit schmelzend, bei 420° siedend, nicht in Wasser, Weingeist, leicht in Schwefelkohlenstoff löslich.

b) Lässt man geschmolzenen Schwefel ruhig erkalten, so krystallisiert er (als S β) in gelben, schiefen rhombischen Säulen, welche ein etwas geringeres spezifisches Gewicht haben als der oktaëdrische Schwefel. Er geht mit der Zeit allmählich in letzteren über.

c) Als amorpher Schwefel (S γ), eine zähe, braune Masse, worin sich der geschmolzene Schwefel verwandelt, wenn man ihn bis 260 ° erhitzt. Beim Erkalten geht er allmählich in S β über und wird wieder gelb; kühlt man ihn aber plötzlich ab (durch Eingiessen in kaltes Wasser), so bewahrt er seine zähe Beschaffenheit und braune Farbe. Er ist gelöst in Oleum Lini sulfuratum. Schwefelkohlenstoff nimmt ihn nicht auf.

§ 103. Wie gewinnt man den Schwefel? Ein sehr bedeutender Teil des Schwefels findet sich gediegen in der Natur, zumal in Sizilien*), als Produkt früherer vulkanischer Thätigkeit. Er wird daselbst in gusseisernen Kesseln oder Schachtöfen geschmolzen, von den sich absetzenden erdigen Verunreinigungen abgeschöpft und als Rohschwefel in den Handel gebracht. Seine weitere

---

*) Die reichsten Schwefellager finden sich auf Sizilien in der Gegend von Girgenti; die Insel führt jährlich anderthalb Millionen Centner Schwefel aus.

Reinigung geschieht durch Sublimation aus gusseisernen Kesseln, aus welchen sein Dampf in grosse gemauerte Kammern geleitet wird, an deren Wänden er sich dann als Schwefelblumen ansetzt. Bei fortgesetztem Betriebe erwärmen sich die Wände, der sublimierte Schwefel schmilzt und wird in hölzerne Formen gegossen — Stangenschwefel.

Man gewinnt den Schwefel bei uns häufig aus dem Schwefelkies, einem Mineral, welches aus einem Atom Eisen und zwei Atomen Schwefel besteht (FeS$_2$) und in Böhmen, Schlesien u. a. O. in grossen Massen gefunden wird. Der Schwefelkies giebt beim Erhitzen die Hälfte seines Schwefels ab und reduziert sich zu FeS. Man nimmt die Operation gewöhnlich in Thonröhren vor, die in einem Ofen liegen und in einen eisernen Kasten mit Wasser einmünden, worin der Schwefeldampf sich verdichtet. Im Schwefelkies findet sich häufig Arsen (als Arsenkies), dann zeigen die daraus gewonnenen Schwefelblumen einen Arsengehalt; in geringen Mengen ist der in Schweden vorkommende Schwefelkies von Selen begleitet.

Das Selen ist ein metallglänzendes, schwärzliches, in feinverteiltem Zustande rotes, seltenes Nichtmetall, das sich in seinen Eigenschaften und chemischem Verhalten dem Schwefel enge anschliesst.

§ 104. Wie reinigt man den Schwefel zum medizinischen Gebrauch? Die käuflichen Schwefelblumen, **Sulfur sublimatum** (*Flores Sulfuris*) sind durchgängig mit anhaftender Schwefelsäure verunreinigt, daher von schwach säuerlichem Geschmack und Lackmuspapier rötend; zuweilen enthalten sie auch etwas Arsen. Zum innerlichen Gebrauche reinigt man sie durch Abwaschen mit Wasser; um etwa vorhandenes Schwefelarsen zu entfernen, digeriert man sie zuvor mit verdünntem Salmiakgeist, worin sich jenes löst. Das ausgewaschene und getrocknete Präparat ist der gereinigte Schwefel, **Sulfur depuratum** (*Sulfur lotum*), von den gewöhnlichen Schwefelblumen durch völlige Trockenheit, neutrale Reaktion und Geschmacklosigkeit unterschieden. Prüfung wie beim präzipitierten Schwefel (vgl. § 106).

§ 105. Chemisches Verhalten des Schwefels. Die grosse Mehrzahl der Elemente vermag sich mit dem Schwefel direkt zu Sulfiden zu vereinigen. Phosphor, Jod, die Metalle lassen sich mit ihm zusammenschmelzen, wobei zuweilen Feuererscheinung eintritt. So verbrennt feingewalztes Kupferblech im Schwefeldampf mit grossem Glanze zu Schwefelkupfer — also eine Verbrennung ohne Sauerstoff! Eisenfeile erglüht in schmelzendem Schwefel zu Schwefeleisen.

Die gewöhnliche Methode der Gewinnung von Schwefelalkalien ist, Schwefel und Ätzalkali zusammen zu kochen oder zu schmelzen. Beim Zusammenschmelzen kann man auch die kohlensauren Alkalien anwenden, da in der höheren Temperatur der geschmolzene Schwefel die Kohlensäure austreibt. Je nach der angewendeten Schwefelmenge erhalten wir ein höheres oder niedrigeres Sulfid. Da aber das Alkalimetall mit Sauerstoff verbunden ist, so entsteht neben dem Sulfide auch ein Alkalisalz der unterschwefligen Säure resp. Schwefelsäure, denn der Schwefel vermag den Sauerstoff wohl in eine andere Verbindung zu bringen, nicht aber auszutreiben.

Der Schwefel bildet in der Schmelzhitze mit den Alkalien ein Mehrfach-Schwefelkali neben unterschwefligsaurem, in der Glühhitze neben schwefelsaurem Alkali.

a) Kocht man Schwefel mit Kalkmilch (gelöschtem, mit Wasser angerührtem Kalk), so erhält man Mehrfach-Schwefelcalcium und unterschwefligsauren Kalk.

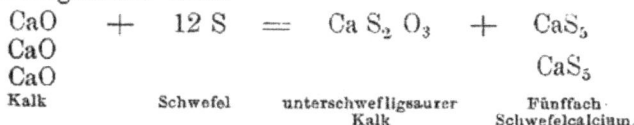

$$CaO$$
$$CaO \quad + \quad 12\,S \quad = \quad CaS_2O_3 \quad + \quad CaS_5$$
$$CaO \qquad\qquad\qquad\qquad\qquad\qquad\qquad\qquad CaS_5$$

| Kalk | Schwefel | unterschwefligsaurer Kalk | Fünffach Schwefelcalcium |

b) Schmilzt man Schwefel mit kohlensaurem Kali (K_2CO_3) zusammen, so entweicht kohlensaures Gas (CO_2), und das Kali (K_2O) bildet Mehrfach-Schwefelkalium neben schwefelsaurem Kali. Solche zusammengeschmolzene Gemenge von Schwefelalkalien nennt man, da sie in der Hitze eine leberbraune Farbe besitzen, Schwefelleber (*Hepar Sulfuris*).

Eine eigene Darstellung der Alkalisulfide gründet sich auf die Entsauerstoffung (Reduktion) der schwefelsauren Alkalien durch Glühen mit Kohle. Letztere nimmt allen Sauerstoff an sich und entweicht, je nach der Menge der Kohle, als Kohlendioxyd (CO_2) oder Kohlenoxyd (CO) gasförmig, Schwefelmetall zurücklassend.

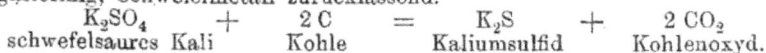

$$K_2SO_4 \quad + \quad 2\,C \quad = \quad K_2S \quad + \quad 2\,CO_2$$

| schwefelsaures Kali | Kohle | Kaliumsulfid | Kohlenoxyd. |

Durch Kohle reduziert sich das schwefelsaure Natron zu Natriumsulfid, der schwefelsaure Kalk zu Calciumsulfid, der schwefelsaure Baryt zu Baryumsulfid. Wird ein Überschuss an Kohle angewendet, so bleibt das Schwefelmetall mit Kohle gemengt als sog. Pyrophor zurück, mit der Eigenschaft, sich an der Luft von selbst zu entzünden.

§ 106. Was ist die Schwefelmilch? Wenn man die Lösung eines Mehrfach-Schwefelalkalis durch eine Säure zersetzt, so wird Schwefel gefällt, während das Alkalisalz der Säure in Lösung bleibt und Schwefelwasserstoffgas entweicht; aller Schwefel, der mehr vorhanden ist, als im einfachen Sulfide, wird mit weisslichgelber Farbe, in feinstverteiltem Zustande, als sogenannte Schwefelmilch (*Lac Sulfuris*) präzipitiert.

Die Supersulfide der Metalle scheiden bei der Zersetzung mit Säuren Schwefel ab.

Zur Darstellung des offizinellen präzipitierten Schwefels, **Sulfur praecipitatum**, wird der Schwefel mit Kalkmilch bis zur Auflösung gekocht und zur Flüssigkeit, welche neben unterschwefligsaurem Kalke Calciumquintisulfid enthält so viel Chlorwasserstoffsäure hinzugefügt, dass nur das Calciumquintisulfid zur Zersetzung gelangt. Es entweicht dabei Schwefelwasserstoffgas, und 4 Atome Schwefel fallen von jedem Molekül CaS_5 nieder.

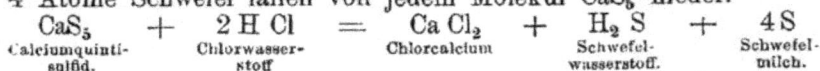

$$CaS_5 \quad + \quad 2\,HCl \quad = \quad CaCl_2 \quad + \quad H_2S \quad + \quad 4\,S$$

Calciumquinti-   Chlorwasser-   Chlorcalcium   Schwefel-   Schwefel-
sulfid.   stoff   wasserstoff.   milch.

Der Schwefel wird wohl ausgewaschen und getrocknet. Die Schwefelmilch unterscheidet sich durch die hellere Farbe und grössere Feinheit von den Schwefelblumen.

Prüfung: Der präcipitierte Schwefel darf blaues Lackmuspapier nicht röten (*Schwefelsäure*), auch an Ammoniak kein *Arsen* abgeben, welches nach Ansäuern mit Chlorwasserstoff sich als gelbes Schwefelarsen wieder ausscheiden würde; war das Arsen als arsenige Säure im Schwefel, so entsteht in dem übersäuerten ammoniakalischen Auszuge erst auf Zusatz von Schwefelwasserstoffwasser ein gelber Niederschlag von Schwefelarsen. (Das Schwefelarsen ist zwar in Ammoniak löslich, nicht aber in sauren Flüssigkeiten.) Beim Verbrennen darf der Schwefel keinen Rückstand (*erdige Beimengungen*) hinterlassen.

§ 107. Wie entsteht der Schwefelwasserstoff? Der Schwefelwasserstoff (H_2S)*) ist ein Gas mit dem Geruch nach faulen Eiern, angezündet mit blauer Flamme zu Wasser und Schwefeloxyd verbrennend, etwas schwerer als die Luft, nicht atembar und in Wasser löslich. Die wässerige Lösung, Schwefelwasserstoffwasser, Aqua hydrosulfurata, besitzt den Geruch des Gases und schwach saure Reaktion. Man verwendet dasselbe sehr häufig als Reagens zur Ermittlung von Schwermetallen, die es aus ihrer Lösung als Schwefelmetalle ausscheidet; man muss es aber in wohlverschlossenen Gefässen aufbewahren, am besten in liegenden oder umgewendeten Gläsern, da es aus der Luft begierig Sauerstoff anzieht, seinen Geruch allmählich verliert und (weisslichen) Schwefel absetzt. Die Oxydation beschränkt sich hierbei auf den Wasserstoff. ($H_2S + O = H_2O + S$.)

Das Schwefelwasserstoffgas entsteht nicht durch direkte Vereinigung der beiden Elemente, sondern nur bei der Zerlegung eines Schwefelmetalles durch eine Säure. Dabei verbindet sich der Schwefel mit dem Wasserstoff der Säure, während das Metall an dessen Stelle in die Säure eintritt.

---

*) Die ältere Formel war HS, da das Atomgewicht von $S = 16$ angenommen wurde.

Die Schwefelmetalle werden durch Säuren zersetzt; es entsteht ein Salz der Säure und Schwefelwasserstoffgas entweicht.

Eisensulfid (Einfach-Schwefeleisen) löst sich in verdünnter Schwefelsäure zu schwefelsaurem Eisenoxydul, unter Schwefelwasserstoffentbindung, auf. Nämlich:

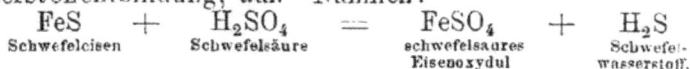

$$\underset{\text{Schwefeleisen}}{FeS} \quad + \quad \underset{\text{Schwefelsäure}}{H_2SO_4} \quad = \quad \underset{\substack{\text{schwefelsaures}\\\text{Eisenoxydul}}}{FeSO_4} \quad + \quad \underset{\substack{\text{Schwefel-}\\\text{wasserstoff.}}}{H_2S}$$

§ 108. Wie verhält sich der Schwefelwasserstoff zu den Metalloxyden? Mit den Metalloxyden bildet der Schwefelwasserstoff **Schwefelmetall** und **Wasser**, indem sich der Schwefel mit dem Metalle, der Wasserstoff mit dem Sauerstoff des Oxydes vereinigt. Man kann auf trocknem, wie auf nassem Wege verfahren. Leitet man Schwefelwasserstoffgas über Antimonoxyd, Kupferoxyd, Zinkoxyd u. dgl., so gehen sie in die entsprechenden Sulfide über. Nämlich:

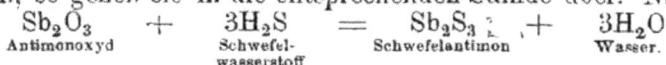

$$\underset{\text{Antimonoxyd}}{Sb_2O_3} \quad + \quad \underset{\substack{\text{Schwefel-}\\\text{wasserstoff}}}{3H_2S} \quad = \quad \underset{\text{Schwefelantimon}}{Sb_2S_3} \quad + \quad \underset{\text{Wasser.}}{3H_2O}$$

Leitet man Schwefelwasserstoffgas in Kalilauge, so entsteht Schwefelkalium, bei fortgesetztem Einleiten Kaliumhydrosulfid, nämlich:

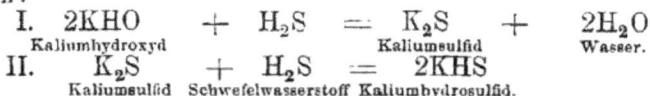

$$\text{I.} \quad \underset{\text{Kaliumhydroxyd}}{2KHO} \quad + \quad H_2S \quad = \quad \underset{\text{Kaliumsulfid}}{K_2S} \quad + \quad \underset{\text{Wasser.}}{2H_2O}$$

$$\text{II.} \quad \underset{\text{Kaliumsulfid}}{K_2S} \quad + \quad \underset{\text{Schwefelwasserstoff}}{H_2S} \quad = \quad \underset{\text{Kaliumhydrosulfid.}}{2KHS}$$

Leitet man Schwefelwasserstoff in die Lösungen der **Schwermetalle**, so scheiden sich nur solche Schwefelmetalle aus, welche in verdünnten Säuren unlöslich sind, da bei der Umsetzung von H_2S mit den Salzen neben dem Schwefelmetall freie Säure entsteht. Daher können die Eisensalze durch Schwefelwasserstoff nicht zerlegt werden, weil die frei werdende Säure das Schwefeleisen sofort wieder auflösen würde; Kupfer-, Blei-, Silber-, Quecksilbersalze scheiden aber Schwefelmetalle ab.

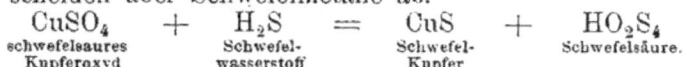

$$\underset{\substack{\text{schwefelsaures}\\\text{Kupferoxyd}}}{CuSO_4} \quad + \quad \underset{\substack{\text{Schwefel-}\\\text{wasserstoff}}}{H_2S} \quad = \quad \underset{\substack{\text{Schwefel-}\\\text{Kupfer}}}{CuS} \quad + \quad \underset{\text{Schwefelsäure.}}{HO_2S_4}$$

Fügt man zu schwefelsaurem Eisenoxydul aber ein Schwefelalkali, so entsteht schwefelsaures Alkali, und Schwefeleisen scheidet sich zufolge doppelter Wahlverwandtschaft ab.

Man verwendet daher das **Schwefelwasserstoffwasser** als allgemeines Reagens auf die Schwermetalle. Es scheidet die Sulfide aus ihren Salzlösungen, und zwar:

1. aus saurer Lösung			*2. aus neutraler od. alkal. Lösung*		
schwarz	*gelb*	*orange*	*schwarz*	*fleischfarbig*	*weiss*
Blei	Arsen	Antimon	Eisen	Mangan	Zink
Kupfer	Zinn		Kobalt		
Wismut	Kadmium		Nickel		
die Edelmetalle					

Versuche.

Versuche mit dem Schwefel. a) Man schmelze in einem Glas-kölbchen über der Weingeistflamme etwas Schwefel; die anfangs hellgelbe und dünne Flüssigkeit wird bald braun und zähe, sodass man das Gefäss umwenden kann, ohne dass sie ausfliesst. Siedet der Schwefel, so wird man den Kolbeninhalt mit einem dunkelgelben Dampfe erfüllt und den Kolbenhals innen mit einem feinen gelben Anflug (sublimiertem Schwefel) bedeckt sehen. — b) Schüttelt man in einem Glase einige g Schwefelkohlen-stoff mit einer Messerspitze Schwefelblumen, giesst die klare Lösung in eine Porzellanschale und lässt sie an freier Luft verdunsten, so bleibt ein Haufen-werk kleinster Schwefel-Oktaëder zurück. — c) Einen kleinen Porzellan-tiegel fülle man nahezu mit Schwefelblumen an, erhitze ihn bedeckt über der Lampe, bis der Schwefel völlig geschmolzen ist, lasse ihn dann langsam erkalten und durchsteche die Oberfläche, sobald sie erhärtet ist, mit einem Glasstabe, worauf man das noch flüssige Innere ausgiesst. Die Innenwände des Tiegels zeigen sich dann mit gelben, säulenförmigen Krystallen (S β) bekleidet.

Praktische Übungen.

1. Bereitung von Schwefeleisen. In einer eisernen Pfanne erhitze man ein inniges Gemenge von 3 Teilen Eisenpulver mit 2 Teilen Schwefelblumen. Sobald der Schwefel völlig geschmolzen ist, beginnt die ganze Masse von einem Punkte aus zu erglühen; alsdann entferne man die Lampe und bedecke die Pfanne. Die aus Schwefeleisen bestehende Masse steche man noch heiss mit dem Spatel los und bringe sie erkaltet in ein Glasgefäss.

2. Darstellung des Schwefelwasserstoffwassers (Fig. 45). In eine weithalsige Glasflasche (A) bringe man etwa 20 g grobgepulvertes Schwefeleisen und 100 g Wasser, verschliesse sie mit einem Kork (resp. Kautschukstopfen), durch welchen luftdicht eine Trichterröhre (D), sowie

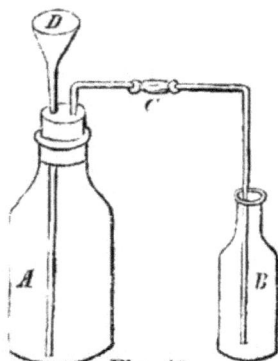

das Ende einer rechtwinklig gebogenen Glas-röhre (c) geführt ist, deren anderes Ende in ein etwa 1 Pfd. ausgekochtes und wieder ab-gekühltes Wasser enthaltendes Glas (B) hinab-reicht. Ist die ganze Vorrichtung zusammen-gesetzt, so giesse man 20 g engl. Schwefelsäure durch die Trichterröhre, worauf die Gasent-wicklung beginnt. Wegen der Belästigung, die das nicht absorbierte Schwefelwasserstoffgas in der Umgebung bereitet, nehme man die Operation im Freien vor. Man schüttele häufig das Auffanggefäss (B), mit dem Daumen ver-schliessend, kräftig um, damit das über dem Wasser befindliche Gas zur Absorption gelange. Ob das Wasser gesättigt sei, nimmt man daran wahr, dass nach solchem Umschütteln der Daumen nicht mehr eingezogen wird.

Fig. 45.

Aus der im Entwicklungsgefäss restierenden Flüssigkeit krystallisiert schwefelsaures Eisenoxydul (Eisenvitriol) in blau-grünen Krystallen aus.

3. Versuche mit dem Schwefelwasserstoff. Man löse folgende Salze, jedes für sich, in kleinen Mengen in destilliertem Wasser auf: essig-saures Bleioxyd, schwefelsaures Kupferoxyd, Brechweinstein, schwefelsaures Zinkoxyd und schwefelsaures Eisenoxydul. Zu jeder Lösung setze man Schwefelwasserstoffwasser; in den beiden ersten Salzen nimmt man dann

einen schwarzen Niederschlag (Schwefelblei, Schwefelkupfer) wahr, die übrigen Lösungen bleiben klar. Fügt man nun zum Brechweinstein etwas verdünnte Schwefelsäure, so fällt orangerotes Schwefelantimon; setzt man zur Zink- und Eisenlösung Kalilauge, so scheidet erstere weisses Schwefelzink, letztere schwarzes Schwefeleisen aus.

Stöchiometrische Aufgaben.

a) Wieviel g Schwefelwasserstoffgas liefern 20 g Schwefeleisen?

b) Wieviel l betragen sie, wenn ein l des Gases 1,55 g wiegt?

c) Wieviel Wasser kann man damit sättigen, wenn letzteres sein $2^{1}/_{2}$-faches Volum Gas verschluckt?

Antw. $a)$ FeS : H_2S $= 88 : 34$; also $88 \quad 34 = 20 : x$; $x = 7,72 \, g$

$b)$ $x = \dfrac{7,72}{1,55} = 5 \, l.$ — $c)$ $x = 2 \, kg.$

9. Die Schwefelsäure.

§ 109. Die Sauerstoffverbindungen des Schwefels. Beim Verbrennen bildet der Schwefel das Schwefeldioxyd (SO_2), ein farbloses Gas von sehr stechendem Geruche, das zweimal so schwer als die Luft, in der Kälte flüssig ist und vom Wasser begierig verschluckt wird. Diese wässerige Lösung enthält nun schweflige Säure, in die das Schwefeldioxydgas bei seinem Zusammentreffen mit Wasser übergegangen ist. Daher nennt man auch wohl das Gas wasserfreie schweflige Säure.

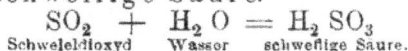

$$SO_2 \; + \; H_2 O \; = \; H_2 SO_3$$
Schwefeldioxyd   Wasser   schweflige Säure.

Die Auflösung der schwefligen Säure besitzt saure Eigenschaften, riecht wie das Gas und verbindet sich mit basischen Oxyden zu schwefelsauren Salzen, Sulfiten. Man benutzt die schweflige Säure zum Bleichen von Strohgeflechten, Gespinsten u. dgl., da sie sich mit vielen Farbestoffen verbindet.

An der Luft verliert die wässerige Lösung der schwefligen Säure allmählich ihren Geruch, indem sie Sauerstoff aufnimmt und sich in Schwefelsäure (H_2SO_4) verwandelt.

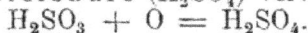

$$H_2SO_3 \; + \; O \; = \; H_2SO_4.$$

Ausser diesen beiden Säuren giebt es noch fünf andere Säuren des Schwefels, in denen zwei bis fünf Atome Schwefel enthalten sind:

Unterschweflige Säure (dithionige Säure)	$H_2S_2O_3$
Unterschwefelsäure (Dithionsäure)	$H_2S_2O_6$
Trithionsäure	$H_2S_3O_6$
Tetrathionsäure .	$H_2S_4O_6$
Pentathionsäure	$H_2S_5O_6$

Die wichtigste dieser letzteren Säuren ist die unterschweflige Säure, welche nur in Salzverbindungen (Hyposulfiten oder Thiosulfaten), nicht aber isoliert bekannt ist. Zerlegt man nämlich die unterschwefligsauren Salze durch eine stärkere

Säure, so zerfällt die unterschweflige Säure im Momente des Frei-
werdens in schweflige Säure und abscheidenden Schwefel.

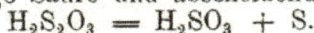

$$H_2S_2O_3 = H_2SO_3 + S.$$

§ 110. Wie gewinnt man die Schwefelsäure? In früherer Zeit
gewann man die Schwefelsäure aus dem Eisenvitriol (schwefelsaurem Eisenoxydul). Dieses Salz liess man verwittern, um das
Krystallwasser zu entfernen, röstete es, um das Eisenoxydulsalz
durch Sauerstoffaufnahme aus der Luft in Oxydsalz überzuführen
(da dieses sich leichter zersetzt als jenes) und glühte es in eisernen
Retorten. Schwefelsäure destilliert über und rotes Eisenoxyd bleibt
in der Retorte zurück, als Totenkopf (Colcothar, caput mortuum)
ein gebräuchliches Farbmittel.

Diese aus dem Vitriol dargestellte Schwefelsäure, das sog.
Vitriolöl (Oleum Vitrioli), auch Nordhäuser Schwefelsäure genannt (wegen der ersten Fabrikation in Nordhausen),
ist Acidum sulfuricum fumans, eine bräunliche, ölig fliessende Flüssigkeit, mit dem spez. Gew. 1,90. Sie enthält wasserfreie Schwefelsäure (Schwefeltrioxyd SO₃) aufgelöst,
welche bei gelindem Erhitzen abdestilliert werden kann und eine
weisse, schneeähnliche, mit Wasser stark zischende Masse darstellt.

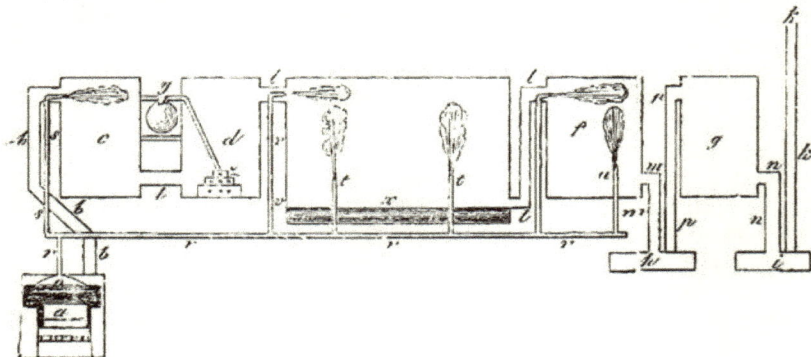

Fig. 46.

Gegen Ende des vorigen Jahrhunderts führte man, zuerst in
England, die Darstellung der Schwefelsäure aus Schwefel ein.
Die Bildung derselben gründet sich auf die Oxydation der schwef-
ligen Säure durch Untersalpetersäure (NO₂), welche zu Stickoxyd
(NO) reduciert wird, nach folgender Gleichung:

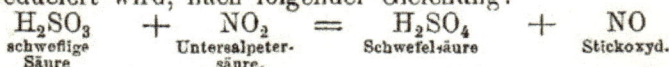

$$\underset{\substack{\text{schweflige}\\\text{Säure}}}{H_2SO_3} + \underset{\substack{\text{Untersalpeter-}\\\text{säure.}}}{NO_2} = \underset{\text{Schwefelsäure}}{H_2SO_4} + \underset{\text{Stickoxyd.}}{NO}$$

Bedingung dazu ist Gegenwart von Wasser. Fig. 46 giebt
den Durchschnitt einer Schwefelsäurefabrik. Man verbrennt

im Ofen a den Schwefel, leitet das SO_2 durch das Rohr b in die
Bleikammer c und d, worin es sich mit Wasserdampf mischt und
zu schwefliger Säure wird. In d fliesst aus y Salpetersäure in
staffelförmig gestellte Gefässe z herab und wird sofort zu Untersalpetersäure reduziert. Das Gasgemenge aus schwefliger und
Untersalpetersäure tritt nun in die Bleikammern e, f, g, wohin
aus dem Kessel o durch die Röhren r, t, u Wasserdampf einströmt.
Hier geht die Oxydation der schwefligen Säure durch die Untersalpetersäure von statten. Durch Zufuhr atmosphärischer Luft
wird das entstandene Stickoxydgas sofort wieder zu Untersalpetersäure ($NO + O = NO_2$), sodass neue Mengen schwefliger Säure
in Schwefelsäure übergeführt werden können. Bei fortgesetzter
Zuleitung frischer Luft, Wasserdampf und schwefliger Säure unter-
hält eine beschränkte Menge Untersalpetersäure den ganzen Prozess ununterbrochen, den aus der Luft ausgenommenen Sauerstoff
auf die schweflige Säure übertragend.

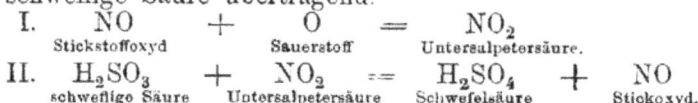

$$\text{I.} \quad \underset{\text{Stickstoffoxyd}}{NO} \quad + \quad \underset{\text{Sauerstoff}}{O} \quad = \quad \underset{\text{Untersalpetersäure.}}{NO_2}$$

$$\text{II.} \quad \underset{\text{schweflige Säure}}{H_2SO_3} \quad + \quad \underset{\text{Untersalpetersäure}}{NO_2} \quad = \quad \underset{\text{Schwefelsäure}}{H_2SO_4} \quad + \quad \underset{\text{Stickoxyd.}}{NO}$$

Die in den Kammern sich ansammelnde Schwefelsäure wird
in Bleipfannen, später in Platingefässen eingedampft, bis Schwefel-
säuredämpfe zu entweichen beginnen. Diese Säure ist **Acidum
sulfuricum crudum**, gewöhnlich e n g l i s c h e S c h w e f e l s ä u r e
genannt, ein farbloses, ölig fliessendes, schweres Liquidum vom
spec. Gew. 1,83, welches stets etwas schwefelsaures Bleioxyd,
häufig auch Salpetersäure und, im Falle arsenhaltiger Schwefel
benutzt wurde, arsenige Säure (Arsenik) enthält. Beim Verdünnen
mit Wasser oder Weingeist wird das Bleisalz als weisses Pulver
abgeschieden, weil dieses in der verdünnten Säure nicht löslich ist.

Durch Rektifikation aus Glasretorten reinigt man die englische
Schwefelsäure, wobei das Bleisalz zurückbleibt und die Salpetersäure, zu Anfang übergehend, durch Wechseln der Vorlage entfernt wird. Die so gewonnene r e i n e S c h w e f e l s ä u r e, **Acidum
sulfuricum (purum)**, hat das spez. Gew. 1,840, während die rohe
Säure etwas wasserhaltig und leichter ist. Bei 0^0 erstarrt sie.

§ 111. Eigenschaften der Schwefelsäure. Die Schwefelsäure ist eine
stark ätzende, giftige, geruch- und farblose, organische Materien
(z. B. Zucker, Kork) unter Schwärzung (Verkohlung) zerstörende
Flüssigkeit, die man in Flaschen mit Glasstopfen aufbewahrt. Sie
siedet bei 326^0 in weissen Dämpfen. An der Luft verdunstet sie
nicht, sondern zieht begierig den Wasserdampf derselben an, ihr
Volumen dabei stark vermehrend und sich verdünnend; überhaupt
ist die Säure ausgezeichnet durch ihre hygroskopischen Eigenschaften, dient daher häufig zum Austrocknen von Gasen oder

anderer feuchter Körper; jene leitet man über mit Schwefelsäure befeuchtete Bimssteinstücke, diese stellt man unter einer Glasglocke einige Zeit neben ein Glas mit Schwefelsäure auf.

Erhitzt man die Schwefelsäure mit Metallen oder Kohle, so giebt sie an dieselben Sauerstoff ab und reduziert sich zu Schwefeldioxydgas. Es beruht darauf eine bequeme Darstellung desselben, indem man englische Schwefelsäure in einer Retorte mit Holzkohlenstückchen erhitzt und die entweichenden Gase — Schwefeldioxyd und Kohlendioxyd (Kohlensäuregas) — in Wasser leitet; ersteres wird davon verschluckt, letzteres entweicht:

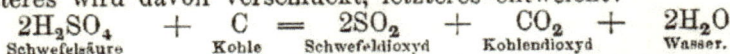

$$2H_2SO_4 \quad + \quad C \quad = \quad 2SO_2 \quad + \quad CO_2 \quad + \quad 2H_2O$$
Schwefelsäure　　　　Kohle　　Schwefeldioxyd　　Kohlendioxyd　　Wasser.

Mit Wasser mischt sich die Schwefelsäure, unter starker Erhitzung zu einem zweiten Hydrate ($H_2SO_4 + 2H_2O$) sich verdichtend. Da es gefährlich ist, Wasser einer grösseren Säuremenge zuzumischen, so merke man sich die Regel:

Bei der Verdünnung der Schwefelsäure ist stets die Säure in kleinen Portionen dem Wasser, aber niemals umgekehrt das Wasser der Säure zuzusetzen!

Mit der fünffachen Menge Wassers vermischt, bildet die Schwefelsäure die officinelle verdünnte Schwefelsäure, **Acidum sulfuricum dilutum.**

Die Schwefelsäure ist die stärkste Säure in gewöhnlicher Temperatur. Sie bildet meist lösliche Salze (Sulfate); durch Schwerlöslichkeit ausgezeichnet sind ihre Verbindungen mit Baryt, Strontian, Kalk und Bleioxyd. Der schwefelsaure Kalk findet sich als Gips vielfach in der Natur vor.

Erkennung der Schwefelsäure. Auf der Unlöslichkeit des schwefelsauren Baryts beruht die Erkennung der Schwefelsäure. Man benutzt daher die Barytsalze, namentlich den salpetersauren Baryt, um sowohl die freie Säure, als ihre Salze nachzuweisen; sie rufen einen weissen Niederschlag (schwefelsauren Baryt) hervor, der sich weder in Wasser, noch in Säuren auflöst.

Prüfung der Schwefelsäure: Sie darf sich mit Weingeist nicht trüben (weisser Bodensatz: *Bleisulfat*), in wässeriger Verdünnung Kaliumpermanganat nicht entfärben (*schweflige Säure*), weder durch Schwefelwasserstoff sich verändern (schwärzliche Trübung: *Bleisulfat*), noch durch Silbernitrat (weiss: *Chlorwasserstoff*), noch, nach Übersättigung mit Ammoniak, durch Schwefelammonium (schwarz: *Eisen*); sie darf beim Überschichten mit Eisenvitriollösung keine braune Mittelzone bilden (*Salpetersäure*), schliesslich muss sie mit Zink ein Wasserstoffgas entwickeln, welches konz. Silberlösung nicht gelb oder schwarz färben darf (*Arsen*, vgl. beim Arsen!).

Praktische Übungen.

1. Acidum sulfuricum dilutum. In 5 Teile Wasser tröpfle man, unter Abkühlung des Mischgefässes und Umrühren mit einem Glasstabe, 1 Teil konzentr. Schwefelsäure. Die Mischung erhitzt sich sehr merklich. Grössere

Mengen mische man, indem man die Säure langsam durch einen Trichter ein-
tropfen lässt, der durch einen passenden Glasstab nahezu verstopft wurde.

2. **Mixtura sulfurica acida.** In derselben Weise werde 1 Teil
konzentr. Schwefelsäure in 3 Teile Weingeist getröpfelt; es erfolgt ebenfalls eine starke Erhitzung.

Fragen und stöchiometrische Aufgaben.

1. *a*) Wieviel schwefligsaures Gas liefert 1 *kg* Schwefel beim Verbrennen? *b*) Wieviel *l* beträgt dasselbe, wenn 1 *l* des Gases 2.75 *g* wiegt?
— Antw. *a*) $S : SO_2 = 32 : 64$; also x = 2 *kg*. *b*) 2,75 2000 = 1 : x;
x = 727 *l*.

2. Wieviel Schwefelsäure liefert ein *kg* Schwefel? — Antw.
$S : H_2SO_4 = 32 : 98$; also x = 3 *kg*.

3. Wodurch erkennt man die verdünnte Schwefelsäure? — Antw.
Dadurch, dass eine Lösung von salpetersaurem Baryt einen weissen Niederschlag in ihr hervorruft.

10. Der Stickstoff und die Salpetersäure.

§ 112. Der Stickstoff. Der Stickstoff (Nitrogenium*) ist
ein farb-, geruch- und geschmackloses Gas, welches weder für
sich brennbar, noch imstande ist, die Verbrennung anderer Körper
zu unterhalten (daher sein Name.) Er macht 77% der atmosphärischen Luft aus, als deren Bestandteil er zuerst von Priestley
und Scheele 1774 erkannt wurde (»verdorbene Luft«). Er zählte
bisher zu den permanenten Gasen, jedoch gelang es in neuester
Zeit, unter Anwendung hohen Druckes (200 Atmosphären), gleichzeitig bei starker Kälte (—300°), den Stickstoff tropfbarflüssig zu
machen.

Um den Stickstoff darzustellen, entzieht man einem abgeschlossenen Quantum atmosphärischer Luft den Sauerstoff, was
durch Phosphor, rotglühendes Kupfer u. a. geschehen kann.
Reines Stickgas gewinnt man durch Erhitzen des salpetrigsauren
Ammoniaks (Ammoniumnitrit, NH_4NO_2), welches dabei in Wasser
und Stickstoff zerfällt.

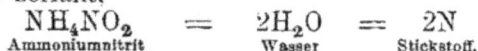

$$NH_4NO_2 = 2H_2O = 2N$$
Ammoniumnitrit   Wasser   Stickstoff.

In chemischer Beziehung zeichnet sich der Stickstoff durch
grosse Passivität aus; er verbindet sich direkt mit keinem anderen
Elemente, ist auch in keiner Temperatur brennbar. Bemerkenswert ist die Erzeugung geringer Mengen Ammoniumnitrits (salpetrigsauren Ammoniaks) in der atmosphärischen Luft nach starken
Blitzschlägen. (Dasselbe bildet sich aus dem Stickstoff und den
Elementen des Wassers.) Jedoch spielt der Stickstoff in den
organischen Körpern eine grosse Rolle, da er von den zum Leben
wichtigsten Materien einen nötigen Bestandteil ausmacht. Beim

*) Nitrogenium von nitrum (νίτρον), Salpeter.

Faulen und Verwesen dieser organischen Stoffe entsteht die Wasserstoffverbindung des Stickstoffs, das Ammoniak (NH_3), welches in seinem Verhalten dergestalt den Alkalien sich anschliesst, dass man es „flüchtiges Alkali" genannt hat. (Es findet daher auch bei den Alkalien seine nähere Erörterung.)

In seinen chemischen Verbindungen zeigt sich der Stickstoff vorzugsweise als drei- und fünfwertiges Element. Im Ammoniak tritt er dreiwertig, in den Ammoniumverbindungen fünfwertig auf. Mit dem Sauerstoff bildet er indirekt 5 Oxyde und 2 Säuren, nämlich:

Stick(stoff)oxydul	N_2O		
Stick(stoff)oxyd	NO		
Stickstofftrioxyd	N_2O_3	Salpetrige Säure	HNO_2
Stickstofftetroxyd	NO_2		
Stickstoffpentoxyd	N_2O_5	Salpetersäure	HNO_3

§ 113. Die Salpetersäure. Die Salpetersäure (HNO_3 [*])) kommt in der Natur nicht frei, aber vielfach in Salzverbindungen vor — Nitrate. In der Nähe der Düngergruben bildet sich durch langsame Oxydation des von denselben ausdünstenden Ammoniakgases (NH_3) an kalkhaltigen Mauern salpetersaurer Kalk (Calciumnitrat) als sog. Mauersalpeter. In analoger Weise findet sich das salpetersaure Kali, gewöhnlich Salpeter (Nitrum) genannt, in Ostindien, und das salpetersaure Natron, der Chilisalpeter, in den westlichen Küstenländern Südamerikas.

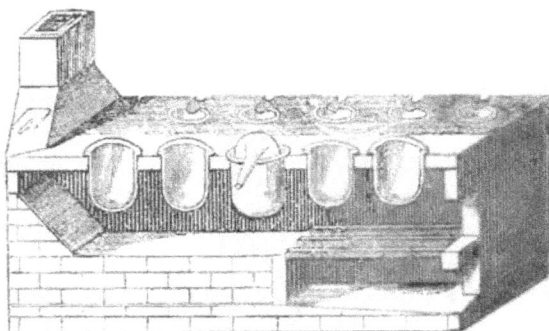

Fig. 47.

Darstellung der Salpetersäure. Man stellt die Salpetersäure aus dem Salpeter durch Destillation mit Schwefelsäure dar.

Im Grossen führt man diese Destillation in Glasretorten aus, die — wie Fig. 47 zeigt — in einem sog. Galeerenofen im Sandbade, oder in gusseisernen Cylindern mit Thonröhren stehen, welche die Dämpfe der Säure zur Verdichtung in Glasballons

[*] Die ältere Formel der Salpetersäure war: $(HO,NO_5)O=8$.

oder Steinzeuggefässe leiten. Gewöhnlich wendet man, um eine zu grosse Erhitzung zu vermeiden, so viel Schwefelsäure an, dass saures schwefelsaures Kali (Kaliumbisulfat) im Rückstande bleibt. Nämlich

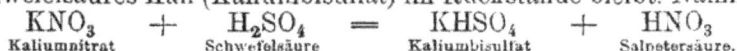

$$KNO_3 \quad + \quad H_2SO_4 \quad = \quad KHSO_4 \quad + \quad HNO_3$$

Kaliumnitrat   Schwefelsäure   Kaliumbisulfat   Salpetersäure.

Das Destillat ist die rohe Salpetersäure, **Acidum nitricum crudum**, auch Scheidewasser (Aqua fortis) genannt (weil sie Gold von Silber scheidet), eine starksaure und ätzende. rauchende, wegen des selten im Salpeter fehlenden Kochsalzgehalts meist mit Salzsäure verunreinigte, schwachgefärbte Flüssigkeit mit etwa 50 Proz. Salpetersäure. Verwendet man reine Materialien und gläserne Destilliergefässe, oder rektifiziert man die rohe Säure und verwirft die zuerst übergehende, salzsäurehaltige Partie, so gewinnt man die reine Salpetersäure, **Acidum nitricum (purum)**, welche bis zum spez. Gew. 1,185 mit Wasser verdünnt wird und 30 Proz. Säure enthält. Alsdann bildet sie eine farblose, nicht rauchende, sehr saure Flüssigkeit, welche man in Gefässen mit Glasstopfen aufbewahrt.

Prüfung der Salpetersäure: Salpetersaurer Baryt zeigt durch weisse Trübung einen Gehalt an *Schwefelsäure*, salpetersaures Silberoxyd in gleicher Weise *Chlorwasserstoff* (Salzsäure), Schwefelwasserstoffwasser durch dunkle Trübung *Kupfer* oder *Blei* an; Schwefelammonium trübt die mit Ammoniak übersättigte Säure schwärzlich, wenn sie *Eisen* enthält; Chloroform wird beim Schütteln mit einer jodhaltigen Salpetersäure (von Jodnatrium im Chilisalpeter) violettrot gefärbt; ist Jodsäure zugegen, so tritt diese Färbung erst beim Erwärmen mit etwas Zinnfeile ein, wodurch die Jodsäure reduziert wird.

Unverdünnt stellt die Salpetersäure eine rauchende, stark ätzend saure Flüssigkeit dar, anderthalb mal so schwer wie Wasser und noch unter dessen Siedepunkt flüchtig (kocht bei 85°). Mit Wasser verdünnt steigt ihr Kochpunkt bis zu 120°. Sie ist sehr empfindlich gegen das Sonnenlicht, in welchem sie sich unter Sauerstoffentbindung teilweise reduziert und gelb färbt.

Erkennung der Salpetersäure. Die Salpetersäure ist besonders ausgezeichnet durch ihre oxydierende Kraft, die sie gegen alle oxydierbaren Körper äussert; sie löst die meisten Metalle auf, ätzt und färbt die tierischen Gewebe gelb, entfärbt den Indigo u. s. w. Man erkennt die Salpetersäure an diesen Zersetzungen und weist sie dadurch nach, dass man sie mit Kupferspänen erwärmt, welche sie unter Entbindung gelbroter Dämpfe (Untersalpetersäure) zu einer blauen Flüssigkeit (Kupfernitrat) auflöst. Auch benutzt man Eisenvitriol (schwefelsaures Eisenoxydul) als Reagens auf Salpetersäure und deren Salze; indem jenes Salz zu Eisenoxydsalz sich oxydiert, reduziert es die Salpetersäure zu Stickoxyd, durch welches Gas die Eisenvitriollösung dunkelbraun gefärbt wird.

Diese Reaktion gelingt nur bei grösster Konzentration, weshalb man die zu prüfende Flüssigkeit mit $^1/_2$ Vol. konzentr. Schwefelsäure versetzt und dann die konzentr. Eisenvitriollösung vorsichtig überschichtet; an der Berührungsstelle beider Flüssigkeiten tritt dann eine dunkelbraune Mittelzone auf. (Auch kann man einen Eisenvitriolkrystall beigeben).

§ 114. Die Untersalpetersäure. Bei ihren Oxydationen wird die Salpetersäure zu den niederen Stickstoffoxyden reduziert und zwar meistens zu Stickoxydgas (NO), einem farblosen, erstickend riechenden Gas, welches an der Luft sofort Sauerstoff aufnimmt und sich zunächst in Stickstofftrioxyd (N_2O_3), bei genügendem Luftzutritt in Stickstofftetroxyd (NO_2), zwei gelbrote, erstickend riechende Gase, verwandelt. Das Sticktsofftrioxyd wird salpetrigsaures Gas genannt, weil es mit basischen Oxyden salpetrigsaure Salze (Nitrite) erzeugt. Das Stickstofftetroxyd führt gewöhnlich den Namen Untersalpetersäure, aber fälschlich, da sie keine Salze zu bilden vermag.

Die Salpetersäure wirkt oxydierend, zu farblosem Stickoxydgas sich reduzierend, welches an der Luft sofort in rotgelbe Untersalpetersäure übergeht.

Bei der Reduktion zu Stickoxyd (NO) geben 2 Moleküle Salpetersäure 3 Atome Sauerstoff ab, liefern 1 Molekül Wasser und entwickeln 2 Moleküle Stickoxydgas; nämlich:

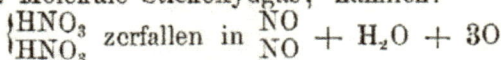

$$\left.\begin{array}{l} HNO_3 \\ HNO_3 \end{array}\right\} \text{zerfallen in } \begin{array}{l} NO \\ NO \end{array} + H_2O + 3O$$

Die Dämpfe der Untersalpetersäure (NO_2) lösen sich leicht in Salpetersäure auf, werden durch Wasser aber zersetzt (in Stickoxydgas und Salpetersäure). Eine Untersalpetersäure enthaltende Salpetersäure ist die sog. rauchende Salpetersäure, **Acidum nitricum fumans**, eine dunkelbraunrote Flüssigkeit, welche erstickende, rotgelbe Dämpfe ausstösst. Durch Verdünnung mit Wasser wird sie erst grün, dann farblos, infolge der Zersetzung der Untersalpetersäure. — Man gewinnt die rauchende Salpetersäure, indem man Untersalpetersäure-Dämpfe durch Erwärmen von Salpetersäure mit Stärkemehl entwickelt und in starke Salpetersäure einleitet.

Früher gewann man die „rauchende Salpetersäure" durch Destillation aus dem Salpeter, indem man demselben nur soviel Schwefelsäure zugab, dass neutrales schwefelsaures Kali zurückblieb. Dabei muss, um sämtliche Salpetersäure auszutreiben, eine so hohe Erhitzung angewendet werden, dass die letzten Partieen der überdestillierenden Säure in Untersalpetersäure und freien Sauerstoff zerfallen; erstere löst sich in der zuvor übergegangenen Säure auf, letzterer entweicht.

Das Stickoxydulgas (N_2O) ist farblos, ohne Geruch, atembar, aber berauschend (daher Lustgas genannt) und wird an der Luft nicht höher oxydiert. Rein gewinnt man es durch vorsichtiges Erhitzen von salpetersaurem Ammoniak, welches dabei geradezu in Wasser und Stickoxydul zerfällt. ($NH_4NO_3 = 2H_2O + N_2O$.)

Versuche.

1. **Reduktion der Salpetersäure zu Stickoxyd.** (Fig. 48.)
Man übergiesse in einem Glasgefässe,
dessen Öffnung mit einem durchbohrten
Kork- oder Kautschukstopfen verschlossen
wird, Kupferdrehspäne mit Salpetersäure.
Durch den Stopfen ist eine rechtwinklig
gebogene Glasröhre luftdicht geführt,
deren Ende man in einer Wanne unter
Wasser münden lässt. Aus der Säure
steigt lebhaft Stickoxydgas empor, dessen
Blasen man nach Art eines früheren
Versuches (siehe Entwicklung von Sauer-

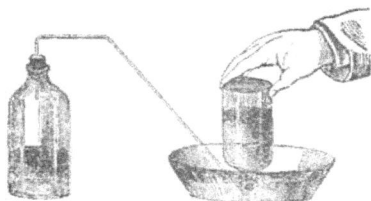

Fig. 48.

stoffgas) in einer mit Wasser gefüllten Flasche auffange.

Das farblose Stickoxydgas wird sofort gelbrot, wenn man mittelst
einer Glasröhre Luft in das Glas bläst; schüttelt man dann das Gas mit
Wasser, so zerlegt sich die gebildete salpetrige Säure und es reduziert sich
wieder zu farblosem Stickoxydgas.

Stöchiometrische Aufgaben.

1. Wieviel Salpetersäure liefert 1 kg salpetersaures Kali bei seiner
Zersetzung durch Schwefelsäure? — Antw. $KNO_3 : HNO_3 = (39 + 14 +$
$48) : (1 + 14 + 48)$; daraus $101 : 63 = 1000\ g : x$; $x — 623,7\ g$.

2. Wieviel offizinelle 30prozentige Salpetersäure giebt diese Menge?
— Antw. $30\ \ 100 = 623,7\ \ x$; $x = 2079\ g$.

---

11. Der Phosphor und die Phosphorsäure.

§ 115. **Eigenschaften des Phosphors.** Der Phosphor, Phos-
phorus *), ist ein festes Nichtmetall, welches man in mehreren
allotropischen Zuständen kennt.

1. **Der gewöhnliche Phosphor**, offizinell als **Phos-
phorus**, erscheint im Handel in farblosen, anfangs durchscheinenden, später oberflächlich undurchsitigen Stangen, die sich mit
dem Messer schneiden lassen. (Dieses Schneiden geschehe jedoch
stets unter Wasser!) Er schmilzt in lauwarmem Wasser (bei
44° C), entzündet sich beim Erhitzen an der Luft, sowie durch
Reibung und wird deshalb zu Streichzündhölzchen verwendet.
(Man überzieht die Köpfchen der geschwefelten Hölzchen mit
einem flüssigen Brei aus Phosphor mit Mennige oder Braunstein.
Will man den Phosphor pulvern, so schmilzt man ihn in einer
mit heissem Wasser völlig angefüllten Flasche und schüttelt dieselbe anhaltend bis zum Erkalten. Feinzerteilter Phosphor leuchtet
im Dunkeln mit bläulichem Scheine. Beim Liegen an der Luft
stösst er weisse, nach Knoblauch riechende**) Nebel (phosphorige

---

*) φωσφορος, Lichtträger.
**) Der Geruch des Phosphors ist weder ihm, noch der entstehenden
phosphorigen Säure eigentümlich, sondern dem sich nebenbei bildenden

Säure) aus und zerfliesst endlich zu einer sauren Flüssigkeit (Phosphorsäure). **Man bewahrt daher den Phosphor stets unter Wasser auf,** worin er sich wenig verändert. Er löst sich nicht in Weingeist, nur unbedeutend in Äther, etwas mehr in fetten Ölen, sehr leicht und reichlich in Schwefelkohlenstoff. **Er ist ein starkes Gift** und wird im Keller gesondert in einem verschlossenen Wandschränkchen aufbewahrt: er befindet sich in einem Glase mit Wasser, welches wieder in einem Blechgefässe steht.

Man benutzt den Phosphor zu Phosphoröl und Phosphorpasta. **Hierbei ist jede Berührung desselben mit blossen Händen zu vermeiden!** Zu Oleum phosphoratum wird ein Teil Phosphor durch Betupfen mit Fliesspapier wohl abgetrocknet, dann in einem Glase mit 80 Teilen Mandelöl übergossen, durch Eintauchen in heisses Wasser geschmolzen und bis zum Erkalten wiederholt geschüttelt. Vom restierenden erhärteten Phosphor wird schliesslich das Öl abgegossen. — Die Phosphorpasta, ein bekanntes Rattengift, wird aus 1 Teil Phosphor bereitet, den man unter 50 Teilen heissem Wasser schmilzt und dann mit 40 Teilen Weizenmehl mischt.

2. **Der amorphe Phosphor** ist ein rotes, schwer entzündliches, geruchloses, an der Luft unveränderliches Pulver, ohne giftige Eigenschaften. Man gewinnt ihn durch längeres Erhitzen des gewöhnlichen Phosphors in einer mit Kohlensäuregas gefüllten Retorte. Dem direkten Sonnenlichte ausgesetzt, geht der gewöhnliche Phosphor, wenn er in violetten Gläsern aufbewahrt wird, in amorphen über. Durch Destillation verwandelt sich der amorphe Phosphor wieder in gewöhnlichen.

§ 116. Wie gewinnt man den Phosphor? Der Phosphor findet sich nicht frei in der Natur, jedoch weitverbreitet in phosphorsauren Salzen. So macht der phosphorsaure Kalk $2/3$ der Knochen aus und bleibt bei deren Einäscherung — als **Knochenasche** — zurück. Auch im Urin[*]) sind phosphorsaure Salze enthalten, die beim Faulen desselben sich (als phosphorsaure Ammoniak-Magnesia) ausscheiden.

Man gewinnt den Phosphor aus der Knochenasche (phosphorsaurem Kalk) durch Reduktion mittelst Kohle, nachdem man die Phosphorsäure durch Schwefelsäure vom Kalke getrennt hat. Zunächst wird die Knochenasche mit Schwefelsäure gemischt, die Phosphorsäurelösung von dem sich abscheidenden schwefelsauren

---

Ozon. Letzteres nimmt man auch wahr, wenn ein Blitz oder anhaltend elektrische Funken durch die Luft fahren, wenn die Elektrisiermaschine gedreht wird u. s. f. Das Ozon ist verdichteter Sauerstoff. Nach Gewittern ist die Luft ozonreicher, ebenso die Waldluft und die über weite Schneefelder hinstreichende Luft. Dem Ozon kommen erhöhte oxydierende Kräfte zu, es bläut Jodkaliumstärkepapier und färbt mit Guajaktinktur befeuchtetes Papier blaugrün.

*) Im Urin entdeckte der Alchymist **Brand** in Hamburg 1670 den Phosphor zufällig, als er den Stein der Weisen suchte.

Kalke abgegossen, für sich eingekocht und dann, mit Kohle gemischt, in thönernen Retorten der Glühhitze ausgesetzt. Die Kohle entzieht der Phosphorsäure den Sauerstoff und entweicht als Kohlenoxydgas; der reduzierte Phosphor destilliert über, da er bei 290° siedet, und verdichtet sich in der Vorlage, die man mit Wasser gefüllt hält. Noch flüssig giesst man ihn unter Wasser in Stangenformen.

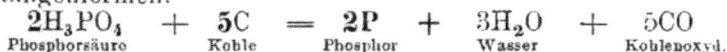

$$\underset{\text{Phosphorsäure}}{2H_3PO_4} + \underset{\text{Kohle}}{5C} = \underset{\text{Phosphor}}{2P} + \underset{\text{Wasser}}{3H_2O} + \underset{\text{Kohlenoxyd.}}{5CO}$$

§ 117. Verbindungen des Phosphors. Der Phosphor ist, analog dem Stickstoff, ein dreiwertiges Element, welches aber auch fünfwertig auftreten kann. Mit Wasserstoff bildet er das, dem Ammoniakgase analog zusammengesetzte Phosphorwasserstoffgas (PH_3), ausserdem aber noch einen flüssigen und festen Phosphorwasserstoff.

Kocht man Phosphor mit Ätzalkalien (Kalilauge, Natronlauge, Kalkmilch), so löst er sich teilweise zu unterphosphorigsaurem Salze auf*), teilweise entweicht er als Phosphorwasserstoffgas, welches an der Luft sich von selbst entzündet und zu weissen Nebeln (Phosphorsäure) verbrennt. Diese Selbstentzündung rührt von einer kleinen Beimischung flüssigen Phosphorwasserstoffs her und kann dem Gase entzogen werden, wenn man es durch Terpentinöl leitet. Das Phosphorwasserstoffgas riecht nach faulen Fischen und wirkt, selbst zu $\frac{1}{2}$ Proz. der Luft beigemischt, tötlich.

Verbrennt der Phosphor bei ungenügendem Sauerstoffzutritt, so bildet er weisses, festes Phosphortrioxyd (P_2O_3), auch „wasserfreie" phosphorige Säure genannt, welche mit Wasser krystallisierbare phosphorige Säure (H_3PO_3) erzeugt.

Verbrennt der Phosphor bei genügendem Sauerstoffzutritt, z. B. an offener Luft, so bildet er weisses, festes Phosphorpentoxyd (P_2O_5), „wasserfreie Phosphorsäure" genannt, da es mit Wasser Phosphorsäure (H_3PO_4) erzeugt:

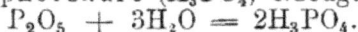

$$P_2O_5 + 3H_2O = 2H_3PO_4.$$

Demnach kennen wir drei Säuren des Phosphors:

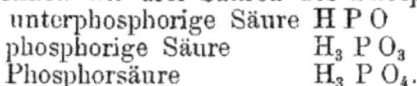

unterphosphorige Säure $\quad H\,P\,O$
phosphorige Säure $\qquad\quad H_3\,P\,O_3$
Phosphorsäure $\qquad\qquad\quad H_3\,P\,O_4.$

§ 118. Die Modifikationen der Phosphorsäure. Man kennt die Phosphorsäure in drei Formen, die sich durch verschiedenen Wasserstoffgehalt und Basicität unterscheiden, nämlich:

a) Die dreibasische (gewöhnliche) Phosphorsäure (H_3PO_4), eine starksaure, aber nicht ätzende, syrupartige, krystallisierbare Flüssigkeit.

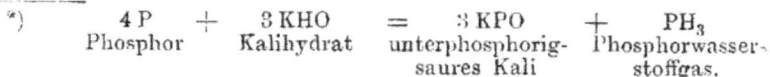

---

*) $\quad\underset{\text{Phosphor}}{4P} + \underset{\text{Kalihydrat}}{3KHO} = \underset{\substack{\text{unterphosphorig-}\\\text{saures Kali}}}{3KPO} + \underset{\substack{\text{Phosphorwasser-}\\\text{stoffgas.}}}{PH_3}$

b) Die zweibasische oder Pyrophosphorsäure*) (H_3PO_4 + HPO_3 = $H_4P_2O_7$), eine zerfliessliche, farblose Krystallmasse, worin die gewöhnliche Säure übergeht, wenn sie bis 200° erhitzt wird.

c) Die einbasische oder Metaphosphorsäure**) (HPO_3), eine zerfliessliche, eisartige Masse — daher auch Eisphosphorsäure genannt —, durch schwaches Glühen der Phosphorsäure gewonnen; sie fällt Eiweisslösung.

Die wässerigen Lösungen der Pyro- und Metaphosphorsäure gehen allmählich, beim Kochen schnell, in gewöhnliche Phosphorsäure über. Diese drei Phosphorsäuren unterscheiden sich auch durch ihre Silbersalze; phosphorsaures Silberoxyd (Ag_3PO_4) ist ein gelber Niederschlag, welchen phosphorsaures Natron mit salpetersaurem Silberoxyd hervorbringt. Pyro- und metaphosphorsaures Silberoxyd sind dagegen weisse Niederschläge.

§ 119. Die offizinelle Phosphorsäure. Die offizinelle Phosphorsäure, **Acidum phosphoricum**, ist eine farblose, geruchlose, saure, aber nicht ätzende Flüssigkeit, mit dem spez. Gew. = 1,120, und einem Gehalte an 20 Proz. (H_3PO_4). Man gewinnt sie durch Auflösen des Phosphors in Salpetersäure, wobei Stickoxydgas entweicht.

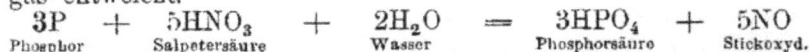

$$3P + 5HNO_3 + 2H_2O = 3HPO_4 + 5NO$$
Phosphor — Salpetersäure — Wasser — Phosphorsäure — Stickoxyd.

Da nun der Phosphor sehr häufig Arsen beigemischt enthält, welches hierbei zu Arsensäure oxydiert wird, so muss man die Phosphorsäure, nachdem man die überschüssige Salpetersäure durch Eindampfen verjagt hat, mit Schwefelwasserstoff sättigen und einige Zeit in die Wärme stellen, wodurch die Arsensäure sich als Schwefelarsen niederschlägt. Nachdem durch Erhitzen der Schwefelwasserstoff verjagt ist, filtriert man und verdünnt mit Wasser zum spez. Gew. 1,120.

Erkennung der Phosphorsäure. Man erkennt die (gewöhnliche) Phosphorsäure daran, dass ihre Alkalisalze mit Silbernitrat gelbes Silberphosphat abscheiden, welches sowohl bei Zusatz von Salpetersäure, wie von Ammoniak sich wieder auflöst.

Prüfung der Phosphorsäure: Schwefelwasserstoffwasser, mit der Säure längere Zeit digeriert, zeigt durch gelbe Trübung einen Gehalt an *Arsensäure* an; trübt salpetersaurer Baryt, so ist *Schwefelsäure* zugegen. Silbernitrat verrät durch eine weisse Trübung *Salzsäure*, durch eine

---

*) Abgeleitet von πύρ (Feuer).
**) Abgeleitet von μετά, welches in der Zusammensetzung eine Veränderung anzeigt. — Die älteren Formeln der drei Phosphorsäuren lauteten zur Zeit, da das Atomgewicht des Sauerstoffs = 8 angenommen wurde:
einbasische Phosphorsäure HO,PO_5
zweibasische $(HO)_2PO_5$
dreibasische $(HO)_3PO_5$.

schwärzliche Trübung beim Erhitzen *phosphorige Säure*. Die Gegenwart von *Salpetersäure* erkennt man an einer dunklen Mittelzone, die beim Überschichten der mit konzentr. Schwefelsäure versetzten Phosphorsäure mit Eisenvitriollösung entsteht. Übersättigt man die Säure mit Ammoniak und fügt oxalsaures Ammoniak hinzu, so verrät sich *Kalk* durch weisse Trübung. (Eine aus der Knochenasche durch verd. Schwefelsäure dargestellte Phosphorsäure ist stets kalkhaltig.) Auf *Arsen* prüft man speziell durch Zink und Schwefelsäure nach der Weise, wie beim Arsen angegeben werden wird.

Versuche.

Versuche mit dem Phosphor. a) Man löse ein sehr kleines Phosphorstückchen in einigen *g* Schwefelkohlenstoff auf, tränke damit Fliesspapier und lasse dies an der Luft liegen. Nach dem Abdunsten des Schwefelkohlenstoffs entzündet sich der restierende, höchst feinverteilte Phosphor von selber. — b) Man bringe ein kleines Phosphorstückchen in ein Kölbchen mit Wasser, verschliesse dasselbe durch einen durchbohrten Stopfen, der mit einer doppelt gebogenen Glasröhre verbunden ist, deren längeren Schenkel man durch ein gläsernes Kühlrohr (etwa eine umgestürzte Medizinflasche mit abgesprengtem Boden) hindurchgehen und in ein daruntergestelltes Glasgefäss als Vorlage hineinreichen lasse. Bringt man nun das im Kolben befindliche Wasser zum lebhaften Sieden, während man das Kühlrohr mit kaltem Wasser füllt, so destilliert der Phosphor mit den Wasserdämpfen über und verdichtet sich in der Vorlage zu feinen Kügelchen. Dort, wo die Glasröhre in das Kühlwasser eintritt, bildet sich ein im Finstern leuchtender Ring. (Mitscherlichs Phosphorermittlung.) — c) Ein linsengrosses, mit Fliesspapier wohl abgetrocknetes Stückchen Phosphor werde, in einer Schale liegend, durch Berührung mit einem heissen Drahte entzündet, darauf ein weiter Glastrichter darüber gehalten: der aufsteigende Rauch beschlägt die Innenfläche des Trichters als weisser Anflug (P_2O_5), der sehr bald Feuchtigkeit anzieht und sich durch etwas Wasser als saure Flüssigkeit (Phosphorsäure) entfernen lässt.

Praktische Übungen.

Acidum phosphoricum. In einem langhalsigen Kolben, den man in heisses Wasser oder in heissen Sand gestellt, erwärme man 12 Teile reine Salpetersäure mit 1 Teil Phosphor, ohne jedoch die Säure sieden zu lassen. Der Phosphor schmilzt und löst sich allmählich zu Phosphorsäure auf, unter Entbindung von gelbroter salpetriger Säure, für deren Abzug man Sorge trage. Ist der Phosphor nahezu aufgelöst, so lasse man erkalten, giesse die Flüssigkeit vom Phosphorrückstand in eine Porzellanschale ab und dampfe sie an einem luftigen Orte über der Lampe ein, bis keine sauren Dämpfe mehr entweichen, von Zeit zu Zeit etwas Salpetersäure in die Mitte der Flüssigkeit tröpfelnd, so lange dadurch rote Blasen entstehen. Die rückständige Säure verdünne man mit Schwefelwasserstoffwasser, stelle sie längere Zeit an einen warmen Ort (zur Abscheidung vorhandenen Schwefelarsens) und filtriere sie schliesslich, worauf man durch abermaliges Erhitzen den Schwefelwasserstoff entferne und die geruchlose Flüssigkeit mit dest. Wasser zum spez. Gew. 1,12 verdünne.

Stöchiometrische Aufgaben.

1. Wieviel 20 prozentige Phosphorsäure gewinnt man aus 1 Pfd. Phosphor? — Antw. $P : H_3PO_4 = 31 : (3 + 31 + 64) = 500 : x$; $x = 1580$; $\dfrac{100}{20} \times 1580 = 7900$.

12. Das Chlor.

§ 120. Wie gewinnt man das Chlor? Das Chlor findet sich nirgends frei in der Natur, aber sehr verbreitet in Chlormetallen, zumal als Chlornatrium (Kochsalz, Steinsalz, Seesalz). Aus dem letzteren gewinnt man durch Erhitzen mit Schwefelsäure die Chlorwasserstoffsäure, sog. Salzsäure, aus der man gewöhnlich das Chlor durch Behandlung mit Braunstein (Mangansuperoxyd) darstellt. Wirkt nämlich Salzsäure (HCl) auf Mangansuperoxyd (MnO_2) in gelinder Wärme ein, so erzeugt dasselbe Chlormangan ($MnCl_2$) und Wasser, der freiwerdende Sauerstoff oxydiert eine andere Partie Salzsäure zu Wasser und macht das Chlor frei. Nämlich:

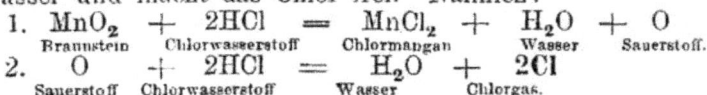

$$1. \quad \underset{\text{Braunstein}}{MnO_2} \; + \; \underset{\text{Chlorwasserstoff}}{2HCl} \; = \; \underset{\text{Chlormangan}}{MnCl_2} \; + \; \underset{\text{Wasser}}{H_2O} \; + \; \underset{\text{Sauerstoff.}}{O}$$

$$2. \quad \underset{\text{Sauerstoff}}{O} \; + \; \underset{\text{Chlorwasserstoff}}{2HCl} \; = \; \underset{\text{Wasser}}{H_2O} \; + \; \underset{\text{Chlorgas.}}{2Cl}$$

Im Ganzen zerlegt 1 Molekül Braunstein 4 Moleküle Salzsäure, die eine Hälfte oxydierend, mit der andern Hälfte ein Salz bildend.

Die älteste Chlorbereitung geschah aus Kochsalz, Braunstein und Schwefelsäure. Durch die letztere wird das Kochsalz zerlegt in schwefelsaures Natron und Salzsäure und diese durch den Braunstein oxydiert.

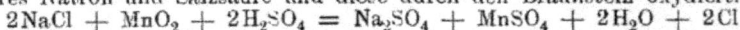

$$2NaCl + MnO_2 + 2H_2SO_4 = Na_2SO_4 + MnSO_4 + 2H_2O + 2Cl$$

Man nimmt die Operation in einem mit Braunsteinstückchen angefüllten Kolben vor, den man bis zur Hälfte mit Salzsäure füllt und im Sandbade gelinde erhitzt. Das entwickelte Chlorgas wird durch eine luftdicht angepasste Glasröhre abgeleitet.

§ 121. Eigenschaften des Chlors. Das Chlor*), Chlorum, ist ein nicht brennbares, grünlich gelbes Gas, von erstickendem Geruch und höchst gefährlich einzuatmen, da nur wenige Blasen unverdünnten Gases hinreichen, einen Menschen zu töten. (Gegengift: weingeistige Ammoniaklösung!) Unter starkem Druck, sowie bei der Temperatur des gefrierenden Quecksilbers verdichtet es sich zu einer tiefgelben Flüssigkeit. Es ist $2\frac{1}{2}$ mal schwerer als die atmosphärische Luft (spez. Gew. = 2,46), sinkt darin also unter. Mit kaltem Wasser (unter $+ 4°$) bildet es eine feste krystallinische Verbindung, gelbes Chlorhydrat ($Cl + 5H_2O$); in Wasser von mittlerer Temperatur löst sich das Chlorgas auf zu Chlorwasser, welches Farbe, Geruch und Eigenschaften des Gases besitzt.

§ 122. Das Chlorwasser. Man bereitet das Chlorwasser, **Aqua chlorata** (Aqua oxymuriatica*)), durch Einleiten von

---

*) χλωρός, grünlich gelb.
**) Aqua oxymuriatica = oxydiertsalzsaures Wasser. — Scheele, welcher 1774 das Chlor entdeckte, hielt dasselbe für oxydierte Salzsäure. Erst 1809 wurde durch H. Davy die elementare Natur desselben festgestellt.

Chlorgas in Wasser bis zur vollständigen Sättigung. Da ein Gehalt an Luft der Absorption des Chlorgases hinderlich ist, so muss das zu sättigende Wasser durch Auskochen luftfrei gemacht und verschlossen bis zur mittleren Temperatur (15° C) abgekühlt werden. Wegen der grossen Belästigung des entweichenden Chlorgases nehme man die Operation im Freien vor, aber nicht im direkten Sonnenlichte, da hierin das Chlor zur Wasserzersetzung disponiert wird (infolge deren Salzsäure und freies Sauerstoffgas entsteht). Deshalb dispensiert man auch Chlorwasser in geschwärzten Gläsern.

Das Chlorwasser ist eine grünlichgelbe, stark nach Chlor riechende Flüssigkeit, welche Lackmuspapier sofort bleicht und bei 15° C ihr doppeltes Volumen Chlorgas gelöst enthält. Um es gut zu erhalten, bewahrt man es in ganz angefüllten Flaschen, deren Glasstöpseln aufs beste schliessen (Kork wird vom Chlor sehr schnell zerstört), sowie vom Lichte entfernt auf. In halbgefüllten kleineren Gefässen wird es bald farb- und geruchlos, indem das Chlor Salzsäure bildet und Sauerstoffgas frei macht. Ein solches Wasser reagiert sauer. Beim Schütteln des Wassers mit Quecksilber wird das Chlor gebunden (zu unlöslichem Quecksilberchlorür), und ein Gehalt an Salzsäure lässt sich durch die Rötung des Lackmus nachweisen.

Prüfung des Chlorwassers auf seinen Chlorgehalt: Das Chlor macht aus Jodkalium eine äquivalente Menge Jod frei, Chlorkalium bildend; man fügt also eine bestimmte Quantität, z. B. 25 g Chlorwasser, zu einer Jodkaliumlösung, giebt Stärkelösung hinzu und bestimmt das frei gewordene, die Stärke bläuende Jod massanalytisch durch Zehntelnormal-Natriumthiosulfatlösung. (Vgl. die massanalytischen Operationen.) Die Pharm. Germ. fordert mindestens 0,4 Proz. Chlor.

§ 123. Verbindungen des Chlors. Das Chlor ist ein einwertiges Element, ausgezeichnet durch die Fähigkeit, direkt mit Metallen salzartige Verbindungen einzugehen und mit Wasserstoff eine Säure zu erzeugen. Man nennt es daher auch ein Halogen oder einen Salzbildner. Alle Metalle und metallischen Gerätschaften werden vom Chlor heftig angegriffen, worauf beim Arbeiten mit Chlor sehr zu achten ist! Die Chlorverbindungen der Metalle sind nach der Valenz der letzteren zusammengesetzt, entsprechen daher auch den Oxyden und Sulfiden, nur mit dem Unterschiede, dass 2 Atome Chlor für 1 Atom O resp. S in ihnen enthalten sind. Man nennt die chlorärmeren derselben Chlorüre, die chlorreicheren Chloride, wenn nämlich ein Metall zwei Chlorverbindungen besitzt.

Mit Wasserstoffgas vereinigt sich das Chlor ebenfalls direkt, im Sonnenlicht sogar unter Explosion, zu salzsaurem Gase. Auf seiner Verwandtschaft zum Wasserstoff beruht seine Bleichkraft, die sich bei allen Geweben und Pflanzenfarben äussert und zur

— 146 —

Schnellbleiche technisch benutzt wird, sowie seine desinfizierende Kraft, durch die es Miasmen und Kontagien (die Ansteckungsstoffe epidemischer Krankheiten) zerstört. Man gebraucht zur Desinfektion Chlorräucherungen, Fumigationes Chlori, deren es zwei giebt: eine stärkere, aus gleichen Teilen Kochsalz und Braunstein, die mit 2 Teilen engl. Schwefelsäure und 1 Teil Wasser übergossen werden; eine schwächere, aus Chlorkalk und Essig.

Mit dem Sauerstoff vermag sich das Chlor nur indirekt zu vereinigen und bildet dann 4 Säuren:

unterchlorige Säure $HClO$ Chlorsäure $HClO_3$
chlorige Säure $HClO_2$ Überchlorsäure $HClO_4$

Da in diesen Verbindungen das Chlor nur sehr schwach an den Sauerstoff geknüpft ist, besitzen dieselben im hohen Grade explosive Eigenschaften. Die unterchlorige und chlorige Säure bilden Gase von dunkelgelber Farbe, ebenso die sog. Unterchlorsäure (ClO_2), Euchlorine. Die Chlorsäure ist eine Flüssigkeit, welche beim Erhitzen explodiert.

Praktische Übungen.

1. Darstellung von Chlorgas (Fig. 49). Man fülle einen (kleinen) Kolben mit erbsengrossen Braunsteinstücken, gebe bis zur Hälfte Salzsäure hinzu und verschliesse ihn mit einem Kautschukstopfen, durch welchen eine doppeltgebogene Glasröhre luftdicht geführt ist. Diese Leitungsröhre reiche in eine mehr hohe als weite, leere Flasche bis nahe zum Boden. Erwärmt man nun den Kolben im Sandbade oder über der Lampe auf einem Drahtnetz, so füllt sich die Vorlage mit dem Chlorgase.

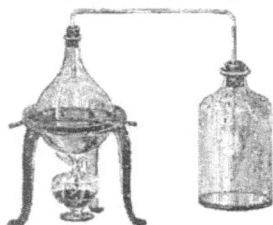

Fig. 49.

2. Zur Bereitung von Chlorwasser fülle man die Vorlage zur Hälfte mit Wasser an, welches zuvor durch Aufkochen luftleer gemacht und wieder erkaltet ist. Sobald der Raum über dem Wasser grüngelb erscheint, wechsle man die Vorlage mit einer ähnlichen und schüttle die erstere verschlossen kräftig um. Dieses Verfahren setze man mit beiden Flaschen abwechselnd fort, bis bei beiden kein Gas mehr absorbiert wird, was am Emporheben des Stöpsels nach dem Schütteln erkannt wird.

Versuche.

1. Versuche mit Chlorgas. a) In eine mit Chlorgas gefüllte Flasche bringe man nach und nach einen Streifen Kattun, blaues Lackmuspapier, farbige Blumen, z. B. Rosen, und verschliesse die Flasche. Bald sind sämtliche Gegenstände gebleicht. — b) In eine mit Chlorgas gefüllte Weinflasche schütte man eine kleine Menge feingepulvertes Antimon; dasselbe verbrennt mit Sprühregen zu weissen Chlorantimondämpfen. — c) In eine mit Chlorgas gefüllte Weinflasche führe man an einem feinen Messingdraht etwas zusammengefaltetes unechtes Blattgold (Messingblech) oder unechtes Blattsilber (Stanniol): sie verbrennen unter Funkensprühen zu Chlormetall. — d) Füllt man eine weisse Flasche halb mit Chlorgas,

halb mit Wasserstoffgas, bei Abhaltung des Lichtes durch einen Schirm, und stellt sie wohlverschlossen einen Tag ins zerstreute Tageslicht, so findet man nachher salzsaures Gas in ihr. Wirft man sie aber aus einem Pappfutteral zur Mittagszeit hoch in die von der Sonne hellerleuchtete Luft, so wird sie mit heftigem Knall zertrümmert.

2. Mischt man Chlorwasser mit Schwefelwasserstoffwasser, so trübt sich die Flüssigkeit durch ausgeschiedenen Schwefel, wird geruchlos und reagiert sauer (durch entstandene Salzsäure).

Stöchiometrische Aufgaben.

1. Wieviel l Chlorgas gewinnt man aus 1 Pfd. 30 prozentiger Salzsäure mittelst Braunsteins, wenn das l Chlorgas 3 g wiegt? — Antw. MnP $+$ 4 HCl geben 2 Cl, also 2 HCl : Cl $= 2 \times 36{,}5 : 35{,}5$; x $= 73\,g = 24\,l$.

2. Wieviel Prozente Chlor enthält vollständig gesättigtes Chlorwasser (bei 15° um sein doppeltes Volum chlorhaltig)? — Antw. 0,6 Proz.

---

13. Die Salzsäure.

§ 124. Was ist die Salzsäure? Eine gewisse Reihe von Salzen, von denen das Kochsalz am bekanntesten und verbreitetsten ist, liefert beim Zersetzen mit Schwefelsäure eine eigentümliche, gasförmige Säure, die man, weil aus dem Kochsalz entstanden, Salzsäure, Acidum muriaticum, genannt hat. Als man noch mit Lavoisier alle Säuren für Sauerstoffverbindungen hielt, glaubte man, dass auch die Salzsäure sauerstoffhaltig sei, und nannte das Kochsalz, die Natriumverbindung derselben, salzsaures Natron (Natrum muriaticum). In diesem Jahrhundert wurde dann die Wahrnehmung gemacht, dass weder in der Salzsäure, noch im Kochsalz Sauerstoff vorhanden, dass vielmehr die Salzsäure aus Wasserstoff und Chlor, und das Kochsalz aus Natrium und Chlor besteht.

Die Formel der Salzsäure ist (HCl), die des Kochsalzes (NaCl).

Die Salzsäure oder Chlorwasserstoffsäure stellt ein saures, farbloses Gas dar, von stechendem Geruch, nicht brennbar, unter starkem Drucke sich verflüssigend. Vom Wasser wird es mit grösster Begierde verschluckt; dasselbe nimmt nahezu sein 500 faches Volum auf, was etwa $^4/_5$ seines Gewichtes beträgt, weil das spez. Gew. des Gases $= 1{,}27$ ist. Eine solche gesättigte Lösung raucht an der Luft und giebt beim Erhitzen einen Teil ihres Gases ab, darauf destilliert eine verdünnte salzsaure Flüssigkeit (etwa von der Stärke der offizinellen reinen Säure) über.

§ 125. Wie gewinnt man die Salzsäure? Bei der Sodafabrikation ist die Salzsäure Nebenprodukt, indem man das Kochsalz mit Schwefelsäure zerlegt und den freiwerdenden Chlorwasserstoff in Wasser leitet.

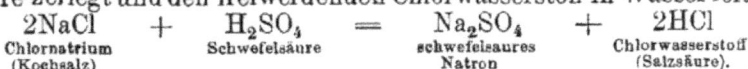

2 NaCl	$+$	H_2SO_4	$=$	Na_2SO_4	$+$	2 HCl
Chlornatrium (Kochsalz)		Schwefelsäure		schwefelsaures Natron		Chlorwasserstoff (Salzsäure).

Man nimmt die Zersetzung in eisernen Cylindern oder gemauerten Flammenöfen vor und leitet die salzsauren Dämpfe in thönerne Vorlagen oder gemauerte Bassins, worin sich Wasser befindet. Schwefelsaures Natron (Glaubersalz) bleibt zurück. Die vom Gase gesättigte Lösung kommt als rohe Salzsäure, **Acidum hydrochloricum crudum**, in den Handel. Sie ist eine rauchende, meist gelbliche, sehr saure Flüssigkeit, die meist durch Eisen, Schwefelsäure, auch wohl Chlorarsen verunreinigt ist. (Das Arsen rührt aus arsenhaltiger Schwefelsäure her.) Ihr spez. Gew. schwankt zwischen 1,16 und 1,17 ihr Gasgehalt zwischen 30 und 33 %.

Die rohe Salzsäure wird auf Arsen geprüft, indem man sie mit etwas Zinnchlorür erhitzt, es wird dem Chlorarsen das Chlor entzogen und Arsen als braunes Pulver ausgeschieden.

Zerlegt man das Kochsalz durch Schwefelsäure in gläsernen Retorten oder Kolben, oder rektifiziert man die rohe Salzsäure, so erhält man die reine Salzsäure, **Acidum hydrochloricum (purum)**, welche mit Wasser zum spez. Gew. 1,125 verdünnt wird, wobei sie 25 Proz. salzsaures Gas enthält und eine farblose, nicht rauchende, saure Flüssigkeit darstellt.

Prüfung der Salzsäure auf Reinheit: Schwefelwasserstoffwasser zeigt durch eine gelbe Trübung *Arsen*, durch eine schwarze Trübung *Blei* und *Kupfer*, Schwefelammonium in der mit Ammoniak übersättigten Säure durch dunkle Trübung *Eisen* an. Baryumnitrat scheidet etwa vorhandene *Schwefelsäure* als weissen Niederschlag (schwefelsauren Baryt) aus. Enthält die Salzsäure *freies Chlor* so entsteht durch Jodzinkstärkelösung freies Jod, welches die Stärkelösung blau färbt. Das durch ein Stückchen reines Zink aus der Säure entwickelte Wasserstoffgas darf ein mit konzentr. Silberlösung befeuchtetes Papier nicht gelb färben noch schwärzen, in welchem Falle *arsenige Säure* (welche als Arsenwasserstoff entweicht und aus der Silberlösung arsenigsaures Silber resp. metallisches Silber ausscheidet) zugegen wäre.

§ 126. Verhalten der Salzsäure zu den Metallen. Die Leichtmetalle, sowie von den Schwermetallen das Eisen, Zink u. a. lösen sich mit Leichtigkeit selbst in verdünnter Salzsäure auf, indem sie den Wasserstoff derselben frei machen. Wie sich also Zink und Eisen in verdünnter Schwefelsäure, unter Wasserstoffentbindung, zu schwefelsauren Salzen auflösen, so bilden sie mit verdünnter Salzsäure, unter gleichem Prozesse, Chlormetalle.

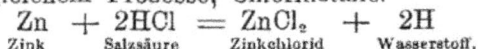

$$Zn + 2HCl = ZnCl_2 + 2H$$
Zink   Salzsäure   Zinkchlorid   Wasserstoff.

Zinn löst sich ebenfalls unter Wasserstoffentbindung in heisser konzentrierter Salzsäure zu Zinnchlorür.

Solche Metalle, welche die Salzsäure nicht zu zersetzen vermögen, z. B. Antimon, Gold, Platin u. a., lösen sich in einer Mischung aus 3 Teilen Salzsäure und 1 Teil Salpetersäure, welche

Salpeter-Salzsäure oder Königswasser (Acidum chloro-
nitrosum, Aqua regia) genannt wird, weil sie das Gold, den König
der Metalle, aufzulösen imstande ist. Der Prozess ist folgender: Die Salpetersäure reduziert sich zu Stickoxyd, welches entweicht, und oxydiert dabei die Salzsäure zu Wasser und freiem
Chlor. Die Wirkung des Königswassers ist also diejenige des freien Chlors.

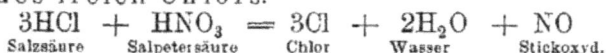

$$\underset{\text{Salzsäure}}{3HCl} + \underset{\text{Salpetersäure}}{HNO_3} = \underset{\text{Chlor}}{3Cl} + \underset{\text{Wasser}}{2H_2O} + \underset{\text{Stickoxyd.}}{NO}$$

§ 127. Verhalten der Salzsäure zu den Metalloxyden. Eine der
häufigst angewendeten Methoden, Chlormetalle darzustellen, ist die
Auflösung eines Metalloxydes in Salzsäure; der Sauerstoff des Oxyds
bildet mit dem Wasserstoff der Salzsäure Wasser, das Metall mit
dem Chlor ein Chlorid. Lösen wir Eisenoxyd in Salzsäure, so erhalten wir Eisenchlorid und Wasser. Nämlich:

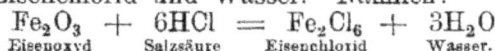

$$\underset{\text{Eisenoxyd}}{Fe_2O_3} + \underset{\text{Salzsäure}}{6HCl} = \underset{\text{Eisenchlorid}}{Fe_2Cl_6} + \underset{\text{Wasser.}}{3H_2O}$$

Statt der reinen Oxyde kann man auch die kohlensauren
Salze anwenden, wobei kohlensaures Gas entweicht.

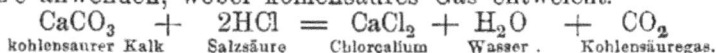

$$\underset{\text{kohlensaurer Kalk}}{CaCO_3} + \underset{\text{Salzsäure}}{2HCl} = \underset{\text{Chlorcalcium}}{CaCl_2} + \underset{\text{Wasser.}}{H_2O} + \underset{\text{Kohlensäuregas.}}{CO_2}$$

§ 128. Verhalten der Salzsäure zu den Sulfiden. Die Zerlegung
der Schwefelmetalle durch Salzsäure ist von der Entbindung von
Schwefelwasserstoffgas begleitet. Der Vorgang hierbei ist dem im
vorigen § analog, mit dem Unterschiede, dass nicht Wasser, sondern
Schwefelwasserstoff gebildet wird. Ein Schwefelmetall löst
sich in Salzsäure zu Chlormetall auf, unter Entbindung
von Schwefelwasserstoffgas.

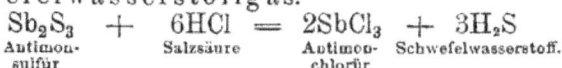

$$\underset{\substack{\text{Antimon-} \\ \text{sulfür}}}{Sb_2S_3} + \underset{\text{Salzsäure}}{6HCl} = \underset{\substack{\text{Antimon-} \\ \text{chlorür}}}{2SbCl_3} + \underset{\text{Schwefelwasserstoff.}}{3H_2S}$$

§ 129. Erkennung der Salzsäure und Chlormetalle. Die Chlormetalle
lösen sich fast sämtlich in Wasser auf; in kaltem Wasser schwer-,
aber in heissem Wasser leichtlöslich ist das Chlorblei, unlöslich
in Wasser wie in verdünnten Säuren das Chlorsilber und Quecksilberchlorür. Hierauf gründet sich die Erkennung der Chloride;
sowohl die Salzsäure, wie die Chlormetalle werden dadurch nachgewiesen, dass Lösungen mit Silbernitrat einen weissen Niederschlag (Chlorsilber) abscheiden, der sich nicht in verdünnter Salpetersäure, aber mit Leichtigkeit in Ammoniakflüssigkeit auflöst
(Unterschied vom Brom- und Jodsilber).

Versuche.

1. Direkte Bildung der Salzsäure. Man entwickele nach Art
des früheren Versuches in einem Kölbchen (Fig. 50, a) aus Braunstein und

Salzsäure durch schwaches Erhitzen Chlorgas und leite dasselbe durch die Glasröhre c in einen mit Wasser völlig angefüllten und in umgekehrter Lage in der pneumatischen Wanne stehenden Cylinder oder Glasflasche, bis das Gas die Flasche zur Hälfte gefüllt hat. Damit nicht zuviel Chlorgas vom Wasser verschluckt werde, benutze man lauwarmes Wasser zur Füllung von Cylinder und Wanne.

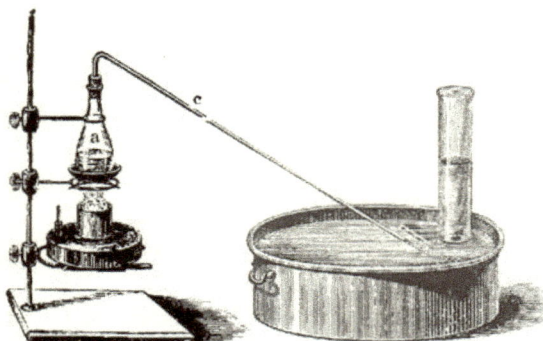

Fig. 50.

Ist der Cylinder zur Hälfte mit Chlor gefüllt, so wechsele man die Chlor-Entwicklungsflasche mit einer solchen, worin aus verdünnter Schwefelsäure und Zink Wasserstoffgas entwickelt wird (wobei eine Erhitzung nicht nötig ist), und fülle die untere Hälfte des Cylinders mit Wasserstoffgas, mit dem Bedacht, dass noch etwas Wasser im Cylinder bleibe. Dann kehrt man den Cylinder, nachdem man seine Öffnung noch unter Wasser mit einem Stöpsel oder einer passenden Glastafel verschlossen, wieder aufrecht und stellt ihn einen Tag ins zerstreute Tageslicht. Öffnet man später den Cylinder, so findet man keines der beiden Gase mehr vor, sondern Salzsäuregas, welches sich in dem wenigen Wasser, das im Cylinder geblieben, aufgelöst hat und dasselbe stark sauer macht. Bei direkter Bescheinung durch das Sonnenlicht würde die Vereinigung beider Gase plötzlich, unter Explosion stattfinden.

Wenn der Cylinder gut verschlossen gehalten war, so dass keine Luft von aussen eintreten konnte, während die beiden Gase sich vereinigten, kann man die Absorption des entstandenen Salzsäuregases durch das wenige Wasser sehr schön dadurch konstatieren, dass man den Cylinder in umgewendeter Lage unter Wasser öffnet, worauf das letztere mit Vehemenz in das Gefäss eindringt und dessen leeren Raum ausfüllt.

Stöchiometrische Aufgaben.

1. Wieviel l Salzsäuregas liefert 1 kg Kochsalz bei seiner Zersetzung mit Schwefelsäure, wenn das l des Gases 1,63 g wiegt? — Antw. NaCl : HCl = (23 + 35,5) : (1 + 35,5); x = 624 g = 382 l.

2. a) Wieviel 25prozentige Salzsäure lässt sich damit herstellen? b) wieviel Wasser ist dazu nötig? — Antw. a) x = 4 × 624 = 2496 g, b) x = 3 × 624 = 1872 g.

14. Brom, Jod, Fluor.

§ 130. Was sind Brom, Jod und Fluor? Zu den Salzbildnern, deren Musterbild das Chlor ist, rechnen sich noch drei andere nichtmetallische Elemente: das Brom, Jod und Fluor. Sie bilden mit den Metallen Salzverbindungen: Bromide, Jodide und Fluoride, welche den Chloriden analog zusammengesetzt sind; die Wasserstoffverbindungen stellen drei, dem Chlorwasserstoff entsprechende Säuren vor.

Das Brom, **Bromum***), eine rote, starkrauchende, erstickende, gefährlich einzuatmende Flüssigkeit, ist dreimal so schwer wie Wasser, worin es untersinkt und eine gesättigte, $2\frac{1}{2}$ prozentige wässerige Lösung (Bromwasser, Aqua bromata) über sich bildet, es siedet bei 63° und erstarrt in der Kälte (bei —8°) zu einer blaugrauen Masse. Mit Äther, Chloroform und Schwefelkohlenstoff mischt es sich leicht zu gelbgefärbten, bei grösserem Gehalte gelbroten Lösungen. Da es Kork und andere organische Materien, ähnlich dem Chlor, zerstört, bewahrt man das Brom in Gefässen mit Glasstopfen und stellt zur grösseren Vorsicht das Gefäss in ein grösseres hinein.

Das Jod, **Jodum****), bildet dunkel stahlglänzende Krystalltafeln, welche 5 mal schwerer als Wasser sind, sich beim Erhitzen in violetten Dämpfen verflüchtigen und sublimieren. In Äther, Chloroform und Schwefelkohlenstoff löst es sich leicht zu violettroten Flüssigkeiten; Weingeist löst $\frac{1}{10}$ Jod mit dunkelbraunroter Farbe zu Jodtinktur, **Tinctura Jodi.** Wasser nimmt es kaum auf, bekommt jedoch eine gelbliche Färbung; enthält das Wasser aber Jodmetalle, so nimmt es reichlicher Jod auf. (1 Teil Jodkalium löst $\frac{3}{4}$ Teil Jod!) Mit Stärkekleister verteilt sich das Jod sehr fein zur tiefblauen Jodstärke — bestes Erkennungsmittel freien Jodes.

Man gebraucht die Jodtinktur äusserlich zum Pinseln; innerlich wirkt sie giftig.

Das Fluor, isoliert noch unbekannt, da seine starken Affinitäten es sofort mit der Gefässsubstanz verbindet, ist wahrscheinlich ein Gas.

§ 131. Wie gewinnt man Brom und Jod? Beide Elemente finden sich nicht frei in der Natur. Das Brom ist als Bromnatrium im Meerwasser und gewissen Mineralquellen (z. B. von Kreuznach), vorzugsweise auch im Toten Meer enthalten; das Jod begleitet das Brom, wird aber vorzugsweise von den Tangen und Meeralgen aufgenommen, aus deren Asche man es gewinnt.

Die Mutterlauge des Meerwassers liefert uns das Brom, nachdem das Chlornatrium auskrystallisiert ist. Man unterwirft sie der Destillation mit Schwefelsäure und Braunstein, wobei die erstere das Bromnatrium zerlegt, Bromwasserstoffsäure frei machend:

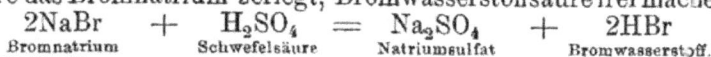

$$2\text{NaBr} + \text{H}_2\text{SO}_4 = \text{Na}_2\text{SO}_4 + 2\text{HBr}$$

Bromnatrium　　Schwefelsäure　　Natriumsulfat　　Bromwasserstoff.

---

*) Brom, von βρῶμος (Gestank), wurde 1826 von Balard entdeckt.
**) Jod, von ἰώδες (veilchenblau), wurde 1881 von Courtois. einem Sodafabrikanten in Paris, entdeckt.

Die Bromwasserstoffsäure wird vom Braunstein zu Wasser oxydiert und das Brom frei gemacht, welches überdestilliert.

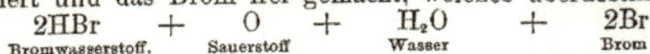

$$2HBr \quad + \quad O \quad + \quad H_2O \quad + \quad 2Br$$
Bromwasserstoff.   Sauerstoff   Wasser   Brom

Zur Jodgewinnung benutzt man die Asche der Seetange und Badeschwämme (in Schottland Kelp, in der Normandie Varech genannt), welche durch ihren Gehalt an kohlensaurem Natron früher als natürliche Soda hohen Wert hatte. Man lässt dieses Salz mit dem Chlornatrium auskrystallisieren und unterwirft die Mutterlauge der Destillation mit Schwefelsäure und Braunstein. Der Vorgang ist derselbe wie bei der Bromgewinnung. Die Joddämpfe treten aus der, in einer Sandkapelle (Fig. 51 k) befindlichen Retorte (r) in eine Vorlage (v), welche über dem Boden einen Siebboden zum Durchlassen des kondensierten Wassers und zur Seite einen Ausgang (t) zum Entweichen des dampfförmigen Wassers besitzt.

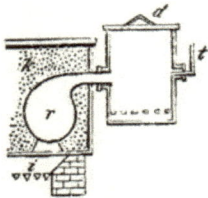

Fig. 51.

Auch benutzt man als Vorlage birnförmige Glasballons (sog. Aludeln) in der Anordnung, dass der hintere mit dem Halse in die Bodenöffnung des vorderen hineinreicht. Das in der Vorlage verdichtete Jod wird zur Reinigung nochmals sublimiert.

In Frankreich scheidet man das Jod aus der, das Jodnatrium enthaltenden Mutterlauge mittelst Chlorgas ab, welches man in jene einleitet. Dem Chlor kommen stärkere Affinitäten zu als dem Brom und Jod, weshalb es dieselben aus ihren Salzverbindungen verdrängt:

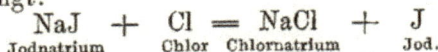

$$NaJ \quad + \quad Cl \quad = \quad NaCl \quad + \quad J$$
Jodnatrium   Chlor   Chlornatrium   Jod.

Hierbei ist aber ein Überschuss von Chlor sorgfältig zu vermeiden, da derselbe das ausgeschiedene Jod zu leichtlöslichem Chlorjod auflösen würde.

§ 132. Erkennung von Brom und Jod. Auf der Ausscheidung von Brom und Jod durch Chlor beruht ihr Nachweis. Man setzt zu der fraglichen Flüssigkeit etwas Chlorwasser, jedoch nicht im Überschuss (da ein solcher das ausgeschiedene Brom resp. Jod in Chlorbrom und Chlorjod überführen würde), und schüttelt mit einigen Tropfen Chloroform oder Schwefelkohlenstoff: Brom giebt sich durch eine gelbe, Jod durch eine violette Färbung desselben zu erkennen. Jod kann man statt dessen auch durch die Bläuung mit etwas Stärkekleister nachweisen. An Stelle des Chlorwassers lässt sich auch die rauchende Salpetersäure, und für das Jod (nicht aber für das Brom) Eisenchloridlösung anwenden.

— 153 —

§ 133. Verbindungen von Brom und Jod. Brom und Jod ahmen in allen Stücken dem Chlor nach, nur mit schwächeren Verwandtschaften. Mit den Metallen verbinden sie sich direkt zu Bromiden und Jodiden. Kalium und Natrium verbrennen im Joddampfe zu Jodkalium resp. Jodnatrium; Quecksilber vereinigt sich mit dem Jod beim Zusammenreiben; Eisen oder Zink werden von Brom und Jod, bei Gegenwart von Wasser, unter Erhitzung aufgelöst.

Die meisten Brom- und Jodmetalle lösen sich in Wasser auf; ausgenommen sind das Brom- und Jodsilber, welche dem Chlorsilber analog als gelblichweisse Niederschläge entstehen, wenn die Lösung eines Bromids und Jodids mit salpetersaurem Silberoxyd versetzt wird. Bromsilber und Jodsilber unterscheiden sich aber vom Chlorsilber nicht nur durch ihre gelbliche Färbung, sondern auch durch ihr Verhalten zu Salmiakgeist; während derselbe das Chlorsilber mit Leichtigkeit auflöst, nimmt er das Bromsilber nur sehr schwierig, das Jodsilber gar nicht auf. Übergiesst man daher ein Gemenge von Chlorsilber und Jodsilber mit Salmiakgeist, so löst sich nur das Chlorsilber auf und kann aus dem Filtrate durch Ansäuerung (mit Salpetersäure) wieder ausgeschieden werden. (Nachweis des Chlors neben dem Jod.)

Mit Ätzalkalien vereinigen sich Brom und Jod zu einem Gemenge von Brom- resp. Jodmetall mit bromsaurem resp. jodsaurem Alkali. Nämlich:

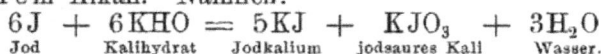

$$6J + 6KHO = 5KJ + KJO_3 + 3H_2O$$
Jod   Kalihydrat   Jodkalium   jodsaures Kali   Wasser.

Mit dem Wasserstoff vermögen sich Brom und Jod nicht direkt, sondern nur indirekt zu verbinden. Bromwasserstoff (HBr) wie Jodwasserstoff (HJ) sind dem Chlorwasserstoff sehr ähnliche Gase, lösen sich, wie dieses, reichlich in Wasser auf, zeigen aber ein starkes Bestreben, Sauerstoff aus der Luft anzuziehen, und ihre Lösungen werden schon in kurzer Zeit an der Luft braunrot, zufolge freien Broms oder Jods. Auch lassen sie sich nicht unzersetzt aus den Brom- und Jodmetallen durch Destillation mit konzentrierter Schwefelsäure destillieren, da sie auf die letztere reduzierend (zu SO_2) einwirken und sich selbst zu Wasser und Brom oder Jod oxydieren.

Die gewöhnliche Darstellungsweise von wässeriger Brom- resp. Jodwasserstoffsäure besteht darin, in Wasser, worin sich Brom oder Jod befinden, Schwefelwasserstoffgas einzuleiten. Jene scheiden den Schwefel ab und verbinden sich mit dem Wassertoff. Durch Abdampfen lassen sich dann die Lösungen konzentrieren.

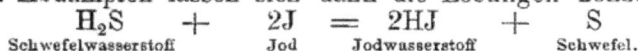

$$H_2S + 2J = 2HJ + S$$
Schwefelwasserstoff   Jod   Jodwasserstoff   Schwefel.

Mit dem Schwefel lässt sich das Jod zu Jodschwefel, Sulfur jodatum (SJ), zusammenschmelzen; eine krystallinische, stahlgraue Masse, welche schon beim Liegen an der Luft Jod abdunstet, an Weingeist alles Jod abgiebt und den Schwefel zurücklässt.

§ 134. Verhalten des Jods gegen Natriumthiosulfat. Von besonderem Interesse und für die Massanalyse von grosser Wichtigkeit ist die Zersetzung des Natriumthiosulfats (auch Natriumhyposulfit oder unterschwefligsaures Natron genannt) durch freies Jod. Beide Körper geben bei ihrem Zusammentreffen sofort eine farblose Lösung von Jodnatrium und tetrathionsaurem Natron. Nämlich:

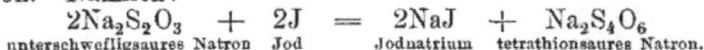

$$2Na_2S_2O_3 \;+\; 2J \;=\; 2NaJ \;+\; Na_2S_4O_6$$
unterschwefligsaures Natron — Jod — Jodnatrium — tetrathionsaures Natron.

§ 135. Verbindungen des Fluors. Das Fluor kommt in der Natur vorzugsweise als Fluorcalcium vor, ein unter dem Namen Flussspat bekanntes und nicht seltenes Mineral. Man verwendet dasselbe bei verschiedenen Glüh- und Schmelzprozessen wegen seiner Leichtschmelzbarkeit als Flussmittel.

Mit konzentrierter Schwefelsäure zerlegt sich das Fluorcalcium in schwefelsauren Kalk und Fluorwasserstoff (HF), ein farbloses, äusserst ätzendes Gas, dessen wässerige Lösung Flusssäure genannt wird.

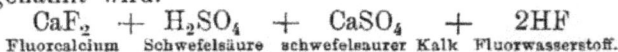

$$CaF_2 \;+\; H_2SO_4 \;+\; CaSO_4 \;+\; 2HF$$
Fluorcalcium — Schwefelsäure — schwefelsaurer Kalk — Fluorwasserstoff.

Man kann deren Darstellung nur in Blei- oder Platingefässen vornehmen, da alle anderen Materien, vorzugsweise das Glas, von der Fluorwasserstoffsäure stark angegriffen werden. Man benutzt die Flusssäure (oder auch ein Gemenge von gepulvertem Flussspat mit englischer Schwefelsäure) zum Ätzen von Glas, um auf demselben Zeichnungen, Schriftzüge u. s. w. anzubringen, wobei man die übrigen Teile durch Überziehen mit Wachs vor der Säure schützen muss.

Mit Sauerstoff lässt sich das Fluor weder direkt noch indirekt verbinden.

Versuche.

1. Ausscheidung von Brom und Jod durch Chlor. Einige Bromkalium- und Jodkaliumkrystalle löse man, jedes für sich, in Wasser, füge einige Tropfen Schwefelkohlenstoff oder Chloroform hinzu und dann portionenweise Chlorwasser. Nach jedesmaligem Zusatze desselben gut umschüttelnd, bemerkt man eine starke gelbrote resp. violettrote Färbung der unteren Schicht, bis sie bei starkem Vorwalten des Chlors wieder farblos wird.

2. Ätzen mit Flusssäure auf Glas. Man übergiesse in einem Bleinäpfchen oder Platintiegel feingepulverten Flussspat mit soviel engl. Schwefelsäure, dass ein Brei entsteht; denselben streiche man auf eine Glasfläche, die man zuvor dünn mit geschmolzenem Wachs überzogen, in das man die gewünschte Schrift oder Zeichnung hinein radierte. Nach einigen Stunden wasche man die Fläche ab und reinige sie vom Wachs; die radierten Züge treten dann sichtbar hervor.

Stöchiometrische Aufgaben.

1. Wieviel Chlorgas erfordert 1 *kg* Jodnatrium zur Jodausscheidung — Antw. NaJ : Cl = (23 + 127) 35,5; x = 250 *g*.

2. Wieviel Jod wird dabei ausgeschieden? — Antw. NaJ J = (23 + 127) : 127; x = 846²/₃ *g*.

3. Wieviel Brom ist in 1 Pfd. Bromnatrium enthalten? — Antw. NaBr Br = (23 + 80) 80; x = 388¹/₃ *g*.

---

15. Die Kohle und Kohlensäure.

§ 136. Eigenschaften der Kohle. Die Kohle ist ein Element, welches in drei allotropischen Zuständen auftritt, nämlich:

1. Als Diamant ($C\alpha$), krystallisiert in farblosen, durchsichtigen, regelmässigen Oktaëdern, der härteste Körper, stark lichtbrechend, unlöslich in allen Lösungsmitteln, unschmelzbar, in sehr hohen Hitzegraden zu Kohlensäure verbrennlich.*) Er findet sich in Brasilien, Südafrika, Ostindien; künstlich wurde er noch nicht dargestellt. Spez. Gew. = 3,5.

2. Als Graphit ($C\beta$), krystallisiert in bleigrauen, metallglänzenden sechsseitigen Tafeln, unlöslich, noch schwerer verbrennlich als der Diamant, Leiter der Elektrizität. Er findet sich in grossen Lagern natürlich; künstlicher Graphit schwitzt aus geschmolzenem Gusseisen beim Erstarren aus (Hochofengraphit). Spez. Gew. = 2.

3. Als amorphe Kohle ($C\gamma$), durch Verkohlung organischer Materien entstanden, nach denen man sie bezeichnet als Kienruss, Holzkohle, Tierkohle (Knochenkohle), Fleischkohle u. s. f. Der Kienruss (Fuligo) ist, wenn nochmals geglüht, die reinste amorphe Kohle, leicht brennbar, porös und leicht. Die Holzkohle (Carbo vegetabilis) bildet das Produkt der Verkohlung des Holzes (vorzugsweise des Kiefernholzes) in Meilern, d. i. in Haufen, die angezündet und mit Rasen bedeckt werden, sodass bei geringem Luftzutritt (durch einige offene Stellen) das Holz langsam verkohlt. Die gepulverte Holzkohle, **Carbo pulveratus**, ist die nach nochmaligem Glühen gepulverte Holzkohle. Die Knochenkohle (Ebur ustum nigrum), auch Spodium genannt, enthält neben der Kohle den ganzen Gehalt der Knochen an phosphorsaurem Kalk. Kocht man sie mit sehr verdünnter Salzsäure, so bleibt die gereinigte Knochenkohle zurück. Die Fleischkohle, Carbo animalis, resultiert durch Verkohlen von Kalbfleisch, dem man die Kalbsknochen zufügt; Blut liefert die Blutkohle, Brot die

---

*) 1694 verbrannte man zuerst den Diamant in Florenz im Brennpunkt grosser Brennspiegel.

Brotkohle, Badeschwämme die jodhaltige Schwammkohle (Carbo Spongiae). Amorphe Kohle ist ferner Hauptbestandteil der Steinkohlen und Braunkohlen, die man als Heizmaterial benutzt. Ausgeglühte Steinkohlen sind die Coaks.

Die amorphe Kohle ist durch zwei Eigenschaften besonders ausgezeichnet: 1. Gase in ihren Poren zu verdichten, 2. Farbstoffe und trübende Materien aus Flüssigkeiten auf sich niederzuschlagen. Die Absorption von Gasen ist am stärksten bei der porösen Holzkohle, welche ihr neunfaches Volum Sauerstoffgas, sogar ihr neunzigfaches Volum Salzsäuregas oder Ammoniakgas verschluckt. Das Entfärbungs- und Klärungsvermögen finden wir am stärksten bei der Knochenkohle; man bedient sich daher ihrer zur Verbesserung verdorbenen, stehenden Wassers, zur Entfuselung des Weingeistes, Entfärbung und Klärung des Zuckersaftes und der Alkaloïde, wobei aber nicht geringe Mengen der letzteren von der Kohle zurückgehalten werden. (Durch Kohle filtriertes fauliges Wasser ist zwar geruchlos geworden, aber nicht frei von Zersetzungs- und Ansteckungsstoffen niederen Organismen).

§ 137. **Verbindungen der Kohle.** 1. Die Kohle ist ein vierwertiges Element, welches bei Luftmangel zu einer ungesättigten Verbindung, dem Kohlenoxydgas (CO), bei genügendem Luftzutritt zu Kohlendioxydgas (CO_2) verbrennt. Letzteres nennt man gewöhnlich kohlensaures Gas. Das Kohlenoxydgas ist, wie das Kohlendioxyd, farb- und geruchlos, unterscheidet sich aber von letzterem durch seine Brennbarkeit, indem es beim Anzünden mit blauer Flamme zu Kohlensäuregas verbrennt. Es ist ferner ein sehr giftiges Gas, welches selbst verdünnt eingeatmet lähmend und tötlich wirkt. Da sich dieses Gas überall bildet, wo Kohlen bei ungenügendem Luftzutritt verbrennen, wie z. B. beim Schliessen der Klappe eines brennenden Ofens, so ist seine Giftigkeit sehr zu beachten.

2. Mit dem Wasserstoff vermag sich die Kohle nicht direkt zu verbinden. Wir kennen aber eine grosse Zahl Kohlenwasserstoffverbindungen, die freilich zumeist dem organischen Reiche angehören, von denen aber zwei hier erwähnt werden sollen: das leichte und das schwere Kohlenwasserstoffgas, CH_4 und C_2H_4. Ersteres, ein farbloses Gas, halb so schwer wie die Luft, bildet sich in Sümpfen und findet sich häufig in Kohlengruben, worin es durch zufällige Entzündung Explosionen (schlagende Wetter) hervorruft. Man nennt daher dieses leichte Kohlenwasserstoffgas (CH_4) Sumpfluft oder Grubengas. Seine Explosion findet nur statt, wenn es mit Luft gemischt entzündet wird, ähnlich dem Knallgase. Zum Schutze der Bergleute kon-

struierte H. Davy die Sicherheitslampe, deren Grubenlicht mit einem Cylinder von feinem Drahtnetz umgeben ist.[*])

Das schwere Kohlenwasserstoffgas (C_2H_4) ist farblos, von unangenehmem Geruch, fast gleich schwer mit der Luft, Hauptbestandteil des Leuchtgases, dessen hellleuchtende, weisse Flamme von ihm herstammt. Diesem Gase verdanken alle unsere Beleuchtungsflammen ihre Leuchtkraft. Man nennt das Gas gewöhnlich Ölgas, weil es sich mit Chlorgas zu einer ätherischen Flüssigkeit, dem Äthylenchlorid ($C_2H_4Cl_2$, dem sog. Öl der holländischen Chemiker) verbindet.

3. Mit dem Schwefel verbindet sich die Kohle zu Schwefelkohlenstoff (Kohlensulfid), Carboneum sulfuratum (CS_2), einer farblosen, stark lichtbrechenden und äusserst brennbaren, feuergefährlichen, ätherischen Flüssigkeit, mit dem Geruche nach faulem Kohl, bei 46^0 siedend, mischbar mit Weingeist, Äther und Ölen, in Wasser untersinkend (spez. Gew. 1,27) und darin unlöslich. Man gewinnt ihn durch Destillation, indem man Schwefeldämpfe durch glühende Kohlen leitet. Seine ältere Bezeichnung war Schwefelalkohol (Alcohol Sulfuris).

Man gebraucht ihn in der Technik zum Vulkanisieren des Kautschuks, zum Entfetten der Wolle u. a. m. In der Analyse dient er beim Nachweise des Broms und Jods (vgl. § 134).

§ 138. Eigenschaften der Kohlensäure. Die Kohlensäure[**]) (CO_2) ist ein farb- und geruchloses, nicht brennbares Gas, anderthalbmal so schwer wie die Luft (spez. Gew. 1,529), nicht tauglich zum Atmen, erstickend, wenngleich nicht eigentlich giftig. Unter starkem Drucke verflüchtigt sie sich und erstarrt dann durch eigene Verdunstung zu einer schneeähnlichen Masse, eine Kälte von -79^0 erzeugend.

In Wasser löst sich das Gas wenig auf, bei gewöhnlicher Temperatur nur zum gleichen Volumen, in der Wärme noch weniger, dagegen unter Druck bedeutend mehr, z. B. unter 3 Atmosphärendruck zum dreifachen, unter 5 Atm. zum fünffachen Volumen. Alles tellurische Wasser enthält mehr oder weniger Kohlensäure gelöst; beträgt der Gehalt mehr, so nennt man die Quelle einen Säuerling. Solches Wasser lässt beim Hineinbringen pulveriger Gegenstände (z. B. Zuckerpulver) vermöge der Adhäsion sein Gas unter Schäumen entweichen. Künst-

---

*) Wenn sich eingedrungenes Grubengas an der Flamme entzündet, so verhindert das Drahtnetz, durch seine Wärmeableitung, die Fortpflanzung der Entzündung nach aussen, ähnlich, wie man eine Weingeistflamme durch ein quer hineingehaltenes Drahtnetz gleichsam abbrechen kann.

**) Die Kohlensäure, früher Luftsäure, fixe Luft genannt, wurde von Black und Scheele in ihrer Eigentümlichkeit erkannt (1772) und von Lavoisier (1774) ihrer Natur nach festgestellt.

liches Sauerwasser stellt man durch Einpumpen von Kohlensäuregas in Wasser unter mehrfachem Atmosphärendrucke dar. Das mit dem Gase gesättigte Wasser kennzeichnet sich durch säuerlichen, prickelnden Geschmack und rötet vorübergehend Lackmuspapier.

Man unterscheidet hauptsächlich zwei Arten von Mineralwasserapparaten, nämlich Pumpenapparate und Selbstentwickler. Die Pumpenapparate sammeln das im sog. Generator aus Magnesit oder Marmor und Schwefelsäure entwickelte kohlensaure Gas, nachdem es durch mehrere mit Wasser gefüllte Waschgefässe geleitet und gewaschen (geruchlos gemacht) worden ist, in einem Gasometer über Wasser und pumpen es aus demselben mittelst einer Druck- und Saugpumpe in den Mischcylinder, worin sich das zu sättigende Wasser befindet und durch Umrühren mit einer Rührwelle mit dem Gase in Berührung gebracht wird. Ein Manometer zeigt den Gasdruck im Mischcylinder an. Nach der Sättigung wird das Wasser mittelst einer besonderen Vorrichtung auf Flaschen abgefüllt, die mit der Maschine verkorkt werden. — Bei einem „Selbstentwickler" fehlt der Gasometer und die Pumpe. Das im Generator entwickelte kohlensaure Gas wird direkt in den Mischcylinder geleitet zur Absorption durch das darin befindliche Wasser. Bei diesen Apparaten müssen daher sämtliche Gefässe so stark sein, dass sie einen mehrfachen Atmosphärendruck auszuhalten vermögen. Die Selbstentwickler sind niemals so leistungfähig, wie die Pumpenapparate.

§ 139. Chemisches Verhalten der Kohlensäure und ihre Erkennung. Die Kohlensäure wird von basischen Oxyden begierig verschluckt, kohlensaure Salze, Karbonate, mit ihnen bildend. In Wasser lösen sich nur die kohlensauren Alkalien, die übrigen Karbonate nicht. (Kohlensaurer Kalk, kohlensaures Magnesia und kohlensaures Eisenoxydul lösen sich etwas in kohlensäurehaltigem Wasser auf.)

Man erkennt die kohlensauren Salze leicht am Aufbrausen beim Übergiessen mit einer Säure; das dabei entweichende, farb- und geruchlose Gas rötet befeuchtetes Lackmuspapier schwach und vorübergehend. In wässeriger Lösung befindliche kohlensaure Alkalien erzeugen mit Kalkwasser einen weissen Niederschlag (kohlensauren Kalk).

§ 140. Wie gewinnt man die Kohlensäure? Die Kohlensäure, das Verbrennungsprodukt der Kohle und kohlehaltiger organischer Materien, bildet sich bei den vielfachen Verbrennungsprozessen in der Natur, bei der Atmung der Tiere und Menschen (in der ausgeatmeten Luft zu 3,5 Proz.), bei der Gährung von Bier und Wein, bei der Verwesung und Vermoderung u. s. f. Daher ist sie ein konstanter Bestandteil der Atmosphäre (im Mittel darin zu 0,03 Proz. enthalten).

Künstlich gewinnt man sie aus ihren Salzen durch Zersetzung derselben mit Schwefelsäure oder einer andern stärkeren Säure, denn sie gehört zu den schwächsten Säuren, entweicht auch aus den Karbonaten der Schwermetalle durch blosses Erhitzen. Der kohlensaure Kalk selbst verliert in der Glühhitze die Säure und lässt Kalk zurück. ($CaCO_3 = CaO + CO_2$).

Das gewöhnliche Material zur Darstellung der Kohlensäure ist der kohlensaure Kalk (Kalkstein, Kreide, Marmor) oder die kohlensaure Magnesia (Magnesit) mit Schwefelsäure, seltener Salzsäure.

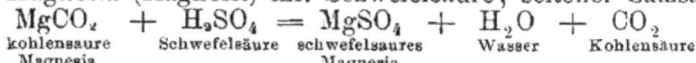

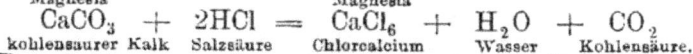

$$MgCO_4 + H_2SO_4 = MgSO_4 + H_2O + CO_2$$
kohlensaure   Schwefelsäure   schwefelsaures   Wasser   Kohlensäure
Magnesia   Magnesia

$$CaCO_3 + 2HCl = CaCl_6 + H_2O + CO_2$$
kohlensaurer Kalk   Salzsäure   Chlorcalcium   Wasser   Kohlensäure.

Das kohlensaure Gas entweicht unter Aufbrausen, besitzt aber häufig einen üblen Geruch, zumal bei Anwendung von Kreide. Man befreit es von demselben, indem man es durch Wasser streichen lässt.

Versuche.

1. **Kohlensäureentwicklung aus kohlensaurem Kalk** (Fig. 52.) Man übergiesse in einem Glaskolben oder Medizinglase Marmorstückchen oder zerbröckelte Kreide mit sehr verdünnter Salzsäure, die Mündung sofort mit einem Stopfen verschliessend, durch welchen eine doppelt gebogene Glasröhre luftdicht geführt ist, deren anderes Ende man in eine Wanne mit Wasser tauche, eine mit Wasser gefüllte Flasche darüberhaltend. Das entwickelte kohlensaure Gas sammelt sich in letzterer

Fig. 52.

an. Ist sie grösstenteils davon angefüllt, so wechsele man sie mit einer anderen, bereit gehaltenen.

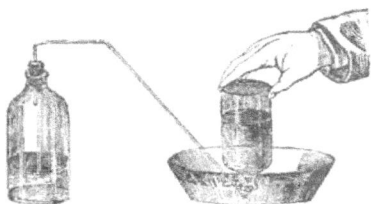

Eine in das Gas getauchte Flamme erlischt sofort. Das unter ihm befindliche Wasser schmeckt säuerlich prickelnd und rötet blaues Lackmuspapier vorübergehend; mit Kalkwasser gemischt, verursacht es eine starke Ausscheidung weissen kohlensauren Kalkes.

2. **Verbrennung von Schwefelkohlenstoff in Untersalpetersäuredampf.** Man entwickele nach früher angegebener Weise Stickoxydgas aus Kupferspänen und Salpetersäure, leite dasselbe in einen aufrechtstehenden Glascylinder, worin es sich durch die vorhandene Luft zu Untersalpetersäure oxydiert. Ist der Cylinder völlig mit rotgelbem Gase angefüllt, so bringe man wenige Tropfen Schwefelkohlenstoff mittelst eines kleinen Löffels (nicht aus der Vorratflasche!) hinein; sie verbrennen sofort mit starker Flamme, die Gefässwand mit ausgeschiedenem Schwefel bedeckend

Stöchiometrische Aufgaben.

1. Wieviel l Kohlensäure liefert 1 k kohlensaurer Kalk bei seiner Zersetzung durch Säure, wenn das l des Gases 2 g wiegt? — Antw. $CaCO_3 \quad CO_2 = (40 + 12 + 48) : (12 + 32)$; x = 440 g = 220 l.

2. Wieviel Schwefelkohlenstoff liefert 1 kg Schwefel? — Antw. 2S : $CS_2 = (2 \times 32) \quad (12 + 64)$; x = 1187 g.

16. Kiesel und Bor.

§ 141. Eigenschaften von Kiesel und Bor. Kiesel (Silicium[*]) und Bor (Borum[**]) sind zwei, der Kohle sich enge anschliessende, nichtmetallische Elemente und, wie jene, in drei allotropischen Zuständen bekannt: diamantartig, graphitähnlich und amorph (pulverig). Beide Elemente kommen nicht frei in der Natur vor, sondern werden künstlich gewonnen durch Reduktion ihrer Sauerstoffverbindungen, besser noch ihrer Fluorkaliumverbindungen mittelst Kalium oder Natrium, welche den Kiesel resp. das Bor abscheiden und sich an ihre Stelle setzen.

Bor wurde zuerst von Davy (1807), Kiesel von Berzelius (1823) isoliert.

Der Kiesel ist, wie die Kohle, vierwertig, das Bor dreiwertig. Beide verbinden sich mit dem Sauerstoff nur in einem Verhältnisse zu Oxyden, denen je eine Säure entspricht:

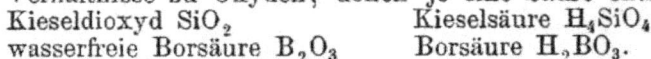

Kieseldioxyd SiO_2 Kieselsäure H_4SiO_4

wasserfreie Borsäure B_2O_3 Borsäure H_2BO_3.

§ 142. Wie kommt die Kieselsäure vor? Die Kieselsäure ist in Verbindung mit Basen als Silikat (kieselsaure Salze) ungemein verbreitet in der Natur. In den in Wasser löslichen kieselsauren Alkalien tritt sie zweibasisch auf, analog der Kohlensäure:

kieselsaures Kali (sog. Kieselfeuchtigkeit) K_2SiO_3.

Sie bildet aber vorzugsweise saure Salze: Bisilikate, Trisilikate, in denen kein Wasserstoff enthalten ist, welche vielmehr als Verbindungen des neutralen Salzes mit 1,3 Mol. wasserfreier Kieselsäure dastehen — ein Verhalten, welches wir bei der Borsäure und Chromsäure wiederfinden. Hiernach sind:

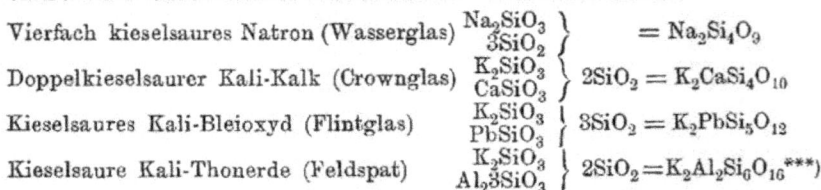

Vierfach kieselsaures Natron (Wasserglas) $\begin{matrix} Na_2SiO_3 \\ 3SiO_2 \end{matrix} \Big\}$ $= Na_2Si_4O_9$

Doppelkieselsaurer Kali-Kalk (Crownglas) $\begin{matrix} K_2SiO_3 \\ CaSiO_3 \end{matrix} \Big\}$ $2SiO_2 = K_2CaSi_4O_{10}$

Kieselsaures Kali-Bleioxyd (Flintglas) $\begin{matrix} K_2SiO_3 \\ PbSiO_3 \end{matrix} \Big\}$ $3SiO_2 = K_2PbSi_5O_{12}$

Kieselsaure Kali-Thonerde (Feldspat) $\begin{matrix} K_2SiO_3 \\ Al_23SiO_3 \end{matrix} \Big\}$ $2SiO_2 = K_2Al_2Si_6O_{16}$[***])

Scheidet man die Kieselsäure aus den löslichen Silikaten durch eine Säure ab, so stellt sie eine gallertige Masse, Kieselgallerte (H_4SiO_4), dar, welche man durch Dialyse rein gewinnen kann. In diesem hydratischen Zustande löst sie sich in 100 Th.

---

[*] Silicium von silex, Kieselstein.

[**] Borum von Borax.

[***] Die ältere Formel des Feldspats war ($KO,SiO_3 + AlO_3 3SiO_3$) dem Alaun analog. Damals hatte man das Atomgewicht des Kiesels = 22,3 angenommen, sodass die Formel der wasserfreien Kieselsäure SiO_3 war.

Wasser auf, verliert aber schon beim Eintrocknen Wasser, wird zu (H_2SiO_3) und schwer löslich. Beim Verdampfen zur Trockne geht sie in Kieseldioxyd oder „wasserfreie Kieselsäure", auch Kieselerde genannt (SiO_2), über, welche in Wasser unlöslich ist, von heissen Ätzalkalien jedoch leicht aufgelöst wird. Diese Kieselerde ist feuerbeständig, schmilzt nur im Knallgasgebläse und treibt in der Glühhitze aus fast allen Salzen die Säuren aus, Silikate bildend.

In der Natur findet sich die Kieselerde (SiO_2) krystallisiert (in Hexagonalsäulen), im reinsten Zustande als Bergkrystall, weniger rein als Quarz, der sich in Form von Sand aus dem fliessenden Wasser absetzt; durch verschiedene Metalloxyde gefärbt als Amethyst, Chalcedon. Amorphe Kieselerde stellt der Feuerstein und Achat dar. Diese Mineralien zeichnen sich durch grosse Härte aus, worin sie nur von den Edelsteinen übertroffen werden; daher giebt z. B. der Stahl am Feuerstein Funken.

§ 143. Was ist das Glas? Glas ist ein Doppelsilikat, künstlich zusammengeschmolzen einerseits aus Kieselerde, andererseits aus Salzen von Alkalien und Erden, auch Schwermetalloxyden. Wenn die alten Phönizier zufällig Entdecker des Glases wurden, als sie Salpeter und Sand zusammenschmolzen, so hatten sie im Salpeter die alkalische Base (Kali), im Sand die Kieselerde, mit kalkigen und thonigen Beimengungen. Auch jetzt noch bestehen die Hauptingredienzen des „Glassatzes" aus Sand, Kalk-, Magnesia- und Thonerde-Gestein, teils mit Pottasche, teils mit Soda.

Wir unterscheiden zwei Glassorten: Kaliglas, welches mit Pottasche oder Chlorkalium bereitet ist, und Natronglas, wozu man Soda oder Kochsalz benutzt. Das weisse französische Glas ist Natronglas und ausgezeichnet durch seine leichte Schmelzbarkeit; Kaliglas schmilzt schwieriger. Das schöne Krystallglas ist ein Kaliglas mit Bleisilikat, ebenso das zu optischen Zwecken dienende Flintglas, das zu gleichem Zweck gebrauchte Crownglas dagegen Kaliglas mit Kalksilikat.

Farbige Glassorten entstehen durch Beimischung gewisser Metalloxyde; so ist Eisenoxydul im grünen Flaschenglas, Eisenoxyd im braunroten, Kupferoxydul im rubinroten, Kupferoxyd oder Chromoxyd im grünen, Kobaltoxyd im blauen Glase enthalten. Milchglas besitzt beigemengte Knochenasche oder Zinnoxyd.

§ 144. Wie gewinnt man die Borsäure? Die Borsäure kommt natürlich vor und wird in Toskana an gewissen Orten gewonnen, wo sie von Wasserdämpfen (sog. Fumarolen) aus der Erde geführt wird; diese Dämpfe brechen aus künstlich angelegten kleinen Seeen (sog. Lagoni) hervor und schleudern deren Wassermassen in

Strahlen empor. Man legt diese Lagoni als terrassenförmig übereinander gemauerte Wasserbehälter an, in deren Wasser die
Borsäure zurückgehalten wird. Durch Abdampfen der Lösung
gewinnt man sie krystallisiert und verarbeitet sie mit Soda zu
Borax (doppeltborsaurem Natron).

Die medizinisch als antiseptisches (fäulniswidriges) Mittel
angewendete Borsäure, **Acidum boricum** (H_3BO_3), stellt man
durch Zerlegung des Borax mit Salpetersäure dar; salpetersaures Natron bleibt in Lösung, die Borsäure krystallisiert aus.
Sie erscheint in durchsichtigen, farblosen, perlmutterglänzenden,
sechsseitigen Tafeln, löst sich ziemlich schwer in kaltem, leicht
in heissem Wasser und verflüchtigt sich teilweise mit den Wasserdämpfen, obgleich sie, für sich geschmolzen, feuerbeständig ist.
Ihre wässerige Lösung rötet Lackmuspapier und färbt Curcuma-
papier (erst nach dem Trocknen) braunrot.

Prüfung: Die wässerige Lösung der Borsäure darf nicht durch
Baryumnitrat oder Silbernitrat getrübt (weiss: *Schwefelsäure* resp. *Salzsäure*), noch durch H_2S verändert (dunkle Trübung: *Schwermetalle*), noch
durch Schwefelcyankalium gerötet (*Eisen*), noch durch überschüssiges Ammoniak gebläuet (*Kupfer*) werden.

Schmilzt man die Borsäure für sich, so bläht sie sich unter
Wasserverlust stark auf zu Metaborsäure (HBO_2) und hinterlässt
endlich in der Rotglühhitze wasserfreie (anhydrische) Bor-
säure (B_2O_3) als farbloses Glas*). Freie Borsäure erteilt der
Weingeistflamme eine eigene, gelbgrüne Färbung — ihr bestes
Erkennungsmittel!

Mit den basischen Oxyden bildet sie borsaure (Borate),
vorzugsweise doppeltborsaure (Biborate) Salze, die, den
Bisilikaten analog, aus normalem Salze und wasserfreier Borsäure
bestehen. So ist der Borax doppeltborsaures Natron:

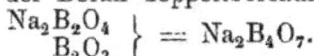

$$\left. \begin{array}{l} Na_2B_2O_4 \\ B_2O_3 \end{array} \right\} = Na_2B_4O_7.$$

§ 145. Fluorverbindungen von Kiesel und Bor. Die Fluorwasserstoffsäure ist ein sehr gutes Lösungsmittel für Kieselsäure und Borsäure,
sowie deren Salze, damit zwei gasförmige Verbindungen eingehend, Fluorkiesel (SiF_4) und Fluorbor (BF_3). Übergiesst man feingepulverten Flussspat (Fluorcalcium) und Quarz (oder zerstossenes Glas) mit konzentr.
Schwefelsäure, so entweicht Fluorkieselgas.

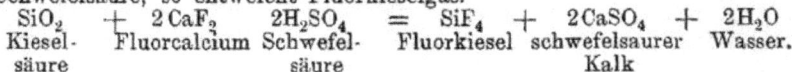

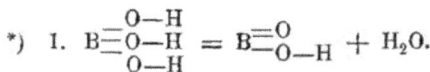

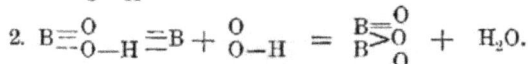

$$SiO_2 + 2CaF_2 \quad 2H_2SO_4 = SiF_4 + 2CaSO_4 + 2H_2O$$

Kiesel-   Fluorcalcium Schwefel-   Fluorkiesel schwefelsaurer Wasser.
säure   säure   Kalk

*) 1. $B\!\equiv\!\begin{array}{l} O-H \\ O-H \\ O-H \end{array} = B\!=\!\begin{array}{l} O \\ O-H \end{array} + H_2O.$

2. $B\!=\!\begin{array}{l} O \\ O-H \end{array}\!\equiv\!B + \begin{array}{l} O \\ O-H \end{array} = \begin{array}{l} B\!=\!O \\ B\!>\!O \\ O \end{array} + H_2O.$

Dieses Gas ist farblos, raucht an der Luft (durch Wasserdampfanziehung) und zersetzt sich mit Wasser in Kieselsäure (welche sich abscheidet) und Kieselfluorwasserstoffsäure (2HF + SiF_4), eine saure Flüssigkeit, welche mit Basen eigene Salze bildet, z. B. mit Kali Kieselfluorkalium (2KF + SiF_4).

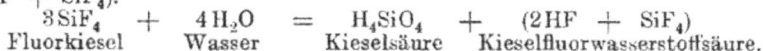

$$3\,SiF_4 \quad + \quad 4\,H_2O \quad = \quad H_4SiO_4 \quad + \quad (2HF + SiF_4)$$

Fluorkiesel   Wasser   Kieselsäure   Kieselfluorwasserstoffsäure.

Das Fluorbor verhält sich völlig analog und erzeugt mit Wasser die Borfluorwasserstoffsäure (HF + BF_3).

Praktische Übungen.

Acidum boricum. Man löse 5 Teile Borax in 15 Teilen heissem Wasser und füge 6 Teile reine Salpetersäure hinzu. Beim Erkalten krystallisiert die Borsäure in Schuppen aus. Man sammle sie auf einem locker verstopften Trichter und trockne auf Fliesspapier.

Stöchiometrische Aufgabe.

Wieviel Borsäure gewinnt man aus 1 Pfd. Borax ($Na_2B_4O_7$ + $10\,H_2O$)? — Antw. ($Na_2B_4O_7$ + $10\,H_2O$) : 4 (H_3BO_3) = (46 + 43,6 + 112 + 180) 4 (3 + 10,9 + 48); x = 325 g.

---

b) Metalle.

17. Eigenschaften und Einteilung der Metalle.

§ 146. Was versteht man unter einem Metalle? Im gewöhnlichen Leben versteht man unter einem Metalle einen dichten, schweren, undurchsichtigen, glänzenden, unlöslichen, schmelzbaren, unter dem Hammer dehnbaren und geschmeidigen, die Wärme gut fortleitenden Körper. Von dieser Definition müssen wir, seit der Entdeckung der Leichtmetalle, manchen Punkt streichen, da die letzteren weder in der Schwere, noch in der Unlöslichkeit mit den altbekannten Schwermetallen übereinstimmen.

So bleiben uns noch folgende allgemeine Eigenschaften der Metalle übrig:

1. Die Metalle sind undurchsichtig und metallglänzend.

Die Metalle sind nicht allein im festen Aggregatzustande, sondern auch im flüssigen, geschmolzenen Zustande undurchsichtig, wie dies das Quecksilber zeigt. Feingeschlagenes Gold (Blattgold) schimmert übrigens mit grünem Lichte durch, wenn man es gegen die Sonne hält.

Der Metallglanz ist vorzugsweise den polierten Metallflächen eigen und fehlt dem pulverigen Metalle. Reibt man aber ein gepulvertes Metall unter starkem Drucke, so nimmt es wieder Glanz an. Der Metallglanz ist wesentlich an die Eigenschaft der völligen Undurchsichtigkeit gebunden; bei durchsichtigen oder auch nur durchscheinenden Körpern bezeichnet man den Glanz als Glasglanz, Fettglanz u. s. w.

11*

2. Die Metalle sind schmelzbar.

Während das Quecksilber in gewöhnlicher Temperatur flüssig ist, und nur unter —40° fest wird, kommen die meisten Metalle erst in der Glühhitze zum Schmelzen. Am leichtflüssigsten unter den bekannteren Schwermetallen ist das Zinn, dessen Schmelzpunkt bei 200° liegt; dann folgen das Wismut, Blei und Zink. In der Weissglühhitze (bei 1000°) schmelzen Kupfer, Silber, Gold; in höherer Temperatur das Eisen; das Platin erst im Knallgasgebläse. Beim Abkühlen krystallisieren viele Metalle im regulären System.

3. Die Metalle sind dehnbar und geschmeidig.

Die Metalle besitzen sehr verschiedene Geschmeidigkeit, Kupfer und Eisen setzen dem Ziehen und Zerreissen den grössten Widerstand entgegen, sie sind am zähesten, Zink und Blei dagegen wenig zähe, aber weich. In gewöhnlicher Temperatur lassen sich die Metalle durch Hämmern dehnen, wobei sie dichter und spezifisch schwerer werden. Dagegen giebt es einige Metalle — Antimon, Wismut, Arsen —, welche unter dem Hammer zerspringen und sich pulvern lassen; man hatte sie deswegen früher Halbmetalle genannt. Eisen und Platin sind ausgezeichnet durch das Vermögen, in der Glühhitze weich zu werden und sich dann zusammenschweissen zu lassen.

4. Die Metalle sind gute Leiter für Wärme und Elektrizität.

Wenngleich die kompakte Kohle auch die Elektrizität fortleitet, so geschieht dies doch mehrere tausendmal schlechter als beim Eisen, welches seinerseits zu den schlechteren Elektrizitätsleitern unter den Metallen zählt. Das beste Leitungsvermögen für die Elektrizität besitzt das Silber, nächstdem Zink, Gold und Kupfer. Die Wärme wird von keinem Nichtmetalle fortgeleitet.

§ 147. Wie teilt man die Metalle ein? Man teilt die Metalle zunächst nach ihrer spezifischen Schwere in zwei grosse Abteilungen:

A. Leichtmetalle, deren spez. Gew. unter 5 liegt,

B. Schwermetalle, deren spez. Gew. über 5 liegt.

Während Kalium und Natrium auf dem Wasser schwimmen, das Aluminium nur $2\frac{1}{2}$ mal schwer als Wasser ist, übersteigt das Gewicht des Eisens und Zinks dasjenige des Wassers 7 mal, das des Silbers und Bleies 11 mal, das des Quecksilbers 13 mal, das des Goldes 19 mal.

A. Die **Leichtmetalle** vermögen alle das Wasser zu zersetzen, den Sauerstoff an sich nehmend und den Wasserstoff frei machend. Kalium entwickelt dabei eine solche Wärme, dass das Wasserstoffgas zur Entzündung gelangt und verbrennt. Aluminium zersetzt dagegen nur siedendes Wasser und langsam. Die dabei entstehenden Oxydhydrate (Hydroxyde) lassen eine Unterscheidung der Leichtmetalle in drei Gruppen zu:

a) Alkalimetalle. Ihre Oxydhydrate, Alkalien genannt, lösen sich sehr leicht im Wasser, zerfliessen sogar an der Luft; auch ihre kohlensauren Salze sind im Wasser löslich.

Hierhin Kalium, Natrium, Lithium. .

Ihre Oxyde heissen: Kali, Natron, Lithion.

b) Alkalische Erdmetalle. Ihre Oxydhydrate, alkalische Erden genannt, lösen sich nur schwierig in Wasser, erteilen demselben aber alkalische Reaktion; ihre kohlensauren Salze lösen sich in reinem Wasser nicht auf.

Hierhin: Baryum, Strontium, Calcium, Magnesium. Ihre Oxyde heissen: Baryt, Strontian, Kalk, Magnesia.

c) Erdmetalle. Ihre Oxydhydrate, Erden genannt, lösen sich in Wasser nicht auf.

Hierhin: Aluminium. Sein Oxyd heisst Thonerde.

B. Die **Schwermetalle** vermögen weder in gewöhnlicher Temperatur, noch in der Siedhitze das Wasser zu zerlegen. Man teilt sie nach der Oxydierbarkeit an der Luft in zwei Gruppen:

a) Die **unedlen Metalle** überziehen sich an feuchter Luft allmählich mit einer Oxydschicht, die man beim Eisen Rost, beim Kupfer Grünspan nennt. Ihre Oxydhydrate lösen sich in Wasser nicht auf. — Man teilt ihre grosse Zahl in folgende Untergruppen ein:

α) Metalle, welche sich in verdünnten Säuren unter Wasserstoffentbindung auflösen. Sie zersetzen den Wasserdampf in der Glühhitze.

Hierhin: Eisen, Kobalt, Nickel, Mangan, Chrom, Zink, Kadmium.

β) Metalle, welche sich nicht in verdünnten Säuren lösen, aber von der Salpetersäure unter Stickoxydentbindung zu salpetersauren Salzen aufgelöst werden.

Hierhin: Kupfer, Blei, Wismut.

γ) Metalle, welche von Salpetersäure, unter Stickoxydentbindung, zwar oxydiert, aber nicht als salpetersaure Salze aufgelöst werden.

Hierhin: Zinn, Antimon, Arsen.

b) Die **edlen Metalle** überziehen sich an der Luft mit keiner Oxydschicht, sondern bewahren ihren Glanz.

Hierhin: Quecksilber, Silber, Gold, Platin.

Von diesen lösen sich die ersteren beiden leicht in Salpetersäure, unter Stickoxydentbindung, zu salpetersauren Salzen auf. Gold und Platin werden aber nur von Königswasser (3 Teile Salzsäure und 1 Teil Salpetersäure) zu Chlormetallen aufgelöst.

18. Gewinnung der Metalle.

§ 148. Wie kommen die Metalle in der Natur vor? Die wenigsten Metalle finden sich gediegen in der Natur, wie das Gold, Platin, Quecksilber und Wismut. Die grosse Mehrzahl kommt vererzt, teils oxydisch, teils geschwefelt, teils in Salz-Verbindung vor. Die Erze bedürfen daher der Reduktion, um metallisch zu werden. Je nachdem man die Metalle gebraucht, ist eine solche Reduktion Gegenstand eines hüttenmännischen Betriebes oder wird nur in den Laboratorien der Chemiker vorgenommen.

Die hüttenmännische Metallgewinnung benutzt in der Regel die Kohle, seltener ein anderes Metall, wie z. B. Eisen, zur Reduktion. In den chemischen Laboratorien kommen zur Anwendung: Alkalimetalle, Oxydulsalze, Wasserstoffgas, der elektrische Strom. Über letzteren wurde das Nötige schon im § 71 mitgeteilt.

§ 149. Reduktion der Metalle durch Kohle. Man reduziert alle oxydischen Erze im hüttenmännischen Betrieb durch Kohle, wobei Kohlenoxydgas oder Kohlensäure entweicht, während das reduzierte Metall zusammenschmilzt zum Metallkönig (Regulus), wie man es früher nannte — woher noch jetzt der Ausdruck regulinisches Metall stammt. Um dieses geschmolzene Metall vor dem oxydierenden Einflusse der Luft zu schützen, sorgt man für die Bildung einer Schlacke, die auf ihm schwimmt. Bedingung eines guten Verlaufs des Prozesses ist Leichtschmelzbarkeit der Schlacke, wodurch ein Zusammengehen der Metallpartikel ermöglicht wird. Die Schlacke ist stets eine Art Glas, aus den sandigen und erdig-kalkigen Teilen der sog. Gangart gebildet. Da häufig schwerflüssige, erdige Stoffe zugegen sind, so benutzt man in den meisten Fällen einen sog. Zuschlag zum Erze, indem man ihm bald Kalk, bald Sand beigiebt, je nachdem die Gangart vorzugsweise reich an Quarz oder alkalischen resp. erdigen Bestandteilen ist. Besondere sog. Flussmittel, die bei Arbeiten im kleinen zur Anwendung gelangen (wobei man sich der Tiegel bedient), sind: Borax, Flussspat, Glas.

Die Reduktion mit Kohle wird im kleinen in hessischen Tiegeln vorgenommen, worin man die mit Kohlenpulver gemischten Oxyde glüht; oder man erhitzt die Oxyde in Graphittiegeln (Passauer Tiegel).

Die hüttenmännische Reduktion geschieht in besonderen Öfen, in mehr hohen als weiten Schachtöfen, in denen die mit Kohle gemischten Erze niedergeschmolzen werden. Bei der Eisengewinnung trägt man in den sog. Hochofen schichtweise Erz und Kohle ein;

das geschmolzene Metall sammelt sich im unteren Teile und wird von Zeit zu Zeit abgelassen.

Bei den flüchtigen Metallen, Kalium, Natrium und Zink, gestaltet sich der Prozess zu einer Destillation. Die mit Kohle gemengten Erze werden in Röhren oder Cylindern geglüht, aus denen durch seitlich angebrachte Abzüge die Metalldämpfe in die Vorlage entweichen.

Gelangen Schwefelmetalle, z. B. Grauspiessglanzerz (Sb_2S_3), Blende (ZnS), Bleiglanz (PbS), zur Verhüttung mit Kohle, so müssen sie zuvor entschwefelt und in oxydische Erze verwandelt werden. Man nennt diesen Prozess Rösten und führt ihn entweder in Flammenöfen oder in Rösthaufen (Stadeln) aus. Das Rösten besteht im Abbrennen des Schwefels durch den Sauerstoff der Luft, wobei schweflige Säure entweicht, während das Metall sich oxydiert. In Flammenöfen setzt man die schwefelhaltigen Erze der Einwirkung der Flamme aus; die Rösthaufen formiert man in Form abgestumpfter Pyramiden aus abwechselnden Schichten von Erz und Brennmaterial, welches man entzündet. Dabei darf die Erhitzung nicht bis zum Schmelzen der Masse gesteigert werden. Das geröstete, oxydische Erz schmilzt man schliesslich mit Kohle im Schachtofen nieder.

§ 150. Reduktion durch ein anderes Metall. Wenn man einer Metallverbindung ein anderes Metall zusetzt, welches mit grösserer Affinität ausgerüstet ist, so setzt sich das letztere in äquivalenter Menge an die Stelle des ersteren, es metallisch ausscheidend. So vermögen Zink und Eisen alle übrigen Schwermetalle aus ihren Salzen zu verdrängen. Legt man einen Eisenstab oder Zinkblech in eine Kupferlösung, so wird Kupfer darauf abgeschieden und eine äquivalente Menge Eisen resp. Zink aufgelöst.

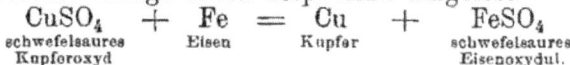

$$CuSO_4 + Fe = Cu + FeSO_4$$

schwefelsaures Kupferoxyd, Eisen, Kupfer, schwefelsaures Eisenoxydul.

Man kann die Schwermetalle nach folgender Reihe ordnen, in der jedes Glied die nachfolgenden aus ihren Verbindungen ausscheidet, durch die vorhergehenden aber selbst ausgeschieden wird:

Zink und Eisen, Zinn, Kupfer, Wismut, Antimon, Quecksilber, Silber, Gold.

Legt man eine Kupfermünze in eine Quecksilber- oder Silberlösung, so überzieht sie sich bald mit einer weissen Metallschicht.

Hüttenmännisch wird diese Methode beispielweise beim Bleiglanz, Spiessglanz und anderen Schwefelmetallen benutzt, welche man mit Eisen zusammenschmilzt. Über dem regulinischen Blei, Antimon u. a. schwimmt das gebildete Schwefeleisen als Schlacke.

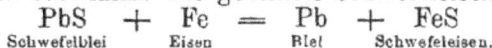

$$PbS + Fe = Pb + FeS$$

Schwefelblei, Eisen, Blei, Schwefeleisen.

Die Metalle der Erden, z. B. das Aluminium und Magnesium, gewinnt man durch Schmelzen ihrer Chloride oder Fluoride mittelst Natriums, wobei Chlor- resp. Fluornatrium das regulinische Metall als Schlacke bedeckt.

§ 151. Reduktion durch Wasserstoffgas. Sämmtliche Schwermetalle werden in höherer Temperatur durch Wasserstoffgas reduziert; die Oxyde liefern dabei Wasser, die Schwefelmetalle Schwefelwasserstoffgas:

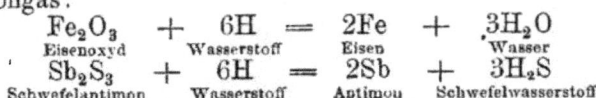

$$Fe_2O_3 \ + \ 6H \ = \ 2Fe \ + \ 3H_2O$$
Eisenoxyd Wasserstoff Eisen Wasser

$$Sb_2S_3 \ + \ 6H \ = \ 2Sb \ + \ 3H_2S$$
Schwefelantimon Wasserstoff Antimon Schwefelwasserstoff

Man leitet das Wasserstoffgas über die erhitzte Metallverbindung. Pulveriges Metall bleibt zurück. Bei den oxydischen Verbindungen gelingt diese Reduktion noch beim Eisen und Zink, aber weder beim Mangan, noch bei den Leichtmetallen, welche in umgekehrter Weise mit Leichtigkeit das Wasser zersetzen. Bei den Schwefelmetallen ist die Reduktion durch Wasserstoffgas nicht in dem Umfange statthaft wie bei den Oxyden und gelingt schon beim Schwefelkupfer, Schwefeleisen und Schwefelzink nicht mehr.

19. Kalium und seine Verbindung.

§ 152. Eigenschaften und Gewinnung des Kaliums. Das Kalium*) ist ein weiches, mit dem Messer schneidbares, auf frischer Schnittfläche glänzendes Matall, welches sich an der Luft sehr schnell oxydiert und deshalb unter Steinöl aufbewahrt wird. Auf dem Wasser schwimmt es, zischend hin und her fahrend und das entwickelte Wasserstoffgas infolge der starken Erhitzung entzündend; dabei löst sich Kaliumhydroxyd (Kalihydrat) im Wasser auf.

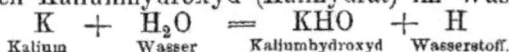

$$K \ + \ H_2O \ = \ KHO \ + \ H$$
Kalium Wasser Kaliumhydroxyd Wasserstoff.

Beim Erhitzen schmilzt das Kalium (bei 62°) zu einer quecksilberähnlichen Flüssigkeit, welche sich in noch höherer Temperatur verflüchtigt; bei Luftzutritt verbrennen seine Dämpfe mit violetter Flamme zu Kaliumoxyd (Kali). Mit derselben violetten Flamme verflüchtigen sich alle Kaliumsalze.

Das Kalium wurde nebst dem Natrium zuerst 1807 von H. Davy mittelst galvanischer Zersetzung des Kali's isoliert; es findet sich nicht frei in der Natur, aber vielfach in Salzverbindungen, zumal mit Kieselsäure und Thonerde als Feldspat (Doppelsilikat von Kali und Thonerde), ein wesentlicher Ge-

*) „Kali" ist arabischen Ursprungs (Aschensalz); „Alkali" heisst „das Kali".

mengteil im Granit (Urgebirge); bei dessen Verwitterung gelangt das Kali, mit der Kohlensäure der Atmosphäre sich verbindend, im Quellwasser zur Lösung, wird von der Pflanzenwelt aufgenommen und im Pflanzenkörper an organische Säuren gebunden. Durch Einäschern der Pflanzen gewinnen wir es wieder als kohlensaures Kali, wesentlichsten Bestandteil der Holzasche. Man nannte deshalb das Kali in früherer Zeit vegetabilisches Alkali. Erhitzt man ein inniges Gemenge von kohlensaurem Kali mit Kohle (wozu man den verkohlten Weinstein benutzt) in einer eisernen Flasche, die mit seitlichem Abzugsrohr versehen ist, so reduziert sich das Kalium, seine grünen Dämpfe verdichten sich in der mit Steinöl versehenen kupfernen Vorlage zu Tropfen und erstarren darin.

Das Kalium ist ein einwertiges Metall, welches sich mit den Salzbildnern zu Haloïdsalzen, mit Sauerstoff zu einem Suboxyd, Oxyd und Superoxyd verbindet, von denen nur das Oxyd, gewöhnlich Kali genannt (K_2O) und dessen Hydrat, das Kaliumhydroxyd (HKO) für uns wichtig sind. Seine Verbindungen bewirken eine Verstärkung des Herzschlags, sind daher in grossen Gaben gesundheitsgefährlich.

Zur Darlegung der Kaliumverbindungen diene folgende Zusammenstellung einiger derselben[*]):

KCl Chlorkalium	K_2O Kaliumoxyd	KHO Kaliumhydroxyd
KBr Bromkalium	K_2S Kaliumsulfid	KHS Kaliumhydrosulfid
KJ Jodkalium		
KNO_3 Kaliumnitrat	K_2CO_3 Kaliumkarbonat	
$KClO_3$ Kaliumchlorat	K_2SO_4 Kaliumsulfat.	

Erkennung der Kaliumverbindungen: Von den Kalisalzen zeichnen sich durch Schwerlöslichkeit das doppeltweinsaure Kali und Kaliumplatinchlorid aus, daher dienen Weinsäure und Platinchlorid als Reagentien auf Kali; jene erzeugt einen weissen, dieses einen gelben Niederschlag, im Falle die Lösungen nicht zu sehr verdünnt sind. Andererseits erkennt man Kaliumverbindung an der violetten Färbung, welche sie der Weingeistflamme erteilen, wenn man sie am Öhr des Platindrahts in dieselbe einführt.

§ 153. Sauerstoffverbindungen des Kaliums. a) Das in der Holzasche enthaltene Kaliumkarbonat oder kohlensaure Kali (K_2CO_3) wird mit Wasser ausgelaugt, zur Trockne eingedampft und als Pottasche (Cineres clavellati) in den Handel gebracht. Es bildet dann eine weisse, oft bläuliche, stark laugenhafte, an der Luft feucht werdende, krümliche Masse, welche mit Säuren

---

[*]) Die frühere Äquivalentformel war für das Kali (KO), für das Kalihydrat (KO,HO); für das salpetersaure Kali (KO,NO₅), für das schwefelsaure Kali (KO,SO₃); für das kohlensaure Kali (KO,CO₂); für das doppeltkohlensaure Kali (KO,2CO₂).

stark aufbraust und (nicht selten bis zu) $^1/_3 - ^1/_5$ schwefelsaures und kieselsaures Kali sowie Chlorkalium enthält.

Zur Reinigung davon wird das rohe kohlensaure Kali mit gleichviel Wasser zwölf Stunden stehen gelassen, die klare Lösung von dem Bodensatz (schwefelsaurem Kali) abgegossen und in einem eisernen Kessel zur Trockne verdampft. Diese gereinigte Pottasche ist das rohe kohlensaure Kali, **Kalium carbonicum crudum** der Pharm. Germ. II, mit noch kleinen Mengen kieselsaurem Kali und Chlorkalium, und klarlöslich in gleichviel Wasser. Die Pharm. Germ. verlangt mindestens $90^0/_0$ K_2CO_3 und bestimmt diesen Gehalt durch massanalytische Sättigung mit Normalsalzsäure.

b) Leitet man Kohlensäuregas in eine klare Pottaschelösung, so krystallisiert das Kaliumbikarbonat oder doppeltkohlensaure Kali, **Kalium bicarbonicum** ($KHCO_3$), aus; die Verunreinigungen der Pottasche (Chlorkalium u. a.) bleiben in der Mutterlauge.

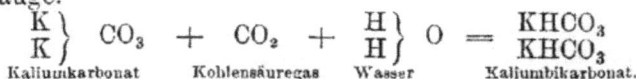

$$\left.\begin{array}{c}K\\K\end{array}\right\} CO_3 \quad + \quad CO_2 \quad + \quad \left.\begin{array}{c}H\\H\end{array}\right\} O \quad = \quad \begin{array}{c}KHCO_3\\KHCO_3\end{array}$$

Kaliumkarbonat   Kohlensäuregas   Wasser   Kaliumbikarbonat.

Das doppeltkohlensaure Kali stellt farblose, luftbeständige Prismen dar. Es wird bei Bereitung vieler Kalipräparate an Stelle des reinen kohlensauren Kalis (welches aus ihm erst gebildet wird) angewendet, und darf in ihm (nach Übersättigung mit Säure) weder durch Barytsalze ein Gehalt an schwefelsaurem Kali, noch durch Silbersalze Chlorkalium nachgewiesen werden; auch sei es frei von Kaliumkarbonat.

c) Aus dem doppeltkohlensauren Kali gewinnt man durch Erhitzen in einem eisernen Kessel reines kohlensaures Kali, **Kalium carbonicum (purum)** (K_2CO_3), wobei Kohlensäuregas und Wasserdampf entweichen. Früher bereitete man dieses Salz durch Verpuffen von Weinstein mit Salpeter und nannte es Weinsteinsalz (Sal Tartari, Kali carbonicum e Tartaro). Eine $33^0/_0$ige wässerige Lösung des reinen kohlensauren Kalis ist der Liquor Kalii carbonici, mit dem spez. Gew. = 1,33.

Prüfung des Kaliumkarbonats: Die wässerige Lösung darf sich nicht verändern mit Schwefelammonium (dunkle Färbung: *Eisen*) und kohlensaurem Ammoniak (weisse Trübung: *Magnesia*), sie muss rein weiss gefällt werden durch Silbernitrat (Bräunung beim Erwärmen: *unterschwefligsaures Kali*); die angesäuerte Lösung darf nicht getrübt werden durch H_2S (schwarz: *Kupfer*, *Blei*), Baryumnitrat (weiss: *schwefelsaures Kali*), Silbernitrat (weiss: *Chlorkalium*); ausserdem wird es geprüft auf *Cyankalium* und *Salpeter* durch Eisensalze.

d) Wird in eine siedende Pottaschelösung gelöschter Kalk eingetragen, so scheidet sich kohlensaurer Kalk aus, während Kalihydrat (KHO) in Lösung bleibt:

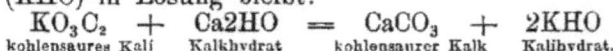

$$KO_3C_2 \quad + \quad Ca2HO \quad = \quad CaCO_3 \quad + \quad 2KHO$$

kohlensaures Kali   Kalkhydrat   kohlensaurer Kalk   Kalihydrat.

Man dampft die klar abgegossene Flüssigkeit bis zum spez. Gew. 1,144 ein, wo sie nahezu 15% KHO enthält und die Kalilauge, **Liquor Kali caustici**, darstellt. Dampft man sie in silbernen Schalen soweit ein, dass die Masse ruhig schmilzt, und giesst sie in Stangenformen, so erhält man das geschmolzene Ätzkali, **Kalium causticum fusum**, in Form weisser, stark ätzender, an der Luft zerfliessender Stängelchen.

Beide Präparate dürfen, mit Säure übersättigt, nicht gefällt werden durch Silbernitrat (weiss: *Chlorkalium*) oder Baryumnitrat (weiss: *schwefelsaures Kali*); sie dürfen nur so wenig *Kohlensäure* enthalten, dass nach dem Kochen mit der 4 resp. 15fachen Menge Kalkwasser das Filtrat mit Säure nicht mehr aufbrause. Auf *Salpeter* werden sie mit Eisenvitriollösung geprüft.

e) Das Kaliumnitrat oder salpetersaure Kali, **Kalium nitricum** (KNO_3), gewöhnlich Salpeter (Nitrum) genannt, findet sich fertig gebildet in der Natur, zumal in Ostindien. Ein farbloses, leicht in Wasser, nicht in Weingeist lösliches Salz, von kühlend salzigem Geschmack, krystallisiert in sechsseitigen, gestreiften und zugespitzten Säulen, deren Grundfläche ein Rhombus ist. Es ist ein wesentlicher Gemengteil des Schiesspulvers (75% Salpeter, 12% Schwefel, 13% Kohle), bei dessen Verpuffung die Kohle zu Kohlensäure oxydiert wird; der Schwefel bleibt mit dem Kalium als Schwefelkalium zurück, der Stickstoff entweicht gasförmig. Auf glühende Kohlen gestreut, ruft der Salpeter eine ähnliche Verpuffung unter Funkensprühen hervor. Für sich geglüht, verliert er Sauerstoff, wird erst zu salpetrigsaurem Kali, schliesslich zu Kali (K_2O); sein Glührückstand besitzt daher starkalkalische Eigenschaften. (Unterschied vom chlorsauren Kali).

Prüfung des Salpeters: Seine Lösung darf sich nicht trüben durch H_2S (dunkel: *Kupfer, Blei*), Silbernitrat (weiss: *Chlornatrium*, die gewöhnlichste Verunreinigung des Salpeters), Baryumnitrat (weiss: *schwefelsaures Kali*).

f) Das Kaliumsulfat oder schwefelsaure Kali, **Kalium sulfuricum** (K_2SO_4), früher Doppelsalz (Sal duplicatum), auch Tartarus vitriolatus genannt, ist ein Nebenprodukt bei der Pottaschereinigung, bei der Destillation der Salpetersäure und anderen Operationen. Ein hartes, luftbeständiges, farbloses Salz in rhombischen Säulen, welches sich in Wasser ziemlich schwer löst.

Prüfung des Kaliumsulfats: Die Lösung darf sich nicht trüben durch Schwefelammonium (schwarz: *Eisen, Blei, Kupfer*), noch durch Ammoniumoxalat (weiss: *Kalk*), noch durch Silbernitrat (weiss: *Chlorkalium*); auch wird sie mit Eisenvitriol auf *Salpeter* geprüft.

g) Das Kaliumchlorat oder chlorsaure Kali, **Kalium chloricum** ($KClO_3$), krystallisiert in weissen, glänzenden Blättchen oder Tafeln, welche sich in kaltem Wasser etwas schwer lösen. Es bildet sich beim Einleiten von Chlorgas in heisse Kalilauge; dabei entstehen chlorsaures Kali und Chlorkalium; ersteres krystallisiert als schwerlösliches Salz aus, letzteres bleibt in der Mutterlauge.

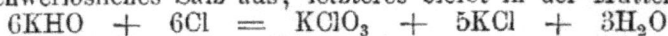

$$6KHO + 6Cl = KClO_3 + 5KCl + 3H_2O$$

Kalihydrat — Chlor — Kaliumchlorat — Chlorkalium — Wasser.

Das chlorsaure Kali giebt beim Erhitzen seinen ganzen Sauerstoffgehalt ab; sich in Chlorkalium verwandelnd; wenn es mit brennbaren Körpern (Schwefel, Kohle, Phosphor, Schwefelmetallen, Zucker, Stärkemehl u. dgl.) zusammengerieben oder geschlagen wird, geschieht dies unter heftiger Explosion, so dass man solche Mischungen nur mit äusserster Vorsicht anfertigen darf. Man zerreibe stets das chlorsaure Kali für sich und mische es dem übrigen Gemenge leichthin mit dem Löffel (!) bei. Auf glühende Kohlen geworfen, verpufft es mit violetter Flamme unter Funkensprühen wie der Salpeter. Man benutzt es zu bengalischem Feuer*), sowie zu den schwedischen Zündhölzchen, deren mit chlorsaurem Kali und Schwefelantimon bestrichene Köpfe an einer amorphen Phosphor enthaltenden Reibfläche gestrichen werden.

Prüfung des Kaliumchlorats: Seine Lösung darf nicht getrübt werden durch H_2S (dunkel: *Kupfer*, *Blei*), oxalsaures Ammoniak (weiss: *Kalk*), Silbernitrat (weiss; *Chlorkalium*); geglüht darf es keinen alkalisch reagierenden Rückstand hinterlassen (*Salpeter*).

h) Das essigsaure Kali oder Kaliumacetat, **Kalium aceticum** ($KC_2H_3O_2$), ist ein weisses, sehr leicht zerfliessliches Salz, dessen 33% wässerige Lösung den **Liquor Kalii acetici** darstellt. Sowohl das trockne Salz wie seine Lösung wird durch Sättigung des doppeltkohlensauren Kalis mit verdünnter Essigsäure gewonnen, wobei die Kohlensäure entweicht.

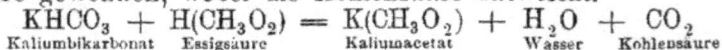

$$KHCO_3 + H(CH_3O_2) = K(CH_3O_2) + H_2O + CO_2$$

Kaliumbikarbonat — Essigsäure — Kaliumacetat — Wasser — Kohlensäure.

Prüfung: Die wässerige Lösung des Kaliumacetats darf sich nicht trüben durch H_2S (schwarz: *Blei, Kupfer*) oder Schwefelammonium (schwarz: *Eisen*); die angesäuerte Lösung desgleichen nicht durch Baryum- und Silbernitrat (weiss: Kalium*sulfat* resp. *Chlor*kalium).

§ 154. Haloidsalze des Kaliums. Löst man Brom resp. Jod in Kalilauge auf, so entsteht Brom- resp. Jodkalium, neben bromsaurem oder jodsaurem Kali; wird die gewonnene Lösung zur Trockne verdampft und mit etwas Holzkohlenpulver schwach geglüht, so reduziert sich das bromsaure resp. jodsaure Kali zu Brom- resp. Jodkalium. Beim Auflösen des Glührückstandes resultiert dann eine reine Bromkalium- resp. Jodkaliumlösung, aus der das Salz durch Krystallisation gewonnen wird.

---

*) Rotfeuer aus $66^2/_3$ % salpetersaurem Strontian, 22 % Schwefel, 3 % Kohle, $8^1/_3$ % chlorsaurem Kali.
Weissfeuer aus 69 % Salpeter, 21 % Schwefel, 10 % Schwefelantimon.
Grünfeuer aus 57 % salpetersaurem Baryt, 19 % Schwefel, 24 % chlorsaurem Kali.

$$\text{I.} \quad 6\overset{\cdot\cdot}{\text{KHO}} \; + \; 6\text{J} \; = \; 5\text{KJ} \; + \; \text{KJO}_3 \; + \; 3\text{H}_2\text{O}$$
Kalihydrat Jod Jodkalium jodsaures Kali Wasser

$$\text{II.} \quad \text{KJO}_3 \; + \; 3\text{C} \; = \; \text{KJ} \; + \; 3\text{CO}$$
jodsaures Kali Kohle Jodkalium Kohlenoxydgas.

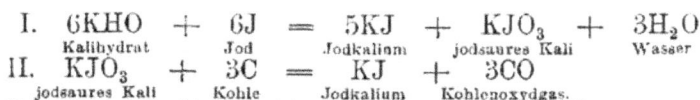

Das Bromkalium, **Kalium bromatum** (KBr), sowie das Jodkalium, **Kalium jodatum** (KJ), stellen einander sehr ähnliche, weisse, kubische Krystalle dar, die sich leicht in Wasser, schwieriger in Weingeist auflösen.

Prüfung von Brom- und Jodkalium: Das Salz darf befeuchtetes Lackmuspapier nicht bläuen (*kohlensaures Kali*), am Öhr eines Platindrahts erhitzt die Flamme nicht gelb färben (*Natrium*), noch durch verd. Schwefelsäure sich gelb färben resp. Stärkelösung bläuen (Rückhalt an bromsaurem resp. jodsaurem Kali, durch welche Brom resp. Jod frei gemacht und die Flüssigkeit färben würde). Man prüft das Bromkalium auf einen Gehalt 1. an *Chlorkalium* durch Titrieren mit Zehntelnormal-Silberlösung; ein grösserer Gebrauch derselben zeigt nämlich Chlor an, weil dieses wegen seines bedeutend kleineren Atomgewichtes mehr Silbernitrat zur Fällung beansprucht, als das Brom mit seinem doppelt so hohen Atomgewicht (Cl = 35,5; Br = 80; also KCl = 74,5; KBr = 119. Mithin erfordert KCl anderthalb soviel AgNO$_3$ wie KBr). 2. An *Jodkalium* durch Versetzen der Lösung mit einigen Tropfen Eisenchlorid und Chloroform; letzteres färbt sich bei Gegenwart von Jod violett. — Das Jodkalium wird auf beigemischtes *Chlorkalium* geprüft, indem man seine Lösung in Ammoniak durch Silbersalpeter auställt, wobei etwa entstandenes Chlorsilber im Ammoniak gelöst bleibt, nicht aber das Jodsilber. Säuert man das Filtrat mit Salpetersäure an, so scheidet sich das aufgenommene Chlorsilber wieder aus.

§ 155. Schwefelverbindungen des Kaliums. Das Kalium bildet mit dem Schwefel ein Monosulfid: Einfach-Schwefelkalium (K$_2$S), und 4 Supersulfide: Zweifach-, Dreifach-, Vierfach- und Fünffach-Schwefelkalium (K$_2$S$_2$, K$_2$S$_3$, K$_2$S$_4$, K$_2$S$_5$,). Offizinell sind nur Gemenge dieser Supersulfide mit schwefelsaurem Kali, wie man sie durch Zusammenschmelzen von 2 Teilen Pottasche mit 1 Teil Schwefel gewinnt. Wegen der leberbraunen Farbe der geschmolzenen Masse wurde sie Schwefelleber genannt.

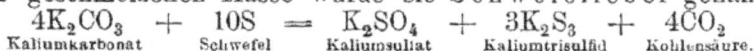

$$4\text{K}_2\text{CO}_3 \; + \; 10\text{S} \; = \; \text{K}_2\text{SO}_4 \; + \; 3\text{K}_2\text{S}_3 \; + \; 4\text{CO}_2$$
Kaliumkarbonat Schwefel Kaliumsulfat Kaliumtrisulfid Kohlensäure.

Die gewöhnliche Schwefelleber **Kalium sulfuratum (ad balneum)**, aus roher Pottasche und sublimiertem Schwefel bereitet, ist zu Waschwasser und Schwefelbädern bestimmt.

Das reine Kalium sulfuratum, aus reinem kohlensauren Kali und gereinigten Schwefelblumen bereitet, dient zum innerlichen Gebrauch.

Sie stellen grünlich gelbe, an der Luft zerfliessliche und nach Schwefelwasserstoff riechende, in Wasser völlig lösliche Stücke dar. Weingeist nimmt nur das Dreifach-Schwefelkalium mit gelbroter Farbe auf. Unter schlechtem Verschluss oxydiert sich die Schwefelleber allmählich zu geruchlosem, weisslichem, unterschwefligsaurem Kali (K$_2$S$_3$ + 3O = K$_2$S$_2$O$_3$ + S.)

Versuche.

1. **Wasserzersetzung durch Kalium.** Man werfe ein erbsengrosses Stückchen Kalium in eine Wanne mit Wasser; es fährt zischend auf dessen Oberfläche umher, das entweichende Wasserstoffgas entzündend und die Flamme durch sein eigenes Verdampfen violett färbend. Schliesslich zergeht es unter Dekrepitation, wogegen man sich durch eine Glastafel schützen muss, wenn man sich nicht in gewisser Entfernung halten will. Das Wasser, worin sich das Kali gelöst hat, bläuet rotes Lackmuspapier.

2. **Verbrennung von Kalium.** Ein kleines Stück Kalium schmelze man in einem eisernen Pfännchen über der Lampe; es entzündet sich bald nach dem Flüssigwerden und verbrennt mit violetter Flamme zu Kali (K_2O), einer festen Masse, die sich in wenig Wasser zu einer laugenhaften Flüssigkeit auflöst.

3. **Versuche mit chlorsaurem Kali.** a) Ein linsengrosses Stückchen Phosphor trockne man mit Fliesspapier ab und bedecke es an einem feuersicheren Orte im direkten Sonnenlichte mit einer Messerspitze voll chlorsaurem Kali; unter starkem Knall wird sich der Phosphor entzünden. — b) In ein Champagnerglas gebe man eine Messerspitze voll chlorsaures Kali, darauf Wasser und ein linsengrosses Phosphorstückchen; nun lasse man aus einer Pipette vorsichtig englische Schwefelsäure zum Salz herabfliessen, es entwickelt sich gelbes Unterchlorsäuregas, worin der Phosphor unter Wasser verbrennt.

Praktische Übungen.

1. **Kali carbonicum purum.** Grobgepulvertes doppeltkohlensaures Kali erhitze man in einem (tarierten) blanken eisernen Kessel, unter Umrühren, so lange noch Wasserdämpfe entweichen, bis 69 Proz. restieren; den Rückstand bringe man noch heiss in das wohl zu verschliessende Standgefäss.

2. **Liquor Kali caustici.** Man lasse 2 Teile Pottasche mit gleichviel Wasser über Nacht stehen, giesse dann klar ab, koliere den Rest und bringe die Flüssigkeit in einem blanken eisernen Kessel zum Sieden, nachdem sie mit 20 Teilen Wasser verdünnt worden. In die siedende Lauge trage man 1 Teil gebrannten, zuvor mit 4 Teilen Wasser zum Brei gelöschten Kalk portionenweise ein, bis eine filtrierte Probe mit verdünnter Schwefelsäure nicht mehr aufbraust. Alsdann hebe man den Kessel vom Feuer, lasse bedeckt absetzen, giesse die klare Lauge ab (am besten mit einem Heber), rühre den Bodensatz nochmals mit 4 Teilen Wasser an und dekantiere ihn nach einiger Zeit. Die vereinigten Flüssigkeiten koche man in dem gereinigten Kessel bis auf etwa 4 Teile ein, sodass ihr spez. Gewicht 1,33 betrage.

Stöchiometrische Aufgaben.

1. Wieviel Prozent kohlensaures Kali hinterlässt doppeltkohlensaures Kali beim Erhitzen? — Antw. $2KHCO_3 \quad K_2CO_3 = 2 (39 + 1 + 12 + 48) \quad (78 + 12 + 48)$; x = 69 Prozent.

2. Weshalb vermag der Kalk dem kohlensauren Kali die Kohlensäure zu entreissen, da doch das Kali die stärkste Base ist? — Antw. Weil der kohlensaure Kalk unlöslich in der Flüssigkeit ist.

20. Das Natrium und seine Verbindungen.

§ 156. Was ist das Natrium? Das Natrium*) ist ein weisses, in allen Dingen dem Kalium ähnliches Metall, aber etwas schwerer (spez. Gew. 0,97), mit etwas höherem Schmelzpunkte und gelber Färbung seiner Dämpfe. Man gewinnt es, wie das Kalium, durch Destillation eines Gemenges aus kohlensaurem Natron mit Kohle. Kaltes Wasser wird zwar vom Natrium zersetzt, jedoch gelangt dabei das entwickelte Wasserstoffgas nicht zur Entzündung; bei Anwendung heissen Wassers tritt Entzündung ein, und das Gas brennt mit der gelben Flamme des Natriums.

Das Natrium ist, gleich dem Kalium, ein einwertiges Metall, dessen Verbindungen mit Sauerstoff: Natron (Na_2O,**), sowie die mit Schwefel (1 Monosulfid und 4 Supersulfide) und den Salzbildnern denen des Kaliums entsprechen. In der Natur kommt es vorzugsweise an Chlor gebunden — Chlornatrium, $NaCl$ — vor, ausserdem als salpetersaures, doppelt borsaures und anderthalb kohlensaures Salz. Sein Vorkommen ist also vornehmlich ein mineralisches, während das Kali dem vegetabilischen Reiche angehört. In früherer Zeit hiess daher das Natron Alkali minerale.

Erkennung der Natriumverbindungen: Man unterscheidet die Natriumverbindungen von denen des Kaliums: 1. durch die gelbe Färbung, welche sie der Weingeistflamme erteilen; 2. durch ihre Leichtlöslichkeit in Wasser, selbst bei dem sauren weinsauren Natron.

§ 157. Haloidsalze des Natriums. 1. Das Chlornatrium, **Natrium chloratum** ($NaCl$), findet sich a) als Steinsalz in oft mächtigen Lagern z. B. bei Wieliczka (bei Krakau), wo es bergmännisch in grossen, durchscheinenden, farblosen oder rötlichen Stücken gewonnen wird; b) als Seesalz im Meerwasser (zu 2,5%), woraus es beim Eindunsten in abgeschlossenen Bassins (an der spanischen und französischen Küste) auskrystallisiert; c) als Kochsalz, gewonnen aus den Salzsolen (Solquellen) durch Einkochen. Letzteres enthält stets mechanisch eingeschlossenes Wasser, sog. Decrepitationswasser, welches beim Erhitzen ein Verknistern der Salzkrystalle verursacht.

Gewinnung des Kochsalzes. Salzsolen von höherem Gehalte gelangen sofort zum Versieden; geringhaltige unterwirft man zuvor einer Konzentration, indem man sie wiederholt durch hochaufgeschichtetes Dornreisig — sog. Gradierwerke — herabträufeln lässt, wobei die durchstreifende Luft eine bedeutende

---

*) Natrium von Trona, dem natürlich vorkommenden kohlensauren Natron.

**) Die ältere Äquivalentformel war für Natron (NaO), für Natronhydrat (NaO,HO), kohlensaures Natron (NaO,CO$_2$), schwefelsaures Natron (NaO,SO$_3$).

Verdunstung veranlasst. Der in der Sole enthaltene kohlensaure Kalk setzt sich dabei fest auf das Reisig an. Ist der Salzgehalt auf 15—20 % gestiegen, so ist die Sole siedwürdig und kommt zum Versieden. Das Salz krystallisiert dabei in kleinen, treppenförmig gehäuften Würfeln.

Das Steinsalz ist das reinste der genannten Sorten. Das Kochsalz, noch mehr das Seesalz, führen meistens Chlormagnesium und bekunden dies durch ihr Feuchtwerden an der Luft. Man reinigt das Kochsalz durch Versetzen seiner Lösung mit etwas Soda, worauf die von der abgeschiedenen kohlensauren Magnesia abfiltrierte Flüssigkeit zur Trockne verdampft wird.

Prüfung: Die Lösung des Chlornatriums, mit Ammoniak versetzt, darf weder mit phosphorsaurem Natron, noch mit oxalsaurem Ammoniak eine Trübung geben (*Magnesium*, *Calcium*); sie muss auf Zusatz von Schwefelwasserstoffwasser sowie von Schwefelammonium klar bleiben (Trübung: *Schwermetalle!*).

Wasser löst etwa seinen dritten Teil Chlornatrium auf und zwar — was bemerkenswert ist — in der Siedhitze nur wenig mehr als in gewöhnlicher Temperatur. Eine heissgesättigte Lösung lässt daher beim Abkühlen kein Salz auskrystallisieren.

2. Das Bromnatrium, **Natrium bromatum** (Na Br), ist ein in Wasser, auch in Weingeist lösliches, weisses Salzpulver, welches analog dem Bromkalium dargestellt und in ähnlicher Weise auf seine Reinheit geprüft wird.

3. Das Jodnatrium, **Natrium jodatum** (NaJ), stellt ein weisses, an der Luft leicht feucht werdendes, in Wasser und in Weingeist leicht lösliches Salzpulver dar. Seine Darstellung und Prüfung stimmt mit derjenigen des Jodkaliums vollständig überein. Man kann das Jodnatrium auch in ausgebildeten Krystallen erhalten; dieselben enthalten 2 Moleküle Krystallwasser und verwittern sehr schnell.

§ 158. Sauerstoffverbindungen des Natriums. a) Aus dem Kochsalz bereitet man zunächst durch Zersetzung mit Schwefelsäure in Flammenöfen das Natriumsulfat oder schwefelsaure Natron, **Natrium sulfuricum** (Na_2SO_4 + 10 aq.), gewöhnlich nach seinem Entdecker, dem Arzte Glauber (1604—1670), Glaubersalz (Sal mirabile Glauberi), genannt. Dieses Salz krystallisiert in wasserhellen, schiefen rhombischen Säulen mit 10 Molekül Krystallwasser.

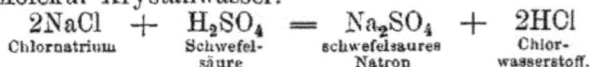

$$2NaCl + H_2SO_4 = Na_2SO_4 + 2HCl$$

Chlornatrium — Schwefelsäure — schwefelsaures Natron — Chlorwasserstoff.

Die Glaubersalzkrystalle lösen sich im Wasser leicht auf, am meisten bei lauer Wärme, worin das Wasser sein dreifaches Gewicht von dem Salze löst; von Weingeist werden sie nicht aufgenommen. Um beigemengtes Chlornatrium völlig zu entfernen, reinigt man das rohe Glaubersalz durch Umkrystallisierung aus heissgesättigter Lösung.

Prüfung: Die Lösung des Natriumsulfates darf weder getrübt werden durch H₂S resp. Schwefelammonium (dunkle Trübung: *Kupfer* und *Blei*, resp. *Eisen*), noch durch oxalsaures Ammoniak (weiss: *Kalk*); mit Ammoniak versetzt auch nicht durch phosphorsaures Natron (weiss: *Magnesia*). Silbernitrat darf sie höchstens etwas trüben (weiss: *Chlornatrium*).

Beim Erhitzen schmilzt das Glaubersalz leicht in seinem Krystallwasser und wird nach dessen Verjagung bei 100° wieder fest (zu wasserfreiem schwefelsauren Natron).

An trockener Luft verwittert das Glaubersalz, unter Verlust seines Krystallwassers (56%), und zerfällt schliesslich zu einem weissen, nur das halbe Gewicht betragenden Pulver, dem getrockneten Glaubersalz, **Natrium sulfuricum siccum** (Na₂SO₄). Man gebraucht dasselbe zu Pulvermischungen.

b) Das Natriumkarbonat oder kohlensaure Natron (Na₂CO₃ + 10 aq.), gemeinlich Soda genannt, wurde früher ausschliesslich aus der Asche von Seetangen (Varech) und gewisser Strandpflanzen z. B. Salsola- und Salicornia-Arten (Barilla in Spanien, Salicor und Blanquette in Frankreich) gewonnen; es findet sich als anderthalbkohlensaures Salz (sog. Trona) in einigen Seeen der Berberei. Die grosse Menge der Soda, welche jetzt gebraucht wird, bereitet man künstlich aus dem Glaubersalz, nach folgender, 1791 von Le Blanc erfundener Methode:

Sodafabrikation. Das aus Kochsalz und Schwefelsäure erzielte schwefelsaure Natron wird mit Kohle und kohlensaurem Kalk (Kalkstein, Kreide) innig gemengt und in Flammöfen geglüht. Dabei wirkt die Kohle reduzierend auf das schwefelsaure Natron, es entsteht Kohlenoxydgas und Schwefelnatrium; letzteres setzt sich mit dem kohlensauren Kalk um in kohlensaures Natron und Schwefelcalcium:

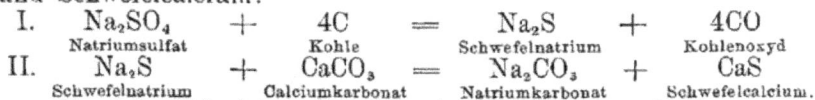

I. $\underset{\text{Natriumsulfat}}{Na_2SO_4} \quad + \quad \underset{\text{Kohle}}{4C} \quad = \quad \underset{\text{Schwefelnatrium}}{Na_2S} \quad + \quad \underset{\text{Kohlenoxyd}}{4CO}$

II. $\underset{\text{Schwefelnatrium}}{Na_2S} \quad + \quad \underset{\text{Calciumkarbonat}}{CaCO_3} \quad = \quad \underset{\text{Natriumkarbonat}}{Na_2CO_3} \quad + \quad \underset{\text{Schwefelcalcium.}}{CaS}$

Das Schwefelcalcium findet noch überschüssigen kohlensauren Kalk vor und verwandelt sich in Calciumoxysulfid (2CaS + CaO), welches bei der nachfolgenden Behandlung der Schmelzmasse mit Wasser ungelöst bleibt, während das kohlensaure Natron davon aufgenommen wird und nach dem Eindampfen auskrystallisiert.

Die im Handel vorkommende Soda, das rohe kohlensaure Natron, **Natrium carbonicum crudum**, ist noch mit schwefelsaurem Natron und Chlornatrium verunreinigt. Durch Umkrystallisierung aus heissgesättigter Lösung gewinnt man das reine **Natrium carbonicum**, wobei jene Verunreinigungen in der

Mutterlauge bleiben. Die Soda erscheint, wie das Glaubersalz, in wasserhellen, schiefen rhombischen Säulen, welche sich in lauwarmem Wasser ebenso leicht wie jenes auflösen; sie unterscheidet sich von ihm durch ihren laugenhaften Geschmack, stark alkalische Reaktion und Aufbrausen mit Säuren.

Prüfung: Die gereinigte Soda muss frei sein von *Schwermetallen*, darf daher mit H_2S-wasser und Schwefelammonium keine Trübung geben; die angesäuerte Lösung darf weder durch Silber-, noch durch Barytsalze getrübt werden (weiss: *Chlornatrium* resp. *schwefelsaures* Natron). Die nötige Alkalität wird durch Sättigung mit Normalsalzsäure festgestellt.

An trockner Luft verwittert die Soda, unter Verlust von Krystallwasser ($63^0/_0$), und zerfällt schliesslich zu einem, das halbe Gewicht betragenden weissen Pulver, der trocknen Soda, **Natrium carbonicum siccum** ($Na_2CO_3+aq.$). Ganz wasserfrei erhält man sie nur durch stärkeres Erhitzen. Die krystallisierte Soda schmilzt in lauer Wärme in ihrem Krystallwasser, welches in höherer Temperatur wegkocht und die sog. kalcinierte Soda zurücklässt.

c) Leitet man Kohlensäuregas in eine konz. Sodalösung, so krystallisiert das Natriumbikarbonat oder doppeltkohlensaure Natron, **Natrium bicarbonicum** ($NaHCO_3$), in Krusten aus.

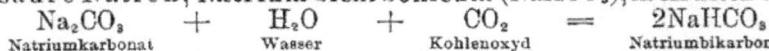

$$Na_2CO_3 \quad + \quad H_2O \quad + \quad CO_2 \quad = \quad 2NaHCO_3$$

Natriumkarbonat   Wasser   Kohlenoxyd   Natriumbikarbonat.

Es stellt ein weisses, in 14 Teilen Wasser lösliches Salz dar, welches beim Erhitzen Kohlensäure verliert und wieder zu neutralem kohlensauren Natron wird.

Das sog. englische doppeltkohlensaure Natron ist ein lockeres Pulver, welches aus verwitterter Soda gewonnen wird, indem man dieselbe in Räumen, wo Wein, Bier u. dgl. gähren, der Einwirkung der Kohlensäure aussetzt. Es besitzt stets einen Rückhalt an einfach kohlensaurem Natron, giebt deshalb mit Quecksilberchlorid einen ziegelroten Niederschlag.

Prüfung des Natriumbikarbonats: Es darf mit Natronlauge kein *Ammoniak* entwickeln; die übersäuerte Lösung darf sich nicht trüben mit Silbernitrat (weiss: *Chlornatrium*), Baryumnitrat (weiss: *schwefelsaures* Natron) und H_2S (dunkel: *Schwermetalle*); die wässerige Lösung darf sich durch Quecksilberchlorid nicht rot trüben (*einfach kohlensaures* Natron).

Wird Kalkmilch in eine siedende Sodalösung eingetragen, so scheidet sich kohlensaurer Kalk aus, und das Natron wird zu Ätznatron oder Natronhydrat ($NaHO$):

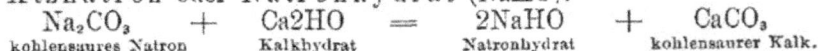

$$Na_2CO_3 \quad + \quad Ca2HO \quad = \quad 2NaHO \quad + \quad CaCO_3$$

kohlensaures Natron   Kalkhydrat   Natronhydrat   kohlensaurer Kalk.

Die vom Bodensatz abgegossene und zum spezif. Gew. 1,16 eingedampfte Flüssigkeit ist die Ätznatronlauge, **Liquor Natri caustici**, ein der Kalilauge ähnliches, ätzendes, stark alkalisches, schweres Liquidum mit 15 Proz. $NaHO$.

Man prüft die Natronlauge in ähnlicher Weise wie die Kalilauge.

e) Das Natriumnitrat oder salpetersaure Natron, **Natrium nitricum** (NaNO₃), findet sich in bedeutenden Mengen in Chili und Peru natürlich, unter Thon lagernd; daher nennt man das Salz Chilisalpeter oder, wegen seiner dem Würfel ähnlichen Krystallform (Rhomboëder) Nitrum cubicum. Man reinigt das sehr unreine rohe Salz durch Umkrystallisieren. Die wasserhellen Krystalle lösen sich leicht in Wasser und schmecken kühlend-salzig.

Prüfung: Die wässerige Lösung des Natriumnitrats darf sich nicht trüben durch Schwefelwasserstoffwasser (dunkel: *Schwermetalle*), oxalsaures Ammoniak (weiss: *Kalk*), Baryum resp. Silbernitrat, (weiss: *schwefelsaures* Natron resp. *Chlornatrium*); mit etwas Zinnfeile und Salpetersäure versetzt und mit Chloroform geschüttelt, darf sich letzteres nicht violett färben, (*jodsaures* Natron, das durch das Zinn zu Jodnatrium reduziert wird).

f) Leitet man schwefligsaures Gas in eine Sodalösung, so entweicht die Kohlensäure und Natriumsulfit oder schwefligsaures Natron (Na₂SO₃) wird gebildet, welches man beim Eindampfen in weissen Krystallen gewinnt. Durch Kochen der Lösung mit Schwefelblumen entsteht Natriumthiosulfat (Natriumhyposulfit) oder unterschwefligsaures Natron (Na₂S₂O₃), welches in grossen, wasserhellen Krystallen mit 5H₂O krystallisiert. Beide Salze gebraucht man in der Analyse.

g) Das Natriumphosphat oder phosphorsaure Natron, **Natrium phosphoricum** (Na₂HPO₄ + 12 aq.), wird durch Sättigung der Soda mit Phosphorsäure in farblosen, leichtlöslichen und leichtverwitterbaren Krystallen erhalten und ist ein neutrales Salz, trotzdem es schwach alkalisch reagiert. Es wird durch Silbernitrat gelb (Silberphosphat) gefällt.

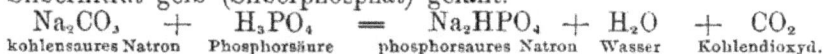

$$Na_2CO_3 \quad + \quad H_3PO_4 \quad = \quad Na_2HPO_4 \quad + \quad H_2O \quad + \quad CO_2$$

kohlensaures Natron Phosphorsäure phosphorsaures Natron Wasser Kohlendioxyd.

Prüfung: Die angesäuerte Lösung darf sich nicht trüben durch H₂S (schwarz: *Kupfer*, gelb: *Arsen*), Baryumnitrat (weiss: *schwefelsaures* Natron), Silbernitrat (weiss: *Chlornatrium*); die mit Ammoniak versetzte Lösung darf sich nicht trüben durch Schwefelammonium (schwarz: *Eisen*) und oxalsaures Ammoniak (weiss: *Kalk*); auf *Arsen* wird noch besonders durch Zink und Schwefelsäure geprüft.

Beim Glühen verliert das phosphorsaure Natron nicht sowohl sein Krystallwasser, sondern auch noch ein weiteres halbes Mol. H₂O, wodurch es in pyrophosphorsaures Natron, Natrium pyrophosphoricum (Na₄P₂O₇) übergeht. (2Na₂HPO₄ zerfallen in Na₄P₂O₇ und H₂O.) Dieses Salz krystallisiert aus seiner Lösung in luftbeständigen Säulen mit 10 Mol. Wasser. Es wird durch Silbernitrat weiss (Silberpyrophosphat) gefällt.

h) Der Borax, **Borax**, ist doppeltborsaures Natron (Na₂B₄O₇ + 10 aq.). Er findet sich natürlich (sog. Tinkal) in einigen Seeen Hochasiens, wird aber gewöhnlich durch Sättigung von Soda mit Borsäure bereitet, da er als Flussmittel und zum Löten grosse Verwendung findet. Seine Krystalle sind farblos, in Wasser ziemlich schwierig, in Zuckersäften leicht löslich, oberflächlich verwitternd und von alkalischer Reaktion. Beim Erhitzen verlieren sie ihr Wasser, blähen dabei stark auf und schmelzen schliesslich zu farblosem Glase.

Prüfung des Borax: Die wässerige Lösung darf sich nicht trüben durch H_2S (dunkel: *Schwermetalle*) und kohlensaures Ammoniak (weiss: *Kalk, Magnesia*); die angesäuerte Lösung desgleichen nicht durch Baryumnitrat (weiss: *schwefelsaures* Natron) und Silbernitrat (weiss: *Chlornatrium*); auch darf die Lösung beim Ansäuern nicht aufbrausen (*kohlensaures Natron*).

i) Das Natronwasserglas, **Liquor Natrii silicici**, ist eine dickflüssige Lösung von kieselsaurem Natron (Natriumsilikat). Man schmilzt Quarz mit kalcinierter Soda zusammen, wobei die Kohlensäure entweicht, und kocht die Schmelzmasse mit Wasser aus.

k) Das essigsaure Natron, Natriumacetat, **Natrium aceticum**, ($NaC_2H_3O_2 + 3$ aq.) ist ein Salz in wasserhellen, verwitternden Säulen, welche sich in Wasser leicht lösen. Man stellt dieses Salz, welches in der Färberei in grosser Menge zur Beize gebraucht wird (unter dem Namen Rotsalz), durch Sättigen von Holzessig mit Soda dar und reinigt es von den brenzlichen Bestandteilen des Holzessigs durch Erhitzen und wiederholtes Umkrystallisieren.

Prüfung: Die Lösung darf sich nicht trüben mit Schwefelwasserstoff und Schwefelammonium (dunkel: *Schwermetalle*), Baryum- und Silbernitrat (weiss: Natrium*sulfat* und *Chlor*natrium) und oxalsaurem Ammoniak (weiss: *Kalk*salze).

Versuche.

1. Wasserzersetzung durch Natrium. Man werfe ein Stückchen Natrium auf Wasser; es fährt zischend hin und her und löst sich allmählich auf, schliesslich dekrepitierend.

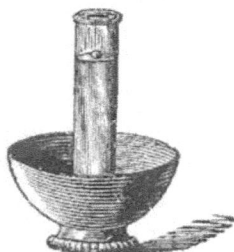

Fig. 53.

Wendet man heisses Wasser an, so kommt das entwickelte Wasserstoffgas zur Entzündung und brennt durch das mit verdampfende Natrium mit gelber Flamme. — Um das Wasserstoffgas aufzufangen, bringe man ein Stückchen Natrium in einen umgestürzten, mit kaltem Wasser völlig angefüllten Glascylinder (Fig. 53), am besten mit Hilfe eines gebogenen Drahtes; das Metall steigt empor und füllt den Cylinder mit Wasserstoffgas an. (Sehr darauf zu achten ist, dass keine atmosphärische Luft in den Cylinder gelange!) Beim Neigen des Gefässes tritt das Gas in Blasen heraus, die man beim Zerplatzen auf der Wasserfläche mit einem brennenden Fidibus anzünden kann.

Praktische Übungen.

1. Liquor Natri caustici. Man bereitet sie nach Art der Ätzkalilauge aus 4 Teilen Soda, 1 Teil Kalk und 18 Teilen Wasser.

2. Natrum carbonicum purum. Man löse 1 Teil Soda in $1\frac{1}{2}$ Teilen lauwarmem Wasser, filtriere und stelle es an einen kühlen Ort zur Krystallisation hin. Die Krystalle lasse man auf einem Trichter abtropfen und trockne sie auf Fliesspapier, ohne Wärme anzuwenden.

3. **Natrium chloratum purum.** Feingepulvertes Kochsalz übergiesse man in einem locker verstopften Trichter wiederholt mit kleinen Mengen Wassers, bis das Ablaufende durch Sodalösung nicht mehr getrübt wird; alsdann trockne man es in einer Porzellanschale im Wasserbad.

Stöchiometrische Aufgaben.

1. Wieviel Glaubersalz liefert 1 kg Kochsalz mit Schwefelsäure? — Antw. $2NaCl : (Na_2SO_4 + 10H_2O) = 2 (23 + 35,5) (46 + 32 + 64 + 180)$; x $= 2752$ g.

2. Wieviel doppeltkohlensaures Natron erhalten wir aus 1 kg Soda durch Einleiten von Kohlensäuregas? — Antw. $(Na_2CO_3 + 10H_2O) : 2(NaHCO_3) = (46 + 6 + 48 + 180)$ $2(23 + 1 + 12 + 48)$; x $= 590$ g.

3. Wieviel Soda ist erforderlich zur Sättigung von 1 kg 20prozentiger Phosphorsäure? — Antw. $^{100}/_{20}$ H_3PO_4 $(Na_2CO_4 + 10H_2O) = {}^{100}/_{20} (3 + 31 + 64) : 286$; x $= 583$ g.

5. Wie unterscheidet sich der Chilisalpeter vom Kalisalpeter? — Antw. Der Chilisalpeter krystallisiert würfelförmig, der Kalisalpeter säulenförmig; jener verpufft auf glühenden Kohlen mit gelber, dieser mit violetter Flamme.

---

21. Das Ammoniak und seine Verbindungen.

§ 159. Eigenschaften des Ammoniaks. Das Ammoniak (NH_3) ist ein an der Luft nicht brennbares, farbloses, stechend riechendes Gas, fast halb so leicht als die Luft (spez. Gew. 0,59), in grosser Kälte oder unter starkem Drucke flüssig werdend, sogar erstarrend. Es löst sich ungemein reichlich in Wasser auf, welches sein 700faches Volum Ammoniakgas verschluckt und den Geruch sowie die Eigenschaften desselben annimmt.

In chemischer Beziehung besteht das Charakteristicum des Ammoniaks in seinen basischen Eigenschaften. Es reagiert stark, aber vorübergehend alkalisch, wirkt laugenhaft ätzend auf die tierische Haut und sättigt Säuren, ähnlich den Alkalien. Man hat es deshalb flüchtiges Alkali (Alkali volatile) genannt. Seine Affinitäten stehen denen der Alkalien jedoch nach, selbst denen des Calciums, übertreffen aber die der Schwermetalle; daher zersetzt das Ammoniak die Verbindungen der letzteren ebenso wie Kali und Natron, wird aber aus seinen eigenen Verbindungen durch Kali, Natron, sowie Kalk ausgeschieden.

Das Ammoniak vereinigt sich mit den Säuren zu salzartigen Verbindungen und zwar durch Addition.

Während die basischen Oxyde und Hydroxyde ihr Metallatom gegen den Wasserstoff der Säure austauschen und neben einem Salze auch Wasser erzeugen, vereinigt sich das Ammoniak direkt mit den Säuren, den Wasserstoff derselben zu seinen 3 Atomen Wasserstoff hinzu addierend. Es geht daraus die Verbindung NH_4 hervor, die man Ammonium genannt hat, mit

dem Zeichen Am. Die Ammoniaksalze ähneln den Metallsalzen, mit dem Unterschied, dass dort das Ammonium, eine
einwertige Atomgruppe, an Stelle des Metalles steht.

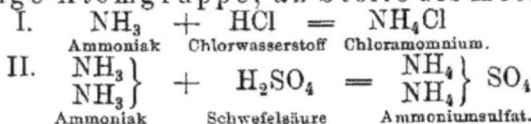

I. $\quad$ NH$_3$ $\quad$ + $\quad$ HCl $\quad$ = $\quad$ NH$_4$Cl

$\quad\quad$ Ammoniak $\quad$ Chlorwasserstoff $\quad$ Chloramomnium.

II. $\left.\begin{array}{l} \text{NH}_3 \\ \text{NH}_3 \end{array}\right\}$ $\quad$ + $\quad$ H$_2$SO$_4$ $\quad$ = $\quad$ $\left.\begin{array}{l} \text{NH}_4 \\ \text{NH}_4 \end{array}\right\}$ SO$_4$

$\quad$ Ammoniak $\quad\quad$ Schwefelsäure $\quad\quad$ Ammoniumsulfat.

§ 160. Wie gewinnt man das Ammoniak? Das Ammoniak entwickelt sich aus stickstoffhaltigen organischen Materien bei ihrer
Fäulnis und Verwesung; wir finden es daher reichlich an
allen Aborten, in der Mistjauche, in Düngerhaufen u. dgl., teils
frei, teils an Schwefelwasserstoff und Kohlensäure gebunden. Das
aus dem Dünger stammende Ammoniak wird begierig von der
Ackererde (Humusboden) aufgesogen und den Gewächsen zugeführt,
welche dasselbe zum Aufbau ihrer wichtigsten Organe verwenden
und mit seiner Hilfe ihre stickstoffhaltigen Bestandteile (Eiweissstoffe u. a.) bereiten. Bei der Verwesung geben sie es dann
später wieder als Ammoniak der Natur zurück.

Eine zweite, für die chemische Technik vorzugsweise wichtige
Ammoniakquelle liefert die Leuchtgasfabrikation, bei welcher
Steinkohlen der trocknen Destillation ausgesetzt werden. Hier
finden wir freies und kohlensaures Ammoniak im wässerigen
Destillate, dem sog. Gaswasser, wie auch im Leuchtgase selber,
wo es freilich als Verunreinigung betrachtet wird. Man gewinnt
zunächst schwefelsaures Ammoniak, (NH$_4$)$_2$SO$_4$, indem man das
Leuchtgas durch verdünnte Schwefelsäure streichen lässt, oder
das Gaswasser damit sättigt.

Das reine Ammoniak wird aus dem Chlorammonium (NH$_4$Cl)
durch Zersetzung mit Ätzkalk (Ca 2HO) gewonnen. Es entweicht
Ammoniakgas, und Chlorcalcium bleibt zurück. Nämlich:

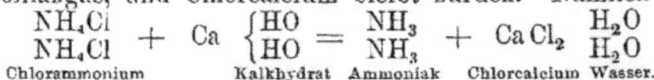

$\left.\begin{array}{l} \text{NH}_4\text{Cl} \\ \text{NH}_4\text{Cl} \end{array}\right.$ $\quad$ + $\quad$ Ca $\left\{\begin{array}{l} \text{HO} \\ \text{HO} \end{array}\right.$ $\quad=\quad$ $\begin{array}{l} \text{NH}_3 \\ \text{NH}_3 \end{array}$ $\quad$ + $\quad$ CaCl$_2$ $\quad$ $\begin{array}{l} \text{H}_2\text{O} \\ \text{H}_2\text{O} \end{array}$

Chlorammonium $\quad\quad$ Kalkhydrat $\quad$ Ammoniak $\quad$ Chlorcalcium $\quad$ Wasser.

Man leitet das entwickelte Ammoniakgas zur Absorption in Wasser
und erzielt eine wässerige Lösung derselben, die Ätzammoniakflüssigkeit, **Liquor Ammonii caustici**, den sog. Salmiakgeist (Spiritus Salis ammoniaci), eine farblose, stark laugenhafte und stechend riechende, völlig flüchtige Flüssigkeit. Ihr Gehalt wird auf 10 % Ammoniakgas gestellt; alsdann besitzt sie das
spez. Gew. 0,960. Im Handel kommt auch ein Salmiakgeist von
doppelter Stärke vor, der vor dem Gebrauche mit gleichviel Wasser
zu verdünnen ist. Beim Erhitzen giebt dieser doppelte Salmiakgeist zuerst die Hälfte seines Ammoniakgeistes gasförmig ab, dann
destilliert der Rest mit 10 % Ammoniak gleichmässig über.

Prüfung des Salmiakgeistes auf Reinheit: Trübung beim Zusatz von Kalkwasser konstatiert *Kohlensäure*. Der mit Salpetersäure genau gesättigte Salmiakgeist darf weder durch Schwefelwasserstoffwasser, noch Schwefelammonium getrübt werden (Abwesenheit von *Schwermetallen*). auch durch oxalsaures Ammoniak (zeigt *Kalk* an), sowie durch salpetersaures Silberoxyd (weisse Trübung: *Chlorammonium*) nicht oder nur höchst unbedeutende Trübung erleiden. *Brenzliche Stoffe* machen sich nach der Sättigung mit Salpetersäure durch den Geruch bemerklich.

Eine weingeistige 10 prozentige Lösung des Ammoniakgases ist der **Liquor Ammonii caustici spirituosus**, nach seinem ersten Darsteller **Spiritus Ammonii Dzondii** genannt.

§ 161. Charakter und Erkennung der Ammoniakverbindungen. Alle Ammoniakverbindungen sind beim Erhitzen flüchtig, durch einen stechenden Geschmack ausgezeichnet und entwickeln mit ätzendem Alkali oder Ätzkalk **freies** Ammoniak, kenntlich am Geruch, sowie an der Bläuung des darübergehaltenen roten Lackmuspapiers und an den weissen Nebeln, die ein mit etwas Salzsäure befeuchteter Glasstab beim Darüberhalten erzeugt.

§ 162. Die Ammoniaksalze. a) Das Chlorammonium, **Ammonium chloratum** (NH_4Cl), gewöhnlich **Salmiak** (**Sal ammoniacum**)*) genannt, wird aus dem schwefelsauren Ammoniak mittelst Kochsalz teils durch Sublimation in durchscheinenden, faserig krystallinischen, konvexen Kuchen, teils durch Krystallisation in weissen Nadeln gewonnen.

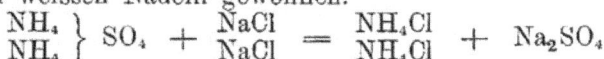

$$\left.\begin{array}{c} NH_4 \\ NH_4 \end{array}\right\} SO_4 + \begin{array}{c} NaCl \\ NaCl \end{array} = \begin{array}{c} NH_4Cl \\ NH_4Cl \end{array} + Na_2SO_4$$

Ammoniumsulfat　　Chlornatrium　　Chlorammonium　　Natriumsulfat.

Der Salmiak löst sich leicht in Wasser, nicht in Weingeist und schmeckt stechend salzig.

Prüfung des Chlorammoniums: Seine wässerige Lösung darf sich weder trüben durch H_2S (schwarz: *Kupfer*, *Blei*), Baryumnitrat (weiss: *schwefelsaures* Ammoniak), verdünnte Schwefelsäure (weiss: Chlor*baryum*), Schwefelammonium (schwarz: *Eisen*), noch röten mit Eisenchlorid (*Schwefelcyan*ammonium). Das Salz muss beim Erhitzen völlig flüchtig sein.

b) Das Bromammonium, **Ammonium bromatum** (NH_4Br), ist ein dem Chlorammonium ähnliches, grobes Salzpulver, welches entweder durch Sublimation des schwefelsauren Ammoniaks mit Bromkalium oder durch direkte Einwirkung von Brom auf Ätzammoniakflüssigkeit gewonnen wird. Bei letzterem Vorgange entweicht Stickstoff, nämlich:

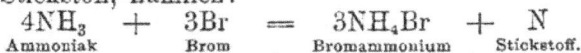

$$4NH_3 + 3Br = 3NH_4Br + N$$

Ammoniak　　Brom　　Bromammonium　　Stickstoff.

Prüfung auf Reinheit in ähnlicher Weise wie beim Bromkalium.

---

*) So benannt nach dem Tempel des **Juppiter Ammon** in der libyschen Wüste, wo man in uralten Zeiten durch Verbrennen von Kamelmist Salmiak bereitete.

Wie verhält sich Ammoniak zu den Salzbildnern?
Leitet man Chlorgas in Salmiakgeist, so entstehen Salzsäure und Stickstoff; nämlich:

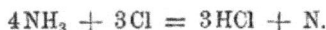

$$4NH_3 + 3Cl = 3HCl + N.$$

Die Salzsäure bildet mit dem überschüssigen Ammoniak Chlorammonium; der Stickstoff entweicht gasförmig. Bei Überschuss an Chlor entsteht aber Chlorstickstoff (NCl₃), eine ölartige, höchst explosive und sehr gefährliche Flüssigkeit, welche bei der geringsten Veranlassung, selbst unter Wasser, mit furchtbarer Gewalt in ihre Elemente zerfällt.

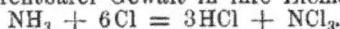

$$NH_3 + 6Cl = 3HCl + NCl_3.$$

Ein ähnliches Verhalten zeigt überschüssiges Brom; dasselbe erzeugt den sehr explosiven Bromstickstoff (NBr₃).

Jod bildet mit Ammoniak, selbst wenn letzteres im Überschuss ist, den gefährlichen, explosiven Jodstickstoff (NJ₃), ein schwärzliches Pulver. Man hüte sich daher vor Mischungen von Jodtinktur mit wässerigem Salmiakgeist!

c) Das kohlensaure Ammoniak, Ammoniumkarbonat, **Ammonium carbonicum**, auch flüchtiges Laugensalz (Sal volatile) genannt, ist kein neutrales, sondern anderthalbkohlensaures Salz $= (NH_4)_3H2CO_3$. Das neutrale Salz existiert nicht in fester Gestalt.

Man gewinnt es aus dem schwefelsauren Ammoniak durch Sublimation mit kohlensaurem Kalk (Kreide), in Form durchscheinender, weisser, faserig-krystallinischer, konvexer Kuchen, welche stark nach Ammoniak riechen und an der Luft, unter Ammoniakverlust, zu einem weissen, geruchlosen Pulver, doppeltkohlensaurem Ammoniak, verwittern.*) Das anderthalbkohlensaure Salz löst sich leicht in Wasser (Liquor Ammonii carbonici), das doppeltkohlensaure Salz ist aber in Wasser schwer löslich.

Prüfung: Die angesäuerte Lösung darf sich nicht trüben durch H₂S (schwarz: *Schwermetalle*), Baryumnitrat (weiss: *schwefelsaures* Ammoniak), oxalsaures Ammoniak (weiss: *Kalk*), Silbernitrat (weiss: *Chlorammonium*); mit Chlorwasser und Chloroform geschüttelt, darf sich letzteres nicht violett färben (*Jodammonium*).

Das früher durch trockne Destillation von Horn, Knorpeln u. dgl. gewonnene, mit brenzlichem Öle getränkte kohlensaure Ammoniak, sog. Hirschhornsalz (Sal cornu Cervi) und dessen Lösung, das wässerige Destillat jener Operation, den Hirschhorngeist (Liquor cornu Cervi), hat man jetzt unter der Bezeichnung brenzlich kohlensaures Ammoniak, Ammonium carbonicum pyrooleosum, resp. Liquor Ammonii carbonici pyrooleosi, durch Gemenge aus kohlensaurem Ammoniak mit ¹/₃₂ Teil ätherischem Tieröle ersetzt.

d) Das phosphorsaure Ammoniak, Ammoniumphos-

---

*) $(NH_4)_3H2CO_3$ giebt NH₃ ab und hinterlässt $2NH_4HCO_3$.

phat, Ammonium phosphoricum $(NH_4)_2HPO_4$, dem phosphorsauren Natron analog zusammengesetzt, krystallisiert aus dem mit Phosphorsäure gesättigten Salmiakgeiste beim Abdampfen in farblosen, neutralen Krystallen.

Ein Doppelsalz desselben mit dem Natriumphosphat, das sog. Phosphorsalz $(Na, NH_4, HPO_4 + 4 aq.)$, ein in der pyrochemischen Analyse gebräuchliches Salz, krystallisiert, wenn eine Lösung von phosphorsaurem Natron mit Chlorammonium versetzt wird, wobei Chlornatrium in Lösung bleibt. $(Na_2HPO_4 + NH_4Cl = NaNH_4HPO_4 + NaCl)$.

e) Das essigsaure Ammoniak, Ammoniumacetat $(NH_2C_2H_3O_2)$, nur in Lösung als **Liquor Ammonii acetici** offizinell, wird durch Sättigung von Salmiakgeist mit verdünnter Essigsäure gewonnen. Das feste Salz lässt sich durch Eindampfen derselben nicht darstellen, da es sich mit den Wasserdämpfen verflüchtigt. Beim spez. Gew. 1,032—1,034 besitzt der Liquor 15 % Salzgehalt.

Prüfung: Der Liquor darf sich weder trüben mit H_2S (dunkel: *Schwermetalle*), noch mit Baryum- oder Silbernitrat (weiss: *schwefelsaures Ammoniak* resp. *Chlor*ammonium).

§ 163. Schwefelverbindungen des Ammoniums. Das Ammonium verbindet sich leicht mit Schwefelwasserstoff zu Ammoniumsulfhydrat (Hydrothionammoniak), einem stark nach Mistjauche riechenden, flüchtigen Körper (NH_4HS).

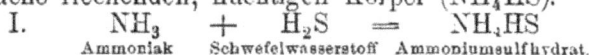

I. $\quad NH_3 \quad + \quad H_2S \quad = \quad NH_4HS$

Ammoniak   Schwefelwasserstoff   Ammoniumsulfhydrat.

Man gewinnt es in Lösung, wenn man Salmiakgeist mit Schwefelwasserstoffgas völlig sättigt. Setzt man diesem Sulfhydrate ein gleiches Quantum Ammoniakflüssigkeit zu, so resultiert Schwefelammonium, $(NH_4)_2S$, als Liquor Ammonii sulfurati in der Analyse gebräuchlich, um Eisen, Mangan, Zink als Schwefelmetalle aus ihren Lösungen auszuscheiden.

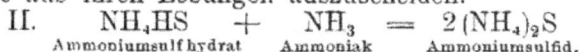

II. $\quad NH_4HS \quad + \quad NH_3 \quad = \quad 2(NH_4)_2S$

Ammoniumsulfhydrat   Ammoniak   Ammoniumsulfid.

Die Schwefelammoniumlösung zieht begierig Sauerstoff aus der Luft an, verliert zugleich Ammoniak und verwandelt sich in gelbes Ammoniumbisulfid*); bei fortschreitender Oxydation scheidet die Flüssigkeit allen Schwefel ab, riecht dann rein ammoniakalisch und erscheint wieder farblos**), ist aber als Reagens verdorben.

---

*) $(NH_4)_2S \atop (NH_4)_2S$ $+ O = (NH_4)_2S_2 + 2NH_3 + H_2O$.

**) $(NH_4)_2S_2 + O = 2NH_3 + H_2O + 2S$.

Praktische Übungen und Versuche.

1. **Liquor Ammonii caustici** (Fig. 54). Man lösche 3 Teile Kalk mit 5 Teilen Wasser, bringe den Brei in einen geräumigen Kolben (a), der davon noch kaum zur Hälfte gefüllt werden darf, füge dann 3 Teile Salmiak in kleinen Stückchen hinzu und verschliesse durch einen Stopfen, durch welchen eine doppelt gebogene Glasröhre (e) luftdicht geführt ist, deren anderes Ende man in eine mit 5 Teilen Wasser versehene Flasche bis nahe zum Boden reichen lasse. Der Kolben werde im Sandbade gelinde erwärmt und zwar möglich gleichmässig, damit das Wasser der Vorlage nicht in den Kolben zurücksteige. Um dies unschädlich zu machen und zugleich das Ammoniakgas zu waschen, schiebt man auch wohl eine halb mit Wasser angefüllte dreihalsige sog. Woulfsche Waschflasche (b) zwischen Kolben (a) und Vorlage (c), durch deren mittlere Öffnung die offene Sicherheitsröhre (f) tief eingeführt ist. Lässt der Gasdruck nach, so dringt die äussere Luft durch f und b und aus dieser Waschflüssigkeit in den Kolben (e und f reichen in das Wasser von b hinein). Bei schwach werdender Gasentbindung nehme man die Vorlage weg und verdünne die in ihr befindliche, auf 8 Teile vermehrte Ammoniaklösung mit (1 Teil) Wasser bis zum spez. Gew. 0,960.

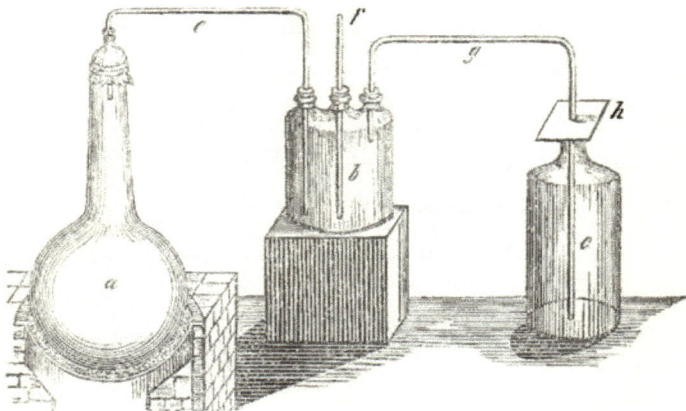

Fig. 54.

2. **Versuche mit Salmiakgeist.** a) Man bringe etwa 1 g Salmiakgeist in ein Arzneiglas, schwenke dasselbe um und führe dann einen mit Salzsäure angefeuchteten Glasstab in den leeren Raum des Gases ein: er wird sich mit weissem Nebel (Chlorammonium) füllen. Giebt man dann Wasser in das Glas und schüttelt gut um, so löst dies den Nebel auf, und der Raum über dem Wasser erscheint wieder hell. — b) Man fülle einen Probiercylinder zum dritten Teile mit Salmiakgeist, den übrigen Raum mit gutem Chlorwasser, verschliesse ihn sofort mit dem Daumen und öffne ihn umgestürzt unter Wasser. Es sammelt sich im oberen Teile ein farbloses Gas (Stickgas), während die Flüssigkeit durch Salmiakgehalt stechend salzig schmeckt. — c) Man bringe etwas Salmiakgeist in einen Probiercylinder, dazu 3—4 Tropfen(!) Jodtinktur und die mehrfache Menge Wasser; den sich ausscheidenden Jodstickstoff sammle man auf einen kleinen Filter und lasse ihn auf demselben trocken werden. Legt man

das trockene Filter alsdann in den Sonnenschein oder betupft es mit einem mit Schwefelsäure benetzten Glasstabe, so verpufft es mit Knall.

3. **Liquor Ammonii sulfurati.** Man entwickele (Fig. 45) aus Schwefeleisen und verdünnter Schwefelsäure Schwefelwasserstoffgas, welches man in Salmiakgeist bis zur Sättigung einleite, wiederholt umschüttelnd, bis dabei der Daumen resp. Stöpsel nicht mehr eingezogen wird. Schliesslich verdünne man die Flüssigkeit (Ammoniumsulfhydrat) mit einer gleichen Menge Salmiakgeist.

Stöchiometrische Aufgaben.

1. a) Wieviel l Ammoniakgas liefert 1 kg Salmiak, wenn das l 0,77 g wiegt? b) Wieviel Salmiakgeist erhält man daraus? — Antw. a) $(14 + 4 + 35,5)$ $(14 + 4) = 1000$ x; x = 317 g = 11 l. b) x = 317 $\times$ 10 g.

---

§ 164. Lithium. Zu den Alkalimetallen gehört noch das Lithium, nebst den mittelst der Spektralanalyse 1860 und 1861 von Bunsen und Kirchhof entdeckten und nach der Farbe ihrer Linien benannten Metallen Cäsium und Rubidium.[*]

Das Lithium[**] ist dem Kalium und Natrium ähnlich, aber leichter und mit karminroter Flamme verbrennend. Es findet sich in sehr geringen Mengen im Lithionglimmer (Lepidolith), Petalith und wenigen anderen seltenen Mineralien, sowie in gewissen Mineralquellen (z. B. von Kissingen, Franzensbad, Karlsbad, Kreuznach).

Mit Sauerstoff verbindet es sich zu Lithion (Li_2O), dessen Hydrat (LiHO) schwerer löslich ist als Kali- und Natronhydrat. Offizinell ist das Lithiumkarbonat oder kohlensaure Lithion, **Lithium carbonicum** (Li_2CO_3), ein weisses Pulver von alkalischer Reaktion, welches sich nur schwierig in Wasser löst (!). Hierdurch bildet das Lithion den Übergang der Alkalien zu den alkalischen Erden.

Prüfung des kohlensauren Lithions auf Reinheit: Das durch etwas verdünnte Schwefelsäure in schwefelsaures Salz übergeführte Präparat muss sich in Weingeist völlig auflösen (Rückstand: *Kalium-* und *Natrium*sulfat). In der salpetersauren Lösung desselben erzeuge weder Baryum, noch Silbernitrat eine Trübung (weiss: *schwefelsaures* Salz resp. *Chlorid*), nach Übersättigung mit Ammoniak auch nicht Schwefelammonium (schwarz: *Eisen*), noch oxalsaures Ammoniak (weiss: *Kalk*).

---

22. Der Kalk und seine Salze.

§ 165. Was ist der Kalk? Der Kalk, **Calcaria usta** (CaO), eine harte, poröse, weisse oder weissliche Masse, ist das Oxyd des schwierig darstellbaren, zuerst 1845 isolierten Metalles Calcium.

---

[*] caesius, graublau; rubidus, dunkelrot.
[**] Entdeckt 1817 von Arfvedson und benannt nach seinem Vorkommen im Steinreich (λίθος Stein).

Der Kalk, in der Natur nicht frei, aber in grossen Mengen gebunden an Kohlensäure, Schwefelsäure, Phosphorsäure und Kieselsäure vorkommend, wird aus dem kohlensauren Kalke, wie er als „Kalkstein" sich findet, durch Glühen gewonnen. Dabei entweicht die Kohlensäure als Gas und hinterlässt das reine Oxyd.

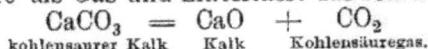

$$CaCO_3 = CaO + CO_2$$
kohlensaurer Kalk   Kalk   Kohlensäuregas.

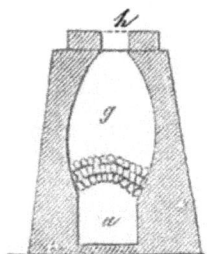

Fig. 55.

Das Kalkbrennen wird in besonders gemauerten Öfen vorgenommen. Fig. 55 stellt einen solchen Kalkofen mit unterbrochenem Gange dar; sein Inneres g wird mit dem Kalkstein derartig angefüllt, dass man über dem Feuerraume a eine Art Gewölbe aus grösseren Kalksteinstücken aufbaut und durch die Gicht h die kleineren Stücke daraufschüttet. Fig. 56 stellt einen Ofen mit ununterbrochenem Gange dar; a b d sind die Teile des Feuerraums, g der Schacht, h die Gicht, wo man den Kalkstein einfüllt, e f untere Öffnung zum Herausnehmen des gebrannten Kalkes.

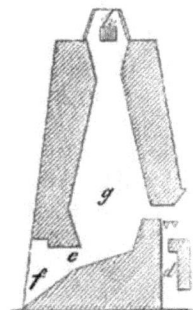

Fig. 56.

Beim Kalkbrennen ist auf die Temperatur zu achten; steigt sie im Anfang zu hoch, so tritt teilweise Schmelzung und bei vorhandener Kieselerde (Quarz) Silikatbildung ein. Ein solcher Kalk heisst totgebrannt, weil er sich mit Wasser nicht löscht. Mager nennt man den mit Thon verunreinigten Kalk, welcher sich weniger gut löscht, als der fette Kalk.

Der Kalk zieht beim Liegen an der Luft allmählich Kohlensäure und Wasserdampf an und zerfällt zu Pulver — zerfallener Kalk (Kalkhydrat mit kohlensaurem Kalk). Man muss ihn deshalb in verkorkten Krügen oder Flaschen aufbewahren.

Mit Wasser „löscht sich" der Kalk, d. i. er vereinigt sich mit demselben*) unter starker Wärmeentbindung zu Kalkhydrat, sog. Ätzkalk (Ca2HO), einem Pulver, welches mit wenig Wasser den Kalkbrei, mit mehr Wasser die Kalkmilch, mit 5—600 Teilen Wasser das Kalkwasser, **Aqua Calcariae**, bildet, eine klare Lösung von stark alkalischer Reaktion und schrumpfend laugenhaftem Geschmacke. Da das Kalkhydrat in heissem Wasser schwerer löslich ist als in kaltem, so trübt sich ein gutes Kalkwasser beim Aufkochen. Aus der Luft zieht das Kalkwasser begierig Kohlensäure an und setzt bei schlechtem

---

*) $CaO + \left.\begin{matrix} H \\ H \end{matrix}\right\} O = Ca \left.\begin{matrix} HO \\ HO \end{matrix}\right.$

Verschlusse allmählich seinen ganzen Kalkgehalt als weissen, kohlensauren Kalk ab. Aus demselben Grunde trübt es sich mit dem kohlensäurehaltigen Brunnenwasser.

Man prüft das Kalkwasser auf einen Minimalgehalt an Kalkhydrat, indem man 100 g mit 3,5—4 cc Normalsalzsäure versetzt und blaues Lackmuspapier eintaucht: dieses darf sich nicht röten.

§ 166. Die Kalksalze. Der Kalk bildet mit Schwefelsäure ein schwerlösliches, mit Kohlensäure, Oxalsäure und Phosphorsäure in reinem Wasser unlösliche, in Säuren lösliche Salze; der salpetersaure Kalk, das Chlorcalcium u. a. lösen sich dagegen in Wasser sehr leicht auf.

Nachweis des Kalks. Man erkennt die Anwesenheit von Kalksalzen durch die weissen Niederschläge, welche kohlensaures und phosphorsaures Natron, zumal aber oxalsaures Ammoniak in neutralen (nicht sauren!) Flüssigkeiten erzeugt. Essigsäure löst den oxalsauren Kalk nicht auf, Mineralsäuren dagegen sofort. Aus nicht zu verdünnten Lösungen wird der Kalk in gleicher Weise durch verdünnte Schwefelsäure ausgeschieden.

a) Der kohlensaure Kalk, das Calciumkarbonat ($CaCO_3$), findet in der Natur sehr bedeutende Verbreitung; nicht allein, dass er in jedem Quellwasser, zufolge der darin vorhandenen freien Kohlensäure, in geringen Mengen aufgelöst ist, woraus er sich beim Abkochen als Kesselstein absetzt; er bildet auch grosse Lager, sogar ganze Gebirge, und zwar im dichten Zustande als Kalkstein, erdig als Kreide, körnig krystallinisch als Marmor. Er krystallisiert aus heissen Flüssigkeiten als Arragonit in rhombischen Säulen, aus kalten Flüssigkeiten als Kalkspat in Rhomboëdern. (Der kohlensaure Kalk ist also dimorph!) Auch das Tierreich liefert ihn bei seinen niederen Organismen als Muscheln, Korallen, Krebssteine, Schneckenhäuser und dgl.; die Vögel bilden aus ihm die Eierschalen. Die Austerschalen, Conchae, sind kohlensaurer Kalk mit etwas phosphorsaurem Kalke.

Löst man den natürlichen kohlensauren Kalk in verdünnter Salzsäure und versetzt die entstandene Chlorcalciumlösung mit Soda, so scheidet sich reiner, sog. präzipitierter kohlensaurer Kalk, **Calcium carbonicum praecipitatum** ($Ca\,C\,O_3$), als weisses feines Pulver aus.

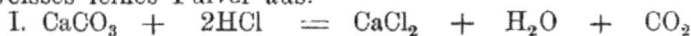

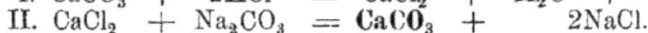

I. $CaCO_3 + 2HCl = CaCl_2 + H_2O + CO_2$
II. $CaCl_2 + Na_2CO_3 = \mathbf{CaCO_3} + 2NaCl.$

Beim Auflösen des natürlichen Kalksteins in Salzsäure bleiben die erdigen Verunreinigungen ungelöst, auch vorhandenes Eisenoxyd, sofern man den kohlensauren Kalk im Überschuss anwendet.

Prüfung. Das Calciumkarbonat darf nicht alkalisch reagieren (Rückhalt an *kohlensaurem Natron*); die essigsaure Lösung darf sich nicht trüben mit Baryumnitrat (*schwefelsaurer Kalk*), noch Silbernitrat (*Chlorcalcium*); die salzsaure Lösung darf sich beim Übersättigen mit Ammoniak nicht trüben (weiss: *Thonerde*), auch nicht bei Zusatz von Schwefelammonium (schwarz: *Eisen*).

b) Der schwefelsaure Kalk ($CaSO_4$) findet sich, selbst Gebirge bildend, vielfach in der Natur als Gips, mit 2 Mol. Krystallwasser, welche beim Erhitzen entweichen. Der gebrannte Gips, **Calcium sulfuricum ustum**, ein weissliches Pulver, zieht, wenn man ihn mit Wasser anrührt, sein Krystallwasser wieder an und erhärtet. Man benutzt ihn deswegen zu Verbänden, Abdrücken, Gipsfiguren, Stuckatur. War die Erhitzung zur Rotglühhitze vorgeschritten, so ist der Gips totgebrannt, d. i. er erhärtet mit Wasser nicht mehr.

Der schwefelsaure Kalk löst sich im Wasser nur sehr wenig auf (etwa in 500 Teilen) zu sog. Gipswasser, welches für Baryt- und Strontiansalze als Reagens gebraucht wird, da es in deren Lösungen noch Niederschläge erzeugt. — Alabaster ist schneeweisser, feinkörniger Gips. —

c) Mit Phosphorsäure geht der Kalk mehrere Verbindungen ein. Der normale phosphorsaure Kalk ($Ca_3 2PO_4$) bildet die Hauptmasse der Wirbeltier-Knochen, bei deren Einäscherung er als Knochenasche (Ebur ustum album) zurückbleibt. Ein weisses, in Wasser unlösliches, in Säuren lösliches Pulver, welches als **Calcium phosphoricum crudum** offizinell ist. Es findet sich auch als Phosphorit natürlich, in Verbindung mit Fluorcalcium.

Der anderthalb phosphorsaure Kalk ist offizinell als **Calcium phosphoricum** ($CaHPO_4$); seine Zusammensetzung entspricht dem phosphorsauren Natron. Er ist ein weisses, in Salpetersäure ohne Aufbrausen lösliches Pulver (Unterschied von kohlensaurem Kalk) und wird aus einer Chlorcalciumlösung auf Zusatz von phosphorsaurem Natron ausgeschieden:

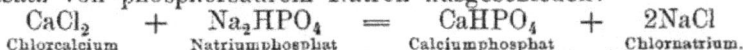

$$CaCl_2 \ + \ Na_2HPO_4 \ = \ CaHPO_4 \ + \ 2NaCl$$
Chlorcalcium   Natriumphosphat   Calciumphosphat   Chlornatrium.

Durch Glühen geht der phosphorsaure Kalk über in pyrophosphorsauren Kalk; daher färbt sich das Präparat mit Silbernitratlösung gelb (phosphorsaures Silber), nach dem Glühen aber bleibt es weiss (pyrophosphorsaures Silber).

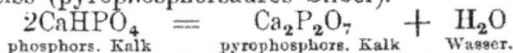

$$2CaHPO_4 \ = \ Ca_2P_2O_7 \ + \ H_2O$$
phosphors. Kalk   pyrophosphors. Kalk   Wasser.

Das Präparat wird auf seine Reinheit in ähnlicher Weise geprüft wie das Calciumkarbonat.

§ 167. Was ist der Chlorkalk? Unter der Bezeichnung Chlorkalk, **Calcaria chlorata**, kommt im Handel ein Präparat vor, welches man durch Überleiten von Chlorgas über gelöschten Kalk gewinnt, der in dünner Schicht den Boden steinerner Kisten be-

deckt. Bei der Absorption des Chlors verwandelt sich das Kalkhydrat in ein Gemenge von Calciumhypochlorit oder
unterchlorigsaurem Kalke (Ca2ClO) und Chlorcalcium
(Ca Cl$_2$), zum Teil bleibt es hydratisch diesem Gemenge beigemischt.

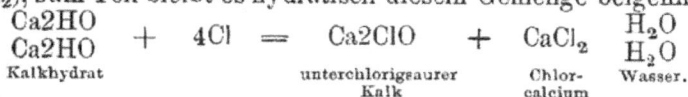

$$\begin{matrix}\text{Ca2HO} \\ \text{Ca2HO}\end{matrix} + 4\text{Cl} = \text{Ca2ClO} + \text{CaCl}_2 \begin{matrix}\text{H}_2\text{O} \\ \text{H}_2\text{O}\end{matrix}$$

Kalkhydrat   unterchlorigsaurer   Chlor-   Wasser.
Kalk   calcium

Daher besteht der Chlorkalk des Handels aus drei Gemeng-
teilen: unterchlorigsaurem Kalk (Ca2ClO), Chlorcalcium (CaCl$_2$) und
Kalkhydrat (Ca2HO). Je mehr von ersterem Bestandteil vorhanden
ist, um so besser ist der Chlorkalk, denn nur im unterchlorigsauren
Kalke beruht seine Wirksamkeit als Bleichmittel. Vernachlässigen
wir das im Chlorkalk enthaltene Kalkhydrat, so können wir demselben die Formel geben: (Ca2ClO + CaCl$_2$) oder kürzer: (CaCl$_2$O)*).

Das Sonnenlicht schädigt den Chlorkalk, indem es seinen unterchlorigsauren Kalk, unter Sauerstoffentwicklung, zu Chlorcalcium
reduziert; Erwärmung beeinträchtigt ihn gleichfalls, indem der
unterchlorigsaure Kalk dadurch in chlorsauren Kalk und Chlorcalcium, zwei Körper ohne Bleichkraft, verwandelt wird. (3Ca2ClO
= Ca2ClO$_3$ + 2CaCl$_2$.)

Säuren entwickeln aus dem Chlorkalke Chlorgas, nämlich:

$$(\text{Ca2ClO} + \text{CaCl}_2) + 2\text{H}_2\text{SO}_4 = 2\text{CaSO}_4 + 2\text{H}_2\text{O} + 4\text{Cl}$$

Chlorkalk   Schwefelsäure   schwefelsaurer   Wasser   Chlor.
Kalk

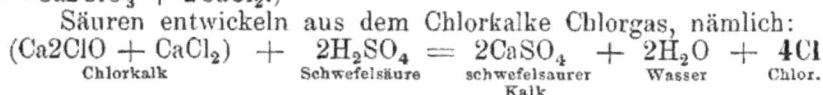

Der Chlorkalk ist ein weisses, leicht feucht werdendes und
schwach nach Chlor riechendes Pulver, von starkem Bleichver-
mögen, welches sich nur teilweise in Wasser (unter Zurücklassung
des Kalkhydrats) auflöst. Wegen des Gehaltes an Kalkhydrat
trübt sich eine klare Chlorkalklösung mit Brunnenwasser, infolge
Ausscheidung von kohlensaurem Kalke. Völlig gesättigter Chlorkalk enthält 32% wirksames Chlor; die Pharm. Germ. verlangt
mindestens 20%.

Die Prüfung des Chlorkalkes auf seinen Gehalt an wirksamem
Chlor geschieht nach der Ph. G. II dadurch, dass man durch Zusatz von
Jodkalium und Salzsäure eine dem Chlor äquivalente Menge Jod frei macht
und dieses Jod durch unterschwefligsaures Natron bestimmt. 0,5 Chlorkalk
muss 28,5 ccm Zehntelnormal-Natriumthiosulfat verbrauchen.

Das reine Chlorcalcium — nicht zu verwechseln mit dem
Chlorkalke — stellt eine Salzmasse dar, welche in ausgezeichnetem
Grade Wasser anzieht und zerfliesst. Man gebraucht daher das
geschmolzene Chlorcalcium zum Austrocknen von Gasen Ent-
wässern weingeistiger und ätherischer Flüssigkeiten u. s. f.

Praktische Übungen.

1. Calcaria carbonica praecipitata. Man löse soviel Kreide-,

---

*) In graphischer Darstellung: $\text{Ca}\begin{smallmatrix}-\text{Cl} \\ -\text{O}-\text{Cl.}\end{smallmatrix}$

Marmor- oder Kalksteinstückchen in Salzsäure, welche mit gleichviel Wasser verdünnt worden, dass noch ein Teil ungelöst bleibe. Lässt man dann einige Stunden stehen, so scheidet der überschüssige kohlensaure Kalk alles etwa vorhandene Eisenoxyd aus. Der klar abgegossenen Chlorcalciumlösung gebe man dann soviel Sodalösung (11 Teile Soda auf 10 Teile reine Salzsäure) bei, dass rotes Lackmuspapier schwach gebläut wird. Man wäscht den gefällten kohlensauren Kalk wiederholt mit Wasser aus, indem man nach dem Absetzen klar abgiesst, schliesslich ihn auf einen Filter bringt und so lange destilliertes Wasser aufgiebt, bis es geschmacklos abläuft: dann trockne man ihn in der Wärme.

2. **Calcaria phosphorica.** Man verfährt ebenso, fällt jedoch mit phosphorsaurem Natron.

Fragen und stöchiometrische Aufgaben.

1. Womit ist das Zerfallen des Kalkes an der Luft begleitet? — Antw. Mit einer bedeutenden Vermehrung der Masse.

2. Wieviel kohlensauren Kalk liefert 1 kg Kalk, wenn er durch Kohlensäure-Aufnahme darin übergeht? — Antw. $CaO : CaCO_3 = (40+16) : (40+12+48)$; $x = 1785$ g.

3. Woher rührt die starke Wärmeentbindung beim Kalklöschen? — Antw. Durch die eintretende Verdichtung, weil das flüssige Wasser mit dem Kalke festes Kalkhydrat liefert.

---

23. Die Magnesia und ihre Salze.

§ 168. Was ist die Magnesia? Die Magnesia (MgO) ist das Oxyd des Magnesiums*), eines silberweissen, leichten Metalles, welches an trockner Luft unverändert bleibt und nur heisses Wasser langsam zerlegt. Es wurde zuerst 1808 von Davy isoliert. Das Magnesium findet sich, wie das Calcium, in der Natur vielfach verbreitet, in Verbindung mit Chlor im Meerwasser, sodann als kohlensaure, schwefelsaure und kieselsaure Magnesia; letztere kommt als Asbest, Talk, Meerschaum, Speckstein, Serpentin u. a. vor.

Die gebrannte Magnesia, **Magnesia usta** (MgO), wird, ähnlich dem Kalke, durch Erhitzen der kohlensauren Magnesia gewonnen, wobei Kohlensäuregas entweicht. Die Erhitzung geschieht in Tiegeln und braucht weniger stark als anhaltend zu sein, da die Substanz zu den schlechten Wärmeleitern gehört; sie wird so lange fortgesetzt, bis eine herausgenommene Probe mit verdünnter Schwefelsäure nicht mehr aufbraust. Man nennt sie auch Bittererde, da ihre Salze einen bittersalzigen Geschmack zeigen. Sie stellt ein sehr voluminöses, weisses, erdiges, geschmackloses Pulver dar, welches mit Säuren nicht aufbrausen darf, an der Luft begierig Kohlensäure anzieht und in wohlverschlossenen Gefässen aufbewahrt werden muss. Mit

---

*) Magnesium von μάγνης, womit man den Braunstein bezeichnete, der für ein Magnesiumerz galt.

Wasser in Berührung verwandelt sie sich allmählich, ohne Temperaturerhöhung, in Magnesiahydrat (Mg2HO), welches alkalisch reagiert und sich nur sehr wenig in Wasser auflöst. — Mit Wasser angerührt ist dasselbe als Reagens bei der Prüfung des Bittermandelwassers gebräuchlich (Magnesium hydricum pultiforme).

Prüfung: Die gebrannte Magnesia darf mit Säuren nicht aufbrausen (Rückhalt an *Kohlensäure*); im übrigen wird sie geprüft wie die kohlensaure Magnesia.

§ 169. Magnesiasalze. Charakter und Erkennung. Die Magnesiumverbindungen verhalten sich ähnlich den Kalksalzen; wie diese werden sie durch kohlensaures und phosphorsaures Natron niedergeschlagen, unterscheiden sich aber von ihnen durch die Löslichkeit der schwefelsauren Magnesia und dadurch, dass ihre Lösungen durch kohlensaures Ammoniak nicht gefällt werden, da sie mit Ammoniak leichtlösliche Doppelsalze bilden. Daher erzeugt auch Ammoniak in den Magnesialösungen keinen Niederschlag, wenn sie mit einer hinreichenden Menge Chlorammonium versetzt sind. Fügt man nun zu dieser ammoniakalischen Flüssigkeit phosphorsaures Natron, so entsteht ein weisser Niederschlag von phosphorsaurer Ammoniak-Magnesia. ($Mg,NH_4,PO_4 + 6H_2O$); derselbe wird aber von Säuren aufgelöst.

a) Die schwefelsaure Magnesia, das Magnesiumsulfat, **Magnesium sulfuricum** ($MgSO_4 + 7aq$.), wegen des bitterlichen Geschmackes Bittersalz (Sal amarum) und wegen des Vorkommens in einigen englischen Mineralwässern (von Epsom u. a.) englisches Salz (Sal anglicum) genannt, findet sich auch in deutschen und ungarischen Mineralquellen, den sog. Bitterwässern (z. B. von Seidlitz, Friedrichshall, Hunyadi-Janos), au.'gelöst. Ausserdem gewinnt man das Salz aus Chlormagnesium führenden Salzsolen, deren Mutterlauge man mit Glaubersalz versetzt, wobei Bittersalz auskrystallisiert und Chlornatrium in Lösung bleibt. Auch erzeugt die künstliche Mineralwasserfabrikation, welche die Kohlensäure aus Magnesit und Schwefelsäure darstellt, das Bittersalz als Nebenprodukt.

Das Magnesiumsulfat erscheint in farblosen, rhombischen Säulen krystallisiert, welche sich leicht in Wasser, nicht in Weingeist auflösen. An trockner, warmer Luft verwittern sie, unter teilweisem Verlust ihres Krystallwassers, und zerfallen zu einem weissen Pulver, dem getrockneten Bittersalze, **Magnesium sulfuricum siccum.** Von den 7 Mol. Krystallwasser bleibt darin 1 Mol. zurück und entweicht erst in der Glühhitze. Ein ähnliches Verhalten zeigen die isomorphen schwefelsauren Salze von Zink und Eisen. Dieses 1 Mol. Wasser begleitet diese Sulfate auch in ihre Doppelsalze.

Prüfung: Die wässerige Lösung der schwefelsauren Magnesia darf weder getrübt werden durch Schwefelwasserstoffwasser (dunkle Trübung: *Kupfer*, *Blei*), noch durch Schwefelammonium (dunkle Trübung: Eisen), noch durch Silberlösung (weisse Trübung: *Chloride*). Das Salz darf die Weingeistflamme nicht gelb färben (*Natriumsulfat*).

b) Die kohlensaure Magnesia, das Magnesiumkarbonat, kommt in der Natur als Magnesit ($MgCO_3$), in Verbindung mit kohlensaurem Kalk als Dolomit ($MgCO_3 + CaCO_3$) vor, den man auch Bitterspat nennt. Dagegen erhält man bei der Fällung der Magnesiasalze durch kohlensaure Alkalien nicht neutrale, sondern nur basisch kohlensaure Magnesia. Letztere ist als weisse Magnesia, **Magnesium carbonicum** offizinell und hat die Formel: $Mg_5 \begin{cases} 4CO_3 \\ 2HO \end{cases}$, sodass sie angesehen werden kann als Doppelverbindung von $4MgCO_3$ mit $Mg2HO$ (Magnesiahydrat). Man gewinnt sie durch Fällung einer heissen Bittersalz- oder Chlormagnesiumlösung mit Soda und bringt sie als weisse, sehr leichte, geschmacklose, vierkantige Stücke in den Handel. In reinem Wasser löst sie sich nicht auf, jedoch zu 1% in kohlensäurehaltigem Wasser (zu Aqua Magnesiae carbonicae).

Prüfung der kohlensauren Magnesia: Sie darf beim Schütteln mit Wasser nichts Lösliches an dasselbe abgeben (kohlensaure *Alkalien*), die essigsaure Lösung trübe sich weder mit Schwefelwasserstoffwasser (*Kupfer*, *Blei*), noch mit Schwefelammonium (dunkle Trübung: *Eisen*), auch nur unbedeutend mit Baryt- und Silbersalzen (*schwefelsaure* Salze und *Chloride*). Die ammoniakalisch gemachte salzsaure Lösung darf sich nicht trüben mit oxalsaurem Ammoniak (*Kalkkarbonat*).

Praktische Übungen.

Magnesia usta. Man fülle einen hessischen Tigel, den man zwischen glühenden Holzkohlen (in einem Windofen) aufgestellt, mit kohlensaurer Magnesia und glühe ihn, bedeckt, bis eine (mit einem Spatel herausgenommene) Probe mit verdünnter Schwefelsäure nicht mehr aufbrause. Auch kann man sich eines eisernen Grapens über dem Herdfeuer bedienen; alsdann muss die Erhitzung etwas länger andauern. Schliesslich entleere man den Inhalt mit einem eisernen Löffel und fülle den Tiegel mit einer neuen Portion kohlensauren Magnesia, womit man fortfahre, bis die ganze Menge der letzteren gebrannt ist.

Stöchiometrische Aufgaben.

1. Wieviel Prozente Magnesia hinterlässt die kohlensaure Magnesia ($Mg_5 4CO_3$, $2HO + 4H_2O$) beim Glühen? — Antw. ($Mg_5 4CO_3$, $2HO + 4H_2O$): $5MgO = 466 : 5 \times 40$; $x = 42{,}9\%$.

2. Wieviel Prozente Krystallwasser enthält das Bittersalz? — Antw. $(MgSO_4 + 7H_2O) : 7H_2O = 246 : 126$; $x = 51\%$.

§ 170. Baryum und Strontium. Zu den Metallen, deren Oxyde alkalische Erden genannt werden, zählen ausser dem Calcium und Magnesium noch Baryum und Strontium, zwei analog sich verhaltende Metalle von viel geringerer Verbreitung als Calcium und Magnesium. Ihre Oxyde heissen B a r y t (BaO) und S t r o n t i a n (Sr O).

Das Baryum kommt am häufigsten vor als S c h w e r s p a t*), schwefelsaurer Baryt (BaSO$_4$), ein nicht seltenes Mineral von ziemlicher Schwere und Glasglanz, in Wasser und Säuren unlöslich. Man reduziert es, mit Kohle gemengt, in der Weissglühhitze zu Schwefelbaryum (BaS), aus welchem man die übrigen Baryumverbindungen gewinnt. Seltener findet sich der kohlensaure Baryt als W i t h e r i t (BaCO$_3$), welcher ebenfalls zur Darstellung der Baryumsalze dient; er ist, wie alle löslichen Baryumsalze, giftig.

Der s a l p e t e r s a u r e B a r y t , B a r y u m n i t r i c u m (Ba2NO$_3$), als Reagens auf Schwefelsäure gebräuchlich, wird durch Auflösen von Schwefelbaryum oder kohlensaurem Baryt in Salpetersäure, in farblosen Krystallen gewonnen. In starker Glühhitze verliert er seine Säure und hinterlässt B a r y t (BaO) als grauweisses Pulver, das mit Wasser ein Hydrat giebt und sich zu einer stark alkalischen Flüssigkeit, dem B a r y t w a s s e r , auflöst. Dasselbe zieht, ähnlich dem Kalkwasser, begierig Kohlensäure aus der Luft an und trübt sich alsdann.

Das C h l o r b a r y u m , B a r y u m c h l o r a t u m (BaCl$_2$ + 2 aq.), krystallisiert in farblosen, luftbeständigen, leichtlöslichen Säulen, welches man aus Schwefelbaryum oder aus kohlensaurem Baryt durch Auflösen in Salzsäure und Abdampfen der Lösung gewinnt. In Weingeist ist es nicht löslich.

Das S t r o n t i n m ähnelt in seinen Verbindungen völlig dem Baryum, von welchem es sich durch die karminrote Färbung unterscheidet, die seine Verbindungen der Flamme erteilen. Es findet sich teils als S t r o n t i a n i t (kohlensaurer Strontian), teils als C ö l e s t i n (schwefelsaurer Strontian). Man gebraucht den s a l p e t e r s a u r e n S t r o n t i a n (Sr2NO$_3$) zu bengalischem Rotfeuer.

Erkennung von Baryt und Strontian: Die Baryt- und Strontiansalze werden aus ihren Lösungen durch verdünnte Schwefelsäure oder schwefelsaure Salze gefällt. Da der schwefelsaure Baryt und Strontian viel weniger löslich ist, als der schwefelsaure Kalk, so erzeugt selbst Gipslösung in den Baryt- und Strontianlösungen weisse Trübungen. Kohlensaure Alkalien scheiden aus ihnen weisse Karbonate ab.

---

24. Thonerde und Alaun.

§ 171. Was ist die Thonerde? Die T h o n e r d e (Al$_2$O$_3$) ist das Oxyd des A l u m i n i u m s , eines silberweissen, leichten, luftbe-

---

*) Daher der Name Baryum (βαρύς, schwer).

ständigen Metalles, welches das Wasser in gewöhnlicher Temperatur nicht zersetzt.

Man gewinnt das Aluminium aus dem Kryolith (Fluoraluminium mit Fluornatrium) durch Schmelzen mit Natrium. Es wurde zuerst von Wöhler (1827) isoliert.

Die Thonerde kommt in der Natur unrein vor als Smirgel (Lapis Smiridis), rein und krystallisiert als Korund, ein wertvoller Edelstein, dessen blaue Varietät Saphir, dessen rote Rubin genannt wird. Diese Mineralien übertreffen selbst den Quarz an Härte, weshalb man den Smirgel als Schleif- und Poliermittel für Glas benutzt.

In Verbindung mit Kieselsäure ist die Thonerde ein fast nie fehlender Bestandteil der Silikatgesteine. Der Feldspat, ein wesentlicher Gemengteil des Granits und Syenits (sog. Urgebirge), stellt ein Doppelsilikat des Kaliums und Aluminiums dar ($K_2O,Al_2O_3,6SiO_2$). Durch seine Verwitterung entsteht der Thon; das Kali wird nämlich durch die Kohlensäure der Luft und des Wassers im Laufe der Zeit als kohlensaures Kali der Pflanzenwelt zugeführt, während die kieselsaure Thonerde liegen bleibt. Der Thon ist unreine, wasserhaltige, kieselsaure Thonerde. Lagert er am Orte seiner Entstehung, so stellt er eine weisse, erdige Masse, die Porzellanerde, dar, aus der man das echte Porzellan bereitet. Dasselbe zeichnet sich dadurch aus, dass es infolge einer beim Brennen beginnenden Schmelzung im Bruche glasartig und durchscheinend geworden ist. Man erteilt ihm gewöhnlich eine Glasur aus feinpräpariertem Feldspat. Unglasiertes Porzellan heisst Bisquit-Porzellan.

Wird der Thon aber vom Orte seiner Bildung fortgeschwemmt, so vermengt er sich mit erdigen Teilen und wird unrein. Er stellt dann den gewöhnlichen Thon dar und, mit Sand gemengt, den Lehm. Aus dem gemeinen Thone bereitet man durch Brennen die verschiedenen Thonwaren, mit porösem, erdigem, nicht durchscheinendem Bruch und einer Glasur notwendig bedürfend. Die beste Sorte ist die aus eisenfreiem, weissem Thon bereitete Fayence, welche aus Quarz und Mennige eine Bleiglasur erhält. Das Töpfergeschirr. aus rotem, eisenhaltigem Thone, bekommt ebenfalls Bleiglasur. Das Steingut wird nicht glasiert, da der zur Verwendung gelangende Thon beim Glühen eine dichte, glasige Masse bildet. Dagegen erteilt man den geringeren Steinzeugwaren eine Natronglasur mittelst Kochsalz.

Weisser, ziemlich reiner Thon ist als weisser Bolus, Argilla oder **Bolus alba** officinell, eine abfärbende, an der Zunge haftende, angefeuchtet plastische, erdige Masse. Mit braunrotem Eisenoxyd gemengter Thon ist der rote Bolus (Bolus rubra).

§ 172. Alaun und Aluminiumsulfat. a) Unter A l a u n, **Alumen**, versteht man zunächst ein Doppelsalz aus Kalium und Aluminiumsulfat, s c h w e f e l s a u r e Kali-Thonerde ($K_2Al_2 4SO_4 + 24$ aq.), in wasserhellen, regelmässigen Oktaëdern krystallisiert, von säuerlich herbem Geschmack, in kaltem Wasser schwer-, in heissem leichtlöslich. Der Alaun findet sich nicht natürlich. Man fabriziert ihn in Deutschland auf eigenen Hütten aus den sog. A l a u n e r z e n, die man je nach ihrer schieferigen oder erdigen Struktur als A l a u n s c h i e f e r oder A l a u n e r d e bezeichnet. Diese Erze stimmen darin überein, dass sie Gemenge aus Thon, Schwefelkies (FeS_2) und Braunkohle sind. Der Thon liefert bei der Alaunfabrikation die Thonerde, der Schwefelkies die Schwefelsäure, die Braunkohle das Brennmaterial; das Kali muss zugesetzt werden.

Die Hauptzüge der A l a u n f a b r i k a t i o n sind folgende: Die Alaunerze werden zu Haufen geschichtet und geröstet, wozu sie in der Braunkohle das Brennmaterial mitbringen. Bei der Röstung oxydiert sich der Schwefelkies (Zweifach-Schwefeleisen) in schwefelsaures Eisenoxydul und freie Schwefelsäure, nämlich:

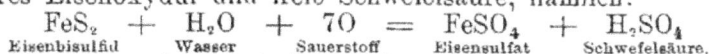

$$FeS_2 + H_2O + 7O = FeSO_4 + H_2SO_4$$

Eisenbisulfid Wasser Sauerstoff Eisensulfat Schwefelsäure.

Die entstandene freie Schwefelsäure zersetzt den Thon, scheidet die Kieselsäure aus und löst s c h w e f e l s a u r e T h o n e r d e ($Al_2 3SO_4$) auf. Beim Auslaugen des Rohproduktes wird also schwefelsaure Thonerde und schwefelsaures Eisenoxydul aufgelöst; man entfernt das letztgenannte Salz durch Krystallisation und bringt es als Eisenvitriol in den Handel; die schwefelsaure Thonerde verbleibt, weil sehr löslich, in der Mutterlauge. Nun wird der letzteren schwefelsaures Kali beigegeben, worauf der schwerlösliche Alaun sich ausscheidet, den man durch Auflösen in möglichst wenig heissem Wasser umkrystallisiert.

Prüfung des Alauns: Die wässerige Lösung darf sich nicht trüben durch H_2S (dunkel: *Kupfer, Blei*), nicht bläuen mit Ferrocyankalium (*Eisen*), noch mit Natronlauge *Ammoniak* entwickeln; auch die alkalische Lösung durch H_2S nicht getrübt werden (schwarz: *Eisen*).

Der Alaun schmilzt beim Erhitzen in seinem Krystallwasser, bläht sich dann, unter Verlust desselben, stark auf (ähnlich dem Borax) und hinterlässt eine weisse, leichte, poröse Masse, den g e b r a n n t e n A l a u n, **Alumen ustum** ($K_2Al_2 4SO_4$). In Wasser löst sich derselbe nur langsam auf.

Es existiert eine grössere Zahl dem Alaun isomorpher Doppelsalze, D o p p e l s u l f a t e zweier Metalle, eines einwertigen und eines dreiwertigen, sämtlich mit 24 Mol. Krystallwasser und Oktaëderform; man bezeichnet sie alle als A l a u n e und unterscheidet den Kali-Thonerdealaun als K a l i a l a u n, den Ammoniak-Thonerdealaun (welchen man erhält, wenn man der schwefelsauren Tonerdelösung schwefelsaures Ammoniak zusetzt) als A m m o n i a k a l a u n; ist die Thonerde durch Chromoxyd oder Eisenoxyd vertreten, so haben wir den C h r o m a l a u n und E i s e n a l a u n. Letzterer ist als Ferrum sulfuricum oxydatum ammoniatum, Ammoniak-Eisenalaun, hier und da gebräuchlich und besitzt die Formel:

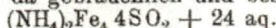

$$(NH_4)_2Fe_4\,4SO_2 + 24\,aq.$$

b) Die schwefelsaure Thonerde, das Aluminiumsulfat, **Aluminium sulfuricum** ($Al_23SO_4 + 18\,aq$.) ist ein farbloses, in Wasser leichtlösliches, in Weingeist unlösliches Salz, welches in Säulen krystallisiert und aus dem Kryolith durch Behandlung mit Schwefelsäure gewonnen wird. Es dient zur Darstellung der essigsauren Thonerdelösung, **Liquor Aluminii acetici**, welche durch Zersetzung des Aluminiumsulfats mit Essigsäure und kohlensaurem Kalk bereitet wird. Dabei entweicht die Kohlensäure des letzteren und schwefelsaurer Kalk scheidet sich ab.

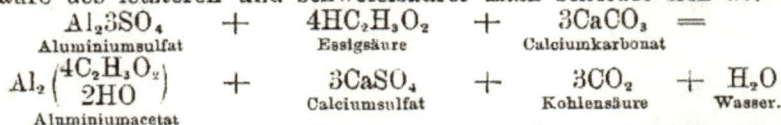

$$\underset{\text{Aluminiumsulfat}}{Al_23SO_4} + \underset{\text{Essigsäure}}{4HC_2H_3O_2} + \underset{\text{Calciumkarbonat}}{3CaCO_3} =$$

$$\underset{\text{Aluminiumacetat}}{Al_2\begin{pmatrix}4C_2H_3O_2\\2HO\end{pmatrix}} + \underset{\text{Calciumsulfat}}{3CaSO_4} + \underset{\text{Kohlensäure}}{3CO_2} + \underset{\text{Wasser.}}{H_2O}$$

Im Liquor ist das Aluminiumacetat als ein basisches Salz enthalten.

§ 173. Thonerdehydrat. Das Thonerdehydrat, Alumina hydrata (Al_26HO) ist ein weisses, voluminöses, geschmackloses, unlösliches Pulver, welches sich ausscheidet, wenn man eine Alaunlösung mit einem kohlensauren Alkali versetzt; da die Thonerde sich mit der Kohlensäure nicht verbinden kann, scheidet sich Thonerdehydrat ab und die Kohlensäure entweicht unter Aufbrausen.

Das Thonerdehydrat verbindet sich leicht mit organischen Farbstoffen zu sog. Lackfarben. Man gebraucht deshalb den Alaun, häufig auch die essigsaure Thonerde, als Beize in der Färberei. Bringt man nämlich Gespinste zuerst in eine Alaunlösung, darauf in eine Farbbrühe, so verbindet sich der Farbstoff mit der auf der Gespinstfaser haftenden Thonerde und schlägt sich als Lackfarbe darauf nieder.

Erkennung der Thonerde: Das Thonerdehydrat löst sich nicht allein in verdünnten Säuren (zu Thonerdesalzen), sondern auch in Ätzalkalien zu sog. Aluminaten; mit Kali bildet es lösliches Kaliumaluminat ($K_2Al_2O_4$), mit Natron Natriumaluminat u. s f. Mit Ammoniak vereinigt es sich aber nicht. Daher löst sich der durch Ätzkali (Natron) in einer Alaunlösung hervorgerufene Niederschlag in einem Überschusse des Ätzkalis wieder auf; wird diese Flüssigkeit nun mit einer Chlorammoniumlösung versetzt, so scheidet sich Thonerdehydrat wieder ab, da das Chlorammonium sich mit dem Natronhydrat in Chlornatrium und freies Ammoniak umsetzt.

Praktische Übungen.

Alumen ustum. Man fülle eine weisse, flache Schale von unglasiertem Thon, — beispielsweise einen Blumentopf-Untersatz — zum dritten

Teile mit grobgepulvertem Alaun und stelle sie auf eine gelinde erhitzte Platte. Das Salz schmilzt zu einer dünnen Flüssigkeit, die allmählich dicklich wird; ist sie sehr zähe geworden, so verstärke man das Feuer, damit sie aufschwelle und zu einer weissen, porösen Masse aufblähe, die sich nach dem Erkalten leicht vom Gefässe ablöst. Beim Schmelzen darf nicht umgerührt werden.

Stöchiometrische Aufgaben.

1. Wie viel gebrannter Alaun wird aus 1 kg Alaun erhalten? — Antw. $(K_2Al_24SO_4 + 24H_2O):(K_2Al_24SO_4) = 949:517:x = 544\ g.$

§ 174. Mangan. Das $Mangan^*$) ist ein, gegen das Ende des vorigen Jahrhunderts entdecktes Schwermetall, welches sich im Braunstein befindet. Mit Sauerstoff verbindet es sich zu zwei Oxyden, einem Superoxyde und zwei Säuren, nämlich zu

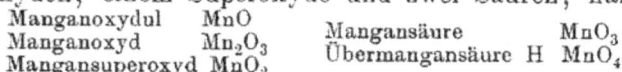

Manganoxydul	MnO		
Manganoxyd	Mn_2O_3	Mangansäure	MnO_3
Mangansuperoxyd	MnO_2	Übermangansäure H	MnO_4

a) Der Braunstein, Manganum hyperoxydatum, MnO_2, ist Mangansuperoxyd und das hauptsächlichste Manganerz; er findet sich zerstreut in Europa (z. B. bei Giessen), bald in spiessigen Krystallen (Pyrolusit), die sternförmig gruppiert sind, bald in derben Massen, oft gemengt mit kalkigen und thonigen Erdarten. Grauschwarz, metallglänzend, abfärbend; giebt in der Glühhitze den dritten Teil seines Sauerstoffs ab, zu Manganoxyduloxyd sich reduzierend; mit Salzsäure erwärmt, löst er sich zu Manganchlorür und liefert freies Chlor. (Vgl. § 120.)

b) Das schwefelsaure Manganoxydul, Mangansulfat, **Manganum sulfuricum** ($MnSO_4 + 4H_2O$), entsteht beim Erhitzen von Braunstein mit konz. Schwefelsäure, wobei Sauerstoff entweicht.

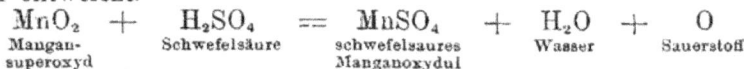

$$MnO_2 + H_2SO_4 == MnSO_4 + H_2O + O$$

Mangansuperoxyd — Schwefelsäure — schwefelsaures Manganoxydul — Wasser — Sauerstoff

Der Rückstand wird mit Wasser ausgelaugt; die Lösung liefert in lauer Wärme das Salz in rötlichen Krystallen, welche leicht verwittern und in Wasser sich leicht lösen. In der Kälte krystallisiert das Salz mit $7H_2O$, zerfliesst aber schon bei 18^0.

c) Erhitzt man Braunstein mit chlorsaurem Kali und Ätzkali, so giebt das chlorsaure Kali seinen Sauerstoff an das Mangansuperoxyd ab, und es entsteht neben Chlorkalium mangansaures Kali, K_2MnO_4, sog. Chamäleon, welches sich mit grüner Farbe in Wasser auflöst; bei vorsichtiger Sättigung mit Kohlensäure oder Salpetersäure wird diese Lösung purpurrot, indem das mangansaure Kali in übermangansaures Kali, Kaliumpermanganat, **Kalium permanganicum** ($KMnO_4$),

---

*) Mangan, früher Manganesium, abgeleitet von magnes, womit man den Braunstein bezeichnete. Isoliert 1775 von Gahn.

übergeht, unter Abscheidung von Mangansuperoxyd*). Das Kalium-permanganat krystallisiert in stahlgrauen Säulen, welche sich mit purpurner Farbe in Wasser auflösen. In hohem Grade durch oxydierende Eigenschaften ausgezeichnet, wird es durch oxydier-bare Substanze unter Entfärbung zu Mangansuperoxyd, bei Gegen-wart von Säure zu einem Manganoxydulsalz**) reduziert. Man ver-wendet es daher zur Desinfektion, sowie als Reagens zum Nachweis oxydierbarer Substanzen. Nicht allein, dass es Oxydulsalze (z. B. Eisenvitriol) in Oxydsalze, schweflige und phosphorige Säure in Schwefel und Phosphorsäure überführt, oxydiert es die organischen Materien, z. B. Oxalsäure zu Kohlensäure($H_2C_2O_4 + O = H_2O + 2CO_2$).

§ 175. Chrom. Das Chrom ist ein im Chromeisenstein (FeO,Cr_2O_3) enthaltenes, nicht häufig vorkommendes Schwermetall, welches mit Sauerstoff Chromoxyd (Cr_2O_3) und Chromsäure (CrO_3) bildet. — Man stellt aus dem Chromeisenstein durch Glühen mit Salpeter doppeltchromsaures Kali, **Kalium bichromicum** (K_2CrO_4, CrO_3) = ($K_2Cr_2O_7$), fabrikmässig dar***). Das Kalium-dichromat krystallisiert in gelbroten Säulen, die sich in Wasser mit derselben Farbe auflösen. Mit kohlensaurem Kali liefert es gelbes einfach chromsaures Kali (K_2CrO_4), Kalium chromi-cum. Versetzt man es mit konz. Schwefelsäure, so krystallisiert wasserfreie Chromsäure, **Acidum chromicum** (CrO_3), in roten, an der Luft zerfliesslichen Nadeln aus. Die Chromsäure, wie ihre Kalisalze zeichnen sich durch oxydierende Eigenschaften aus, wobei sie sich zu Chromoxyd reduzieren. Doppeltchromsaures Kali mit Schwefelsäure giebt an oxydierbare Substanzen Sauerstoff ab und wird dabei zu violettrotem Chromalaun (schwefelsaurem Kali-Chromoxyd):

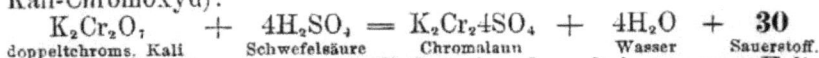

$$K_2Cr_2O_7 \quad + \quad 4H_2SO_4 \quad = \quad K_2Cr_24SO_4 \quad + \quad 4H_2O \quad + \quad \mathbf{3O}$$
doppeltchroms. Kali   Schwefelsäure   Chromalaun   Wasser   Sauerstoff.

Mit Salzsäure erwärmt, liefert das doppeltchromsaure Kali: Chlorkalium, grünes Chromchlorid und freies Chlor:

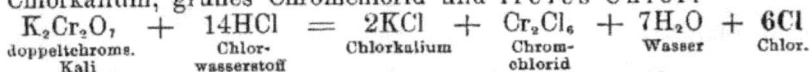

$$K_2Cr_2O_7 \quad + \quad 14HCl \quad = \quad 2KCl \quad + \quad Cr_2Cl_6 \quad + 7H_2O \quad + \quad 6Cl$$
doppeltchroms.   Chlor-   Chlorkalium   Chrom-   Wasser   Chlor.
Kali   wasserstoff   chlorid

Die Chromverbindungen zeichnen sich durch gelbe, rote oder grüne Färbung aus — daher der Name des Elementes ($\chi\varrho\tilde{\omega}\mu\alpha$, Farbe), welches 1797 zuerst von Vauquelin isoliert wurde. Chromsaures Bleioxyd dient in der Färberei als Chromgelb, basisch chromsaures Blei als Chromrot — zwei giftige Farbmittel.

---

*) $3K_2MnO_4 + 2CO_2 = \mathbf{2KMnO_4} + MnO_2 + 2K_2CO_3$.
**) $2KMnO_4 + 3H_2SO_4 = K_2SO_4 + 2MnSO_4 + 3H_2O + 5O$.
***) $Cr_2O_3 + 2KNO_3 = K_2Cr_2O_7 + 2NO$.

25. Das Eisen und seine Verbindungen.

§ 176. Wie gewinnt man das Eisen? Das Eisen, ein altbekanntes Metall, findet sich nur selten gediegen, wie im Meteoreisen, in Verbindung mit Nickel und Kobalt; die gewöhnlichen Eisenerze, welche zur Eisengewinnung dienen, sind:

Roteisenstein (Eisenoxyd),
Brauneisenstein (Eisenoxydhydrat),
Spateisenstein (kohlensaures Eisenoxydul).

Es giebt auch schwefelhaltige Eisenmineralien, wie der Schwefelkies (FeS_2) und Magnetkies, sowie phosphorhaltige, wie das Raseneisenerz (phosphorsaures Eisenoxyduloxyd); jedoch eignen sich dieselben nicht zur Metallbereitung, da schon $^1/_2$ Proz. Schwefel das Eisen rotbrüchig (in der Glühhitze spröde), Phosphor dasselbe kaltbrüchig (in der gewöhnlichen Temperatur nicht hämmerbar) macht.

Die Eisengewinnung besteht in der Reduktion der genannten oxydischen Erze durch Kohle und wird in sog. Hohöfen (Fig. 58) vorgenommen. Dieselben sind Schachtöfen, an deren oberer Öffnung a (Gicht) abwechselnd die Eisenerze und Kohlen eingetragen werden. Das Mauerwerk (m) verengert sich nach unten in das „Gestell" g, woselbst der eigentliche Schmelzprozess vor sich geht. Daselbst wirken zwei Gebläse (an den sog. „Formen" f). Das geschmolzene Metall sammelt sich am Boden des „Gestelles", dem sog. „Herd", der nach vorn vom „Tümpelstein" t und „Wallstein" w, zwei feuerfesten Steinen, begrenzt ist. Durch eine Rinne neben dem Wallsteine — die sog.

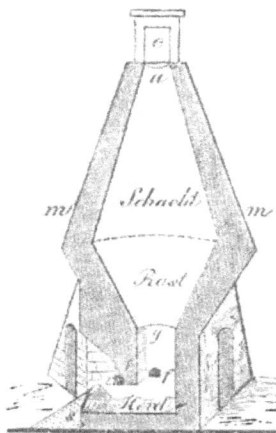

Fig. 58.

„Stichöffnung" — wird der Herd, wenn er gefüllt ist, entleert.

Die Eisenerze erhalten stets einen Zuschlag bald quarziger, bald kalkiger Gangart, um eine leichtflüssige Schlacke zu erzeugen, welche das abgelassene Metall bedeckt und vor der oxydierenden Wirkung der Luft schützt.

Das Produkt des Hohofenprozesses ist das Roheisen, auch Gusseisen genannt, Eisen mit 3—5 Proz. Kohle, welche zum Teil mit dem Eisen in chemischer Verbindung steht. Es ist leicht schmelzbar und spröde; beim Auflösen in Säure entweicht der chemisch gebundene Kohlenstoff mit dem entwickelten Wasserstoff als (übelriechendes) Kohlenwasserstoffgas; die mechanisch beigemischte Kohle bleibt dagegen als schwarzer, kohliger Rückstand.

Aus dem Roheisen stellt man durch den sog. Frisch-prozess das Stabeisen dar, dessen Kohlegehalt nur $^1/_2$ Proz. beträgt. Dieser Frischprozess ist eine Oxydation, indem man das Roheisen, unter Zuschlag oxydischer Eisenverbindungen, z. B. Hammerschlag (Eisenoxyduloxyd), vor der Gebläseluft wiederholt niederschmilzt, bis das Metall zähflüssig geworden ist. Dabei ver-brennt der Kohlenstoff. Man nimmt diesen Prozess in Flammen-öfen (sog. Puddlingsöfen), früher in offenen sog. Frischherden vor. Das Stabeisen ist sehr strengflüssig, aber geschmeidig und zähe.

Zwischen Roheisen und Stabeisen hält der Stahl die Mitte; er besitzt die Schmelzbarkeit des ersteren, die Geschmeidigkeit des letzteren, übertrifft sie aber an Härte und Elastizität. Sein Kohlenstoffgehalt schwankt zwischen 1 und 2 Proz. Man gewinnt den Stahl teils aus dem Roheisen durch einen dem Frischprozess ähnlichen, aber nicht soweit fortgesetzten Vorgang, teils aus dem Stabeisen durch Erhitzen mit Kohlenpulver in verschlossenen Kisten. Ersteres Verfahren giebt den sog. deutschen Stahl, letzteres den englischen oder Cementstahl. Nach dem Hämmern erfordert der Stahl ein schnelles Abkühlen, wodurch er seine Härte und Sprödigkeit gewinnt; lässt man ihn langsam er-kalten, wird er so weich wie Stabeisen. Zu den verschiedenen techni-schen Zwecken giebt man dem Stahl dadurch die gewünschte Härte, dass man ihn bis zu gewissen Temperaturen erhitzt, ihn „anlässt“, und dann schnell abkühlt. Diese Hitzegrade geben sich durch Farbennüancen zu erkennen, vom Purpurrot bis Tiefblau.

Zu den Präparaten des Eisens verwendet man teils Eisen-draht (Ferrum in filis), teils Eisenfeile (Ferrum lima-tum, Limatura Martis), beide aus Stabeisen bestehend. Zum innerlichen Gebrauche dienen: a) das Eisenpulver, **Ferrum pulveratum**, ein schweres, bläulichgraues, feines Pulver, durch Stossen und Beuteln der Eisenfeile dargestellt und durch noch-maliges Reiben metallisch glänzend gemacht; b) das reduzierte Eisen, **Ferrum reductum**, durch Reduktion des Eisenoxyds mittelst Wasserstoffgas in rotglühenden Porzellanröhren gewonnen ($Fe_2O_3 + 6H = 2Fe + 3H_2O$), ein dunkelgraues, glanzloses Pulver, häufig aber infolge unvollendeter Operation durch einen Rückhalt an Eisenoxyduloxyd schwarz.

Prüfung des metallischen Eisens. 1) Das Ferrum pulveratum muss sich in Salzsäure völlig auflösen (Rückstand: *Kohle*), das dabei ent-bundene Wasserstoffgas färbe nicht Silbernitrat (Schwärzung: *Schwefeleisen*); die salzsaure Lösung trübe sich nicht mit H_2S (dunkle Trübung: *Kupfer, Blei*); mit Salpetersäure höher oxydiert und durch Salmiakgeist ausgefällt, darf Schwefelammonium im Filtrate keine Trübung (weiss: *Zink*) mehr erzeugen. Löst man den Rückstand, den die Salzsäure löst, in Salpetersäure, so darf H_2S diese nicht trüben (dunkle Trübung: *Blei, Kupfer*), überschüssiges Ammoniak nicht bläuen (*Kupfer*).

2. Das **Ferrum reductum** entwickele ebenfalls beim Lösen in Salzsäure ein Wasserstoffgas, welches Silbernitrat nicht färben darf (schwarz:
Schwefeleisen); sein Gehalt an metallischem Eisen wird durch Kaliumpermanganat bestimmt, nachdem man das metallische Eisen durch Digestion
mit Quecksilberchlorid als Eisenchlorür in Lösung übergeführt hat. (Fe $+$
$2\,HgCl_2 = FeCl_2 + Hg_2Cl_2$).

§ **177.** Eigenschaften des Eisens. Das chemisch reine Eisen besitzt eine glänzend weisse Farbe; der Stahl nimmt nächst dem
Silber die schönste Politur an. Das spezifische Gewicht des Roh-
eisens ist 7,1, des Stabeisens 7,7, des Stahls 7,8. An trockner
Luft bleibt das Metall unverändert, überzieht sich aber an feuchter
Luft mit **Rost** (Eisenoxydhydrat mit kohlensaurem Eisenoxydul);
in der Glühhitze verbrennt es oberflächlich, das entstehende
schwarze Eisenoxyduloxyd springt darauf beim Hämmern als
Hammerschlag ab. In der Glühhitze zersetzt das Metall den
Wasserdampf, Wasserstoffgas entweicht, und Eisenoxyd entsteht.
**Verdünnte Säuren lösen das Eisen, unter Entbindung
ihres Wasserstoffs, auf und bilden Eisenoxydulsalze,** welche an der Luft durch Sauerstoffaufnahme allmählich
in Oxydsalze übergehen.

Das Eisen ist in seinen Oxydul(Ferro)-Verbindungen **zwei-
wertig,** in seinen Oxyd(Ferri)-Salzen vierwertig, wenn aber ein
Doppelatom Eisen in ihnen enthalten ist, halten sich 2 Valenzen
gebunden und das Doppelatom tritt sechswertig auf. Daher die
Formel des **Eisenoxyduls** FeO, des **Eisenoxyds** Fe_2O_3.
Mit Schwefel verbindet sich das Eisen zu **Eisensulfid,** FeS
(schwarzem Schwefeleisen), und zu **Eisenbisulfid,** FeS_2
(Schwefelkies); jenes löst sich leicht in verdünnten Säuren, dieses
nur in Königswasser.

Erkennung der Eisensalze: Die Salze des Eisens werden durch
Schwefelwasserstoff nur unvollständig, aus saurer Lösung gar nicht
gefällt (wegen der Löslichkeit des Schwefeleisens in Säuren).
Schwefelammonium scheidet jedoch **schwarzes** FeS aus ihnen
aus. — Die Eisenoxydulsalze besitzen meist eine hellgrüne Farbe,
die Oxydsalze eine braunrote. Durch Schwefelcyankalium färben
sich die Eisen **oxyd**salze blutrot, ebenso durch essigsaure Salze
(Liquor Ferri acetici!). Gelbes Blutlaugensalz (Ferrocyankalium)
erzeugt mit den Eisen**oxyd**salzen, rotes Blutlaugensalz (Ferri-
cyankalium) mit den Eisen**oxydul**salzen tiefblaue Niederschläge
(Berlinerblau) — Mittel zur Unterscheidung der Oxyd- von den
Oxydulsalzen des Eisens!

Als wesentlicher Bestandteil des Blutfarbstoffs dient das Eisen
zur besseren Blutbereitung und ist in seinen zahlreichen Präparaten
ein geschätztes Mittel gegen Blutarmut, Bleichsucht u. s. w.

§ 178. Die Sauerstoffverbindungen des Eisens. Das Ferrosulfat oder schwefelsaure Eisenoxydul ($FeSO_4 + 7 aq.$), gewöhnlich Eisenvitriol oder grüner Vitriol genannt, krystallisiert in hellgrünen, rhombischen, leicht in Wasser, nicht in Weingeist löslichen Säulen, dem Bittersalze isomorph. Das im Handel vorkommende rohe Salz, **Ferrum sulfuricum crudum**, ist ein Nebenprodukt bei der Alaunfabrikation, beim Cementkupfer (daher seine Bezeichnung „Kupferwasser", „Kupferrauch"), bei der Schwefel- und Schwefelsäuregewinnung aus dem Schwefelkies, dessen Rückstand (FeS) der Röstung unterworfen wird.

Das reine Salz, **Ferrum sulfuricum** (purum), entsteht unter Wasserstoffentbindung bei Auflösung von Eisen in verdünnter Schwefelsäure.

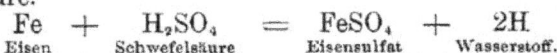

$$Fe + H_2SO_4 = FeSO_4 + 2H$$
Eisen — Schwefelsäure — Eisensulfat — Wasserstoff.

Fügt man der klaren Lösung Weingeist hinzu, so fällt das Salz als grünlichweisses Krystallmehl nieder, da es sich darin nicht auflöst. Im Wasserbade trocknet es ein zu einem weisslichgrauen Pulver, dem entwässerten schwefelsauren Eisenoxydul, **Ferrum sulfuricum siccum** ($FeSO_4 + aq.$), welches noch 1 Mol. Krystallwasser zurückbehält.

An der Luft oxydiert sich der Eisenvitriol leicht zu basisch schwefelsaurem Eisenoxyd, eine gelbliche Farbe annehmend.*) Um ihn davor zu schützen, wäscht man die Krystalle mit Weingeist ab und trocknet sie im direkten Sonnenlichte. Oxydierende Mittel, wie Salpetersäure, Chlor (infolge Salzsäurebildung durch Wasserzersetzung), übermangansaures Kali u. a., führen das schwefelsaure Eisenoxydul in neutrales Oxydsalz über, sofern freie Schwefelsäure zugegen ist. Nämlich:

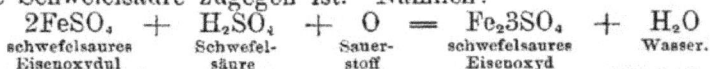

$$2FeSO_4 + H_2SO_4 + O = Fe_23SO_4 + H_2O$$
schwefelsaures — Schwefel- — Sauer- — schwefelsaures — Wasser.
Eisenoxydul — säure — stoff — Eisenoxyd

Prüfung des schwefelsauren Eisenoxyduls. Man erhitzt die konzentrierte Lösung des Salzes mit Salpetersäure zur völligen Oxydierung und fällt die mit Wasser verdünnte Flüssigkeit mit überschüssigem Salmiakgeist aus; das Filtrat darf weder blau gefärbt erscheinen (*Kupfer*), noch durch Schwefelammonium getrübt werden (schwarzer Niederschlag: *Kupfer*, weisser Niederschlag: *Zink*), auch keinen Glührückstand hinterlassen.

b) Das Ferrisulfat oder schwefelsaure Eisenoxyd (Fe_23SO_4), als **Liquor Ferri sulfurici oxydati** offizinell, eine braune, schwere Flüssigkeit, wird durch Erhitzen einer Eisenvitriollösung mit reiner Schwefelsäure, unter Zugabe von Salpetersäure, gewonnen. Die Salpetersäure führt das Oxydulsalz in Oxydsalz über, sich zu Stickoxyd reduzierend, welches Gas anfänglich von dem noch vorhandenen Oxydulsalze mit dunkelbrauner

---

*) $\begin{array}{l} FeSO_4 \\ FeSO_4 \end{array} + H_2O + O = Fe_2 \left\{ \begin{array}{l} 2SO_4 \\ 2HO. \end{array} \right.$

Farbe zurückgehalten wird, bis gegen Ende der Oxydation, wenn kein schwefelsaures Eisenoxydul mehr zugegen ist, sämtliches Stickoxydgas stürmisch entweicht und an der Luft in braunrote Untersalpetersäure übergeht.

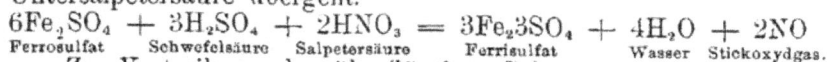

$$6Fe_2SO_4 + 3H_2SO_4 + 2HNO_3 = 3Fe_23SO_4 + 4H_2O + 2NO$$
Ferrosulfat   Schwefelsäure   Salpetersäure   Ferrisulfat   Wasser   Stickoxydgas.

Zur Vertreibung der überflüssigen Salpetersäure dampft man dann die Flüssigkeit zu einer dicken Masse ein und verdünnt sie mit Wasser bis zum spec. Gew. 1,428—1,430, mit 10 Proz. Fe.

Prüfung: Die *Abwesenheit jedweder freien Säure* wird dadurch konstatiert, dass man einige Tropfen mit unterschwefligsaurer Natronlösung erhitzt, wobei einige braune Eisenoxyd-Flocken sich ausscheiden müssen. Mit Wasser verdünnt, darf der Liquor weder durch Ferridcyankalium (blau: *Eisenoxydulsalz*), noch durch Silbernitrat (weiss: Eisen*chlorid*) getrübt werden; mit Ammoniak ausgefällt, darf das Filtrat mit Schwefelsäure und Eisenvitriol keine *Salpetersäure* anzeigen, noch angesäuert durch Ferrocyankalium getrübt werden (braunrot: *Kupfer*).

Man gebraucht den Liquor zu Antidotum Arsenici, zu welchem Behufe in jeder Apotheke 1 Pfd. Liq. Ferri sulf. oxyd. vorrätig sein muss.

c) Versetzt man eine Lösung von schwefelsaurem Eisenoxydul mit einem kohlensauren Alkali, so fällt Ferrokarbonat oder kohlensaures Eisenoxydul (FeCO₃) als anfangs weisser, sehr bald graugrünlicher Niederschlag, während schwefelsaures Alkali in Lösung bleibt. Dasselbe Salz befindet sich (ähnlich dem kohlensauren Kalk) in den Stahlwässern oder Eisensäuerlingen, von der überschüssigen Kohlensäure aufgelöst. An der Luft oxydiert sich das kohlensaure Eisenoxydul mit grösster Begierde, unter Abgabe von Kohlensäure, zu braunrotem Eisenoxydhydrat. Ein Zusatz von Zucker verzögert diese Zersetzung, weshalb das Salz als **Ferrum carbonicum saccharatum** mit 80 Proz. Zucker vorrätig gehalten wird. Ist dieses Präparat braun geworden, so ist es durch Kohlensäureverlust und Sauerstoffaufnahme verdorben.

d) Versetzt man eine Lösung von schwefelsaurem Eisenoxyd mit einem kohlensauren oder ätzenden Alkali, so fällt Eisenoxydhydrat (Fe₂O₃,3H₂O) als voluminöser braunroter Niederschlag, während die Kohlensäure entweicht, da kein kohlensaures Eisenoxyd besteht. Beim Trocknen verliert dieses Terhydrat des Eisenoxyds den dritten Teil des Wassers und wird zu Bihydrat (Fe₂O₃,2H₂O), als Ferrum oxydatum fuscum offizinell.

$$Fe_23SO_4 + 6NH_3 + 6H_2O = Fe_2O_33H_2O + 3(NH_4)_2SO_4$$
schwefels. Eisenoxyd   Ammoniak   Wasser   Eisenoxydterhydrat   schwefels. Ammoniak.

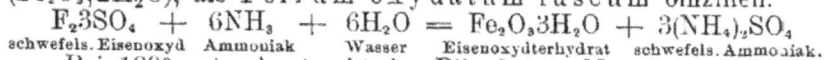

Bei 100⁰ getrocknet geht das Bihydrat in Monohydrat (Fe₂O₃, H₂O), in der Glühhitze in Eisenoxyd (Fe₂O₃) über. Das Terhydrat verbindet sich mit schwächeren Säuren, z. B. Essigsäure, Citronensäure, arseniger Säure, mit denen das getrocknete Bihydrat sich nicht vereinigt; daher bereitet man das als Gegengift des Arseniks dienende Eisenoxydterhydrat — Antidotum Arsenici — vorkommenden Falles frisch durch Zersetzung der schwefelsauren Eisenoxydflüssigkeit mittelst gebrannter Magnesia.

Das Eisenoxyd findet sich in der Natur weit verbreitet als Roteisenstein, dessen faserige Modifikation der Blutstein (Lapis Haematitis) darstellt; bei der Destillation der Nordhäuser Schwefelsäure bleibt es als Totenkopf (Caput mortuum), ein rotes Farbmaterial, zurück.

a) Der Eisenzucker, **Ferrum oxydatum saccharatum solubile**, ist Eisensaccharat, d. i. eine chemische Verbindung des Rohrzuckers mit Eisenoxyd, die sich in Wasser leicht auflöst und entsteht, wenn man feuchtes Eisenoxydhydrat mit Zuckerpulver eintrocknet. Daher scheidet ein ätzendes oder kohlensaures Alkali aus einer mit Zucker versetzten Eisenoxydlösung kein Eisenoxydhydrat aus, weil dasselbe als Eisenzucker in Lösung verbleibt. — Das offizinelle Präparat enthält 3 Proz. Eisen und muss sich klar in Wasser lösen zu einer rotbraunen Flüssigkeit, die beim Sieden Eisenoxydhydrat abscheidet.

f) Das phosphorsaure Eisenoxydul, Ferrum phosphoricum, fällt beim Versetzen einer Eisenvitriollösung mit phosphorsaurem Natron als weisser Niederschlag ($3Fe\,2PO_4$), welcher beim Trocknen bläulich wird, indem das Salz durch Sauerstoffanziehung in phosphorsaures Eisenoxyduloxyd übergeht.

g) Das pyrophosphorsaure Eisenoxyd ($2Fe_2\,3P_3O_7$) entsteht als ein weisser Niederschlag, wenn man eine Eisenoxydsalzlösung mit pyrophosphorsaurem Natron versetzt. Dieses Eisensalz löst sich in einem Überschuss des pyrophosphorsauren Natrons zu einem leichtlöslichen Doppelsalze, dem pyrophosphorsauren Eisenoxyd-Natron, Natrum pyrophosphoricum ferratum, welches aus seiner Lösung durch Weingeistzusatz als weissliches Pulver ausgeschieden wird; es löst sich auch in citronensaurem Ammoniak zu einer grünlichen Flüssigkeit, die man auf Glasplatten oder Porzellantellern zu Lamellen eintrocknet: Ferrum pyrophosphoricum cum Ammonio citrico. Ätzalkalien scheiden aus dessen Lösung kein Eisenoxydhydrat, zerlegen es aber beim Sieden: Ammoniak entweicht, und gelbliches phosphorsaures Eisenoxyd setzt sich ab.

h) Löst man frischgefälltes Eisenoxydhydrat in verdünnter Essigsäure, so erhält man die essigsaure Eisenoxydflüssigkeit, **Liquor Ferri acetici**, welche basisches Salz $Fe_2\left(\dfrac{4C_2H_3O_2}{2HO}\right)$ enthält. Beim Erhitzen zersetzt sie sich, unter Abscheidung von Eisenoxydhydrat; bei vorsichtigem Eintrocknen lässt sie sich indessen in feste Form bringen. Sie enthält beim spez. Gew. 1,082 etwa 5 Proz. Fe. Das essigsaure Eisenoxyd zeichnet sich durch seine blutrote Färbung aus, verliert sie aber (zum Unterschied von Sehwefelcyaneisen) auf Säurezusatz.

§ 179. Haloidsalze des Eisens. a) Löst man Eisen in verdünnter Salzsäure auf, so bildet sich unter Wasserstoffentwicklung eine grünliche Flüssigkeit, welche, zur Trockne eingedampft, grünliches Eisenchlorür, Ferrum chloratum (FeCl$_2$), liefert. Dasselbe zieht aus der Luft begierig Sauerstoff an, wird gelb, und schwerlöslich.

b) Das Eisenchlorid, **Ferrum sesquichloratum** (Fe$_2$Cl$_6$ + 12 aq.) krystallisiert in gelben, zerfliesslichen Massen, welche sich leicht in Wasser, Weingeist und Äther lösen. Seine wässerige Lösung ist Eisenchloridflüssigkeit, **Liquor Ferri sesquichlorati** vom spez. Gew. 1,23, eine safrangelbe, ·fast ölig fliessende Flüssigkeit. Man gewinnt sie durch Einleiten von Chlorgas in eine Eisenchlorürlösung:

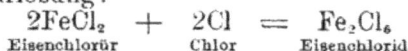

$$2FeCl_2 + 2Cl = Fe_2Cl_6$$

Eisenchlorür Chlor Eisenchlorid

oder auch durch Eintragen von Salpetersäure in die mit Salzsäure versetzte Eisenchlorürlösung, wobei die Salzsäure zu Chlor oxydiert und die Salpetersäure zu Stickoxydgas reduziert wird. Hierbei wird das Stickoxydgas mit braunschwarzer Farbe gelöst gehalten, solange noch Eisenchlorür vorhanden ist; beim letzten Zusatz von Salpetersäure entweicht alles Gas in stürmischer Weise.

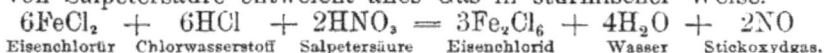

$$6FeCl_2 + 6HCl + 2HNO_3 = 3Fe_2Cl_6 + 4H_2O + 2NO$$

Eisenchlorür Chlorwasserstoff Salpetersäure Eisenchlorid Wasser Stickoxydgas.

Prüfung der Eisenchloridflüssigkeit: Ein mit Ammoniak befeuchteter Glasstab darf beim Darüberhalten keine weissen Nebel bilden (*freie Salzsäure*), auch mit Jodzinkstärkelösung benetztes Papier darf sich nicht bläuen (*freies Chlor*); einige Tropfen des Liquor, mit unterschwefligsaurer Natronlösung erhitzt, müssen einige braune Flocken Eisenoxyd abscheiden (verlangte Neutralität). Mit Wasser verdünnt und angesäuert darf sie sich durch Ferridcyankalium nicht bläuen (*Eisenchlorür*); nach dem Ausfällen mit Ammoniak darf das Filtrat keinen Glührückstand lassen, auch mittelst Schwefelsäure und Eisenvitriollösung keine *Salpetersäure* anzeigen und angesäuert weder durch Baryumnitrat (weiss: *schwefelsaures* Eisenoxyd), noch durch Ferrocyankalium getrübt werden (braunrot: *Kupfer*).

c) Löst man frisch gefülltes Eisenoxydhydrat in wenig Salzsäure auf, so gewinnt man das Eisenoxychlorid, **Liquor Ferri oxychlorati,** eine dunkelrotbraune Flüssigkeit mit 3,5 Proz. Fe, welches als sehr basisches Eisenchlorid darin aufgelöst ist. Silbernitrat fällt aus derselben kein Chlorsilber aus. Man hat das gleiche Präparat auch durch Dialyse dargestellt und **Ferrum dialysatum** genannt

Zur Darstellung des dialysierten Eisens wird eine Eisenchloridlösung portionenweise mit Ammoniak versetzt, so lange sich der anfangs entstehende Niederschlag (Eisenoxydhydrat) beim Stehen wieder auflöst. Schliesslich bringt man die klare Flüssigkeit, welche neben dem gebildeten Chlorammonium Eisenoxychlorid (basisches Eisenchlorid) enthält, auf einen Dialysator (vgl. S. 5); das Chlorammonium tritt allmählich in das äussere Wasser über, das Eisenoxychlorid bleibt auf dem Dialysator zurück.

d) Der Eisensalmiak, **Ammonium chloratum ferratum,**

ist ein hygroskopisches, orangegelbes Doppelsalz aus Salmiak (NH_4Cl) und Eisenchlorid (Fe_6Cl_6).

e) Lässt man Eisen mit Jod und Wasser in Berührung, so lösen sie sich zu einer grünlichen Flüssigkeit, indem sie sich zu Eisenjodür, **Ferrum jodatum** (FeJ_2), verbinden. (Solange noch freies Jod zugegen ist, erscheint die Lösung rotbraun, wird aber grünlich, wenn die nötige Menge Eisen aufgelöst ist.) Dieses Salz nimmt mit grösster Begierde Sauerstoff aus der Luft an und scheidet Jod aus. Dagegen hält sich das Eisenjodür in Mischung mit Zucker länger in guter Beschaffenheit, teils trocken als Ferrum jodatum saccharatum (8 Teile Milchzucker + 2 Teile Eisenjodür), teils in Lösung als **Syrupus Ferri jodati** (mit 5 Proz. Eisenjodür). Ähnlich wie der Zucker, wirkt das Sonnenlicht auf die Eisenoxydulsalze konservierend, auf die Eisen-oxydsalze reduzierend, weshalb die letzteren in geschwärzten Gläsern, die ersteren möglichst im Lichte aufzubewahren sind.

Eisenjodür wird *ex tempore* bereitet aus 3 Teilen Eisen und 8 Teilen Jod; Summa 10 Teile Eisenjodür.

Praktische Übungen.

1. **Ferrum sulfuricum purum.** Man verdünne 3 Teile englische Schwefelsäure mit 12 Teilen Wasser, füge 3 Teile metallisches Eisen — Nägel, Draht oder Feilspäne — hinzu und erwärme gelinde; wenn die Gasentbindung nachlässt, filtriere man schnell. Beim Erkalten krystallisiert das schwefelsaure Eisenoxydul in grünen Säulen aus. Rührt man aber die verkühlende Lauge anhaltend um, so scheidet sich das Salz als hellgrünes, feinkörniges Krystallmehl aus, ebenso wenn die Flüssigkeit mit dem dritten Teil Weingeist versetzt und umgerührt wird. Die Krystalle trockne man auf Fliesspapier an der Luft.

2. **Liquor Ferri sesquichlorati.** Man erwärme 11 Teile Eisen — Nägel, Draht, Feilspäne — mit 52 Teilen reiner Salzsäure, filtriere nach vollendeter Lösung und beendigter Gasentwicklung die grünliche Flüssig-keit schnell von dem geringen Rückstand ab und gebe 26 Teile reine Salzsäure hinzu; dann tröpfle man, während die Flüssigkeit in einer ge-räumigen Schale unter freiem Himmel erhitzt wird, soviel Salpetersäure (12 Teile) in kleinen Portionen zu, bis die anfangs entstehende dunkle Färbung in rotgelb umgeändert und reichlich Stickoxydgas entbunden wird. (Eine kleine Probe, mit Wasser verdünnt, darf einen Tropfen über-mangansaure Kalilösung nicht mehr entfärben, sondern muss sich damit röten.) Nun dampft man die Flüssigkeit bis auf 49 Teile ab (worauf an einem kühlen Orte wasserhaltiges Eisenchlorid auskrystallisieren würde), und verdünnt sie mit Wasser zu 100 Teile.

3. **Ferrum jodatum saccharatum.** Man übergiesse in einem Kölbchen 3 Teile Eisenpulver mit 10 Teilen Wasser und gebe nach und nach 8 Teile Jod hinzu, anfänglich schwach erwärmend. Das Jod löst sich in dem entstehenden Eisenjodür mit braunroter Farbe auf, bis schliesslich das Ganze in grünliche Eisenjodürflüssigkeit übergegangen ist. Dann filtriere man dieselbe schnell vom restierenden Eisen ab in eine Schale, worin sich 40 Teile Milchzuckerpulver befinden, wasche das Filter mit wenigem Wasser aus und dampfe die Masse im Wasserbad zur Trockne.

4. **Ferrum oxydatum fuscum.** Man verdünne 40 Teile schwefel-saure Eisenoxydlösung (oder 21,5 Teile Eisenchloridflüssigkeit) mit 160 Teilen destilliertem Wasser und giesse unter kräftigem Umrühren eine Mischung aus 32 Teilen Salmiakgeist und 64 Teilen Wasser hinzu, so dass alkalische Reaktion eintritt. Nach dem Absetzen giesse man die klare Salzlauge ab und wasche den Niederschlag durch wiederholtes Aufgeben destillierten Wassers, Absetzenlassen und Dekantieren gut aus, bis das Ablaufende keinen Geschmack mehr zeigt. Alsdann sammle man das Eisenoxydhydrat auf ein leinenes Tuch, lasse wohl abtröpfeln, schlage das Tuch zusammen und presse den Inhalt langsam trocken, worauf man ihn in sehr gelinder Wärme völlig trockne.

5. **Ammonium chloratum ferratum.** Man mische 16 Teile Chlor-ammonium mit 4,5 Teilen Eisenchloridflüssigkeit in einer Porzellanschale und dampfe im Wasserbad unter stetem Umrühren mit einem Glasstabe zur Trockne ein.

Stöchiometrische Aufgaben.

1. Wieviel Eisenvitriol gewinnt man durch Auflösen von 1 kg Eisen in verdünnter Schwefelsäure? — Antw. Fe $(FeSO_4 + 7H_2O) = 56 : 278$; x = 5 kg.

2. Wieviel entwässertes Salz erhält man aus 100 g Eisenvitriol? — Antw. $(FeSO_4 + 7 H_2O) : (FeSO_4 + H_2O) = 278$ 170; x = 61 g.

3. Wieviel Eisenjodür liefern 100 g Jod? — Antw. $2J$ $FeJ_2 =$ (2×127) $(56 + 2 \times 127)$; x = 122 g.

---

26. Zink und seine Salze.

§ 180. Wie gewinnt man das Zink? Das Zink, bereits im 16. Jahrhundert dem berühmten Paracelsus bekannt, findet sich nicht gediegen in der Natur. Seine Erze sind: der Galmei (kohlensaures Zinkoxyd) und Kieselgalmei (kieselsaures Zink-oxyd), sowie die Zinkblende (Schwefelzink).

Den Galmei reduziert man direkt mit Kohle, die Blende be-darf jedoch zuvor der Röstung, um in Zinkoxyd überzugehen und dann mit Kohle reduziert zu werden. Da das Zink in der Weissglühhitze flüchtig ist, gestaltet sich der Reduktionsprozess zu einer Destillation, welche man teils in horizontalliegenden thönernen Röhren (belgisches Verfahren), teils in Tiegeln (eng-lisches Verfahren), teils in Muffeln (schlesisches Verfahren) vor-nimmt.

In Belgien beschickt man eine Anzahl reihenweise neben einander in einem Ofen liegender Röhren aus feuerfestem Thon mit Zinkerz und Kohle; ihre vorderen Enden sind mit Vorlagen zur Ansammlung kondensierten Zinkes verbunden, und diese wieder mit wagerechten offenen Röhren, sog. Allongen, worin sich die verbrannten Zinkdämpfe als Zinkblumen (Oxyd) ansetzen.

In England benutzt man Tiegel mit durchbohrtem Boden, dessen Loch mit einem hölzernen Pfropf verschlossen wird; der letztere verkohlt in der Glühhitze und lässt die Zinkdämpfe durchtreten, welche sich in einem System von Röhren verdichten und abfliessen.

Die in Schlesien gebräuchlichen Muffeln bestehen aus feuerfestem Thon, werden von der Flamme des Ofens umspielt und lassen durch ein oberseits angesetztes Rohr, welches sich senkrecht herab verlängert, die Zinkdämpfe in den Kondensationsraum treten.

Die Reduktion des Zinkoxyds durch Kohle beruht auf der Gleichung:

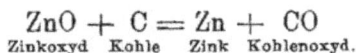

$$ZnO + C = Zn + CO$$

Zinkoxyd   Kohle   Zink   Kohlenoxyd.

§ 181. Eigenschaften des Zinks. Das Z i n k ist ein bläulichweisses Metall mit krystallinischem Gefüge, in der Kälte spröde, zwischen 120° und 150° hämmerbar, in beginnender Rotglühhitze schmelzend, in der Weissglühhitze siedend. Wo sein Dampf mit der Luft in Berührung gelangt, verbrennt es zu Zinkoxyd, welches sich als sog. Z i n k b l ü t e n, F l o r e s Z i n c i, an kalte Körper ansetzt. An trockner Luft hält sich das Metall unverändert, an feuchter überzieht es sich allmählich mit einer weissen Oxydschicht. I n v e r d ü n n t e n S ä u r e n l ö s t e s s i c h, wie das E i s e n, u n t e r W a s s e r s t o f f e n t w i c k l u n g, zu einem Zinkoxydsalz auf. Spez. Gew. 7,0.

Das Zink ist ein z w e i w e r t i g e s Element, welches sich direkt mit Sauerstoff zu Z i n k o x y d (ZnO), mit Schwefel zu Z i n k s u l f i d (ZnS) verbindet. Mit Chlor vereinigt es sich zu Zinkchlorid ($ZnCl_2$), mit Jod zu Zinkjodid ($Zn\ J_2$).

Erkennung des Zinks: Die Z i n k s a l z e werden aus ihren Lösungen durch Schwefelwasserstoff nur unvollständig, durch Schwefelammonium vollständig als weisses Schwefelzink gefällt; mit Salzsäure oder Schwefelsäure angesäuert, werden sie jedoch durch H_2S nicht getrübt. Essigsaures Zinkoxyd wird aber durch H_2S vollständig ausgefällt. — Ätzende Alkalien, auch Ammoniak, fällen aus den Zinklösungen weisses Z i n k o x y d h y d r a t (Zn2HO); ein Überschuss des Alkalis löst aber dasselbe mit Leichtigkeit wieder auf. Schwefelwasserstoffwasser oder Schwefelammonium scheidet aus dieser Lösung weisses Schwefelzink aus.

Die Zinksalze wirken äusserlich ätzend, innerlich giftig.

§ 182. Das Zinkoxyd. Das durch Verbrennen des Zinkdampfes erzeugte Zinkoxyd ist das k ä u f l i c h e Z i n k o x y d, **Zincum oxydatum crudum** (Zn O), im Handel als Z i n k w e i s s bekannt und an Stelle von Bleiweiss zu Ölfarben und Lacken benutzt, da es sich durch Schwefelwasserstoff - Einwirkung nicht schwärzt. Es stellt ein weisses, beim Erhitzen vorübergehend gelb werdendes Pulver dar, welches sich nicht in Wasser, aber leicht in Säuren und auch in Ätzalkalien löst. Man gewinnt es im Grossen, indem man Zink in irdenen Retorten erhitzt und seine Dämpfe mit einem erhitzten Luftstrom zusammenführt, worin sie verbrennen; das gebildete Oxyd wird vom Luftstrom in Kammern fortgeführt, an deren Wände es sich absetzt.

Das reine Zinkoxyd, **Zincum oxydatum** (purum), ausschliesslich zum inneren Gebrauche bestimmt, wird ähnlich der gebrannten Magnesia gewonnen. Zunächst fällt man Zinkvitriol mit Soda, wäscht und trocknet das ausgeschiedene basisch kohlensaure Zinkoxyd und glüht es in Tiegeln bis zur Vertreibung der Kohlensäure.

Prüfung des Zinkoxyds auf Reinheit: 1. Das reine Zinkoxyd darf keine löslichen Stoffe (zufolge mangelhaften Auswaschens) enthalten; schüttelt man es mit Wasser, so darf das Filtrat weder mit Baryt- noch mit Silberlösung getrübt werden (weiss: *schwefelsaures* Natron resp. *Chlornatrium*). Das Zinkoxyd muss sich ohne Aufbrausen (*Kohlensäure*) in Essigsäure lösen, werde daraus durch überschüssiges Ammoniak nicht und dann durch Schwefelwasserstoffwasser weiss ausgeschieden — ein dunkler Niederschlag zeigt *Eisen*, *Blei* an; die ammoniakalische Lösung darf sich nicht trüben durch oxalsaures Ammoniak und phosphorsaures Natron (weiss: *Kalk* resp. *Magnesia*). 2. Das käufliche Zinkoxyd löse sich völlig und ohne Aufbrausen in Essigsäure und werde durch überschüssige Natronlauge nicht daraus ausgeschieden (Trübung: *Magnesia*); Jodkalium darf die essigsaure Lösung nicht trüben (gelb: *Bleiweiss*).

§ 183. Zinksalze. a) Das Zinksulfat oder schwefelsaure Zinkoxyd, **Zincum sulfuricum** (ZnSO$_4$ + 7aq.), krystallisiert in leichtlöslichen, farblosen, nadelförmigen Säulen, von gleicher Form wie Bittersalz und Eisenvitriol, saurer Reaktion und metallischem Geschmack. Man stellt den Zinkvitriol entweder durch Auflösung von käuflichem Zinkoxyd oder von metallischem Zink in verdünnter Schwefelsäure dar; im letzteren Falle entweicht Wasserstoffgas.

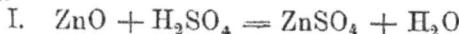

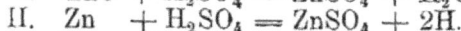

$$\text{I.} \quad ZnO + H_2SO_4 = ZnSO_4 + H_2O$$
$$\text{II.} \quad Zn \ \ + H_2SO_4 = ZnSO_4 + 2H.$$

Da das metallische Zink selten eisenfrei ist und das Eisensulfat vom Zinksulfat durch Krystallisation nicht getrennt werden kann (als isomorphe Salze), so sättigt man die gewonnene Salzlösung mit Chlorgas, zur Überführung des schwefelsauren Eisenoxyduls in Eisenoxydsalz, dann setzt man etwas Zinkoxyd zu, welches das Eisenoxyd ausscheidet; die filtrierte Flüssigkeit wird schliesslich zur Krystallisation eingedampft.

In unreinem Zustande gewinnt man den Zinkvitriol durch geeignetes Rösten der Zinkblende und bringt ihn in entwässerten Klumpen (ZnSO$_4$ + aq.) in den Handel als weissen Vitriol (Galitzenstein).

14*

Prüfung des Zinkvitriols: Die Lösung bleibe mit überschüssigem Salmiakgeist klar und gebe darauf mit Schwefelwasserstoffwasser einen weissen Niederschlag (ein dunkelfarbiger Niederschlag zeigt *Eisen* oder *Kupfer* an); phosphorsaures Natron trübe nicht die ammoniakalische Lösung (weiss: *Magnesia*). Die wässerige Salzlösung trübe sich nicht mit Silbernitrat (weiss: *Chlorzink*); mit Chlorwasser und Salzsäure erhitzt, verändere sie sich nicht durch Schwefelcyankalium (Rötung: *Eisen*), noch durch H_2S (dunkle Trübung: *Blei*, *Kupfer*). Das Salz darf, mit Natronlauge erhitzt, kein *Ammoniak* abgeben, auch keine *Salpetersäure* verraten durch Bläuung nach Zusatz von Schwefelsäure, Zink und Jodzinkstärkelösung. (Durch die Wasserstoffentwicklung wird die Salpetersäure zu Untersalpetersäure und diese macht aus dem Jodzink das Jod frei, welches die Stärke bläut.)

b) Das essigsaure Zinkoxyd, Zinkacetat, **Zincum aceticum** $(ZnC_2H_3O_2 + 3aq.)$, krystallisiert aus der Auflösung des käuflichen Zinkoxyds in verdünnter Essigsäure als farblose Säulen, welche sich in Wasser leicht auflösen.

Prüfung: Die Lösung muss mit Schwefelwasserstoff einen weissen Niederschlag geben (dunkelfarbig: *Eisen*, *Kupfer*, *Blei*) und das Filtrat beim Verdunsten keinen Rückstand hinterlassen *(fremde Salze)*.

c) Das Chlorzink, **Zincum chloratum** $(ZnCl_2)$, ist ein stark hygroskopisches und zerfliessliches Salzpulver, welches man durch Auflösen von Zinkoxyd in Salzsäure und Abdampfen zur Trockne gewinnt; leicht löslich in Wasser und Weingeist, stark ätzend. Beim Abdampfen über freiem Feuer entweicht stets etwas Salzsäure und bleibt basisches Zinkchlorid übrig, welches sich in Wasser nicht mehr klar löst.

Das Chlorzink wird auf seine Reinheit ähnlich geprüft wie das Zinkvitriol.

Versuche und praktische Übungen.

1. Zinkblüten. Man erhitze ein kleines Zinkstück in einem bedeckten hessischen Tiegel zwischen glühenden Kohlen. Nachdem der Tiegel glühend geworden, hebe man ihn heraus; nach dem Erkalten findet man die Wandung des Tiegels wie die Unterfläche des Deckels dicht bedeckt mit schneeweissem, sehr lockerem Oxyde.

2. Darstellung von Zincum sulfuricum. Man löse 1 Teil eisenfreies Zink in 8 Teilen verdünnter Schwefelsäure, zuletzt unter Erwärmen, und stelle das Filtrat zur Krystallisation bei Seite. — Auch kann man 1 Teil Zinkweiss in 7,5 Teile verdünnter Schwefelsäure lösen, einige Stunden mit einem Zinkstückchen digerieren (zur Ausscheidung vorhandenen Bleies) und das Filtrat zum Krystallisieren abdampfen. Die gewonnenen Krystalle trockne man auf Fliesspapier, ohne Wärme anzuwenden.

3. Zincum oxydatum purum. Man löse 40 *g* Zinkvitriol in 120 Teilen Wasser, giesse sie in eine Lösung von 50 *g* reiner Soda in 600 *g* Wasser unter kräftigem Umrühren und lasse einige Stunden digerieren. Den Niederschlag sammle man auf ein leinenes Tuch, übergiesse ihn wiederholt mit heissem Wasser, bis dasselbe geschmacklos abläuft, lasse es gut abtröpfeln, presse den Niederschlag aus, trockne ihn in der Wärme und erhitze ihn in einer Porzellanschale, bis 11 *g* übrig bleiben.

Stöchiometrische Aufgaben.

1. Wieviel Zinkvitriol liefert 1 *g* Zink beim Auflösen in Schwefelsäure? — Antw. Zn $(ZnSO_4 + 7H_2O) = 65 : 287; x = 4261 g$.

2. Wieviel englische Schwefelsäure verlangt 1 g Zinkoxyd zur Lösung?
— Antw. ZnO H$_2$SO$_4$ = 81 98; x = 1210 g.
3. Woran erkennt man das Zinkoxyd? — Antw. Daran, dass es beim Erhitzen gelb, darauf beim Erkalten wieder weiss wird.

§ 184. Kadmium. Das Kadmium*) ist ein zinnweisses, dehnbares Metall, welches sich dem Zink eng anschliesst und, wie dieses, in verdünnten Säuren unter Wasserstoffentwicklung auflöst. Es begleitet die schlesischen Zinkerze und wird, da es flüchtiger ist als das Zink, bei deren Destillation zuerst gewonnen. Sein Dampf verbrennt an der Luft zu braunem Kadmiumoxyd (CdO).

Das schwefelsaure Kadmiumoxyd, Cadmium sulfuricum (CdSO$_4$ + 4 aq.), krystallisiert aus der Lösung des Kadmiums in verdünnter Schwefelsäure in Form farbloser, leichtlöslicher Säulen, welche an der Luft leicht verwittern. Aus ihrer Lösung scheidet Schwefelwasserstoff gelbes Schwefelkadmium (CdS) aus, welches sich von dem ihm ähnlichen Schwefelzinn und Schwefelarsen durch seine Unlöslichkeit in Ammoniakflüssigkeit unterscheidet.

27. Das Blei und seine Verbindungen.

§ 185. Wie gewinnt man das Blei? Das Blei, seit den ältesten Zeiten bekannt, findet sich nicht gediegen in der Natur, sondern an Sauerstoff, mehr aber noch an Schwefel gebunden. So ist der Bleiglanz (Schwefelblei, PbS), das wichtigste Bleierz, ein bleigraues, in Würfeln krystallisiertes, metallglänzendes Mineral.

Die Gewinnung des Metalles aus dem Bleiglanz geschieht hauptsächlich nach zwei Methoden: entweder man schmilzt das Erz mit Eisen zusammen — sog. Niederschlagsarbeit, wobei metallisches Blei sich ausscheidet und Schwefeleisen als Schlacke darauf schwimmt; oder man röstet den Bleiglanz, wobei der Schwefel als schwefligsaures Gas entweicht, das Blei aber sich zu Bleioxyd oxydiert. Das Röstprodukt wird schliesslich nicht durch Kohle reduziert, sondern mit ungeröstetem Bleiglanz eingeschmolzen; dabei vereinigt sich der Sauerstoff des Bleioxyds mit dem Schwefel des Schwefelbleies zu schwefliger Säure, während das gesamte Blei metallisch niederschmilzt, nämlich:

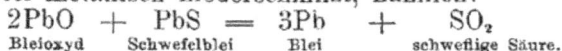

$$2PbO + PbS = 3Pb + SO_2$$

Bleioxyd   Schwefelblei   Blei   schweflige Säure.

§ 186. Eigenschaften des Bleies. Das Blei ist ein bläulich weisses, sehr weiches und dehnbares Metall, schwerer als Eisen,

---

*) Kadmium, abgeleitet von καδμεία (Galmei), wurde 1818 zuerst isoliert.

Zink und Kupfer, denn sein spez. Gew. $= 11,3$. Es schmilzt bei beginnender Rotglühhitze leichter wie Zink, etwas schwieriger als Zinn; geschmolzen überzieht es sich an der Luft mit einer Haut aus Bleisuboxyd (Pb_2O), oxydiert sich aber unter der Einwirkung der Gebläseluft zu Bleioxyd (PbO). Angesäuertes Wasser greift das Blei nicht an, aber lufthaltiges veranlasst, zumal bei Gegenwart von Kohlensäure, eine allmähliche Oxydation, daher eignet sich das Blei nicht für Brunnenröhren. Schwefelsäure greift das Metall wenig an (wegen der Unlöslichkeit des schwefelsauren Bleioxyds), weshalb man in der Technik bei Verwendung der Schwefelsäure die Behälter mit Bleiplatten ausschlägt. Salpetersäure löst das Blei, unter Stickoxydentwicklung, leicht zu salpetersaurem Bleioxyd auf. In Berührung mit organischen Säuren, vorzugsweise Essigsäure, oxydiert sich das Blei allmählich durch den Sauerstoff der Luft und bildet mit der Säure ein Salz.

Das Blei ist ein zweiwertiges Metall, welches sich mit Sauerstoff in mehreren Verhältnissen verbindet, aber nur ein basisches Oxyd, das gelbe Bleioxyd (PbO), bildet, dessen Hydrat (Pb2HO) weiss ist. Sauerstoffärmer ist das Bleisuboxyd (Pb_2O), sauerstoffreicher das Bleisuperoxyd (PbO_2), ein dunkelbraunes Pulver, welches Salpetersäure aus der Mennige abscheidet. — Mit Schwefel verbindet sich das Blei zum unlöslichen, braunschwarzen Schwefelblei (PbS). — Von den Bleisalzen, die meistens farblos sind, lösen sich sehr viele, z. B. das schwefelsaure Bleioxyd ($PbSO_4$), das kohlensaure und phosphorsaure Bleioxyd, in Wasser nicht auf; das Chlorblei ($PbCl_2$) sowie das orangegelbe Jodblei, **Plumbum jodatum** (PbJ_2), lösen sich leichter in heissem, sehr schwer in kaltem Wasser auf. Sie wirken sämtlich innerlich giftig, auf die Gewebteile eintrocknend, sind daher geschätzte äusserliche Mittel.

Erkennung des Bleis: Die Lösungen der Bleisalze werden durch verdünnte Schwefelsäure und schwefelsaure Salze weiss gefällt (Bleisulfat), ebenso durch kohlensaure Alkalien (Bleikarbonat); mit Schwefelwasserstoff oder Schwefelammonium scheiden sie schwarzes Schwefelblei ab.

§ 187. Was sind Bleiglätte und Mennige? a) Die Bleiglätte, **Lithargyrum**, ist halbgeschmolzenes Bleioxyd (PbO), welches beim sog. Abtreiben des silberhaltigen Bleies als Nebenprodukt gewonnen wird. Man setzt nämlich das silberhaltige Blei im geschmolzenen Zustande auf dem sog. Treibherd der oxydierenden Wirkung der Gebläseluft aus, wobei alles Blei, zu Bleioxyd oxydiert, als Bleiglätte abfliesst, während das Silber metallisch zurückbleibt, weil es als edles Metall nicht direkt oxydierbar ist.

Die Glätte bildet eine kleinschuppige, gelbe, mehr oder weniger ins Rötliche (Silberglätte oder Goldglätte, je nachdem sie etwas Mennige enthält) spielende Masse, die feinpräpariert ein schweres Pulver ist. An der Luft zieht sie allmählich Kohlensäure an, lässt sie aber bei nochmaligem schwachen Erhitzen wieder entweichen.

Prüfung der Bleiglätte: Die salpetersaure Lösung der Bleiglätte wird mit Schwefelsäure versetzt, so lange noch ein Niederschlag entsteht, worauf man filtriert und das Filtrat mit Ätzammoniak übersättigt; erscheint dann die Flüssigkeit blau, so ist die Glätte *kupfer*haltig; entstehen braune Flocken, so ist sie *eisen*haltig. Kocht man Bleiglätte wiederholt mit Essigsäure, so löst sie sich völlig auf, etwa vorhandenes *metallisches Blei* bleibt dabei zurück.

b) Die Mennige, **Minium** (Pb_3O_4), gewinnt man aus der Glätte durch länger dauerndes, vorsichtiges Erhitzen unter der Einwirkung der Gebläseluft in eigenen Mennigbrennereien, wobei das Bleioxyd noch Sauerstoff aufnimmt und zu Mennige wird. Ein orangerotes, schweres Pulver, dessen charakteristische Eigenschaft in seinem Verhalten zu Salpetersäure besteht. Diese Säure trennt sie nämlich in Bleioxyd und Bleisuperoxyd; ersteres wird als salpetersaures Salz gelöst, letzteres als braunschwarzes Pulver abgeschieden.

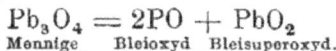

$$Pb_3O_4 = 2PO + PbO_2$$
Mennige   Bleioxyd   Bleisuperoxyd.

Bei Gegenwart von Zucker oder Oxalsäure reduziert sich jedoch die Mennige zu Bleioxyd, welches sich in der Säure auflöst, während Kohlensäure entweicht.

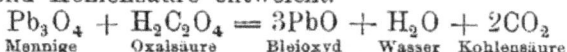

$$Pb_3O_4 + H_2C_2O_4 = 3PbO + H_2O + 2CO_2$$
Mennige   Oxalsäure   Bleioxyd   Wasser   Kohlensäure

Hinterlässt die Mennige bei der Behandlung mit Salpetersäure und Zucker einen Rückstand, so ist die Mennige mit *Ziegelmehl, Ocker, Bolus* u. dgl. verfälscht.

§ 188. Was ist Bleiweiss? Das Bleiweiss, **Cerussa**, ist basisch kohlensaures Bleioxyd, ein schweres, weisses Pulver, welches sich nicht in Wasser, aber unter (schwachem) Aufbrausen in Säuren, ohne Aufbrausen in ätzender Alkalilauge löst. Neutrales kohlensaures Bleioxyd ($PbCO_3$) findet sich natürlich (Weissbleierz).

Bleiweissfabrikation. Nach der holländischen Methode werden spiralig aufgerollte Bleiplatten (Fig. 58 b) in Töpfe (A) über etwas Essig (a) aufgestellt und eine grössere Zahl so beschickter Töpfe in Behälter (Loggen = Mistbäder) reihenweise neben und über einander geordnet. Unter jedem Topfe lagert eine Schicht

Fig. 58.

Pferdedünger oder gährende Lohe, darüber zunächst Bleiplatten (d), dann auf Brettern (h) abermals Pferdedünger. Letzterer liefert

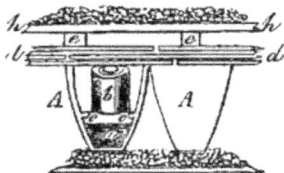

die Kohlensäure, welche sich mit dem durch die Essigdämpfe angegriffenen und in Oxyd übergegangenen Blei zu Bleiweiss verbindet. Nach etwa einem Monat klopft man dasselbe ab.

Nach der französischen und englischen Methode leitet man Kohlensäuregas in Bleiessig resp. über ein feuchtes Gemenge von Bleizucker mit Bleiglätte; dabei entsteht neben dem Bleiweiss neutrales essigsaures Bleioxyd, welches abermals mit Bleiglätte behandelt und der Kohlensäure ausgesetzt wird.

Prüfung des Bleiweisses auf Reinheit: Beim Auflösen in Salpetersäure bleiben Beimengungen wie *Schwerspat, schwefelsaures* Bleioxyd, *Gips*, zurück; wird die essigsaure Lösung durch Schwefelsäure völlig ausgefällt, so zeigt Ferrocyankalium im Filtrate einen *Zinkweiss*gehalt, überschüssiges Ammoniak *Thonerde* durch weisse Trübung an. Die salpetersaure Lösung giebt mit Natronlauge einen Niederschlag (Pb$_2$HO), der sich in überschüssigem Natron völlig lösen muss (Rückstand: *Kalk*).

§ 189. Was sind Bleizucker und Bleiessig? Löst man Bleiglätte in einer genügenden Menge Essig auf, bis neutrale Reaktion erzielt ist, so krystallisiert nach dem Eindampfen das essigsaure Bleioxyd, Bleiacetat, **Plumbum aceticum** (Pb2C$_2$H$_3$O$_2$ + 3 aq.), in farblosen, leichtlöslichen Säulen aus. Dieses Salz wurde wegen seines süsslichen Geschmackes Bleizucker (Saccharum Saturni) genannt, wirkt aber innerlich giftig, wie alle Bleiverbindungen. An der Luft verwittert es oberflächlich, zugleich Kohlensäure anziehend und sich mit weissem Pulver bedeckend, welches beim Auflösen zurückbleibt. Beim Erhitzen schmilzt der Bleizucker in seinem Krystallwasser, verliert aber in höherer Temperatur seine Essigsäure.

Prüfung des Bleizuckers auf *Kupfer*: seine Lösung darf sich durch überschüssigen Salmiakgeist nicht bläuen und muss mit Ferrocyankalium einen rein weissen (keinen rötlichen) Niederschlag geben.

Mit Bleiglätte digeriert oder zusammen geschmolzen, löst sich der Bleizucker als basisch essigsaures Salz, sog. Bleiessig, **Liquor Plumbi subacetici**, Acetum plumbicum, auf. Eine farblose, schwere Flüssigkeit von alkalischer Reaktion, an der Luft sehr begierig Kohlensäure anziehend und einen weissen Bodensatz (kohlensaures Bleioxyd) abscheidend. In 50 facher Verdünnung mit destilliertem Wasser liefert der Bleiessig das Bleiwasser, **Aqua Plumbi**; bei Anwendung von Brunnenwasser wird die Mischung durch kohlensaures Bleioxyd weisslich trübe (Aqua Goulardi).

Versuche und praktische Übungen.

1. Der Bleibaum. Man löse einige *g* Bleizucker in einem Pfunde destilliertem Wasser auf und stelle einen Streifen Zinkblech in die mit der Flüssigkeit gefüllte Flasche. Nach wenigen Stunden hat der Zinkstreifen sich völlig mit grauglänzenden Bleikrystallen überdeckt, die ihn nach einem Tage baumartig verästelt umhüllen, während essigsaures Zinkoxyd in Lösung übergegangen ist.

2. **Liquor Plumbi subaceti.** Man mische genau 3 Teile zerriebenes essigsaures Bleioxyd und 1 Teil feingepulverte Bleiglätte, erhitze dann das Gemenge in einer Porzellanschale im Wasserbad wohlbedeckt zum Schmelzen und füge schliesslich 10 Teile heisses destilliertes Wasser portionenweise hinzu. Nach dem Erkalten werde die Flüssigkeit filtriert, wobei man den Trichter mit einer Glasplatte bedeckt halte.

Fragen und stöchiometrische Aufgaben.

1. Wodurch erkennt man die Mennige von ähnlich gefärbten Stoffen? — Antw. Dadurch, dass sie durch Salpetersäure braun wird.

2. Wieviel Bleizucker gewinnt man beim Auflösen von 1 kg Bleiglätte in Essig? — Antw. PbO $(Pb\,2\,C_2H_3O_2 + 3\,H_2O) = 223$ 379; $x = 1700\ g$.

3. In welchen Verhältnissen zerlegen sich Bleizucker und Zinkvitriol vollständig? — Antw. Zu gleichen Molekülen: $(Pb\,2\,C_2H_3O + 3\,H_2O) = 379$ und $(ZnSO_4 + 7\,H_2O) = 287$. Daher kommen auf 379 Teile Bleizucker 287 Teile Zinkvitriol, d. i. annähernd auf 4 Teile des ersteren 3 Teile des letzteren.

28. Kupfer und seine Salze.

§ 190. Wie gewinnt man das Kupfer? Das Kupfer, ein altbekanntes Metall, findet sich zwar hier und da gediegen, aber überwiegend vererzt, teils in Sauerstoffverbindung, wie der Malachit und die Kupferlasur (beide kohlensaures Kupferoxyd), vorzugsweise jedoch an Schwefel gebunden als Kupferkies und Buntkupfererz (beide aus Schwefeleisen und Schwefelkupfer bestehend).

Das wichtigste Kupfererz ist der Kupferkies, worin sich Kupfer und Eisen an Schwefel gebunden befinden. Man röstet das Erz unvollständig und schmilzt es für sich ein; dabei tritt der noch vorhandene Schwefel an das Kupfer zu leichtschmelzbarem Schwefelkupfer — dem sog. „Stein", während der bei der Röstung aufgenommene Sauerstoff sich mit dem Eisen vereinigt und dasselbe mit dem in der Gangart vorhandenen Quarz als Silikat in die Schlacke führt. Durch wiederholtes unvollständiges Rösten des „Steines" und Einschmelzen gelingt es schliesslich, reines Schwefelkupfer (sog. Konzentrationsstein) zu erhalten, aus welchem alles Eisen entfernt ist. Diese Trennung der beiden Metalle beruht darauf, dass das Kupfer eine grössere Verwandtschaft zum Schwefel, das Eisen eine solche zum Sauerstoff hat.[*] Durch vollständiges Rösten des Konzentrationssteines führt man ihn in Kupferoxyd über und reduziert dieses mittelst Kohle.

Ein sehr reines Kupfer, das sog. Cementkupfer, wird aus Kupfervitriollösungen durch Hineinlegen metallischen Eisens ge-

---

[*] $Fe + Cu + S + O = FeO + CuS$.

wonnen, welches sich an die Stelle jenes Metalles setzt und zu Eisenvitriol auflöst: $CuSO_4 + Fe = FeSO_4 + \textbf{Cu}$.

§ 191. Eigenschaften des Kupfers. Das Kupfer ist ein hartes, sehr zähes und dehnbares Metall von rötlicher Farbe und vorzüglichem Leitungsvermögen für Elektrizität und Wärme. Sein spezifisches Gewicht = 8,95. Es schmilzt erst in der Weissglühhitze und bedeckt sich in der Rotglühhitze bei Luftzutritt mit einer Oxydschicht. An feuchter Luft oxydiert es sich allmählich, Grünspan (kohlensaures Kupferoxyd) ziehend; die **Gegenwart verdünnter Säuren oder Salze begünstigt die Oxydation des Kupfers**, infolge dessen saure Speisen beim Stehen in kupfernen Geräten sehr bald kupferhaltig werden; jedoch ist keine Verunreinigung zu befürchten, wenn man die Speisen sofort nach dem Garkochen entleert. **Weder Salzsäure noch verdünnte Schwefelsäure wirken bei Luftabschluss auf das Kupfer ein**, dagegen leicht Salpetersäure und heisse englische Schwefelsäure. Die Salpetersäure löst das Kupfer mit Heftigkeit unter Stickoxydgasentwicklung zu blauem salpetersauren Kupferoxyd, nämlich:

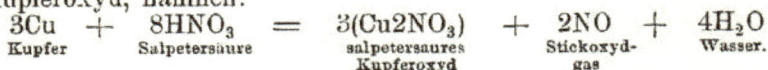

$$3Cu + 8HNO_3 = 3(Cu2NO_3) + 2NO + 4H_2O$$

Kupfer — Salpetersäure — salpetersaures Kupferoxyd — Stickoxydgas — Wasser.

Konz. Schwefelsäure löst in der Hitze Kupfer auf zu schwefelsaurem Kupferoxyd, während ein Teil von ihr in schweflige Säure reduziert wird und entweicht.

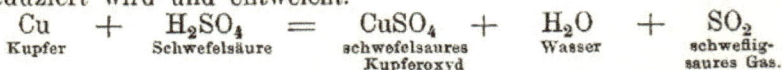

$$Cu + H_2SO_4 = CuSO_4 + H_2O + SO_2$$

Kupfer — Schwefelsäure — schwefelsaures Kupferoxyd — Wasser — schwefligsaures Gas.

Das Kupfer ist ein **zweiwertiges** Metall, welches jedoch auch, infolge gegenseitiger Bindung zweier Kupferatome, **einwertig** auftreten kann. Es bildet daher mit Sauerstoff zwei salzbildende Oxyde: rotes **Kupferoxydul** (Cu_2O) und schwarzes **Kupferoxyd** (CuO); mit Schwefel zwei schwarze Sulfide: **Kupfersubsulfid** (Cu_2S) und **Kupfersulfid** (CuS) oder **Halb-** und **Einfach-Schwefelkupfer**. Mit den Salzbildnern in ähnlicher Weise **Kupferchlorür** (Cu_2Cl_2) und **Kupferchlorid** ($CuCl_2$) u. s. f. Die **Kupferoxydulsalze** sind meist unlöslich und ziehen an der Luft begierig Sauerstoff an, in Oxydsalze übergehend. **Die Kupferoxydsalze zeichnen sich durch blaue oder grüne Färbung aus** und wirken alle innerlich giftig.

Erkennung des Kupfers: Charakteristisch ist die tiefblaue Färbung, mit welcher sich Kupferoxyd in Ammoniak auflöst. Die Kupfersalzlösungen werden daher leicht daran erkannt, dass sie mit überschüssigem Salmiakgeist eine tiefblaue Flüssigkeit geben. Schwefelwasserstoff scheidet aus ihnen, selbst bei Gegenwart freier

Säure, schwarzes Schwefelkupfer aus. Ein blanker Eisenspatel überzieht sich in ihnen kupferrot (mit einer Kupferschicht).

§ 192. Technische Verwendung des Kupfers. Wegen seiner Zähigkeit, Dehnbarkeit und Schwerschmelzbarkeit findet das Kupfer in der Technik, zu Gerätschaften u. dgl. ausgedehnte Verwendung. Diese vorzüglichen Eigenschaften überträgt es auf seine Legierungen. Legierungen nennt man Metallgemische; von denen des Kupfers sind hervorzuheben:

das Messing, aus Kupfer (c. 70%) und Zink (c. 30%);

der Tombak, kupferreicher als das Messing;

die Bronze, aus Kupfer, Zinn, Zink und Blei;

das Neusilber (Argentan), aus Kupfer, Zink und Nickel. Ausserdem sind noch zu nennen das Kanonen- und Glockenmetall, aus Kupfer und Zinn.

Zu den Kupfermünzen benutzt man Kupfer mit etwas Zinn (4%) und Zink (1%); zu den Nickelmünzen des deutschen Reiches Kupfer (75%) und Nickel (25%).

§ 193. Offizinelle Kupferverbindungen. a) Das Kupferoxyd, **Cuprum oxydatum** (CuO), stellt ein schwarzes, in Wasser unlösliches Pulver dar, welches man durch Erhitzen des aus Kupfervitriol durch Soda gefällten kohlensauren Kupferoxyds oder auch durch Glühen des salpetersauren Kupferoxyds gewinnt.

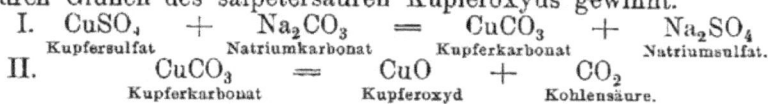

I. $\underset{\text{Kupfersulfat}}{CuSO_4} \quad + \quad \underset{\text{Natriumkarbonat}}{Na_2CO_3} \quad = \quad \underset{\text{Kupferkarbonat}}{CuCO_3} \quad + \quad \underset{\text{Natriumsulfat.}}{Na_2SO_4}$

II. $\qquad \underset{\text{Kupferkarbonat}}{CuCO_3} \quad = \quad \underset{\text{Kupferoxyd}}{CuO} \quad + \quad \underset{\text{Kohlensäure.}}{CO_2}$

Versetzt man die Lösung eines Kupfersalzes mit ätzendem Alkali, so scheidet sich blaugrünes Kupferoxydhydrat ($Cu2HO$) aus, welches bei 100°, selbst in siedendem Wasser, in schwarzes Kupferoxyd übergeht: $Cu2HO = CuO + H_2O$.

Das Kupferoxyd muss sich ohne Aufbrausen (*Kohlensäure*) in Salpetersäure lösen; auf fremde Salze wird es wie der Kupfervitriol geprüft; beim Erhitzen auf Platinblech darf es keine gelbrote Dämpfe (*salpetrige Säure*) abgeben — herrührend von ungenügendem Erhitzen des Kupfernitrats.

b) Das schwefelsaure Kupferoxyd, Kupfersulfat, **Cuprum sulfuricum** ($CuSO_4 + 5\,aq.$), krystallisiert in lasurblauen Säulen, weshalb man es auch blauen Vitriol, Kupfervitriol, nennt. Das reine Salz gewinnt man durch Auflösung von Kupfer in erhitzter englischer Schwefelsäure; das rohe Salz wird durch Auslaugen verwitterten Kupferkieses zugleich mit Eisenvitriol erhalten und von demselben durch Krystallisation getrennt, bleibt aber gewöhnlich damit verunreinigt. Der Kupfervitriol löst sich leicht in Wasser, nicht in Weingeist auf. Versetzt man seine Lösung mit Honig oder Zucker, so scheiden Ätzalkalien kein Kupferoxydhydrat aus; wird die alkalische Flüssigkeit aber erhitzt, so reduziert der Zucker das Oxyd zu Kupferoxydul, welches als rotes Pulver niederfällt. (Trommers Zuckerprobe.)

Prüfung des Kupfervitriols auf Reinheit: Man fällt seine Lösung mit Schwefelwasserstoffwasser völlig aus (bis die Mischung stark nach H_2S riecht) und filtriert. Das Filtrat darf beim Abdampfen keinen Rückstand hinterlassen.

Versetzt man eine Kupfervitriollösung mit Ätzammoniak, so erfolgt die Ausscheidung von Kupferoxydhydrat, welches sich in einem Überschuss des Ammoniaks wieder löst. Dann befindet sich neben dem entstandenen schwefelsauren Ammoniak auch Kupferoxyd-Ammoniak ($CuO\,2HN_3$) in der tiefblauen Flüssigkeit. Ein Weingeistzusatz entzieht beiden Verbindungen das Lösungsmittel und scheidet ein dunkelblaues Krystallmehl, schwefelsaures Kupferoxyd-Ammoniak, Cuprum sulfuricum ammoniatum, aus, dem man die Formel [$(NH_4)_2SO_4 + CuO2NH_3$] geben kann.

c) Das essigsaure Kupferoxyd, Cuprum aceticum, ($Cu2C_2H_3O_2 + aq.$), krystallisiert aus der Auflösung von Grünspan in verdünnter Essigsäure als blaugrüne Säulen; man nannte daher dieses Salz krystallisierten Grünspan (Aerugo crystallisata). Es löst sich klar und völlig in Wasser auf.

Im Handel existieren zwei Arten Grünspan, Aerugo: der blaue und der grüne. Beide sind basische Verbindungen der Essigsäure mit Kupferoxyd. Der grüne Grünspan bildet sich, wenn man Kupferblech mit Essig benetzt und an einen warmen Ort stellt. Der blaue Grünspan entsteht bei der Schichtung von Kupferplatten mit gährenden Weintrebern, welche Essigsäure aushauchen; eine blaugrüne Masse in Broten oder Kugeln, völlig in Essig, in Ammoniaklösung, aber nur unvollständig in Wasser löslich.

d) Der Kupferalaun, Cuprum aluminatum, ist ein zusammengeschmolzenes Gemenge von Kupfervitriol, Alaun und Salpeter, mit kleinem Kampferzusatz. Es wird zu Augenwässern (als Lapis divinus) gebraucht.

Versuche.

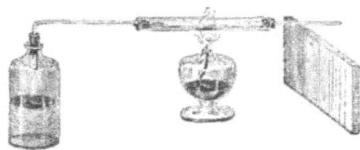

Kupferreduktion durch Wasserstoffgas. (Fig. 59.) Man verbinde eine ziemlich weite Glasröhre beiderseits durch Kork- oder Kautschukstopfen luftdicht mit zwei engeren Röhren, von denen eine gerade verläuft, während die andere, rechtwinkelig gebogen, einer Flasche luftdicht angepasst wird, worin man

Fig. 59.

aus Zink und verdünnter Schwefelsäure Wasserstoffgas entwickelt. In die weite Röhre bringe man eine Messerspitze voll schwarzes Kupferoxyd und erhitze dasselbe, sobald das Wasserstoffgas alle Luft aus dem Apparate verdrängt hat, zum schwachen Glühen; es verwandelt sich allmählich in rotes, pulveriges Metall, welches unter dem Drucke zu kleinen Kupferblättchen zusammengeht. Das zugleich gebildete Wasser entweicht mit dem überschüssigen Wasserstoffgase.

Praktische Übungen.

1. **Cuprum sulfuricum ammoniatum.** Man trage 1 Teil zerriebenen Kupfervitriol in 3 Teile Salmiakgeist ein und rühre um; es entsteht eine tiefblaue Lösung, zu der 6 Teile Weingeist gemischt werden. Den entstehenden dunkelblauen Niederschlag sammle man auf einem Filter, ohne ihn auszuwaschen, lasse ihn abtropfen und trockne ihn zwischen einigen Lagen Fliesspapier, ohne Anwendung von Wärme.

2. **Cuprum aceticum.** Man löse 6 Teile Grünspan in 40 Teilen heissem Wasser, unter Zugabe von 6—8 Teilen verdünnter Essigsäure, filtriere heiss und stelle an einen kühlen Ort. Beim Erkalten krystallisiert das Salz aus; es werde auf einem Trichter gesammelt und in gewöhnlicher Temperatur getrocknet.

Stöchiometrische Aufgaben.

1. Wieviel Kupfervitriol gewinnt man aus 1 kg Kupfer? — Antw. Cu $(CuSO_4 + 5 H_2O) = 63,5 : 249,5 : x = 3905 \, g$.

2. Woran erkennt man das schwarze Kupferoxyd vor ähnlichen Stoffen? — Antw. Es löst sich in verdünnter Schwefelsäure zur bläulichen Flüssigkeit, die durch überschüssiges Ammoniak tiefblau wird.

3. Wieviel Prozent metallisches Kupfer hinterlässt das Kupferoxyd bei seiner Reduktion? — Antw. CuO Cu = 79,5 63,5; x = 80 %.

---

29. Das Wismut und seine Salze.

§ 194. Wismutmetall. Das Wismut, bereits im 15. Jahrhundert bekannt, findet sich in der Natur meist gediegen und wird durch gelindes Glühen in schwach geneigten Röhren, welche neben einander in einem Ofen (Saigerofen) liegen, von der Gangart abgeschmolzen (gesaigert). Das Metall ist rötlichweiss, von krystallinischem Gefüge, zerspringt unter dem Hammer und lässt sich leicht pulvern. Sein spez. Gew. = 9,8. Es schmilzt bei beginnender Rotglühhitze und verflüchtigt sich in der Weissglühhitze, dabei zu gelbem Oxyd verbrennend, wenn seine Dämpfe an die Luft treten. In trockner Luft hält es sich unverändert, löst sich nicht in verdünnten Säuren, leicht aber in Salpetersäure, auch in heisser konzentr. Schwefelsäure, ähnlich dem Kupfer. Ausgezeichnet ist es durch die Eigenschaft, mit anderen Metallen leicht flüssige Legierungen zu bilden; so schmilzt das sog. Rosesche Metall, aus Wismut, Blei und Zinn bestehend, schon in kochendem Wasser.

Das Wismut ist ein dreiwertiges Metall, welches sich mit dem Sauerstoff zu gelbem Wismutoxyd (Bi_2O_3), mit dem

Schwefel zu schwarzem Wismutsulfid (Bi_2S_3) verbindet. Das Wismutoxydhydrat scheidet sich als weisser Niederschlag ab, wenn man ein Wismutmetall mit einem ätzenden Alkali vesetzt; beim Erhitzen verliert es Wasser und wird zu gelbem Wismutoxyd.

§ 195. Wismutsalze. Alle Wismutsalze zeichnen sich dadurch aus, dass sie Wasser milchig trüben; sie scheiden nämlich damit weisses basisches Salz ab, während ein sehr saures Salz in Lösung geht. Je mehr und je heisser das Wasser angewendet wird, um so basischer ist der Niederschlag.

Löst man Wismut in Salpetersäure auf, so entweicht Stickoxydgas, und neutrales salpetersaures Wismutoxyd ($Bi3NO_3$) geht in Lösung:

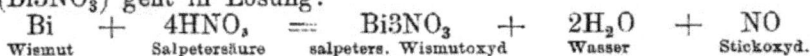

$$Bi \; + \; 4HNO_3 \; = \; Bi3NO_3 \; + \; 2H_2O \; + \; NO$$
Wismut   Salpetersäure   salpeters. Wismutoxyd   Wasser   Stickoxyd.

Nach dem Abdampfen schiesst dieses Salz in wasserhellen Säulen mit 5 Mol. Krystallwasser an. Mit der 25fachen Menge heissem Wasser gemischt, zerfällt dasselbe und scheidet **basisch salpetersaures Wismutoxyd**, **Wismutsubnitrat**, **Bismuthum subnitricum**, früher Magisterium Bismuthi genannt, als schweres, weisses, in Wasser unlösliches, in Salpetersäure lösliches Pulver ab, ein Gemenge von Bi $\begin{cases} NO_3 \\ 2HO \end{cases}$ mit Bi $\begin{cases} NO_3 \\ O \end{cases}$

Um aus dem oft Arsen enthaltenden Wismut ein arsenfreies Subnitrat zu gewinnen, schreibt die Ph. Germ. II vor, das gepulverte Wismut mit Natronsalpeter zu erhitzen, wobei neben Wismutoxyd arsenige Säure entsteht; letztere wird durch nachfolgendes Auskochen mit Natronlauge als arsenigsaures Natron aufgelöst und entfernt, während das Wismutoxyd ungelöst bleibt.

Prüfung: Bismuthum subnitricum löse sich ohne Aufbrausen *(Kohlensäure)* und völlig in Schwefelsäure (Rückstand: *Schwerspat, Bleisulfat, Gips* u. dgl.); diese Lösung trübe sich weder mit salpetersaurem Baryt, noch mit Silberlösung (weisse Niederschläge: *Schwefelsäure* resp. *Chlor, Blei*); mit Ammoniak ausgefällt, darf das Filtrat durch H_2S sich nicht trüben (schwarz: *Kupfer*); wird durch überschüssiges Schwefelwasserstoffwasser alles Wismut als Schwefelwismut ausgefällt, so darf das Filtrat nach dem Abdampfen keinen Rückstand (*Kalk, Magnesia*) hinterlassen. Mit Natronlauge erhitzt, gebe es kein *Ammoniak* ab.*) Auf Arsen prüft man, indem man das Präparat mit Natron zerlegt, zum Filtrat Zink und Wasser beigiebt und in das entweichende Wasserstoffgas einen mit Silberlösung betupften Streifen Papier hineinhängt: wird die Silberlösung schwarz, so ist das Wasserstoffgas arsenhaltig, zufolge eines Arsengehalts des Präparates.

---

*) Die saure Mutterlauge, die von dem ausgeschiedenen Wismutsubnitrat abfiltrirt worden, enthält noch Wismut als saures Salz; neutralisirt man sie mit Ammoniak, so wird nochmals ein Quantum Subnitrat gewonnen, dieses ist aber ammoniakhaltig.

Praktische Übungen.

Bismuthum subnitricum. Man übergiesse gepulvertes Wismut in einem Kolben mit der $4^{1}/_{2}$ fachen Menge Salpetersäure; es entweicht mit Lebhaftigkeit Stickoxydgas, an der Luft gelbrot werdend, während das Metall sich langsam auflöst. Nach beendigter Lösung, die man zuletzt durch Erwärmen unterstützt, gebe man so lange Wasser zu, bis ein weisser Niederschlag entstehen will, giesse nach dem Absetzen die klare Flüssigkeit aus, dampfe sie zum dreifachen Gewicht des angewendeten Metalles ab und lasse an einem kühlen Orte krystallisieren. Die gewonnenen, mit etwas angesäuertem Wasser abgespülten Krystalle zerreibe man, löse sie in der vierfachen Wassermenge auf und giesse in die 21 fache Menge heissen destillierten Wassers ein. Den entstehenden weissen Niederschlag sammle man nach dem Erkalten auf einem Filter, wasche ihn mit etwas Wasser aus und trockne ihn in sehr lauer Wärme.

Fragen und stöchiometrische Aufgaben.

1. Wie unterscheidet man das Wismutmetall vom Blei, Zink und Antimon? — Antw. Das Wismut unterscheidet sich vom Blei und Zink durch seine Sprödigkeit, vom Antimon durch seine rötliche Farbennüance.

2. Wieviel 30prozentige (offizinelle) Salpetersäure verlangt 1 Pfd. Wismut zur völligen Lösung? — Antw. Bi $: 4HNO_3 = 210 : 4 \times 63$; $x = {}^{300}/_{30} \times 600 \, g = 4$ Pfd.

---

§ 196. Das Zinn. Das altbekannte Zinn kommt in der Natur nur oxydiert vor, als sog. Zinnstein (Zinnoxyd), vorzugsweise auf der Insel Banka (Ostindien) und in Cornwall (England). Man reduziert das Erz mit Kohle. ($SnO_2 + 2C = Sn + 2CO$.) Es ist ein weisses, glänzendes, weiches und hämmerbares Metall, welches bei 200° schmilzt und in der Glühhitze sich mit einer Oxydschicht bedeckt. Spez. Gew. 7,29. Das Zinn löst sich nicht in verdünnten Säuren, auch nicht unter Sauerstoffanziehung aus der Luft (wie das Blei). Man verfertigt wegen dieser Unangreifbarkeit gegen saure Speisen u. dgl. die Kochgerätschaften aus Zinn oder verwendet verzinnte Eisengeschirre. Starke Salzsäure löst aber in der Hitze das Zinn unter Wasserstoffentbindung zu Zinnchlorür auf; Salpetersäure oxydiert es mit Lebhaftigkeit zu Zinnoxyd, löst dieses aber nicht.

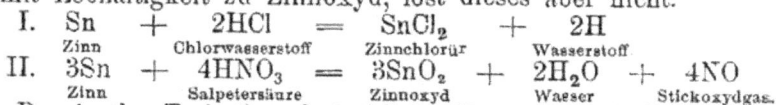

I. $\underset{\text{Zinn}}{Sn} + \underset{\text{Chlorwasserstoff}}{2HCl} = \underset{\text{Zinnchlorür}}{SnCl_2} + \underset{\text{Wasserstoff}}{2H}$

II. $\underset{\text{Zinn}}{3Sn} + \underset{\text{Salpetersäure}}{4HNO_3} = \underset{\text{Zinnoxyd}}{3SnO_2} + \underset{\text{Wasser}}{2H_2O} + \underset{\text{Stickoxydgas.}}{4NO}$

Das in der Technik gebräuchliche Zinn wird mit (20°/₀) Blei legiert, dessen Gehalt nicht ein Viertel übersteigen darf. Feingewalztes Zinn (Zinnfolie) heisst Stanniol, unechtes Blattsilber.

Das Zinn ist ein zwei- und vierwertiges Metall, welches mit Sauerstoff zwei Oxyde bildet: Zinnoxydul (SnO), dessen Hydrat weiss ist, sowie Zinnoxyd (SnO₂), ein weisses, in Säuren unlösliches Pulver. Mit Schwefel vereinigt es sich zu braunem

Zinnsulfür (SnS) und zu gelbem Zinnsulfid (SnS_2), das als Musivgold zum Bronzieren gebraucht wird.

Das Zinnchlorür, Stannum chloratum ($SnCl_2 + 2aq.$), wird in der Färberei gebraucht; es krystallisiert aus der heissen, salzsauren Lösung des Zinns in weissen Säulen aus, löst sich leicht in Wasser, zieht aber begierig Sauerstoff aus der Luft an und geht dann in weisses, unlösliches, basisches Chlorid ($SnCl_2O$) über. Letzteres scheidet sich aus der Zinnchlorürlösung mit der Zeit aus. Das Zinnchlorür besitzt ein grosses Bestreben, durch Aufnahme von Chlor in Zinnchlorid ($SnCl_4$) überzugehen, und vermag den höheren Chloriden Chlor zu entreissen; so reduziert es das Quecksilberchlorid zu Quecksilberchlorür, in Zinnchlorid übergehend.

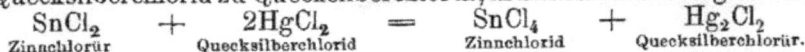

$$\underset{\text{Zinnchlorür}}{SnCl_2} \quad + \quad \underset{\text{Quecksilberchlorid}}{2HgCl_2} \quad = \quad \underset{\text{Zinnchlorid}}{SnCl_4} \quad + \quad \underset{\text{Quecksilberchlorür.}}{Hg_2Cl_2}$$

30. Das Antimon und seine Verbindungen.

§ 197. Gewinnung des Antimons. Das Antimon oder der Spiessglanz, bereits im 15. Jahrhundert bekannt, findet sich nicht gediegen in der Natur, sondern vorzugsweise in Verbindung mit Schwefel als Grauspiessglanzerz, Antimonium crudum (Dreifach-Schwefelantimon), einem stahlgrauen, metallglänzenden, spiessig-krystallinischen Mineral. Man trennt das Erz von der Gangart durch gelindes Erhitzen in schwach geneigten Röhren (Saigerung) und schmilzt es entweder mit Eisen ein oder röstet es und reduziert den Rückstand mit Kohle.

Beim Zusammenschmelzen des Spiessglanzerzes mit metallischem Eisen gewinnt man metallisches Antimon und eine Schlacke aus Schwefeleisen, nämlich:

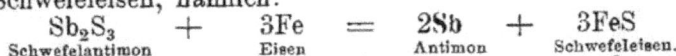

$$\underset{\text{Schwefelantimon}}{Sb_2S_3} \quad + \quad \underset{\text{Eisen}}{3Fe} \quad = \quad \underset{\text{Antimon}}{2Sb} \quad + \quad \underset{\text{Schwefeleisen.}}{3FeS}$$

Röstet man dagegen das Spiessglanzerz, so verbrennt der Schwefel zu schwefliger Säure und das Antimon zu Antimonoxyd (sog. Spiessglanzasche); letzteres bleibt zurück und liefert, mit Kohle eingeschmolzen, Antimonmetall.

Da das Grauspiessglanzerz gewöhnlich Arsen und Blei enthält, so ist auch das Antimon sehr häufig arsen- und bleihaltig.

§ 198. Eigenschaften des Antimons. Das Antimon ist ein silberweisses Metall, von blätterig krystallinischem Gefüge, unter dem Hammer zerspingend und leicht pulverisierbar. Es ist leichter wie Zinn, Zink und Eisen, denn das spez. Gewicht = 6,7. In schwacher Rotglut schmilzt es, verflüchtigt sich in der Weissglühhitze und verbrennt dann an der Luft zu weissem Antimonoxyd. An trockner Luft hält sich das Metall unverändert, zerlegt in keiner Weise das Wasser, noch verdünnte Säuren; dagegen verwandelt es sich, mit heisser englischer Schwefelsäure behandelt, unter Entbindung schwefliger Säure, in schwefelsaures Antimonoxyd. Salzsäure greift das Metall nicht an, Salpetersäure oxydiert es zu Antimonoxyd, ohne dieses zu lösen — gleiches Verhalten wie beim Zinn!

Das Antimon ist ein Bestandteil, des Lettern- oder Schriftmetalls; auch des sog. Britanniametalls.

§ 199. Charakter der Antimonverbindungen. Das Antimon ist ein dreiwertiges Metall, welches auch fünfwertig auftreten kann. Mit dem Sauerstoff verbindet es sich in zwei Verhältnissen: zu Antimonoxyd (Sb_2O_3) und Antimonsäure („wasserfreie", Sb_2O_5); mit dem Schwefel in ähnlicher Weise zu Antimonsulfür (Dreifach-Schwefelantimon, Sb_2S_3) und Antimonsulfid (Fünffach - Schwefelantimon, Sb_2S_5). Die Verbindungen des dreiwertigen Antimons sind teils basischer Natur — so verbindet sich das Antimonoxyd mit Säuren zu Antimonoxydsalzen, zu denen der Brechweinstein gehört —, teils saurer Natur, insofern das Antimonoxyd mit den Alkalien, das Antimonsulfür mit den Schwefelalkalien antimonigsaure Salze (Antimonite) resp. Sulfantimonite bilden. Die Antimonsäure ist eine Sauerstoffsäure, und das Antimonsulfid eine Sulfosäure; jene bildet Antimoniate, dieses Sulfantimoniate.

Erkennung des Antimons. Aus den Salzlösungen des Antimons scheidet Schwefelwasserstoff orangerotes Schwefelantimon aus. Mit Wasserstoffgas vermag sich das Antimon *in statu nascenti* zu vereinigen, d. i. im Momente, wo beide Elemente aus ihren Verbindungen ausgeschieden werden. Versetzt man ein Antimonsalz mit Zink und verdünnter Säure, so wird einerseits das Antimon vom Zink metallisch niedergeschlagen', andrerseits durch die Einwirkung der Säure auf das Zink Wasserstoffgas entwickelt. Antimon und Wasserstoff verbinden sich alsdann zu Antimonwasserstoffgas (SbH_3), einem farblosen Gas, welches angezündet mit grünlicher Flamme zu Wasser und Antimonoxyd verbrennt, in der Glühhitze schwarzes Antimon absetzt.

§ 200. Offizinelle Antimonpräparate. a) Das Antimonchlorür, Liquor Stibii chlorati ($SbCl_3$), auch Spiessglanzbutter (Butyrum Antimonii) genannt, weil es im wasserfreien Zustande eine butterweiche, weisse Masse vorstellt, ist eine farblose, stark ätzende, destillierbare Flüssigkeit, welche sich mit Salzsäure mischen lässt, von Wasser aber ähnlich den Wismutsalzen zerlegt wird und Antimonoxychlorür ($SbClO$) = $\frac{1}{3}$ ($SbCl_3 + Sb_2O_3$) als weisses, unlösliches Pulver (Algarotpulver) abscheidet.

Man stellt das Antimonchlorür durch Auflösung von Grauspiessglanzerz (Sb_2S_3) in heisser Salzsäure dar; dabei entweicht
Schwefelwasserstoffgas.

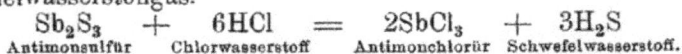

$$Sb_2S_3 \ + \ 6HCl \ = \ 2SbCl_3 \ + \ 3H_2S$$

Antimonsulfür   Chlorwasserstoff   Antimonchlorür Schwefelwasserstoff.

War das Erz bleihaltig, so krystallisiert Chlorblei beim Erkalten als schwerlösliches Salz aus. Vom begleitenden Arsen
befreit man die Flüssigkeit durch Eindampfen, da das Arsen-
chlorür bedeutend flüchtiger ist als das Antimonchlorür. Der
Rückstand wird schliesslich mit Salzsäure bis zum spez. Gew.
1,34—1,36 verdünnt. Man gebraucht die Antimonbutter äusserlich als starkes Atzmittel.

b) Das weinsaure Antimonoxyd-Kali, **Tartarus sti-
biatus**, gewöhnlich Brechweinstein (Tartarus emeticus) genannt,
ist ein Doppelsalz, hervorgegangen aus dem Weinstein, dessen
Wasserstoff durch die einwertige Atomgruppe (SbO) aus dem
Antimonoxyd vertreten ist, ähnlich wie dieser Wasserstoff im
Seignettesalz durch Natrium substituiert ist. Die Formel des
Brechweinsteins ist mithin: [(K,SbO)T + aq.]. Wir bereiten ihn
durch Digestion des reinen Antimonoxyds mit Weinstein.

Er krystallisiert in farblosen Rhomboëdern, welche sich in
Wasser ohne Zersetzung, aber etwas schwierig — in 15 Teilen —
auflösen. Weingeist fällt den Brechweinstein aus seiner Lösung
unverändert aus, starke Säuren scheiden Weinstein ab, Kalksalze
(auch kalkhaltiges Brunnenwasser) weinsauren Kalk, Gerbsäure
und gerbstoffhaltige Flüssigkeiten (Chinadekokt, Thee, Kaffee) gerbsaures Antimonoxyd. Deshalb bedient man sich der letzteren
als Gegengift des giftigen Brechweinsteins. Organische Säuren,
ätzende und kohlensaure Alkalien zersetzen ihn nicht, auch Schwefelwasserstoff fällt nur bei Säurezusatz orangerotes Schwefelantimon.

In kleinen Gaben dient der Brechweinstein als Reizmittel zur
Schleimabsonderung der Luftwege; als Brechmittel wird er bis
0,20 g, in gebrochenen Gaben bis 0,5 g gegeben.

Zur Darstellung eines reinen Brechweinsteins ist reines
Antimonoxyd (Sb_2O_3) nötig. Man löst zu diesem Zwecke
Grauspiessglanzerz in heisser Salzsäure, giesst nach dem Erkalten
die Flüssigkeit vom auskrystallisierten Chlorblei klar ab, dampft
sie ein, giesst sie in die 20fache Wassermenge und digeriert das
abgeschiedene Algarotpulver mit Soda, wobei, unter Entweichung
der Kohlensäure, Chlornatrium und Antimonoxyd entstehen: jenes
löst sich auf, dieses wird ausgewaschen und getrocknet, ein weissliches, unlösliches Pulver. Etwa vorhandenes Arsen wird als
arsenigsaures Natron hierbei mit der Lösung entfernt. Arsenhaltiger Brechweinstein lässt sich durch Umkrystallisieren nicht
reinigen, da die arsenige Säure mit dem Weinstein ein dem

Brechweinstein isomorphes Doppelsalz (weinsaures Arsenigsäure Kali) erzeugt.

Der ganze Prozess der Brechweinsteinbildung lässt sich in folgenden vier Gleichungen zusammenfassen:

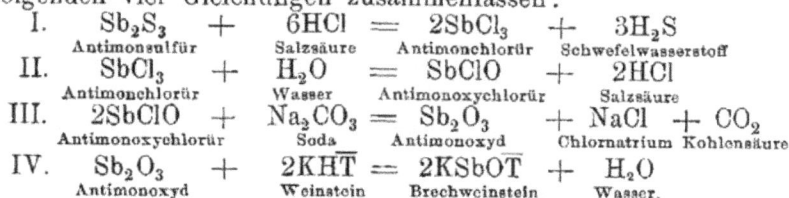

I. $\underset{\text{Antimonsulfür}}{Sb_2S_3}$ + $\underset{\text{Salzsäure}}{6HCl}$ = $\underset{\text{Antimonchlorür}}{2SbCl_3}$ + $\underset{\text{Schwefelwasserstoff}}{3H_2S}$

II. $\underset{\text{Antimonchlorür}}{SbCl_3}$ + $\underset{\text{Wasser}}{H_2O}$ = $\underset{\text{Antimonoxychlorür}}{SbClO}$ + $\underset{\text{Salzsäure}}{2HCl}$

III. $\underset{\text{Antimonoxychlorür}}{2SbClO}$ + $\underset{\text{Soda}}{Na_2CO_3}$ = $\underset{\text{Antimonoxyd}}{Sb_2O_3}$ + $\underset{\text{Chlornatrium}}{NaCl}$ + $\underset{\text{Kohlensäure}}{CO_2}$

IV. $\underset{\text{Antimonoxyd}}{Sb_2O_3}$ + $\underset{\text{Weinstein}}{2K\overline{HT}}$ = $\underset{\text{Brechweinstein}}{2KSb\overline{O}T}$ + $\underset{\text{Wasser.}}{H_2O}$

Prüfung des Brechweinsteins auf Arsen: Seine Lösung in Salzsäure darf durch einige Tropfen Schwefelwasserstoffwasser nicht gelb gefärbt oder getrübt werden. *Schwefelarsen*, welches sich in der Salzsäure nicht löst; — Schwefelantimon löst sich in der Salzsäure).

c) Das Dreifach-Schwefelantimon, Antimonsulfür, **Stibium sulfuratum nigrum** (Sb_2S), findet sich als Grauspiessglanz natürlich, jedoch vielfach verunreinigt, zumal mit Blei und Arsen. Durch Zusammenschmelzen von (12 Teilen) reinem Antimonmetall mit (5 Teilen) Schwefel wird es r e i n dargestellt und durch Schlämmen in ein höchst feines, schweres, schwarzes Pulver verwandelt.

Das amorphe Antimonsulfür (Dreifach-Schwefelantimon), wie es aus Antimonoxydsalzlösungen durch Schwefelwasserstoff niedergeschlagen wird, ist von derselben orangeroten Färbung wie der Goldschwefel.

Ein Gemenge dieses amorphen Antimonsulfürs mit Antimonoxyd stellt der Mineralkermes, Stibium sulfuratum rubeum, dar, ein bräunlichrotes Pulver, welches unter der Lupe die beigemengten weissen Antimonoxydkryställchen erkennen lässt.

Dieses Präparat scheidet sich aus einer mit schwarzem Schwefelantimon gekochten Sodalösung beim Erkalten ab. Die Soda löst nämlich einen Teil des Antimonsulfürs zu Natriumantimonit (Antimonoxyd-Natron) und Natriumsulfantimonit auf:

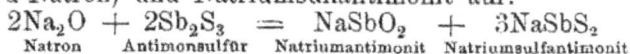

$$\underset{\text{Natron}}{2Na_2O} + \underset{\text{Antimonsulfür}}{2Sb_2S_3} = \underset{\text{Natriumantimonit}}{NaSbO_2} + \underset{\text{Natriumsulfantimonit}}{3NaSbS_2}$$

Beide Salze lassen beim Abkühlen einen Teil des Antimonoxyds und Antimonsulfürs fallen.

d) Das Antimonsulfid, **Stibium sulfuratum aurantiacum** (Sb_2S_5), ist ein orangerotes Pulver und trägt den Trivialnamen Goldschwefel (Sulfur auratum Antimonii). Es löst sich nicht in Wasser und verdünnten Säuren, leicht aber (als Sulfosäure) in ätzenden und Schwefel-Alkalien. Salzsäure zersetzt es, unter Abscheidung von Schwefel und Entbindung von Schwefelwasserstoff, zu Antimonchlorür:

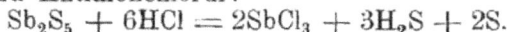

$$Sb_2S_5 + 6HCl = 2SbCl_3 + 3H_2S + 2S.$$

15*

Mit Schwefelalkalien bildet das Antimonsulfid lösliche Schwefelsalze, sog. Sulfantimoniate. Löst man es in ätzender Alkalilauge, so entsteht durch Umtausch von S und O antimonsaures Alkali neben dem Sulfantimoniat; nämlich:

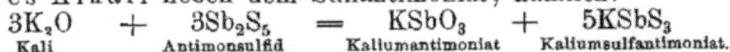

$$3K_2O \quad + \quad 3Sb_2S_5 \quad = \quad KSbO_3 \quad + \quad 5KSbS_3$$

Kali   Antimonsulfid   Kaliumantimoniat   Kaliumsulfantimoniat.

Erhitzt man den Goldschwefel für sich in einer Glasröhre, so sublimiert gelber Schwefel, und schwarzes Schwefelantimon bleibt zurück — einfachstes Erkennungszeichen desselben!

Bereitung des Goldschwefels. Geschlämmtes schwarzes Schwefelantimon wird mit Ätznatronlauge und Schwefel gekocht; aus letzteren entsteht unterschwefligsaures Natron und Schwefelnatrium, welches das Antimonsulfür auflöst und bei dem Überschuss an Schwefel in Antimonsulfid überführt. Aus der erkalteten Lauge krystallisiert dann Natriumsulfantimoniat ($Na_3SbS_4 + 9$ aq.), das nach dem Entdecker Schlippesches Salz genannt wird, in farblosen Tetraëdern aus, während die übrigen Stoffe, unterschwefligsaures Natron und Mehrfach-Schwefelnatrium, in Lösung bleiben. Man löst das Schlippesche Salz in Wasser und zerlegt es durch verdünnte Schwefelsäure, wobei Schwefelwasserstoff entweicht und Antimonsulfid niederfällt, während schwefelsaures Natron in Lösung bleibt.

Diese Vorgänge lassen sich in folgenden Gleichungen darstellen:

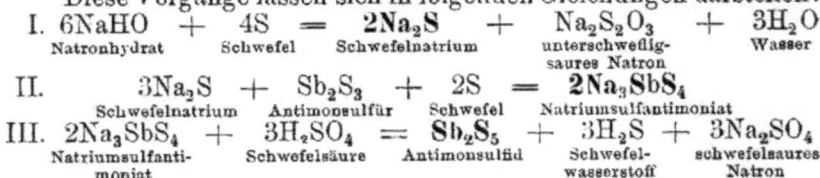

I. $6NaHO \quad + \quad 4S \quad = \quad 2Na_2S \quad + \quad Na_2S_2O_3 \quad + \quad 3H_2O$

Natronhydrat   Schwefel   Schwefelnatrium   unterschwefligsaures Natron   Wasser

II. $\quad\quad 3Na_2S \quad + \quad Sb_2S_3 \quad + \quad 2S \quad = \quad 2Na_3SbS_4$

Schwefelnatrium   Antimonsulfür   Schwefel   Natriumsulfantimoniat

III. $2Na_3SbS_4 \quad + \quad 3H_2SO_4 \quad = \quad Sb_2S_5 \quad + \quad 3H_2S \quad + \quad 3Na_2SO_4$

Natriumsulfantimoniat   Schwefelsäure   Antimonsulfid   Schwefelwasserstoff   schwefelsaures Natron

Die Krystallisierbarkeit des Schlippeschen Salzes erlaubt nicht allein die Befreiung des Goldschwefels vom Arsen, da letzteres in der Mutterlauge bleibt, sondern auch von überschüssigem, freiem Schwefel, der sich stets beimengt, wenn man die Lauge, welche zugleich Mehrfach-Schwefelnatrium enthält, direkt mit der Säure fällt.

Prüfung des Goldschwefels: Er muss sich völlig in Salmiakgeist auflösen (Rückstand: *Schwefel*), ebenso in Schwefelammonium (Rückstand: *erdige* Beimengungen); aus der ammoniakalischen Lösung durch Salzsäure ausgeschieden und dann mit kohlensaurem Ammoniak geschüttelt, darf er an dasselbe kein *Arsen* abgeben, welches sich mit gelber Farbe (*Schwefelarsen*) wieder ausscheiden würde, wenn das Filtrat mit Salzsäure übersäuert wird, oder auch erst auf Zusatz von Schwefelwasserstoffwasser (wenn es als *arsenige Säure* zugegen ist).

Praktische Übungen.

1. Liquor Stibii chlorati. 1 Teil feingepulverter schwarzer Schwefelspiessglanz werde in einem Kolben im Sandbad mit 5 Teilen reiner

Salzsäure erhitzt, so lange noch Schwefelwasserstoffgas entweicht; dann lasse man absetzen und giesse klar ab, den Rest durch einen Trichter filtrierend, in den man ein Päuschchen Asbest eingedrückt. Man dampfe die saure Flüssigkeit in einer Porzellanschale unter freiem Himmel zu $1^1/_2$ Teilen ab, stelle sie (zum Auskrystallisieren vorhandenen Chlorbleies) einen Tag bei Seite und erhitze das klar abgegossene Liquidum in einer Retorte mit lose vorgelegtem Kolben, worin sich etwas Wasser befindet, so lange, bis das Überdestillierende im vorgeschlagenen Wasser eine milchige Trübung hervorruft — herrührend von übergehendem Chlorantimon. Alsdann lasse man erkalten und verdünne den Rückstand in der Retorte mit verdünnter Salzsäure (aus gleichen Teilen reiner Salzsäure und destillierten Wassers) zum spez. Gew. 1,34—1,35.

2. **Stibium sulfuratum rubeum.** Man koche in einem eisernen Kessel 1 Teil feingepulverten schwarzen Schwefelspiessglanz zwei Stunden lang mit einer Lösung von 25 Teilen Soda in 250 Teilen Wasser, unter Ersatz des verdampfenden Wassers. Alsdann werde die Flüssigkeit siedend heiss in einen Topf filtriert, worin sich schon etwas heisses Wasser befindet, und nach völligem Erkalten von dem inzwischen abgesetzten roten Kermes dekantiert und filtriert. Letzteren wasche man mit Wasser solange aus, als das ablaufende noch rotes Lackmuspapier bläut; nach dem Abtropfen presse man das Filter mit dem Inhalte zwischen Fliesspapier und trockne an einem dunklen, lauwarmen Orte.

Stöchiometrische Aufgaben.

1. Wieviel Weinstein erfordert 1 Pfd. Antimonoxyd zur Auflösung? — Antw. $Sb_2O_3 : 2(KHC_4H_4O_6) = 292 : 2 \times 188$; $x = 644\,g$.

2. Wieviel Brechweinstein gewinnt man dabei? — Antw. Sb_2O_3 $2(KSbOC_4H_4O_6 + H_2O) = 292 \quad 2 \times 343$; $x = 1175\,g$.

31. Arsenik.

§ 201. Was ist der Arsenik? In der Natur finden sich nicht selten gewisse Eisen-, Kobalt- und Nickelerze, in denen diese Metalle mit **Arsen** verbunden sind; zuweilen kommt das Arsenmetall auch gediegen vor: **Scherbenkobalt, Fliegenstein.***) Die wichtigsten Erze sind: der **Mispickel** ($FeAsS$). **Speiskobalt** ($CoAs_2$) und **Kupfernickel** ($NiAs_2$). Der Mispickel, auch **Arsenkies** genannt, begleitet häufig den Schwefelkies und macht dann den von letzterem gewonnenen Schwefel resp. Schwefelsäure arsenhaltig.

Bei der Röstung der genannten Erze verbrennt das Arsen zu arseniger Säure (As_2O_3) welche sublimiert und sich in grossen Kammern als weisses Pulver, sog. **Giftmehl**, an die Wandungen absetzt. Dieses Giftmehl wird in eisernen Gefässen umsublimiert und kommt als eine farblose, glasige Masse, **weisser Arsenik**, **Arsenicum album**, **Acidum arsenicosum** (A_2O_3), in den Handel.

---

*) Das metallische Arsen war schon **Paracelsus** (im 16. Jahrh.) bekannt.

Die arsenige Säure ist wasserfrei (anhydrisch), frisch sublimiert glasartig durchsichtig (amorph), später porzellanartig undurchsichtig (krystallinisch); benetzt sich schwer mit Wasser, löst sich auch nur schwierig darin auf, da sie 15 Teile siedendes Wasser verlangt, beim Erkalten sich aber grösstenteils krystallinisch wieder abscheidet. Salzsäure löst sie reichlicher auf, am leichtesten ätzende und kohlensaure Alkalien, mit ihr arsenigsaure Salze (Arsenite) bildend. Offizinell ist das arsenigsaure Kali als **Liquor Kalii arsenicosi**, sog. Fowlersche Tropfen (Solutio arsenicalis Fowleri), welche 1 Proz. Arsenik enthalten.

Der Arsenik und seine Salze sind heftige Gifte. Sie wirken ätzend auf tierische Gewebe. Als Gegenmittel gebraucht man frischgefälltes (!) Eisenoxydhydrat, da nur das Terhydrat (Fe_2 6 HO) des Eisens sich mit der arsenigen Säure zu unschädlichem arsenigsauren Eisenoxyd verbindet. Zu diesem Behufe gebraucht man als Antidotum Arsenici eine bei der Dispensation vollzogene Mischung aus 100 Teilen Eisensulfatflüssigkeit mit 15 Teilen gebrannter Magnesia.

§ 202. Das Arsen und seine Verbindungen. Das Arsen ist ein stahlgraues Metall von krystallinischem Gefüge und dem spez. Gew. = 5,7. Es verflüchtigt sich beim Erhitzen, ohne zu schmelzen, und verbrennt dann bei Luftzutritt mit bläulicher Flamme zu arseniger Säure. Charakteristisch für das Arsen ist der bei seinem Verbrennen auftretende Knoblauchgeruch. Streut man ein Körnchen Arsenik auf glühende Kohlen, so verbreitet der an der Luft sich wieder oxydierende Arsendampf sofort diesen Geruch. Erhitzt man etwas Arsenik mit Holzkohlenstückchen in einer Glasröhre, so beschlägt der Arsendampf den kälteren Teil der Röhre als glänzend schwarzer Metallspiegel.

Das Arsen ist ein dreiwertiges Metall, welches aber auch fünfwertig auftreten kann, ähnlich dem Antimon, dem es sich in vielen Stücken anschliesst. Seine Verbindungen sind alle flüchtig resp. sublimierbar. Es bildet mit Sauerstoff zwei dreibasische Säuren:

1. die arsenige Säure, nur anhydrisch (As_2O_3) bekannt;
2. die Arsensäure, anhydrisch $= As_2O_5$, hydratisch $= H_3AsO_4$, in ihren Salzen der Phosphorsäure isomorph.

Von den Salzen der arsenigen Säure ist das grüne arsenigsaure Kupferoxyd in Verbindung mit essigsaurem Kupferoxyd die beliebte, aber höchst giftige, grüne Farbe, das Schweinfurter oder Scheelsche Grün. Dasselbe löst sich mit Leichtigkeit in Ätzammoniak zu einer tiefblauen Flüssigkeit auf.

Mit dem Schwefel vereinigt sich das Arsen in dreierlei Weise zu Sulfiden, welche Sulfosäuren darstellen, nämlich:

1. Zweifach-Schwefelarsen, unterarseniges Sulfid (As_2S_2), eine rubinrote Masse (Arsenicum rubrum), welche als Farbmittel, Realgar, Rauschrot, benutzt wird.

2. Dreifach-Schwefelarsen, arseniges Sulfid (A_2S_3), eine zitronengelbe Masse (Arsenicum citrinum), als Farbmittel, Auripigment, Operment, Rauschgelb, benutzt, früher auch zum äusserlichen Arzneigebrauche.

3. Fünffach-Schwefelarsen, Arsensulfid (As_2S_5), gelb.

Man findet das Realgar und Operment öfters natürlich, gewinnt sie aber auch künstlich durch Zusammenschmelzen von Schwefel mit arseniger Säure, wobei schweflige Säure entweicht.

Nachweis des Arsens: 1. Durch Schwefelwasserstoff. Die Sulfide des Arsens lösen sich nicht in Wasser oder Salzsäure, leicht aber in Ätzalkalien, Schwefelalkalien, Ätzammoniak und kohlensauren Alkalien. Sie scheiden sich als gelber Niederschlag aus, wenn man Arsenlösungen mit Schwefelwasserstoff versetzt.

2. Ähnlich dem Antimon verbindet sich das Arsen mit dem Wasserstoff zu Arsenwasserstoffgas (AsH_3), wenn man zu einer arsenige Säure*) enthaltenden Flüssigkeit Zink und Säure (oder Alkalilauge) bringt. Das Zink entwickelt dann Wasserstoffgas und reduziert zugleich das Arsen, worauf diese beiden Elemente sich *in statu nascenti* vereinigen. Das Arsenwasserstoffgas ist farblos, nach Knoblauch riechend, höchst giftig, verbrennt beim Anzünden mit bläulicher Flamme zu arseniger Säure und Wasser, scheidet in der Glühhitze das Arsen als schwarzen Metallspiegel ab und reduziert aus den Silbersalzen schwarzes, feinverteiltes Silber. In seiner Erzeugung beruht die empfindlichste Prüfung auf Arsen (Marshsche Probe). Ist ein Körper arsenhaltig, so löst man ihn in Säure, fügt ein Stück Zink (arsenfreies!) hinzu und verschliesst den Glascylinder mit Fliesspapier, welches mit einem Tropfen Silberlösung betupft worden. Bei Gegenwart von Arsen bildet sich Arsenwasserstoffgas, welches die Silberlösung schwärzt. (Man überzeuge sich zuvor in gleicher Weise, dass das Zinkstück arsenfrei ist; auch darf nicht Schwefelwasserstoff zugleich entwickelt werden, welcher auch die Silberlösung schwärzt, Schwefelsilber bildend.) Konzentrierte Silberlösung erzeugt nicht sofort einen schwarzen, sondern zuerst einen gelben Fleck (arsenigsaures Silberoxyd), der sich vom Rande aus allmählich schwärzt.

---

*) Wohl zu beachten ist, dass das Arsen in Sauerstoffverbindung nicht als Schwefelarsen zugegen ist, auch darf kein Ammoniak zugleich entwickelt werden (aus Salpetersäure in alkalischer Lösung), weil dieses die Wirkung des Arsenwasserstoffs auf Silberlösung stören würde.

Versuche.

(Nachweis des Arsens.)

1. Arsenreduktion. In einen engen Probiercylinder oder eine einerseits zugeschmolzene Glasröhre bringe man auf einige Körnchen Arsenik mehrere kleine Kohlensplitter (kein Kohlenpulver!) und erhitze (Fig. 60) zuerst die Kohle zum Glühen, dann auch den Arsenik; es entsteht im oberen Teile der Röhre ein schwarzer Arsenspiegel.

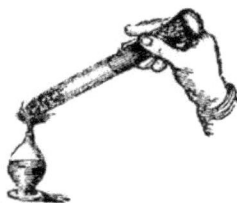

Fig. 60.

Man benutzt zur Arsenanalyse besondere, in eine feine Spitze ausgezogene, sog. Arsenröhrchen. (Fig. 61 zeigt ein solches; a der Ort für den Arsenik, k für die Kohle, bei S bildet sich der Spiegel.)

2. Marsbsche Probe. a) Die einfachste Form

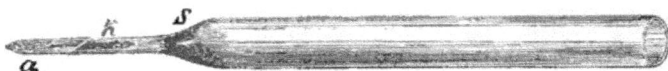

Fig. 61.

derselben ist, wie sie Fig. 62 darstellt. In ein Medizinglas oder Kölbchen bringe man die arsenhaltige Flüssigkeit, z. B. Fowlersche Tropfen, mit einem Stückchen Zink und Salzsäure oder Schwefelsäure, verschliesse dann die Öffnung mit einem Stopfen, durch welchen luftdicht eine kurze, enge, in eine feine Spitze ausgezogene Glasröhre geführt ist, und zünde das entweichende Gas an, sobald dasselbe die Luft aus dem Apparate verdrängt hat. Hält man eine Porzellanplatte quer in die Flamme, so setzen sich glänzend schwarze Arsenflecken darauf an. Es unterscheiden sich diese Arsenflecke durch den Glanz von den ähnlichen, matten Antimonflecken; ausserdem noch durch folgende Reaktionen:

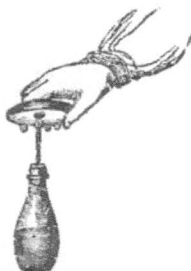

Fig. 62.

Betupft man einen Arsenfleck mit Liquor Natri chlorati (Bleichflüssigkeit), so löst er sich auf; Antimonflecke verschwinden nicht.

Betupft man einen Arsenfleck mit Schwefelammonium und trocknet bei 100⁰ ein, so wird er gelb, nicht orangerot, wie die Antimonflecken.

Hält man die Porzellanplatte über die Flamme, so beschlägt sie sich mit weisser, sublimierter, arseniger Säure, welche durch Schwefelwasserstoff zu gelbem Schwefelarsen wird.

b) In vollständigerer Form zeigt Fig. 64 den Marshschen Apparat. Die Entwickelungsflasche p enthält Zink mit verdünnter Schwefelsäure; sie ist verschlossen mit einem Kork, durch welchen sowohl eine gerade Trichterröhre t, als eine gebogene Röhre k luftdicht geführt ist; letztere steht in Verbindung mit einem Glasrohr b, worin sich Baumwolle befindet, um die fortgeführte Feuchtigkeit zurückzuhalten. Sobald durch die Trichterröhre t die Arsenlösung eingegossen worden, erhitzt man die Ableitungsröhre durch eine Lampe zum Glühen; der Arsen setzt sich dann hinter dieser Stelle, bei a, ab. Entzündet man das Gas bei f, so kann man auch Arsenflecke auf Porzellanplatten erzeugen, wenn man sie quer in die Flamme hält.

Fig. 65 stellt einen Marshschen Apparat ohne Trockenröhre dar.

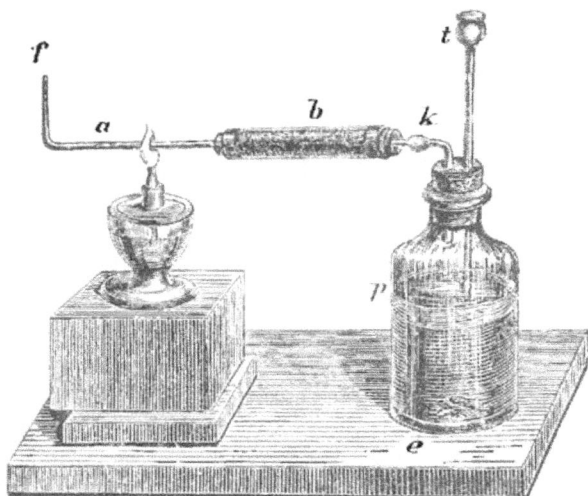

Fig. 63.

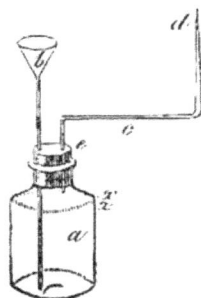

Fig. 64.

Praktische Ubungen.

Liquor Kalii arsenicosi. Man erhitze in einem Reagiercylinder je 1 *g* gepulverte arsenige Säure, kohlensaures Kali und Wasser, bis die Lösung eingetreten ist, dann gebe man 40 *g* Wasser hinzu, lasse erkalten, versetze mit 15 *g* Karmelitergeist und ergänze das Ganze im tarierten Gefässe mit Wasser auf 100 *g*, die man nach einigen Tagen filtriere.

---

32. Quecksilber und seine Salze.

§ 203. Wie findet sich das Quecksilber? Das seit den ältesten Zeiten bekannte Quecksilber findet sich in der Natur teils gediegen, teils an Schwefel gebunden als Zinnober. Hauptfundorte sind Almadén in Spanien, Idria in Krain, Kalifornien u. a. Man gewinnt das Metall aus dem Zinnober durch Rösten, wobei der Schwefel zu schwefligsaurem Gase verbrennt, das Quecksilber sich aber nicht oxydiert. Man kondensiert die Quecksilberdämpfe zu Idria in gemauerten Kammern, zu Almadén in thönernen Vorlagen (sog. Aludeln).

Das käufliche Quecksilber, **Hydrargyrum***), ist gewöhnlich mit kleinen Mengen Blei, Zinn u. a. legiert und zieht ein (sich stets erneuerndes) Häutchen — das Amalgam genannter Metalle.

Man reinigt das Quecksilber von den metallischen Bei-

---

*) Hydrargyrum von ὕδωρ (Wasser) und ἄργυρος (Silber) abgeleitet, also = flüssiges Silber.

mengungen teils durch Destillation (aus irdenen Retorten mit eingelegtem Eisendraht, um das Aufstossen des siedenden Queck-silbers zu verhindern), teils auf nassem Wege, durch dreitägige Digestion des käuflichen Metalles mit 10% verdünnter Salpeter-säure; dabei lösen sich die fremden Metalle, wie auch etwas Quecksilber, als salpetersaure Salze auf. Gereinigtes Queck-silber bewahrt stets seine spiegelnde Oberfläche und lässt beim Glühen keinen Rückstand.

§ 204. Eigenschaften des Quecksilbers. Das Quecksilber ist ein starkglänzendes, in gewöhnlicher Temperatur flüssiges Metall, welches bei — 40° gefriert und bei 360° siedet. Spez. Gew. 13,5. Wasser und verdünnte Säuren wirken nicht auf das Metall ein, auch oxydiert es sich nicht an der Luft*), sein Oxyd verliert sogar in der Glühhitze den Sauerstoff. Salz-säure greift es ebenfalls nicht an, selbst nicht im Kochen, dagegen löst Salpetersäure das Quecksilber, unter Stickoxyd-entwicklung, leicht auf und zwar in gewöhnlicher Tem-peratur zu Oxydulsalz, beim Erwärmen zu Oxydsalz.

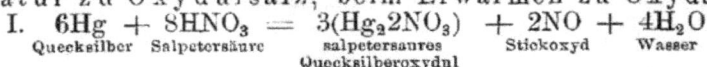

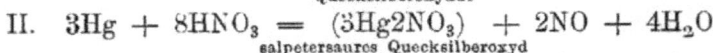

$$\text{I.} \quad 6Hg + 8HNO_3 = 3(Hg_22NO_3) + 2NO + 4H_2O$$

Quecksilber   Salpetersäure   salpetersaures   Stickoxyd   Wasser
Quecksilberoxydul

$$\text{II.} \quad 3Hg + 8HNO_3 = (3Hg2NO_3) + 2NO + 4H_2O$$

salpetersaures Quecksilberoxyd

Konz. Schwefelsäure verwandelt das Quecksilber beim Erhitzen in schwefelsaures Quecksilberoxyd, unter Entbindung schweflig-sauren Gases:

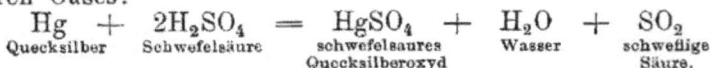

$$Hg + 2H_2SO_4 = HgSO_4 + H_2O + SO_2$$

Quecksilber   Schwefelsäure   schwefelsaures   Wasser   schweflige
Quecksilberoxyd   Säure.

Das Quecksilber lässt sich durch anhaltendes Reiben mit pulverigen Materien in feinste Kügelchen zerteilen, wie z. B. mit Zucker, Weinstein, Graphit, Kreide. Solches Gemisch nannte man Äthiops und die Operation das „Töten des Quecksilbers". Man verreibt es mit Fett zur grauen Quecksilbersalbe, **Un-guentum Hydrargi cinereum**, sowie mit Terpentin zur Bereitung des Quecksilberpflasters, **Emplastrum Hydrargyri**. In beiden darf man mit blossem Auge keine Metallkügelchen erkennen. — Mit den meisten Metallen legiert sich das Quecksilber leicht, jedoch nicht mit Eisen. Ein goldener Ring überzieht sich bei Berührung mit Quecksilbersalbe sofort weiss. Man nennt die Quecksilberlegierungen Amalgame. Das Zinnamalgam benutzt

---

*) Eine direkte Oxydation erleidet das Quecksilber nur dann, wenn es längere Zeit einer hohen, dicht unter seinem Siedepunkte gelegenen Temperatur ausgesetzt wird. Man nannte das solcherweise gewonnene Quecksilberoxyd Mercurius praecipitatus per se.

man zum Belegen der Glasspiegel; man schüttet Quecksilber auf Stanniol und schiebt die Spiegelscheibe darüber.

§ 205. Die Verbindungen des Quecksilbers. Sämtliche Verbindungen des Quecksilbers sind, wie das Metall selbst, beim Erhitzen flüchtig und sublimierbar.

Das Quecksilber ist ein zweiwertiges Metall, welches aber auch durch gegenseitige Bindung zweier Metallatome einwertig auftreten kann, ähnlich dem Kupfer. Es erzeugt daher zwei Oxyde: das schwarze Quecksilberoxydul (Hg_2O)*) und das rote Quecksilberoxyd (HgO), sowie zwei Reihen Salze: Mercuro- oder Quecksilberoxydulsalze mit einem Doppelatom Quecksilber, und Mercuri- oder Quecksilberoxydsalze. Mit den Salzbildnern vereinigt sich das Metall direkt zu analogen Salzen: Chlorür und Chlorid, Jodür und Jodid u. s. f.

Die Quecksilbersalze sind giftig und von altersher angesehene Arzneimittel; man gab dem Quecksilber das Zeichen und den Namen des Merkur. (So hiess z. B. das metallische Quecksilber Mercurius vivus.) Die Oxydulverbindungen (Chlorür und Jodür) wirken milder als die Oxydsalze (Chlorid und Jodid). Sie gehen in alle Sekrete des Tierkörpers über und erzeugen bei längerem Gebrauche Speichelfluss.

Mit dem Schwefel vereinigt sich das Quecksilber beim Verreiben direkt zu Quecksilbersulfid (HgS), welches wegen seiner Unlöslichkeit in Wasser und in verdünnten Säuren nicht giftig wirkt.

Erkennung des Quecksilbers: Aus den Quecksilberlösungen scheidet der Schwefelwasserstoff schwarzes Schwefelquecksilber (Hg_2S und HgS) aus, welches sich weder in sauren, noch in alkalischen Flüssigkeiten auflöst und nur von Königswasser gelöst wird. Zink, Eisen, Kupfer reduzieren aus ihnen metallisches Quecksilber; zum Nachweis benutzt man gewöhnlich Kupferblech, welches sich in ihnen alsbald weiss überzieht.

§ 206. Sauerstoffverbindungen des Quecksilbers. Das salpetersaure Quecksilberoxydul (Mercuronitrat), Hydrargyrum nitricum oxydulatum ($Hg_2 2NO_3 + 3$ aq.), ein farbloses, ätzendgiftiges Salz, krystallisiert aus der in gewöhnlicher Temperatur vollzogenen salpetersauren Lösung des Quecksilbers aus. Es löst sich nur unter Zersetzung in Wasser, basisches Salz abscheidend, dagegen leicht und völlig in Salpetersäure enthaltendem Wasser. Diese Lösung (Liquor Hydrargyri nitrici oxydulati)

---

*) Graphische Darstellung der Formel:
$$\left. \begin{array}{l} Hg \\ | \\ Hg \end{array} \right\rangle O.$$

zieht an der Luft allmählich Sauerstoff an, Oxydsalze bildend, muss daher zur Abgabe stets frisch bereitet werden. Ätzalkalien scheiden aus ihr schwarzes Q u e c k s i l b e r o x y d u l (Hg_2O), Chlorverbindungen weisses Quecksilberchlorür (Hg_2Cl_2) aus.

b) Das s a l p e t e r s a u r e Q u e c k s i l b e r o x y d (Mercurinitrat), bildet sich beim Auflösen von Quecksilber in heisser Salpetersäure. Es verliert in schwacher Glühhitze seine Säure und hinterlässt Q u e c k s i l b e r o x y d, **Hydrargyrum oxydatum** (HgO), früher r o t e r Q u e c k s i l b e r p r ä z i p i t a t (Mercurius praecipitatus ruber) genannt. Dasselbe stellt ein gelbrotes, schweres, in Wasser unlösliches Pulver vor, welches in der Glühhitze in Sauerstoffgas und Quecksilberdampf zerfällt.

P r ü f u n g d e s Q u e c k s i l b e r o x y d s: Es darf mit Schwefelsäure und Eisenvitriollösung keine braune Zone bilden (*salpetersaures* Oxyd); die salpetersaure Lösung darf durch Silbernitrat nur leicht getrübt werden (weiss: *Quecksilberchlorid*).

Wird das Quecksilberoxyd auf nassem Wege aus den Oxydsalzen oder dem Quecksilberchlorid mittelst eines Ätzalkalis ausgeschieden, so besitzt es feinere Verteilung und eine mehr gelbe Farbe. Dieses **Hydrargyrum oxydatum via humida paratum** wird aus einer Quecksilberchloridlösung durch Ätznatronlauge niedergeschlagen; es ist in Aufschwemmung enthalten in A q u a p h a g e - d a e n i c a, einer Mischung aus Quecksilberchlorid mit überschüssigem Kalkwasser (3000 Teile), welche zu Umschlägen eiteriger Geschwüre gebraucht wird. Die dabei stattfindende Zersetzung erklärt folgende Gleichung:

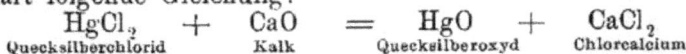

$$\underset{\text{Quecksilberchlorid}}{HgCl_2} \; + \; \underset{\text{Kalk}}{CaO} \; = \; \underset{\text{Quecksilberoxyd}}{HgO} \; + \; \underset{\text{Chlorcalcium}}{CaCl_2}$$

Das durch Fällung dargestellte Quecksilberoxyd verbindet sich mit der Oxalsäure zu weissem oxalsaurem Salze, während das auf trocknem Wege dargestellte Oxyd gegen Oxalsäure indifferent ist.

A q u a p h a g e d a e n i c a n i g r a ist ein Gemisch aus Quecksilberchlorür mit Kalkwasser (60 Teilen) und enthält das schwarze Quecksilberoxydul (Hg_2O) aufgeschwemmt.

§ 207. Haloidsalze des Quecksilbers. a) Das Q u e c k s i l b e r - c h l o r i d, **Hydrargyrum bichloratum** ($HgCl_2$), bekannt als ätzen - d e r Q u e c k s i l b e r s u b l i m a t (Mercurius sublimatus corrosivus) und ein sehr giftiger Körper, kommt in den Handel in Form weisser, gewichtiger Stücke, von strahlig-krystallinischem Gefüge, welche beim Ritzen einen w e i s s e n Strich geben. (Unterschied vom Quecksilberchlorür.) — Es löst sich etwas schwierig in kaltem Wasser (16 Teilen), leicht in heissem Wasser, in Weingeist und Äther. Seine wässerige Lösung wird durch Eiweiss, Gerbstoff und gerbstoffhaltende Getränke (Kaffee, Thee) gefällt, weshalb man diese Mittel als Gegengift gebraucht.

Die Bereitung des Ätzsublimats im grösseren Betriebe besteht aus zwei Prozessen: zunächst wird das metallische Queck-silber durch Erhitzen mit englischer Schwefelsäure in schwefel-saures Quecksilberoxyd übergeführt:

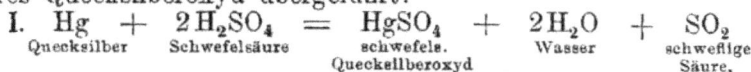

I. $\underset{\text{Quecksilber}}{Hg} + \underset{\text{Schwefelsäure}}{2 H_2SO_4} = \underset{\substack{\text{schwefels.} \\ \text{Quecksilberoxyd}}}{HgSO_4} + \underset{\text{Wasser}}{2 H_2O} + \underset{\substack{\text{schweflige} \\ \text{Säure,}}}{SO_2}$

sodann wird das gewonnene schwefelsaure Salz mit Chlornatrium der Sublimation unterworfen:

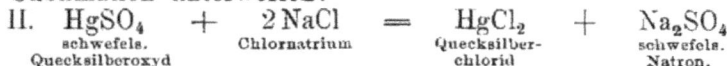

II. $\underset{\substack{\text{schwefels.} \\ \text{Quecksilberoxyd}}}{HgSO_4} + \underset{\text{Chlornatrium}}{2 NaCl} = \underset{\substack{\text{Quecksilber-} \\ \text{chlorid}}}{HgCl_2} + \underset{\substack{\text{schwefels.} \\ \text{Natron.}}}{Na_2SO_4}$

Dabei bleibt schwefelsaures Natron zurück, und Quecksilberchlorid sublimiert. Man nimmt diese Operation in Glasretorten vor und zwar, wegen der Giftigkeit der Dämpfe, in festverschlossenen Räumen.

Prüfung des Quecksilberchlorids: Es muss sich in Wasser klar lösen (Rückstand: *Kalomel*). Man fällt die Lösung mit Schwefelwasserstoff-gas ganz aus; das Filtrat darf keinen Rückstand *(Alkalisalze)* beim Ver-dampfen hinterlassen; Ammoniak, geschüttelt mit dem Schwefelquecksilber, darf nach dem Ansäuern mit H_2S keine gelbe Trübung geben *(Arsen)*.

b) Das Quecksilberchlorür, **Hydrargyrum chloratum** (Hg_2Cl_2), auch Kalomel, versüsstes Quecksilber (Mer-curius dulcis), mildes Chlorquecksilber (Hydrargyrum mu-riaticum mite) wegen der milderen Wirkung genannt, stellt weisse, schwere, strahlig-krystallinische Stücke dar, die beim Ritzen einen gelblichen Strich geben. Feinzerrieben und mit Wasser geschlämmt bildet es ein weisses Pulver, mit einem Stich ins Gelbliche; es ist unlöslich in Wasser, Weingeist und ver-dünnten Säuren.

Man gewinnt das Quecksilberchlorür durch Sublimation eines innigen Gemenges von (3 Teilen) Quecksilber mit (4 Teilen) Quecksilberchlorid:

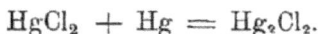

$$HgCl_2 + Hg = Hg_2Cl_2.$$

Man nimmt die Operation in Glaskolben vor, welche im Sandbade stehen und mit Kreidestopfen lose verschlossen sind. Die später folgende Schlämmung mit Wasser nimmt jegliche Beimengung von Sublimat hinweg.

Wird bei der Sublimation der Kalomeldampf zugleich mit einem Strome Wasserdampf in eine geräumige seitliche Kammer geleitet, so verdichtet sich der erstere in höchst feiner Zerteilung. Dieses **Hydrargyrum chloratum vapore paratum** besitzt eine rein weisse Farbe und grössere Feinheit, aber auch stärkere Wirkung als das präparierte Kalomel.

Noch heftiger wirkend, weil noch feiner verteilt, ist das auf

nassem Wege, durch Fällung einer salpetersauren Quecksilber-
oxydullösung mit Chlornatrium oder Salzsäure gewonnene Quecksilberchlorür.

Das Quecksilberchlorür wird am Licht grau, infolge einer
teilweisen Zersetzung in Quecksilberchlorid und metallisches Quecksilber. Man bewahrt es deshalb in schwarzen Gläsern auf.

Prüfung des Kalomels: Auf Platinblech erhitzt, muss es sich ohne
Rückstand *(erdige Beimengungen)* verflüchtigen; mit Ätznatronlauge werde
es schwarz (zu Hg_2O), ohne Ammoniak abzugeben (Unterschied vom weissen
Quecksilberpräzipitat); auf blankem Eisen gebe es keinen schwärzlichen
Fleck *(Quecksilberchlorid)*.

c) Der weisse Quecksilberpräzipitat, **Hydrargyrum
praecipitatum album**, ist Mercurammoniumchlorid d. i. die Chlor-
verbindung eines Ammoniums, worin 1 Hg-Atom an die Stelle
von 2 H-Atomen getreten ist $= (NH_2HgCl)$. Man gewinnt ihn
als weissen, in Wasser unlöslichen Niederschlag, wenn eine Quecksilberchloridlösung mit Ätzammoniak übersättigt wird; Chlorammonium bleibt dabei in Lösung:

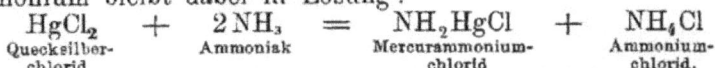

$$HgCl_2 \quad + \quad 2NH_3 \quad = \quad NH_2HgCl \quad + \quad NH_4Cl$$

Quecksilber-   Ammoniak   Mercurammonium-   Ammonium-
chlorid   chlorid.   chlorid.

Der Quecksilberpräzipität scheidet beim Erhitzen mit Kalilauge gelbes Quecksilberoxyd ab und entwickelt Ammoniak.

Prüfung auf Reinheit: Das Präparat muss sich in heisser Salpetersäure leicht auflösen (Rückstand: *erdige Beimengungen)* und darf an Wasser
oder Weingeist beim Schütteln nichts abgeben *(fremde Salze)*. Beim Erhitzen auf Platinblech verflüchtige er sich ohne Rückstand und ohne dabei
zu schmelzen.

d) Das Quecksilberjodür, **Hydrargyrum jodatum** (Hg_2J_2),
ist ein unlösliches, grünlich gelbes Pulver, welches man durch
anhaltendes Zusammenreiben von (8 Teilen) Quecksilber mit
(5 Teilen) Jod darstellt. Da es am Licht sich allmählich in Jodid
und metallisches Quecksilber spaltet, so bewahrt man es in
schwarzen Gläsern auf.

Um das Jodür von dem zugleich entstandenen Jodid zu befreien,
wäscht man es mit Weingeist aus, worin sich letzteres auflöst. Man prüft
es auf einen *Jodid*gehalt, indem man das Präparat mit Weingeist schüttelt
und das Filtrat mit Schwefelwasserstoffwasser versetzt: es darf keine
schwarze Trübung entstehen.

e) Das Quecksilberjodid, **Hydrargyrum bijodatum** (HgJ_2),
wird als scharlachroter Niederschlag beim Vermischen einer Quecksilberchloridlösung mit Jodkalium gewonnen. Es löst sich nicht in
Wasser, aber in Weingeist, wie auch in Jodkaliumlösung farblos auf.

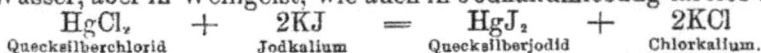

$$HgCl_2 \quad + \quad 2KJ \quad = \quad HgJ_2 \quad + \quad 2KCl$$

Quecksilberchlorid   Jodkalium   Quecksilberjodid   Chlorkalium.

Prüfung des Quecksilberjodids: Es muss sich beim Erhitzen
völlig verflüchtigen und in Weingeist völlig auflösen (Rückstand: *fremde
Beimischungen* z. B. Zinnober, Mennige); an Wasser darf es beim Schütteln

nichts abgeben, das Filtrat sich weder durch H_2S, noch durch Silbernitrat trüben *(Quecksilberchlorid)*.

§ 208. Schwefelquecksilber. Verreibt man Quecksilber mit Schwefelblumen anhaltend, so vereinigen sich beide Elemente zu Quecksilbersulfid (HgS). Eine derartige Verreibung gleicher Teile stellt das Hydrargyrum sulfuratum nigrum (Aethiops mineralis, Quecksilbermohr) vor und ist ein Gemenge von schwarzem Schwefelquecksilber mit vielem überschüssigen Schwefel, da zur Bildung des Sulfids auf 100 Teile Quecksilber nur 16 Teile Schwefel erforderlich sind. — Eine Mischung gleicher Teile Hydr. sulfur. nigr. und Stib. sulf. nigr. wurde als Aethiops antimonialis früher gebraucht.

Sublimiert man das amorphe, schwarze Schwefelquecksilber, so geht es in die krystallinische Modifikation, in den roten Zinnober, Cinnabaris, Hydrargyrum sulfuratum rubrum, über. Man kann diesen Übergang auch auf nassem Wege bewirken, wenn man schwarzes Schwefelquecksilber mit Schwefelleberlösung digeriert. Der Zinnober findet sich natürlich (zu Idria, Almadén u. a. O.).

Versuche.

Quecksilberreduktion. (Vgl. Fig. 60.) Man zerreibe eine Messerspitze voll ungelöschten Kalk mit gleich viel Zinnober und erhitze das Gemenge in einem trockenen Probiercylinder über der Weingeistflamme. Es entsteht im oberen Teile der Röhre ein glänzender, grauer Metallspiegel feinster, unter der Lupe wahrnehmbarer Quecksilberkügelchen. Die rückständige Masse wird grau (Schwefelcalcium und schwefelsaurer Kalk). Vor dem Einatmen des Quecksilberdampfes sei gewarnt!

Praktische Übungen.

1. Hydrargyrum nitricum oxydulatum. Man übergiesse 1 Teil Quecksilber mit 1 Teil reiner Salpetersäure in einer Porzellanschale und lasse während zweier Tage in gewöhnlicher Temperatur stehen. Es hat sich alsdann eine weisse Krystallmasse von salpetersaurem Quecksilberoxydul gebildet, die man durch gelinde Erwärmung zum Schmelzen bringt, vom rückständigen Metalle abgiesst und zur abermaligen Krystallisation zur Seite stellt.

2. Hydrargyrum jodatum. Man verreibe 8 Teile Quecksilber und 5 Teile Jod anhaltend in einer porzellanenen Reibschale, unter Befeuchten mit einigen Tropfen Weingeist, bis die gelbgrünliche Masse keine Metallkügelchen mehr zeigt. Zugleich gebildetes Quecksilberjodid werde durch kalten Weingeist ausgewaschen und das Pulver an einem dunklen lauwarmen Orte getrocknet.

3. Hydrargyrum bijodatum. Man löse 5 Teile Jodkalium in 16 Teilen Wasser und giesse die Flüssigkeit unter Umrühren in eine filtrierte Lösung von 4 Teilen Quecksilberchlorid in 72 Teilen destilliertem Wasser. Den entstehenden roten Niederschlag sammle man auf einem Filter, wasche ihn mit Wasser wohl aus, bis das Ablaufende auf Platinblech ohne Rückstand verdampft, lasse ihn dann abtropfen und trockne ihn auf Fliesspapier, ohne Wärme anzuwenden.

4. Hydrargyrum oxydatum via humida paratum. Man löse

1 Teil Quecksilberchlorid in 6 Teilen heissem destillierten Wasser und giesse dies unter starkem Umrühren in eine Mischung aus 1 Teil Ätznatronlauge und 6 Teilen destilliertem Wasser. Den entstehenden rotgelben Niederschlag sammle man auf einem Filter und wasche ihn so lange mit warmem Wasser aus, bis das Ablaufende auf Platinblech ohne Rückstand verdampft. Nach dem Abtropfen trockne man das Filter mit seinem Inhalte auf Fliesspapier in gelinder Wärme.

5. **Hydrargyrum praecipitatum album.** Man löse 2 Teile Quecksilberchlorid in 40 Teilen warmem destillierten Wasser, filtriere und giesse unter Umrühren 3 Teile Salmiakgeist hinzu, sodass alkalische Reaktion eintrete. Den weissen Niederschlag sammle man auf einem Filter, gebe nach dem Abfliessen der Flüssigkeit zweimal je 18 Teile destilliertes Wasser auf und trockne ihn schliesslich auf Fliesspapier an einem dunklen Orte.

Stöchiometrische Aufgaben.

1. Wieviel Jodkalium verlangt 1 Pfd. Quecksilberchlorid zur Zersetzung? — Antw. $HgCl_2 : 2KJ = 271 : 2 \times 266$; $x = 612,5\ g$.

2. Wieviel Quecksilberjodid liefert es dabei? — Antw. $HgCl_2$ $HgJ_2 = 271$ 454; $x = 837,5\ g$.

3. Wieviel Quecksilberoxyd geben 100 Teile Quecksilberchlorid bei Fällung durch Ätzalkalien? — Antw. $HgCl_2$ $HgO = 272$ 216; $x = 100$ Teile.

33. Silber und Gold.

§ 210. Gewinnung und Eigenschaften des Silbers. Das altbekannte Silber findet sich sowohl gediegen, wie (an Schwefel gebunden) vererzt. Das meiste Silber wird aus silberhaltigen Blei- und Kupfererzen gewonnen. Aus dem silberhaltigen Bleiglanze resultiert ein silberhaltiges Blei, welches man auf dem sog. Treibherde vor der Gebläseluft niederschmilzt und der oxydierenden Wirkung der letzteren aussetzt. Dabei fliesst das sich bildende Bleioxyd als Bleiglätte ab, während das Silber metallisch zurückbleibt. (Die Beendigung dieses „Abtreibens" zeigt das in Regenbogenfarben schillernde Aufleuchten des rückständigen Silbers sog. Silberblick.) Aus den Kupfererzen wird in Amerika das Silber mittelst Quecksilber extrahiert, das entstandene Silberamalgam durch Erhitzen in eisernen Röhren zerlegt und das angewendete Quecksilber überdestilliert. (Amalgamationsverfahren.)

Das Silber ist ein sehr glänzendes, reinweisses Metall, mit dem spez. Gew. = 10,5. Es schmilzt in der Weissglühhitze, zerlegt das Wasser in keiner Temperatur, hält sich an der Luft unverändert und verhält sich gegen Säuren wie das Kupfer: es wird weder von Salzsäure, noch verdünnter Schwefelsäure angegriffen; dagegen wirkt die Salpetersäure heftig auf das Silber ein, dasselbe unter Stickoxydentwicklung als salpetersaures Salz auflösend. Ebenso verwandelt heisse konzentrierte Schwefelsäure das Metall in schwefelsaures Oxyd.

Das Silber ist ziemlich weich uud sehr dehnbar; feinge-
schlagen stellt es das Blattsilber, **Argentum foliatum**, dar, wovon 1000 qcm 0,15 g wiegen. (Unechtes Blattsilber ist Zinnfolie, Stanniol.)

Wegen seiner Weichheit wird das Silber mit Kupfer legiert.
Die Silbermünzen des deutschen Reiches enthalten 10% Kupfer.
Gewöhnlich berechnet man den Silbergehalt des Werksilbers nach
der Zahl der Lote, welche ein halbes Pfund (16 Lot) enthält.
16 Lot reines Silber nennt man eine feine Mark, 16 Lot
legiertes Silber eine rauhe Mark. Das meiste Werksilber ist
13 lötig, d. h. es enthält auf 13 Lot Silber 3 Lot Kupfer.

§ 211. Die Verbindungen des Silbers. Das Silber ist ein einwertiges Metall, welches sich mit dem Sauerstoff indirekt zu
Silberoxyd (Ag_2O), mit dem Schwefel direkt zu Silbersulfid
(Ag_2S) vereinigt. In Berührung mit Schwefelwasserstoff oder
Schwefelalkalien überzieht sich metallisches Silber sofort mit einer
schwarzen Schicht von Schwefelsilber. Ausgezeichnet sind die
Haloidsalze des Silbers durch ihre Unlöslichkeit in Wasser und
verdünnten Säuren. Salzsäure, wie alle Chlormetalle, scheiden
aus den Silbersalzen unlösliches weisses Chlorsilber (AgCl),
Brommetalle gelblich-weisses Bromsilber (AgBr), Jodmetalle
gelbliches Jodsilber (AgJ) aus. Das Chlorsilber löst sich in
Salmiakgeist leicht auf, das Bromsilber nur schwierig, das Jodsilber gar nicht.

Die Unlöslichkeit des Chlorsilbers erlaubt es, auf leichtem
und sicherem Wege chemisch reines Silber darzustellen.
Man löst gewöhnliches Werk- oder Münzsilber in Salpetersäure,
fällt aus der Flüssigkeit durch Chlornatrium das Silber als Chlorsilber aus, wobei das Kupferchlorid in Lösung bleibt, und reduziert das Chlorsilber. Diese Reduktion kann auf nassem Wege
geschehen durch Zink, welches man auf das feuchte Chlorsilber
legt, oder durch Glühen des getrockneten Niederschlages mit
trockner Soda (resp. Kreide) und Kohle.

Erkennung des Silbers: Man erkennt die Silbersalze daran,
dass sie selbst in angesäuerter Lösung mit Schwefelwasserstoff
einen schwarzen, mit Salzsäure oder Chlornatrium einen weissen
Niederschlag geben, der in Ammoniak leicht löslich ist (Unterschied
des Silbers vom Quecksilber und Blei).

§ 212. Was ist der Höllenstein? Höllenstein (Lapis in-
fernalis) wird das in Stangenform gebrachte Silbernitrat oder
salpetersaure Silberoxyd, **Argentum nitricum fusum**
($AgNO_3$) genannt, ein häufig gebrauchtes Ätzmittel. Es stellt
weisse, auf dem Bruch strahlig krystallinische Stängelchen dar,

welche sich sehr leicht in Wasser und in Weingeist auflösen. Am Lichte werden sie durch beginnende Silberreduktion grau, endlich schwarz. Wenn man organische Materien mit Höllensteinlösung bestreicht, so scheidet sich Silber aus, und die Materie wird unter Schwärzung durch Oxydation zerstört. (Ätzung durch Höllenstein.)

Auf der Reduktion der Silbersalze durch das Sonnenlicht beruht die Photographie.*) Innerlich gebraucht man den Höllenstein bei Magen- und Darmgeschwüren. Er besitzt einen sehr widrigen metallischen Geschmack und wirkt giftig.

Man gewinnt den Höllenstein durch Auflösen von reinem Silber in Salpetersäure, wobei Stickoxydgas entweicht:

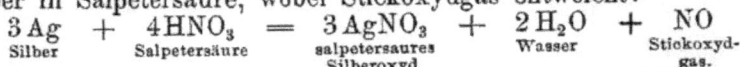

$$3\,Ag + 4\,HNO_3 = 3\,AgNO_3 + 2\,H_2O + NO$$

Silber — Salpetersäure — salpetersaures Silberoxyd — Wasser — Stickoxydgas.

Die Lösung wird zur Verjagung der überschüssigen Säure eingedampft, das rückständige Salz in einer Porzellanschale über der Lampe geschmolzen und in Stangenform gegossen.

Prüfung des Silbernitrats: Es muss sich in Salmiakgeist völlig und farblos auflösen (blaue Färbung: *Kupfer*); seine wässerige Lösung darf, nach dem Ausfällen mit überschüssiger Salzsäure, Abfiltrieren und Eindampfen, keinen Rückstand hinterlassen *(Salpeter* u. dgl.); verdünnte Schwefelsäure darf die wässerige Lösung nicht trüben *(Blei)*.

Setzt man dem Höllenstein sein doppeltes Gewicht salpetersaures Kali zu und giesst es geschmolzen in Stangenform, so erhält man den salpeterhaltigen Höllenstein, **Argentum nitricum cum Kalio nitrico** weisse Stängelchen ohne krystallinisches Gefüge, die sich völlig in Wasser lösen; Weingeist lässt den Salpeter zurück ($^2/_3$ Teile).

Scheidet man aus der Lösung das Silber durch Salzsäure aus, so muss das Chlorsilber getrocknet mindestens 27 % betragen. Die Pharm. Germ. II. prüft den Silbergehalt massanalytisch durch Kochsalzlösung.

Das krystallisierte salpetersaure Silberoxyd, Argentum nitricum crystallisatum, besitzt kein Krystallwasser. Man gewinnt es in Form farbloser, 4—6seitiger Tafeln, wenn man eine konzentrierte Höllensteinlösung zur Krystallisation eindampft.

---

*) In einer geschlossenen Kammer (Camera obscura) werden die vom erleuchteten Gegenstande reflektierten Lichtstrahlen durch eine Sammellinse auf eine Glasplatte geworfen, welche mit einer Jodsilber enthaltenden Kollodiumschicht überzogen ist; die am stärksten erleuchteten Partien derselben erleiden dabei die stärkste Reduktion. Darauf folgt ein Bad in Eisenvitriollösung, welche die begonnene Silberreduktion vollendet und ein negatives Bild des Gegenstandes hervorruft. Das überschüssige Silbersalz wird später durch unterschwefligsaures Natron entfernt. Vom gewonnenen Negativ erhält man positive Bilder, indem man mit Chlorsilber imprägniertes Papier durch die Glasplatte bescheinen lässt. Dabei reduzieren die dunklen Partien durch die Beschattung wenig, die hellen stärker, wodurch das, was auf der Glasplatte dunkel ist, auf dem Papiere hell erscheint und umgekehrt.

Die Höllensteinlösung zersetzt sich mit den meisten Körpern. Ätzende Alkalien scheiden braunes Silberoxydhydrat (AgHO) aus, welches beim Trocknen in schwarzes Silberoxyd (Ag_2O) übergeht; Ätzammoniak löst im Überschuss den Niederschlag mit grosser Leichtigkeit wieder auf. Salzsäure, sowie Chlormetalle fällen weisses Chlorsilber, leichtlöslich in Ammoniak.

§ 213. Gewinnung und Eigenschaften des Goldes. Das altbekannte G o l d findet sich meistens g e d i e g e n in der Natur, vorzugsweise in Kalifornien, Australien u. a. O., im Sande der Flüsse und Bäche, woraus man es als Goldkörnchen auswäscht.

Das Gold stellt ein glänzendes, gelbes, höchst dehnbares Metall dar, welches in der Weissglühhitze schmilzt und ein sehr hohes spez. Gew. (nämlich 19,5) besitzt. Wegen seiner Weichheit legiert man es mit Silber oder Kupfer; in jenem Falle erhält es einen blasseren, in diesem Falle einen höheren Farbenton. Die Goldmünzen des deutschen Reiches bestehen aus 90 Prozent Gold und 10 Prozent Kupfer. *) B l a t t g o l d, A u r u m f o l i a t u m, ist höchst fein geschlagenes, reines Gold, welches mit grünem Lichte durchschimmert.

Das G o l d o x y d i e r t s i c h n i c h t a n d e r L u f t und löst sich weder in verdünnten Säuren, noch in Salpetersäure, konzentrierter Schwefelsäure oder Salzsäure. D a s e i n z i g e L ö s u n g s- m i t t e l d e s G o l d e s i s t Salpeter-Salzsäure, s o g. K ö n i g s- w a s s e r, welches es als Goldchlorid aufnimmt. (Vergl. § 126.)

§ 214. Verbindungen des Goldes. Das Gold ist ein d r e i w e r- t i g e s Metall, welches mit Sauerstoff nur indirekt G o l d o x y d (Au_2O_3) bildet, welches sich in ätzenden Alkalien zu g o l d s a u r e n S a l z e n (Auraten) auflöst. Ebenso ist das G o l d s u l f i d (Au_2S_3) eine Sulfosäure und bildet mit Schwefelalkalien Sulfosalze.

Das G o l d c h l o r i d ($AuCl_3$) entsteht durch Auflösen des Goldes in Königswasser; dabei entweicht Stickoxydgas:

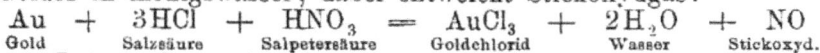

$$\underset{\text{Gold}}{Au} + \underset{\text{Salzsäure}}{3HCl} + \underset{\text{Salpetersäure}}{HNO_3} = \underset{\text{Goldchlorid}}{AuCl_3} + \underset{\text{Wasser}}{2H_2O} + \underset{\text{Stickoxyd.}}{NO}$$

Reines Chlorgold ist rot und an der Luft zerfliesslich, in Wasser löst es sich mit gelber Farbe auf. Mit Eisenvitriollösung versetzt, scheidet es metallisches Gold pulverig aus: Darstellung des c h e m i s c h r e i n e n G o l d e s! Bei dieser Reduktion entsteht Eisenchlorid und schwefelsaures Eisenoxyd. ($AuCl_3 + 3FeSO_4 =$ $Au + Fe_2 3SO_4 + FeCl_3$). Erhitzt man Goldchlorid, so verliert

*) Man giebt den Goldgehalt des verarbeiteten Goldes gewöhnlich in K a r a t e n an. Eine Mark Gold ($^1/_2$ Pfund) wird in 24 Karate eingeteilt; hiernach besteht 21 karätiges Gold (frühere preussische Friedrichsd'or) aus 21 Teilen Gold und 3 Teilen Silber resp. Kupfer.

es Chlor und wird zu G o l d c h l o r ü r (AuCl), in der Glühhitze lässt es reines Gold zurück.

Offizinell ist ein Gemenge von Goldchlorid mit gleichviel Chlornatrium: C h l o r g o l d n a t r i u m, **Auro-Natrium chloratum** ein orangegelbes, in Wasser völlig lösliches Pulver, welches an Weingeist und Äther nur Goldchlorid abgiebt. Man gewinnt es durch Auflösen von (65 Teilen) reinem Golde in Königswasser, Eindampfen und Zumischung von (100 Teilen) Clornatrium. Weingeist löst aus dem Präparat nur das Goldchlorid auf.

Den Goldgehalt des Präparates prüft man durch Glühen und Auswaschen des Rückstandes; hierbei muss 30% metallisches Gold restieren.

Die Goldsalze werden durch Zinnchlorür purpur-violett bis -braun gefällt; dieser Niederschlag (zinnsaures Goldoxydul) dient als sog. C a s s i u s scher P u r p u r in der Porzellanmalerei.

Versuche.

1. S i l b e r r e d u k t i o n. Man löse eine kleine Silbermünze in einer Porzellanschale in der dreifachen Menge reiner Salpetersäure durch gelindes Erwärmen auf; zu der durch den Kupfergehalt bläulich erscheinenden Flüssigkeit gebe man, nachdem sie stark mit Wasser verdünnt worden, so lange Salzsäure, als noch ein weisser, käsiger Niederschlag (Chlorsilber) entsteht. Man filtriere denselben ab und wasche ihn mit Wasser aus.

Das noch feuchte Chlorsilber wird in kurzer Zeit reduziert, wenn man einige Tropfen verdünnte Salzsäure und ein Stückchen (reines) Zink dazu bringt. Der Niederschlag gehe allmählich in graues, pulveriges Silber über, welches beim Drucke im Mörser Metallglanz annimmt.

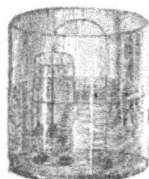

Sehr lehrreich ist die Reduktion durch den galvanischen Strom. Man bringt das Chlorsilber noch feucht in einen unten mit Tierblase oder Pergamentpapier zugebundenen Glascylinder (Fig. 65), stellt denselben in ein grösseres Glas derartig, dass er nicht auf dem Boden aufsitze, und füllt beide gleichhoch mit Wasser, welches mit etwas Salzsäure versetzt ist. Darauf wird in das äussere Gefäss ein Stückchen Zink gelegt und mit etwas Silberdraht umwickelt, dessen anderes Ende in den Niederschlag hinein reiche. So stellt

Fig. 65. das Ganze eine geschlossene einfache galvanische Kette (Zink-Chlorsilber) dar, da die Blase für den Strom durchgängig ist. Es tritt Elektrolyse des Chlorsilbers ein, welche nach einigen Tagen die Reduktion des Silbers beendigt; das Chlor verbindet sich mit dem Zink.

Stöchiometrische Aufgaben.

1. Wieviel 30 prozentige Salpetersäure verlangt 1 Teil Silber zur Lösung? — A n t w. $3 Ag : 4 HNO_3 = 3 \times 108 : 4 \times 63$; x = 2,6 Teile.

2. Wieviel Höllenstein wird daraus erzielt? — A n t w. Ag : AgNO_3 = 108   170; x = 1,57 Teile.

3. Wieviel Chlorgold liefern 65 Teile Gold? — A n t w. Au   AuCl_3 = 197   303,5; x = 100 Teile.

4. Warum lässt sich die Echtheit einer Goldmünze an ihrem absoluten Gewichte erkennen? — A n t w. Zufolge der bekannten Grösse der Münzen schliesst die einfache Wägung eine Bestimmung des spez. Gew. in sich; bei dem hohen spez. Gew. des Goldes giebt dasselbe sofort Aufschluss über etwa vorhandene fremde Metalle.

§ 215. Das Platin. Dem Golde schliesst sich das schon im vorigen Jahrhundert bekannte, seltene und teure Platin*) enge an. Auch dieses Metall findet sich meist gediegen in der Natur, z. B. am Ural, in Südamerika, häufig legiert mit den selteneren edlen Metallen: Iridium, Osmium, Rhodium, Ruthenium, Palladium — als sog. Platinerz.

Das Platin ist ein grauweisses, sehr dehnbares Metall, welches nur im Knallgasgebläse schmilzt, sich aber in der Weissglühhitze schweissen lässt wie das Eisen. Sein spez. Gew. ist höher als das des Goldes, nämlich = 21,5. An der Luft hält es sich unverändert, wird von Säuren nicht angegriffen und, wie das Gold, nur von heissem Königswasser gelöst zu Platinchlorid, Platinum bichloratum ($PtCl_4$), einem gelbroten Salze, welches sich in Wasser mit gelbroter Farbe auflöst. Beim Glühen hinterlässt das Platinchlorid metallisches Platin. Das Salz bildet leicht Doppelsalze mit anderen Chlormetallen, von denen sich das Kaliumplatinchlorid und Ammoniumplatinchlorid durch ihre Schwerlöslichkeit in Wasser auszeichnen. Man wendet daher das Platinchlorid zur Erkennung der Kali- und Ammoniaksalze an, mit denen es einen gelben krystallinischen Niederschlag erzeugt.

Das Ammoniumplatinchlorid zersetzt sich in der Glühhitze und hinterlässt, unter Entweichung von Chlorammoniumdämpfen und freiem Chlor, metallisches Platin als sehr lockere, poröse, schwammähnliche Masse — sogen. Platinschwamm, welcher in hohem Grade befähigt ist, Gase in seinen Poren zu verdichten. Durch Kondensation von Sauerstoff aus der Luft übt der Platinschwamm in vorzüglichem Grade oxydierende Wirkungen aus, wie sie schon bei der Döbereiner schen Zündmaschine (Fig. 44) erwähnt wurden. Ähnlich verhält sich das sogen. Platinmohr oder Platinschwarz, höchst feinpulveriges Platin, welches aus einer Platinchloridlösung durch Zink ausgeschieden wird.

Man benutzt das Platin vielfach zu chemischen Gerätschaften, Schalen, Tiegeln u. dgl., da es von Säuren nicht angegriffen wird. Ätzende Alkalien, Schwefelalkalien, Schwefel, Jod, Metalle und Chlor erzeugende Gemische dürfen aber nicht in Platingefässen erhitzt werden, da das Platin hiervon angefressen wird, sowie mit dem Schwefel und den Metallen leicht zusammenschmilzt.

---

*) Platina, Diminutivwort von Plata (span. Silber).

B. Organische Chemie.

(Chemie der Pflanzen- und Tierstoffe und der von ihnen abgeleiteten Körper.)

34. Cellulose, Stärkemehl, Gummi, Zucker.

§ 216. Die Kohlenhydrate. Das Pflanzenreich liefert uns eine gewisse Zahl sehr verbreiteter Körper, welche aus Kohle, Wasserstoff und Sauerstoff bestehen, und zwar die letzteren beiden Elemente in einem Mengeverhältnisse enthalten, in welchem sie Wasser bilden. Man bezeichnete sie daher als Kohlenhydrate, ohne jedoch sagen zu wollen, dass sie aus Kohle und fertig gebildetem Wasser beständen. Zu den Kohlenhydraten zählen: Celulose (Holzfaser), Stärkemehl, Gummi, Zucker.

Die prozentische Zusammensetzung dieser Körper ist nahezu übereinstimmend, trotz der grossen Verschiedenheit ihrer Eigenschaften. Cellulose, Stärke und Gummi besitzen dieselbe Formel ($C_{12}H_{20}O_{10}$), Rohrzucker und Milchzucker ($C_{12}H_{22}O_{11}$), Traubenzucker und Fruchtzucker $C_{12}H_{24}O_{12}$). Man nennt solche Fälle Isomerie, und verschiedene Körper von gleicher Zusammensetzung isomer (vergl. § 93). Künstlich können wir obengenannte Körper aus ihren Elementen oder aus rein unorganischen Verbindungen nicht darstellen, wie dies die Pflanze thut, welche sie aus Kohlensäure und Wasser aufbaut, im Sonnenlichte einen Teil des Sauerstoffs aushauchend. Wir vermögen aber die Kohlenhydrate künstlich in einander überzuführen und zwar aus der Cellulose Stärke, und daraus Zucker zu bilden.

Die Kohlenhydrate kommen im Pflanzenkörper teils im Safte gelöst vor, wie das Gummi und der Zucker, teils organisiert, wie die Cellulose und Stärke.

§ 217. Cellulose. Die Cellulose bildet die äussere Wandung der Pflanzenzellen. Ziemlich rein tritt sie in der Baumwolle, im Hollundermark u. a. auf; im Holze ist sie in verhärteten Holzstoff (Lignin), im Kork in elastischen Korkstoff (Suberin) übergegangen. Wir verarbeiten die Cellulose zu Papier, Gespinsten u. dgl. Konz. Schwefelsäure löst sie auf; taucht man jedoch Papier nur wenige Sekunden lang in diese Säure, so wird es tierischer Blase ähnlich (Pergamentpapier). Starke Salpetersäure oder ein Gemisch aus Salpetersäure mit konz. Schwefelsäure verwandelt die Cellulose in Nitrocellulose, in welcher 2 resp. 3 Wasserstoffatome durch ebensoviele NO_2 substituiert sind, je nach der Dauer der Einwirkung.

$$\underset{\text{Cellulose}}{C_{12}H_{20}O_{10}} + \underset{\text{Salpetersäure}}{3\,HNO_3} = \underset{\text{Trinitrocellulose}}{C_{12}H_{17}(NO_2)_3O_{10}} + \underset{\text{Wasser.}}{3\,H_2O}$$

Die Nitrocellulose, aus der Baumwolle angefertigt, nennt man wegen ihrer Explosivität Schiessbaumwolle; sie ist der gewöhnlichen Baumwolle äusserlich ähnlich, aber beim Erhitzen explodierend und mit Funkensprühen verbrennend. Die ätherische Lösung der Dinitrocellulose (Kollodiumwolle) stellt das Kollodium dar und wird als Wundmittel gebraucht, da es zu einer festen Haut eintrocknet; zum Sprengen wird die explosivere Trinitrocellulose gebraucht.

§ 218. -Das Stärkemehl. Das Stärkemehl ($C_{12}H_{20}O_{10}$) findet sich in den Pflanzenzellen als mikroskopische Körnchen abgelagert und zwar in der Kartoffel in Form eiförmiger, geschichteter Körnchen mit excentrischem Kerne (Fig. 66 in 200facher Vergrösserung); im Weizen als Weizenstärke, **Amylum Tritici** in Form linsenförmiger, sehr ungleich grosser Scheibchen (Fig. 67); in der Marantawurzel als Arrowroot, Amylum Marantae, in Form eiförmiger, geschichteter Körnchen, ähnlich der Kartoffelstärke (Fig. 68 in 400facher Vergrösserung). Wir finden sie ausserdem im Reis, Sago, Tapiocca u. a.

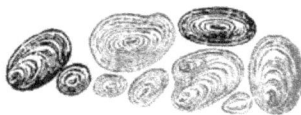

Fig. 66.

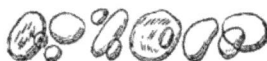

Fig. 67.

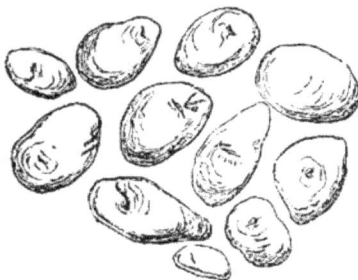

Fig. 68.

Das Stärkemehl wird aus den zerriebenen Pflanzenteilen mittelst Wasser ausgewaschen und setzt sich dann als feines „Satzmehl" ab. Siedendes Wasser verwandelt es in Kleister, der durch freies Jod tiefblau gefärbt wird. Diese Bläuung durch Jod erleiden auch die Stärkekörner und lassen sich deshalb durch einen Tropfen Jodtinktur unter dem Mikroskope leicht erkennen.

In den Wurzeln der Kompositen (Alant, Cichorie, Löwenzahn u. a. m.) findet sich eine eigene Art Stärkemehl, das Inulin, welches mit siedendem Wasser keinen Kleister, sondern eine klare Lösung giebt und beim Erkalten sich wieder abscheidet.

§ 219. Das Dextrin. Wird die Stärke mit verdünnten Säuren oder Malz längere Zeit erwärmt, so geht sie in einen isomeren, aber klar löslichen Körper über, der das polarisierte Licht nach rechts dreht und deshalb Dextrin genannt wurde. Dasselbe entsteht auch durch blosses Erhitzen der Stärke auf 200° (sog. Leiocom), weshalb es sich im Brot und anderen Bäckerwaren findet; es stellt eine gummiähnliche Masse dar und wird durch Jod nicht gebläut. In Weingeist löst es sich nicht auf, weshalb eine Dextrinlösung durch Weingeist gefällt wird.

§ 220. Das Gummi. Das reine Gummi ($C_{12}H_{20}O_{10}$) stellt eine amorphe Masse, ohne Geschmack und Geruch dar, die sich in Wasser zu einer klebrigen Flüssigkeit auflöst. Es findet sich als sog. Arabin im arabischen Gummi, als Cerasin im Kirsch- und Pflaumengummi, als Pflanzenschleim in vielen Wurzeln (Althäwurzel, Salepknollen) und Samen (Quitten-, Leinsamen). Die Arabinlösung verdickt sich durch Borax, der Pflanzenschleim aber nicht. Weingeist löst kein Gummi auf. Neutrales essig-saures Bleioxyd fällt nur die Lösungen des Pflanzenschleims, nicht aber die des Arabins; Bleiessig fällt dagegen beide.

Der Tragant enthält ein in Wasser stark aufquellendes, gallertbildendes Gummi, sog. Bassorin. — In den Algen ist die Cellulose durch Pflanzengallerte vertreten; daher quellen diese Gewächse (Carrageen u. a. m.) in Wasser stark auf und lösen sich im Sieden darin zum Teil, welche Lösung beim Erkalten gelatiniert. Ein ähnliches Verhalten finden wir beim isländischen Moose, worin sich eine besondere Stärkemehlart, das Lichenin oder die Moosstärke, befindet.

§ 221. Der Zucker. Wir bezeichnen als Zucker solche Kohlenhydrate, welche sich durch klare Löslichkeit in Wasser, süssen Geschmack und Gährungsfähigkeit auszeichnen. Sie finden sich im Zellsafte gelöst.

a) Der Rohrzucker, **Saccharum** *) ($C_{12}H_{22}O_{11}$), findet sich in vielen Gewächsen, vorzugsweise im Mark des Zucker-rohrs und in den Runkelrüben. In Amerika und Ostindien wird das Zuckerrohr kultiviert; den ausgepressten Saft klärt man mit Kalk, filtriert ihn durch Kohle und dampft ihn zur Krystalli-sation ein. Als Kolonialzucker nach Europa gebracht, erleidet er eine Raffinierung, übereinstimmend mit der Reinigung des bei uns gewonnenen Rübenzuckers. Durch Krystallisierung in Hutform gewinnt man die Raffinade (Saccharum albissimum) als erste, den weniger harten Melis (Saccharum album) als zweite

---

*) Saccharum, τὸ σάκχαρον, der aus dem Bambusrohr ausschwitzende Zuckersaft (Tabaschir der Araber).

Ausbeute. Durch Auslaugen („Decken") mit aufgegossener Zuckerlösung wird aus dem Hutzucker die gefärbte Mutterlauge als Melasse, brauner Syrup (Syrupus communis) entfernt. Die letzte Krystallisation liefert den bräunlichen oder gelblichen Farin (Kochzucker).

Überlässt man die Zuckerlösung einer langsamen Krystallisation, so erhält man den Kandis, in harten, rhombischen Säulen, die sich in Fäden ankrystallisieren, welche man durch die Zuckerlösung hängt.

Da die Rohrzuckerlösung das polarisierte Licht nach rechts dreht, so wird in den Zuckerfabriken das Polarimeter zur Bestimmung des Zuckergehaltes benutzt. (Vgl. § 50). Beim Erhitzen schmilzt der Rohrzucker zu einer glasigen Masse, in höherer Temperatur geht er aber in dunkelbraunen, bittern Karamel über, dessen weingeistige Lösung (Zuckertinktur) zum Färben von Rum u. a. gebraucht wird.

Mit vielen Oxyden verbindet sich der Rohrzucker zu leichtlöslichen sog. Saccharaten, z. B. mit Kalk, Eisenoxyd u. a. (Vgl. § 178). Beim Erhitzen mit verdünnten Säuren geht der Rohrzucker in Traubenzucker (sog. Invertzucker) über, sodass wir in allen mit sauren Pflanzensäften dargestellten Syrupen (Syr. Cerasorum, Rubi Idaei u. a.) mehr oder weniger Traubenzucker an Stelle des Rohrzuckers antreffen.

Von konz. Schwefelsäure wird der Rohrzucker verkohlt. Dampft man daher Zucker mit verdünnter Schwefelsäure ein, so bleibt ein kohliger Rückstand — Prüfung auf freie Schwefelsäure im Essig u. a., sowie auf Rohrzucker im Milchzucker u. a.

b) Der Milchzucker, **Saccharum lactis** ($C_{12}H_{22}O_{11}$), findet sich nur in der Milch (bis zu 8%) und wird aus den Molken durch Abdampfen in harten, weissen Krystallen (mit 1 Mol. H_2O) gewonnen. Er löst sich nicht in Weingeist, sowie erst in 6 Teilen Wasser; sein Geschmack ist weniger süss. Auch wird er nicht, wie der Rohrzucker, von konz. Schwefelsäure verkohlt.

c) Der Fruchtzucker ($C_{12}H_{24}O_{12}$), in allen süssen Früchten enthalten, kennzeichnet sich durch seine Unfähigkeit zu krystallisieren. Im Honig bildet er den flüssig bleibenden Teil.

d) Der Traubenzucker oder die Glykose*) ($C_{12}H_{24}O_{12}$) ist neben dem Fruchtzucker in allen süssen Früchten und im Honig enthalten und findet sich bei der sog. Zuckerruhrkrankheit im Harn (daher auch wohl Harnzucker genannt). Er krystallisiert in krümlichen Massen (deshalb auch Krümelzucker genannt), mit 1 Mol. H_2O und verursacht das Festwerden des Honigs. Künstlich erzeugt man ihn aus dem Stärkemehl durch

---

*) Glykose von γλυκύς (süss).

Einwirkung von Malz oder verdünnten Säuren, wobei anfänglich Dextrin entsteht, später aber, unter Aufnahme von Wasseratomen, Glykose (Stärkezucker). Fabrikmässig führt man die Kartoffelstärke durch Erhitzen mit verdünnter Schwefelsäure in diesen Zucker über und entfernt nachher die Säure durch kohlensauren Kalk als Gips. Vom Rohrzucker unterscheidet sich der Traubenzucker leicht durch sein Verhalten zu Ätzkalilauge, welche den Traubenzucker beim Erhitzen bräunt. Konz. Schwefelsäure dagegen verkohlt den Traubenzucker ebenso wenig wie den Milchzucker.

Unterscheidung der Zuckerarten durch ihre Form:
1. Harte, farblose Krystalle,
   a) sehr löslich in Wasser und sehr süss .   Rohrzucker;
   b) weniger löslich in Wasser und wenig süss   Milchzucker.
2. Krümliche Massen   Traubenzucker.
3. Süsser Syrup .   .   .   . Fruchtzucker.

Nur der Frucht- und Traubenzucker sind direkt gährungsfähig; Rohr- und Milchzucker müssen zuvor in Glykose übergeführt werden, was durch Erwärmen mit verdünnten Säuren leicht geschieht. Der Zucker reduziert in der Wärme das Kupferoxyd aus alkalischer Lösung zu Kupferoxydul. Versetzt man eine Traubenzuckerlösung mit etwas Kupfervitriol und überschüssiger Alkalilauge, so scheidet sich kein Kupferoxydhydrat, beim Erhitzen aber rotes Kupferoxydul aus. (Trommers Zuckerprobe). (Rohrzucker erfordert dazu längeres Kochen.) In ähnlicher Weise wird Wismutsubnitrat in siedender alkalischer Flüssigkeit durch Milch- und Traubenzucker zu metallischem Wismut reduziert, was sich durch Schwärzung zu erkennen giebt.

§ 222. Glykoside. Man kennt eine grössere Anzahl organischer Stoffe, welche unter dem Einflusse von Säuren, Basen oder Gährungserregern die Elemente von Wasser aufnehmen und sich in Zucker (Glykose) und einen anderen Stoff spalten. Man nennt diese Körper Glykoside; sie als Verbindungen des Zuckers mit dem anderen Spaltungsprodukte anzusehen, geht nicht an, weil sie zu ihrer Zersetzung Wasser aufnehmen müssen. Zu diesen Glykosiden zählen u. a.: Amygdalin in den bitteren Mandeln, Salicin in der Weidenrinde; ersteres spaltet sich unter dem Einflusse des Eiweisses der Mandeln, bei Gegenwart von Wasser, in Zucker und blausäurehaltiges Bittermandelöl. Auffallend ist der bittere Geschmack der meisten Glykoside.

Zum Schlusse seien noch einige süss schmeckende Stoffe erwähnt, welche man aber nicht zum Zucker zählt: Der Mannit in der Manna, das Glykyrrhizin im Süssholz und Lakriz. Diese unechten Zuckerarten sind nicht gährungsfähig, reduzieren auch eine alkalische Kupferlösung nicht. In der Zusammensetzung steht der Mannit dem Zucker nahe. (Mithin genügt zur Charakterisierung des Zuckers nicht der süsse Geschmack.)

Versuche.

1. **Nitrocellulose.** In eine Mischung aus 90 *g* gepulvertem Kalisalpeter und 200 *g* engl. Schwefelsäure, nachdem sie sich in einer Porzellanschale bis zu 40⁰ erwärmt hat, trägt man 10 *g* feingezupfte Baumwolle (Watte) ein, arbeitet sie mit einem Glasstabe gut unter und lässt eine halbe Stunde stehen. Dann übergiesst man das Ganze mit vielem Wasser und wäscht die Baumwolle unter einer Pumpe mit Wasser vollständig aus, bis sie durchaus nicht mehr sauer reagiert, wobei darauf zu achten ist, dass keine Knöllchen in ihr bleiben. Nachdem man sie schliesslich gut ausgedrückt hat, befeuchtet man sie mit Weingeist, presst sie scharf aus und trocknet sie an der Luft.

2. **Mannit.** Man übergiesse in einem Kölbchen ausgelesene Mannastückchen mit Weingeist, erhitze denselben zum Sieden und giesse ihn kochend in ein Becherglas ab. Sollte er beim Erkalten noch keinen Mannit abscheiden, so gebe man die Flüssigkeit auf eine neue Portion Manna und verfahre in gleicher Weise. Beim Erkalten krystallisiert der Mannit in farblosen, in Wasser leicht löslichen Massen aus.

Stöchiometrische Aufgaben.

1. Wieviel Schiessbaumwolle erhält man aus 1 *kg* Baumwolle? — Antw. $C_{12}H_{20}O_{10} : C_{12}H_{17}N_3O_{16} = 324 : 429; x = 1416 g$.

2. Wieviel Dextrin liefert das Stärkemehl? — Antw. Gleichviel.

---

35. Alkohol.

§ 223. Was ist der Alkohol? Der Alkohol*) stellt im wasserfreien Zustande, als wasserfreier Weingeist, Alcohol absolutus, eine wasserhelle, dünne, flüchtige und leicht brennbare Flüssigkeit dar, welche bei 78⁰ siedet und das spez. Gew. 0,79 besitzt. Seine Zusammensetzung entspricht der Formel (C_2H_6O).

Mischt man den Alkohol mit Wasser, so erhöht sich sein spez. Gew., aber nicht gleichmässig, da bei der Mischung Wärme frei wird und Verdichtung stattfindet. Die grösste Verdichtung tritt beim Mischen gleicher Teile Alkohol und Wasser ein, so dass, wenn man 50 Massteile Alkohol mit 53,72 Massteilen Wasser mischt, die 103,72 Teile sich auf 100 Teile zusammenziehen.

§ 224. Die officinellen Sorten Weingeist. Der wasserhaltige Alkohol stellt die verschiedenen Sorten Weingeist dar, und zwar sind offizinell:

---

*) Alkohol (al-kohol) arabisch = das Feinste.

1. **Spiritus**, höchstrektifizierter Weingeist (Spiritus Vini rectificatissimus), mit dem spez. Gew. 0,830—0,834 und 90—91 Volumprozenten Alkohol;

2. **Spiritus dilutus**, verdünnter oder rektifizierter Weingeist (Spiritus Vini rectificatus), mit dem spez. Gew. 0,892—0,896 und 67,5—69 Volumprozenten Alkohol; eine Mischung aus 7 Teilen Alkohol mit 3 Teilen Aqua destillata.

Je verdünnter der Alkohol ist, um so höher steigt sein Siedepunkt. Man hat also zwei Mittel, um den Weingeistgehalt einer spirituösen Flüssigkeit zu prüfen: Die Bestimmung des spez. Gew. und die des Siedepunktes. Erstere führt man mit dem Aräometer aus und benutzt häufig sog. Alkoholometer, d. i. Aräometer mit direkter Angabe der Volumprozente (nach Tralles) oder der Gewichtsprozente (nach Richter) des absoluten Alkohols. Die Weingeistbestimmung nach der Spannkraft des Dampfes wird mit dem sog. Vaporimeter ausgeführt. (Über einem Wasserkesselchen erhitzt man eine kleine Probe der zu prüfenden Flüssigkeit, wodurch Quecksilber an einer Skala in die Höhe gedrückt wird; je alkoholreicher die Flüssigkeit, um so stärker ihr Dampfdruck und um so höher steigt das Quecksilber.)

§ 225. Wie bildet sich der Alkohol? Alle zuckerhaltigen Pflanzensäfte erleiden, bei Luftzutritt und in mittlerer Temperatur, nach kurzer Zeit eine Selbstentmischung, die man geistige Gährung nennt, da das Produkt eine spirituöse Flüssigkeit ist. Es tritt alsbald Trübung des an sich klaren Saftes ein, und Hefe senkt sich zu Boden, kleine Gasbläschen emporsendend. Dieses Gas ist Kohlensäure; zugleich bildet sich in der Flüssigkeit Weingeist, am Geruche wahrnehmbar. Kohlensäure und Weingeist sind die Produkte der geistigen Gährung, sie stammen aus dem Zucker.

Bei der Gährung zerfällt 1 Mol. Zucker in 4 Mol. Kohlensäure und 4 Mol. Alkohol.

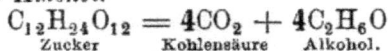

$$C_{12}H_{24}O_{12} = 4CO_2 + 4C_2H_6O$$

Zucker — Kohlensäure — Alkohol.

Die geistige Gährung besteht demnach im Zerfalle des Zuckers; sie wird hervorgerufen durch die mikroskopisch kleinen Pilzkeime, welche zu Millionen in der Luft schweben, aus derselben in die zuckerhaltige Flüssigkeit geraten, darin keimen und zur Hefenpflanze auswachsen, denn die Hefe ist eine Pilzpflanze. Bedingungen für den Eintritt der Gährung sind: 1. mittlere Temperatur (Siedhitze zerstört die Pilzkeime, Eiskälte hält ihre Entwicklung auf); 2. Luftzutritt, wenigstens zu Anfang, um die Pilzkeime in die Flüssigkeit gelangen zu lassen (in völlig gefüllten und hermetisch verschlos-

senen Gefässen tritt keine Gährung ein, ebenso wenig,
wenn man die zutretende Luft durch Baumwolle filtriert, da dieselbe die Keime zurückhält); 3. Gegenwart eiweissartiger Stoffe
(die keinem Pflanzensafte fehlen), welche den Pilzkeimen zur
Nahrung notwendig sind und zum Gährungserreger, Ferment,
werden. (Eine reine Zuckerlösung gährt nicht.)

Die Ausscheidung der Hefe findet bei mittlerer Sommerwärme
an der Oberfläche der Flüssigkeit statt — Obergährung (wie
beim Bier); bei kühlerer Temperatur (+ 6 bis 12°) setzt sie sich
zu Boden — Untergährung (wie beim Wein).

§ 226. Gegohrene Flüssigkeiten. Produkte der geistigen Gährung sind gewisse Flüssigkeiten, die zu geistigen Getränken
dienen, wie der Wein und das Bier, oder auf Weingeist verarbeitet werden.

Der Wein, Vinum, ist der vergohrene Traubensaft des
Weinstocks. Er ist entweder hellfarbig (Weisswein), oder rot
(Rotwein). Wenn man die Weintrauben sogleich auspresst
(keltert), so gewinnt man den Weisswein; der Rotwein stammt
von roten und blauen Trauben, welche erst nach der Gährung
gekeltert werden, nachdem sich der Farbstoff in der weingeist-
haltigen Flüssigkeit gelöst hat (er ist in Wasser nicht löslich).
Die spanischen Weine, wie der Sherry, Vinum Xerense (von
Xeres de la Frontera), besitzen eine bräunliche Färbung und un-
vergohrenen Zucker, da sie sehr alkoholreich (15—18 Proz.) sind.
(Wenn der Alkoholgehalt ein grösserer geworden, verhindert er
die Vollendung der Gährung.) Rheinweine besitzen im Mittel
9—10 Proz., Moselweine 7—8 Proz. Alkohol und mehr oder weniger
Weinsäure, aber keinen Zucker mehr.

Das Bier ist der vergohrene Auszug des Malzes, durch
Hopfenbitter gewürzt. Man extrahiert das, die Bezeichnung „Malz"
führende, gekeimte Gerstenkorn, in welchem ein Teil des Stärkemehls in Zucker übergeführt ist. Durch Einwirkung des in der
Gerste vorhandenen Eiweissstoffes (Diastase) wird das noch vorhandene Stärkemehl in Dextrin und zugleich der Zucker in Gährung übergeführt. Daher besitzt das Bier reichlich Dextrin neben
Alkohol (3—6 Proz.), Kohlensäure und Hopfenbitter.

Wird Getreide, Reis, Kartoffel oder eine andere stärkemehl-
haltige Substanz mit Malz digeriert, so geht das Stärkemehl in
Dextrin und darauf in Zucker über, welcher sofort die Gährung
erleidet und eine geistige „Maische" liefert, aus der man durch
Destillation die verschiedenen Arten Branntweine gewinnt.
Gegohrener Roggen giebt den Kornbranntwein, gegohrener
Reis den Arrak, gegohrene Kartoffeln den Kartoffelbrannt-

wein, gegohrene Melasse (brauner Syrup) den Rum, Wein den Cognak. Der Alkoholgehalt derselben ist sehr verschieden, zwischen 30 und 50 Volumprozenten schwankend. Jeder dieser Branntweine ist von dem einen oder anderen Fuselöle begleitet. So giebt es ein Getreide-, Kartoffelfuselöl u. a., sämtlich schwerer flüchtig als der Alkohol. Im Rum, Arrak und Cognak sind gewisse, leichtflüchtige Ätherarten enthalten.

§ 227. Weingeistdestillation. Man gewinnt den Weingeist aus Branntwein oder direkt aus der Kartoffel-Maische durch Destillation. Da der Weingeist flüchtiger ist und einen niedrigeren Siedepunkt hat wie das Wasser, so nimmt er zuerst Dampfform an, und es geht zu Anfang eine alkoholreiche Flüssigkeit über (der sog. Vorlauf), während eine rein wässerige in der Retorte zurückbleibt — sog. Phlegma (Schlempe). Bei der einfachen Destillation wird aus dem Branntwein zuerst rektifizierter Weingeist, aus diesem durch abermalige Destillation höchstrektifizierter Weingeist gewonnen.

Bei den jetzt üblichen vervollkommneten Dampfdestillationen werden die Destillierblasen durch Dampf geheizt oder stehen direkt im Dampfkessel. Aus den Blasen gelangen die Weingeistdämpfe in Behälter, worin sich Maische befindet, und dunsten, durch letzter erhitzt, ihren Weingeist ab; die dadurch alkoholreicher gewordenen Dämpfe werden nun durch ein System von Röhren geleitet (sog. Dephlegmatoren), in denen sie sich zum Teil verdichten, d. i. ihre wässerigen Teile abscheiden, während der Alkohol gasförmig bleibt und später durch Abkühlung im Schlangenrohr verflüssigt wird. So gelingt es, direkt aus der gegohrenen Maische einen 90—95 volumprozentigen Alkohol zu erhalten. Die verdichteten wässerigen Teile fliessen aus den schräg gerichteten Dephlegmatoren in die Destilliergefässe zurück. Sie werden von den schwerflüchtigen Fuselölen begleitet, so dass durch die Destillation zugleich möglichste Reinigung des Weingeistes vom Fuselöl erzielt wird. Früher bediente man sich zu letzterem Zwecke frisch geglühter Holzkohlen, welche das Fuselöl absorbieren.

Aus dem käuflichen 90 prozentigen Weingeist gewinnt man den wasserfreien Alkohol, wenn man ihn wiederholt über geschmolzenem Chlorcalcium rektifiziert, welches ihm das Wasser entzieht und sein spezifisches Gewicht auf 0,79 erniedrigt.

Prüfung des Weingeistes: Er darf nach dem Abdampfen mit Kalilauge beim Übersäuern nicht den Geruch nach *Fuselöl* geben; konzentrierte Schwefelsäure darf ihn nicht rot färben, übermangansaures Kali sich durch ihn nicht entfärben *(fremde organische Materien)*, Ammoniak ihn nicht färben (gelb: *Gerbstoff* — aus dem Fasse), H_2S ihn nicht trüben (dunkel: *Schwermetalle)*; auch sei er vollständig flüchtig.

§ 228. Was nennt man Alkoholradikale? Aus den verschiedenen Umsetzungen, die der Alkohol durch Säuren, Salzbildner, Alkalien u. a. erleidet, geht hervor, dass er als das Oxydhydrat (Hydroxyd) eines einatomigen Radikals mit der Formel (C_2H_5) und dem Namen Äthyl anzusehen ist.

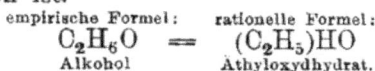

empirische Formel: rationelle Formel:

$$C_2H_6O \quad = \quad (C_2H_5)HO$$

Alkohol   Äthyloxydhydrat.

Wir können zwar den Alkohol das Oxydhydrat des Äthyls nennen, da er zum Äthyl sich verhält wie das Kalihydrat (KHO) zum Kalium; aber ebenso wie das freie Äthyl durch neutrales Verhalten sich auszeichnet, stellt auch sein Oxydhydrat, der Alkohol, einen indifferenten Körper dar.

Dem Weingeist sind eine Reihe anderer Körper analog zusammengesetzt, als Oxydhydrate organischer Radikale. Da für sie die Bezeichnung Alkohole gemeinsam geworden ist, tragen ihre Radikale den Namen Alkoholradikale.

Die Alkohole sind anzusehen als die Oxydhydrate (Hydroxyde) gewisser Radikale, der sog. Alkoholradikale.

Dem Äthylalkohol (Weingeist) entsprechen zunächst folgende Alkohole, welche mit ihm eine homologe Reihe, die sog. Methylreihe bilden, deren Radikale sich nur durch einen Mehrgehalt von (CH_2) von einander unterscheiden:

Methyl	CH_3	Methylalkohol (Holzgeist)	CH_4O
Äthyl	C_2H_5	Äthylalkohol (Weingeist)	C_2H_6O
Propyl	C_3H_7	Propylalkohol	C_3H_8O
Butyl	C_4H_9	Butylalkohol	$C_4H_{10}O$
Amyl	C_5H_{11}	Amylalkohol (Kartoffelfuselöl)	$C_5H_{12}O$

Die allgemeine Formel der Radikale dieser Methylreihe ist mithin (C_nH_{2n+1}), diejenige der Alkohole $(C_nH_{2n+2}O)$*).

Versuche.

1. **Prüfung von Wein oder Bier auf den Weingeistgehalt.** Man bestimmt zunächst das spez. Gew. der Flüssigkeit genau und auf 4 Decimalstellen; dann wird eine genau gewogene Menge auf ein Drittel eingekocht und nach dem Erkalten der Gewichtsverlust mit destilliertem

---

*) In den Alkoholradikalen befinden sich die Kohlenatome in kettenartiger Bindung mit je 1 Valenz, sodass die Endglieder noch mit je 3 Valenzen, die mittleren Glieder mit je 2 Valenzen begabt sind. Während also das Anfangsglied C an 3 H, die nachfolgenden C an je 2 H gebunden sind, bleiben dem Endgliede C noch 2 H übrig, während seine dritte Valenz durch die einwertige Atomgruppe OH (Hydroxyl) gesättigt wird. Also:

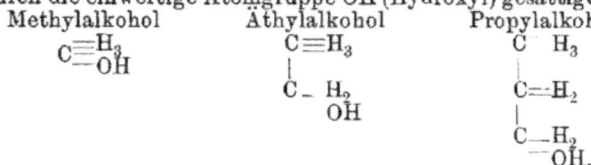

Methylalkohol   Äthylalkohol   Propylalkohol

Wasser wieder genau ersetzt, worauf man abermals spez. Gew. bestimmt, welches nun etwas grösser ausfallen wird. Man subtrahiert beide Zahlen von einander, zieht die erhaltene Differenz von 1,0000 ab und sucht für die sich ergebende Zahl in der der Pharm. Germ. angehängten Tabelle den entsprechenden Weingeistgehalt.

Stöchiometrische Aufgaben.

1. Wieviel wasserfreien Weingeist liefert 1 kg Zucker bei der Gährung? — Antw. $(C_{12}H_{24}O_{12})$ $4(C_2H_6O) = 360 : 4 \times 46$; $x = 511\ g$.

2. Wieviel Prozente wasserfreien Weingeist erhält ein Wein, dessen Most 20 Prozent Zucker besass? — Antw. $1000 : 511 = 20 : x$; $x = 10,2^0/_0$.

3. Wieviel l kohlensaures Gas liefert 1 kg Zucker bei der Gährung, wenn das l des Gases 2 g wiegt? — Antw. $(C_{12}H_{24}O_{12})$ $4CO_2 = 360 : 4 \times 44$; $x = 489\ g = 244,5\ l$.

4. Wie gross ist der Weingeistgehalt eines Weines, dessen spez. Gew. vor dem Abkochen 0,9935, nach dem Abkochen 1,0080 ist? — Antw. $1,0080—0,9935 = 0,0145$; $1,0000—0,0145 = 0,9855$, welche Zahl nach der Tabelle $8,87^0/_0$ Alkohol entspricht.

---

36. Die Essigsäure.

§ 229. Wie bildet sich die Essigsäure? Die Essigsäure $(C_2H_4O_2)$ entsteht aus dem Weingeist durch Oxydation, wenn die geeigneten Umstände vorhanden sind. Reiner Weingeist geht an der Luft nicht in Essigsäure über; befindet er sich aber in grosser Verdünnung mit Wasser, zugleich mit dem geeigneten Gährungserreger, so zieht er Sauerstoff aus der Luft an und geht in Essigsäure über. Der hierzu notwendige Gährungserreger ist eine besondere Art der Hefe, die Essigmutter (Mycoderma Aceti).

Die ältere Methode der Essigbereitung bestand darin, dass man zu einer Quantität Essig, welche stets etwas Essigmutter enthält (nur zum Sieden erhitzter Essig ist davon frei), stark verdünnten Branntwein setzte und die Mischung in einem offenen Fasse an einem lauwarmen Orte einige Zeit stehen liess. Von Woche zu Woche zapfte man eine Quantität als Essig ab und ersetzte sie durch eine gleiche Menge verdünnten Branntwein. So ging die Essigfabrikation ununterbrochen fort. Den ganzen Prozess nannte man Essiggährung.

Das Produkt ist der Essig, **Acetum**, eine saure, $6^0/_0$ freie Essigsäure enthaltende Flüssigkeit. Unterwirft man Wein oder Bier dem Oxydationsprozesse oder der Essiggährung, so erhält man den Wein- und Bieressig.

Die neuere Schnellessigfabrikation benutzt die Eigenschaft stark poröser Körper, in ihren Poren Sauerstoff zu verdichten, um den Weingeist zu oxydieren. Man lässt verdünnten Branntwein durch ein mit Buchenholzspänen gefülltes Fass

(Fig. 69 b) rinnen, welches einen oberen Siebboden (a) mit Röhrchen (c) zum Entweichen der Luft besitzt, sowie seitliche Luftlöcher (ee), unter diesen einen zweiten Siebboden und ein Abzugsrohr (g) für den fertigen Essig. Ein solches Fass heisst Essigbildner.

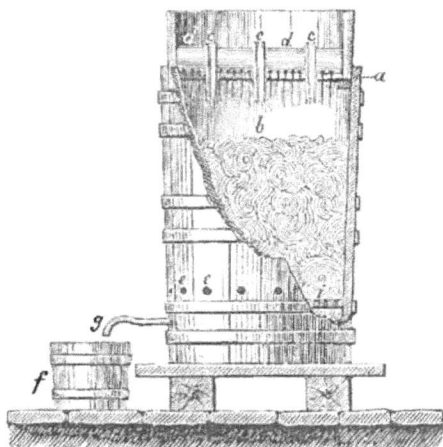

Prüfung des Essigs: Er darf sich nicht trüben mit H_2S (dunkle Trübung: *Schwermetalle*), keinen bedeutenderen, scharfschmeckenden Rückstand beim Verdampfen hinterlassen *(scharfe Pflanzenstoffe)*, nur geringe Mengen schwefelsaurer Salze und Chloride enthalten, muss eine alkalische Asche geben (neutrale oder saure Reaktion: *freie Mineralsäuren)* und 6% Essigsäure enthalten (10 g Essig müssen sich mit 10 ccm Normalkali sättigen).

Fig. 69.

§ 230. Theorie der Essigbildung. Wenn der Weingeist in Essigsäure übergeht, so verliert er zwei Atome Wasserstoff und nimmt an deren Stelle ein Sauerstoffatom auf. Hiernach besteht die Essigbildung aus zwei Momenten: aus der Oxydation zweier Wasserstoffatome, welche als Wasser austreten, und an deren Stelle ein Sauerstoffatom eintritt. Auf der Mitte zwischen beiden, zeitlich auf einander folgenden Momenten steht ein Körper, das Aldehyd*) (C_2H_4O), welches weniger Wasserstoff wie der Weingeist, weniger Sauerstoff wie die Essigsäure besitzt.

Das bei der Essigbildung als Mittelstufe sich bildende Aldehyd ist eine sehr flüchtige, nicht saure, ätherisch riechende Flüssigkeit, deren Dämpfe man in jeder Essigsiederei wahrnimmt.

Hiernach stellt sich der Prozess der Essigsäurebildung dar:

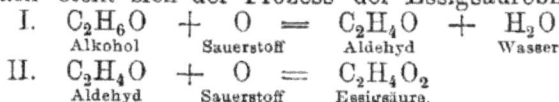

$$\text{I.} \quad \underset{\text{Alkohol}}{C_2H_6O} \quad + \quad \underset{\text{Sauerstoff}}{O} \quad = \quad \underset{\text{Aldehyd}}{C_2H_4O} \quad + \quad \underset{\text{Wasser}}{H_2O}$$

$$\text{II.} \quad \underset{\text{Aldehyd}}{C_2H_4O} \quad + \quad \underset{\text{Sauerstoff}}{O} \quad = \quad \underset{\text{Essigsäure.}}{C_2H_4O_2}$$

Bei der Oxydation des Alkohols geht derselbe zuerst (unter Wasserstoffverlust) in Aldehyd, darauf (unter Sauerstoffaufnahme) in Essigsäure über.

---

*) Aldehyd wurde von seinem Entdecker Liebig nach den Anfangsbuchstaben von Alkohol und dehydrogenatus (wasserstoffberaubt) benannt.

Das Aldehyd besitzt ein so grosses Bestreben, Sauerstoff aufzunehmen, dass es an der Luft in kurzer Frist säuert und zu Essigsäure wird.

§ 231. Die offizinelle Essigsäure. Man stellt die reine Essigsäure durch Destillation des essigsauren Natrons mit Schwefelsäure dar, wobei schwefelsaures Natron in der Retorte zurückbleibt.

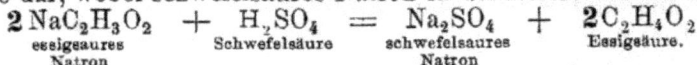

$$2\,NaC_2H_3O_2 \;+\; H_2SO_4 \;=\; Na_2SO_4 \;+\; 2C_2H_4O_2$$
essigsaures Natron   Schwefelsäure   schwefelsaures Natron   Essigsäure.

Je nachdem man das krystallisierte oder das entwässerte essigsaure Natron anwendet, gehen daraus verschieden konzentrierte Säuren hervor:

a) Die verdünnte Essigsäure, **Acidum aceticum dilutum**, früher konzentrierter Essig (Acetum concentratum) genannt, ist eine 30prozentige Essigsäure, mit dem spez. Gew. = 1,041, welche sich mit gleich viel Liquor Kali carbonici genau sättigt. Man stellt diese Säure durch Destillation des krystallisierten essigsauren Natrons mit gewässerter Schwefelsäure dar. Das Destillat wird zum genannten spez. Gew. mit Wasser verdünnt.

b) Die konzentrirte Essigsäure, **Acidum aceticum,** wegen ihres Erstarrens bei 0° Eisessig (Acetum glaciale) genannt, eine ätzend saure, farblose Flüssigkeit von stechend saurem Geruch, welche Citronenöl ($^1/_{10}$ Teil) und andere ätherische Öle auflöst. Spez. Gew. = 1,064 bei 96 % Essigsäure. Man gewinnt sie durch Destillation des entwässerten essigsauren Natrons mit englischer Schwefelsäure. Sie siedet bei 117°.

Prüfung der Essigsäure: Übermangansaures Kali entfärbe sich nicht mit der (mit Wasser verdünnten) Säure, andernfalls sie *schweflige Säure* enthält; sie trübe sich nicht mit Baryumnitrat (weisse Trübung: *Schwefelsäure)*, Silberlösung (weisse Trübung: *Salzsäure)*, Schwefelwasserstoffwasser (dunkle Trübung: *Schwermetalle)*. Ihren Säuregehalt stellt man fest durch Sättigung mit Normalkalilösung.

Beim Verdünnen der Säure mit Wasser zieht sie sich anfänglich zusammen, ihr spez. Gew. erhöhend, bis dasselbe 1,073 erreicht hat ($C_2H_4O_2 + H_2O$). Von da ab nimmt bei fernerem Wasserzusatz die Dichte gleichmässig ab. Daher kommt es, dass eine Säure vom spez. Gew. 1,064 sowohl die 96prozentige, als auch eine verdünnte (und zwar 54prozentige) sein kann. Letztere vermag aber nicht mehr Citronenöl aufzulösen.

Die Essigsäure ist eine einbasische Säure: $C_2H_4O_2 =$ (C_2H_3O)HO. Ihre Salze sind sämtlich in Wasser löslich und heissen Acetate; so ist das essigsaure Natron Natriumacetat $=$ $NaC_2H_3O_2$. In der Essigsäure nimmt man ein sauerstoffhaltiges Radikal (C_2H_3O), Acetyl, an, welches mit HO (Hydroxyl) verbunden die Säure darstellt, ähnlich wie das Äthyl (C_2H_5) mit HO verbunden den Alkohol bildet. Das Acetyl unterscheidet sich dadurch vom Äthyl, dass zwei Wasserstoffatome durch ein Sauerstoffatom vertreten sind, welches das Radikal säurebildend macht.*)

Man erkennt die Essigsäure und ihre Salze an der blutroten Farbe des essigsauren Eisenoxyds (Liq. Ferri acetici); man gebraucht daher die Eisenchloridlösung als Reagens auf die essigsauren Salze, welche dadurch blutrot gefärbt werden. Bedingung ist neutrale Reaktion, da freie Säure diese Färbung aufhebt. Freie Essigsäure ist daher vor Zusatz des Eisenchlorids mit Ammoniak oder kohlensaurem Alkali genau zu neutralisieren.

§ 232. Zu welchen Säuren gehört die Essigsäure? Die Essigsäure ist das zweite Glied einer Säurereihe, welche mit der Ameisensäure beginnt und daher Ameisensäurereihe genannt wird:

$$\begin{array}{lll}
\text{Ameisensäure} & CH_2O_2 & = (CHO)HO \\
\text{Essigsäure} & C_2H_4O_2 & = (C_2H_3O)HO \\
\text{Propionsäure} & C_3H_6O_2 & = (C_3H_5O)HO \\
\text{Buttersäure} & C_4H_8O_2 & = (C_4H_7O)HO \\
\text{Baldriansäure} & C_5H_{10}O_2 & = (C_5H_9O)HO
\end{array}$$

Die weiterhin folgenden Glieder dieser Reihe stellen fettige Körper, sog. Fettsäuren, dar, und zwar die zunächst folgenden flüchtige, die späteren nichtflüchtige Fettsäuren. (Bei den Fetten wird näheres über sie mitgeteilt.)

Sämtliche Säuren dieser Reihe sind einbasisch, mit der allgemeinen Formel $(C_nH_{2n}O_2)$. Das in ihnen enthaltene Säureradikal besitzt also die Zusammensetzung $(C_nH_{2n-1}O)$ und unterscheidet sich von dem entsprechenden Alkoholradikale der Methylreihe wie das Acetyl vom Äthyl, d. i. dadurch, dass an die Stelle zweier Wasserstoffatome ein Sauerstoffatom getreten ist.

Die Säuren der Ameisensäurereihe gehen aus den Alkoholen der Methylreihe durch Oxydation hervor.

Wie der Äthylalkohol (Weingeist) durch Oxydation in Essig-

---

*) Die Strukturformeln für das Äthyl und den Weingeist, sowie für das Acetyl und die Essigsäure sind folgende:

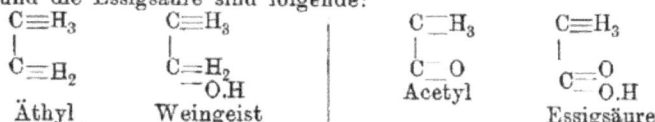

Der Weingeist und die Essigsäure sind Hydroxyde (Verbindungen der Atomgruppe HO, vgl. § 89), ersterer vom Äthyl (C_2H_5), letztere vom Acetyl (C_2H_3O), wie auch die Typenformeln für beide lauteten:

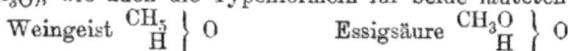

$$\text{Weingeist} \quad \left. \begin{array}{l} CH_5 \\ H \end{array} \right\} O \qquad\qquad \text{Essigsäure} \quad \left. \begin{array}{l} CH_3O \\ H \end{array} \right\} O$$

Es herrscht jedoch der Unterschied zwischen ihnen, dass beim Weingeist HO zugleich mit 2 H an das (zweite) Kohleatom gebunden ist; bei der Essigsäure ist das HO zugleich mit O an das Kohleatom gebunden. Hierüber geben obige Strukturformeln den besten Aufschluss.

17*

säure übergeht, so liefert der Methylalkohol (Holzgeist) durch Oxydation Ameisensäure, der Amylalkohol (das Kartoffelfuselöl) Baldriansäure. Nämlich:

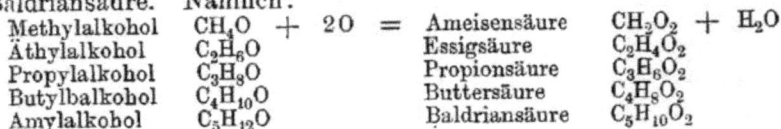

Methylalkohol	CH_4O	$+ 2O =$	Ameisensäure	CH_2O_2	$+ H_2O$
Äthylalkohol	C_2H_6O		Essigsäure	$C_2H_4O_2$	
Propylalkohol	C_3H_8O		Propionsäure	$C_3H_6O_2$	
Butylbalkohol	$C_4H_{10}O$		Buttersäure	$C_4H_8O_2$	
Amylalkohol	$C_5H_{12}O$		Baldriansäure	$C_5H_{10}O_2$	

§ 233. Die der Essigsäure verwandten Säuren. Die Ameisensäure (CH_2O_2), **Acidum formicicum** (von formica, Ameise), ist eine ätzend saure, farblose Flüssigkeit, der Essigsäure ähnlich, wie diese bei 0° gefrierend und bei 105° siedend; sie findet sich frei in den Ameisen — daher ein Bestandteil des Spiritus und der Tinctura Formicarum — in den Stacheln der Bienen und Wespen, den Brennhaaren der Nessel und in den Tannennadeln. Sie ist das Oxydationsprodukt des Methylalkohols (Holzgeist), sowie sehr vieler organischer Stoffe. In reichlichem Masse gewinnt man sie mittelst Destillation von Glycerin mit Oxalsäure, sowie von Stärkemehl mit Braunstein und verdünnter Schwefelsäure. Man verdünnt sie zum spez. Gew. 1,060, wobei sie 25 % Säure enthält. Sie reduziert Silbersalze und Quecksilberoxyd (Unterschied von der Essigsäure, mit der sie die Färbung durch Eisenchlorid gemeinsam hat); die Reduktion tritt beim Erhitzen sofort unter Kohlensäureentbindung ein, nämlich:

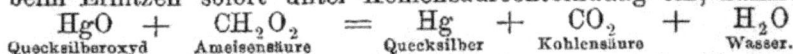

$$HgO + CH_2O_2 = Hg + CO_2 + H_2O$$

Quecksilberoxyd · Ameisensäure · Quecksilber · Kohlensäure · Wasser.

Prüfung der Ameisensäure: Sie darf durch Silbernitrat nicht sofort gefällt werden (weiss: *Salzsäure*); mit Ammoniak gesättigt darf sie sich nicht trüben durch Chlorcalcium (weiss: *Oxalsäure*) und H_2S (schwarz: *Schwermetalle*).

Die Buttersäure ($C_4H_8O_2$) findet sich frei im Schweiss, im Johannisbrot und in ranziger Butter. Eine stark saure Flüssigkeit, welche zugleich nach Essigsäure und ranziger Butter riecht; sie lässt sich mit Wasser mischen.

Die Baldriansäure, Acidum valerianicum ($C_5H_{10}O_2$), ist eine ölige, saure Flüssigkeit, welche auf Wasser schwimmt und sich darin schwer löst, mit Weingeist aber in allen Verhältnissen sich mischen lässt; von saurem, zugleich an faulen Käse erinnerndem Geschmack. Sie findet sich fertig gebildet in der Baldrianwurzel und geht bei deren Destillation mit dem Wasser über. Künstlich gewinnt man sie durch Oxydation des Amylalkohols (Kartoffelfuselöl) mittelst Schwefelsäure und doppeltchromsauren Kalis. Dabei destilliert die Baldriansäure über, während schwefelsaures Kali-Chromoxyd (Chromalaun) zurückbleibt. (Vgl. § 175).

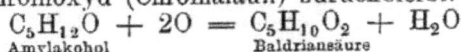

$$C_5H_{12}O + 2O = C_5H_{10}O_2 + H_2O$$

Amylalkohol · Baldriansäure

Das baldriansaure Zinkoxyd, Zincum valerianicum (Zn2C$_5$H$_9$O$_2$), ist ein Salz in perlmutterglänzenden, nach Baldriansäure riechenden Blättchen, welches als schwerlöslich auskrystallisiert, wenn Zinkvitriollösung mit baldriansaurem Natron versetzt wird. Auf Zusatz von Salzsäure scheidet es Baldriansäure als Ölschicht ab.

Versuche.

1. **Aldehyd.** Man bringe 10 g in kleine Stückchen zerbrochenes doppeltchromsaures Kali nebst 40 g Wasser in eine kleine tubulierte Retorte, lege ein Kölbchen lose vor und giesse ein abgekühltes Gemisch aus 13 g engl. Schwefelsäure und 7 g Weingeist in kleinen Portionen durch den Tubulus hinzu, nach jedem Zusatze den Tubulus sofort verschliessend. Der Inhalt gerät von selbst ins Sieden und liefert Aldehyd als ein wasserhelles, ätherisch riechendes Destillat. In der Retorte bleibt grüne Chromalaunlösung zurück.

Praktische Übungen.

1. **Acidum aceticum dilutum.** (Fig. 18 auf S. 46.) Man gebe 10 Teile krystallisiertes essigsaures Natron in eine Retorte (r), giesse eine Mischung aus 4 Teilen engl. Schwefelsäure und 2 Teilen Wasser — man gebe die Säure zum Wasser, nicht umgekehrt! — hinzu und destilliere aus dem Sandbad, nachdem man die Ingredienzien über Nacht hatte auf einander wirken lassen. (Bei Anwendung einer nicht tubulierten Retorte ist darauf zu sehen, dass ihr Hals rein bleibe; man gebe in diesem Falle das Salz durch eine Papierrolle, die Säure durch einen langröhrigen Trichter hinein.) Den Hals der Retorte verbinde man mit einem sog. Liebigschen Kühler (b), in welchem man durch Einfluss kalten Wassers (aus e in die Röhre d und Ausfluss des erhitzten durch c) eine stetige Abkühlung erzeugt; der unteren Röhrenöffnung (m) füge man eine sog. Allonge (t) an, welche in die Vorlage (f) hineinreicht.

Sowie 8 Teile überdestilliert sind, werde die Destillation beendigt und das Destillat mit Wasser zum spez. Gew. 1,040 verdünnt.

Der Salzkuchen in der Retorte lässt sich durch Eingiessen heissen Wassers entfernen.

2. **Acidum aceticum (concentratum).** Man lasse 14 Teile essigsaures Natron in einer eisernen Schale bei gelindem Feuer schmelzen und trockne das Salz, sowie es wieder fest zu werden beginnt, unter Umrühren völlig aus. Es restieren 8 Teile, die man zu Pulver verreibt und in eine tubulierte Retorte bringt, die damit nur halb gefüllt werden darf; schliesslich giebt man 5 Teile englische Schwefelsäure hinzu, welche das Salz gut durchdringen muss, und destilliert aus dem Sandbad, bei gelinder Hitze, in einen lose vorgelegten Kolben. Dieser werde, nachdem etwa 2 Teile übergegangen sind, gewechselt; das nun Überdestillierende besitzt die nötige Stärke d. i. löst $^1/_{10}$ Citronenöl klar auf. Die zuerst übergehende Partie ist schwächer.

Stöchiometrische Aufgaben.

1. Wieviel Essigsäure liefert 1 kg essigsaures Natron bei der Zersetzung mit Schwefelsäure? — Antw. (NaC$_2$H$_3$O$_2$ + 3H$_2$O) (C$_2$H$_4$O$_2$) = 136   60; x = 441 g.

2. Wieviel offizinelle verdünnte Essigsäure wird aus 1 kg essigsaurem Natron gewonnen? — Antw. 30 : 100 = 441 : x; x = 1470 g.

3. Wieviel Essigsäure liefert 1 Teil Weingeist bei der Oxydation? — Antw. C$_2$H$_6$O   C$_2$H$_4$O$_2$ = 46   60; x = 1,30.

37. Der Äther.

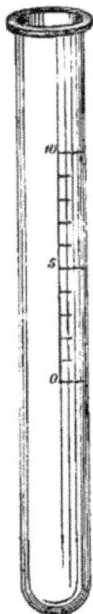

Fig. 70.

§ 234. Eigenschaften des Äthers. Der Äther, **Aether***) ($C_4H_{10}O$), ist eine farblose, indifferente, neutrale, dünne und höchst flüchtige Flüssigkeit, von starkem, eigenem Geruch und brennendem Geschmack. Er siedet schon in lauer Wärme (bei 35°), verdunstet daher sehr schnell und erzeugt dabei bedeutende Abkühlung; er besitzt das spez. Gew. 0,72, schwimmt daher auf dem Wasser, womit er sich nicht mischt. Er löst sich leicht in Weingeist und Ölen, verlangt aber sein zehnfaches Volum Wasser zur Lösung. Da weingeisthaltiger Äther vom Wasser leichter gelöst wird, so prüft man ihn auf einen Weingeistgehalt, indem man gleiche Volumteile Äther und Wasser in einem graduierten Glascylinder (Ätherproberöhre, Fig. 70) zusammenschüttelt; das (unten befindliche) Wasser darf dann nicht mehr als um $1/10$ (1 Teilstrich) zunehmen.

Der Äther ist höchst brennbar, da er leicht verdampft und sein Dampf mit Luft gemengt beim Entzünden ähnlich dem Knallgas explodiert, wesshalb es gefährlich ist, ihm eine Flamme zu nähern, was beim Umfüllen von Äther bei Licht wohl beachtet werde!

Prüfung des Äthers: Er darf nach dem Verdunsten auf Fliesspapier keinen Geruch hinterlassen (fuseliger Geruch: *Weinöl*), Lackmuspapier nicht röten (*Schwefelsäure, Essigsäure*), an ein gleiches Volumen Wasser nur $1/10$ abgeben (wenn mehr: *Weingeist*).

§ 235. Wie gewinnt man den Äther? Der Äther entsteht beim Erhitzen von Weingeist mit konz. Schwefelsäure. Man mischt 4 Teile vom ersterem mit 3 Teilen der letzteren und destilliert aus einem Kolben (Fig. 71 b), durch dessen Tubulus (k) man aus einem höher gestellten Gefässe (a) Weingeist nachfliessen lässt, bis im ganzen viermal soviel Weingeist verbraucht ist, als man Schwefelsäure angewendet hat. In der Vorlage (d) sammelt sich der gebildete Äther mit Wasser und unverändertem Weingeist, von denen jener durch eine Rektifikation getrennt werden muss. Man rektifiziert aus dem Wasserbad, so lange noch reiner Äther übergeht.

---

*) Äther, αίθήρ, die oberste Luftschicht, dann überhaupt: Luft, Dunst.

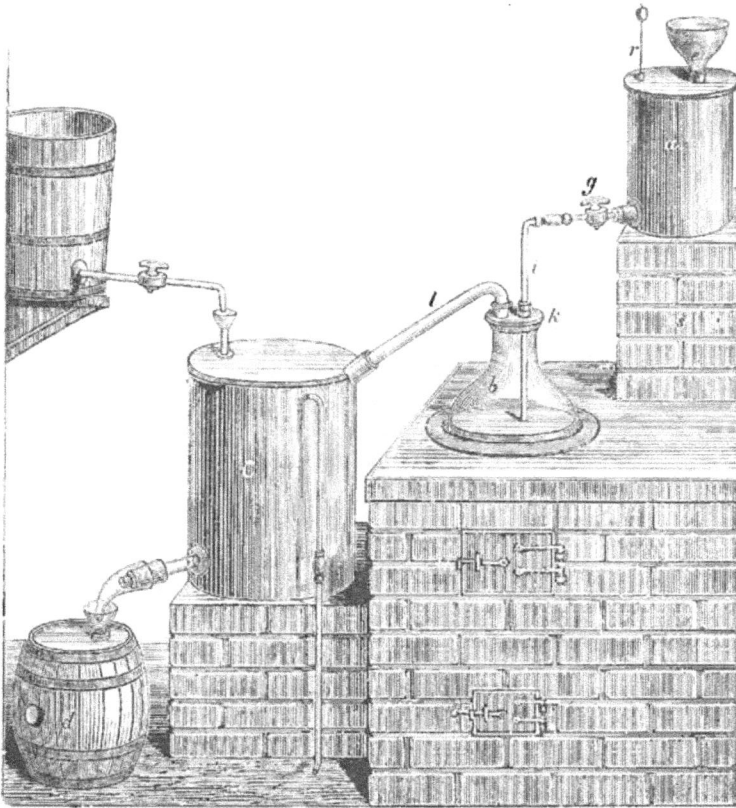

Fig. 71.

Theorie der Ätherbildung. Der Äther stellt das Oxyd des im Weingeist enthaltenen Äthyls (C_2H_5) dar:

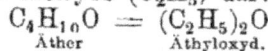

$$C_4H_{10}O = (C_2H_5)_2O$$
$$\text{Äther} \qquad \text{Äthyloxyd.}$$

Wie geht nun der Weingeist (Äthylhydroxyd) in Äther (Äthyloxyd) über? Früher glaubte man, dass die konz. Schwefelsäure vermöge ihrer wasseranziehenden Kraft dem Weingeist Hydratwasser entzöge; da aber die wasseranziehende Kraft der Schwefelsäure in der Wärme geringer als in der Kälte ist, so kann die Säure den Weingeist wohl nicht durch Wasserentziehung ätherifizieren, weil dies nicht in der Kälte geschieht. Die Ätherbildung besitzt vielmehr zwei getrennte Momente: 1. die Bildung von Äthylschwefelsäure aus Schwefelsäure und Weingeist beim Vermischen, 2. die Zersetzung derselben beim Sieden. Mischt man nämlich Weingeist mit konzentrierter Schwefelsäure, so entsteht Äthylschwefelsäure (saures schwefelsaures Äthyloxyd):

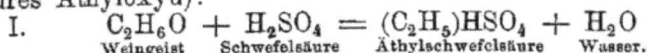

I. $\quad C_2H_6O + H_2SO_4 = (C_2H_5)HSO_4 + H_2O$
Weingeist   Schwefelsäure   Äthylschwefelsäure   Wasser.

Beim Sieden zersetzt sich die Äthylschwefelsäure mit Weingeist in Äther und Schwefelsäure.

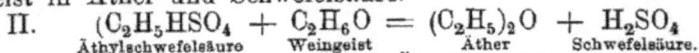

II. $\quad (C_2H_5HSO_4 + C_2H_6O = (C_2H_5)_2O + H_2SO_4$
Äthylschwefelsäure   Weingeist   Äther   Schwefelsäure.

Der Äther entsteht aus der Äthylschwefelsäure beim Sieden.

Während bei der Ätherdestillation durch den stetig einfliessenden Weingeist am Rande der Retorte die **Temperatur** niedrig gehalten und daselbst stets Äthylschwefelsäure gebildet wird, zerlegt sich dieselbe fortwährend, sobald sie in der Mitte der Retorte zum Sieden gelangt. So finden wir bei der Ätherdestillation beide Prozesse gleichzeitig neben einander verlaufen.

Die Äthylschwefelsäure, gewöhnlich Ätherschwefelsäure oder Weinschwefelsäure genannt [$(C_2H_5)HSO_4$], ist in der **Mixtura sulfurica acida** enthalten und sättigt sich mit Kalk und Baryt zu löslichen (!) Salzen.

§ 236. Was nennt man Ätherarten? Wird der Weingeist mit starken Säuren erhitzt, so entstehen ätherartige Verbindungen des Äthyls mit den angewendeten Säuren. Diese sog. zusammengesetzten Äther oder Ätherarten stellen mithin Äthylsalze dar. Ähnlich wie eine Säure sich mit Kalihydrat zu einem Kalisalze sättigt, verbindet sich die Säure mit dem Weingeist (Äthyloxydhydrat) zu Äthylsalz und Wasser. Offizinell sind:

1. Der Essigäther, essigsaures Äthyl, Äthylacetat, **Aether aceticus** [$(C_2H_5)C_2H_3O_2$]. Eine farblose, neutrale, flüchtige Flüssigkeit, die bei 74° siedet, das spez. Gew. 0,90 besitzt und durchdringend riecht. Er schwimmt auf dem Wasser, worin er sich eben so schwer wie der Äther löst. Man prüft ihn daher auf einen Weingeistgehalt in gleicher Art, wie beim Äther angegeben wurde.

Der Essigäther wird dargestellt durch Destillation von essigsaurem Natron mit Schwefelsäure und Weingeist. Die Schwefelsäure macht aus dem Natronsalze die Essigsäure frei, schwefelsaures Natron bildend; die Essigsäure wirkt alsdann auf den Weingeist, ihn in Essigäther und Wasser umsetzend:

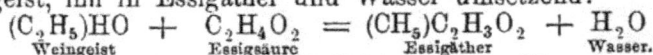

$$(C_2H_5)HO + C_2H_4O_2 = (CH_5)C_2H_3O_2 + H_2O$$
Weingeist   Essigsäure   Essigäther   Wasser.

Der Essigäther wird durch Schütteln mit Wasser von dem unverändert übergegangenen Weingeist getrennt, die aufschwimmende Ätherschicht abgegossen und für sich aus dem Wasserbad rektifiziert. Man prüft ihn ähnlich wie den Äther.

2. Der Salpeteräther ist salpetrigsaures Äthyl, Äthylnitrit $[(C_2H_5)NO_2]$, eine nach Äpfeln riechende, flüchtige Flüssigkeit und im versüssten Salpetergeist, **Spiritus Aetheris nitrosi**, enthalten. Man stellt diesen Spiritus durch Destillation von Weingeist mit Salpetersäure dar, wobei die letztere sich zu salpetriger Säure reduziert, Sauerstoff an den Weingeist abgebend und einen Teil desselben zu Aldehyd (C_2H_4O) oxydierend. Die salpetrige Säure verwandelt einen anderen Teil des Weingeistes in salpetrigsaures Äthyl und Wasser:

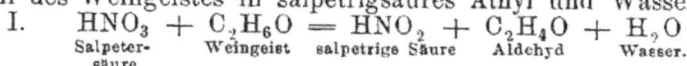

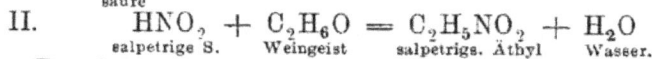

$$\text{I.} \qquad HNO_3 \; + \; C_2H_6O \; = \; HNO_2 \; + \; C_2H_4O \; + \; H_2O$$
$$\small \text{Salpeter-} \qquad \text{Weingeist} \quad \text{salpetrige Säure} \quad \text{Aldehyd} \quad \text{Wasser.}$$
$$\small \text{säure}$$

$$\text{II.} \qquad HNO_2 \; + \; C_2H_6O \; = \; C_2H_5NO_2 \; + \; H_2O$$
$$\small \text{salpetrige S.} \qquad \text{Weingeist} \qquad \text{salpetrigs. Äthyl} \qquad \text{Wasser.}$$

Der Salpeteräther destilliert mit dem Aldehyd über. Da das Aldehyd durch Sauerstoffanziehung aus der Luft allmählich in Essigsäure übergeht, wird der versüsste Salpetergeist bei der Aufbewahrung sauer. Man bewahrt ihn deshalb über etwas weinsaurem Kali auf, welches die entstehende Essigsäure bindet, saures weinsaures Kali (Weinstein) ausscheidend.

3. Das salpetrigsaure Amyl, Amylnitrit, **Amylium nitrosum** $[(C_5H_{11})NO_2]$, wird erhalten durch Einwirkung salpetriger Säure auf Kartoffelfuselöl (Amylalkohol); eine schwachgelbliche, ätherische Flüssigkeit, deren Dampf beim Einatmen starken Blutandrang nach dem Kopfe erzeugt, daher gefährlich ist. Es säuert leicht bei Luft- und Lichtzutritt, wird deshalb ebenfalls über weinsaurem Kali aufbewahrt.

Der Butteräther (das buttersaure Äthyl) ist im Rum, der Ameisenäther (ameisensaures Äthyl) im Arrak enthalten; der Baldrianamyläther (baldriansaures Amyl) dient als sogen. Apfelöl, der Essigsäureamyläther (essigsaures Amyl) als sogen. Birnöl zur Aromatisierung.

Praktische Übungen.

1. Aether aceticus. (Fig. 72.) Man mische 20 Teile englische Schwefelsäure portionenweise und vorsichtig zu 12 Teilen Weingeist und giesse die Mischung in einen Kolben zu 25 Teilen grobgepulvertem krystallisierten essigsauren Natron. Dem Kolben füge man luftdicht eine gebogene Glasröhre an, deren anderes Ende in eine in Wasser gestellte leere Flasche reiche, erhitze ihn dann in einem Gefässe mit siedendem Wasser und destilliere, so lange etwas übergeht. Das Destillat werde mit kohlensaurem Kali neutralisiert, dann mit gleichviel Wasser geschüttelt und mittelst eines Trichters die oben schwimmende Ätherschicht von der wässerigen getrennt. Um den Äther wasserfrei zu machen, schüttele man ihn mit trocknem Chlorcalcium und rektifiziere ihn schliesslich aus dem Wasserbad in derselben Weise wie zuvor.

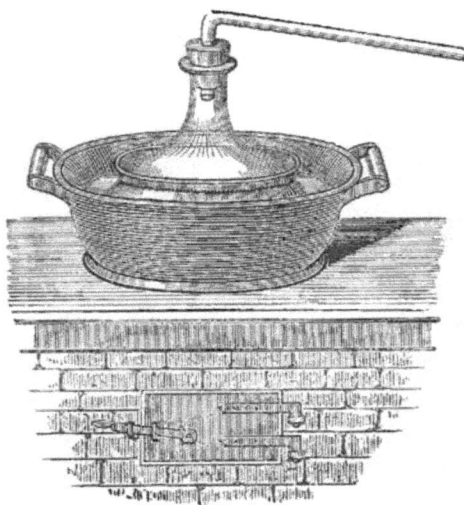

Fig. 72.

Versuche.

1. Die Flüchtigkeit des Äthers geht sehr deutlich aus folgendem Versuche hervor. Man giesse einen Theelöffel Äther in ein leeres 300 *g*-Glas, schwenke dasselbe gut um, sodass der Äther alle Wandungen benetzt und möglichst zur Verdunstung gelangt, darauf gebe man etwa 30 *g* Wasser in das Glas, schüttele es, wohl verschlossen, stark und öffne es schliesslich umgewendet unter Wasser — sofort wird letzteres gewaltsam in das Glas gedrückt werden und es grossenteils füllen. Der Ätherdampf hatte die atmosphärische Luft aus dem Gefässe entfernt und, nachdem er durch das Schütteln mit Wasser verschluckt worden, einen luftverdünnten Raum geschaffen, welcher beim Öffnen des Glases vom Wasser eingenommen wird.

2. Die Verdunstungskälte, welche verdampfender Äther erzeugt, wird wahrgenommen: a) Man lasse einen Theelöffel Äther in einer offenen Porzellanschale verdunsten — die Unterseite der Schale wird sich mit Tau bedecken, herrührend von der Luftfeuchtigkeit des Raumes. b) Man umgebe die Kugel eines Thermometers mit etwas Fliesspapier, welches dann mit Äther benetzt wird; das Quecksilber fällt stark, beispielsweise von + 15⁰ auf — 3⁰.

3. Siedepunkt des Äthers. Man tauche einen mit etwas Äther versetzten Probiercylinder in lauwarmes Wasser; der Äther gelangt zum Sieden.

Vorsichtsmassregeln beim Gebrauche des Äthers.

1. Wegen seiner Feuergefährlichkeit öffne man nie eine Ätherflasche in der Nähe eines Lichtes, am wenigsten bei einer offenen Flamme.

2. Wegen seiner Ausdehnbarkeit fülle man die Ätherflaschen nur zu $5/6$ an, anderenfalls leicht der Stöpsel abgehoben wird, wenn man die Flasche aus einem kalten Raum (Keller) in einen erwärmten bringt.

3. Wegen seiner Leichtbeweglichkeit bediene man sich beim Umfüllen des Äthers stets eines Trichters.

4. Wegen seines niedrigen Siedepunktes rektifiziere man den Äther nur aus einem lauwarmen Wasserbade, wobei Sorge zu tragen ist, dass das Wasserbad beim Einbringen der Retorte resp. Destillierblase nicht schon heiss, sondern noch kalt sei und erst allmählich angewärmt werde. Dies ist zumal bei der Wiedergewinnung des Äthers aus ätherischen Extrakten zu beachten.

38. Chloral und Chloroform.

§ 237. Wie wirkt freies Chlorgas auf Alkohol? Leitet man Chlorgas durch verdünnten Weingeist, so entstehen verschiedene chlorhaltige Produkte, deren wichtigste der l e i c h t e und s c h w e r e S a l z ä t h e r — Chloräthyl und Chloral — sind.

Das Chlor entzieht einem Molekül Weingeist zwei Wasserstoffatome, welche in Verbindung mit dem Chlor als Salzsäure austreten, während der Weingeist zu A l d e h y d wird. Auf letzteres wirkt Chlor weiter ein, ihm Wasserstoff entziehend und Salzsäure bildend; an die Stelle des ausgeschiedenen Wasserstoffs tritt Chlor in die Atomgruppe des Aldehyds ein, ein g e c h l o r - t e s A l d e h y d bildend. Das Trichloraldehyd wurde vom Entdecker Liebig C h l o r a l*) genannt und hat zur Formel (C_2HCl_3O). Der Prozess erhellt aus folgender Gleichung:

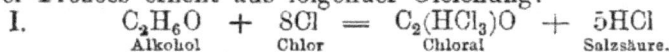

I. $\quad \underset{\text{Alkohol}}{C_2H_6O} \;+\; \underset{\text{Chlor}}{8Cl} \;=\; \underset{\text{Chloral}}{C_2(HCl_3)O} \;+\; \underset{\text{Salzsäure.}}{5HCl}$

Neben diesem Vorgang verläuft ein zweiter, indem die entstehende Salzsäure auf unzersetzten Alkohol einwirkt und Äthylchlorid (C_2H_5Cl) neben Wasser erzeugt. Nämlich:

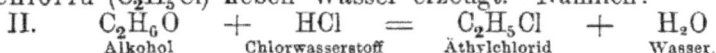

II. $\quad \underset{\text{Alkohol}}{C_2H_6O} \;+\; \underset{\text{Chlorwasserstoff}}{HCl} \;=\; \underset{\text{Äthylchlorid}}{C_2H_5Cl} \;+\; \underset{\text{Wasser.}}{H_2O}$

§ 238. Chloral und Chloräthyl. Das C h l o r a l ist eine neutrale, farblose, flüchtige Flüssigkeit, von durchdringendem Geruch, mit Wasser in allen Verhältnissen mischbar, aber schwerer als dieses, daher auch s c h w e r e r S a l z ä t h e r genannt. — Das C h l o r ä t h y l bildet eine höchst flüchtige, schon in mittlerer Temperatur siedende Ätherart, welche l e i c h t e r ist wie Wasser, daher auch l e i c h t e r S a l z ä t h e r genannt wird. Beide Produkte sind in folgenden Präparaten enthalten:

1. V e r s ü s s t e r Salzgeist, S p i r i t u s A e t h e r i s c h l o r a t i, ein Destillat aus Weingeist mit Salzsäure und Braunstein. Diese chlorliefernde Mischung erzeugt aus dem Weingeist Chloral und Chloräthyl, welche mit unverändertem Weingeist überdestillieren. Man neutralisiert das Salzsäure enthaltene Destillat mit Kalkhydrat und rektifiziert es. Das Präparat stellt e i n e w e i n - g e i s t i g e L ö s u n g v o n C h l o r a l u n d Ä t h y l c h l o r i d dar.

2) Ätherische C h l o r e i s e n t i n k t u r, **Tinctura Ferri chlorati aetherea,** eine Mischung aus ätherhaltigem Weingeist mit Eisenchloridflüssigkeit, welche durch direktes Sonnenlicht farblos gemacht wird und nachher im Schatten allmählich wieder eine gelbliche Farbe annimmt. Durch Einwirkung des Lichtes reduziert sich nämlich das Eisenchlorid zu Chlorür; das abgegebene

---

*) C h l o r a l aus Chlor und den Anfangsbuchstaben von Alkohol gebildet.

Chlor erzeugt mit Weingeist Chloral und Chloräthyl, welche in der Tinktur gelöst bleiben. Im Schatten zieht das Eisenchlorür aus der Luft Sauerstoff an und geht in gelbliches Eisenoxychlorid (F_2Cl_4O) über.

§ 239. Chloralhydrat. Wenn zu 1 Teil Chloral $^1/_8$ Teil Wasser gesetzt wird, so gesteht es zu einem Krystallbrei, Chloralhydrat, **Chloralum hydratum** (C_2HCl_3O,H_2O), welches farblose, durchsichtige Krystalle von durchdringendem Geruch und beissendem Geschmack bildet, sich leicht in Wasser und Weingeist löst, bei 56—58° schmilzt und nahe bei 95° siedet. Konz. Schwefelsäure entzieht ihm das Wasser und scheidet farbloses flüssiges Chloral ab. Es wirkt in kleinen Gaben beruhigend und einschläfernd, in grösseren anästhesierend.

Wichtig ist das Verhalten des Chloralhydrats gegen ätzende Alkalien. Erwärmt man es mit Kalilauge, so scheidet sich Chloroform ($CHCl_3$) ab, und ameisensaures Kali geht in Lösung über. Die Spaltung des Chloralhydrats in Chloroform und Ameisensäure, unter dem Einflusse starker Basen, erklärt sich folgendermassen:

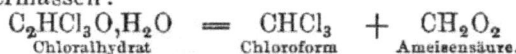

$$C_2HCl_3O,H_2O \quad = \quad CHCl_3 \quad + \quad CH_2O_2$$

Chloralhydrat   Chloroform   Ameisensäure.

Darstellung des Chloralhydrats: Man leitet Chlorgas bis zur vollständigen Sättigung durch wasserfreien Weingeist; dabei bleibt das entstehende Chloral in Verbindung mit Weingeist (Chloralalkoholat) im Gefässe zurück, während die sich bildende Salzsäure nebst Chloräthyl mit dem nicht absorbierten Chlorgase entweicht. Aus dem rückständigen Chloralalkoholat wird durch konz. Schwefelsäure das Chloral abgeschieden, letzteres alsdann rektifiziert und mit $^1/_8$ Teil Wasser gemischt zur Krystallisation bei Seite gestellt.

Prüfung des Chloralhydrats: Seine wässerige Lösung röte nicht das blaue Lackmuspapier *(Salzsäure)*, und scheide, mit Salpetersäure angesäuert, mit Silberlösung keinen weissen Niederschlag *(Chlor*silber) ab. Beim Erhitzen auf Platinblech darf es nicht mit gelber Flamme brennen *(Chloralalkoholat)*.

§ 240. Chloroform und Jodoform. Das Chloroform*), **Chloroformium** ($CHCl_3$), ist eine farblose neutrale Flüssigkeit, von ätherischem Geruch, im Wasser untersinkend und darin kaum lös-

---

*) Chloroform wurde von Liebig nach Chlor und den Anfangsbuchstaben von Formyl (CH), welches als das Radikal der Ameisensäure galt, benannt, als dessen Chlorid er es ansah.

Jetzt betrachtet man das Chloroform als Kohlenwasserstoff (Methan, CH_4), in weelhem drei Atome Wasserstoff durch Chlor vertreten sind; man bezeichnet es hiernach als Trichlormethan; seine Strukturformel ist: $C{\equiv}^{-H}_{Cl_3}$.

lich, leicht mischbar mit Weingeist, Äther, Ölen, bei 62° siedend.
Spez. Gewicht 1,50, bei einem kleinen Gehalte an Weingeist
1,485=1,489. Es wirkt auf den tierischen Organismus anästhesierend (Gefühl- und Bestimmungslosigkeit hervorrufend) ein.
Am Lichte zersetzt sich reines Chloroform allmählich, weingeist-
haltiges aber weit langsamer.

Man gewinnt das Chloroform:

1. Durch Destillation des Chloralhydrats mit Alkalien (vgl. § 239).

2. Aus verdünntem Weingeist durch Destillation mit Chlorkalk.
Hierbei entsteht durch Einwirkung des Chlors auf den Weingeist
Chloral, welches sich mit dem Kalke in ameisensauren Kalk und
Chloroform umsetzt:

$$2C_2HCl_3O \; + \; CaH_2O_2 \; = \; 2CHCl_3 \; + \; Ca2(CHO_2)$$
Chloral — Kalkhydrat — Chloroform — ameisensaurer Kalk.

Das aus Cloralhydrat dargestellte Chloroform hat den Vorzug
grösserer Reinheit.

Prüfung: Das mit Chloroform geschüttelte Wasser darf weder blaues
Lackmuspapier röten *(Salzsäure)*, noch durch Silberlösung sich trüben
(weisse Trübung: *Chlor*silber); mit Jodkaliumlösung in Berührung ge-
brachtes Chloroform röte sich nicht (anderenfalls es *freies Chlor* enthält,
welches aus dem Jodkalium Jod ausscheidet, das sich mit roter Farbe im
Chloroform auflöst). Konzentrierte Schwefelsäure darf sich beim Schütteln
mit Chloroform nicht bräunen *(fremde gechlorte Produkte)*.

Dem Chloroform entspricht das Jodoform, **Jodoformium**
(CHJ_3), ein jodartig riechender, im Wasser unlöslicher, nicht
ätzender Körper, welcher in gelben Blättchen krystallisiert. Es
scheidet sich aus, wenn man Jod mit sehr verdünntem Weingeist
und kohlensaurem Alkali erhitzt; zugleich entsteht Jodid und
ameisensaures Alkali (durch Zersetzung des zunächst sich bildenden Jodals).

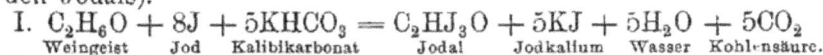

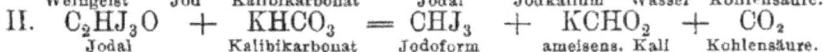

I. $C_2H_6O + 8J + 5KHCO_3 = C_2HJ_3O + 5KJ + 5H_2O + 5CO_2$
Weingeist — Jod — Kalibikarbonat — Jodal — Jodkalium — Wasser — Kohlensäure.

II. $C_2HJ_3O \; + \; KHCO_3 \; = \; CHJ_3 \; + \; KCHO_2 \; + \; CO_2$
Jodal — Kalibikarbonat — Jodoform — ameisens. Kali — Kohlensäure.

Wenn man ein Gemenge gleicher Volumteile Chlorgas und schweres
Kohlenwasserstoffgas (Ölgas, C_2H_4) dem direkten Sonnenlichte aussetzt, so
verbinden und verdichten sie sich zu einer ölartigen Flüssigkeit, dem
Äthylenchlorid, Aethylenum chloratum $(C_2H_4Cl_2)$. Man nennt dieselbe, da sie von holländischen Chemikern entdeckt wurde, holländische
Flüssigkeit (Liquor hollandicus), auch Öl der holländischen
Chemiker, Elaylchlorid. Ein in seiner Wirkung und sonstigen Eigenschaften dem Chloroform sehr ähnliches Liquidum, aber leichter (spez. Gew.
1,27) und mit höherem Siedepunkte (85°).

Versuche und praktische Übungen.

1. Chloroform aus Chloralhydrat. Man übergiesse etwa 10 g
Chloralhydrat in einem Kölbchen mit gleichviel Kali- oder Natronlauge,
verdünne mit Wasser und erwärme gelinde. Die sich trübende Flüssigkeit
scheidet beim Stehenlassen eine Chloroformschicht unter sich ab, die man
durch einen Trichter von der Salzlösung trennen kann.

2. **Darstellung von Jodoform.** Man übergiesse 1 Teil doppeltkohlensaures Kali in einem Probiercylinder mit 7,5 Teilen Wasser, füge
2,5 Teile Weingeist hinzu, erwärme gelinde und gebe 12 Teile Jod in
kleinen Portionen hinzu, jedesmal die Entfärbung der sich bräunenden
Flüssigkeit abwartend. Bleibt zuletzt die Farbe stehen, so füge man noch
etwas kohlensaures Kali zu. Es scheidet sich gelbes Jodoform ab, welches
nach dem Erkalten abfiltriert werde. Die Flüssigkeit liefert bei starkem
Eindampfen Jodkaliumkrystalle.

Fragen und stöchiometrische Aufgaben.

1. Worauf beruht die schlafbringende Wirkung des Chloralhydrats?
— Antw. Auf seiner allmählichen Zersetzung in Chloroform durch das
alkalische Blut.

2. Wieviel Chloroform erhalten wir aus 1 kg Chloralhydrat? —
Antw. C_2HCl_3O, H_2O : $CHCl_3$ = 165,5   119,5; x = 722 g.

3. Wie unterscheidet man Chloroform vom Äthylenchlorid durch
eine einfache Probe? — Antw. Man giebt einige Tropfen in Liq. Kali
carbon.: Chloroform sinkt darin unter, Äthylenchlorid schwimmt auf demselben.

---

39. Die Fette und das Glycerin.

§ 241. Wie charakterisieren sich die Fette? Unter **Fetten** versteht man Körper, welche 1. sich **fettig anfühlen**, auf Papier
einen **bleibenden Fettfleck** machen, 2. **auf dem Wasser
schwimmen und sich nicht darin auflösen**, aber sehr
leicht von Äther aufgelöst werden, 3. **neutrale Reaktion**
besitzen und 4. **sich nicht verflüchtigen**. Was man das
„Sieden" des Fettes nennt, ist kein Übergang desselben in Dampfform, sondern eine, etwa bei 300° eintretende Zersetzung desselben.

Man findet die Fette sowohl im Tierreich wie im Pflanzen-
reich weit verbreitet. Man schmilzt sie aus den tierischen Ge-
weben, z. B. dem Netze und der Partie um die Nieren oder der
Leber (wie den Leberthran), oder presst sie aus Früchten (z. B.
Oliven) und Samen (z. B. Leinsamen, Mohnsamen, Rübsamen,
Rizinussamen) u. s. f.

Nach ihren Eigenschaften **teilt man die Fette in drei
Gruppen**:

a) **Fette Öle**, welche in gewöhnlicher Temperatur flüssig sind.
Je nach ihrem Verhalten an der Luft unterscheidet man sie wieder als:

α. **Nichttrocknende Öle**, welche an der Luft nicht eintrocknen. Zu ihnen gehören das **Olivenöl** (Oleum Olivarum)
aus den Oliven, das **Mandelöl** (Ol. Amygdalarum) aus den
süssen wie bitteren Mandeln, das **Rüböl** aus dem Rübsamen,
der **Leberthran** (Ol. Jecoris Aselli) aus der Leber des
Kabeljau, Dorsch und Köhler, das **Knochenöl** aus dem Knochen-
marke. Diese Öle zeigen ein besonderes Verhalten gegen salpetrige Säure, wodurch sie in festes Fett (Elaïdin) übergehen;
wenn man ein nichttrocknendes Öl mit rauchender Salpetersäure

oder mit Salpetersäure und Kupferschnitzeln schüttelt, so gesteht
es nach mehreren Stunden (Elaïdinprobe).

β) Trocknende Öle, welche an der Luft zu einer festen
Haut eintrocknen. Hierhin gehören das Leinöl (Ol. Lini) aus
dem Leinsamen, das Mohnöl (Ol. Papaveris) aus dem Mohnsamen, das Ricinusöl (Ol. Ricini) aus dem Ricinussamen.
Wegen des Eintrocknens benutzt man sie zu Firnisüberzügen
und erhöht diese Eigenschaft durch Erhitzen der Öle mit Bleizucker (gekochtes Leinöl!).

b) Schmalze und Butter, halbweiche, in gelinder Wärme
schmelzende Fette. Hierhin gehören das Schweineschmalz
(Adeps suillus) aus dem Netze und der Nierenumgebung des
Schweines, die Butter (Butyrum) aus der Milch, das Lor-
beeröl (Ol. Lauri) aus den Lorbeeren, das Muskatnussöl
(Ol. Myristicae) aus den Muskatnüssen, das Kokosöl (Ol.
Cocois) aus den Kokosnüssen.

c) Talge, feste Fette von mehr oder weniger krystallinischer
Natur. Hierhin: der Talg (Sebum) aus der Nierenumgebung
des Schafes, Rindes und Hirsches, der Walrat (Cetaceum)
aus dem flüssigen Fette der Schädelhöhlen des Potwals, das
Kakaoöl (Oleum Cacao) aus den Kakaobohnen, das Wachs
(Cera), ein Sekret der Bienen, sowie das japanische und chinesische Wachs, beides Pflanzenwachse.

§ 241. Wie sind die Fette zusammengesetzt? Die Zusammensetzung der Fette ähnelt derjenigen der zusammesgesetzten Äther.
Sie sind nämlich Verbindungen eines organischen Radikals
mit einer Fettsäure. Das basische Radikal ist in den meisten
Fetten das dreiwertige Glyceryl (C_3H_5), welches bisher noch
nicht isoliert worden ist. Es bildet in Verbindung mit den Fettsäuren, vorzugsweise der flüssigen Ölsäure, der festen Palmitinsäure, Margarinsäure und Stearinsäure die verschiedenen Fette.

In den Ölen herrscht das ölsaure Glyceryl, Oleïn genannt, vor und bildet z. B. 75% des Mandelöls, 72% des Olivenöls. Im Ricinusöl finden wir drei besondere Fettsäuren:
Ricinölsäure, Ricinsäure und Ricinstearinsäure. Im Krotonöl ist
neben dem Oleïn noch die scharfe, flüchtige Krotonsäure enthalten. In den trocknenden Ölen nimmt man statt der Ölsäure
Olinsäure an.

Die Schmalze bestehen vorzugsweise aus palmitinsaurem
und margarinsaurem Glyceryl, sog. Palmitin und
Margarin. Die Butter enthält daneben buttersaures Glyceryl
(Butyrin), das Muskatnussöl besitzt noch myristicinsaures, das
Lorbeeröl laurosterinsaures Glyceryl.

In den Talgen herrscht das stearinsaure Glyceryl, sog.
Stearin*), vor, mehr oder weniger gemengt mit margarin- und
palmitinsaurem Glyceryl. Der Walrat ist keine Glycerylverbin-
dung, ebensowenig das Wachs. Der Walrat besteht aus palmitinsaurem Cetyl, das Wachs aus palmitinsaurem
Melissyl (Myricyl), mit etwas Cerotinsäure gemengt.

§ 243. Wie zersetzen sich die Fette? Unter dem Einflusse
starker Basen, sowie bei höherer Erhitzung werden die Fette zersetzt und scheiden ihre Säuren ab. Diese Zersetzung ist der
einer Salzverbindung analog: einerseits entsteht eine Fettsäure, andererseits das Oxydhydrat des Glyceryls, das
sog. Glycerin.
*Bei der Zerlegung der Fette durch eine Base erfolgt die Ab-
scheidung von Glycerin.*

Je nachdem die Base ein Alkali (alkalische Erde) oder ein
Schwermetalloxyd (namentlich Bleioxyd) ist, nennen wir die Operation Verseifung oder Pflasterbildung, da man das fettsaure
Alkali Seife, fettsaures Bleioxyd Pflaster nennt. Es leuchtet
ein, dass bei solchen Zersetzungen Wasser zugegen sein muss,
damit sich Glyceryloxydhydrat bilden kann. Aus ölsaurem
Glyceryl und Natronhydrat entstehen also ölsaures Natron (Na-
tronölseife) und Glycerin; nämlich:

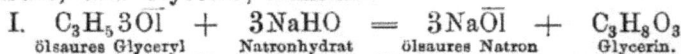

$$\text{I.} \quad \underset{\text{ölsaures Glyceryl}}{C_3H_5 3\overline{Ol}} \; + \; \underset{\text{Natronhydrat}}{3\,NaHO} \; = \; \underset{\text{ölsaures Natron}}{3\,Na\overline{Ol}} \; + \; \underset{\text{Glycerin.}}{C_3H_8O_3}$$

Aus ölsaurem Glyceryl und Bleiglätte, unter Zugabe von
Wasser, entstehen ölsaures Bleioxyd (Bleipflaster) und Glycerin;
nämlich:

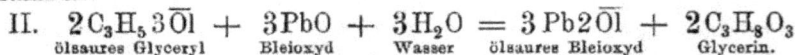

$$\text{II.} \quad \underset{\text{ölsaures Glyceryl}}{2\,C_3H_5 3\overline{Ol}} \; + \; \underset{\text{Bleioxyd}}{3\,PbO} \; + \; \underset{\text{Wasser}}{3\,H_2O} \; = \; \underset{\text{ölsaures Bleioxyd}}{3\,Pb2\overline{Ol}} \; + \; \underset{\text{Glycerin.}}{2\,C_3H_8O_3}$$

Auch überhitzter Wasserdampf zerlegt die Fette und zwar
in freie Fettsäure und Glycerin, nämlich:

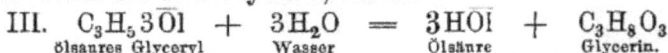

$$\text{III.} \quad \underset{\text{ölsaures Glyceryl}}{C_3H_5 3\overline{Ol}} \; + \; \underset{\text{Wasser}}{3\,H_2O} \; = \; \underset{\text{Ölsäure}}{3\,H\overline{Ol}} \; + \; \underset{\text{Glycerin.}}{C_3H_8O_3}$$

Das Ranzigwerden der Fette ist eine ähnliche Zersetzung,
wobei die Fettsäure frei wird und dem ranzigen Fette saure
Reaktion erteilt.

Wenn aber die Glycerylverbindungen, ohne Gegenwart von
Wasser, durch Bleioxyd zersetzt werden oder im sogenannten
Sieden der freiwilligen Zersetzung unterliegen, so kann sich kein
Glycerin bilden, sondern das Glyceryloxyd, von der Fettsäure ge-
trennt, entweicht (unter Verlust von 1 Wasserstoff- und ½ Sauer-

---

*) Man verwechsle dieses Stearin nicht mit dem Stearin des Han-
dels, welches Stearinsäure ist.

stoffatom) als Acrol (C_3H_4O) in Form höchst scharf riechender und thränenreizender Dämpfe.

§ 244. Seifen und Pflaster. Die Seifen sind fettsaure Alkalien. Sie entstehen durch Einwirkung heisser, ätzender Alkalilaugen auf die Fette. Bei Anwendung von Kalilauge gewinnt man die Kaliseifen, welche sich durch grössere Weichheit auszeichnen und die Schmierseife, die schwarze oder grüne Seife, **Sapo kalinus** (Sapo viridis), darstellen. Man gewinnt sie durch Kochen von geringwertigen Ölen (technisch aus Palmöl und Fischthran) mit Kalilauge. Eine Scheidung der gebildeten Seife vom Glycerin findet hierbei nicht statt. — Die Natronseifen sind härter und lassen eine Trennung von Glycerin zu, indem man die aus Natronlauge und Fett gewonnene Seifenlösung mit Kochsalz versetzt ("aussalzt"); da die Seife in einer gesättigten Kochsalzlösung nicht löslich ist, so scheidet sie sich alsdann aus und bildet nach dem Erkalten eine starre Decke über der glycerinhaltigen Unterlauge. In früherer Zeit, als Soda und Natron noch sehr teuer waren, stellte man die Seife ausschliesslich mit Kalilauge her; beim Aussalzen ging die Kaliseife in Natronseife über, eine entsprechende Menge Chlornatrium in Chlorkalium (Seifensiederfluss) verwandelnd. ($\overline{KOl} + NaCl = Na\overline{Ol} + KCl$.)

Aus den geringwertigen Olivenölsorten stellt man in Südfrankreich und Italien die spanische oder venetianische Seife, Sapo oleaceus (hispanicus, venetus), eine Ölnatronseife, her. In verdünntem Weingeist aufgelöst bildet die Natronseife den Seifenspiritus, **Spiritus saponatus**. Aus dem Talge kocht man die Hausseife, Sapo domesticus, eine Stearinnatronseife.

Die medicinische Seife, **Sapo medicatus**, ist eine im pharmazeutischen Laboratorium durch Digestion von Olivenöl und Schweineschmalz mit Ätznatronlauge dargestellte und mit Kochsalz ausgesalzene Ölnatronseife, dem Wesen nach übereinstimmend mit der spanischen Seife, aber ohne Rückhalt an Ätznatron und Kochsalz, welche sich durch einen scharfen resp. salzigen Geschmack verraten würden. Schwefelwasserstoffwasser darf die wässerige Seifenlösung nicht verändern (dunkle Trübung: Schwermetalle!), Quecksilberchlorid keinen roten Niederschlag (kohlensaures und ätzendes Alkali) hervorrufen. — Eine heiss bereitete weingeistige Lösung der medicinischen Seife gelatiniert beim Erkalten (Opodeldoc).

Man verwendet die Seifen zur Reinigung, da sie sich im Wasser zerlegen und unter Abscheidung von saurem fettsauren Alkali, welches das Seifenwasser trübe macht, freies Alkali an das Wasser abgeben. Mit wenig warmem Wasser liefern sie dagegen einen Kleister, den sog. Seifenleim. Die Kalk- und Magnesiaseifen lösen sich nicht in Wasser auf. Daher wirkt kalkhaltiges Brunnenwasser zersetzend auf die Seife ein und giebt mit Seifenlösungen (Seifenspiritus) Niederschläge. Ätzammoniak liefert mit den Fetten keine Seife, sondern nur eine emulsionsartige Mischung, flüchtiges Liniment, **Linimentum ammoniatum.**

Das Bleipflaster, **Emplastrum Lithargyri** (Plumbi), wird aus Öl und Schweineschmalz durch mehrstündiges Kochen mit Bleiglätte und Wasser dargestellt. Das Glycerin entfernt sich beim Auswaschen des gewonnenen Pflasters mit Wasser (beim Malaxieren). Wird das Fett mit Bleiweiss gekocht, so geht bei etwa 125° die Pflasterbildung ebenfalls vor sich, wobei das Bleiweiss sich in Bleioxyd und neutrales kohlensaures Bleioxyd spaltet; ersteres vollzieht die Pflasterbildung, letzteres mischt sich dem gebildeten Pflaster bei — Bleiweisspflaster, **Emplastrum Cerussae.** Wenn beim Pflasterkochen kein Wasser zugesetzt wird, wie beim Kochen des Öls mit Mennige zu Mutterpflaster, **Emplastrum fuscum,** so bildet das Glyceryloxyd kein Glycerin, sondern Acroldämpfe (vgl. S. 272); zugleich schwärzt sich die Pflastermasse durch die höhere Temperatur.

§ 245. Die Fettsäuren. Zu den nichtflüchtigen Fettsäuren gehören:

Die Palmitinsäure ($C_{16}H_{32}O_2$), eine weisse, krystallinische Fettmasse, die bei 62° schmilzt.

Die Margarinsäure ($C_{17}H_{34}O_2$), der vorigen sehr ähnlich, in perlmutterglänzenden Schuppen krystallisiert.

Die Stearinsäure ($C_{18}H_{36}O_2$), das Stearin des Handels, eine weisse, starre Masse, die bei 71° schmilzt. Man verwendet sie zu Stearinkerzen. Bei der Stearinfabrikation zersetzt man den Talg mit Ätzkalk, wobei sich unlösliche Talgkalkseife abscheidet, welche man mit verdünnter Schwefelsäure erwärmt; über dem Gips schwimmt alsdann die Stearinsäure, sie wird abgezogen und in die Formen gegossen.

Die Ölsäure ($C_{18}H_{34}O_2$), eine flüssig-ölige, ursprünglich farblose Masse, die sehr schnell an der Luft Sauerstoff anzieht und sich mit der Zeit immer dunkler färbt.

Die Lösungen der Fettsäuren in Weingeist reagieren sauer.

§ 246. Glycerin. Das Glycerin, **Glycerinum** ($C_3H_8O_3$), vom Entdecker Scheele wegen seines süssen Geschmackes Ölsüss genannt, bildet im reinen, konzentrierten Zustande eine farb- und geruchlose, völlig indifferente und neutrale, syrupdicke Flüssigkeit. Es ist als das Oxydhydrat des dreiwertigen

Glyceryls ($C_3H_8O_3 = C_3H_5\,3HO$*)) zu betrachten, und da es sich zu demselben verhält wie der Alkohol zum Äthyl, so hat man es auch Glycerylalkohol genannt.

Man gewinnt das Glycerin bei der Zersetzung der Fette als Nebenprodukt, daher in der Seifensiederei als Bestandteil der kochsalzhaltigen Unterlauge, beim Pflasterkochen im Wasser, womit das Bleipflaster malaxiert wurde, in der Stearinfabrikation u. s. f. Das rohe Glycerin ist stets verunreinigt mit Kochsalz, Kalk, Bleioxyd, je nachdem es bei einer der genannten Operationen erhalten wurde; ausserdem ist es mehr oder weniger mit übelriechenden und braun färbenden Materien beladen (herrührend von den geringwertigen Fettstoffen). Man befreit es von den letzteren durch Filtration durch Tierkohle, von den unorganischen Verunreinigungen durch Auskrystallisieren der Salze, Einleiten von Schwefelwasserstoff u. dgl.

Zum medizinischen Gebrauch darf nur destilliertes Glycerin verwendet werden. An der Luft lässt sich zwar das Glycerin nicht unzersetzt verflüchtigen, da es sich beim Erhitzen in Acrol (C_3H_4O) und Wasser zerlegt; aber in einer Wasserdampfatmosphäre siedet es bei 200°. Man destilliert es also mittelst überhitzten Wasserdampfes, der in das in einer Retorte befindliche Glycerin geleitet wird, und dampft es zum spez. Gew. 1,225—1,235 ein. Noch reiner gewinnt man das Glycerin durch Krystallisation; konz. Glycerin krystallisiert nämlich bei 0°.

Prüfung des Glycerins: Die wässerige Lösung sei neutral, erleide keine Trübung durch Schwefelwasserstoffwasser (dunkle Trübung: *Bleioxyd*) und Schwefelammonium, (dunkle Trübung: *Eisen*), noch durch oxalsaures Ammoniak (weisse Trübung: *Kalk*), Silbernitrat (weisse Trübung: *Chloride*), Baryumnitrat (weisse Trübung: *Sulfate*) sowie Chlorcalcium (weisse Trübung: *Oxalsäure*); sie werde beim Erwärmen mit Ätznatronlauge nicht bräunlich (*Traubenzucker*). Das Glycerin darf, mit verdünnter Schwefelsäure erwärmt, nicht nach *Buttersäure* riechen, aus einer mit Salmiakgeist versetzten Silberlösung kein Silber ausscheiden (schwärzliche Färbung: *Acrol*). Auf Platinblech verbrannt, darf es keinen kohligen Rückstand hinterlassen (*Rohrzucker, Gummi*).

Das Glycerin trocknet wegen seiner hygroskopischen Eigenschaften nicht ein, findet daher als Mittel gegen Hautkrankheiten, als Glycerinsalbe und Glycerinseife, sodann zur Konservierung mikroskopischer und anatomischer Präparate (an Stelle des Weingeistes), von Früchten u. dgl., zur Füllung von Gasuhren und vielen anderen Zwecken technische Verwendung.

---

*) Die Strukturformel des Glycerins ist: C———C———C

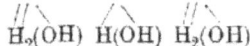

$H_2(OH)$ $H(OH)$ $H_2(OH)$

In ihm befinden sich 3 Hydroxyl (OH) neben H an die 3 C-Atome gebunden.

Wird das Glycerin vorsichtig und unter starker Abkühlung mit konzentrierter Salpetersäure gemischt, so verwandelt es sich in das höchst explosive Nitroglycerin (Sprengöl), worin 3 H-Atome durch 3 NO_2 substituiert sind. Man verwendet dasselbe, mit Infusorienerde vermengt, unter der Bezeichnung „Dynamit" zum Sprengen; als solches leistet es viermal mehr als Schiesspulver.

Versuche und praktische Übungen.

1. Stearinsäure. Man löse 10 g feste, trockene Hausseife in 50 g heissem Wasser, giesse diese Lösung in 500 g kaltes Wasser und füge 5 g oder so viel Salzsäure hinzu, dass die Flüssigkeit blaues Lackmuspapier schwach röte. Die trübe Mischung werde durch Leinwand koliert und die darauf zurückbleibende Stearinsäure fest ausgedrückt, worauf man sie in 30 g Weingeist bei gelinder Wärme auflöst. Bei langsamem Erkalten krystallisiert die Fettsäure in weissen, glänzenden Schüppchen. Die weingeistige Lösung reagiert sauer.

2. Sapo medicatus. In einer Porzellanschale erhitze man 120 g Natronlauge im Wasserbade, gebe dann 50 g Schweineschmalz und 50 g Olivenöl hinzu und nach halbstündiger Erhitzung 12 g Weingeist, wodurch die Masse gleichmässig wird. Darauf verdünne man sie mit 200 g heissem Wasser und fahre mit dem Erhitzen 4—6 Stunden fort, von Zeit zu Zeit umrührend und durch Wasserzusatz das verdampfende Wasser ergänzend. Nachdem die Masse durchscheinend und gleichförmig geworden und eine Probe in der mehrfachen Menge heissem Wasser sich löst, ohne Öl abzuscheiden, giebt man eine filtrierte Lösung von 25 g Kochsalz und 3 g Soda in 80 g Wasser unter Umrühren zu und stellt bei Seite. Nach einem Tage hat sich die Seife als feste Decke abgeschieden; man hebt sie ab, spült sie mit etwas Wasser ab, presst sie zwischen Leinewand scharf aus und trocknet sie.

---

40. Die Fruchtsäuren.

(Weinsäure, Äpfelsäure, Citronensäure, Oxalsäure.)

§ 247. Die Weinsäure. Die Weinsäure, **Acidum tartaricum** ($C_4H_6O_6$)[*], ist eine zweibasische Säure, sowohl frei, wie in Verbindung mit Kali als Weinstein (doppeltweinsaures Kali) im Weintraubensafte und den Tamarinden enthalten und dadurch ein wesentlicher Bestandteil des Weines. Beim Lagern desselben scheidet sich der grösste Teil des Weinsteins in harten Krystallen an die Fasswandung ab, während die freie Weinsäure gelöst bleibt.

Man gewinnt die Weinsäure aus dem Weinstein, indem man diesen zunächst in weinsauren Kalk überführt, welcher als-

---

[*] Die Strukturformel der Weinsäure ist:

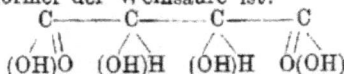

$$C \!-\!-\!-\! C \!-\!-\!-\! C \!-\!-\!-\! C$$
$$(OH)O \quad (OH)H \quad (OH)H \quad O(OH)$$

In ihr befinden sich 4 Hydroxyl (OH) an 4 C-Atomen gebunden, von denen aber nur 2 Säurehydroxyle sind, d. i. ihr H (in der Salzbildung) durch Metalle vertreten lassen und zwar sind dies die beiden, welche neben O an C gebunden sind.

dann durch Schwefelsäure zerlegt wird. Den Weinstein digeriert man zuerst mit kohlensaurem Kalk bis zur Sättigung, wobei neutrales weinsaures Kali in Lösung geht, weinsaurer Kalk sich abscheidet und Kohlensäure entweicht:

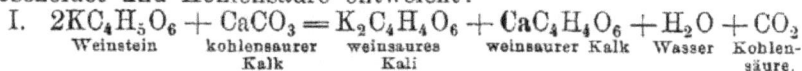

I. $2KC_4H_5O_6 + CaCO_3 = K_2C_4H_4O_6 + CaC_4H_4O_6 + H_2O + CO_2$

Weinstein   kohlensaurer   weinsaures   weinsaurer Kalk   Wasser   Kohlen-
         Kalk   Kali   säure.

Zur Lösung wird dann hinreichend Chlorcalcium gesetzt, wodurch abermals weinsaurer Kalk gefällt wird und Chlorkalium in Lösung bleibt:

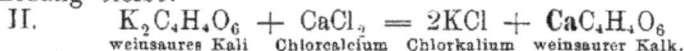

II. $K_2C_4H_4O_6 + CaCl_2 = 2KCl + CaC_4H_4O_6$

        weinsaures Kali   Chlorcalcium   Chlorkalium   weinsaurer Kalk.

Beide Niederschläge von weinsaurem Kalk zerlegt man schliesslich mit verdünnter Schwefelsäure, trennt die Weinsäurelösung vom ausgeschiedenen Gips und dampft sie zur Krystallisation ein:

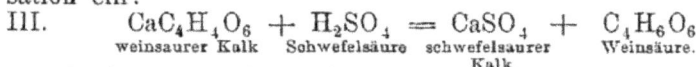

III. $CaC_4H_4O_6 + H_2SO_4 = CaSO_4 + C_4H_6O_6$

        weinsaurer Kalk   Schwefelsäure   schwefelsaurer   Weinsäure.
                                          Kalk

Die Weinsäure krystallisiert in farblosen, schiefen rhombischen Säulen, welche sich sehr leicht in Wasser, auch in Weingeist auflösen, stark sauer schmecken und beim Erhitzen mit dem Geruche nach verbranntem Zucker verkohlen. Charakteristisch für sie ist die Schwerlöslichkeit ihres sauren Kalisalzes (des Weinsteins), sowie des weinsauren Kalkes. Letzterer löst sich (zum Unterschiede vom oxalsauren Kalke) in kalter Natronlauge auf. Man benutzt daher (überschüssiges) Kalkwasser zur Erkennung der freien Weinsäure, mit deren Lösung es einen weissen Niederschlag (weinsauren Kalk) giebt; essigsaures Kali erzeugt mit ihr eine krystallinische Ausscheidung von Weinstein, welche bei verdünnten Flüssigkeiten erst nach starkem Schütteln und längerem Stehen erfolgt. Bei neutralen weinsauren Salzen ist die Flüssigkeit mit Essigsäure anzusäuern.

Prüfung der Weinsäure: Die wässerige Lösung darf nicht getrübt werden durch schwefelsauren Kalk (weisse Trübung: *Oxalsäure*), noch durch salpetersauren Baryt (weisse Trübung: *Schwefelsäure*), noch durch oxalsaures Ammoniak (weisse Trübung: *Kalk*). Die gepulverte Säure darf sich beim Übergiessen mit Schwefelwasserstoffwasser nicht dunkel färben (*Blei*).

§ 248. Die weinsauren Salze. Die weinsauren Salze werden Tartrate genannt. Zu den pharmazeutisch wichtigen gehören:

1. Der Weinstein, **Tartarus depuratus**, ist Kaliumbitartrat oder doppeltweinsaures Kali ($KC_4H_5O_6$). Man gewinnt es durch Reinigung des rohen Weinsteins (Tartarus crudus), der sich in harten, gelblichen oder (aus Rotwein) rötlichen Krystallkrusten in den Weinfässern ausscheidet. Ausser mit Farbstoff ist der rohe Weinstein mit oft grösseren Quantitäten

weinsauren Kalkes verunreinigt, von welchen er durch Auswaschen mit verdünnter Salzsäure befreit werden kann.

Der gereinigte Weinstein stellt gewöhnlich ein weisses, feines Krystallmehl dar, besitzt einen säuerlichen Geschmack, rötet blaues Lackmuspapier und löst sich sehr schwierig in kaltem, leichter in heissem Wasser auf; dagegen nehmen ihn alkalische Flüssigkeiten — Ätzalkalilaugen, Salmiakgeist — leicht auf, ebenso kohlensaure Alkalien (unter Verlust der Kohlensäure), weinsaure Doppelsalze bildend.

Prüfung des Weinsteins: Das damit geschüttelte Wasser darf sich nach dem Ansäuern kaum trüben durch Silbernitrat und Baryumnitrat (weisse Trübung: *Chloride, Sulfate*); die ammoniakalische Lösung darf sich durch Schwefelammonium nicht verändern (dunkle Färbung resp. Trübung: *Eisen*), die essigsaure Lösung durch oxalsaures Ammoniak nicht trüben (weisse Trübung: *Kalk*). Mit Natronlauge erwärmt, darf der Weinstein kein *Ammoniak* abgeben.

Kocht man eine Weinsteinlösung ein, so scheidet dieselbe das Salz in harten, weissen Krystallen an ihrer Oberfläche ab (Crystalli Tartari, Cremor Tartari, Weinsteinrahm).

Beim Erhitzen verkohlt der Weinstein mit dem Geruche nach verbranntem Zucker und hinterlässt einen stark alkalischen kohligen Rückstand, ein Gemenge von kohlensaurem Kali mit Kohle, welches mit Säuren aufbraust.

2. Sättigt man den Weinstein mit kohlensaurem Kali, so entsteht das neutrale weinsaure Kali oder Kalium-tartrat, **Kalium tartaricum** ($K_2C_4H_4O_6$), welches nach dem Abdampfen in wasserhellen Säulen krystallisiert, die sich in Wasser leicht auflösen, aber nicht in Weingeist. Die Kohlensäure entweicht gasförmig.

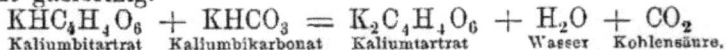

$$KHC_4H_4O_6 + KHCO_3 = K_2C_4H_4O_6 + H_2O + CO_2$$

Kaliumbitartrat   Kaliumbikarbonat   Kaliumtartrat   Wasser Kohlensäure.

Die wässerige, nicht zu verdünnte Lösung dieses Salzes scheidet auf Säurezusatz Weinstein ab. In der Glühhitze verhält sich das Salz wie der Weinstein.

3. Durch Sättigung des Weinsteins mit Soda bildet sich unter Kohlensäureentbindung ein Doppelsalz, das weinsaure Kali-Natron, **Tartarus natronatus**, Natro-Kalium tartaricum, gewöhnlich Seignettesalz (Sal polychrestum Seignetti) genannt, mit der Formel: ($KNaC_4H_4O_6 + 4Aq.$); ein leichtlösliches Salz in grossen, durchsichtigen, wasserhellen, rhombischen Säulen.

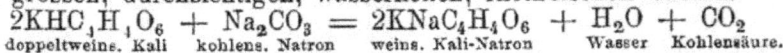

$$2KHC_4H_4O_6 + Na_2CO_3 = 2KNaC_4H_4O_6 + H_2O + CO_2$$

doppeltweins. Kali   kohlens. Natron   weins. Kali-Natron   Wasser Kohlensäure.

Beim Erhitzen verhält sich das Salz wie der Weinstein, der kohlige Rückstand enthält jedoch neben dem kohlensauren Kali auch noch kohlensaures Natron, färbt also die Flamme gelb.

Die konz. Salzlösung scheidet auf Säurezusatz Weinstein ab.

Man prüft die beiden letzteren Salze auf ihre Reinheit ähnlich wie den Weinstein.

4. Der Weinstein vermag sich auch mit dem Borax zu vereinigen. Löst man 1 Teil Borax und 2 Teile Weinstein in heissem Wasser, so entsteht der Boraxweinstein, **Tartarus boraxatus**, ein leichtlösliches Salz, welches einen sauren Geschmack und sehr hygroskopische Eigenschaften zeigt. Man kann es betrachten als ein Gemenge von weinsaurem Kali-Natron und weinsaurer Kali-Borsäure, worin also die Borsäure die Rolle einer Base übernimmt. Es zeigt die Reaktionen des Weinsteins, wie die des Boraxes.

Von Brechweinstein wurde bereits beim Antimon gehandelt.

§ 249. Die Äpfelsäure. Die Äpfelsäure ($H_2C_4H_4O_5$) findet sich in den Äpfeln, Vogelbeeren, Berberitzen, Hollunderbeeren, sowie in den meisten unreifen Früchten. Sie unterscheidet sich von der Weinsäure durch den Mindergehalt eines Sauerstoffatoms, und bildet eine stark saure, farblose, syrupdicke Flüssigkeit, die nur schwierig in krümlichen, zerfliesslichen Massen krystallisiert. Ihr Kali-, wie ihr Kalksalz lösen sich in Wasser leicht auf. Im äpfelsauren Eisenextrakt, **Extractum Ferri pomatum**, ist äpfelsaures Eisenoxyduloxyd enthalten. Man gewinnt dasselbe durch Digestion von Äpfelsaft mit Eisenpulver, wobei letzteres unter Wasserstoffentwickelung sich zu äpfelsaurem Eisenoxydul auflöst und durch den Sauerstoff der Luft in Oxyduloxydsalz übergeht.

Erhitzt man die Äpfelsäure vorsichtig auf 150°, so geht sie unter Wasserverlust in die **Fumarsäure** über, welche sich im Erdrauch natürlich findet; in höherer Temperatur verkohlt sie.

§ 250. Die Citronensäure. Die Citronensäure, **Acidum citricum** ($C_6H_8O_7$), ein dreibasische Säure*), findet sich vorzugsweise im Safte der Citronen (bis zu 8 %). In Italien gewinnt man sie aus demselben durch Sättigen mit Kalk und Zersetzung des citronensauren Kalkes durch verdünnte Schwefelsäure, ähnlich der Weinsäure. Sie krystallisiert, mit 1 Mol. H_2O, in farb- und geruchlosen, sehr sauren, durchsichtigen, rhombischen Säulen, welche sich leicht in Wasser und Weingeist auflösen. Bei vorsichtigem Erhitzen

---

*) Strukturformel:

In ihr sind Säurehydroxyle (HO) zugleich mit O an 3 C-Atome gebunden.

bis zu 175° geht sie in die **Akonitsäure** über, welche sich auch natürlich findet im Sturmhut und Schachtelhalm; in höherer Temperatur verkohlt sie. Überschüssiges Kalkwasser trübt die Lösung der Citronensäure in gewöhnlicher Temperatur nicht; erhitzt man aber, so scheidet sich weisser citronensaurer Kalk aus, um sich beim Erkalten wieder aufzulösen.

Die **Prüfung der Citronensäure** geschieht wie die der Weinsäure; essigsaures Kali weist in ihrer wässerigen Lösung durch weissen Niederschlag *Weinsäure* nach.

Von den citronensauren Salzen (Citraten) sind bemerkenswert: a) die **citronensaure Magnesia** ($Mg_3 2C_6H_5O_7$), durch Sättigung von Citronensäure mit kohlensaurer Magnesia in Lösung erhalten, daraus aber in kurzer Zeit als schwerlösliches Salz sich ausscheidend. Das **Magnesium citricum effervescens** ist eine Brausepulvermischung aus citronensaurer Magnesia mit Natriumbikarbonat, Citronensäure und Zucker.

b) Löst man frischgefälltes Eisenoxydhydrat in Citronensäure auf und lässt diese Lösung auf Porzellantellern eintrocknen, so gewinnt man das **citronensaure Eisenoxyd, Ferrum citricum oxydatum**, in roten Lamellen, welche sich in Wasser leicht lösen. Ammoniak scheidet aus dieser Salzlösung kein Eisenoxydhydrat ab, wegen Bildung leichtlöslicher Doppelverbindungen.

§ 251. Die Oxalsäure. Die **Oxalsäure, Acidum oxalicum**, ($C_2H_2O_4$), eine zweibasische Säure[*] findet sich frei oder gebunden in vielen Gewächsen, so als schwerlösliches doppelt oxalsaures Kali (**Kleesalz, Oxalium**) im Sauerklee (Oxalis Acetosella) und Sauerampfer — daher auch **Kleesäure** genannt —, als oxalsaurer Kalk im Rhabarber. Künstlich gewinnt man sie durch Erhitzen von Stärkemehl oder Zucker mit Salpetersäure, wobei Stickoxydgas entweicht[**]), sowie durch Schmelzen von Sägespänen mit ätzendem Alkali.

Die Oxalsäure krystalliert in farb- und geruchlosen, sehr sauren, schiefen rhombischen Säulen, mit 2 Mol. Krystallwasser, welche bei 100° entweichen. Sie löst sich leicht in Wasser, zerfällt in höherer Temperatur, sowie beim Erwärmen mit konz. Schwefelsäure, ohne Rückstand zu hinterlassen, in **Wasser, Kohlensäure** und **Kohlenoxydgas**. Ihre Salze verwandeln

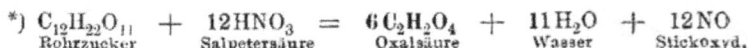

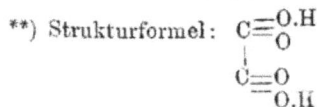

---

[*] $\underset{\text{Rohrzucker}}{C_{12}H_{22}O_{11}} + \underset{\text{Salpetersäure}}{12HNO_3} = \underset{\text{Oxalsäure}}{6C_2H_2O_4} + \underset{\text{Wasser}}{11H_2O} + \underset{\text{Stickoxyd.}}{12NO}$

[**]) Strukturformel: $\begin{matrix} C{=}\!\!\!\begin{smallmatrix}O.H\\O\end{smallmatrix} \\ | \\ C{=}\!\!\!\begin{smallmatrix}O\\O.H\end{smallmatrix} \end{matrix}$

sich beim Erhitzen in kohlensaure Salze, ohne zu verkohlen. (Unterschied zwischen Weinstein und Kleesalz.)

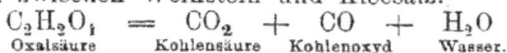

$$C_2H_2O_4 = CO_2 + CO + H_2O$$

Oxalsäure   Kohlensäure   Kohlenoxyd   Wasser.

Das oxalsaure Ammoniak oder Ammoniumoxalat, Ammonium oxalicum, $(NH_4)_2C_2O_4$, ist ein aus dem mit Oxalsäure gesättigten Salmiakgeist in weissen Nadeln auskrystallisierendes Salz, welches als Reagens auf Kalk benutzt wird, da der oxalsaure Kalk in Wasser ganz unlöslich ist; Säuren lösen ihn aber auf. Selbst Gipslösung fällt die Oxalsäure und ihre Salze weiss — Unterschied von der Weinsäure. Umgekehrt wendet man eine Chlorcalcium- oder Gipslösung als Reagens auf die Oxalsäure und ihre Salze an.

Innerlich wirkt die Oxalsäure, wie das Kleesalz, ätzend giftig. Weil das Kleesalz das Eisenoxyd leicht auflöst, verwendet man es zur Tilgung von Tinten- und Rostflecken.

Versuche und praktische Übungen.

1. Kohlensaures Kali aus Weinstein. Ein inniges Gemisch aus 2 Teilen Weinsteinpulver und 1 Teil Salpeter formiere man in einem eisernen Tiegel zum Kegel, den man durch Auflegen einer glühenden Kohle an der Spitze entzünde. Allmählich verpufft die Masse zu einem schwarzen Rückstand. Man übergiesse denselben mit Wasser, filtriere nach einiger Zeit die Lösung des entstandenen kohlensauren Kalis ab und dampfe sie in einer blanken, eisernen Schale über dem Feuer zur Trockne.

2. Zersetzung der Oxalsäure. Man übergiesse 1 g krystallisierte Oxalsäure in einem kleinen Kölbchen mit 6 g engl. Schwefelsäure und verschliesse die Öffnung mit einem Kork, durch welche eine spitz auslaufende Glasröhre luftdicht geführt ist. (Fig. 73.) Erhitzt man das Gefäss vorsichtig über der Lampe, so zerlegt sich die schmelzende Oxalsäure unter starker Gasentbindung. Das ausströmende Kohlenoxydgas, mit einem Fidibus entzündet, verbrennt mit blauer Flamme.

Leitet man das entweichende Gas in Kalkwasser, so trübt sich dasselbe stark durch die darin enthaltene Kohlensäure.

3. Ammonium oxalicum. Man löse Oxalsäure in der zweifachen Menge heissem Wasser auf, setze bis zur schwach alkalischen Reaktion Salmiakgeist hinzu und stelle zum Krystallisieren bei Seite. Beim Erkalten schiesst das Salz in feinen weissen Säulen an.

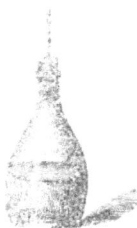

Fig. 73.

Fragen und stöchiometrische Aufgaben.

1. Wieviel Weinsäure gewinnt man aus 1 kg weinsaurem Kalk? — Antw. $(CaC_4H_4O_6 + 4H_2O) : (H_2C_4H_4O_6) = 248 : 138; x = 556 g$.

2. Wieviel englischer Schwefelsäure bedarf man dazu? — Antw. $(CaC_4H_4O_6 + 4H_2O) : H_2SO_4 = 248 : 98; x = 395 g$.

---

41. Gerbstoffe.

§ 252. Allgemeiner Charakter der Gerbstoffe. Im Pflanzenreich ist eine gewisse Klasse von Körpern stark verbreitet, die man

Gerbstoffe oder, da sie schwache Säuren darstellen, Gerbsäuren nennt. Sie zeichnen sich durch folgende gemeinsamen
Eigenschaften aus:

a) Sie besitzen einen zusammenziehenden Geschmack.
b) Sie machen Eiweiss- und Leimlösungen gerinnen.
c) Sie verwandeln tierische Haut in Leder — gerben.
d) Sie färben und fällen Eisensalze schwarz oder
dunkelgrün.

Die Gerbstoffe reagieren in Lösungen sauer, sind amorph, nicht
krystallisierbar, in Wasser und in Weingeist leichtlöslich, und oft
sehr schwer zu isolieren. Ihre Bleisalze sind in Wasser unlöslich, weshalb essigsaures Bleioxyd in Gerbsäure enthaltenden
Pflanzenaufgüssen Niederschläge von gerbsaurem Bleioxyd hervorrufen. Plumbum tannicum pultiforme ist ein solcher
durch Bleiessig in einer Abkochung von Eichenrinde (Lohe) er-
zeugter Niederschlag. — Nach ihrem Verhalten zu Eisensalzen
unterscheidet man eisenschwärzende und eisengrünende
Gerbsäuren.

1. Eisenschwärzende Gerbsäuren: Gallusgerbsäure
in den Galläpfeln; Eichengerbsäure in der Eichenrinde; die
Gerbstoffe der Granatwurzelrinde, Nelkenwurzel, Bärentraubenblätter, des chinesischen Thees und der Rosen.

2. Eisengrünende Gerbsäuren: Chinagerbsäure in
der Chinarinde; Kinogerbsäure in Kino, Catechugerbsäure
im Catechu; Kaffeegerbsäure in den Kaffeebohnen; die Gerbstoffe der Tormentillwurzel, Ratanhawurzel und des Rha-
barbers.

§ 253. Tannin. Die Galläpfel, sowohl die türkischen und
europäischen (Auswüchse auf Eichen infolge des Stiches einer
Gallwespe), wie auch die chinesischen (Auswüchse auf einer Su-
machart durch den Stich einer Blattlaus), enthalten die Gallusgerbsäure, **Acidum tannicum**, gewöhnlich Tannin genannt.
Man extrahiert sie am besten durch Äther, da Wasser und Weingeist auch andere Bestandteile der Galläpfel auflösen. Der ätherische Auszug hinterlässt das Tannin beim Eindampfen als eine
weissliche, pulverige Masse, welche sich leicht in Wasser, Weingeist und weingeisthaltigem Äther, schwieriger in reinem Äther
auflöst. Schüttelt man daher Tannin mit Äther, welcher mit
etwas Wasser versetzt ist, so entsteht eine wässerige, dickliche
Lösung, über der der Äther mit wenigem Tannin lagert.

Prüfung auf Reinheit: Das Tannin löse sich klar und vollständig
in Wasser (zumal beim Erwärmen); diese Lösung werde weder auf Zusatz
von Weingeist getrübt, noch wenn man darauf Äther zufügt. (*Gallussäure*
wird vom Äther ausgeschieden.)

Beim Kochen mit Salzsäure, sowie auch durch Gährung eines wässerigen Auszugs der Galläpfel liefert das **Tannin**, unter Aufnahme von Wasserelementen, Gallussäure (Acidum gallicum), da es als Digallussäure d. i. als Gallussäure mit Gallussäureanhydrid zu betrachten ist.

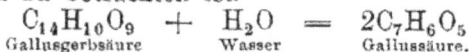

$$C_{14}H_{10}O_9 \; + \; H_2O \; = \; 2C_7H_6O_5$$
$$\text{Gallusgerbsäure} \qquad \text{Wasser} \qquad \text{Gallussäure.}$$

Die Gallussäure krystallisiert in langen, weissen, glänzenden Nadeln, die sich sehr schwer in Wasser lösen, Eisensalze schwarz fällen, aber den Leim nicht gerinnen machen.

Beim Erhitzen zersetzt sich das Tannin und liefert als Sublimat die Pyrogallussäure, **Acidum pyrogallicum** ($C_6H_6O_3$), in Form weisser, in Wasser leichtlöslicher Blättchen, deren Lösung, zumal nach Zusatz von Alkali, sich durch lebhafte Sauerstoffanziehung aus der Luft schnell braun färbt. Sie wirkt auf Silbersalze schon in der Kälte reducierend; innerlich ist sie ein Gift.

§ 254. Technische Verwendung der Gerbstoffe. Man benutzt die eisenschwärzende Eigenschaft der Gallusgerbsäure zur Bereitung der schwarzen Gallustinte. Ein wässeriger Gallusäpfelauszug wird mit Eisenvitriol und arabischem Gummi versetzt; die anfänglich blasse Flüssigkeit schwärzt sich allmählich durch Sauerstoffaufnahme aus der Luft, gallusgerbsaures Eisenoxyd abscheidend, welches durch das Gummi in der Schwebe gehalten wird. Die sogen. Alizarintinte ist eine Gallustinte, welche durch etwas Oxalsäure entfärbt und dann mittelst Indigolösung (resp. Indigkarmin d. i. indigschwefelsaures Alkali) grünblau gemacht wird. Beim Trocknen tritt die schwarze Farbe wieder ein, da sich die Oxalsäure allmählich zu Kohlensäure oxydiert.

In grossem Massstabe verwendet man die Gerbstoffe, insbesondere die Eichengerbsäure, zur Bereitung des Leders in der Rotgerberei. Man schichtet die tierischen Häute von Rind und Pferd in besondere Gruben mit Lohe (gemahlener Eichenrinde) und lässt sie längere Zeit darin liegen.

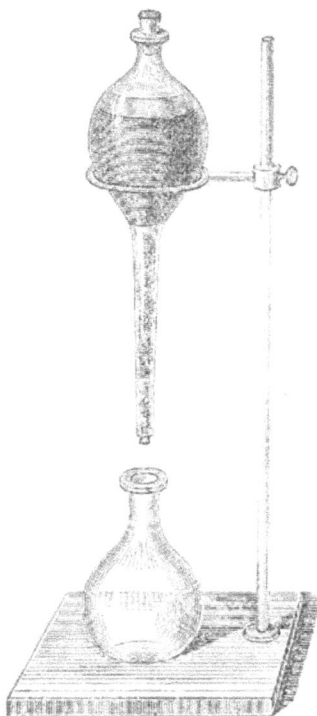

Fig. 74.

Die Weissgerberei (Bereitung von Schafleder u. a.) benutzt statt der Lohe Alaun, womit die Felle eingerieben werden.

Praktische Übungen.

1. **Acidum tannicum.** In einem sog. Scheidetrichter (Fig. 74), dessen untere Öffnung mit einem Kork verschlossen worden, übergiesse man gepulverte Galläpfel mit Äther, welchem man etwas Wasser und Weingeist beigegeben, sodass sie völlig damit überdeckt sind, und verschliesse dann die obere Öffnung. Nach 24 Stunden lasse man, unter Wegnahme beider Stöpsel, die gesättigte Lösung abfliessen und gebe, nachdem man unten wieder verschlossen hat, eine neue Portion obiger Äthermischung zu den Galläpfeln, die man abermals nach einem Tage ablasse. Die Gerbsäure-Lösungen werden in gelinder Wärme vorsichtig (damit der Ätherdampf nicht Feuer fange!) zur Trockne gebracht.

---

42. Die Cyanverbindungen.

§ 255. Wie sind die Cyanverbindungen zusammengesetzt? Das Cyan *) ist ein aus Kohle und Stickstoff (CN) bestehendes einwertiges Radikal **), welches das Zeichen Cy erhalten hat. Es bildet wie die Salzbildner mit Wasserstoff eine Säure, die Cyanwasserstoffsäure (Blausäure) HCy; mit den Metallen Cyanide, z. B. Kaliumcyanid (Cyankalium) KCy, Quecksilbercyanid $HgCy_2$. Aus dem Cyanquecksilber kann man das Cyan isolieren, da es beim Erhitzen in metallisches Quecksilber und Cyangas zerfällt, ähnlich wie sich das Quecksilberoxyd durch die Hitze in Metall und Sauerstoff zerlegt. Das Cyangas ist farblos, nach Pfirsichblüten riechend, jedoch höchst giftig, verbrennt angezündet mit purpurner Flamme (zu Kohlensäure und Stickstoff.) Mit Sauerstoff verbindet sich das Cyan nur indirekt zu Cyansäure; das Cyankalium zieht nämlich beim Schmelzen Sauerstoff aus der Luft an und geht in cyansaures Kali über (KCy + O = KCyO). Aus demselben lässt sich aber die Cyansäure nicht durch Säuren isolieren, da sie alsdann unter Wasseraufnahme in Ammoniak und Kohlensäure zerfällt (HCNO + H_2O = NH_3 + CO_2).

Cyankalium	KCy	Cyanwasserstoff	HCy
Cyanammonium	NH_4Cy	Cyansäure	HCyO
Cyansilber	AgCy		
Eisencyanür	$FeCy_2$		
Eisencyanid	Fe_2Cy_6	Quecksilbercyanid	$HgCy_2$
		Goldcyanid	$AuCy_3$

Die einfachen Cyanverbindungen zeichnen sich durch grosse Giftigkeit aus. Nicht giftig sind aber die

---

*) Cyan von κύανος (blau) wegen seines Vorkommens im Berlinerblau.
**) Im Cyan sind die 4 Werte des Kohlenstoffatoms durch die 3 Werte des Stickstoffatoms bis auf einen Wert gesättigt: (N ≡ C — ?). Sein Atomgewicht = 12 + 14 = 26.

eisenhaltigen Cyanverbindungen, welche sich auch ausserdem durch völlig verändertes Verhalten von den einfachen Cyaniden unterscheiden. Das Eisen ist nämlich im Radikal enthalten und lässt sich weder durch Schwefelammonium als Schwefeleisen, noch durch Ätzalkalien als Eisenoxydhydrat, noch durch Gerbstoffe ausscheiden. Erst in der Glühhitze zerlegen sich jene Verbindungen, und dann ist das Eisen in gewöhnlicher Weise nachweisbar. Der eisenhaltigen Cyan-Radikale giebt es zwei:

1. Ferrocyan, $FeCy_6 = Cfy$, bestehend aus 6 Cyanatomen, welche durch ein zweiwertiges Eisenatom verbunden sind und daher vierwertig auftreten*). Beispiel:

Ferrocyankalium (gelbes Blutlaugensalz) $K_4FeCy_6 = K_4Cfy$.

2) Ferridcyan, $Fe_2Cy_{12} = Cfdy$, bestehend aus 12 Cyanatomen, durch ein Doppelatome des dreiwertigen Eisens verbunden und daher sechswertig auftretend. Beispiel:

Ferridcyankalium (rotes Blutlaugensalz) $K_6Fe_2Cy_{12} = K_6Cfdy$.

Berzelius betrachtete das gelbe Blutlaugensalz als ein Doppelsalz zwischen Cyankalium und Eisencyanür ($FeCy_2$), nannte es daher Kaliumeisencyanür und gab ihm die Formel: ($4KCy + FeCy_2$). Das rote Blutlaugensalz betrachtete er als ein Doppelsalz zwischen Cyankalium und Eisencyanid (Fe_2Cy_6), nannte es daher Kaliumeisencyanid und gab ihm die Formel: ($6KCy + Fe_2Cy_6$).

§ 256. Wie bilden sich die Cyanverbindungen? Der Ausgangspunkt sämtlicher Cyanverbindungen ist die stickstoffhaltige Kohle, wie sie beim Verkohlen stickstoffhaltiger organischer Materien z. B. des Fleisches, Blutes, der Knochen u. s. f. als Blutkohle, Knochenkohle u. a. gewonnen wird. Es ist bis jetzt noch unbekannt, in welcher näheren Verbindung der Stickstoff in dieser Tierkohle enthalten ist.

Wird die Tierkohle mit kohlensaurem Kali geglüht und nach Zugabe von Eisen mit Wasser gekocht, so krystallisiert aus der Flüssigkeit ein gelbes Salz, das gelbe Blutlaugensalz, Ferrocyankalium. Beim Glühen der Stickstoffkohle mit dem Alkali entsteht nämlich Cyankalium, welches bei der nachfolgenden Behandlung mit metallischem Eisen in Ferrocyankalium übergeht.

Schmilzt man das gelbe Blutlaugensalz (Ferrocyankalium) in einem verschlossenen Tiegel in der Rotglühhitze, so wird das Eisen als Kohlenstoffeisen ausgeschieden und die abgegossene Schmelzmasse erstarrt zu weissem Cyankalium:

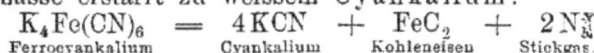

$$\underset{\text{Ferrocyankalium}}{K_4Fe(CN)_6} = \underset{\text{Cyankalium}}{4\,KCN} + \underset{\text{Kohleneisen}}{FeC_2} + \underset{\text{Stickgas.}}{2\,N_2}$$

*) Strukturformel des Ferrocyan:

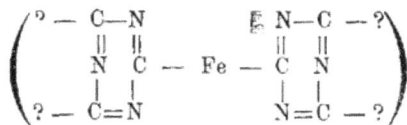

Wird dem schmelzenden Ferrocyankalium jedoch Pottasche zugesetzt, so scheidet sich metallisches Eisen ab und die Schmelzmasse erstarrt nach dem Abgiessen zum sogen. Liebigschen Cyankalium, einem Gemenge aus Cyankalium mit cyansaurem Kali:

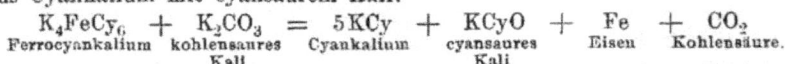

$$K_4FeCy_6 + K_2CO_3 = 5KCy + KCyO + Fe + CO_2$$

Ferrocyankalium kohlensaures Cyankalium cyansaures Eisen Kohlensäure.
Kali   Kali

Interessant ist die Entstehung des Cyankaliums, wenn man Stickstoff in der Weissglühhitze über ein Gemenge von Kohle und kohlensaurem Kali leitet, wobei Kohlenoxydgas entweicht ($K_2CO_3 + 4C + 2N = 2KCN + 3CO$).

Das Cyankalium (KCy) ist ein weisses, an der Luft zerfliessliches Salz, welches nach Blausäure riecht, in Wasser sehr leicht, in Weingeist kaum löslich ist und höchst giftig wirkt, da es auf Zusatz der schwächsten Säuren Blausäure abgiebt.

§ 257. **Die Blausäure.** Die Cyanwasserstoffsäure (Acidum hydrocyanicum), HCy, gewöhnlich Blausäure (Acidum borussicum) — abgeleitet vom Berlinerblau — genannt, wurde 1782 von Scheele entdeckt und bildet eine schon bei 26° siedende Flüssigkeit von höchster Giftigkeit, die schon in geringster Menge eingeatmet tötet. Man hält sie zuweilen in den Apotheken in 2 prozentiger Lösung vorrätig, die man durch Destillation des gelben Blutlaugensalzes mit verdünnter Schwefelsäure als eine klare, farblose Flüssigkeit gewinnt, deren bittermandelähnlicher Geruch sich besonders im Gaumen bemerkbar macht. Sie fällt, ähnlich der Salzsäure, aus Silbersalzen weisses, unlösliches Cyansilber (AgCy), welches aber von Cyankalium leicht aufgelöst wird zu einem Doppelsalze: (KCy + AgCy).

Die Lösung der Blausäure ist wenig haltbar, zumal im Lichte; sie bräunt sich allmählich und setzt schliesslich einen braunen Bodensatz ab, zugleich ameisensaures Ammoniak bildend ($HNC + 2H_2O = NH_4, CHO_2$). Einige Tropfen Schwefelsäure erhöhen ihre Haltbarkeit. Sicherer ist ihre Anwendung im blausäurehaltigen Bittermandelöle, welches im Bittermandelwasser aufgelöst enthalten ist.

§ 258. **Die Blutlaugensalze.** Das Ferrocyankalium, Kalium ferrocyanatum ($K_4Cfy + 3$ aq.), gelbes Blutlaugensalz oder blausaures Kali (Kali borussicum) genannt, krystallisiert in gelben, quadratischen Prismen, die sich im Wasser leicht auflösen. Versetzt man seine Lösung mit Metallsalzen, so entstehen die Ferrocyanide dieser Metalle; so bildet es mit Zinkvitriol einen weissen Niederschlag, das Ferrocyanzink*), Zincum ferrocyanatum (Zn_2Cfy), nicht zu verwechseln mit dem giftigen

*) $K_4Cfy + 2ZnSO_4 = 2K_2SO_4 + Zn_2Cfy.$

reinen Cyanzink (Zincum cyanatum sine ferro!); mit Eisenoxyd-salzen giebt es das tiefblaue Berlinerblau, Ferocyaneisen (Fe_4Cfy_3), einen für die Eisenoxydsalze charakteristischen Nieder-schlag, der zur Erkennung der Eisenoxydsalze dient und auch in der Färberei häufig zur Anwendung gelangt.

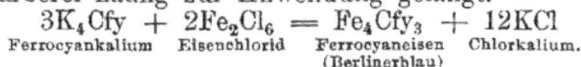

$$3K_4Cfy + 2Fe_2Cl_6 = Fe_4Cfy_3 + 12KCl$$

Ferrocyankalium Eisenchlorid Ferrocyaneisen Chlorkalium.
(Berlinerblau)

Durch Chloreinleitung in eine Ferrocyankalium - Lösung entsteht das Ferridcyankalium, Kalium ferricyanatum (K_6Cfdy), neben Chlorkalium.

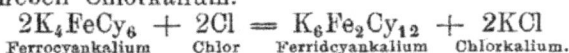

$$2K_4FeCy_6 + 2Cl = K_6Fe_2Cy_{12} + 2KCl$$

Ferrocyankalium Chlor Ferridcyankalium Chlorkalium.

Dasselbe krystallisiert in granatroten Säulen und trägt daher den Namen rotes Blutlaugensalz. Man gebraucht es als Reagens auf Eisenoxydulsalze, mit denen es einen dem Berliner-blau sehr ähnlichen, tiefblauen Niederschlag, das Ferridcyan-eisen (Fe_3Cfdy), hervorbringt. Mit Eisenoxydsalzen giebt es aber keine Fällung.

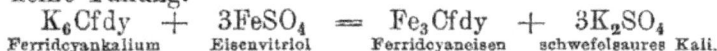

$$K_6Cfdy + 3FeSO_4 = Fe_3Cfdy + 3K_2SO_4$$

Ferridcyankalium Eisenvitriol Ferridcyaneisen schwefelsaures Kali.

In beiden Blutlaugensalzen besitzen wir sehr wertvolle Reagentien auf die Eisensalze. Das gelbe Ferrocyankalium ruft in Eisenoxydsalzen, das rote Blutlaugensalz in Eisenoxydulsalzen dunkelblaue Niederschläge hervor; bei grösserer Verdünnung tritt eine blaue Färbung ein. Ausserdem ist das Ferrocyankalium ein empfindliches Reagens auf Kupfersalze, in deren Lösung es braun-rotes Ferrocyankupfer niederschlägt.

Nachweis des Cyan: Auf der Erzeugung von Berlinerblau beruht eine Prüfung auf Cyanverbindungen. Man ver-setzt die auf Cyan zu untersuchende Flüssigkeit mit etwas Eisen-vitriol und Eisenchlorid, darauf mit überschüssiger Natronlauge und erwärmt; hierdurch scheidet sich Eisenoxyduloxydhydrat aus, welches mit dem Cyan Berlinerblau bildet, wenn man mit Salz-säure übersättigt.

§ 259. Cyanquecksilber. Das Cyanquecksilber, **Hydrargy-rum cyanatum** ($HgCy_2$), ist ein in Wasser, sowie in Weingeist lösliches Salz in weissen Krystallen, welches beim Erhitzen in Cyan und Quecksilber zerfällt und sehr giftig wirkt. Man ge-winnt es durch Kochen von Berlinerblau mit Quecksilberoxyd und Abdampfen der Lösung zur Krystallisation.

§ 260. Schwefelcyan. Schmilzt man Cyankalium oder gelbes Blutlaugensalz (mit und ohne Beigabe von kohlensaurem Kali) mit Schwefel zusammen, so entsteht die Verbindung des Kaliums mit Schwefelcyan (Rhodan), einem einwertigen Radikal (CNS) = Rd.

Das Schwefelcyankalium, auch Sulfocyankalium oder Rhodankalium genannt, Kalium sulfocyanatum (rhodanatum), KCNS = KRd*), krystallisiert in farblosen, zerfliesslichen Säulen, welche sich leicht in Wasser und Weingeist lösen. Man gebraucht es als Reagens auf Eisenoxydulsalze, mit denen es blutrotes Eisenrhodanid (Fe_2Rd_6) hervorbringt. Eisenoxydulsalze werden durch Rhodankalium nicht gefärbt;

Versuche und praktische Übungen.

1. **Blausäuredestillation.** Man übergiesse in einem Kölbchen 10 g zerbröckeltes gelbes Blutlaugensalz mit 30 g Wasser, 60 g Weingeist und 10 g engl. Schwefelsäure und destilliere, nach Anpassung einer doppeltgebogenen Glasröhre (Fig. 75), bei mässiger Flamme oder aus dem Wasserbad, 50—60 g in ein als Vorlage dienendes Fläschchen über, welches man von aussen kühl halte. (Man hüte sich sorgsam vor dem Einatmen der Dämpfe!)

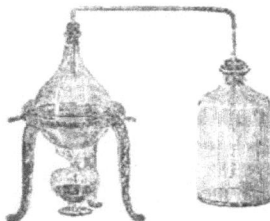

Fig. 75.

2. **Kalium sulfocyanatum.** Man mische 2 Teile zerriebenes gelbes Blutlaugensalz mit 1 Teil gereinigtem Schwefel und schmelze sie in einer Porzellanschale über schwachem Feuer. Wenn die Masse flüssig und schwärzlich geworden ist, lasse man erkalten, pulvere sie und koche sie mit 20—30 Teilen Wasser aus, worauf man filtriert und auf wenige Teile eindampft; das Rhodankalium krystallisiert in spiessigen Krystallen aus, die man in einem bedeckten Trichter gut abtropfen lässt (nicht abwäscht) und auf Fliesspapier schnell trocknet.

43. Die ätherischen Öle.

§ 261. Allgemeiner Charakter der ätherischen Öle. Zahlreiche Gewächse besitzen gewisse Riechstoffe, welche man ätherische Öle, Olea aetherea, nennt, und welche sich durch folgende Gesamteigenschaften auszeichnen:

1. Sie sind öliger Natur, lösen sich nur wenig in Wasser, leicht aber in absolutem Alkohol, Äther und fetten Ölen und erzeugen auf Papier einen Fettfleck, der wieder verschwindet.

2. Sie sind flüchtiger Natur, verdunsten an der Luft, verflüchtigen sich mit den Wasserdämpfen, sieden aber, für sich allein erhitzt, erst in einer 100° weit übersteigenden Temperatur.

Die ätherischen Öle sind grossenteils tropfbarflüssig, einige ganz starr (wie der Kampfer), andere ein festes Öl enthaltend und dasselbe in der Kälte ausscheidend. Man nennt dann den

---

*) Strukturformel: $C \equiv N$
$$\mid$$
$S—K$

krystallinischen Teil Stearoptén, den flüssig gebliebenen
Elaeoptén. So besteht das Anisöl fast nur aus Stearoptén
und erstarrt in der Kälte völlig; dasselbe Stearoptén findet sich
im Fenchelöl, aber mit Elaeoptén gemischt.

Die ätherischen Öle sind meist leichter als Wasser und
schwimmen auf demselben; jedoch sinken darin unter: das Zimtöl,
Nelkenöl, Bittermandelöl und Senföl. Wasser nimmt nur wenig
von den ätherischen Ölen auf, nimmt aber ihren Geruch an;
Weingeist löst sie reichlicher, viele klar, andere nur trübe (wie
das Wacholderöl und Terpentinöl).

Bei längerer Aufbewahrung nehmen die ätherischen Öle
Sauerstoff aus der Luft auf, werden dickflüssig, verharzen und
verlieren an Geruch. Sie wandeln einen Teil des aufgenommenen
Sauerstoffs in Ozon um, wie ihre bleichende Einwirkung auf die
Korkstopfen zeigt. (Ozonträger!)

§ 262. **Wie sind die ätherischen Öle zusammengesetzt?** Die ätherischen Öle zeigen in ihrer Zusammensetzung wenig Übereinstimmung. Dazu kommt, dass sie meistens Gemenge mehrerer verschiedener Öle sind, in welche sie sich oft nur schwierig trennen lassen.

Man unterscheidet:

a) **Nur aus Kohle und Wasserstoff** bestehende ätherische
Öle. Hier begegnen wir einer Gruppe, deren Glieder nach der
Formel C_5H_8 oder $C_{10}H_{16}$ zusammengesetzt sind und im allgemeinen **Camphene** oder Terpene genannt werden. Es rechnen
sich hierzu die Öle der Koniferen, wie das **Terpentinöl**,
Sadebaumöl, Wacholderöl. Solche Camphene sind ferner
(neben einem sauerstoffhaltigen Öle) im **Bergamottöl, Citronenöl, Kümmelöl** enthalten.

b) **Aus Kohle, Wasserstoff und Sauerstoff** bestehende
ätherische Öle. Hierhin gehören die Öle der Labiaten, wie das
Pfefferminz- und Krauseminzöl, Lavendelöl, Rosmarinöl, Thymianöl; ferner einige sauer reagierende oder
mit der Zeit säuernde, wie das **Nelkenöl** (mit der Nelkensäure),
Zimtöl (mit der Zimtsäure); endlich der **Kampfer**, ein reines Stearopten, das Oxyd der Camphene ($C_{10}H_{16}O$). Letzterem schliesst
sich der **Kantharidenkampfer** oder das **Kantharidin** in den
spanischen Fliegen, sowie der **Alantkampfer** oder das **Helenin**
in der Alantwurzel an.

Im Thymianöl findet sich das in Alkalien lösliche Thymol,
Thymolum, welchem antiseptische (gährungswidrige) Wirkungen
zukommen. Man sondert es aus dem Thymianöl durch Schütteln mit
Natronlauge und scheidet es von derselben durch Säure aus. Es
krystallisiert in farblosen Säulen, die sich nicht in Wasser, leicht
in Weingeist auflösen.

Eine besondere Erwähnung verdient das giftige blausäurehaltige Bittermandelöl, das Aldehyd der Benzoësäure. Durch Destillation mit Kalk kann demselben die Blausäure entzogen werden (als Cyancalcium); dann gewinnt man das Benzaldehyd rein — als ein im Geruche nicht abweichendes, aber nicht giftiges Öl. Wässerige Lösungen des Bittermandelöls sind 1. das Bittermandelwasser, **Aqua Amygdalarum amararum**, ein wässeriges Destillat der bitteren Mandeln, 2. das Kirschlorbeerwasser, Aqua Lauro-Cerasi, ein wässeriges Destillat der frischen Kirschlorbeerblätter. Der Blausäuregehalt dieser destillierten Wässer soll 1 pro Mille betragen.

Bestimmung des Blausäuregehaltes im Bittermandel- und Kirschlorbeerwasser: Man fällt die Blausäure durch Silberlösung, sammelt den Niederschlag auf einem bei 100^0 getrockneten und genau gewogenen Filter, trocknet bei 100^0 und wägt ihn. 5 Teile Cyansilber entsprechen 1 Teil Blausäure.

Schneller verfährt man massanalytisch durch Anwendung einer Silberlösung von bestimmtem Silbergehalte. 1. Nach Liebig: Man versetzt Bittermandelwasser mit Kalilauge und tröpfelt so lange Silberlösung $(0,32:100)$ zu, bis der entstehende Niederschlag (AgCy) nicht mehr verschwindet. Dann ist gerade die Hälfte der Blausäure in Cyansilber übergegangen, welches von der zweiten Hälfte des entstandenen Cyankaliums aufgelöst gehalten wird. 1 ccm Silberlösung $= 0,001$ g HCy. Ein weiterer Zusatz von Silbernitrat erzeugt bleibende Trübung, da sich kein Cyankalium mehr zur Auflösung des entstehenden Cyansilbers vorfindet. — 2. Nach Mohr und Pharm. Germ. II.: Man giebt dem Bittermandelwasser etwas Magnesiahydrat hinzu (um Cyanmagnesium zu bilden), darauf einige Tropfen chromsaure Kalilösung und so lange volumetrische Silbernitratlösung, bis der weisse Niederschlag (Cyansilber) anfängt, rötlich zu werden (durch beginnende Ausscheidung von rotem chromsauren Silber). 1 ccm Silberlösung giebt 0,001 g HCy an.

c) Aus Kohle, Wasserstoff und Schwefel bestehende ätherische Öle, Verbindungen des Radikals Allyl*) (C_3H_5), welches mit dem Glyceryl gleich zusammengesetzt, aber einwertig ist; das Knoblauchöl ist Schwefelallyl, das ätherische Senföl dem Rhodanallyl oder Schwefelcyanallyl (C_3H_5CNS) isomer.

§ 263. Wie gewinnt man die ätherischen Öle? Die grosse Mehrzahl der ätherischen Öle findet sich in den Pflanzen fertig gebildet vor. Sehr häufig sind sie im ganzen blühenden Kraute, z. B. in Dost, Thymian, Quendel, Salbei, Minze, Melisse; oder nur in den Blüten, z. B. bei Rosen, Kamillen; auch wohl in den Früchten, z. B. beim Kümmel, Fenchel, Anis, Sternanis, den Pomeranzen, Citronen; oder in den Samen, wie den Muskatnüssen, enthalten. Bei den Koniferen finden wir sie im Holze, in den Nadeln u. a., beim Zimt in der Rinde, beim Baldrian in der Wurzel.

In seltenen Fällen lässt sich das ätherische Öl aus den

---

*) Allyl von allium, Lauch.

Pflanzenteilen mechanisch auspressen, wie das Citronenöl, Bergamottöl und Pomeranzenschalenöl aus den Schalen der Citrone, Bergamotte und Pomeranze. Die übrigen ätherischen Öle gewinnt man durch Destillation mit Wasserdampf. Früher weichte man die zerkleinerten Pflanzenteile direkt in Wasser und destillierte über freiem Feuer; jetzt leitet man gespannte Wasserdämpfe durch die trockenen Pflanzenteile. Man erhält alsdann neben dem ätherischen Öle ein damit geschwängertes destilliertes Wasser; beide werden mechanisch durch den sog. Scheidetrichter getrennt.

Zwei der offizinellen ätherischen Öle finden sich nicht in den Gewächsen fertig gebildet, sondern entstehen erst, wenn man die gepulverten Pflanzenteile mit Wasser anrührt, durch Einwirkung eines Eiweissstoffes infolge einer Art Gährung. Es sind dies das Bittermandelöl und Senföl. Das Bittermandelöl entsteht aus dem in den bitteren Mandeln enthaltenen Bitterstoffe, dem Amygdalin, welches den süssen Mandeln fehlt. Rührt man zerstossene bittere Mandeln mit Wasser an, so entwickelt sich das Bittermandelöl, von welchem zuvor keine Spur vorhanden war, zufolge der Einwirkung eines in den Mandeln enthaltenen Eiweissstoffes (Emulsin) auf das Amygdalin. Letzteres ist ein Glykosid und spaltet sich, unter Aufnahme von Wasserelementen, in Zucker und blausäurehaltiges Bittermandelöl. Nämlich:

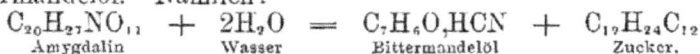

$$C_{20}H_{27}NO_{11} + 2H_2O = C_7H_6O,HCN + C_{12}H_{24}C_{12}$$

Amygdalin   Wasser   Bittermandelöl   Zucker.

Ähnlich verhält es sich mit dem Senföle. Im schwarzen (nicht im weissen) Senf finden sich myronsaures Kali*), neben einem Eiweissstoffe (Myrosin), dessen Einwirkung bei Wasserzutritt sofort eine Spaltung des myronsauren Kalis in schwefelsaures Kali und ätherisches Senföl hervorruft. Rührt man das Senfpulver mit Wasser an, zur Anfertigung eines Senfteiges (Sinapismus), so tritt diese Gährung ein und liefert Senföl.

Das ätherische Senföl lässt sich auch künstlich darstellen durch Destillation des Jodallyls mit Rhodankalium, wobei Jodkalium in der Retorte zurückbleibt und Senföl überdestilliert.

Versuche.

1. **Amygdalin und Bittermandelöl.** Man zerstosse 100 g bittere Mandeln, presse das fette Öl möglichst vollständig ab und koche den zerriebenen Rückstand zweimal mit 150 g Weingeist aus, die Lösung heiss filtrierend. Man dampfe die gemischten Flüssigkeiten auf ihren sechsten Teil ein und mische dem erkalteten Rückstande sein halbes Volum Äther zu. Das Amygdalin wird ausgeschieden und kann durch Umkrystallisieren aus heisser, weingeistiger Lösung gereinigt werden.

---

*) Myronsäure von μύρον, Senf.

Fügt man einige *dg* desselben zu Mandelmilch oder mit Wasser verdünntem Mandelsyrup, so tritt alsbald der Geruch nach Bittermandelöl auf.

Stöchiometrische Aufgaben.

1. Wieviel Prozent Amygdalin enthalten die Mandeln wenn 1 *kg* derselben 1 *g* Blausäure liefert? — Antw. HCN $(C_{20}H_{27}NO_{11} + 2aq.) = 27 \ 488;$ x $= 1,8\%.$

2. a) Wieviel salpetersaures Silberoxyd erfordert 0,001 *g* Blausäure zur Fällung? b) Wieviel Cyansilber wird dabei gebildet? — Antw.- a) HCN : AgNO$_3$ = 27   170; x = 0,0068 *g*. b) HCN   AgCN = 27   134; x = 0,005 *g*.

3. Wieviel salpetersaures Silberoxyd verlangt 0,10 *g* Blausäure zur Bildung von (KCy + AgCy)? — Antw. 2HCN   AgNO$_3$ = 2 × 27 170; x = 0,315 *g*.

----

44. Die Harze.

§ 264. Was sind Harze? Es findet sich im Pflanzenreiche eine Klasse von Körpern verbreitet, die man Harze nennt; zumal sind einzelne Familien, wie die Koniferen und Terebinthaceen, reich an solchen und lassen sie häufig freiwillig aus den Rissen und Verwundungen der Stämme und Äste ausfliessen und an der Luft erhärten.

Die Harze bestehen aus Kohle, Wasserstoff und Sauerstoff; sie sind im reinen Zustande fest, farblos und geruchlos, amorph (nicht krystallinisch), unlöslich im Wasser, leichtlöslich in Weingeist, viele auch in Äther. Wird eine weingeistige Harzlösung in Wasser gegossen, so scheidet sich das Harz in Verbindung mit Wasser, Harzhydrat, als amorphes Pulver ab.

In ihrem chemischen Verhalten sind die Harze zum Teil indifferent, zum Teil saurer Natur, insofern sich solche in Ätzalkalilaugen zu sogen. Harzseifen auflösen, aus welcher Lösung sie durch Säuren ausgeschieden werden.

Die Harze schmelzen in der Wärme, sind aber nicht flüchtig; angezündet verbrennen sie mit stark russender Flamme.

§ 265. Wie teilt man die Harze ein? Die Harze finden sich in der Natur selten rein, gewöhnlich mannigfaltig vermischt und durch fremdartige Materien verunreinigt. Je nach diesen Beimengungen lassen sie sich unterscheiden in:

a) Hartharze, spröde und hart, meist Gemenge mehrerer Harze und sehr häufig saurer Natur (in Ätzalkalien löslich); an Wasser geben sie nichts ab. Hierhin gehören die Harze der Koniferen: Fichtenharz (aus einem sauren Harze, der Abietinsäure, bestehend), durch Schmelzen in Kolophonium sich verändernd (mit Kolpholsäure), Sandarak, Dammarharz; die Harze der Terebinthaceen: Elemi, Mastix; ferner Benzoë (mit 20 % Benzoësäure, die einer braunen Harzmasse eingebettet ist), Guajakharz (aus zwei sauren Harzen), Jalapenharz, Podophyllin, Kopal, Schellack. Hierhin gehört auch der Bernstein, das Harz einer vorweltlichen Konifere (Pinus succinifera), mit einem Gehalt an Bernsteinsäure.

b) Schleimharze oder Gummiharze, Gemenge aus Harzen mit Gummi, häufig auch ätherisches Öl führend. Sie lassen sich mit Wasser zu einer Emulsion verreiben; Weingeist löst aus ihnen die harzigen Bestandteile, mit Zurücklassung des Gummi. In gelinder Wärme erweichen sie, ohne jedoch ein vollständiges Schmelzen zu gestatten. Hierhin gehören aus der Familie der Doldengewächse: Stinkasant (mit einem schwefelhaltigen ätherischen Öle), Ammoniakgummi und Galbanum; aus den Terebinthaceen: Weihrauch und Myrrhe; ferner Euphorbium und Gutti.

c) Balsame, dickflüssige Lösungen von Harz in ätherischem Öle. Sie lassen sich nicht im Wasser mischen, lösen sich aber in Weingeist, Äther, Terpentinöl u. a. Hierhin gehören der Terpentin (Fichtenharz in Terpentinöl gelöst), Kopaivabalsam, Perubalsam, flüssiger Storax (beide letzteren mit Zimtsäure).

Den Harzen reihen sich zwei Körper eigener Konstitution an: das Kautschuk und die Guttapercha. Beide bestehen nur aus Kohle und Wasserstoff; sie lösen sich weder in Wasser, noch in Weingeist, kaum in Äther, dagegen in ätherischen Ölen (Benzin, Terpentinöl), Chloroform und Schwefelkohlenstoff. Es sind erhärtete Milchsäfte südländischer Gewächse und zeichnen sich durch grosse Elastizität aus; die Guttapercha erweicht in heissem Wasser und schmilzt bei 100 °, erhärtet aber beim Erkalten wieder.

§ 266. Die Bernsteinsäure. Im Bernstein (Succinum) ist eine besondere organische Säure enthalten, die Bernsteinsäure, Acidum succinicum ($C_4H_6O_4$), welche sich von der Apfelsäure durch den Mindergehalt eines Sauerstoffatoms unterscheidet. Bei der Erhitzung des Bernsteins, zur Bereitung von Bernsteinfirnis, sublimiert die Säure in gelblichen Krusten, getränkt von brenzlichem Bernsteinöl (Oleum Succini), welches ihr seinen empyreumatischen Geruch erteilt. Durch Umkrystallisieren aus heissgesättigter wässeriger Lösung erhält man sie reiner und weniger stark riechend. Die chemisch reine Bernsteinsäure ist dahingegen farb- und geruchlos und wird durch Gährung des äpfelsauren Kalkes mit faulem Käse gewonnen.

Die Bernsteinsäure löst sich leicht in Wasser und in Weingeist; beim Erhitzen sublimiert sie. Ihre neutralen Salzlösungen werden durch Eisenchlorid braun gefällt; Salzsäure löst jedoch das bernsteinsaure Eisenoxyd wieder auf.

Von den bernsteinsauren Salzen wird das bernsteinsaure Ammoniak in Lösung, Liquor Ammonii succinici, arzneilich gebraucht. Man stellt es dar durch Sättigung des brenzlich kohlensauren Ammoniaks mit Bernsteinsäure; es ist beladen mit ätherischem Bernsteinöl und Tieröl.

§ 267. Die Benzoësäure. Im Harz der Benzoë liegt eine organische Säure, die Benzoësäure, **Acidum benzoicum** ($C_7H_6O_2$), eingebettet. Man kann sie durch Auskochen des gepulverten Harzes mit Kalkmilch, Filtrieren und Zusatz von Salzsäure als krystallinischen Niederschlag in weissen feinen Nadeln erhalten. Diese Säure riecht noch schwach nach der Benzoë; sie löst sich leicht in Weingeist, sowie in siedendem Wasser, woraus sie beim Erkalten grösstenteils auskrystallisiert; beim Erhitzen sublimiert sie in weissen, zu Husten reizenden Dämpfen. Sie hat mit der Borsäure das gemeinsam, dass sie sich beim Kochen ihrer wässerigen Lösung teilweise mit den Wasserdämpfen verflüchtigt. Ihre neutralen Salzlösungen verhalten sich zu Eisenchlorid wie die Bernsteinsäure: sie werden braungelb gefällt; Salzsäure löst aber das benzoësaure Eisenoxyd wieder auf.

Offizinell ist nur die durch Sublimation aus der Benzoë gewonnene Säure, früher Flores Benzoë genannt. Dieselbe zeigt eine etwas gelbliche Farbe und einen starken, aromatischen, schwach brenzlichen Geruch, von einem ätherischen Öle herrührend, welches aus dem schmelzenden Benzoëharze sich entwickelt. Man führt die Sublimation in einem flachen eisernen Grapen aus, über welchem ein Hut aus starkem Papier oder ein hölzerner, innen mit Glanzpapier ausgefütterter Kasten zur Aufnahme der verdichteten Säure angebracht wird.

Die Benzoësäure entsteht auch künstlich aus der Hippursäure, durch Kochen mit Alkalien, wobei dieselbe in Benzoësäure und Glykokoll (Leimsüss) zerfällt. Da die Hippursäure aus dem Harn der Pferde gewonnen wird, so haftet der ihr entstammenden Benzoësäure (Acidum benzoicum ex urina) hartnäckig ein Harngeruch an. Chemisch reine Benzoësäure ist ohne Geruch und wird aus Toluol (eine dem Benzol ähnliche Flüssigkeit aus dem Steinkohlentheer) dargestellt.

Prüfung der Benzoësäure: Sie muss ohne Rückstand sich sublimieren lassen (ein kohliger Rückstand: *Hippursäure*); mit übermangansaurem Kali erwärmt darf sie nicht den Geruch nach Bittermandelöl abgeben *(Zimtsäure)*, auch muss ihre wässerige Lösung mit einem kleinen Zusatz von Kaliumpermanganat sich in einiger Zeit entfärben (zufolge des Gehaltes an brenzlichem Öle; künstliche und die durch Krystallisation aus der Benzoë gewonnene Benzoësäure entfärbt das Kaliumpermanganat nicht).

Von den benzoësauren Salzen, Benzoaten, ist das benzoësaure Natron, Natriumbenzoat, **Natrium benzoicum** ($NaC_7H_5O_2$), offizinell. Man gewinnt es durch Sättigung der (künstlich dargestellten) Benzoësäure mit kohlensaurem Natron und Abdampfen der Lösung als weisses Salz, welches sich in Wasser leicht auflöst. Säuren scheiden aus seiner Lösung die Benzoësäure als weissen Krystallbrei ab.

§ 268. Der Benzoësäure verwandte Säuren. a) Durch den Mehrgehalt von einem Sauerstoffatom unterscheidet sich von der Benzoësäure die ihr sehr ähnliche, geruchlose, weisse Salicylsäure, **Acidum salicylicum**, die als vorzügliches antiseptisches (gährungswidriges) Mittel angewendet wird. Ihre Formel ist daher $(HC_7H_5O_3)$. Sie löst sich noch schwieriger in kaltem Wasser wie die Benzoësäure, leichter in siedendem Wasser, sehr leicht in Weingeist und Äther. Man gewinnt die Salicylsäure aus der Karbolsäure, durch Einwirkung von Kohlensäure*); ihren Namen führt sie vom Salicin, einem in der Weidenrinde enthaltenen Glykoside, aus dem man sie zuerst darstellte. Die Salicylsäure hat mit der Karbolsäure die Reaktion gemeinsam, durch Eisenchlorid blauviolett gefärbt zu werden.

Von den salicylsauren Salzen hat das salicylsaure Natron, Natriumsalicylat, **Natrium salicylicum** $(NaC_7H_5O_3)$, medizinische Anwendung gefunden. Ein weisses, in Wasser sehr leicht lösliches, mikrokrystallinisches Salz, durch Sättigung der Salicylsäure mit kohlensaurem Natron dargestellt. Die Lösung dieses Salzes wird bei Erhitzen und Abdampfen braun, zumal bei einem Überschuss an Alkali, wesshalb der letztere sehr zu vermeiden ist.

b) Die Zimtsäure vertritt die Benzoësäure in den aus Sumatra stammenden Benzoësorten, nähert sich in ihrer Zusammensetzung sehr derselben, ist ihr auch in ihren äussern Eigenschaften ungemein ähnlich, aber leicht von ihr zu unterscheiden durch ihr Verhalten zu oxydierenden Mitteln, durch welche die Zimtsäure in Benzaldehyd (Bittermandelöl) übergeführt wird**). Erhitzt man Zimtsäure mit einer Lösung von übermangansaurem Kali, so entwickelt sich der Geruch nach Bittermandelöl.

§ 269. Einige eigentümliche Säuren. Es mögen an dieser Stelle noch folgende eigentümliche organische Säuren Erwähnung finden:

1. Die Chrysophansäure findet sich im Rhabarber u. a. und erscheint in goldgelben Nadeln, die sich nicht in Wasser, aber mit dunkelroter Farbe in kohlensauren und ätzenden Alkalien lösen. (Daher erscheint die mit Kaliumkarbonat bereitete wässerige

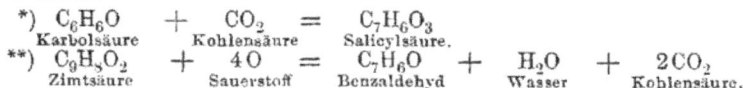

---

*) C_6H_6O + CO_2 = $C_7H_6O_3$
   Karbolsäure   Kohlensäure   Salicylsäure.
**) $C_9H_8O_2$ + $4O$ = C_7H_6O + H_2O + $2CO_2$
   Zimtsäure   Sauerstoff   Benzaldehyd   Wasser   Kohlensäure.

Rhabarbertinktur dunkelrot.) Künstlich entsteht sie durch Oxydation aus dem **Chrysarobin**, dem sog. Goapulver aus Brasilien. Letzteres findet sich daselbst in Hohlräumen eines gewissen Baumes und wird durch Auflösen in Benzol gereinigt; ein gelbes, in Wasser unlösliches Pulver, dessen Lösung in Kalilauge aus der Luft Sauerstoff anzieht und allmählich durch Übergang in Chrysophansäure rot wird.*)

2. Das Santonin, **Santoninum**, Anhydrid der Santonsäure, findet sich als wirksames Prinzip im Wurmsamen. Man gewinnt es durch Auskochen des letzteren mit Kalkmilch und Versetzen des Filtrates mit Salzsäure, wobei sich das Santonin abscheidet. Es bildet farblose, geruchlose, glänzende Blättchen, die sich sehr schwer in Wasser, leicht in Weingeist, Äther, Chloroform lösen und im Lichte gelb werden, ohne sich dabei chemisch zu verändern. Man bereitet durch Auflösen von Santonin in Natronlauge und Krystallisierung das in Wasser lösliche santonsaure Natron, Natrium santonicum.

Versuche und praktische Übungen.

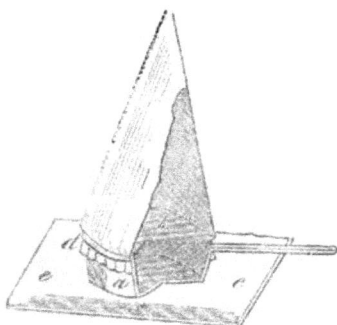

1. Sublimation der Benzoësäure. Den einfachsten Apparat, wie er zu einem Versuche im Kleinen genügt, zeigt Fig. 77. Man überklebe einen flachen, möglichst niedrigen eisernen Tiegel (a), dessen Boden man gleichmässig mit zerstossener Benzoë bestreut hat, zunächst mit einem Bogen recht lockeren Fliesspapiers oder Gaze (b), dann mit einem aus dichtem Papier, innerseits Glanzpapier, gefertigten Hut (c), den man (bei d) fest aufbinde. Das Ganze werde ohne die geringste Erschütterung auf einer eisernen Platte (e), welche dünn mit Sand bestreut worden, mehrere Stunden gelinde erhitzt. Nimmt man alsdann den Hut vorsichtig ab, so findet man seine Innenfläche mit zarten, weissen Nadeln von Benzoësäure überzogen.

Fig. 76.

2. Krystallisierte Benzoësäure. Man löscht 1 Teil Kalk, mischt 2 Teile gepulverte Benzoë hinzu und kocht mit je 50 Teilen Wasser mehrere Male aus; die filtrierten Auszüge werden gemischt, auf 40 Teile abgedampft und mit soviel Salzsäure versetzt, bis kein Niederschlag mehr entsteht. Die ausgeschiedene Benzoësäure wird auf Leinwand gesammelt, ausgedrückt und in ihrer 20 fachen Menge siedendem Wasser gelöst, woraus sie beim Erkalten auskrystallisiert.

3. Natrium salicylicum. Man verreibe gleiche Gewichtsmengen krystallisierter Soda und Salicylsäure in einem Porzellanmörser kräftig und lasse die durch die entweichende Kohlensäure schaumig werdende, teigige Masse in lauer Wärme eintrocknen. Will man das Salz krystallisiert

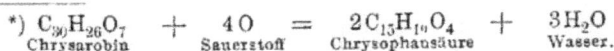

---

*) $C_{30}H_{26}O_7$ + $4O$ = $2C_{15}H_{10}O_4$ + $3H_2O$
Chrysarobin · · · · Sauerstoff · · · Chrysophansäure · · · · Wasser.

erhalten, so übergiesse man den trocknen Rückstand in einem Kolben mit der 5—6 fachen Menge Weingeist, erhitze im Wasserbade und giesse die heisse Lösung ab; beim Erkalten scheidet letztere einen Teil des aufgenommenen Salzes in feinen Krystallblättchen ab. Man giebt die von denselben abgegossene weingeistige Flüssigkeit auf den zuvor gebliebenen Salzrückstand, erhitzt nochmals und lässt wieder krystallisieren.

Stöchiometrische Aufgaben.

1. Wieviel salicylsaures Natron liefert 1 *kg* Salicylsäure? — Antw. $(C_7H_6O_3) : (NaC_7H_5O_3) = 138 : 160$; x = 1160 *g*.

2. Wie lässt sich dieses Verhältnis vereinfachen? — Antw. 6 Teile Salicylsäure liefern 7 Teile Natriumsalicylat.

45. Die Alkaloide.

§ 270. Allgemeiner Charakter der Alkaloide. Im Pflanzenreiche findet sich eine zahlreiche Gruppe von Körpern, welche mehr oder weniger starke alkalische Eigenschaften zeigen und mit den Säuren wohl ausgebildete Salze hervorbringen. Man hat sie deshalb Alkaloide (d. i. Alkalien ähnlich) oder organische Salzbasen genannt. Ihnen reihen sich eine noch grössere Zahl künstlich darstellbarer organischer Basen an, an denen man die eigentümliche Natur der ganzen Gruppe erforscht hat.

Als gemeinsame Eigenschaften sind anzuführen:

Die Alkaloide sind teils fest und nicht flüchtig, teils flüssig und flüchtig — zu ersteren gehört die Mehrzahl der offizinellen, zu letzteren Coniin und Nikotin —, oft von stark bitterem Geschmack, in Wasser mehr oder weniger schwer- oder unlöslich, dagegen leicht löslich in verdünnten Säuren, in Weingeist und meistens in Chloroform, oft auch in Äther.

Die Salze der Alkaloide werden sowohl von Wasser, wie von Weingeist leicht aufgenommen, nicht aber von Äther; sie krystallisieren leicht, werden durch ätzende und kohlensaure Alkalien unter Abscheidung des Alkaloids zerlegt. Allgemeine Fällungsmittel der Alkaloide sind:

1. Gerbsäure, welche weisses, gerbsaures Alkaloid niederschlägt — daher sind gerbstoffhaltige Aufgüsse (Thee, Kaffee) Gegengifte gegen giftige Alkaloide.

2. Jodlösung, Jodtinktur, besser noch eine Jodlösung in Jodkalium, welche in Alkaloidlösungen einen kermesbraunen, gallertartigen Niederschlag hervorruft, der sich nach einigen Stunden fest auf die Gefässwand anschlägt. Kocht man denselben mit einer verdünnten Säure, so gewinnt man eine Salzlösung des Alkaloids, indess Joddämpfe entweichen. (Mittel zum Nachweis giftiger Alkaloide in Speisen und Getränken!)

§ 271. Wie sind die Alkaloide zusammengesetzt? Die Alkaloide enthalten sämtlich Stickstoff, daneben stets Kohle und Wasserstoff, oft auch Sauerstoff.

Die Alkaloide sind anzusehen als Ammoniak, in welchem an Stelle von 1, 2 oder 3 Wasserstoffatomen eine äquivalente Menge eines organischen Radikals getreten ist.

Bei den künstlich darstellbaren Alkaloiden kennt man die betreffenden Radikale; so existieren von den Alkoholradikalen (Methyl, Äthyl, Propyl, Amyl u. a.) eine grössere Reihe von Alkaloiden, je nachdem 1, 2, 3 Wasserstoffatome des Ammoniaks von denselben vertreten ist. Hiernach unterscheidet man:

1. **Amidbasen**, N mit 2 H und 1 Radikal, z. B.

Methylamin $N\left\{\begin{matrix} CH_3 \\ H_2 \end{matrix}\right.$ Propylamin $N\left\{\begin{matrix} C_3H_7 \\ H_2 \end{matrix}\right.$

Äthylamin $N\left\{\begin{matrix} C_2H_5 \\ H_2 \end{matrix}\right.$ Phenylamin (Anilin) $N\left\{\begin{matrix} C_6H_5 \\ H_2 \end{matrix}\right.$

2. **Imidbasen**, N mit 1 H und 2 Radikal, z. B.

Dimethylamin $N\left\{\begin{matrix} 2CH_3 \\ H \end{matrix}\right.$ Diäthylamin $N\left\{\begin{matrix} 2C_2H_5 \\ H \end{matrix}\right.$

3. **Nitrilbasen**, N mit 3 Radikalatomen, z. B.

Trimethylamin $N\left\{ 3CH_3 \right.$ Triäthylamin $N\left\{ 3C_2H_5 \right.$

Während wir bei den künstlich darstellbaren Alkaloiden die Natur der in ihnen enthaltenen Radikale kennen, wissen wir bei den natürlich vorkommenden Alkaloiden kaum etwas genaueres über ihre Radikale. Man bezeichnet sie daher durch kurze Zeichen mit darüber gesetztem +.

Die Salzbildung geschieht bei den Alkaloiden in derselben Weise wie beim Ammoniak, nämlich durch Addition des Alkaloids zur Säure. Beispiel:

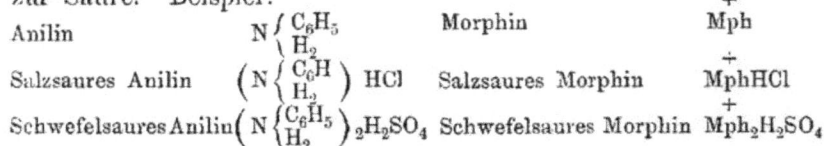

Anilin $N\left\{\begin{matrix} C_6H_5 \\ H_2 \end{matrix}\right.$ Morphin $\overset{+}{Mph}$

Salzsaures Anilin $\left(N\left\{\begin{matrix} C_6H \\ H_2 \end{matrix}\right. \right) HCl$ Salzsaures Morphin $\overset{+}{Mph}HCl$

Schwefelsaures Anilin $\left(N\left\{\begin{matrix} C_6H_5 \\ H_2 \end{matrix}\right. \right)_2 H_2SO_4$ Schwefelsaures Morphin $\overset{+}{Mph_2}H_2SO_4$

§ 272. Wie gewinnt man die Alkaloide? Die flüchtigen Alkaloide (Coniin, Nikotin) stellt man durch Destillation aus den betreffenden Pflanzenteilen mittelst Ätzkali dar; das Destillat wird mit Salzsäure gesättigt, eingedampft und nach Zusatz von Alkali abermals destilliert.

Die nichtflüchtigen Alkaloide extrahiert man mit verdünnten Säuren oder mit Weingeist aus den betreffenden Pflanzenteilen; der Auszug wird eingedampft, resp. der Weingeist abdestilliert, worauf man den Rückstand mit einem ätzenden oder kohlensauren Alkali oder einer alkalischen Erde behandelt. Das dadurch ausgeschiedene Alkaloid wird durch Weingeist ausgezogen, das Filtrat mit einer Säure gesättigt, nach Abdestillierung des Weingeistes mittelst Tierkohle entfärbt und das Alkaloid aus konzentrierter Lösung durch ein Alkali wieder gefällt.

§ 273. Die Alkaloide des Opiums. Im Opium findet sich eine grössere Anzahl von Alkaloiden, von denen die wichtigsten sind:

1. Das Morphin, Morphinum*) $\overset{+}{\text{Mph}}$, zu 10—15°/₀ im Smyrnaer Opium als mekonsaures Morphin, enthalten, wurde 1804 von Sertürner entdeckt als erstbekanntes Alkaloid. Es geht sowohl in das wässerige Opiumextrakt, wie in die Opiumtinktur über. Die Pharm. Germ. verlangt im Opium 10°/₀ Morphin. Um es zu gewinnen, extrahiert man das Opium mit kaltem Wasser, fällt den eingeengten Auszug durch Ätzammoniak, reinigt das ausgeschiedene Morphin in salzsaurer Lösung durch Tierkohle und fällt es abermals durch Ammoniak. Ätzkali und Ätznatron, auch Ätzkalk, lösen das Morphin leicht auf, sind daher zur Fällung nicht anwendbar. Reines Morphin krystallisiert in weissen Prismen, löst sich kaum in Wasser oder Äther, leicht in Weingeist und verdünnten Säuren. Konz. Schwefelsäure nimmt es farblos auf, auf Zusatz von einer Spur Salpetersäure tritt aber Rötung ein. Es ist giftig, wie alle seine Salze.

Von den Salzen des Morphins werden medicinisch angewendet: das salzsaure Morphin, **Morphinum hydrochloricum** $(\overset{+}{\text{Mph}}\text{HCl} + 3\text{aq.})$, und das schwefelsaure Morphin, M. sulfuricum $(\overset{+}{\text{Mph}}_2\text{H}_2\text{SO}_4 + 5\text{aq.})$, beide in weissen Krystallnadeln. Sie lösen sich leicht in Wasser und in Weingeist. Früher gebrauchte man auch das essigsaure Morphin; es ist aber weder krystallisierbar, noch haltbar, da es bei der Aufbewahrung Essigsäure verliert und sich dann nicht mehr klar in Wasser auflöst.

Das Morphin geht in höherer Temperatur in Berührung mit konz. Salzsäure in eine neue Base über, die man Apomorphin genannt hat. Die Salze derselben zeichnen sich durch ihr Verhalten an der Luft aus, ihre Lösungen nehmen an derselben allmählich eine grüne Farbe an. Alkalien nehmen das Apomorphin wie das Morphin leicht auf, färben sich aber bald purpurrot. Das salzsaure Apomorphin, **Apomorphinum hydrochloricum**, wird als starkes Brechmittel, in geringen Dosen zur Beförderung des Schleims der Luftwege, gebraucht.

2. Das Kodeïn, Codeïnum**), ansehnliche, farblose Krystalle, welche sich in Wasser, nicht aber in fixen Alkalien lösen und

---

*) Abgeleitet von Μορφεύς, Gott des Schlafes und der Träume, wegen er einschläfernden Wirkung.

**) Abgeleitet von κώδεια (Mohnkopf).

aus der Mutterlauge des Morphins gewonnen werden. Es findet sich nur spärlich (zu $\frac{1}{2}$ %) im Opium.

3. Das Narkotin*) kommt nächst dem Morphin am reichlichsten im Opium vor (6—10%), aber ungebunden. Es ist unlöslich in Wasser, löslich in Weingeist, wird durch Wasser nicht aus dem Opium extrahiert und ist daher nicht im wässerigen Opiumextrakt enthalten, dagegen wohl in der Opiumtinktur.

§ 274. Die Alkaloide der Chinarinden. In den Chinarinden finden sich vier Alkaloide: Chinin, Cinchonin, Chinidin (Conchinin) und Cinchonidin, gebunden an Chinasäure neben Chinagerbsäure. In der Königschina und roten China herrscht das Chinin vor, in der braunen Chinarinde dagegen das Cinchonin, neben wenigem Chinin. Die Pharm. Germ. verlangt in der Chinarinde mindestens 3,5 Proz. Chinin.

Man extrahiert die Chinarinde mit salzsäurehaltigem Wasser, scheidet die Alkaloide aus dem Auszug durch Kalk aus, löst sie in Weingeist, sättigt sie mit Schwefelsäure, destilliert den Weingeist ab und lässt das schwefelsaure Alkaloid auskrystallisieren.

1. Das Chinin, Chininum, $\overset{+}{\text{Ch}}$, ein weisses, krystallinisches Pulver, löst sich kaum in Wasser, leicht in Weingeist, auch in Äther (Unterschied vom Cinchonin!). Seine Salze zeichnen sich durch einen stark bitteren Geschmack aus und färben sich durch Chlorwasser und darauf hinzugefügtes überschüssiges Ammoniak grün.

Das schwefelsaure Chinin, Chininsulfat, **Chininum sulfuricum** ($\overset{+}{\text{Ch}}_2\text{H}_2\text{SO}_4 + 8\,\text{aq.}$), in feinen, weissen, glänzenden Nadeln, schwerlöslich in Wasser, leicht in Weingeist. Mit $\frac{2}{3}$ Teil verdünnter Schwefelsäure löst es sich als **doppeltschwefelsaures Chinin**, **Chininum bisulfuricum** ($\overset{+}{\text{Ch}}\text{H}_2\text{SO}_4$), in Wasser leicht zu einer bläulich schillernden Flüssigkeit auf.

Prüfung des Chininsulfats: Es darf sich weder mit Salpetersäure *(Morphin)*, noch mit konzentrierter Schwefelsäure röten *(Salicin)*. In einer Mischung aus Chloroform und Alkohol muss es sich völlig beim Erwärmen lösen (Rückstand: *unorganische Salze*). Das schwefelsaure *Chinidin* ähnelt dem Chininsulfate sehr, löst sich aber leichter in Wasser; eine Beimengung desselben erkennt man daher, wenn man 2 Teile Chininsulfat mit 20 Teilen kaltem Wasser schüttelt und 5 Teile Filtrat mit 7 Teilen Ätzammoniakflüssigkeit versetzt, an einer dauernden Trübung (durch ausgeschiedenes Chinidin). Ein *Cinchonin*gehalt wird beim Fällen der sauren Lösung mit Salmiakgeist und Schütteln mit Äther durch eine Trübung konstatiert, da sich zwar das Chinin, aber nicht das Cinchonin im Äther auflöst.

+ Das salzsaure Chinin, **Chininum hydrochloricum** ($\overset{+}{\text{Ch}}\text{HCl} + 2\,\text{aq.}$). bildet feine, weisse, glänzende Krystallnadeln, die

---

*) So genannt, weil man ihm (fälschlich) die narkotischen Eigenschaften des Opiums zuschrieb.

sich in 20 Teilen Wasser lösen. Man stellt es aus dem schwefelsauren Chinin durch Zersetzung mit Chlorbaryum dar; schwefelsaurer Baryt scheidet sich dabei aus und die heiss abfiltrierte Flüssigkeit lässt beim Erkalten das Chininsalz auskrystallisieren.

Das gerbsaure Chinin, Chininum tannicum, erhält man als gelblichen, pulverigen Niederschlag beim Vermischen einer Chininsulfatlösung mit Tannin. +

2. Das Cinchonin, Cinchoninum, Cin, unlöslich in Wasser wie in Äther, löslich in Weingeist; das schwefelsaure Cinchonin, Cinchoninum sulfuricum, krystallisiert in harten, glasglänzenden Säulen, die sich nur schwierig in reinem Wasser, aber leicht bei Säurezusatz auflösen.

3. Durch Ätzammoniak wird aus den Mutterlaugen der Chininbereitung ein Gemenge amorpher Chinabasen, das sog. Chinioidin, **Chinioidinum**, als harzähnliche, braune, in Wasser unlösliche Masse ausgefällt, welche sich in Weingeist, wie auch in verdünnten Säuren völlig auflöst und als wesentlichen Bestandteil Chinidin (Conchinin) enthält. Unorganische Beimengungen verraten sich durch einen Rückstand beim Einäschern, welcher nur sehr gering sein darf.

§ 275. Die Alkaloide der Strychnaceen. In den Strychnosarten wurden (von Pelletier und Caventou 1818) zwei giftige Alkaloide, das Strychnin und Brucin, an eine Säure (Milchsäure oder Igasursäure?) gebunden, entdeckt. Man gewinnt sie aus den Strychnossamen (Brechnüssen, Nuces vomicae), Ignatiusbohnen u. a. Da sich das Brucin, nicht aber das Strychnin in Wasser auflöst, so bleibt letzteres in der Mutterlauge, nachdem das Strychnin auskrystallisiert ist. +

a) Das Strychnin, Strychninum, Str, in weissen Krystallen von stark bitterem Geschmack, löst sich am besten in verdünntem Weingeist, nicht in wasserfreiem Alkohol, Äther und Wasser. Konz. Schwefelsäure löst es farblos, wird aber auf Zusatz eines Körnchens Braunstein oder eines Tropfens chromsaurer Kalilösung blau, darauf violett, endlich rot. Chromsaures Kali fällt aus seinen Salzlösungen schwerlösliches chromsaures Strychnin. + Das salpetersaure Strychnin, **Strychninum nitricum** ($StrHNO_3$), krystallisiert in weissen, seidenglänzenden Nadeln und löst sich leicht in heissem Wasser.

b) Das Brucin*), von milderer Wirkung wie das Strychnin, ist vorzugsweise im wässerigen Strychnosextrakte vorhanden und färbt Salpetersäure oder salpetersäurehaltige konz. Schwefelsäure rot. (Färbt Salpetersäure die Strychninsalze rot, so sind dieselben brucinhaltig.)

---

*) Abgeleitet von Brucea ferruginea, einem Strauche, von dem die giftige „falsche Angusturarinde" stammt.

§ 276. Alkaloide der Colchicaceen. In der Herbstzeitlose (Colchicum autumnale) ist das giftige Colchicin, im Sabadillsamen Veratrin nebst Sabadillin enthalten. In der weissen Nieswurz (Rhizoma Veratri) findet sich neben dem Jervin ein Alkaloid, das man früher für Veratrin hielt.

Das scharfgiftige Veratrin, **Veratrinum,** ist ein weisses Pulver, von welchem selbst die kleinste Menge in der Nase heftiges Niesen erzeugt; leichtlöslich in Weingeist und Äther, nicht in Wasser. Konz. Schwefelsäure löst es mit anfangs gelber, bald roter, später violetter Farbe. Dieselbe Reaktion besitzt Sabadillin, es löst sich aber nicht in Äther auf.

§ 277. Alkaloide der Ranunculaceen. Im Sturmhut (Aconitum Napellus) findet sich das stark giftige Akonitin, Aconitinum, ein weisses Pulver, welches in heissem Wasser zuerst wie ein Harz schmilzt und dann sich darin löst. Konz. Schwefelsäure löst es mit gelbroter, später braunroter Farbe (nicht karminrot, wie beim Veratrin!). Mit Phosphorsäure erwärmt, färbt es sich violett.

§ 278. Alkaloide der Solanaceen. Zahlreiche giftige Alkaloide finden sich in den Solanaceen, so das Atropin in der Tollkirsche (Atropa Belladonna), Daturin im Stechapfel (Datura Stramonium), Solanin im Nachtschatten (Solanum nigrum) und Kartoffelkraut, Hyoscyamin im Bilsenkraut (Hyoscyamus niger), sowie das flüssige und flüchtige Nikotin im Tabak (Nicotiana Tabacum).

Das Atropin, Atropinum, $\overset{+}{A}t$, ist ein weissliches, in Wasser sehr schwer lösliches Pulver, welches selbst in kleinster Menge eine Erweiterung der Pupille bewirkt. Beim Erhitzen entwickelt es einen weissen Dampf mit einem feinen Blumenduft (nach Lilien).

Das schwefelsaure Atropin, **Atropinum sulfuricum** ($\overset{+}{A}t_2H_2SO_4$), löst sich leicht in Wasser und besitzt die Reaktionen des Atropins.

§ 279. Alkaloide der Umbelliferen. Das dem Nicotin sehr ähnliche, flüssige und flüchtige, höchst giftige Coniin, Coniinum, ist in allen Teilen des gefleckten Schierlings (Conium maculatum) enthalten. Es riecht nach Mäuseurin, löst sich in vielem Wasser auf und bräunt sich allmählich an der Luft.

§ 280. Alkaloide der Rubiaceen. Im Kaffee, chinesischen Thee, in der Guarana, sowie in den Cocablättern befindet sich ein gemeinsames Alkaloid als wirksamer Bestandteil, das Kaffeïn, **Coffeïnum.** Es krystallisiert aus der heissgesättigten wässerigen Lösung in weissen, glänzenden Nadeln. Mit konz. Salpetersäure übergossen oder mit Chlorwasser im Wasserbade abgedampft, hinterlässt es einen gelben Rückstand, der sich durch Ammoniak purpurn färbt. (Gleiche Reaktion mit der Harnsäure!)

In der Brechwurzel (Rad. Ipecacuanhae) findet sich das **Emetin**, im unreinen Zustande als Extractum Ipecacuanhae offizinell.

§ 281. Alkaloide der Papilionaceen. In der Kalabarbohne befindet sich das sehr giftige **Physostigmin** (Eserin), dessen Wirkung auf die Augen (es verengert die Pupille) benutzt wird. Seine Salzlösungen werden durch Sauerstoffanziehung an der Luft rot, endlich braun; am haltbarsten ist das salicylsaure Salz, **Physostigminum salicylicum**, in weissen Krystallnadeln, leicht in heissem, schwer in kaltem Wasser löslich.

§ 282. Alkaloide der Rutaceen. In den Jaborandiblättern (von Pilocarpus pennatifolius) ist das **Pilokarpin** enthalten. Das salzsaure Salz, **Pilocarpinum hydrochloricum**, stellt farblose, an der Luft sehr zerfliessliche Krystalle dar, welche einen starken Schweiss bewirken.

Praktische Übungen.

1. **Prüfung des Opiums auf den Morphingehalt.** a) Man digeriere einige Stunden lang 10 g feinzerriebenes Opium mit der zehnfachen Wassermenge, unter Beigabe von 2—3 g gepulverten Kalks, filtriere darauf, den Rückstand mit destilliertem Wasser nachspülend, und gebe zum klaren Filtrate 7 g Salmiak, worauf das Morphin auskrystallisiert. Man sammle es auf einem kleinen (gewogenen) Filter und wäge es nach dem Trocknen. — b) Nach Pharm. Germ. II. Man maceriert 8 g gepulvertes Opium mit 80 g Wasser 12 Stunden lang, filtriert 42.5 g davon ab und giebt 12 g Weingeist, 10 g Äther und 1 g Salmiakgeist hinzu, worauf man in einem verschlossenen Becherglase 12 Stunden stehen lässt. Das dann abgeschiedene Morphin wird auf einem gewogenen Filterchen gesammelt, nach dem Auswaschen getrocknet und gewogen.

2. **Prüfung der Chinarinde auf Chinin.** 20 g gepulverte Chinarinde werden in einem verschlossenen Glase mit 170 g Äther, 20 g Weingeist und 10 g Salmiakgeist 1 Tag maceriert und öfters umgeschüttelt. Dann giesst man 120 g klar ab, säuert mit Salzsäure an, verdampft den Äther und fällt aus dem filtrierten Rückstande das Chinin durch Kalilösung aus; nachdem der Niederschlag abfiltriert und etwas ausgewaschen ist, lässt man ihn lufttrocken werden (auf untergelegtem Fliesspapier), dann trocknet man ihn im Wasserbade auf einem tarierten Uhrglase.

Erkennung der offizinellen Alkaloide.

Man übergiesst eine kleine Probe des Alkaloids resp. seines Salzes auf einem Uhrglase mit 5—10 Tropfen konzentrierter Schwefelsäure und sucht durch Umrühren mit einem Glasstab die Lösung zu bewirken. Schliesslich betrachtet man, das Uhrglas auf ein Blatt weisses Papier stellend, die Färbung der Probe.

A. Die Probe nimmt eine gelbrote Färbung an; dieselbe wird
    a) bald karminrot, schliesslich violett   *Veratrinum*;
    b) später braunrot .   .   .   .   .   *Aconitinum*.
B. Die Probe bleibt farblos; man giebt ihr einen Tropfen verdünnte Salpetersäure zu.

a) Die Probe färbt sich rot.

α) Die wässerige Lösung bleibt mit überschüssiger Kalilauge farblos und klar, giebt aber auf Zusatz von Chlorammonium krystallinische Ausscheidung . . . . *Morphinum.*

β) Die wässerige Lösung wird durch überschüssige Kalilauge gerötet, nicht getrübt . . . . . . *Apomorphin.*

b) Die Probe färbt sich gelb. Eine andere Lösung in Schwefelsäure, mit einer Spur Eisenchloridlösung versetzt und erwärmt, färbt sich blau . . . . . . *Codeïnum.*

c Die Probe bleibt farblos; man giebt einen Tropfen chromsaures Kali oder etwas Braunstein hinzu.

α) Die Probe färbt sich vorübergehend violettblau, dann rot . . . . *Stry,;ninum.*

β) Die Probe färbt sich nur gelb oder grünlich.

aa) Die wässerige saure Lösung färbt sich auf Zusatz von Chlorwasser und überschüssigem Ätzammoniak grün: *Chininum.*

bb) Statt der grünen Färbung erscheint eine gelbe Trübung: . . . . *Cinchoninum.*

cc) Es tritt weder Färbung noch Trübung ein.

αα) Auf Platinblech erhitzt, stösst die Substanz einen weissen Rauch und Blütenduft aus: *Atropinum.*

ββ) Mit Chlorwasser eingedampft, lässt sie einen gelblichen Rückstand, der durch eine Spur Ätzammoniak purpurn wird: . . . *Coffeïnum.*

γγ) In rauchender Salpetersäure löst sich die Substanz mit blassgrünlicher Farbe *Pilocarpinum.*

46. Die tierischen Nährflüssigkeiten.

Blut, Fleischflüssigkeit, Milch.

§ 282. Was ist das Blut? Das Blut der höheren Tierklassen, wie des Menschen, ist eine an sich nur schwach gelb gefärbte

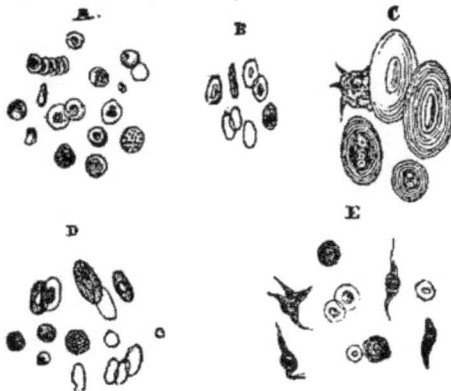

Fig. 77.

Flüssigkeit, in welcher Millionen sehr kleiner, roter Zellen, die sog. Blutkörperchen, schwimmen. Die Form der letzteren ist, wie Fig. 77 zeigt, bei den verschiedenen Tieren verschieden. (A die Blutkörperchen des Menschen, B des Vogels, C einer Amphibie, E wirbelloser Thiere, D Pilzzellen — alle unter mehrhundertfacher Vergrösserung.) Bei den Wirbeltieren besitzen die Blutzellen eine tiefrote

Farbe, welche sie vermöge ihrer grossen Zahl dem ganzen Blute gleichmässig erteilen.

Die eigentliche Blutflüssigkeit, das Blutplasma, ist eine strohgelbe, wässerige Auflösung zweier Eiweissstoffe: des Albumins (Eiweiss) und Fibrins (Faserstoff), welche neben Kohle, Wasserstoff und Sauerstoff auch Stickstoff und Schwefel ($\frac{1}{2} - 1\frac{1}{2}$ %) enthalten. Man kennt die nähere Zusammensetzung und Formel für diese Stoffe noch nicht genauer. Mulder (ein holländischer Chemiker) hielt sie für Verbindungen des Sauerstoffs und Schwefels mit einem hypothetischen Radikal, dem er den Namen Proteïn gab; daher nannte man sämtliche Eiweissstoffe Proteïnkörper. Jedoch gelang es nicht, diese Theorie zu begründen.

Das Eiweiss oder Albumin zeichnet sich durch die Eigentümlichkeit aus, aus seiner wässerigen Lösung in der Siedhitze zu gerinnen. Man kann das geronnene Albumin durch die Verdauungsflüssigkeit des Magens, welche Pepsin enthält, wieder in Lösung überführen. Das Eiweiss findet sich, ausser im Blute, auch in den Vogeleiern, bei deren Abkochung es zu einer weissen Umhüllung des Dotters gerinnt, sowie in fast allen Pflanzensäften (als Pflanzenalbumin) gelöst.

Das Fibrin charakterisiert sich durch seine freiwillige Gerinnung, solbald das Blut dem Einflusse des Körpers entzogen worden, veranlasst daher die Gerinnung des erkaltenden Blutes. In koagulierter Form findet es sich in den Muskeln (als Muskelfibrin), auch im Samen (im Getreide als Kleber!).

Die Blutkörperchen enthalten neben einem Eiweisskörper (Globulin) einen roten Farbstoff, den Blutfarbstoff (Hämoglobin), welcher Eisen zu seinen Elementarbestandteilen zählt und beim Einäschern rotes Eisenoxyd zurücklässt.

Überlässt man das Blut ruhigem Erkalten, so gerinnt es, d. h. es scheidet ein tiefrotes Coagulum, den Blutkuchen (Cruor), ab, über welchem eine gelbliche Flüssigkeit, das Blutwasser (Serum), steht. Der stattfindende Prozess besteht in der freiwilligen Gerinnung des Fibrins, welches dabei die Blutkörperchen umschliesst und mit sich herabzieht. Wird dagegen frischgelassenes Blut mit einem Besen gequirlt, so schlägt sich das gerinnende Fibrin als zähe, weisse Fäden an das Reisig an, und das flüssig bleibende Blut bewahrt seine rote Färbung.

Die Blutkörperchen besitzen die für das Leben höchst wichtige Eigenschaft, beim Atmen Sauerstoffgas anzuziehen und als Ozon zu kräftigen Oxydationen — worin der Stoffwechsel zum Teil besteht — zu benutzen. Sie verdanken diese Eigenschaft dem Blutfarbstoff, der sich mit dem aufgenommenen Sauerstoff verbindet (zu Oxyhämoglobin). Sauerstoffaufnahme macht das Blut hellrot (arterielles Blut); beim Kreislauf durch den Körper verbraucht es diesen Sauerstoff zur Oxydierung der im Stoffwechsel abgängig gewordenen Teile, beladet sich dafür mit Kohlensäure und wird blaurot (venöses Blut). Beim Passieren durch die Lungen giebt letzteres seine Kohlensäure ab und nimmt dafür wieder Sauerstoff auf (Atmungsprozess). Kohlenoxydgas, Blausäure, Arsen- und Schwefelwasserstoffgas wirken auf das Oxyhämoglobin zersetzend ein und benehmen den Blutkörperchen die Eigenschaft, bei der Atmung Sauerstoffgas aufzunehmen. Dadurch verhindern sie den Stoffwechsel und wirken tödlich (erstickend). Kohlensäure, Wasserstoffgas, Stickstoff zerlegen aber das Oxyhämoglobin nicht, wirken daher nicht direkt giftig, sondern nur dann erstickend, wenn sie in grösserer Menge zugegen sind (durch Abwesenheit des notwendigen Sauerstoffes).

§ 283. Fleischflüssigkeit. Die Muskelfaser birgt eine Flüssigkeit, welche Eiweiss enthält, neben gewissen organischen, stickstoffhaltigen Körpern, die man früher unter der Bezeichnung Osmazom zusammenfasste, jetzt aber in Kreatin*) und Kreatinin unterscheidet. Beide sind krystallisierbar, das letztere eine starke Salzbase (Alkaloid) und leicht aus dem Kreatin hervorgehend. Ausserdem finden wir in der Fleischflüssigkeit Milchsäure und einen eigenen Zucker (Inosit), neben vielen Kalisalzen.

Die Bestandteile der Fleischflüssigkeit sind, mit Ausschluss des Eiweisses, im Liebigschen Fleischextrakt, Extractum Carnis Liebig, enthalten. Man gewinnt dasselbe durch wiederholtes Anstossen des zerhackten Fleisches mit kaltem Wasser, Auspressen, Aufkochen des Saftes, wobei das Eiweiss ausgeschieden wird, und Eindampfen des Filtrates zur Extraktkonsistenz. Amerika (Buenos-Ayres) sowie Australien liefern Fleischextrakt, ersteres aus Büffelfleisch, letzteres aus Schaffleisch.

§ 284. Was ist die Milch? Die Milch ist eine emulsionartige Mischung feinverteilter Fett-Tröpfchen in einer wässerigen Flüssigkeit. Das Fett ist Butterfett, die Flüssigkeit eine Lösung von Käsestoff (Kaseïn) und Milchzucker nebst Salzen. Infolge der gleichmässigen Verteilung der Fettkügelchen und wässerigen Flüssigkeit erscheint die Milch undurchsichtig, da das Licht durch das fortwährende Passieren ungleicher Medien absorbiert wird.

Der Käsestoff, Kaseïn, gehört zu den Eiweissmaterien und unterscheidet sich vom Albumin und Fibrin dadurch, dass er weder freiwillig, noch beim Erhitzen gerinnt; dagegen gerinnt er durch Säuren, sowie durch den Labmagen des Rindes oder die daraus bereitete Labessenz (Liquor seriparus). Er findet sich auch im Pflanzenreich (in den Mandeln als Emulsin, im Senfsamen als Myrosin u. a. m.).

---

*) Kreatin von κρέας (Fleisch).

Auf der Koagulierung des Käsestoffs beruht die Gerinnung der Milch; dabei umschliesst das Kaseïn das Butterfett und scheidet sich als K ä s e ab von einer schwach trüben, wässerigen Flüssigkeit, den M o l k e n , S e r u m L a c t i s. Der Käse besteht also aus Kaseïn und Butterfett, die Molken enthalten den Milchzucker nebst den Salzen gelöst. Man unterscheidet s ü s s e M o l k e n , die man durch Zusatz von Labessenz zu der 200fachen Menge lauwarmer Milch bereitet, und s a u r e Molken, S e r u m L a c t i s a c i d u m , durch Zusatz von 1 Proz. Weinstein zu siedend heisser Milch gewonnen. Nimmt man statt des Weinsteins Alaun, so erhält man die A l a u n m o l k e n , S e r u m L a c t i s a l u m i n a t u m ; bei Anwendung von Tamarindenmus die T a m a r i n d e n m o l k e n , S e r u m L a c t i s t a m a r i n d i n a t u m.

Die freiwillige Gerinnung der Milch gründet sich auf die Selbstsäuerung derselben, indem der Milchzucker in Milchsäure übergeht.

Man nennt diese Selbstsäuerung s a u r e G ä h r u n g ; als Gährungserreger wirkt der Käsestoff; der Vorgang selber ist das Zerfallen eines Moleküls Milchzucker in 4 Mol. Milchsäure:

$$\underset{\text{Zucker}}{C_{12}H_{24}O_{12}} = \underset{\text{Milchsäure}}{4HC_3H_5O_3}$$

Diese Gährung ist von keiner Gasentwicklung begleitet und erfordert zum günstigen Fortgang laue Wärme (30°—40°). Wir finden die Milchsäure dann sowohl in den Molken, wie im abgeschiedenen Käse. Bei niederer Temperatur tritt geistige Gährung und Bildung von Essigsäure, bei höherer Wärme Bildung von Buttersäure ein.

§ 285. Die Milchsäure. Die Milchsäure, **Acidum lacticum** ($C_3H_6O_3$), ist eine farb- und geruchlose, sehr saure, syrupdicke Flüssigkeit, welche sich nicht verflüchtigen, mit Wasser und Weingeist in allen Verhältnissen mischen lässt.

Die Milchsäure entsteht nicht allein bei der Säuerung der Milch, sondern auch bei der des Sauerkrautes, der Bohnen, Gurken u. a. m., stets von deren Zucker herstammend. Übrigens findet sie sich frei im Magensafte (neben Salzsäure) und der Fleischflüssigkeit.

Man gewinnt die Milchsäure aus der säuernden Milch unter Zusatz von Milchzucker, indem man sie bei 30—40° stehen lässt und von Zeit zu Zeit durch kohlensauren Kalk sättigt; aus dem Filtrate erhält man den milchsauren Kalk durch Krystallisation und zersetzt denselben durch verdünnte Schwefelsäure. Weingeist trennt schliesslich die freie Milchsäure vom ausgeschiedenen Gips und lässt jene beim Abdampfen zurück.

Die Milchsäure bildet nur lösliche Salze, L a k t a t e , von denen sich das Eisenoxydul- und Zinksalz am schwierigsten in Wasser auflösen. Man unterscheidet daher die Milchsäure von

den meisten anderen Säuren dadurch, dass sie durch Bleizuckerlösung nicht gefällt wird. Ein besonderes Erkennungsmittel ist,
dass sie durch übermangansaures Kali zu Aldehyd oxydiert wird.

Prüfung der Milchsäure auf Reinheit: Schwefelwasserstoffwasser darf sie nicht trüben (dunkle Trübung: *Eisen, Blei, Kupfer* u. a.,
weisse Trübung: *Zink*); auch soll ihre wässerige Lösung nicht getrübt
werden durch Baryumnitrat (weisse Trübung: *Schwefelsäure*), salpetersaures
Silberoxyd (weisse Trübung: *Salzsäure*), oxalsaures Ammoniak (weisse
Trübung: *Kalk*), überschüssiges Kalkwasser, weder in der Kälte (weisse
Trübung: *Phosphorsäure, Weinsäure*), noch beim Erhitzen (*Citronensäure*);
beim Erwärmen der Säure nehme man nicht den Geruch nach *Essigsäure*
oder *Buttersäure* wahr. Mit Zinkoxyd im Wasserbad eingedampft, darf sie
an Weingeist kein *Glycerin* abgeben.

§ 286. Milchsaure Salze. Das milchsaure Eisenoxydul,
Ferrolaktat, **Ferrum lacticum** (Fe2C$_3$H$_5$O$_3$ + 3 aq.), krystallisiert aus einer Mischung von milchsaurem Natron mit Eisenchlorür oder Eisenvitriol in gelblich grünen Krusten; ein schwerlösliches Salz von schwachem, eigentümlichem Geruche. (Das
milchsaure Eisenoxyd löst sich leicht in Wasser.)

Prüfung des Ferrolaktates: Die Lösung darf sich nicht trüben mit
essigsaurem Bleioxyd (weisse Trübung: *Sulfat, Chlorid* u. a), noch angesäuert mit H$_2$S (dunkle Trübung: *Kupfer, Blei*). Ein Gehalt an *Zucker*
wird durch die Trommersche Kupferprobe erforscht.

Das milchsaure Zinkoxyd, Zincum lacticum, wird
aus der Lösung des Zinkoxyds in Milchsäure als weisse, nadelige
Krystalle gewonnen, die sich in Wasser schwierig lösen.

Praktische Übungen.

Ferrum lacticum. Man lässt mehrere *l* Milch säuern, koliert, löst
in uer Flüssigkeit 100—200 *g* Milchzucker auf und neutralisiert täglich
durch doppeltkohlensaures Natron (welches man in Stückchen anwende,
und dessen Menge man notiere). Das Ganze befinde sich beständig in
lauer Wärme (35°). Wenn keine weitere Säuerung mehr eintritt, koche
man auf, koliere und enge zur Syrupsdicke ein. Auf 3 Teile des verbrauchten doppeltkohlensauren Natrons werden 5 Teile reiner Eisenvitriol
in seinem doppelten Gewichte warmen Wassers gelöst und der milchsauren
Natronlösung beigemischt, worauf man einen Tag stehen lässt und in
einem Seihtuche das krystallinisch ausgeschiedene milchsaure Eisenoxydul
abpresst, worauf man dasselbe, wenn es Geruch besitzen sollte, nochmals
mit etwas verdünntem Weingeist abwäscht, wieder abpresst und trocknet.

Fragen und Aufgaben.

1. Wieviel Milchsäure liefert der Milchzucker bei der Gährung? —
Antw. Eine gleichgrosse Menge.

2. Wenn man in der Milch 8 %$_0$ Milchzucker annimmt und zu 1 *l*
derselben noch 100 *g* Milchzucker zugiebt — wieviel doppeltkohlensaures
Natron wird zur Sättigung der entstehenden Milchsäure nötig sein? —
Antw. In 1 *l* Milch sind hiernach 80 *g* Zucker; mithin entstehen 180 *g*
Milchsäure, HC$_3$H$_5$O$_3$ NaHCO$_3$ = 90   84; x = 168 *g*.

47. Die tierischen Absonderungen.

Magensaft, Galle, Harn.

§ 287. Was enthält der Magensaft? Im Magensafte befindet sich eine mehr oder weniger grosse Menge freier Säure, Salzsäure und Milchsäure, daneben noch ein eigentümlicher Körper, in welchem das verdauende Prinzip liegt und dem man den Namen Pepsin*) gegeben hat. Es besitzt die Kraft, im Verein mit der Salzsäure die genossenen Eiweisskörper (Fleisch, Eier, Milch) aufzulösen und zur Verdauung zu bringen.

Das Pepsin, **Pepsinum**, wird als weisses Pulver durch Extraktion der Magenschleimhaut gewonnen, und zwar benutzt man hierzu den Magen des Schweines, sowie den vierten Magen (sog. Labmagen) des Kalbes. Durch Auflösen des Pepsins in Wein stellt man den Pepsinwein, Vinum Pepsini, dar. Auch ist das Pepsin der wirksame Bestandteil der Labessenz (Liquor seriparus), die man durch Behandlung der Schleimhaut des Kälberlabs mit Wein gewinnt.

§ 288. Was ist die Galle? Die Galle, das Sekret der Leber, bildet eine dickliche, gelbe oder grüngelbe Flüssigkeit von höchst bitterm Geschmack, die beim Schütteln schäumt. Sie enthält, neben etwas unverseifbarem Fett (Gallenfett, Cholesterin), Schleim und Gallenfarbstoff, als wesentlichen Bestandteil zwei Natronsalze: glycocholsaures und taurocholsaures Natron. Die Glycocholsäure und Taurocholsäure sind gepaarte Säuren, indem sie durch Kochen mit Alkalien oder Säuren in Cholsäure**) und einen stickstoffhaltigen Paarling zerfallen. Dieser Paarling ist bei der Glycocholsäure das stickstoffhaltige Glycocoll (Leimsüss), bei der Taurocholsäure das stickstoff- und schwefelhaltige Taurin. In der Ochsengalle herrscht das glycocholsaure, in der menschlichen Galle des taurocholsaure Natron vor.

Die Galle reagiert frisch neutral, wird aber beim Stehen bald missfarbig, übelriechend und durch Ammoniakbildung stark alkalisch. Hervorgerufen wird diese sog. Gallengährung durch den sich zersetzenden Gallenschleim.

§ 289. Die Ochsengalle. Wird die frische Ochsengalle koliert und zur Extraktdicke eingedampft, so gewinnt man die eingedickte Ochsengalle, Fel Tauri inspissatum. Wenn man aber die Galle mit einer gleichen Menge Weingeist mischt, die filtrierte Flüssigkeit, nach Abdestillation des Weingeistes durch Tierkohle

---

*) Pepsin ist von πέψις (Verdauung) abgeleitet.
**) Von χόλος, Galle, abgeleitet.

entfärbt und zur Trockne eindampft, so gewinnt man die gereinigte Ochsengalle, Fel Tauri depuratum siccum,
als gelbliches, hygroskopisches Pulver. Der Weingeist schlägt
aus der Galle den Schleim nieder, die Tierkohle entzieht ihr zum
grössten Teil den Farbestoff, sodass das Präparat fast nur aus
dem glycocholsauren und taurocholsauren Natron besteht. Beim
Verbrennen hinterlässt es eine geringe, weisse, alkalisch reagierende Asche (kohlensaures Natron).

§ 290. Was ist der Harn? Der Harn, das Exkret der Nieren,
bildet eine schwachgelbe, etwas sauer reagierende Flüssigkeit von
eigentümlichem Geruch. Er enthält in wässeriger Lösung Harnstoff (3 %), Harnsäure (0, 1 %), sowie gewisse unorganische
Salze (bis 2 %), von denen hervorzuheben sind: Chlornatrium und
Phosphate von Natrium, Calcium und Magnesium. Der Gehalt
an diesen Stoffen wechselt nach Art und Menge der genossenen
Speisen; am grössten findet er sich im Morgenharn und bei tierischer Kost. Die pflanzenfressenden Tiere, wie die Pferde, Rinder,
Schafe, führen im Harne Hippursäure statt der Harnsäure.
(Vgl. § 267.)

Manche Salze gehen nach dem Genusse unverändert in den
Harn über, z. B. Jodkalium, während die pflanzensauren (weinsauren, citronensauren) Alkalien als kohlensaure Salze darin entfernt werden; genossene Benzoësäure erscheint im Harne als
Hippursäure.

§ 291. Der Harnstoff. Der Harnstoff (Urea) ist ein neutraler
Körper, der mit Säuren krystallisierbare Verbindungen einzugehen
imstande ist. Nach seiner Zusammensetzung ist er das Amid
der Kohlensäure, Karbamid, $(NH_2)_2CO$, aus dem kohlensauren
Ammoniak, $(NH_4)_2CO_3$, durch Austritt zweier Wassermoleküle
entstanden. Der Harnstoff geht auch bei der Selbstentmischung
des Harns wieder in kohlensaures Ammoniak über, indem er
zwei Wassermoleküle aufnimmt. Nämlich:

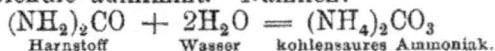

$$(NH_2)_2CO + 2H_2O = (NH_4)_2CO_3$$

Harnstoff Wasser kohlensaures Ammoniak.

Man kann den Harnstoff auch künstlich erhalten durch Erhitzen des cyansauren Ammoniaks, welches mit ihm isomer ist.

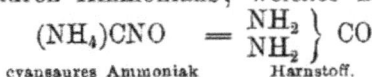

$$(NH_4)CNO = \left.\begin{matrix} NH_2 \\ NH_2 \end{matrix}\right\} CO$$

cyansaures Ammoniak Harnstoff.

Der Harnstoff krystallisiert in farblosen, durchsichtigen, in
Wasser leicht löslichen Säulen von salzigem Geschmack.

Wenn man Harn sich selbst überlässt, so zersetzt er sich
freiwillig (Harngährung), wird durch Übergang des Harnstoffes

in kohlensaures Ammoniak alkalisch, nimmt den Geruch nach Ammoniak an und trübt sich durch reichliche Ausscheidung phosphorsaurer Ammoniak - Magnesia ($MgNH_4PO_4$ + 6 aq.). Letzteres Doppelsalz löst sich nur schwer in reinem, nicht in ammoniakalischem Wasser. Die Harngährung wird durch den sich zersetzenden Schleim des Harnes eingeleitet und besteht in der Umwandlung des Harnstoffes in kohlensaures Ammoniak.

§ 292. Harnsäure. Die Harnsäure ist eine stickstoffhaltige organische Säure, ein weisses, in Wasser kaum lösliches Pulver, welches in geringer Menge durch die Phosphate im Harn gelöst gehalten wird und auf Salzsäurezusatz sich abscheidet. Die Schlangenexkremente, sowie der Vogelmist und Guano bestehen fast ausschliesslich aus Harnsäure und harnsaurem Ammoniak.

Es giebt eine grosse Zahl Oxydationsprodukte der Harnsäure, je nach Wahl und Einwirkung der Agentien: sie lassen auf eine sehr komplizierte Zusammensetzung der Harnsäure schliessen. Die Reaktion auf Harnsäure ist dieselbe wie auf das Kaffeïn; man dampft die Probe mit Salpetersäure zur Trockne und betupft den Rückstand mit Ammoniak, derselbe nimmt dann eine Purpurfarbe an (Murexid).

§ 293. Harnuntersuchung. In manchen Krankheiten enthält der Harn gewisse Bestandteile, welche für jene charakteristisch sind. So zeigt der Harn in der Zuckerruhr Glykose (Traubenzucker), in andern Leiden Albumin, Gallenbestandteile u. a. m.

Man konstatiert die Gegenwart von Zucker durch die sog. Trommersche Probe, indem man den Harn mit wenig Kupfervitriollösung und dann mit überschüssigem Ätzkali versetzt und erhitzt; der Zucker zeigt sich durch Ausscheidung roten Kupferoxyduls an.

Die Anwesenheit von Eiweiss giebt sich an der Trübung des Harns beim Aufkochen zu erkennen. Um keine Täuschung durch phosphorsaure Salze zu erleiden, ist der Harn vor dem Kochen mit etwas Essigsäure schwach anzusäuern. — Auch kann man zum Harne Salpetersäure setzen, welche einen voluminösen Niederschlag hervorruft, wenn Eiweiss zugegen ist.

Gallenbestandteile verursachen eine hochgelbe Färbung des Harns und starkes Schäumen beim Schütteln.

Die Harnsedimente, sowie Harnsteine, können bestehen aus Harnsäure, harnsaurem Ammoniak, phosphorsaurem oder oxalsaurem Kalk, phosphorsaurer Ammoniak - Magnesia (krystallisiert) u. a. m. Harnsedimente enthalten oft Schleim, Eiter, Blut, Samenfäden u. dgl., welche am besten durch eine mikroskopische Untersuchung erkannt werden.

Praktische Übungen.

Fel Tauri depur. siccum. Man verdünne eine Quantität frischer Ochsengalle mit dem gleichen Gewichte Weingeist, filtriere nach einiger Zeit und verdampfe den Weingeist im Dampfbade (bei grösseren Mengen destilliere man ihn ab). Der rückständigen Flüssigkeit gebe man so viel gereinigte Tierkohle bei, bis sich eine filtrierte Probe nur mehr schwach gelb gefärbt zeigt; dann filtriere man sie und dampfe sie im Dampfbade unter Umrühren zur Trockne ein.

Die gereinigte Tierkohle bereitet man durch Eintragen schwarzgebrannter Knochen (Ebur ustum nigrum) in eine 1—1 $\frac{1}{2}$ fache Menge Salzsäure, unter Zugabe der 5 fachen Menge Wassers; nach einigen Tagen giesse man die Flüssigkeit ab, wasche die Kohle sorgfältig mit Wasser aus und trockne sie in der Wärme.

---

48. Die Produkte der trocknen Destillation.

§ 294. Was ist die trockne Destillation? Wenn man organische Körper in Retorten, bei Abschluss von Luft und Wasser, erhitzt, so setzt man sie der trocknen Destillation aus. Es entwickeln sich dabei zahlreiche Substanzen, zumal von kompliziert zusammengesetzten Materien. Der Sauerstoff derselben tritt bei Beginn der Destillation, in der anfänglich noch geringeren Hitze, mit dem Wasserstoff zu Wasser, mit der Kohle zu Kohlensäure und Kohlenoxydgas zusammen; es entstehen daher anfangs wässerige und gasförmige Produkte. Bei allmählich gesteigerter Temperatur bilden sich aus der Kohle und dem Wasserstoff schwererflüchtige, öl-harzige Kohlenwasserstoffverbindungen, sowie leichtes und schweres Kohlenwasserstoffgas. Schliesslich restiert in der Retorte Kohle.

Von den sich bildenden Produkten sind viele, wie Wasser, Essigsäure, Kohlensäure, Kohlenwasserstoffe, Ammoniak u. a., allgemeine Erzeugnisse einer jeden trocknen Destillation; andere Körper sind hinwiederum der Destillation gewisser organischer Materien eigentümlich, so stammt z. B. das Kreosot aus dem Buchenholze, das Naphthalin aus den Steinkohlen u. a. m.

§ 295. Allgemeine Produkte der trocknen Destillation. Bei jeder trocknen Destillation erhält man viererlei:

1. ein Gas, — 2. ein wässeriges Destillat, — 3. ein harzig-öliges Destillat, den Teer, — 4. rückständige Kohle.

Während die gasförmigen Produkte die Destillation von Anfang bis zu Ende begleiten, erscheint das wässerige Destillat zu Anfang und nimmt an Menge immer mehr ab, dem Teer Platz machend; schliesslich geht gar keine wässerige Flüssigkeit, sondern nur Teer über. Kommt die Retorte in die Glühhitze, so beendigt sich die ganze Operation, und Kohle restiert in der Retorte.

Der Teer ist ein dunkelgefärbter Balsam, aus einem ätherischen Öle, dem Brandöle, bestehend, worin sich harzige Stoffe, Brandharze, aufgelöst befinden. Destilliert man den Teer mit Wasser, so geht das Brandöl mit den Wasserdämpfen über, während das Brandharz zurückbleibt.

Für die näheren Bestandteile dieser allgemeinen Produkte ist es von höchstem Belang, ob die der trocknen Destillation unterworfene Substanz Stickstoff enthält oder nicht. Der Stickstoff veranlasst nämlich die Bildung von Ammoniak und ammoniakalischen organischen Salzbasen, während stickstofffreie Materien saure Produkte mit vorwaltender Essigsäure erzeugen.

1. Die Produkte der trocknen Destillation stickstofffreier organischer Körper sind vorwiegend saurer Natur.

Die Gase bestehen teils aus Kohlenwasserstoffen, teils aus Kohlensäure und Kohlenoxydgas. Die wässerige Flüssigkeit enthält freie Essigsäure, der Teer sowohl sauerstoffhaltige Brandöle, zumal Karbolsäure, als auch sauerstofffreie, z. B. Benzol, Paraffin und Naphthalin. Die rückständige Kohle ist stickstofffrei.

2. Die Produkte der trocknen Destillation stickstoffhaltiger organischer Körper sind vorwiegend ammoniakalischer Natur.

Die Gase führen, ausser Kohlenwasserstoffen, freies Ammoniak, das wässerige Destillat reagiert durch freies und kohlensaures Ammoniak alkalisch und enthält ausserdem essigsaures Ammoniak, sowie auch Cyanammonium. Im Teer finden wir eine grössere Anzahl von Amid-, Imid- und Nitrilbasen z. B. Phenylamin (Anilin). Die rückständige Kohle ist stickstoffhaltig. — Sofern die organischen Stoffe auch Schwefel enthalten, tritt in den Gasen auch Schwefelwasserstoff resp. Schwefelammonium auf.

Auf die Beschaffenheit der restierenden Kohle ist das Verhalten der verwendeten Materien von bestimmendem Einflusse. Gelangen diese nämlich ins Schmelzen, wie z. B. der Zucker, so erscheint ihre Kohle aufgequollen, glänzend, porös, ist leicht pulverisierbar, aber schwer verbrennlich und entbehrt der Eigenschaft, Farbestoffe und Gerüche aufzunehmen. — Schmelzen die Körper zwar nicht, enthalten sie aber schmelzende Bestandteile, wie das harzreiche Fichtenholz, so behält die Kohle wohl die ursprüngliche Form bei, ist aber glänzend, dicht und taugt ebenfalls wenig zur Entfärbung und Desinfektion. — Sobald aber gar keine Schmelzung eintritt, wie beim harzlosen Holze, bei den Knochen u. a., behält die Kohle die ursprüngliche Form des Körpers, erscheint stark porös und besitzt in hohem Grade die Fähigkeit, Flüssigkeiten zu entfärben und Gase in sich zu verdichten.

§ 296. Die trockne Destillation des Holzes. Je nachdem man das wässerige und ölige Destillat oder die restierende Kohle bezweckt, nimmt man die Destillation des Holzes in geschlossenen Behältern oder in sogenannten Meilern vor. Die Produkte sind saurer Natur, nämlich:

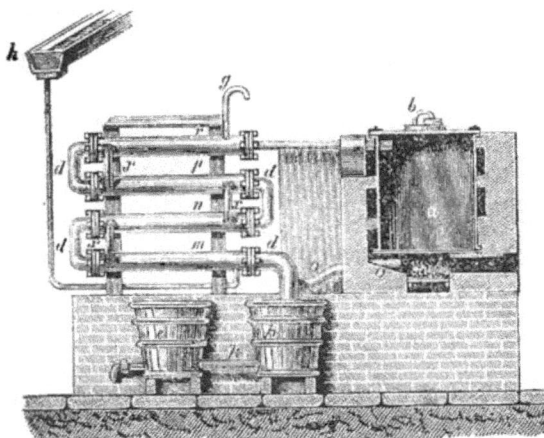

1. Der Holzessig. Zur Gewinnung des wässerigen Destillates und Teers bedient man sich der Vorrichtung, wie sie Fig. 78 zeigt. Das Holz wird in dem eisernen Cylinder a erhitzt; die Dämpfe entweichen seitlich durch das Rohr c in die Kondensationsröhre d, welche nach Art des Liebigschen Kühlers (g h i) abgekühlt wird. Dabei entweichen die Gase bei o, das verdichtete De-

Fig. 78.

stillat sammelt sich aber in den Vorlagen h und e.

Der gewonnene rohe Holzessig, **Acetum pyrolignosum crudum**, ist eine saure, wässerige Flüssigkeit von dunkler Farbe, in welcher mehr oder weniger Teerbestandteile schwimmen. Von letzteren wird er durch Rektifikation gereinigt und liefert den rektifizierten Holzessig, **Acetum pyrolignosum rectificatum**, eine klare, schwachgelbe Flüssigkeit. Der Teer bleibt in der Retorte zurück.

Der Holzessig enthält, neben der Essigsäure (6%), Methylalkohol*) (Holzgeist), essigsauren Methyläther, Aceton, etwas Karbolsäure u. a. Der Holzgeist ist zu 1% darin enthalten und geht bei der Rektifikation im ersten Zehntel über. Dem Karbolsäuregehalt verdankt der Holzessig den brenzlichen Geruch, sowie seine gährungs- und fäulniswidrigen (antiseptischen) Eigenschaften.

Das Aceton ist eine farblose, flüchtige Flüssigkeit von ätherischem Geruch, mischbar mit Wasser und ohne Reaktion auf Lackmus. Man gewinnt es rein durch Erhitzen trocknen essigsauren Kalkes, wobei kohlensaurer Kalk zurückbleibt:

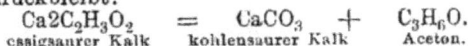

$$Ca2C_2H_3O_2 = CaCO_3 + C_3H_6O.$$
essigsaurer Kalk kohlensaurer Kalk Aceton.

*) Methyl abgeleitet aus μετά, welches in der Zusammensetzung eine Veränderung anzeigt, und ὕλη (Holz).

2. Holzteer. Dem Holzessig folgt im weiteren Verlaufe der Destillation der braunschwarze Holzteer, **Pix liquida.** Für sich der Destillation unterworfen, trennt derselbe sich in Brandöl, welches übergeht, und Brandharz, welches zurückbleibt. Durch geeignete Fraktionierung gelingt es, das Brandöl in seine verschiedenen Bestandteile zu trennen.

Man unterscheidet zunächst leichtes und schweres Brandöl, je nachdem es auf dem Wasser schwimmt oder darin untersinkt. Das erstere destilliert vor dem letzteren über. Das leichte Brandöl besteht aus Benzol, Xylol u. a., das schwere aus Karbolsäure, Kreosot, Paraffin u. a. Betrachten wir diese Bestandteile näher:

a) Das Benzol*) (C_6H_6), auch Steinkohlen-Benzin genannt, bei 60—80⁰ übergehend, ist eine neutrale, farblose, ätherisch riechende, dünne Flüssigkeit, welche sich leicht entzünden lässt, auf dem Wasser schwimmt und mit demselben sich nicht mischt.

Das Petroleum-Benzin, stammt vom Steinöl, Petroleum (Oleum Petrae), welches in Amerika, seit alter Zeit auch in Persien und Italien, aus der Erde quillt und ein Gemenge verschiedener Kohlenwasserstoffe ist. Vom rohen Steinöl werden zu Beleuchtungs-Zwecken die flüchtigeren Bestandteile durch Abdestillieren getrennt; was schon bei 50⁰ übergeht, wird unter dem Namen Petroleumäther (Aether Petrolei) in den Handel gebracht; das Benzin destilliert in etwas höherer Temperatur, bei 60—80⁰. Was erst über 100⁰ übergeht, wird als gereinigtes Steinöl zur Beleuchtung verwendet. Nachdem das gereinigte Steinöl überdestilliert ist, bleibt ein schwerflüchtiger Rückstand,

---

*) Abgeleitet von Benzoësäure, da es durch Erhitzen des benzoësauren Kalkes entdeckt wurde. Die Strukturformel des Benzols ist:

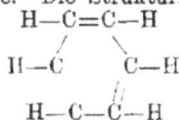

$$H—C=C—H$$
$$/ \quad \backslash$$
$$H—C \qquad C—H$$
$$\backslash \quad /$$
$$H—C—C—H$$

Hier finden wir die Kohlenatome nicht in offener Reihe mit einander verbunden, sondern einen geschlossenen Ring (Benzolkern) bildend, worin sie sich abwechselnd mit einfacher und doppelter Valenz binden. Werden die Wasseratome des Benzols vertreten

a) durch Salzbildner z. B. Chlor, so entstehen die verschiedenen Chlorbenzole (C_6H_5Cl bis C_6Cl_6);

b) durch Hydroxyl (OH), so entstehen die sog. Phenole z. B. die Karbolsäure ($CH_5.OH$);

c) durch NO_2, so entstehen Nitrokörper z. B. Nitrobenzol ($C_6H_5.NO_2$);

d) durch NH_2, so entstehen Amidokörper z. B. Anilin, ($C_6H_5.NH_2$).

Da man die Atomgruppe (C_6H_5) Phenyl genannt hatte, betrachtete man früher die Karbolsäure als Oxydhydrat des Phenyls, das Anilin als Phenylamin.

der erst bei 300⁰ übergeht und das Vaselinöl, **Paraffinum liquidum**, darstellt; ein farb- und geruchloser, ölartiger, neutraler Kohlenwasserstoff.

b) Vom schweren Brandöl, welches erst über 100⁰ siedet, ist der wesentlichste Bestandteil die Karbolsäure, auch Phenol*) genannt, mit der Formel $C_6H_6O = C_6H_5,HO$. Der Zusammensetzung nach wurde die Karbolsäure als der Alkohol eines Radikals Phenyl (C_6H_5) betrachtet; von den Alkoholen unterscheidet sie sich aber sehr wesentlich dadurch, dass sie die Eigenschaften einer Säure hat und kein Aldehyd bildet.

Die rohe Karbolsäure, **Acidum carbolicum crudum**, ist eine dunkelfarbige, ätherisch-ölige Flüssigkeit, mit wechselndem Gehalte an reiner Karbolsäure. (Die Pharm. Germ. II. verlangt 90 %, und stellt dies durch Schütteln der rohen Karbolsäure mit verd. Natronlauge fest.) Man gewinnt daraus die reine Karbolsäure durch Bindung an Ätzkali, welches die Karbolsäure löst, aber nicht die indifferenten, übelriechenden Brandöle. Was Ätzkalilauge vom schweren Teeröle aufnimmt, wird durch Schwefelsäure wieder abgeschieden und davon die reine Karbolsäure, **Acidum carbolicum crystallisatum**, durch Rektifikation bei 180⁰ abgetrennt. Im wasserfreien Zustande krystallisiert dieselbe in nadelig-krystallinischen, farblosen Massen, welche in gelinder Wärme schmelzen, sich schwierig in Wasser, leicht in Weingeist, Äther, Glycerin und Ölen lösen und mit Eisenchlorid sich violettblau färben. Die Karbolsäure muss sich in 20 Teilen Wasser klar auflösen und ohne unangenehmen Geruch sein — anderenfalls enthält sie fremde Brandöle. Die Karbolsäure zeichnet sich in hohem Grade durch fäulnis- und gährungswidrige (antiseptische) Eigenschaften aus, koaguliert Eiweiss und ist der konservierende Bestandteil des Rauches. Brom scheidet aus ihrer Lösung Tribromphenol ($C_6H_3Br_3O$) in weissen Flocken aus.

Mit konzentr. Schwefelsäure mischt sich die Karbolsäure zu Karbolschwefelsäure, die der Ätherschwefelsäure analog zusammengesetzt ist ($C_6H_5HSO_4$) und wie diese mit Baryt und Kalk lösliche Salze bildet. Das karbolschwefelsaure Zinkoxyd, **Zincum sulfocarbolicum**, ähnelt dem schwefelsauren Zinkoxyd, riecht jedoch meistens schwach nach Karbolsäure, löst sich in Wasser und auch in Weingeist auf und färbt Eisenchlorid violettblau.

Im Buchenholzteer ist die Karbolsäure vertreten durch Kreosot, Kreosotum**), eine ätherisch-ölige, von der Karbolsäure im Geruch und in der Zusammensetzung etwas abweichende

---

*) Phenol abgeleitet von φαίνω (leuchten), als Produkt bei der Bereitung des Leuchtgases; Karbolsäure von carbo (Kohle) und oleum (Öl).

**) Kreosot von κρέας (Fleisch) und σωτήρ (Erhalter).

ähnliche Flüssigkeit, mit ebenfalls stark antiseptischen Eigenschaften begabt. Es unterscheidet sich von der Karbolsäure durch viel geringere Löslichkeit in Wasser (1 : 100), Unlöslichkeit in Glycerin, Mischbarkeit mit Kollodium (womit die Karbolsäure eine Gallerte bildet) und schmutzig grüne Färbung mit Eisenchlorid. Es ist ein Gemenge aus Kreosol und Guajakol.

c) In höherer Hitze als die Karbolsäure destilliert aus dem Holzteer das Paraffin, ein fester Kohlenwasserstoff, ohne Geruch und Geschmack, weiss, wachsartig, in sehr gelinder Wärme schmelzend und weder von Alkalien, noch von Säuren angreifbar — daher sein Name: parum (wenig) affinis (verwandt). — Einen etwas höheren Schmelzpunkt (bei 75 ^{0}) besitzt das off. **Paraffinum solidum**, welches durch Reinigung des natürlich vorkommenden Erdwachses (Ozokerit) gewonnen und im Handel Ceresin genannt wird.

d) Der Rückstand der Teerdestillation liefert, abgedampft, das Schiffspech, Pix navalis (P. nigra), ein schwarzes, sprödes Harz mit Teergeruch.

Übergiesst man den Holzteer mit heissem Wasser, so erhält man das schwachgelbe, säuerlich schmeckende und nach Teer riechende Teerwasser, Aqua Picis, welches karbolsäurehaltig ist.

In Russland gewinnt man den Teer des Birkenholzes und gebraucht ihn als Oleum Rusci, einen dunkelbraunen Balsam.

3. Die bei der Verkohlung in Meilern restierende Kohle ist die Holzkohle (Carbo vegetabilis).

§ 297. Die trockne Destillation der Steinkohlen. Die Steinkohlen, die verkohlten Reste einer untergegangenen, vorzeitlichen Vegetation, finden sich häufig gemengt mit eingestreutem Schwefelkies und zeigen auch einen Gehalt an Stickstoff. Daher weichen die Produkte der trockenen Destillation der Steinkohlen von denen des Holzes durch den Gehalt einiger Bestandteile ab. Man nimmt die Operation zum Zwecke der Leuchtgasbereitung in den sog. Gasfabriken vor.

1. Das gewonnene Gas, das Leuchtgas, besteht aus schwerem Kohlenwasserstoffgas (Ölgas), welchem es seine Leuchtkraft verdankt, gemengt mit leichtem Kohlenwasserstoffgase, reinem Wasserstoff, Kohlenoxyd, Ammoniak, Schwefelwasserstoff, Schwefelkohlenstoff; von den drei letzteren muss es gereinigt werden. Man lässt es zunächst durch lange Röhren streichen, worin der Schwefelkohlenstoff mit den abgedunsteten Brandölen (Benzol u. a.) sich absetzt; dann leitet man das Gas durch Kalkmilch, zur Absorption des Schwefelwasserstoffs und der Kohlensäure, schliesslich durch verdünnte Schwefelsäure, zur Absorption des Ammoniaks.

2. Das wässrige Destillat, das Gaswasser, enthält kohlensaures und essigsaures Ammoniak, Schwefelammonium, neben Cyan- und Chlorammonium gelöst. Man verarbeitet es auf Ammoniak.

3. Der Steinkohlenteer, der Gasteer, besteht aus ähnlichen Stoffen wie der Holzteer. Für sich destilliert, liefert er das Steinkohlenbrandöl oder Teeröl, welches man in getrennten Portionen auffängt. Das leichte Teeröl enthält Benzol (Steinkohlenbenzin), Xylol u. a., das schwere Teeröl Karbolsäure*) und an Stelle des Paraffins das Naphthalin, einen krystallinischen, fettartigen Kohlenwasserstoff, von brennendem Geschmack und eigentümlichem Geruch. Im Teeröle finden wir auch eine Anzahl stickstoffhaltiger Salzbasen; vor allen zu nennen das Anilin ($NH_2C_6H_5$), eine farblose, flüchtigölige Flüssigkeit von gewürzigem Geruch und alkalischer Reaktion, welche durch Oxydationsmittel die verschiedenen Anilinfarben liefert.

4. Die rückständige Kohle, Kohks, führt mehr oder weniger Schwefeleisen und verbrennt schwerer als die Steinkohlen selbst.

§ 298. Trockne Destillation tierischer Substanzen. Werden tierische Abfälle, wie Horn, Knochen, Blut u. dgl. erhitzt, so entstehen durch den Stickstoff-Reichtum dieser Materien stark ammoniakalische Produkte. Man gewinnt aus jenen Abfällen die Blutkohle und Knochenkohle als Rückstand, eine Stickstoffkohle, die zur Bereitung des Blutlaugensalzes, sowie als Entfärbungsmittel Anwendung findet. Nebenprodukte dieser Fabrikation sind:

1. Ein wässeriges Destillat, früher als Hirschhorngeist, Spiritus Cornu Cervi, offizinell, eine mit Tier-Brandöl geschwängerte Lösung von kohlensaurem Ammoniak.

2. Ein festes Sublimat, als Hirschhornsalz, Sal Cornu Cervi, ehedem gebräuchlich, ein mit Tier-Brandöl getränktes kohlensaures Ammoniak, welches sich in der Vorlage in Krusten ansetzt.

3. Ein Teer, stinkendes Tieröl oder Hirschhornöl, Oleum animale foetidum, ein braunschwarzer Balsam von höchst unangenehmem Geruch. Mit Wasser destilliert, liefert er ein ätherisches Brandöl, das ätherische Tieröl, Oleum animale aethereum, ein anfangs farbloses, aber sehr bald an der Luft sich bräunendes ätherisches Öl, ein Gemenge von alkalischen Amid-, Imid- und Nitrilbasen.

Das Hirschhornsalz, wie der Hirschhorngeist, werden jetzt aus dem reinen kohlensauren Ammoniak durch Zusatz des äthe-

---

*) Dieses karbolsäurehaltige, schwere Teeröl, welches bei 150⁰ siedet, führt im Handel den Namen Steinkohlenteerkreosot, ist aber vom echten Kreosot (aus Buchenholz) wohl zu unterscheiden.

rischen Tieröls bereitet und führen die Namen Ammonium carbonicum pyrooleosum, Liquor Amm. carb. pyrooleosi. Sie bräunen sich ebenfalls sehr bald an der Luft und riechen sowohl nach Ammoniak wie nach Tieröl.

Übersicht der Produkte der trocknen Destillation.

Material	gasförmige Produkte	wässeriges Destillat	öliges Destillat	Rückstand
Holz (stickstofffrei)	CO, CO_2 C_2H_4, CH_4 H	brenzliche Essigsäure. (*Holzessig.*)	Benzol, Xylol, Karbolsäure, Paraffin. (*Holzteer.*)	Holzkohle
Steinkohlen (stickstoffarm, schwefelhaltig)	CO, C_2H_4, CH_4, NH_3 $H_2S, H.$ (*Leuchtgas.*)	kohlensaures und essigsaures Ammoniak, Schwefelammonium u. a. (*Gaswasser.*)	Benzol, Xylol, Karbolsäure, Naphthalin, Anilin. (*Steinkohlenteer.*)	Kohks
Horn, Knochen, Blut u. dgl. (stickstoffreich)	CO, C_2H_4, CH_4, NH_3 H	kohlensaures, essigsaures und freies Ammoniak, Cyanammonium. (*Hirschhorngeist.*)	flüchtige Amid-, Imid- und Nitrilbasen. (*Hirschhornöl.*)	Blutkohle Knochenkohle

Praktische Übungen.

1. Zincum sulfocarbolicum. Man bereitet zunächst Karbolschwefelsäure, indem man 6 Teile konzentr. Schwefelsäure mit 5 Teilen reiner Karbolsäure mischt und 8 Tage in mittlerer Temperatur stehen lässt. Dann wird die Mischung mit ihrer zehnfachen Wassermenge verdünnt, durch kohlensauren Kalk (Kreide) gesättigt und nach der Filtration auf 10 Teile eingedampft. Man filtriert abermals (von dem ausgeschiedenen Gips) und giebt soviel Zinkvitriollösung (höchstens $7\frac{1}{2}$ Teile Zinkvitriol) hinzu, bis kein Niederschlag mehr entsteht; die von dem entstehenden Gips abfiltrierte Flüssigkeit wird schliesslich zur Krystallisation abgedampft.

Erkennung und Prüfung der chemischen Präparate.

A. Qualitative Analyse.

§ 299. Qualitative und quantitative Analyse. Die Untersuchung eines Körpers auf seine chemischen Bestandteile ist Gegenstand der qualitativen chemischen Analyse. Hierbei handelt es sich ausschliesslich darum, welche chemischen Körper zugegen sind. Ist dies festgestellt, so folgt die zweite Frage, in welchen Mengeverhältnissen die Bestandteile mit einander verbunden oder gemischt sind; die Beantwortung dieser Frage ist Gegenstand der quantitativen chemischen Analyse.

Für den Pharmazeuten hat die qualitative Analyse hauptsächlichen Wert:

1. Zur Erkennung der chemisch-pharmazeutischen Präparate resp. Feststellung ihrer Identität.

2. Zur Prüfung derselben auf ihre Reinheit.

I. Die Erkennung der chemischen Präparate.

A. Allgemeine Prüfung. (Vorprüfung.)

§ 300. Physikalische Charaktere. Man leitet die allgemeine Prüfung der chemisch-pharmazeutischen Präparate mit der Prüfung ihrer physikalischen Charaktere ein und berücksichtigt hierbei der Reihe nach den Aggregatzustand, die Farbe, den Geruch und Geschmack, sowie das spez. Gew. des Körpers und sein Verhalten an der Luft.

1. Der Aggregatzustand giebt sehr häufig wesentliche Erkennungsmerkmale ab. Hierbei muss zunächst beachtet werden:

a) ob der Körper tropfbarflüssig, oder

b) ob er fest ist; im letzteren Falle ob er

α) krystallisiert oder

β) amorph ist.

Die tropfbaren Flüssigkeiten zeigen häufig eine besondere Konsistenz; so finden wir eine dickliche, ölige Beschaffenheit bei *Acidum sulfuricum, Acidum lacticum, Liquor Ferri sesquichlorati* und *sulfurici oxydati;* Dünnflüssigkeit finden wir beim *Aether, Aether aceticus, Chloroformium* u. a.

Für die krystallisierten Körper ist die Krystallgestalt häufig charakteristisch. Als Beispiele mögen dienen:

in regelmässigen Würfeln: *Kalium jodatum*, *K. bromatum*,

in regelmässigen Oktaëdern: *Alumen*;

in quadratischen Tafeln: *Kalium ferrocyanatum*;

in rhombischen Tafeln: *Jodum*, *Baryum chloratum*, *Kalium chloricum*, *Zincum aceticum*, *Acidum boricum*;

in rhombischen Säulen: *Kalium nitricum* (in längsstreifigen, abgestumpften, sechsseitigen Säulen), *Magnesium sulfuricum*, *Zincum sulfuricum*, *Natrium sulfuricum*, *Natrium aceticum* u. v. a.

in Rhomboëdern: *Natrium nitricum* (sehr ähnlich dem Würfel);

in sublimierten Stücken mit strahligem Gefüge: *Hydrargyrum chloratum* und *H. bichloratum*; mit faserigem Gefüge: *Ammonium chloratum*.

2. Durch eine besondere F ä r b u n g zeichnen sich aus:

grün: *Eisenoxydulsalze* (hellgrün), manche *Kupferoxydsalze* (blaugrün), gewisse *Chromoxydverbindungen*;

blau: *Kupferoxydsalze*;

rot: *übermangansaure Salze* (violettrot), *Chromsäure*;

gelb: *Eisenoxydsalze* (braungelb), *neutrale chromsaure Salze* (hellgelb), *Gold-* und *Platinsalze*.

3. Am G e r u c h e sind viele chemischen Körper sofort sicher zu erkennen: *Liquor Ammonii caustici* durch seinen stechenden Geruch; *Chlorum* durch seinen erstickenden Geruch, *Chloroformium*, *Aether aceticus* durch ihren belebenden Geruch, *Acidum benzoicum* durch ihren benzoëartigen Geruch u. s. f.

Was den G e s c h m a c k betrifft, so lässt sich derselbe wegen der häufigen Giftigkeit der Chemikalien nur mit grosser Vorsicht ermitteln. Sämtliche *Schwermetallsalze* besitzen einen widrigen, sog. metallischen Geschmack, *Eisensalze* schmecken tintenartig, *Bleisalze* süsslich herbe, *Thonerdesalze* schrumpfend, *Magnesiasalze* bitterlich.

4. Das s p e z i f i s c h e G e w i c h t ist bei Flüssigkeiten häufig charakteristisch. Durch eine bedeutende Eigenschwere zeichnen sich aus: *Acidum sulfuricum*, *Chloroformium* u. a., durch eine sehr geringe: *Aether*, *Benzinum* u. a. Durch sein höheres spez. Gew. unterscheidet sich z. B. das Chloroform von den ihm äusserst ähnlichen Äthylenchlorid.

5. Das V e r h a l t e n a n d e r L u f t kennzeichnet manche chemischen Körper. So tritt ein:

schleuniges Verdunsten bei *Aether*, *Aether aceticus*, *Chloroformium*, *Benzinum*;

Feuchtwerden und endlich Zerfliessen infolge von Wasseranziehung bei *Kalium carbonicum*, *Tartarus boraxatus*, *Acidum chromicum* u. a.;

Zerfallen infolge von Verwitterung bei *Natrium phosphoricum* *Natrium carbonicum* u. a.

§ 301. Verhalten beim Erhitzen. Nachdem man die sinnlichen Eigenschaften des fraglichen Körpers festgestellt hat, fährt man in der Vorprüfung fort durch Erhitzen einer kleinen Probe auf Platinblech oder in einem porzellanenen Glühschälchen. Hierbei können folgende Fälle eintreten:

1. Der Körper verflüchtigt sich ohne Rückstand.

Hierhin gehören die meisten *Mineralsäuren* (excl. Chromsäure und Phosphorsäure), sämtliche *Ammoniak-* und *Arsenverbindungen*, *Quecksilber* und seine Verbindungen, *Jod* und *Brom*.

2. Der Körper verbrennt resp. verkohlt.

Hierhin zählen die *organischen Körper*. Hinterlassen sie auch in der Glühhitze einen fixen Rückstand, so liegt das *Salz einer organischen Säure* vor und zwar hinterlassen die Alkalisalze kohlensaures Alkali als Rückstand, kenntlich an der alkalischen Reaktion nach dem Anfeuchten mit Wasser. Die organischsauren Schwermetalle lassen aber reines Metalloxyd zurück, die der leicht reduzierbaren Metalle (Blei, Antimon u. a.) ergeben regulinisches Metall. (Solche Verbindungen darf man nicht auf Platinblech glühen, da letzteres mit dem Metalle zusammenschmilzt und durchlöchert wird.)

3. Der Körper schmilzt und hinterlässt dann einen festen Rückstand. Es liegt ein Körper mit *Krystallwasser* vor, z. B. *Natrium carbonicum, sulfuricum, phosphoricum* u. a., ˜welche in ihrem Krystallwasser schmelzen, dasselbe verdampfen lassen und dann wasserfrei zurückbleiben.

4. Der Körper bläht sich stark auf.

Dies thut *Borax* und *Alumen*.

5. Der Körper verändert seine Färbung.

Hierhin das *Zincum oxydatum*, welches gelb wird, beim Erkalten aber seine weisse Farbe wieder annimmt; *Cerussa* wird dauernd gelb.

6. Der Körper verändert sich nicht.

Hierhin die Oxyde der Schwermetalle, der alkalischen Erden, Thonerde, viele Salze.

§ 302. Verhalten zu Lösungsmitteln. Als Lösungsmittel wendet man zuerst reines Wasser an; wirkt dasselbe nicht in gewöhnlicher Temperatur, so erhitzt man zum Sieden. Beobachtet man auch dann keine Veränderung resp. Lösung, so fügt man Salpetersäure portionenweise zu und erhitzt nötigenfalls. Hiernach unterscheidet man:

1. In Wasser lösliche Körper: die *ätzenden* und *kohlensauren Alkalien*, die meisten *Säuren*, alle *salpetersauren* und *essigsauren* Salze, die meisten *schwefelsauren Salze* und *Chlormetalle*, die *Salze der Alkaloide* u. a. m.

2. Nicht in Wasser, aber in verdünnten Säuren lösliche Körper: die *kohlensauren, phosphorsauren, weinsauren alkalischen Erden* und *Schwermetallsalze,* die *reinen Alkaloïde, Schwermetalloxyde* u. a. m.

3. Weder in Wasser, noch in verdünnten Säuren lösliche Körper: *Schwefel, Kohle, Zinnober, Quecksilberchlorür* und *-jodür,* die *Sulfate* von *Baryum, Strontium, Blei* u. a.

B. Spezielle Untersuchung.

§ 303. Was ist ein Reagens? Die spezielle Prüfung bedient sich der Reagentien. Man versteht unter einem Reagens ein Mittel, mittelst dessen man die Anwesenheit eines fraglichen Körpers konstatieren kann. Durch ein Reagens wird bei Anwesenheit des gesuchten Körpers irgend eine Erscheinung hervorgerufen, sei es ein Niederschlag, eine Gasentbindung, eine Färbung oder dgl. Bleibt die erwartete Erscheinung aus, so ist damit die Abwesenheit des fraglichen Stoffes nachgewiesen.

Man unterscheidet unter den Reagentien allgemeine und besondere. Erstere zeigen eine ganze Gruppe von Körpern an, letztere nur einen bestimmten Stoff.

Zu den allgemeinen Reagentien zählen in erster Reihe die Reagenspapiere, welche freie Säuren resp. Ätzalkalien anzeigen. Man benutzt hierzu:

1. blaues Lackmuspapier, mit einem wässerigen Auszuge von Lackmus (Lackmustinktur) getränktes Schreibpapier, ein Reagens auf *freie Säuren* und *saure Salze,* durch die es gerötet wird;

2. rotes Lackmuspapier, mittelst verdünnter Säure gerötetes Lackmuspapier, ein Reagens auf *ätzende Alkalien* und *kohlensaure Alkalien* (auch borsaure und kieselsaure Alkalien), durch die es gebläuet wird;

3. Kurkumapapier, mittelst Kurkumatinktur gelb gefärbtes Schreibpapier, welches von *alkalischen Flüssigkeiten* gebräunt wird.

Bevor man zur weiteren Untersuchung schreitet, muss mittelst der genannten Reagenspapiere die Lösung des fraglichen Körpers auf seine Reaktion geprüft werden.

Die übrigen Reagentien sind teils

Säuren: verd. Essigsäure, Salzsäure, Salpetersäure, Schwefelsäure, Gerbsäure, Weinsäure;

Gaslösungen: Chlor- Schwefelwasserstoffwasser;

Ätzalkalien: Natronlauge, Kalkwasser, Ätzammoniak;

Schwefelalkalien: Schwefelammonium;

Salzlösungen: kohlensaures Natron, kohlensaures Ammoniak, phosphorsaures Natron, oxalsaures Ammoniak, essigsaures Kali, übermangansaures Kali, salpetersaurer Baryt, schwefelsaurer Kalk, schwefel-

saure Magnesia, schwefelsaures Eisenoxydul, schwefelsaures Kupferoxyd, essigsaures Bleioxyd, salpetersaures Silberoxyd;
Chlorammonium, Chlorcalcium, Eisenchlorid,
Platinchlorid, Quecksilberchlorid, Jodkalium, Ferrocyankalium, Ferridcyankalium, Rhodankalium;
Metalle: Zink, Kupfer, Eisen.

1. Auffindung des metallischen Bestandteils.

§ 304. Analytische Einteilung der Metalle.

1. Gruppe: Durch Schwefelwasserstoff aus saurer
Lösung fällbare Metalle:
*Blei, Kupfer, Kadmium, Wismut, Zinn, Antimon, Arsen,
Quecksilber, Silber, Gold, Platin.*

2. Gruppe: Nicht durch Schwefelwasserstoff aus saurer
Lösung, jedoch durch Schwefelammonium fällbare Metalle:
Zink, Eisen, Mangan, Kobalt, Nickel, Chrom, Aluminium.

3. Gruppe: Weder durch Schwefelwasserstoff, noch durch
Schwefelammonium, jedoch durch kohlensaures Natron fällbare
Metalle:
Baryum, Strontium, Calcium, Magnesium.

4. Gruppe: Weder durch Schwefelwasserstoff, noch Schwefelammonium, noch kohlensaures Natron fällbare Metalle:
Kalium, Natrium, Lithium (Ammonium).

1. Gruppe.

Durch Schwefelwasserstoff aus saurer Lösung fällbare Metalle.

§ 305. Verhalten der hierhin gehörigen Metalle gegen Salzsäure.
Die Ansäuerung der Lösung, welche mit Schwefelwasserstoff behandelt werden soll, geschieht durch Salzsäure. Da hierdurch
einige der hierhin gehörigen Metalle als Chlormetalle ausgefällt
werden, giebt uns die Ansäuerung durch Salzsäure ein Mittel zur
Erkennung der in Frage kommenden Metalle.
Durch Salzsäure werden als Chlormetalle weiss gefällt:
Silber-, Blei und *Quecksilberoxydsalze.*
Man unterscheidet diese Metalle am Verhalten des Niederschlages 1. zu heissem Wasser, 2. zu Ätzammoniak. *Bleichlorid*
löst sich nämlich in siedendem Wasser leicht auf, *Silberchlorid*
wird dagegen von Salmiakgeist leicht aufgenommen, während
Quecksilberchlorür von letzterem schwarz gefärbt wird (Quecksilber-
oxydul-Ammoniak)
Die *Blei*salze charakterisieren sich ausserdem durch ihr Verhalten
zu Schwefelsäure, welche weisses Bleisulfat fällt, sowie zu Jodkalium,
welches gelbes Jodblei fällt.
Schwefelwasserstoff scheidet sämtliche drei Metalle als schwarze
Sulfide aus.

§ 306. Unterscheidung der durch Salzsäure nicht fällbaren Metalle.
Die übrigen durch Schwefelwasserstoff aus saurer Lösung fällbaren Metalle, welche nicht durch Salzsäure niedergeschlagen
werden, sind:

> *Quecksilberoxyd-*, *Kadmiumoxyd-*, *Kupferoxyd-*, *Wismut
> oxyd-*, *Zinnoxydul-*, *Zinnoxyd-*, *Goldoxyd-*, *Platinoxyd-*, *An
> timonoxyd-*, *arsenigsaure* und *arsensaure Salze.*

Man unterscheidet diese Salze 1. nach der Farbe des Niederschlages, den Schwefelwasserstoff erzeugt, 2. nach dessen Löslichkeit in Schwefelammonium. Es sind:

a) O r a n g e r o t, löslich in Schwefelammonium: *Antimonsulfür*
und *Antimonsulfid;*

b) G e l b,
α) löslich in Schwefelammonium: *Zinnsulfid*, *Arsensulfid*,
β) unlöslich in Schwefelammonium: *Kadmiumsulfid;*

c) K a f f e e b r a u n, in gelbem Schwefelammonium löslich:
Zinnsulfür;

d) S c h w a r z,
α) löslich in Schwefelammonium: *Gold-* und *Platinsulfid*,
β) unlöslich in Schwefelammonium: *Quecksilbersulfid*,
Kupfer- und *Wismutsulfid.* Man unterscheidet sie
durch das Verhalten ihrer Salzlösungen zu Wasser
und zu Ammoniak. Wasser trübt die Wismutsalze
milchig; Ätzammoniak fällt die Quecksilberoxydsalze
weiss, die Kupfersalze bläulich, löst aber, im Überschuss angewendet, das Kupferoxydhydrat mit tiefblauer Farbe wieder auf.

Ein empfindliches Reagens auf *Kupfer*salze ist das F e r r oc y a n k a l i u m, welches sie noch in grösster Verdünnung rotbraun (Ferrocyankupfer) fällt.

2. Gruppe.
Durch Schwefelammonium fällbare, durch Schwefelwasserstoff aus saurer
Lösung nicht fällbare Metalle.

§ 307. Unterscheidung der hierhin gehörenden Metalle. Von den
durch Schwefelammonium (nicht aber aus saurer Lösung durch
Schwefelwasserstoff) fällbaren Metallen werden gefällt:

1. Als Sulfide: *Zink, Eisen, Mangan, Kobalt, Nickel;*
2. als Oxydhydrate: *Chrom* und *Aluminium;*
und zwar:

a) w e i s s,
α) unlöslich in Natronlauge: *Zinksulfid;*
β) löslich in Natronlauge: *Thonerde;*

b) b l a u g r ü n, löslich in Natronlauge: *Chromoxyd;*

c) f l e i s c h f a r b i g, unlöslich in Natronlauge: *Mangansulfid;*

d) s c h w a r z,

 α) leichtlöslich in kalter verd. Salzsäure: *Eisensulfid;*

 β) darin unlöslich: *Nickel-* und *Kobaltsulfid.*

Die *Zink-* und *Thonerdesalze* unterscheiden sich durch ihr Verhalten zu den Alkalien; überschüssige Kali- und Natronlauge lösen das anfänglich ausgeschiedene Zinkoxyd resp. Thonerdehydrat wieder auf, Ammoniak löst aber nur das Zinkoxyd, nicht die Thonerde. Fügt man also Chlorammonium zur alkalischen Lösung, so geht dieselbe in eine ammoniakalische über (durch Bildung von Chlorkalium resp. Chlornatrium) und vorhandene Thonerde scheidet sich als weisser gallertiger Niederschlag aus, Zinkoxyd bleibt aber gelöst.

Zur Unterscheidung der *Eisenoxydul-* von den *Eisenoxydsalzen* dienen die Blutlaugensalze. Ferrocyankalium fällt die Eisenoxydulsalze hellblau, die Eisenoxydsalze tiefblau, Ferridcyankalium fällt die Eisenoxydulsalze tiefblau, die Eisenoxydsalze gar nicht; Schwefelcyankalium färbt nur die Eisenoxydsalze blutrot.

§ 308. Verhalten gewisser Salze der alkalischen Erden. Im Falle der zu prüfende Körper ein p h o s p h o r s a u r e s, b o r s a u r e s, o x a l s a u r e s, w e i n s a u r e s S a l z e i n e r a l k a l i s c h e n E r d e (Baryt, Strontian, Kalk, Magnesia) ist, wird derselbe durch Schwefelammonium in ähnlicher Weise wie die im vorigen § behandelten Metalle ausgeschieden. Diese Salze l ö s e n s i c h nämlich nicht in Wasser, aber in v e r d ü n n t e n S ä u r e n auf; wird nun die zur Lösung dienende Säure durch das Schwefelammonium neutralisiert, so entzieht sich jenen Salzen, das Lösungsmittel, und s i e s c h e i d e n s i c h w i e d e r a u s. Da sie w e i s s von Farbe sind, sich auch nicht in Ätzalkalien auflösen, kann man sie nicht wohl mit Thonerde- und Zinksalzen verwechseln.

Beim Glühen verwandeln sich die oxal- und weinsauren alkalischen Erden, letztere unter Schwärzung, in kohlensaure Salze, sodass der Rückstand mit Salzsäure aufbraust. Die phosphorsauren und borsauren alkalischen Erden verändern sich beim Glühen nicht.

3. Gruppe.

Weder durch Schwefelwasserstoff, noch durch Schwefelammonium, aber durch kohlensaures Natron fällbare Metalle — alkalische Erden.

§ 309. Unterscheidung der hierhin gehörigen Metalle. Die durch kohlensaures Natron fällbaren *alkalischen Erden* verhalten sich gegen k o h l e n s a u r e s A m m o n i a k verschieden. *Baryt, Strontian* und *Kalk* werden durch dasselbe als Karbonate ebenso niedergeschlagen, wie durch kohlensaures Natron; die *Magnesia* dagegen wird durch kohlensaures Ammoniak nicht gefällt, da sie mit Ammoniak leichtlösliche Doppelsalze bildet.

Man unterscheidet *Kalk*, *Baryt* und *Strontian* durch die verschiedene Löslichkeit ihrer schwefelsauren Salze. In nicht zu sehr verdünnter Lösung werden sie sämtlich durch verdünnte Schwefelsäure ausgefällt; es bleibt aber immerhin noch soviel schwefelsaurer *Kalk* gelöst, dass oxalsaures Ammoniak im Filtrat eine weisse Trübung von oxalsaurem Kalke erzeugt, sofern man die überschüssige Säure durch Ätzammoniak übersättigt hat. (Der oxalsaure Kalk wird nämlich durch freie Mineralsäuren aufgelöst gehalten.)

Um den Baryt und Strontian zu erkennen, dient eine Lösung von schwefelsaurem Kalke, das sog. Gipswasser. Dasselbe erzeugt in *Baryt*lösungen sofort, in *Strontian*lösungen erst bei längerem Stehen einen weissen Niederschlag; Kalksalze lässt es ungetrübt. — Die Anwesenheit des *Strontians* lässt sich leicht durch die karminrote Färbung erkennen, die seine Salze (zumal Chlorstrontium) der Weingeistflamme erteilen.

Wird zu der mit kohlensaurem Ammoniak versetzten, klar gebliebenen *Magnesia*lösung phosphorsaures Natron gefügt, so scheidet sich phosphorsaure Ammoniak-Magnesia als schwerlöslicher, weisser Niederschlag krystallinisch aus.

4. Gruppe. ☞

Weder durch Schwefelwasserstoff, noch durch Schwefelammonium und kohlensaures Natron fällbare Metalle. — Alkalien.

§ 310. Unterscheidung der hierhin gehörigen Metalle. Die *Alkalien* lassen sich am besten durch die Färbung unterscheiden, die sie (zumal nach dem Befeuchten mit Salzsäure) der Flamme erteilen, wenn man eine kleine Probe im Öhr des Platindrahts in die Weingeistflamme hält. *Kalium* färbt sie schwachviolett, *Natrium* gelb, *Lithium* karminrot. Da die gelbe Natriumflamme die Färbungen der beiden andern Alkalien verdeckt, so muss man die Flamme durch ein blaues Glas betrachten, wenn man Kali und Lithion zugleich neben Natron erkennen will. (Alsdann erscheint die Kaliflamme rot; die gelbe Natronflamme wird durch das Blau als komplementäre Farbe farblos gemacht.)

Um *Kalium* von Natrium auf nassem Wege zu unterscheiden, dient Platinchlorid oder Weinsäure; ersteres erzeugt mit Kalisalzen einen gelben, letztere einen weissen Niederschlag.

Bemerkenswert ist, dass beide Reagentien mit Ammoniaksalzen dieselbe Reaktion hervorrufen. Will man mit ihnen also auf Kalium untersuchen, so hat man zuvor die Prüfung auf Ammoniak anzustellen und bei dessen Gegenwart durch Glühen sämtliche Ammoniaksalze zu verjagen.

§ 311. Erkennung des Ammoniaks. Den Alkalien schliesst sich das *Ammoniak* an, ausgezeichnet durch die Flüchtigkeit aller seiner

Verbindungen beim Glühen. Man weist es in seinen Salzen dadurch nach, dass man es mittelst Ätzalkalien frei macht, entweder durch Erhitzen der Salzlösungen, mit Natronlauge, oder des trockenen Salzes mit gepulvertem Kalk.

Das freie Ammoniak giebt sich zu erkennen:
1. durch seinen stechenden Geruch;
2. durch die (vorübergehende) Bläuung von befeuchtetem roten Lackmuspapier, welches man über die Probe hält;
3. durch die Bildung weisser Nebel, wenn man einen mit Salzsäure befeuchteten Glasstab in den Reagiercylinder über die Probe einführt.

2. Auffindung der Säuren, resp. der sie vertretenden Nichtmetalle.

§ 312. Analytische Einteilung der Säuren. Man teilt die Säuren resp. die sie vertretenden Nichtmetalle (Salzbildner, Schwefel) in folgende Gruppen ein:

A. Unorganische Säuren (beim Glühen nicht verkohlend).
1. Gruppe. Durch Chlorbaryum aus neutraler Lösung fällbare Säuren:

Schwefelsäure, arsenige und Arsensäure, Phosphorsäure, Borsäure, Oxalsäure*), Kohlensäure, Kieselsäure, Chromsäure.

2. Gruppe. Durch salpetersaures Silberoxyd auch aus saurer Lösung fällbare Säuren;

Chloride, (Chlorwasserstoff), Bromide, Jodide, Cyanide (Cyanwasserstoff), Schwefelmetalle und Schwefelwasserstoff.

3. Gruppe. Weder durch Chlorbaryum, noch durch salpetersaures Silberoxyd fällbare Säuren:

Chlorsäure, Salpetersäure.

B. Organische Säuren, (beim Glühen verkohlend).
4. Gruppe. Durch Chlorcalcium resp. Kalkwasser fällbare Säuren:

Weinsäure, Citronensäure (Oxalsäure).

5. Gruppe. Nicht durch Chlorcalcium fällbare, sich durch Eisenchlorid in neutraler Lösung anzeigende Säuren.

Benzoësäure, Bernsteinsäure, Baldriansäure, Essigsäure, Ameisensäure, Salicylsäure, Karbolschwefelsäure, Gerbsäure.

6. Gruppe. Weder durch Kalksalze, noch durch Eisenchlorid sich anzeigende Säuren:

Milchsäure, Äpfelsäure.

---

*) Die Oxalsäure zählt in der Analyse zu den unorganischen Säuren, da sie und ihre Salze, auf Platinblech geglüht. nicht geschwärzt werden.

1. Gruppe.

Unorganische Säuren, die durch Baryumnitrat aus neutraler Lösung gefällt werden.

§ 313. Untersuchung der hierhin gehörigen Säuren. Man unterscheidet die Säuren dieser Gruppe nach dem Verhalten des durch Baryumnitrat aus neutraler (resp. mit Ammoniak neutralisierter) Lösung hervorgerufenen Niederschlags gegen verdünnte Salpetersäure. Es können hierbei drei Fälle eintreten:

1. Der Niederschlag wird von der Salzsäure weder gelöst, noch verändert: *Schwefelsäure.*

2. Der Niederschlag wird von der Salzsäure unter Zersetzung gelöst: *Kohlensäure, Kieselsäure.*

Der kohlensaure Baryt löst sich unter Aufbrausen, der kieselsaure Baryt unter Abscheidung gallertartiger Kieselsäure in Salzsäure auf.

3. Der Niederschlag wird von der Salzsäure anscheinend ohne Zersetzung gelöst. *Phosphorsäure, Borsäure, Oxalsäure, Chromsäure, arsenige* und *Arsensäure.*

Die *Chromsäure* giebt sich durch die gelbe Farbe des Barytsalzes und die rote Farbe des Silbersalzes zu erkennen.

Zur weiteren Unterscheidung der genannten Säuren wendet man das salpetersaure Silberoxyd an, welches der ursprünglichen neutralen resp. genau mit kohlensaurem Natron neutralisierten Salzlösung zugegeben wird. Der erzeugte Niederschlag ist

a) weiss: bei *Borsäure, Oxalsäure;*

b) gelb: *Phosphorsäure, arsenige Säure;*

c) ziegelrot: *Arsensäure.*

Für die *Borsäure* ist charakteristisch: die gelbgrüne Färbung, welche freie Borsäure oder mit konz. Schwefelsäure befeuchtete borsaure Salze der Weingeistflamme erteilen; sodann die eigentümlich rötliche Färbung des Kurkumapapiers, welche die freie Säure resp. ihre mit Salzsäure versetzten Salze hervorbringen.

2. Gruppe.

Unorganische Säuren, die durch salpetersaures Silberoxyd aus angesäuerter Lösung ausgefällt werden.

§ 314. Unterscheidung der hierhin gehörigen Säuren. Fügt man zu der mit Salpetersäure angesäuerten Lösung etwas salpetersaures Silberoxyd, so erfolgt ein Niederschlag bei *Chlor-, Brom-, Jod-, Cyan-, Schwefelmetallen* resp. *Chlor-, Brom-, Jod-, Cyan-, Schwefelwasserstoff.* Man unterscheidet sie an der Farbe des Niederschlages und dessen Löslichkeit in Ätzammoniak. Der Niederschlag ist:

a) weiss und in Salmiakgeist leichtlöslich

α) in heisser Schwefelsäure unlöslich: *Chlor*verbindungen;
β) in heisser Schwefelsäure löslich: *Cyan*verbindungen;
b) gelblichweiss oder gelblich, in Salmiakgeist schwer- oder
unlöslich: *Brom*- und *Jod*verbindungen.
c) schwarz bei *Schwefel*verbindungen.

Um speziell *Brom*- und *Jod*metalle von einander zu unterscheiden, dient Chlorwasser, welches man portionenweise der
wässerigen Lösung zugiebt. Es wird dadurch Brom resp. Jod
frei gemacht; wenn nun die Mischung mit Chloroform resp. Schwefelkohlenstoff geschüttelt wird, löst sich, das Brom mit gelber,
das Jod mit violettroter Farbe darin auf. Das freigemachte *Jod*
lässt sich auch durch Stärkelösung nachweisen, welche durch
dasselbe dunkelblau gefärbt wird.

Ist ein Brommetall mit einem Jodmetalle gemischt, so wird das Jod
durch das Chlorwasser zuerst ausgeschieden, bei Mehrzusatz des Chlorwassers wieder als farbloses Chlorjod gelöst, worauf die Bromausscheidung
erfolgt, um vom überschüssigen Chlorwasser ebenfalls zu farblosem Chlorbrom wieder gelöst zu werden. Statt des Chlorwassers kann man auch
rauchende Salpetersäure zur Ausscheidung von Jod resp. Brom anwenden.

3. Gruppe.

Unorganische Säuren, welche weder durch Chlorbaryum, noch durch salpetersaures Silberoxyd gefällt werden.

§ 315. Erkennung der hierhin gehörigen Säuren. Hierhin gehören
die *Salpetersäure* und *Chlorsäure*. Ihre Salze besitzen die gemeinsame Eigenschaft, auf glühenden Kohlen zu verpuffen.
Glüht man dieselben auf Platinblech, so hinterlassen die chlorsauren Salze Chlormetall, sodass der in Wasser gelöste Glührückstand durch salpetersaures Silberoxyd weiss gefällt wird. Die
salpetersauren Salze hinterlassen beim Glühen Metalloxyd; daher reagiert der Glührückstand der salpetersauren Alkalien stark
alkalisch.

Erwärmt man die *salpetersauren* Salze mit Salzsäure, so
entwickeln sich gelbrote Dämpfe der Untersalpetersäure. Mit
konz. Schwefelsäure versetzt, giebt sich die *Salpetersäure* in ihren
Salzlösungen dadurch zu erkennen, dass eine Ferrosulfatlösung
(oder auch ein Krystall) dunkle Färbung hervorruft (vgl. § 113).

Mit den *chlorsauren* Salzen erzeugt Salzsäure freies Chlor
und grüngelbe Färbung (Unterchlorsäure).

4. Gruppe.

Organische Säuren, welche mit Kalkwasser resp. Chlorcalcium einen Niederschlag geben.

§ 316. Unterscheidung der hierhin gehörigen Säuren. Die freien
Säuren werden mit Kalkwasser im Überschuss, dagegen die

neutralen Salzlösungen mit Chlorcalcium versetzt; entsteht sofort ein weisser Niederschlag, so ist die Säure *Weinsäure* oder *Oxalsäure*; bleibt die Probe klar, so erhitzt man zum Sieden; ein alsdann entstehender Niederschlag zeigt die *Citronensäure* an. — Die *Oxalsäure* trübt sich durch Gipswasser, welches die *Weinsäure* und ihre Salze klar lässt. Auch scheidet die Weinsäure durch essigsaures Kali aus angesäuerter Lösung krystallinischen Weinstein ab. Beim Erhitzen auf Platinblech verkohlt die Weinsäure nebst ihren Salzen mit dem Geruch nach verbranntem Zucker. Die Oxalsäure verkohlt auf Platinblech nicht.

5. Gruppe.

Organische Säuren, welche durch Eisenchlorid in neutraler Lösung angezeigt werden.

§ 317. Unterscheidung der hierhin gehörigen Säuren. In ihren neutralen Salzlösungen, nicht immer aber als freie Säuren, geben mit Eisenchlorid

1. Einen Niederschlag: Die *Bernsteinsäure*, *Benzoësäure* und *Baldriansäure*. Der entstehende Niederschlag ist bräunlich und voluminös; verdünnte Säuren zersetzen ihn. Man unterscheidet diese Säuren, indem man sie durch Salzsäure aus ihren Salzverbindungen ausscheidet, an ihren physikalischen Eigenschaften: die *Bernsteinsäure* bleibt aufgelöst, die *Benzoësäure* scheidet sich als weisse, krystallinische Masse, die *Baldriansäure* als farblose Ölschicht aus welche sich durch ihren eigentümlichen Geruch zu erkennen giebt.

2. Eine Färbung, und zwar:

a) blutrote Färbung zeigt an: *Essigsäure* und *Ameisensäure*. Säurezusatz hebt die Färbung auf (Unterschied von den *Schwefelcyan*verbindungen). Man unterscheidet beide Säuren durch Silbernitrat, womit man sie erwärmt; die *Ameisensäure* schwärzt sich dann durch Silberreduktion, die Essigsäure erleidet keine Schwärzung.

b) blauviolette Färbung zeigt an: *Salicylsäure*, *Karbolsäure* und *Karbolschwefelsäure*. Die Salicylsäure scheidet sich aus ihren Salzlösungen durch Salzsäure in feinen Krystallnadeln aus, leichtlöslich in siedendem Wasser oder in Weingeist. Die Karbolschwefelsäure wird durch Salzsäure nicht ausgeschieden.

c) schwärzliche Färbung und Trübung zeigt *Gerbsäure* an.

6. Gruppe.

Organische Säuren, welche weder durch Kalksalze noch durch Eisenchlorid angezeigt werden.

§ 318. Unterscheidung der hierhin gehörigen Säuren. Hierhin gehören: *Milchsäure*, *Äpfelsäure*.

Die Milchsäure liefert beim Erhitzen mit übermangansaurem Kali den Geruch nach Aldehyd. Die Apfelsäure giebt
mit essigsaurem Bleioxyd einen weissen Niederschlag, der
beim Aufkochen harzartig schmilzt. (Die milchsauren Salze werden durch Bleisalz nicht gefällt.)

II. Die Prüfung der Chemikalien auf Reinheit.

§ 319. Allgemeine Gesichtspunkte. Soll ein chemisches Präparat auf seine Reinheit geprüft werden, so lassen sich folgende
allgemeine Regeln aufstellen:

a) In Wasser lösliche Präparate müssen mit der hinreichenden Menge Wasser klare Lösungen geben. Rückstände
oder Trübungen verraten fremde Beimengungen. Löst sich z. B.
Acidum arsenicosum nicht vollständig in 15—20 Teilen siedendem Wasser, so ist es verunreinigt.

b) In Wasser unlösliche, aber in verdünnten
Säuren oder in Weingeist lösliche Körper dürfen beim
Schütteln resp. Kochen mit Wasser nichts an dasselbe abgeben.
So darf Wasser mit Zincum oxydatum geschüttelt oder mit
Magnesium carbonicum gekocht, beim Verdampfen (auf Platin-
blech) keinen Rückstand hinterlassen, andrenfalls enthalten jene
Präparate zufolge ungenügenden Auswaschens Mutterlaugensalze.

c) Gänzlich unlösliche Körper dürfen an Wasser, Weingeist, Säuren resp. Alkalien nichts abgeben z. B. Carbo pulveratus.

d) Flüchtige Körper dürfen beim Erhitzen (auf Platinblech oder in Glühschälchen) keinen feuerbeständigen Rückstand
hinterlassen. Z. B. Acidum aceticum, Acidum hydrochloricum,
Acidum nitricum, Acidum sulfuricum, die Ammonium-Präparate,
Quecksilberverbindungen.

e) Verbrennliche Körper dürfen, wenn sie auf Platinblech verbrannt werden, keinen Glührückstand hinterlassen. Z. B.
Sulfur, Glycerin, sämtliche Alkaloïde und deren Salze.

§ 320. Spezielle Prüfung. Die Prüfung auf bestimmte Verunreinigungen geschieht nach denselben Methoden, welche bei der
Erkennung der Chemikalien befolgt werden und im Vorhergehenden erörtert wurden.

Am häufigsten finden Untersuchungen auf folgende Stoffe statt:
1. Arsen. Hierauf sind zu prüfen: Acidum hydrochloricum,
Sulfur, Acidum sulfuricum, Acidum phosphoricum, Natrium phosphoricum, Bismuthum subnitricum, Stibium sulfuratum aurantiacum,
Tartarus stibiatus. Die Salzsäure, Schwefelsäure, Phosphorsäure,
deren Natronsalz, sowie das Wismutsubnitrat prüft man mittelst

Zink und Säure, um eine etwaige Beimengung von Arsenwasserstoffgas durch eine gelbe resp. schwarze Färbung eines auf Fliesspapier gebrachten Tropfens Silbernitratlösung zu konstatieren.
(Vgl. S. 231.) Wo das Arsen in Verbindung mit Schwefel zugegen ist, extrahiert man das Schwefelarsen durch Ammoniak (bei
Sulfur) oder kohlensaures Ammoniak (wie beim Goldschwefel) und
scheidet es aus dem Filtrate durch überschüssige Salzsäure als
gelben Niederschlag aus. Brechweinstein wird mit Schwefelwasserstoffwasser in stark salzsaurer Lösung versetzt; dabei scheidet
sich das in Salzsäure ganz unlösliche Schwefelarsen ab, während
das Schwefelantimon in Lösung gehalten wird.

2. Kupfer. Extrakte prüft man mit einem blanken Eisenspatel auf Kupfer; Silbernitrat, Zinkvitriol, Eisenvitriol u. a. mit
überschüssigem Ammoniak auf blaue Färbung; Säuren und
Alkalisalze mit Schwefelwasserstoffwasser auf dunkle Trübung;
Bleiacetat mittelst Ferrocyankalium auf rotbraunen Niederschlag.

3. Blei. Säuren und Alkalisalze prüft man mit Schwefelwasserstoffwasser auf dunkle Trübung.

4. Eisen. Salmiak, Kalkkarbonat und Kalkphosphat, Weinstein, Seignettesalz u. a. prüft man mittelst Schwefelammonium auf
dunkle Trübung; Alaun mittelst Ferrocyankalium auf Bläuung,
Zinkvitriol und Zinkoxyd durch Ammoniak auf braune Flocken
von Eisenoxydhydrat, Bittersalz mit Schwefelcyankalium auf
Rötung u. s. f.

5. Alkalische Erden, speziell Kalk. Citronensäure,
Weinsäure und deren Salze u. a. durch oxalsaures Ammoniak
auf weisse Trübung.

6. Alkalien. Pottasche, Brom- und Jodkalium prüft man
mittelst der Weingeistflamme auf die gelbe Natriumfärbung.
Die Natronsalze prüft man in gleicher Weise, durch ein blaues
Glas blickend, auf die rote Kaliumfärbung.

7. Schwefelsäure. Citronensäure, Weinsäure, Salzsäure,
Salpetersäure, Essigsäure, Phosphorsäure prüft man mit Baryum-
nitrat, deren Salze desgleichen; jedoch unter Ansäuerung mit
Salpetersäure.

8. Chlorverbindungen, Salzsäure. Essigsäure, Salpetersäure, Schwefelsäure prüft man mit Silbernitrat; deren Salze
desgleichen, jedoch unter Ansäuerung mit Salpetersäure. Jodkalium und Jodnatrium werden in ammoniakalischer Lösung mit
Silbernitrat ausgefällt und das Filtrat, worin sich das etwa vorhandene Chlorsilber befindet, mit Salpetersäure angesäuert, wodurch dasselbe ausgeschieden wird. Brommetalle prüft man
massanalystisch mit Silberlösung, von der mehr verbraucht wird,
wenn die Salze chlorhaltig sind, da das Chlor durch sein viel

geringeres Atomgewicht mehr Silbernitrat zur Ausfällung bedarf, als das Brom.

9. **Jodsäure, Bromsäure** im Jodkalium resp. Bromkalium. Man übergiesst das Salz oder seine Lösung mit verdünnter Schwefelsäure; in Gegenwart von jod- und bromsaurem Kali entsteht gelbe Färbung durch frei gewordenes Jod resp. Brom. (Die Schwefelsäure macht zu gleicher Zeit Jodsäure und Jodwasserstoffsäure frei, die sich gegenseitig in Jod und Wasser zersetzen.)

10. **Salpetersäure.** Man prüft mit konz. Schwefelsäure und Eisenvitriollösung auf die braune Färbung. (Vgl. Seite 138.)

11. **Kohlensäure.** Die gebrannte Magnesia, Kali- und Natronlauge, Zinkoxyd, Bleiglätte u. a. prüft man durch Übergiessen mit Säure auf eintretendes Aufbrausen.

12. **Cyan.** Kohlensaures Kali, Jodkalium u. a. prüft man durch Erwärmen mit Eisenvitriol und Eisenchlorid in alkalischer Flüssigkeit; beim Übersäuern tritt alsdann Berlinerblau auf, im Falle Cyankalium zugegen war.

Analytischer Gang
zur Erkennung der chemischen Präparate.

1. In Wasser oder verdünnten Säuren lösliche Körper.

A. Auffindung des metallischen Bestandteils.

I. Reagens: Salzsäure. Man fügt zur Lösung etwas Salzsäure.
1. Es entsteht ein weisser Niederschlag. — Man verdünnt die Mischung mit Wasser und erhitzt zum Sieden.
 a) Der Niederschlag löst sich im Sieden: Bleioxyd.
 b) Der Niederschlag löst sich nicht;
  Man fügt überschüssigen Salmiakgeist hinzu.
   α) Der Niederschlag löst sich auf: Silberoxyd.
   β) Der Niederschlag wird schwarz: Quecksilberoxydul.
2. Es entsteht kein Niederschlag. Man geht zu II. über.
II. Reagens: Schwefelwasserstoff. Man fügt zu der mit Salzsäure angesäuerten Probe Schwefelwasserstoffwasser.
1. Es entsteht ein gefärbter Niederschlag, und zwar ist derselbe:
 a) Orangerot: Antimonoxyd.
 b) Gelb; man übergiesst den Niederschlag mit überschüssigem kohlensauren Ammoniak.
   α) Er löst sich auf: Arsenige Säure.
   β) Er löst sich nicht, verschwindet aber beim Erhitzen mit Salzsäure: Kadmiumoxyd.
 c) Kaffeebraun, in gelbem Schwefelammonium löslich und daraus durch Salzsäure gelb (Zinnsulfid) fällbar: Zinnoxydul.
 d) Weiss, bei grösserem Zusatz von H_2S gelb, dann braun, endlich schwarz werdend: Quecksilberoxyd.

e) Sofort schwarz. Man prüft portionenweise die ursprüngliche Lösung.

    α) Ätzammoniak im Überschuss färbt tiefblau: Kupferoxyd.
    β) Verdünnte Schwefelsäure fällt sie weiss: Bleioxyd.
    γ) Viel Wasser trübt sie milchig: Wismutoxyd.
    δ) Zinnchlorür fällt sie braunviolett: Goldoxyd.
    ε) Chlorammonium fällt sie gelb: Platinoxyd.

2. Es entsteht kein Niederschlag oder nur eine weisse Trübung (Schwefel); man geht zu III. über.

III. Reagens: Schwefelammonium. Zu der mit Schwefelwasserstoffwasser versetzten Probe gebe man überschüssigen Salmiakgeist und wenige Tropfen Schwefelammonium.

1. Es entsteht ein Niederschlag; derselbe ist:

  a) Schwarz. Man prüfe die ursprüngliche Lösung.
    α) Ferrocyankalium fällt sie tiefblau: Eisenoxyd.
    β) Ferridcyankalium fällt sie tiefblau: Eisenoxydul.
  b) Fleischrot: Manganoxydul.
  c) Graugrün: Chromoxyd.
  d) Weiss. Man übersättige die ursprüngliche Lösung mit überschüssiger Natronlauge.

    α) Der anfangs sich bildende Niederschlag löst sich wieder auf. Man giebt zu dieser alkalischen Lösung Chlorammonium.
      aa) Es entsteht ein gelatinöser Niederschlag: Thonerde.
      bb) Die Mischung bleibt ungetrübt, aber giebt mit Schwefelammonium einen weissen Niederschlag: Zinkoxyd.
    β) Der Niederschlag löst sich in überschüssigem Kali (Natron) nicht wieder auf. Die reine Substanz löst sich nur in verdünnter Salz- oder Salpetersäure, welche Lösung durch Schwefelsäure gefällt wird. Auf Platinblech geglüht unveränderlich: phosphorsaurer Kalk.

2. Es entsteht keine Fällung. Man geht zu IV. über

IV. Reagens: Kohlensaures Natron. Die reine, nicht zu konzentrierte Lösung wird mit kohlensaurem Natron versetzt.

1. Es entsteht ein weisser Niederschlag. Man löst ihn in Salzsäure und übersättigt mit kohlensaurem Ammoniak.

  a) Es erfolgt eine weisse Trübung. Man fügt zur ursprünglichen Lösung Gipswasser.
    α) Es tritt sofort Trübung ein: Baryt.
    β) Es tritt nach einiger Zeit Trübung ein: Strontian.
    γ) Es tritt keine Trübung ein, dagegen ruft oxalsaures Ammoniak in der wässerigen oder essigsauren Lösung weissen Niederschlag hervor: Kalk.
  b) Es entsteht keine Trübung; man fügt darauf phosphorsaures Natron zur Mischung und schüttelt kräftig um.
    Es entsteht ein weisser, krystallinischer Niederschlag: Magnesia.

2. Es entsteht keine Trübung. Man geht zu V. über.

V. Prüfung auf Alkalien. Man erhitzt die reine Probe mit Natronlauge oder Ätzkalk.

1. Ein stechender Geruch zeigt an: Ammoniak.

2. Es entweicht kein Ammoniakgas. Man giebt zur ursprünglichen Lösung überschüssige Weinsäure und schüttelt kräftig um.

a) Es entsteht ein weisser, krystallinischer Niederschlag: Kali.
b) Es entsteht kein Niederschlag. Man bringt den Körper in die Weingeistflamme.
    α) Die Flamme färbt sich gelb: Natron.
    β) Dieselbe erscheint karminrot: Lithion.

B. Auffindung der Säure resp. des Nichtmetalls.

a) **Es tritt beim Erhitzen auf Platinblech keine Verkohlung resp. Verbrennung ein.**

I. Reagens: Salzsäure. Man übergiesst die trockene, gepulverte Substanz mit Salzsäure und erwärmt gelinde.
  1. Es entweicht ein Gas, bemerkbar am Aufbrausen oder am Geruch.
    a) Das Gas ist ohne Farbe und Geruch: Kohlensäure.
    b) Das Gas besitzt einen
        α) Geruch nach faulen Eiern: Schwefel(metalle).
        β) Geruch nach brennendem Schwefel.
            aa) Zugleich trübt sich die Probe nicht:
                            Schweflige Säure.
            bb) Die Probe trübt sich dabei weiss (durch ausgeschiedenen Schwefel): Unterschweflige Säure.
        γ) Geruch nach Bittermandelwasser: Cyan(metalle).
        δ) Geruch nach Chlor.
            aa) Der Körper ist farblos und färbt sich durch die Salzsäure gelb: Chlorsäure.
            bb) Der Körper ist gelb oder gelbrot, wird durch die Salzsäure grün: Chromsäure.
            cc) Der Körper ist violettrot, wird durch die Salzsäure farblos: Übermangansäure.
        ε) Geruch und gelbe Dämpfe der Untersalpetersäure:
                             Salpetersäure.
  Es findet weder ein Aufbrausen, noch die Entwicklung eines Geruches statt. Man geht zu II. über:

II. Reagens: Salpetersaurer Baryt. Man giebt zur neutralen Lösung Baryumnitrat.
  1. Es entsteht ein weisser Niederschlag. Man giebt Salpetersäure hinzu.
    a) Der Niederschlag löst sich nicht auf: Schwefelsäure.
    b) Der Niederschlag verschwindet. Man fügt zur reinen, völlig neutralen Lösung salpetersaures Silberoxyd.
        α) Es entsteht ein gelber Niederschlag. Die ursprüngliche Probe hat mit Schwefelwasserstoff gegeben
            aa) keine Trübung: Phosphorsäure.
            bb) einen gelben Niederschlag: Arsenige Säure.
        β) Es entsteht ein ziegelroter Niederschlag: Arsensäure.
        γ) Es entsteht ein weisser Niederschlag.
            aa) Die mit Salzsäure angesäuerte Probe färbt Kurkumapapier nach dem Trocknen rötlich: Borsäure.
            bb) Die mit Essigsäure angesäuerte reine Probe (bei saurer Reaktion der Probe fügt man essigsaures Natron zu) wird durch Gipslösung weiss gefällt:
                             Oxalsäure.
Es entsteht kein Niederschlag. Man geht zu III. über.

III. Reagens: Salpetersaures Silberoxyd. Man säuert die reine
Probe mit Salpetersäure an und prüft mit Silbernitrat.
1. Es entsteht ein weisser oder gelber Niederschlag.
  a) Der Niederschlag löst sich in Salmiakgeist leicht auf:
                                                       Chloride.
  b) Der Niederschlag löst sich in Salmiakgeist wenig oder gar
    nicht. Man giebt zur reinen Probe etwas Chlorwasser und
    Chloroform; letzteres färbt sich
      α) gelb: Bromide.
      β) violett: Jodide.
2) Es entsteht ein schwarzer Niederschlag: Schwefelmetalle.

b) Es tritt beim Erhitzen auf Platinblech Verbrennung
resp. Verkohlung ein.

I. Reagens: Kalkwasser resp. Chlorcalcium. Die freie Säure
übersättige man mit Kalkwasser; zur neutralen Salzlösung setze man
etwas Chlorcalcium.
1. Es entsteht ein weisser Niederschlag, der sich in Natronlauge
löst. Essigsaures Kali fällt die saure resp. mit Essigsäure versetzte
Probe weiss: Weinsäure.
2. Die Probe bleibt klar. Man erhitze sie zum Sieden.
  a) Es entsteht in der Siedhitze ein weisser Niederschlag:
                                  Citronensäure.
  b) Es entsteht keine Trübung. Man geht zu II. über.

II. Reagens: Eisenchlorid. Man füge einige Tropfen Eisenchlorid
zur neutralen oder genau mit Na_2CO_3 neutralisierten Probe.
1. Es entsteht ein Niederschlag.
  a) Er ist hellbräunlich. Man fügt zur neutralen Salzlösung Salzsäure.
    α) Es tritt weisse Fällung ein, die beim Aufkochen verschwindet: Benzoësäure.
    β) Es scheidet sich eine baldrianartig riechende Ölschicht
    oben ab: Baldriansäure.
    γ) Es findet keine Ausscheidung statt: Bernsteinsäure.
  b) Es entsteht ein schwarzer Niederschlag: Gerbsäure.
  c) Es entsteht ein tiefblauer Niederschlag: Ferrocyanide.
2. Es entsteht kein Niederschlag, aber eine Färbung.
  a) Eine blauviolette Färbung. Man fügt zur neutralen Lösung
  Salzsäure.
    α) Es erfolgt eine weisse Fällung, welche sich beim Erhitzen auflöst: Salicylsäure.
    β) Es wird nichts abgeschieden: Karbolschwefelsäure.
  b) Eine blutrote Färbung, die durch Salzsäure verschwindet. Zur
  reinen Salzlösung giebt man Silbernitrat und erhitzt.
    aa) Die Flüssigkeit bleibt klar: Essigsäure.
    bb) Es tritt Schwärzung ein: Ameisensäure.
3. Es erfolgt weder ein Niederschlag, noch eine Färbung. Man fügt
zur neutralen Probe essigsaures Bleioxyd.
  a) Es entsteht ein weisser Niederschlag, der sich beim Aufkochen harzartig zusammenballt: Äpfelsäure.
  b) Es entsteht kein Niederschlag; übermangansaures Kali und
  verdünnte Schwefelsäure entwickeln beim Erhitzen Aldehyd:
                                  Milchsäure.

2. In Wasser und verdünnten Säuren unlösliche Körper.

I. Man erhitzt eine trockene Probe im Probiercylinder.
  1. Es findet Sublimation statt.
    a) Der Körper ist gelb,
      α) löslich in Schwefelkohlenstoff: Schwefel.
      β) unlöslich in Schwefelkohlenstoff: Quecksilberjodür.
    b) Der Körper ist weiss, in Königswasser löslich:
                                    Quecksilberchlorür.
    c) Der Körper ist rot, liefert beim Erhitzen mit Kalk Queck-
    silberspiegel.
      α) Er löst sich in warmem Weingeist: Quecksilberjodid.
      β) Er löst sich nicht in Weingeist auf: Zinnober.
    d) Der Körper ist schwarz, liefert beim Erhitzen mit Kalk Queck
    silberspiegel: schwarzes Schwefelquecksilber.
    e) Der Körper ist glänzend, schwarz, in violetten Dämpfen
    flüchtig: Jod.
  2. Es tritt keine Sublimation ein. Man geht zu II. über.

II. Man erhitzt eine Probe auf Platinblech zum Glühen.
  1. Der Körper ist schwarz, verbrennlich: Kohle.
  2. Der Körper ist weiss, unveränderlich. Feingepulvert mit Wasser
  geschüttelt giebt er ein Filtrat, das durch oxalsaures Ammoniak
  sich weiss trübt: schwefelsaurer Kalk.

Regeln beim Analysieren.

1. Zur Vorprüfung auf dem Platinblech verwende man die Substanz gepulvert.
2. Zum Auflösen einer Substanz, deren Löslichkeit nicht bekannt ist, verwende man die Substanz gepulvert und nur in geringer Quantität.
3. Man versäume niemals, sich von der Reaktion einer Probe zu vergewissern, bevor man mit Reagentien prüft.
4. Gewisse Reagentien z. B. Schwefelwasserstoffwasser, sind in grösserer Menge zuzusetzen; in den meisten Fällen genügt eine geringe Menge des Reagenzes, beim Silbernitrat, Schwefelammonium u. a. sogar wenige Tropfen. (Ausgenommen hiervon sind die Fälle, in denen eine vollständige Ausfällung bezweckt wird.)
5. Färbungen beobachte man über einem hellen, Trübungen über einem dunklen Untergrunde: jene bei durchfallendem, diese bei auffallendem Lichte.
6. Bei krystallinischen Niederschlägen, z. B. Weinstein, warte man einige Zeit, da sie aus verdünnten Flüssigkeiten sich erst allmählich ausscheiden. Kräftiges Schütteln befördert ihre Bildung.
7. Die Schichtmethode d. i. das vorsichtige Überschichten des Reagenzes über der Probe (mittelst langsamen Herabrinnens, sicherer mittelst der Pipette) empfiehlt sich:
  a) Beim Aufsuchen von Spuren eines Körpers, da die in der Mittelschicht entstehende Reaktion durch den Vergleich mit den Schichten unter und über ihr sehr deutlich hervortritt. (Bsp.: H_2S auf Metalle)
  b) Wenn das Reagens erst bei einem gewissen Überschusse die beabsichtigte Reaktion giebt, da man durch Schichtung am sichersten zum Ziele gelangt. (Bsp.: Salpetersäureprobe durch Ferrosulfat.)

c) Im Falle das Reagens im Überschusse die Reaktion wieder aufhebt, gelangt die Reaktion stets in der Mittelschicht zur Wahrnehmung. (Bsp.: NH_3 auf Zinksalze, KJ auf Quecksilberchlorid.)

8. Beim Erhitzen halte man den Reagiercylinder quer über die Flamme, damit diese nicht ausschliesslich den Boden erhitze.

9. Um eine Flüssigkeit auf fixe Bestandteile zu prüfen, verdampfe man einige Tropfen auf einem blanken Platinbleche.

10. Zur Prüfung der Flammenfärbung führe man das Öhr des Platindrahts angefeuchtet in die gepulverte Substanz und dann in die Flamme.

11. Werden Niederschläge weiter untersucht, so versäume man niemals, sie zuvor gehörig auszuwaschen. Sollen sie getrocknet und gewogen werden, so verwende man nur ein glattes Filter (kein Sternfilter).

12. Spuren eines abdunstenden Gases nimmt man am sichersten wahr, nachdem man den Reagiercylinder eine Weile mit dem Finger verschlossen gehalten hat.

Aufgaben.

Wie unterscheidet man analytisch:

1. Verdünnte Schwefelsäure und Phosphorsäure? — Antw. Die Schwefelsäure giebt mit Baryumnitrat sofort einen weissen Niederschlag, die Phosphorsäure erst bei Zusatz von Ammoniak.

2. Schwefelsaures und kohlensaures Natron? — Antw. Das kohlensaure Natron braust mit Salzsäure auf, das schwefelsaure Salz nicht.

3. Salpetersaures Kali und salpetersaures Natron? — Antw. Das salpetersaure Kali scheidet mit Weinsäure krystallinischen Weinstein ab, das Natronsalz nicht.

4. Kohlensauren, phosphorsauren und schwefelsauren Kalk? — Antw. Der kohlensaure Kalk löst sich in Salpetersäure unter Aufbrausen, der phosphorsaure Kalk löst sich ohne Aufbrausen, der schwefelsaure Kalk löst sich nicht.

5. Schwefelsaures Natron und schwefelsaure Magnesia? — Antw. Das schwefelsaure Natron bleibt bei Zusatz von kohlensaurem Natron klar, die schwefelsaure Magnesia wird weiss gefällt.

6. Salpetersaures Kali und Chlorammonium? — Antw. Das Chlorammonium entwickelt mit Natronlauge Ammoniak, das salpetersaure Kali sprüht Funken auf glühenden Kohlen.

7. Bromkalium und Jodkalium? — Antw. Beim Schütteln mit Chlorwasser und Chloroform färbt sich letzteres durch Bromkalium gelb, durch Jodkalium violettrot.

8. Schwefelsaures Zinkoxyd und essigsaures Bleioxyd? — Antw. Essigsaures Bleioxyd giebt mit verd. Schwefelsäure weissen Niederschlag, das Zinksalz nicht.

9. Weinstein und Brechweinstein? — Antw. Der Brechweinstein scheidet mit Schwefelwasserstoffwasser, bei Zusatz einiger Tropfen Salzsäure, orangerotes Schwefelantimon ab; der Weinstein bleibt weiss.

10. Weinsäure und Citronensäure? — Antw. Die Weinsäure scheidet mit überschüssigem Kalkwasser (bis zur alkalischen Reaktion) sofort weissen Niederschlag ab, die Citronensäure erst beim Aufkochen.

11. Benzoësaures und salicylsaures Natron? — Antw. Das benzoësaure Natron scheidet mit Eisenchlorid einen gelbbraunen Niederschlag ab, das salicylsaure Salz färbt sich damit blauviolett.

12. Schwefelsaures und karbolschwefelsaures Zinkoxyd? — Antw. Das schwefelsaure Zinkoxyd giebt mit Baryumnitrat weissen Niederschlag, das karbolschwefelsaure Salz färbt sich mit Eisenchlorid blauviolett.

13. Schwefelsaures und salzsaures Chinin? — Antw. Die mit etwas Salpetersäure bewirkte wässerige Lösung des schwefelsauren Chinins wird durch Baryumnitrat, die des salzsauren Chinins durch Silbernitrat weiss gefällt.

14. Zinkweiss und Bleiweiss? — Antw. Das Zinkweiss färbt sich beim Erhitzen nur vorübergehend gelb, das Bleiweiss dauernd gelb; beim Übergiessen mit Salpetersäure braust das Bleiweiss auf, das Zinkweiss nicht oder kaum; die gewonnene Lösung wird durch Schwefelwasserstoffwasser geschwärzt, wenn Bleiweiss vorlag.

15. Wismutsubnitrat und Kalomel? — Antw. Das Wismutsubnitrat löst sich in verdünnter Salpetersäure und wird dann durch viel Wasser milchig getrübt; das Kalomel löst sich nicht in der Säure und wird durch Ammoniak schwarz.

16. Mennige und Quecksilberoxyd? — Antw. Mennige färbt sich mit Salpetersäure braun, Quecksilberoxyd löst sich darin auf.

17. Quecksilberjodid und Zinnober? — Antw. Quecksilberjodid löst sich in Jodkaliumlösung, Zinnober nicht.

18. Braunstein und Grauspiessglanzerz? — Antw. Der Braunstein entwickelt mit Salzsäure Chlor, das Grauspiessglanzerz Schwefelwasserstoff.

19. Kupferoxyd und Kohle? — Antw. Das Kupferoxyd löst sich in Salzsäure zu einer blaugrünen Flüssigkeit, die Kohle nicht auf.

20. Salzsaures Chinin und Morphin? — Antw. Man löst etwas in konzentrierter Schwefelsäure und fügt einen Tropfen Salpetersäure hinzu, beim Morphin färbt sich die Probe rot, beim Chinin nicht. Löst man etwas in verdünnter Schwefelsäure, giebt Chlorwasser und dann Ammoniak zu, so färbt sich das Chininsalz grün.

B. Massanalyse.
(Quantitative Analyse.)

§ 321. Gewichts- und Massanalyse. Zur Bestimmung der Menge eines Körpers d. i. zur quantitativen Analyse dienen zwei Methoden: die Gewichtsanalyse und die Massanalyse. Erstere sucht den betreffenden Körper in einer bestimmten Form auf die Wage zu bringen und setzt sein Gewicht fest; entweder scheidet sie ihn in einer unlöslichen Verbindung ab, z. B. die Schwefelsäure als schwefelsauren Baryt, das Chlor als Chlorsilber, oder sie gewinnt ihn als Verdampfungs- und Glührückstand, wie z. B. die Alkalien als Sulfate. Hierbei vergeht aber über dem Auswaschen und Trocknen der Niederschläge, dem Eindampfen und Glühen viel Zeit.

Die Massanalyse bestimmt dagegen die vorhandene Menge eines Körpers nach dem Verbrauch eines Reagenzes, z. B. ein Alkali nach der zur Sättigung nötigen Säuremenge, und umgekehrt eine Säure nach dem zur Sättigung derselben nötigen Quantum eines Alkalis.

§ 322. Die Methoden der Massanalyse. Eine Säure durch Sättigung mit einem Alkali zu bestimmen, nennt man Acidimetrie;

die Bestimmung eines Alkalis durch Sättigung mit einer Säure heisst Alkalimetrie.

Zur Ausführung dieser Analysen benutzt man also eine gewisse alkalische resp. saure Massflüssigkeit (Titreflüssigkeit) und zwar zur Bestimmung der Säuren *Normalkalilösung*, zur Bestimmung eines Alkalis *Normalsalzsäure* (oder auch Normalsalpetersäure). Man nennt diese Massflüssigkeiten normale, weil sie im l genau so viele g Substanz enthalten, als das Äquivalentgewicht derselben beträgt. Da das Äquiv. KHO = 56.0, das Äquiv. HCl = 36,5 ist, so enthält

$1\ l$ Normalkalilösung 56 g Kalihydrat,
$1\ l$ Normalsalzsäure 36,5 g Salzsäuregas.

Da sich nun die Säuren und Basen nach ihren Äquivalenten sättigen, so lässt sich leicht die verlangte Menge einer Säure finden, wenn man weiss, wieviel *ccm* Normalkali sich mit ihr sättigen, da jeder *ccm* Normalkali 56 *mg* (= 0,056 g) KHO enthält.

Ausser den Sättigungsanalysen führt man auch Oxydationsanalysen durch *übermangansaures Kali* oder *Jod* aus, indem man bestimmt, wie viel von diesen Körpern beansprucht wird, um eine oxydierbare Substanz zu oxydieren, z. B. Eisenoxydulsalze in Eisenoxydsalze, arsenige Säure in Arsensäure überzuführen.

Substanzen, welche aus Jodkalium Jod ausscheiden, z. B. freies Chlor, bestimmt man aus der Menge des freigemachten Jodes, welches man durch *unterschwefligsaures Natron* bindet, von dem man eine Zehntel-Normallösung vorrätig hält. Auf letztere ist die *Jodlösung* auch in Zehntelstärke gestellt. Diesen Zweig der Analyse nennt man Jodometrie.

Man führt auch Fällungen massanalytisch aus, z. B. die des Chlors durch eine *Zehntel-Normalsilberlösung*, die des Silbers durch eine *Zehntel-Normalkochsalzlösung*. Beide enthalten $^1/_{10}$ Äquiv. AgNO$_3$ resp. NaCl im l gelöst.

Die massanalytischen Operationen.

§ 323. Acidimetrie. Zur Bestimmung der Säuren dient die Normalkalilösung, eine soweit verdünnte Kalilauge, dass davon gerade 1 Äquivalent = 56 g KHO im l enthalten sind und genau 15,8 *ccm* hinreichen zur Sättigung von 1 g krystallisierter Oxalsäure.

Da die Gegenwart der Kohlensäure auf das Lackmus störend wirkt, muss die Lauge möglichst kohlensäurefrei sein.

Die *acidimetrische Prüfung* geschieht unter Anwendung eines sogen. Indikators, gewöhnlich der Lackmustinktur, durch deren Übergang aus dem Gelbroten ins Blaue der Eintritt der Sättigung angezeigt wird. Zu der in ein Becherglas gewogenen und mit Wasser verdünnten Säure wird etwas Lackmustinktur gefügt und dann so lange Normalkali aus der Bürette oder Messpipette zugetröpfelt, bis die rötliche Farbe der Flüssigkeit gerade in Blau übergegangen ist. In neuerer Zeit benutzt man häufig als Indikator das Phenolphtaleïn, von dessen weingeistiger Lösung einige Tropfen angewendet werden, welche durch das Auftreten einer rötlichen Färbung die Sättigung anzeigen. Alkalien färben dasselbe intensiv rot, Säuren gar nicht; überschüssiges Alkali ruft daher eine Rötung der zuvor farblosen Probe hervor. Auch kann man sich der Kochenilletinktur bedienen, welche durch Alkalien violett wird; bei der Anwendung zeigt der Übergang der gelbroten in die violette Farbe das Ende der Reaktion an.

Berechnung: Die Zahl der verbrauchten Kubikcentimeter Normalalkali werde mit dem Äquivalentgewicht der Säure multipliziert; das Produkt giebt die Menge der letzteren in Milligrammen an. — Bsp.: Sättigen 10 *ccm* Normalalkali genau 10 *ccm* Essig, so sind in letzteren $10 \times 60 = 600$ Milligramm Essigsäure ($C_2H_4O_2 = 60$) enthalten; der Essig ist also 6 prozentig.

§ **324.** Alkalimetrie. Zur Bestimmung der Alkalien dient die Normalsalzsäure, darzustellen durch Verdünnung von 140,0 *g Acidum hydrochloricum (purum)* zu 1 *l*.

Die *alkalimetrische Prüfung* geschieht gleichfalls unter Zuziehung von Lackmustinktur als Indikator. Man löst eine gewisse Menge des Alkalis in einem Becherglase in Wasser auf, fügt etwas Lackmustinktur hinzu und dann aus der Bürette oder Messpipette vorsichtig Normalsalzsäure, bis die blaue Farbe gelbrot geworden ist.

Auch die kohlensauren Alkalien lassen sich titrimetrisch bestimmen, da die Kohlensäure bei der Sättigung entweicht. Um hierbei die störende Einwirkung derselben zu vernichten, muss die Probe, nachdem sie zwiebelrot geworden ist, bis nahe zum Sieden erhitzt werden, worauf die blaue Farbe wieder erscheint und einen neuen Zusatz der Normalsäure erheischt. Man fährt damit so lange fort, bis die zwiebelrote Färbung beim Erhitzen nicht mehr in die blaue zurücktritt.

Berechnung: Die Zahl der verbrauchten Kubikcentimeter der Normalsalzsäure werde mit dem Äquivalentgewicht des Alkalis resp. kohlensauren Alkalis multipliziert; man erhält dann dessen Menge in Milligrammen. — Bsp.: Sättigen 23,5 *ccm* Normalsalzsäure 4 *g* Ätzammoniakflüssigkeit, so sind in letzterer $23,5 \times 17 = 399$ *mg* Ammoniakgas ($NH_3 = 17$) enthalten, d. i. sie ist nahezu 10 prozentig.

§ **325.** Oxydimetrie. Man bestimmt das Eisen durch Überführung in Oxydsalz mittelst Kaliumpermanganatlösung, von der man so lange zur Probe zutröpfelt, bis die rote Farbe nicht mehr verschwindet. Eines besonderen Indikators bedarf es hierbei also nicht, da das Reagens selbst ihn bildet. Die Kalium-permanganatlösung wird nicht nach dem Äquivalent dargestellt, sondern empirisch durch Auflösen von 1 g des Salzes zu 1 l Flüssigkeit. Von dieser Verdünnung werden 56 ccm verbraucht, um die frisch bereitete schwefelsaure Lösung von 0,1 g Eisendraht höher zu oxydieren.

Die *Prüfung mit Kaliumpermanganat* ist daher eine äusserst einfache und besteht im Zusatze desselben bis zum Eintritt einer bleibenden Rötung. B e d i n g u n g e n sind: starke Verdünnung der Probe und Ansäuerung mit verdünnter Schwefelsäure. Orga-nische Stoffe werden ebenfalls von Kaliumpermanganat oxydiert, sind deshalb fernzuhalten, ebenso die niederen Oxydationsstufen des Stickstoffs. Die Kaliumpermanganatlösung wird aus einer Stehbürette (Gay-Lussacschen, englischen, Blasebürette) oder Messpipette zugetröpfelt.

Berechnung: Die Zahl der verbrauchten Kubikcentimeter Kalium-permanganatlösung, durch 56 dividiert, giebt die in der Probe als Oxydul-salz vorhandene Menge metallischen Eisens in Decigrammen an. — Bsp.: Werden 112 ccm Kaliumpermanganatlösung verbraucht, um die Lösung von 1 g Eisenvitriol zu röten, so sind in letzterem $^{112}/_{56} = 2$ Decigramm metallisches Eisen als Oxydulsalz enthalten, der Eisenvitriol also ein reines Oxydulsalz.

§ 326. Oxydimetrie durch Jod. Zur oxydimetrischen Bestimmung der a r s e n i g e n Säure dient die Z e h n t e l - N o r m a l j o d l ö s u n g, welche im Liter 12,7 g ($^1/_{10}$ Äquiv.) Jod mittelst Jodkalium ge-löst enthält. Sie oxydiert alkalische Lösungen der arsenigen Säure zu Arsensäure, in Jodmetall übergehend.

$$As_2O_3 + 4J + 4NaHCO_3 = As_2O_5 + 4NaJ + 4CO_2 + 2H_2O.$$

B e d i n g u n g ist also Gegenwart eines Alkalis, das man aber als Bikarbonat zuzugeben hat, um dessen Nebenwirkung auf das Jod zu vermeiden.

Die *Prüfung mittelst Jodlösung* geschieht unter Anwendung einiger Tropfen S t ä r c l ö s u n g als Indikator; wenn kein Jod mehr durch die arsenige Säure in Jodid übergeführt wird, tritt die Blaufärbung der Stärke durch das freie Jod ein. Man fügt also zur Lösung der arsenigen Säure eine genügende Menge dop-peltkohlensaures Natron nebst etwas Stärkelösung und tröpfelt aus der Stehbürette oder Messpipette so lange Jodlösung zu, bis die Probe bläulich gefärbt erscheint.

Berechnung: Da 4J auf As_2O_3 nötig sind, so giebt jeder verbrauchte Kubikcentimeter Jodlösung den vierzigsten Teil des Äquiv. der arsenigen Säure in Milligrammen = $^{198}/_{40}$ d. i. nahezu 5 mg an. — Bsp.: Entfärben 5 g Fowlersche Lösung 10 ccm Jodlösung, so enthalten sie $5 \times 10 = 50$ mg d. i. 1 $\%$ arsenige Säure.

§ 327. Jodometrie. Unter Jodometrie versteht man die Be-stimmung des J o d s durch N a t r i u m t h i o s u l f a t (unterschweflig-

saures Natron). Von letzterem stellt man durch Auflösung von
24,8 g zu 1 l eine Zehntel-Normallösung her, welche genau auf
die kurz zuvor erwähnte Zehntel-Normaljodlösung eingestellt ist,
sodass sich beide Lösungen, Kubikcentimeter gegen Kubikcentimeter, Tropfen gegen Tropfen, binden. Das unterschwefligsaure
Natron führt bekanntlich das Jod in Jodnatrium über, dabei selber
in tetrathionsaures Natron sich verwandelnd.

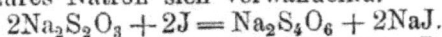

$$2Na_2S_2O_3 + 2J = Na_2S_4O_6 + 2NaJ.$$

Die *jodometrische Prüfung* geschieht unter Zuhilfenahme von
Stärkelösung als Indikator, weil jede kleinste Menge freies
Jod mit derselben blaue Jodstärke bildet. Die Natriumthiosulfatlösung ist vor dem Gebrauche stets einer Urprüfung zu unter-
ziehen, da das Salz selten rein genug im Handel vorkommt.
Man löst 0,3 g Jod nebst einer gleichen Menge Jodkalium in
Wasser auf, fügt Stärkelösung hinzu und tröpfelt aus der Messpipette oder Stehbürette so lange Natriumthiosulfatlösung hinzu,
bis die Probe sich entfärbt hat. Hierzu müssen 23,6 *ccm*
verbraucht werden, anderenfalls ist die Normallösung darnach
mit Wasser zu verdünnen resp. durch Salz zu konzentrieren.
Aber man kann auch 10 *ccm* der Zehntel-Normaljodlösung mit
etwas Stärkelösung versetzen und mit der Natriumthiosulfatlösung farblos titrieren; es müssen genau 10 *ccm* derselben verbraucht werden.

In derselben Weise lässt sich das freie Chlor bestimmen,
da dasselbe eine äquivalente Menge Jod aus Jodkalium frei macht,
welche alsdann durch Natriumthiosulfatlösung gemessen wird.

Berechnung: Die Zahl der verbrauchten Kubikcentimeter Zehntel-
Natriumthiosulfatlösung giebt, mit dem zehnten Teil des Äquivalentgewichts
des Jods resp. des Chlors multipliziert, dessen Menge in Milligrammen an.
— Bsp.: Wenn zur Bindung des durch 25 g Chlorwasser aus 1 g Jodkalium
frei gemachten Jods 28,2 *ccm* Zehntel-Natriumthiosulfatlösung verbraucht
werden, so sind in den 25 g Chlorwasser 28,2×3,55 = 100 *mg* Chlor d. i.
in 100 g desselben 400 *mg* = 0,4 % Chlor enthalten.

§ 328. Fällungsanalysen. 1. Zur Bestimmung des an Metalle
resp. Wasserstoff gebundenen Chlors, Broms, Jods und
Cyans dient die Zehntel-Normalsilberlösung, welche 17,0 g
Silbernitrat im Liter enthält. Dieselbe fällt eine äquivalente
Menge der genannten Salzbildner als weissen resp. gelblichen
Niederschlag aus.

Die *Ausführung der Analyse* besteht im Zusatze der Silberlösung bis zur völligen Ausscheidung, welche in neutralen
Flüssigkeiten daran erkannt wird, dass bei Gegenwart von chrom-
saurem Kali ein weiterer Zusatz der Silberlösung rotes chromsaures Silber ausscheidet. Man wendet also einige Tropfen chromsaurer Kalilösung als Indikator an und beendet die Operation

dann, wenn der Niederschlag eine rötliche Färbung anzunehmen beginnt. So lange nämlich noch ein Chlorid, Bromid, Jodid oder Cyanid in der Probe gelöst vorhanden ist, wechselt dasselbe sich mit dem etwa gebildeten chromsauren Silber um, sodass letzteres dann erst dauernd entstehen kann, wenn die Ausscheidung der Salzbildner komplet geworden ist. Bedingung ist neutrale Reaktion der Flüssigkeit, da das chromsaure Silber durch Säuren gelöst wird.

Berechnung: Die Anzahl der verbrauchten Kubikcentimeter Silberlösung giebt durch Multiplikation mit dem Zehntel des Äquivalentgewichtes vom Chlorid resp. Bromid, Jodid, Cyanid die davon vorhandene Menge in Milligrammen an. — Bsp.: Wenn 27 *g* Bittermandelwasser zur Ausfällung 10 *ccm* Zehntel-Normalsilberlösung verbrauchen, so enthalten sie $10 \times 2{,}7 = 27$ *mg* Blausäure (HCN = 27) d. i. 1 pro Mille derselben.

2. In umgekehrter Weise dient die Zehntel-Normalkochsalzlösung zur Bestimmung des Silbers. Man stellt sie durch Lösen von 5,85 *g* Chlornatrium zu 1 *l* dar und verfährt in der nämlichen Weise wie zuvor. 10 *ccm* dieser Massflüssigkeit müssen nach Zugabe einiger Tropfen chromsaurer Kalilösung genau 10 *ccm* Zehntel-Normalsilberlösung bis zur schwachen Rötung des Niederschlags verbrauchen.

Bsp.: Wenn 1,0 *g* salpeterhaltiger Höllenstein durch 20 *ccm* der Zehntel-Normalkochsalzlösung völlig ausgefällt wird, sodass nach Zugabe von Kaliumchromat ein weiterer Zusatz der Silberlösung den Niederschlag rot färbt, so sind im ersteren $20 \times 17 = 340$ *mg* Silbernitrat enthalten d. i. das Präparat besitzt 34 Proz. davon.

Die massanalytischen Instrumente.

A. Zur Anfertigung der Massflüssigkeiten dienen:

1. Die Literflasche, eine Glasflasche, welche bis zu einer Marke im verengerten Halse bei 15^0 genau 1 *l* Wasser fasst;

2. eine Mischflasche und

3. ein Mischcylinder,

beide von unten nach oben abgeteilt und von verschiedener Grösse. Die grösseren fassen 500 oder 1000 *ccm* und sind in 10 oder 50 *ccm* geteilt, die kleineren fassen 100 *ccm* oder weniger und sind in einzelne *ccm* geteilt. Man gebraucht sie, wenn Flüssigkeiten in einem bestimmten Verhältnisse herzustellen oder mit Wasser zu verdünnen sind. Hat man z. B. eine Normalsäure, welche um $^1/_{10}$ zu stark ist, so giebt man in der Mischflasche zu je 100 *ccm* derselben 10 *ccm* dest. Wassers. Auch kann man sich dieser Gefässe zur Anfertigung kleinerer oder grösserer Mengen von Normallösungen bedienen.

B. Bei Ausführung der Analysen benutzt man:

1. Gläserne Büretten, in *ccm* von oben nach unten eingeteilte Röhren von gleicher Weite, welche zum Abmessen der angewendeten Massflüssigkeit dienen. Man hat sie von verschiedener Form und zwar:

a) Die Mohrsche Quetschhahnbürette (Fig. 78), eine beiderends offene Röhre, aus welcher man die Titreflüssigkeit durch ein unten angefügtes Stück Gummischlauch auslaufen lässt.

Der Gummischlauch ist mit einem kleinen, spitz zulaufenden Ausflussröhrchen verbunden und mit einem Quetschhahne (Fig. 80) versehen, welcher im gewöhnlichen Zustande den Schlauch zusammendrückt und dadurch die Bürette schliesst. Beim Gebrauche drückt man mit dem Daumen und Zeigefinger auf die beiden Plättchen des Quetschhahns, wodurch derselbe Flüssigkeit austreten lässt und zwar je nach dem Druck im Strahle oder tropfenweise.

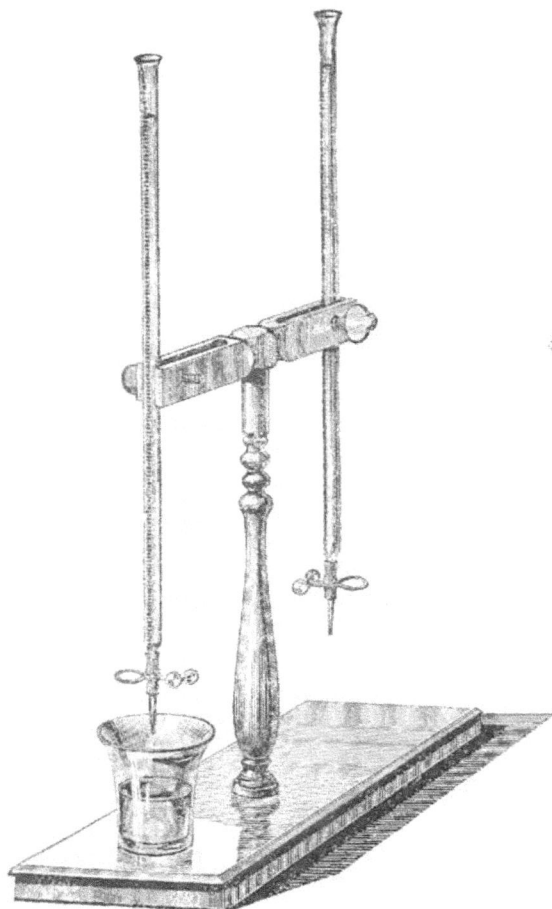

Fig. 78.
Mohrsche Quetschhahn Bürette.

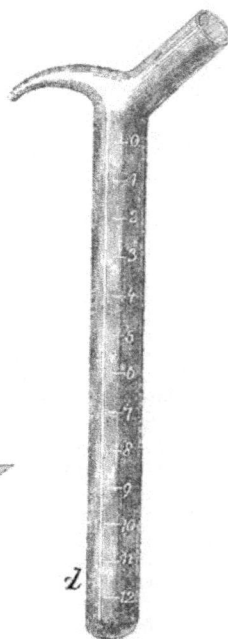

Fig. 79.
Englische Bürette.

Man kann diese Bürette in allen Fällen gebrauchen, mit Ausnahme bei Jod- und Kaliumpermanganatlösung, weil dieselben das Gummi angreifen. Für diese Fälle dienen Glashahnbüretten, welche an der Stelle des Gummischlauchs nebst Quetschhahn einen Glashahn besitzen.

b) Stehbüretten. Die Gay-Lussacsche Bürette eine unten geschlossene, daselbst mit einem Holzfusse versehene Glasröhre, welche von unten herauf eine feine Ausflussröhre zur Seite hat, aus der beim Neigen der Bürette die Massflüssigkeit ausläuft.

Eine andere Form der Stehbürette ist die englische Bürette (Fig. 79), welche keine besondere Ausflussröhre besitzt, daher weniger zerbrechlich ist. Sie läuft am oberen Ende in eine umgebogene, feine Aus-

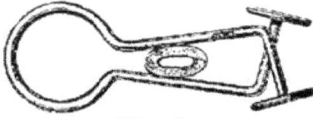

Fig. 80.

flussspitze aus, neben welcher ein kurzes Eingussrohr sich befindet. Beim Gebrauche fasst man die Bürette mit der linken Hand vorn an, mit dem Daumen die Eingussröhre verschliessend; neigt man sie dann, so kann man durch sanftes Lüften des Daumens das Ausfliessen der Flüssigkeit nach Wunsch bewirken.

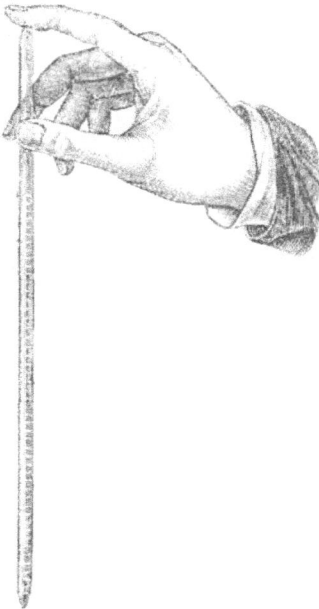

Fig. 81.
Messpipette.

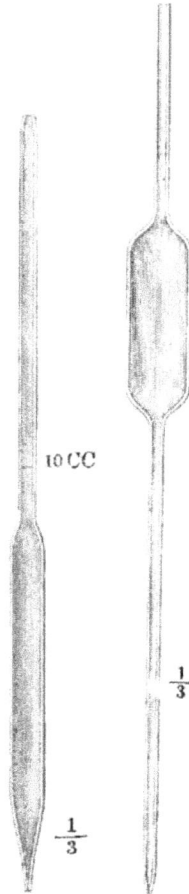

10 CC

$\frac{1}{3}$

Fig 82.
Vollpipetten.

2. Messpipetten (Fig. 81), gläserne, beiderends offene und gleich-weite Röhren, welche in *ccm* eingeteilt sind. Man gebraucht sie zum näm-lichen Zwecke, wie die Büretten, in der Weise, dass man sie durch An-saugen mit der Massflüssigkeit anfüllt und darauf die obere Öffnung mit dem (befeuchteten) Zeigefinger der rechten Hand fest verschliesst; durch schwaches Lüften des Fingers wird die Flüssigkeit bald im Strahle, bald tropfenweise zum Abfliessen gebracht.

3. Vollpipetten (Fig. 82), Glasröhren mit bauchiger Erweiterung, welche bis zu einer Marke ein bestimmtes Quantum Flüssigkeit fasst. Am meisten benutzt man Vollpipetten zu 10 *ccm*; auch ist eine grössere zu 50 *ccm* (zur Karbolsäurebestimmung) nötig. Während die Masscylinder auf die Aufnahme eines gewissen Flüssigkeitsvolums geeicht sind, dienen die Vollpipetten zum Ausfliessenlassen eines solchen und müssen genau geprüft werden, ob sie dieses Quantum beim ruhigen Auslaufen, oder beim darauffolgenden Anstrich an die Gefässwandung, oder erst beim Ausblasen abgeben. Hiernach sind die Pipetten zu bezeichnen.

Regeln beim Titrieren.

1. Beim Ablesen des Flüssigkeitsstandes bringe man zunächst das Auge genau in die Höhe des betreffenden Teilstriches; sodann beobachte man den unteren Rand der Kurve, da dieser den Stand der Flüssig-keit anzeigt.

2. Man fülle beim Gebrauch der Bürette resp. Messpipette das Instrument etwas über den Nullpunkt der Teilung an und lasse dann bis zu demselben exakt ablaufen. Bei Ausführung der Analyse lasse man zuerst nahezu das nötige Quantum der Massflüssigkeit (im vollen Strahle) einlaufen; alsdann vollende man die Analyse durch vorsichtiges Eintröpfeln der Normallösung. Bei den Messpipetten hebe man den Finger niemals völlig weg, selbst dann nicht, wenn man die Flüssigkeit im Strahle aus-laufen lässt; stets bewirke man das Ausfliessen nur durch ein Nachlassen des Fingerdruckes. Ein Einfetten des verschliessenden Fingers mit etwas Talg eignet sich noch besser als das Anfeuchten desselben. Eine durch unvorsichtiges Einlaufenlassen überstürzte Analyse ist zu kassieren; sie rektifizieren zu wollen, ist stets ein unsicheres Unternehmen.

3. Soll in der zu untersuchenden Flüssigkeit eine Färbung erkannt werden, wie bei den Sättigungs-, Jod-, Kaliumpermanganat-Analysen, so stelle man das Becherglas auf einen Bogen weisses Papier oder man arbeite in einer weissen Porzellanschale. Handelt es sich aber um den Eintritt einer Trübung, wie bei der Liebigschen Cyan-Probe, so stelle man das Becherglas auf schwarzes Papier oder halte es gegen einen dunklen Hintergrund. Färbungen erkennt man am besten gegen einen hellen, Trübungen gegen einen dunklen Hintergrund.

Botanik.

Die Botanik ist die Lehre von den Pflanzen, organischen Wesen, welche sich ernähren und fortpflanzen, denen aber Empfindung und willkürliche Bewegung mangelt.

I. Organographie und Terminologie.

1. Wurzel und Stamm.

§ 329. Was stellen Wurzel und Stamm einer Pflanze vor? Bei allen höher organisierten Gewächsen lassen sich die vegetativen Organe nach zwei Richtungen hin unterscheiden; je nachdem sie die Axe des Pflanzenkörpers bilden oder seitliche Verbreiterungen, bezeichnet man sie als Axenorgane oder als Seitenorgane der Pflanze. Zu ersteren zählen Wurzel und Stamm, zu letzteren die Blätter.

Wurzel und Stamm bilden die Axenorgane des Pflanzenkörpers. Wurzel und Stamm sind enge mit einander verbunden, eine ununterbrochene Linie darstellend, welche sich bei der Wurzel nach unten, beim Stamme nach oben unbegrenzt verlängert. Sie dienen zugleich der Pflanze zur Befestigung im Boden, zum Halt und zur Aufnahme und Fortleitung des Nahrungssaftes.

Es giebt aber auch Gewächse ohne Wurzel und Stamm, zu denen die Pilze, Algen und Flechten zählen. Ihren Pflanzenkörper nennen wir ein Trieblager (thallus), welches bald einem Stengel, bald einem Blatte gleicht (wie beim irländischen und isländischen Moose), häufig aber auch eigenartige Formen annimmt (wie bei den Pilzen). Diese Gewächse heissen desshalb Lagerpflanzen (Thallophyta) und besitzen wohl nicht selten Haftzasern, mit denen sie auf dem Boden sitzen, niemals aber eine eigentliche Wurzel, welche Nahrung aufnimmt.

Die Wurzel (Radix).

§ 330. Wie unterscheidet sich die Wurzel vom Stamm? Gemeinlich nennt man den ganzen unter dem Erdboden befindlichen

Teil der Pflanze W u r z e l, den oberirdischen Teil der Axe S t a m m. Dieser Unterschied ist aber wissenschaftlich unhaltbar; wir können nur denjenigen Teil der Axe Wurzel nennen, welcher das Wachstum nach unten besitzt und die Nahrung aus dem Erdreich aufnimmt. *Die Wurzel wächst nach unten, der Stamm nach oben.*

Wenn beim Keimen des Samens das junge Pflänzchen heranwächst, verlängert sich sein Würzelchen (radicula) abwärts ins Erdreich, während der obere Teil, das Knöspchen (plumula), den beblätterten Stamm erzeugt und aufwärts strebt. Dabei verbreitert er sich seitlich durch die Blattorgane, die an seinen Knoten entspringen. Man kann also nach äusseren Merkmalen folgenden Unterschied zwischen Stamm und Wurzel aufstellen: D e r S t a m m b e s i t z t v o n S t r e c k e z u S t r e c k e K n o t e n, a n d e n e n s e i t l i c h B l ä t t e r e n t s p r i n g e n; s o l c h e K n o t e n u n d B l ä t t e r f e h l e n d e r W u r z e l s t e t s.

Die Wurzel hat die Aufsaugung des Nährsaftes aus dem Erdreich zur Aufgabe. Sie verästelt sich zu diesem Zwecke in feine W u r z e l z a s e r n, deren Enden von einer zarten Oberhaut bekleidet sind, durch welche die Bodenfeuchtigkeit mittelst Endosmose eindringt. Die Spitzen dieser Wurzelzasern finden wir mit der sog. W u r z e l h a u b e bedeckt, welche sich durch die Ablösung der äussersten Gewebschichten bildet und, nur an der Spitze selber mit der Wurzel zusammenhängend, sie gewissermassen als Häubchen umhüllt. Daher erscheinen die Enden der Wurzelzasern etwas verdickt.

§ 331. Wie viele Arten der Wurzel unterscheidet man? Wenn die ursprüngliche Wurzel der Pflanze auswächst und während ihrer ganzen Lebensdauer funktioniert, so nennen wir sie eine H a u p t w u r z e l (r a d i x p r i m a r i a). Wir finden solche z. B. bei der Möhre, den einheimischen Strauch- und Baumgewächsen. Sie lässt sich bis zu ihrer Spitze verfolgen und teilt sich mehr oder weniger in Verästelungen.

Bei manchen Pflanzen verkümmert jedoch frühzeitig die ursprüngliche Wurzel, und der unter der Erde befindliche Teil des Stammes treibt aus seinen Knoten W u r z e l z a s e r n, sog. N e b e n w u r z e l n aus, welche die Aufsaugung des Nährsaftes besorgen. Eine solche Wurzel nennen wir eine z u s a m m e n g e s e t z t e W u r z e l (r a d i x c o m p o s i t a) und finden sie z. B. bei den Farnkräutern und Zwiebelgewächsen, beim Baldrian u. a. m. Wenn der unterirdische Axenteil, aus dem die Nebenwurzeln entspringen, sich wenig entwickelt, so gewinnt die ganze Wurzel das Ansehen, als ob sämtliche Nebenwurzeln von einem Punkte ausgingen, und heisst dann eine f a s e r i g e W u r z e l (r a d i x f i b r o s a), wie bei den Getreidearten. Wenn aber der unterirdische Stammteil mehr oder minder sich verdickt oder verlängert und im Boden hinkriecht, so bezeichnen wir diesen Axenteil als Wurzelstock (rhizoma); die eigentlichen Wurzeln sind dann die Nebenwurzeln (Wurzelzasern). Man kann den Wurzelstock als Stammteil leicht an den Blattresten erkennen, die sich an seinen Knoten noch häufig vorfinden.

Der Wurzelstock ist der in der Erde befindliche Teil des Stammes, welcher Nebenwurzeln treibt, wenn keine Hauptwurzel ausgebildet wurde. Er unterscheidet sich von der Hauptwurzel durch die ihm anhängenden Blattreste.

Eine eigene Form gewinnt der Wurzelstock, wenn die Pflanze unter der Erde Knospen bildet und aus denselben sog. Wurzelsprossen (soboles) oder kriechende Wurzeln (radices repentes) treibt; dieselben laufen alsdann im Erdboden hin und senden aus ihren Knoten abwärts Nebenwurzeln, aufwärts Blätter.

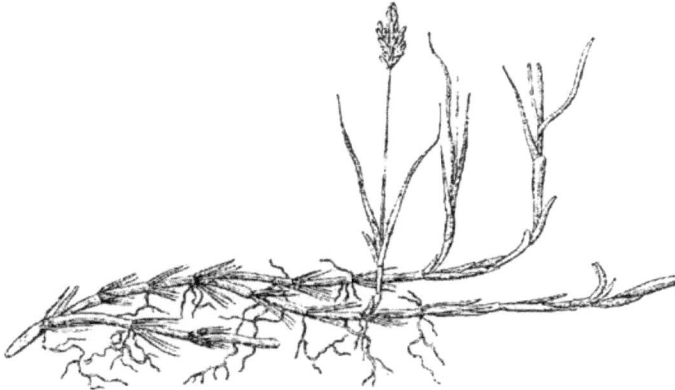

Fig. 83.

So bei der Quecke und Segge (Fig. 83). Verschieden hiervon sind die Schösslinge (sarmenta) oder Ausläufer (stolones), welche, vom Wurzelstock ausgehend, über den Erdboden hinkriechen, an den Knoten nach unten Nebenwurzeln in die Erde treiben, nach oben Stengel erheben. Wir finden solche beim Märzveilchen, der Erdbeere (Fig. 84) u. a.

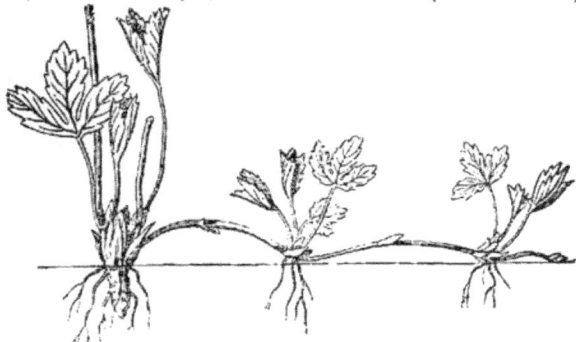

Fig. 84.

§ 332. Was sind falsche Wurzeln? Bei einigen Gewächsen entspringen aus dem oberirdischen Stamme wurzelähnliche Gebilde. Gewisse Schmarotzerpflanzen treiben Saugwurzeln (haustoria) in das Gewebe der Nährpflanze, um deren Saft sich anzueignen; so die Flachsseide (Cuscuta europaea), welche den Klee, Ginster, Lein u. a. heimsucht und auf deren Kosten sich ernährt. Diese Schmarotzergewächse wurzeln im Boden und unterscheiden sich dadurch als unechte Schmarotzer von den echten Schmarotzern, welche auf der Nährpflanze selbst keimen und noch ihre Wurzel in deren Gewebe eindringen lassen. Zu letzteren gehört die bekannte Mistel (Viscum album) auf unseren Obstbäumen.

Eine zweite Art falscher Wurzeln besitzt das Epheu. Es treibt aus seinem Stamme Klammerwurzeln, mit denen es sich am Gemäuer, an Felsen oder Bäumen festhält. Diese wurzelähnlichen Gebilde dienen durchaus nicht zur Nahrungsaufnahme, vielmehr nur zur Befestigung, und versehen denselben Dienst wie die Ranken des Weinstocks und der Gurken.

Der Stamm (Cormus).

§ 333. Wie bezeichnet man den Stamm? Nach der Beschaffenheit des Gewebes und der Lebensdauer bezeichnet man den Stamm als:

1. Krautstengel (caulis), wenn er krautartige Beschaffenheit besitzt. Er lebt nur eine Wachstumsperiode hindurch und stirbt im Herbst, wenn die Pflanze geblüht und gefruchtet hat, ab. Bei den Grasgewächsen besitzt er sehr entfernte Knoten und wird Halm (culmus) genannt.

2. Holzstamm (truncus), wenn er holzig und ausdauernd ist. Bei den meisten Gewächsen verzweigt er sich baumartig, bei den Palmen und Baumfarnen bleibt er jedoch bis zur Spitze, welche eine Blätterkrone treibt, unverästelt — Palmstamm.

§ 334. Wie teilt man die Gewächse nach ihrem Stamme ein? Nach der Beschaffenheit des Stammes teilt man die Pflanzen ein in:

a) Krautgewächse (herbae) mit krautigem Stengel. Wenn nach einmaligem Blühen und Fruchtreifen das Kraut völlig abstirbt, so nennt man es einjährig (h. annua), mit dem Zeichen ⊙, sofern seine ganze Lebensdauer nur auf ein einziges Jahr beschränkt ist, z. B. bei der Kamille, der Klatschrose, der Gerste, dem Roggen und Weizen; wenn seine Lebensdauer aber auf zwei Jahre sich ausdehnt, wie bei der Möhre, beim Bilsenkraut, so nennt man es zweijährig (h. biennis) und giebt ihm das Zeichen ⊙. Zweijährige Kräuter treiben im ersten Jahre nur eine Wurzel mit Blattrosette, erst im zweiten Jahre den Stengel mit Blüten und Früchten.

Im Gegensatz zu den ein- und zweijährigen Kräutern stehen die **ausdauernden Kräuter oder Stauden** (herbae perennes), welche jährlich bis auf die Wurzel absterben, deren Wurzel aber lebensthätig bleibt und in jedem Frühling einen neuen Stengel hervorbringt, der zum Blühen und Fruchttragen gelangt. Bei solchen Gewächsen erscheint die Wurzel durch die Reste der früheren, abgestorbenen Stengel vielköpfig (radix multiceps). Man bezeichnet die Stauden mit dem Zeichen des Jupiter: ♃. Beispiele sind die Erdbeere, Tollkirsche, Rainfarn.

b) **Holzgewächse**, mit holzigem, ausdauerndem Stamme. Zeichen des Saturn: ♄. Übersteigt der Stamm 15 Fuss und verästelt er sich erst in einer gewissen Höhe, so nennt man das Gewächs einen **Baum** (arbor); verzweigt er sich aber sofort über dem Boden und bleibt niedriger, so ist es ein **Strauch** (frutex). Bei manchen Gewächsen ist nur der untere Teil des Stammes holzig, während die oberen Zweige krautartig bleiben und alljährlich absterben; ein solches Gewächs heisst ein **Halbstrauch** (suffrutex), z. B. die Heidelbeere, der Quendel (Feldthymian), bittersüsser Nachtschatten.

Terminologische Bestimmungen.

1. Der **Stengel** kann sein:

A. Nach seiner Richtung:

a) **Aufrecht** (caulis erectus), und zwar, wenn er schnurgerade emporsteigt, **steifaufrecht** (c. strictus), wie bei Verbascum thapsiforme.

b) **Aufsteigend** (c. adscendens), wenn sein unterer Teil wagrecht verläuft und der obere sich im Bogen erhebt, wie bei Malva vulgaris.

c) **Niederliegend, gestreckt** (c. prostratus, decumbens), wenn horizontal auf dem Boden liegend, wie bei Thymus Serpyllum.

d) **Schwimmend** (c. natans), in stehendem; **flutend** (c. fluitans), in fliessendem Wasser.

e) **Kriechend** (c. reptans), über den Erdboden hinkriechend und von Stelle zu Stelle Wurzeln treibend, wie bei Potentilla reptans.

f) **Kletternd** (c. scandens), wie beim Weinstock und Epheu.

g) **Windend** (c. volubilis), wie beim Hopfen und der Schneidebohne, (Zur Beurteilung, ob der Stengel sich nach rechts oder links windet, versetze man sich selbst in die Axe, um welche er sich windet.)

h) **Hin- und hergebogen** (c. flexuosus), wie bei Solanum Dulcamara.

i) **Geneigt** (c. cernuus), mit der Spitze gegen den Horizont geneigt, wie bei Anemone Pulsatilla.

k) **Nickend, überhangend** (c. nutans), mit der Spitze herabgeneigt, wie bei Anemone pratensis.

l) **Hängend** (c. pendulus), herabhängend, wie bei Linaria Cymbalaria.

B. Nach der Verästelung:

a) **Einfach** (c. simplex), unverzweigt, wie bei der Lilie und Tulpe.

b) **Ästig** (c. ramosus) wie bei der Rose.

c) **Sparrig** (c. squarrosus), wenn die Äste nach allen Richtungen hin auseinander weichen, wie bei der Eiche.

d) **Gedrungen** (c. coarctatus), wenn die Verzweigungen dicht zusammengedrängt sind, wie beim Sadebaum.

e) Gabelästig (c. dichotomus), wenn der Stengel sich wiederholt in zwei Äste teilt, wie bei der Mistel.

C. Nach dem Durchschnitt:

a) Stielrund (c. teres), wie bei Mistel, Schierling.

b) Zweischneidig (c. anceps), wie bei Hypericum perforatum.

c) Kantig (c. angulatus), und zwar dreikantig (c. triangularis, trigonus) oder, bei scharfen Kanten und konvexen Flächen, dreischneidig (triquater), wie bei Carex; vierkantig (c. quadrangulus, tetragonus), wie bei Galeopsis, Gratiola, Lamium u. a.

d) Gerillt (c. striatus) mit oberflächlichen Längslinien versehen.

e) Gefurcht (c. sulcatus), mit tieferen Längsstreifen.

2. Die Hauptwurzel kann sein:

A. Nach der Gestalt:

a) Fadenförmig (radix filiformis), wie der Polygala amara.

b) Walzenförmig (r. cylindrica), ziemlich gleich dick, wie die Hauhechel-, Enzian-, Kletten-, Pimpinell-, Süssholz-, Löwenzahnwurzel u. a. (Fig. 91). Die Senegawurzel (Fig. 92) ist walzenförmig und gewunden (r. voluta); die Brechwurzel (Rad. Ipecacuanhae, Fig. 93) ist hin und her gebogen (r. flexuosa) und geringelt (r. annulata).

c) Spindelförmig (r. fusiformis), kegelig spitz zulaufend, wie bei der Möhre (Fig. 94).

d) Knollig (r. tuberosa), wie die weisse Rübe (Fig. 95).

B. Nach der Verästelung und Ausdehnung:

a) Einfach (r. simplex), unverzweigt, z. B. die Bertramwurzel.

b) Ästig (r. ramosa), z. B. Angelikawurzel. Ist die Verzweigung nur schwach, so sagt man fast einfach (r. subsimplex).

c) Sehr verlängert (r. praelonga, longissima), z. B. Süssholz, Enzianwurzel.

d) Abgebissen (r. praemorsa), wenn kurz und dick.

e) Vielköpfig (r. multiceps), wenn das obere Ende durch die abgestorbenen jährlichen Stengel vielknotig ist, wie bei der Senegawurzel (Fig. 92.)

C. Nach der Oberfläche und dem Durchschnitt:

a) Stielrund (r. teres), mit kreisförmigem Querschnitt, z. B. Seifenwurzel.

b) Längsfurchig (r. sulcata), z. B. Hauhechelwurzel.

c) Gestreift (r. striata) mit feinen Längsstreifen, z. B. Belladonnawurzel.

d) Geringelt (r. annulata), mit Querringen versehen, z. B. Brechwurzel.

e) Runzelig (r. rugosa), wie das Süssholz.

3. Der Wurzelstock kann sein:

a) Walzenförmig (rhizoma cylindricum) und mit Nebenwurzeln besetzt, wie die Wohlverleihwurzel (Fig. 97), Kalmuswurzel u. a. Die virginische Schlangenwurzel ist dabei hin- und hergebogen (flexuosum).

b) Vierkantig (rh. tetragonum s. quadrangulum), wie die Haselwurzel.

c) Verdickt (rh. incrassatum) oder knollig (tuberosum), wie die Baldrianwurzel (Fig. 99); man nennt ihn dann Knollstock (cormus).

d) Kegelig (rh. conicum), wie die weisse Nieswurz (Fig. 98.)

e) Gegliedert (rh. articulatum), wobei jedes Glied einen Jahrestrieb darstellt, wie bei Rhizoma. Iridis.

f) Zusammengedrückt (rh. compressum), wie bei der Meisterwurzel.

g) Kriechend (rh. repens), mit entfernten Knoten, aus denen Wurzelfasern und Blattscheiden entspringen, wie bei der Quecke und Sandsegge (Fig. 89).

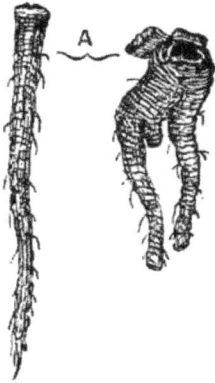

Fig. 91.
Walzenförmige Wurzel.

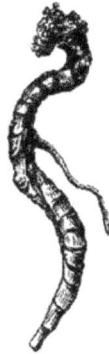

Fig. 92.
Gewundene Wurzel.

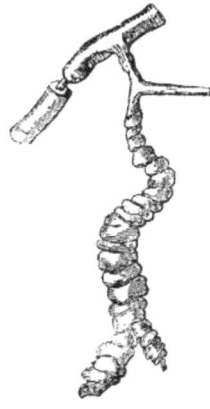

Fig. 93.
Geringelte Wurzel.

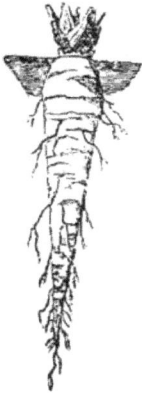

Fig. 94.
Spindelige Wurzel.

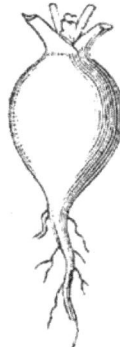

Fig. 95.
Rübenförmige Wurzel.

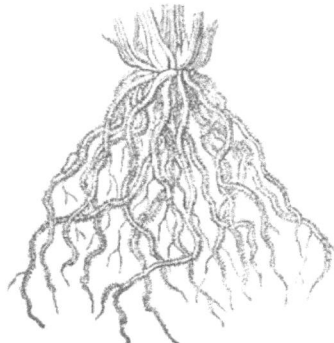

Fig. 96.
Faserige Wurzel.

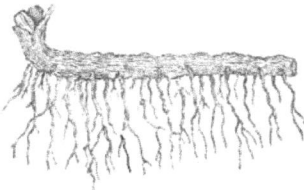

Fig. 97.
Walzenförmiger Wurzelstock.

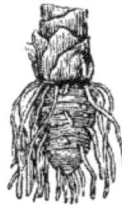

Fig. 98.
Kegeliger Wurzelstock.

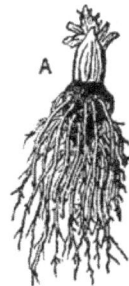

Fig. 99.
Knolliger Wurzelstock.

2. Die Knospen, Zwiebeln und Knollen.

§ 336. Wie unterscheidet man die Knospen? Die Knospe (gemma) wird aus einem verkürzten Axenteil gebildet, welcher dicht besetzt ist von Blattansätzen; aussen umschliessen sie häutige Schuppen, sog. Knospendecken (tegmenta). Die Knospe bezweckt die Vermehrung des Gewächses durch Sprossung, auf ungeschlechtlichem Wege, wobei man wohl berücksichtigen muss, dass ein Baum, welcher zur Frühjahrszeit durch Knospenbildung sich vergrössert, als eine mehr oder weniger grosse Gruppe von Individuen anzusehen ist, mit gemeinsamer Wurzel — insofern immerhin jede Knospe unter günstigen Umständen auch zur selbstständigen Pflanze auswachsen kann.

Die Knospen entwickeln sich teils in den Blattwinkeln — achselständige Knospen (gemmae axillares); teils an den Zweigenden — endständige Knospen (g. terminales); zuweilen an unbestimmten Stellen des Stammes — Beiknospen (g. adventivae), aber stets aus dem Stamme oder dessen Verzweigungen.

Die Wurzel treibt niemals Knospen; die sog. Wurzelknospen sind stets Rhizomknospen.

Entwickelt sich die Knospe zu einem beblätterten Zweige, so nennt man sie Blattknospe, erzeugt sie eine Blüte, so heisst sie Blütenknospe. Eine besondere Modifikation der Blattknospe ist die bei der Kiefer im Frühling erscheinende sog. Sprosse (turio): dieselbe wächst nämlich zu einem mit Schuppen bedeckten Triebe aus und entwickelt dann später aus den Achseln der Schuppen die Nadelbüschel. Die Narben der später abfallenden Schuppen bleiben am Aste sichtbar.

§ 337. Worauf beruht das Pfropfen, Okulieren und die Vermehrung durch Stecklinge und Schösslinge? Die ungeschlechtliche Vermehrung mittelst der Knospen setzt nicht allein, wie die Fortpflanzung durch Samen, die Pflanze als Art (Spezies) fort, sondern begabt sie auch mit allen individuellen Eigentümlichkeiten der Mutterpflanze. Samen kultivierter Kirschenarten erzeugen beim Keimen Wildlinge der Kirsche, indem sie die Kirsche nur als Art fortpflanzen; pfropft man aber das Reis einer veredelten Kirsche auf diesen Wildling, so wächst es zu derselben edlen Abart aus.

Samen pflanzen nur allgemein die Art, Knospen dagegen die Varietäten (Abarten) fort.

Nachdem im Frühling dem Wildling alle eigenen Knospen abgeschnitten, erteilt man ihm entweder durch Okulieren oder durch Pfropfen Knospen veredelter Abarten. Das Okulieren geschieht durch Knospen, das Pfropfen durch Edelreiser, d. i. Zweige der edlen Varietät. Man verfährt beim

Okulieren in der Weise, dass man die Knospe mit der sie umgebenden Rinde und dem Stützblatte von der edlen Pflanze ablöst, in eine T-förmige Spalte des Wildlings einschiebt und wohl
verbindet (Okulieren auf das treibende Auge). Thut man dies
im Herbst, dann nimmt man dem Wildling erst im kommenden
Frühjahr die eigenen Augen (Okulieren auf das schlafende Auge). —
Beim Pfropfen schiebt man ein unten zugespitztes Edelreis in
eine Spalte des Wildlings, so dass Splint auf Splint kommt, und
verbindet das Ganze.

Stecklinge sind abgeschnittene Edelreiser, welche einfach
in die Erde gesteckt werden, um zu neuen Gewächsen heran-
zuwachsen, nach unten Wurzel zu treiben, nach oben sich zum
Stamme zu entwickeln. So verfährt man bei der Anpflanzung
von Weinreben. Biegt man die Zweige, bevor man sie abschneidet, zum Boden herab, sodass ihre Spitze aus der Erde
wieder hervorragt, und lässt sie aus einer verwundeten Stelle
Wurzeln treiben, so nennt man dies Vermehrung durch Ab-
leger, Absenker. Man benutzt sie bei Rosen u. a.

Schösslinge, Ausläufer (sarmenta, stolones), entstehen bei gewissen Pflanzenarten, z. B. bei der Erdbeere, Himbeere, Brombeere, Märzveilchen, indem Knospen des Wurzelstocks
(Rhizomknospen) zu Zweigen auswachsen, welche über die Erde
hinkriechen, von Stelle zu Stelle Wurzeln schlagen und aufwärts
Blätter und Zweige treiben. (Fig. 99.) Hierdurch entstehen neue
Individuen, anfangs noch in Verbindung mit der Mutterpflanze,
später aber sich loslösend von derselben. Man benutzt sie ebenfalls zur Vermehrung edler Varietäten.

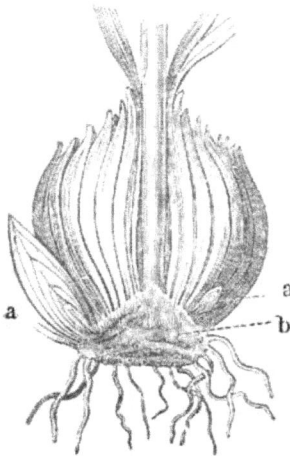

a

b

Fig. 100.

§ 338. Was sind Zwiebeln? Die Zwiebel (bulbus) ist eine fleischige
Knospe, bestehend aus einem plattgedrückten Axenteile, dem sog. Zwiebelkuchen (Fig. 100 b), welcher nach unten
Wurzeln treibt, nach oben zu aber mit
fleischigen Blattansätzen, den Zwiebelschalen, besetzt ist.

Die Zwiebeln bilden sich gewöhnlich
unterirdisch, als Rhizomknospen, indem
sie in den Achseln der Schalen der Mutterzwiebel sich entwickeln, als Brutzwiebeln
(Fig. 100 a). Bei zahlreichen Gewächsen,
z. B. den Lilien, Tulpen und Laucharten,
ist diese Vermehrung die gewöhnliche und
überwiegt die Fortpflanzung durch Samen
bedeutend. Die fleischigsaftige Beschaffenheit der Zwiebelschalen setzt die Zwiebel

in den Stand, losgelöst von der Mutterzwiebel längere Zeit fort-
zuvegetieren (zu überwintern) und im Frühling selbständig Wurzelzasern und einen beblätterten Stengel zu treiben. Demnach sind
die Zwiebelgewächse einjährige Pflanzen, welche aber durch die
alljährliche Neubildung von Zwiebeln ausdauernd erscheinen.

Wenn sich der Zwiebelkuchen knollig verdickt, so nennt
man die Zwiebel eine Zwiebelknolle (bulbotuber), wie wir
sie bei der Herbstzeitlose finden (Fig. 101). Die Schalen treten

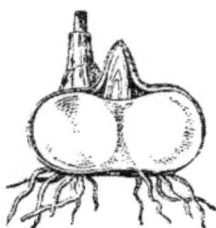

dann gegen den knolligen Kuchen sehr zurück
und bleiben gewöhnlich auf wenige Zwiebel-
decken reduziert. Bei der Zeitlosen-Zwiebelknolle
entsteht die junge Zwiebel im Sommer, seitlich
an der Mutterzwiebel, in einer Rinne, treibt im
Herbst eine Blüte und im darauffolgenden
Frühling einen beblätterten Stengel mit Frucht,
worauf sie im Sommer in seitlicher Rinne eine
neue Brutzwiebel erzeugt, welche denselben

Fig 101.   Lebenslauf beginnt. Im Herbst ausgegrabene
Zwiebelknollen der Zeitlose zeigen daher eine seitliche Rinne, im
Frühling ausgegrabene nicht. Die alte Zwiebelknolle welkt all-
mählich ein, bleibt aber zunächst noch mit der neuen von einer
Schale umschlossen.

Zuweilen entwickeln sich Zwiebeln am oberirdischen Stengel,
wie bei der Feuerlilie und beim Zahnwurz (Dentaria bulbifera)
in den Blattachseln, beim Knoblauch sogar an Stelle der Früchte.
Man nennt solche oberirdische Zwiebeln Zwiebelknospen.
Sie trennen sich im Herbst von der Mutterpflanze los und entwickeln im nächsten Frühling im Erdboden eine neue Pflanze.

§ 339. Was sind Knollen? Knollen (tubera) sind an sich
keine Knospen, sondern knollig verdickte, fleischige Wurzelstöcke oder Äste derselben, welche eine oder
mehrere Knospen — sog. Augen — tragen. Blattansätze
fehlen den Knollen gänzlich, wodurch sie sie sich von den
Zwiebelknollen (Zwiebeln mit knolligem Zwiebelkuchen) unterscheiden.

Bei der Kartoffelpflanze entwickeln sich die Knollen an den
Enden der untersten Stengel-Äste, welche sich noch im Erdreiche
befinden. Diese Knollen — die bekannten Kartoffeln — tragen
an verschiedenen Orten ihrer Oberfläche mehrere Knospen, die
man im gewöhnlichen Leben Augen nennt. Gelangt die Kartoffel
im folgenden Frühling in den Erdboden, so dient sie den aus-
wachsenden Knospen zur Nahrung und wird resorbiert, während
jedes „Auge" zu einer neuen Kartoffelpflanze auswächst. Beim
Lagern im Keller finden wir um dieselbe Zeit „ausgewachsene"

Kartoffeln, deren Augen Stengel treiben, welche wegen des Licht-
mangels blass gefärbt sind.

Bei den übrigen Knollengewächsen, z. B. den Orchis-Arten,
(Fig. 102 und 103) beim Sturmhut (Aconitum Napellus) u. a., ent-
wickeln sich die Knollen am Grunde des Stengels, neben der alten
Knolle, und wachsen im folgenden Jahre zu einer neuen Pflanze

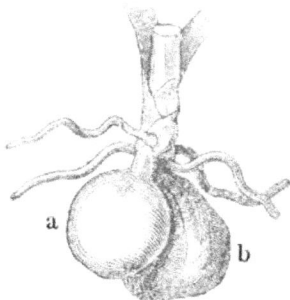

Fig. 102.
Kugelige Knollen.

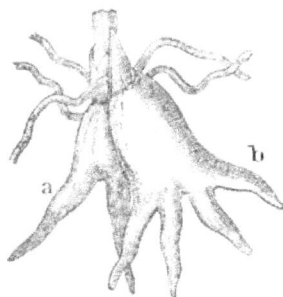

Fig. 103.
Handförmige Knollen.

aus. Demnach sind die Knollengewächse, ähnlich den Zwiebelgewächsen, von einjähriger Dauer, erscheinen aber ausdauernd, weil
jedes Jahr neben der alten Pflanze eine neue erscheint. In der
Regel findet man die Knollen zu zwei zusammenhängend, deren eine
die neue, deren andere die vorjährige darstellt, jene frisch, prall,
dicht — diese halb verwelkt, leicht, mehr oder weniger zu-
sammengeschrumpft.

3. Das Blatt.

§ 340. Wie bezeichnet man das Blatt nach seinem Stande? Die
Blätter (folia) sind seitliche Ausbreitungen des
Stammes, aus welchem sie heraustreten. Nach dem Stande
ihres Ursprungs bezeichnet man sie als:

a) Wurzelblätter (f. radicalia), wenn sie aus dem
Wurzelstocke oder dem untersten, noch unter dem Erdboden befindlichen Stammteile heraustreten.

b) Stengel- oder Laubblätter (f. caulina), wenn sie
am oberirdischen Stengel stehen.

c) Nebenblätter (stipulae), wenn sie zu beiden Seiten
des Blattstiels eines Blattes aus dem Stengel entspringen, wie
bei der Erbse (Fig. 104), bei der sie an Grösse das eigentliche
Blatt bedeutend übertreffen, bei der Rose (Fig. 105), wo sie dem
Blattstiele angewachsen sind, bei den Knöterichgewächsen (Fig.

107), wo sie um den Stengel zu einer Scheide, der sog. Tüte (ochrea), verschmelzen.

d) Deckblätter (bracteae), wenn sie die Blüten unter-stützen und in der Form von den Stengelblättern abweichen. Bei der Linde finden wir das Deckblatt mit dem Blütenstiel zur Hälfte verwachsen.

Stehen die Deckblätter in einem Kreise rings um den Stengel, so bilden sie eine Blütenhülle (involucrum), wie wir sie bei der Möhre (Fig. 110) sehen; verwachsen sie aber zu einer Scheide, so nennen wir sie Blütenscheide (spatha), z. B. bei der Calla (Fig. 109), beim Aron, Lauch u. a.

§ 341. Welches sind die Teile des Blattes? Man unterscheidet am Blatte den Blattstiel (petiolus) und die Blattspreite oder Blattfläche (lamina). Ist jener sehr verkürzt, so nennt man das Blatt sitzend (f. sessile), im Gegensatze zum ge-stielten Blatte (f. petiolatum).*)

Der Blattstiel ist dem Stamme entweder durch ein Glied eingelenkt (petiolus articulatione insertus), oder in ununter-brochener Verbindung mit ihm (p. continuus); im ersteren Falle löst er sich beim Abwelken des Blattes ab, wie dies bei den Wal-nussblättern der Fall ist.

Verbreitet sich der Blattstiel zu einer den Stengel mehr oder minder umschliessenden Röhre, so bildet er eine Blatt-scheide (vagina), welche wir besonders bei den Doldenge-wächsen (Fig. 106) und Gräsern (Fig. 108) finden. Bei den Gräsern erscheint an der Stelle, wo die Blattscheide (a) in die Blattfläche (d) übergeht, ein blasses, dünnes Häutchen, das sogen. Blatthäutchen oder Blattzüngelchen (ligula), Fig. 108 b.

§ 342. Nervatur des Blattes. Die Blattfläche wird von den Blattrippen oder Blattnerven (nervi) durchzogen, welche die Fortsetzung des Blattstiels darstellen und die Blattsubstanz zwischen sich aufnehmen. Je nach dem Verlaufe dieser Nerven unterscheidet man eine vierfache Nervatur des Blattes:

1. Beim parallelnervigen Blatt (f. parallelinervium), Fig. 114, treten alle Nerven nebeneinander in die Blattfläche ein und verlaufen unverzweigt bis zur Spitze. Solche finden wir bei den Gräsern, Lilien u. a. m.

2. Beim handnervigen Blatt (f. palmatinervium), Fig. 126—128, treten 3, 5 oder 7 Nerven zugleich in die Blattfläche und verzweigen sich in ihrem Verlaufe beiderseitig. So beim Epheu, Weinstock, Ahorn, Sturmhut u. a.

---

*) nicht folium stipitatum!

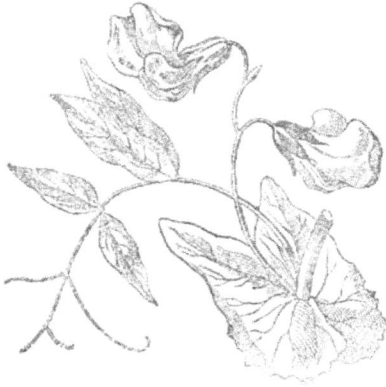

Fig. 104. Freie Nebenblätter.

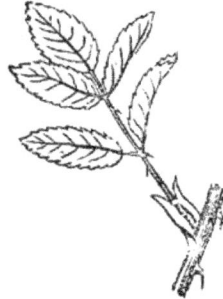

Fig. 105.
Angewachsene Nebenblätter.

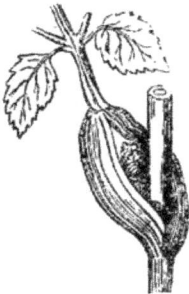

d

Fig. 106. Blattscheide.

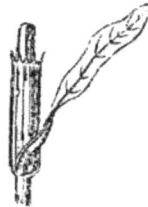

Fig. 107. Tute.

Fig. 108. a Blatt, b Blatthäutchen,
c Knoten, d Blattspreite.

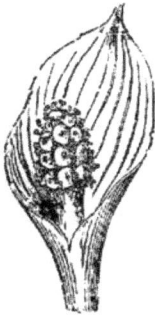

Fig. 109. Blütenscheide.

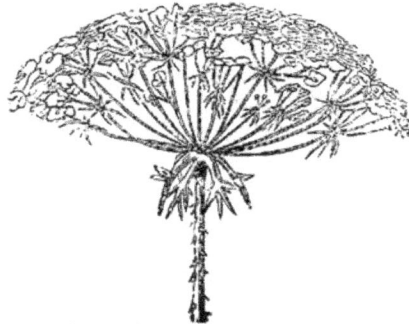

Fig. 110. Hülle und Hüllchen.

3. Beim fussnervigen Blatt (f. pedatinervium), Fig. 129, treten am Grunde zwei Nerven in die Blattfläche ein, nach zwei entgegengesetzten Richtungen auseinanderweichend, und senden nach vorn Seitennerven aus. So beim Nieswurz (Helleborus).

4. Beim fiedernervigen Blatt (f. pinnatinervium), Fig. 111—113, durchzieht ein Mittelnerv die Blattfläche und schickt nach beiden Seiten hin Seitennerven aus.

Wenn die Nervenverästelungen — Adern (venae) — ein feines Netz bilden, so nennt man das Blatt netzadrig (f. reticulatum), wie bei Fig. 115.

Terminologie des Blattes.

A. Die Blattform.

1. In Bezug auf den Umfang kann das Blatt sein:

a) Kreisrund (folium rotundum), wie Fig. 111.

b) Oval oder elliptisch (f. ovale, ellipticum), halbmal länger als breit, wie die Salbeiblätter. Ist das Blatt dabei nach dem Grunde zu breiter, so heisst es eiförmig (f. ovatum), wie Fig. 112.

c) Länglich (oblongum), zwei- bis dreimal länger als breit, wie die Pomeranzen- und Pfefferminzblätter.

d) Lanzettlich (lanceolatum). Fig. 113, vier- bis fünfmal länger als breit, wie die Ligusterblätter.

e) Lineal (lineare), Fig. 114, lang und schmal, wie die Grasblätter.

f) Verkehrteiförmig (obovatum), Fig. 115, nach vorn breiter, wie die Bärentraubenblätter.

g) Eckig (angulatum) und zwar: dreieckig (triangulare, deltoideum), Fig. 114; viereckig, rautenförmig (rhomboideum) etc.

h) Spatelförmig (spathulatum), Fig. 116, aus breiter Spitze nach dem Grunde zu plötzlich verschmälert.

i) Keilförmig (cuneatum), Fig. 117, wie bei der Rosskastanie.

k) Schwertförmig (ensiforme), wie die Blätter der Schwertlilie.

2. In Bezug auf den Blattgrund:

a) Abgerundet (basi rotundatum), Fig. 102.

b) In den Blattstiel verschmälert (in petiolum attenuatum), Fig. 116. wie die Fingerhutblätter.

c) Herzförmig (cordatum), mit herzförmiger Bucht und abgerundeten Lappen, wie die Lindenblätter Fig. 120, sowie Fig. 123.

d) Nierenförmig (renatum, reniforme), Fig. 121, mit abgerundeten Lappen und tiefer, abgerundeter Bucht, wie die Haselwurzblätter.

e) Pfeilförmig (sagittatum), Fig. 119, mit spitzen, nach hinten gerichteten Lappen, wie die Sauerampferblätter.

f) Spiessförmig (hastatum), mit spitzen, seitlich gerichteten Lappen, wie die Aronblätter.

g) Schief (obliquum) oder ungleichhälftig (dimidiatum), Fig. 120, wenn die eine Blatthälfte mehr ausgebildet ist als die andere, wie die Ulmen- und Lindenblätter.

h) Halbherzförmig (semicordatum), halbspiessförmig (semihastatum), halbpfeilförmig (semisagittatum), wenn nur eine Blatthälfte jene Ausbildung hat.

3. In Bezug auf die Blattspitze:

a) Stumpf (obtusum), wie die Salbeiblätter, Fig. 125.

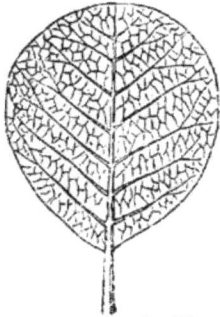

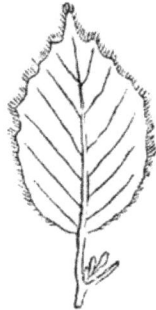

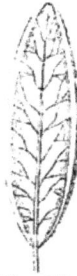

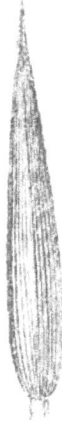

Fig. 111. Rundes Bl.

Fig. 112. Eiförmiges Bl.

Fig. 113.
Lanzettliches Bl.

Fig. 114.
Lineales Blatt.

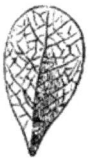

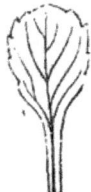

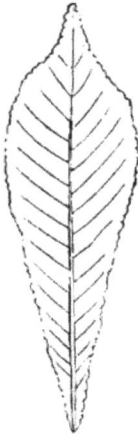

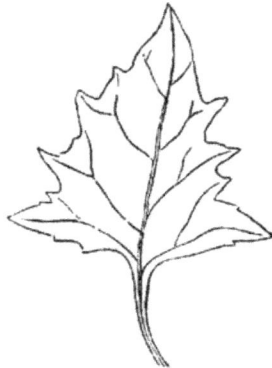

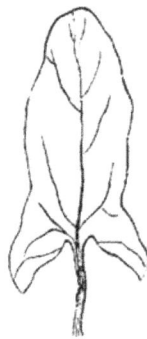

Fig. 115.
Verkehrteifg.
Blatt.

Fig. 116.
Spatelfg. Bl.

Fig. 117. Keilfg. Bl.

Fig. 118. Dreieckiges Bl.

Fig. 119. Pfeilfg. Bl.

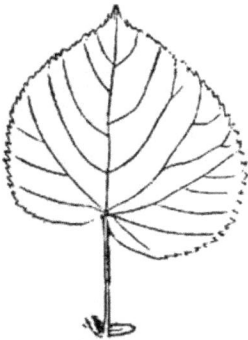

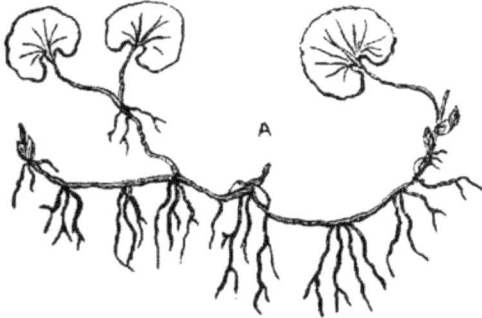

Fig. 120. Herzförmiges Bl.

Fig. 121. Niereuförmiges Bl.

b) **Abgerundet** (apice rotundatum) wie die Bärentraubenblätter, Fig. 115.

c) **Ausgerandet** (emarginatum), an der Spitze sanft ausgebuchtet, wie die Blumenblätter der Rose; ist der Einschnitt spitz, so heisst das Blatt **verkehrt herzförmig** (obcordatum), wie beim Sauerklee.

d) **Spitz** (acutum), wie die Buchenblätter, Fig. 112.

e) **Zugespitzt** (acuminatum), mit vorgezogener Spitze, wie die Blätter der Rosskastanie, Fig. 117.

f) **Bespitzelt, stachelspitzig** (apiculatum, mucronatum), wenn einem stumpfen Blatte ein Kraut- resp. Stachelspitzchen aufgesetzt ist.

4. In Bezug auf den Blattrand:

a) **Ganzrandig** (integerrimum), Fig. 111, 113, 114, 115, 119, 122, ohne alle Einschnitte, wie die Tollkirschen-, Pomeranzen-, Bärentrauben-blätter.

b) **Gekerbt** (crenatum), Fig. 123, mit kurzen, abgerundeten Zacken zwischen spitzen Einschnitten, wie die Malvenblätter, und zwar: **feingekerbt** (crenulatum) und **grobgekerbt** (grosse crenatum).

c) **Gezähnt** (dentatum), Fig. 124, mit kurzen, spitzen Zacken zwischen gerundeten Einschnitten, wie die Huflattig- und Eibischblätter. **Feingezähnt** (denticulatum) und **grobgezähnt** (grosse dentatum).

d) **Gesägt** (serratum), Fig. 125, mit kurzen, spitzen Zacken zwischen spitzen Einschnitten, wie die Pfefferminz- und Lindenblätter, und zwar: **feingesägt** (serrulatum), **grobgesägt** (grosse serratum), **doppelt gesägt** (biserratum), wenn die Sägezähne abermals gesägt sind.

e) **Buchtig** (sinuatum), durch abgerundete Einschnitte ausgebuchtet, wie die Eichenblätter. Wenn dabei die Ausschnitte spitz sind, so heisst das Blatt **buchtig gezähnt** (sinuato-dentatum), Fig. 118.

f) **Wellig** (undulatum) und in höherem Grade **kraus** (crispum), wie die Krauseminzblätter.

5. In Bezug auf die Blatt-Teilung:

a) **Ungeteilt** (integrum), ohne tiefer gehende Einschnitte, wobei der Blattrand alle Modifikationen zeigen kann. Fig. 111—125.

b) **Gelappt** (lobatum), mit breiten, stumpfen, nicht über die Mitte der Blattfläche einschneidenden Zipfeln, wie die Wein-, Epheu- und Malvenblätter, Fig. 126. — Man unterscheidet: **zweilappig** (bilobum), **dreilappig** (trilobum); **fünflappig** (quinquelobum), wie beim Epheu; **siebenlappig** (septemlobum); im allgemeinen **handlappig** (palmatilobum), wie das Malvenblatt, Fig 126.

c) **Gespalten** (fissum), mit schmalen und spitzen, bis zur Mitte einschneidenden Zipfeln. — Man unterscheidet: **handspaltig** (palmatifidum), Fig. 127, wie die Blätter der Ricinusstaude und **fiederspaltig** (pinnatifidum), wie die Blätter vom Giftlattich. Wiederholt sich bei den Zipfeln die Teilung, so ist das Blatt ein **doppeltfiederspaltiges** (bipinnatifidum), wie bei Papaver Rhoeas. Sind die Zipfel abwärts gerichtet, wie beim Blatt vom Taraxacum, so nennt man es ein **schrotsägezähniges** (runcinatum).

d) **Geteilt** (partitum), wenn die Teilung bis nahe zum Grunde resp. Mittelnerv reicht, so dass die Zipfel nur durch einen schmalen Streifen Blattsubstanz zusammenhängen. — Man unterscheidet: **handteilig** (palmatipartitum), Fig. 128, wie das Blatt des Sturmhuts, **fussteilig** (pedatipartitum), Fig. 129, wie die Blätter der Nieswurz; **fiederteilig** (pinnatipartitum), wie das Blatt von Brassica nigra, welches man, da der Endzipfel viel grösser ist als die seitlichen, **leierförmig fieder-**

Fig. 122.
Ganzrandig. Blatt.

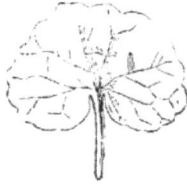

Fig. 123.
Gekerbtes Blatt.

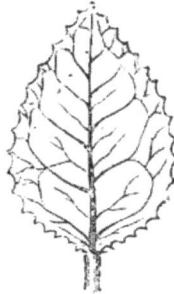

Fig. 124.
Gezähntes Blatt.

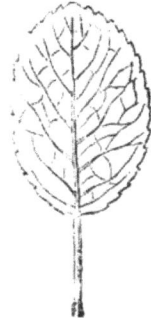

Fig. 125.
Gesägtes Blatt.

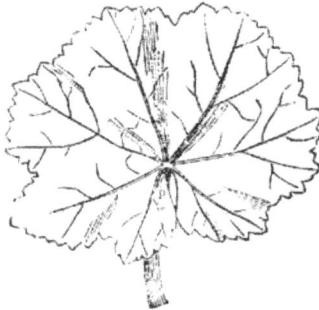

Fig. 126. Gelapptes Blatt.

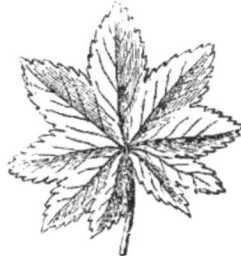

Fig. 127. Handspaltiges Blatt.

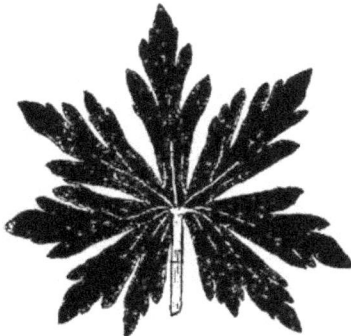

Fig. 128. Handteiliges Blatt.

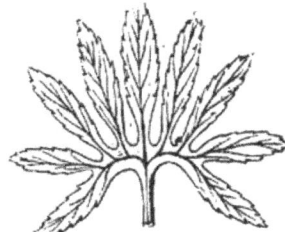

Fig. 129. Fussteiliges Blatt.

teilig (lyratipartitum) nennt. Wenn die Fiederteilung sich ein-
oder zweimal wiederholt, so sagt man doppeltfiederteilig (bipinna-
tipartitum), dreifachfiederteilig (tripinnatipartitum), wie
die Blätter des Wermuts und Schierlings.

e) Zusammengesetzt (compositum), wenn das Blatt aus völlig
getrennten Teilblättchen (foliola) besteht, deren Blattstielchen
(petioluli) aus der gemeinsamen Spindel (petiolus communis) entspringen.
Wir sehen dies bei den Blättern des Klees, der Rosskastanie, Rose, Brombeere u. a. m. Mit Rücksicht auf die Nervatur bezeichnet man das zusammengesetzte Blatt:

α) Handförmig (palmatum), wenn die Teilblättchen alle aus einem
Punkte entspringen. Man zählt die Blättchen: dreizählig (ternatum),
wie beim Klee (Fig. 130), fünfzählig (quinatum), wie beim „wilden"
Wein (Ampelopsis hederacea); bei fünf und mehr Blättchen, wie bei
Rosskastanie und Hanf (Fig. 131), gebraucht man den Ausdruck gefingert
(digitatum); doppeldreizählig (biternatum) bei Akelei und
Aegopodium Podagraria (Fig. 132), wenn die Teilung sich wiederholt.

β) Gefiedert (pinnatum), bei Fieder-Nervatur, wie bei der Rose,
Robinia Pseud-Acacia (Fig. 133). Bei abwechselnd grösseren und kleineren
Blättchen: unterbrochen gefiedert (interrupte p.), wie die Blätter
der Kartoffel. Bei wiederholter Teilung: doppelt gefiedert (bipinna-
tum), wie bei der Mimose (Fig. 134) und dreifach gefiedert (tri-
pinnatum), wie Fig. 135. — Endet der gemeinsame Blattstiel in eine
Spitze, so nennt man das Blattpaarig gefiedert (pari pinnatum),
Fig. 134, läuft er aber in ein Endblättchen (folium terminale) aus, so
heisst das Blatt unpaarig gefiedert (impari pinnatum), Fig. 133,
135, und, sofern das Endblättchen die seitlichen an Grösse bedeutend über-
ragt, leierförmig (lyratum), wie bei Geum urbanum.

B. Anheftung und Stellung des Blattes.

1. In Bezug auf die Anheftung kann das Blatt sein:

a) Gestielt (folium petiolatum), mit einem Blattstiel versehen.

b) Schildstielig (f. peltatum), Fig. 136, wenn der Blattstiel nicht
an den Rand, sondern mitten in die Blattfläche hineintritt, wie bei der
Kapuzinerkresse (Tropaeolum majus).

c) Sitzend (f. sessile), ohne Blattstiel.

d) Herablaufend (decurrens), wenn der Blattgrund am Stengel sich
herabzieht, wie bei der Wollblume, Symphytum officinale u. a. Man unterscheidet: ganz herablaufend und halb herablaufend (semidecurrens),
jenachdem das Blatt das nächsttiefere erreicht oder nicht.

e) Stengelumfassend (f. amplexicaule), wenn der Blattgrund um
den Stengel herumreicht, Fig, 139, bei nicht völligem Umfassen halbum-
fassend (f. semiamplexicaule), wie die Stengelblätter von Cochlearia
officinalis.

f) Durchwachsen (f. perfoliatum), wenn der Blattgrund um den
Stengel herum zusammen gewachsen ist, wie Fig. 137, oder wenn zwei
gegenüberstehende Blätter um den Stengel herum mit einander verwachsen
sind, wie die Blätter des Geisblatts (Lonicera Caprifolium), Fig. 138.

2. In Beziehung auf die Stellung zu einander können die
Blätter sein:

a) Abwechselnd, wechselständig (folia alterna), wenn sie in ungleicher Höhe entspringen, Fig. 140, wie beim Schöllkraut, Mohn.

b) Zerstreut (f. sparsa), wenn sie rings um den Stengel ohne be-

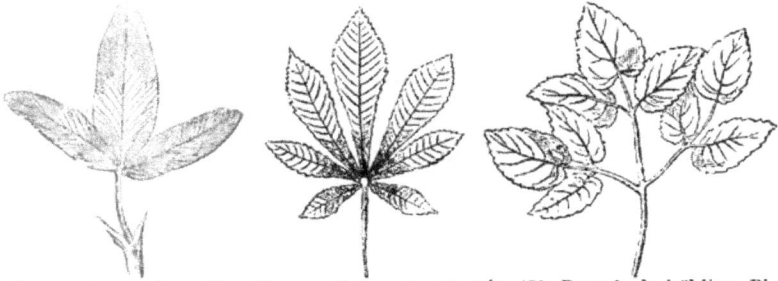

Fig. 130. Dreizähliges Bl.　Fig. 131. Gefingertes Bl. Fig. 132. Doppelt dreizähliges Bl.

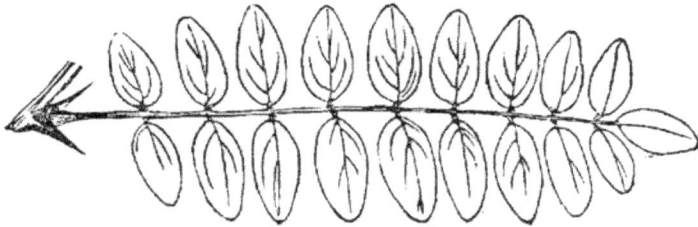

Fig. 133. Gefiedertes Bl.

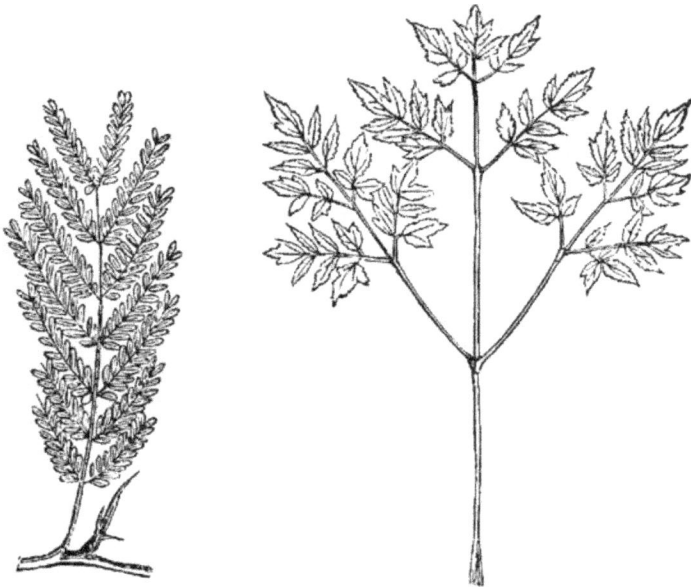

Fig. 134. Doppeltgefiedertes Bl.　　　　Fig. 135. Dreifachgefiedertes Bl.

sondere Anordnung dicht gestellt sind, wie beim Leinkraut (Linaria vulg.), bei Euphorbia Cyparissias.

c) Gegenständig (f. opposita), wenn sie zu zweien einander in gleicher Höhe gegenüberstehen, Fig. 141, wie beim Geisblatt, Tausendgüldenkraut, Gottesgnadenkraut u. a. m.

d) Wirtelständig (f. verticillata), wenn sie zu 3, 4 oder mehr in gleicher Höhe entspringen, Fig. 142, wie beim Labkraut, Waldmeister u. a.

e) Büschelig (f. fasciculata), wenn sie zu 2, 3 oder mehreren aus einem Punkte kommen, wie die Nadeln der Lärche, Fig. 143.

f) Rosettig (f. rosulantia), zu vielen sternartig zusammengedrängt, wie die Wurzelblätter von Polygala amara, Sempervivum u. a.

g) Dachziegelig (f. imbricata), sich deckend, wie die Ziegel eines Daches, wobei die Spitze des unteren Blattes die Basis des oberen bedeckt, wie beim Lebensbaum (Thuja).

C. Konsistenz und Farbe des Blattes.

1. In Bezug auf die Konsistenz kann das Blatt sein:
a) Blattartig (folium foliaceum).
b) Papierartig (f. chartaceum), dünn und grün.
c) Häutig (f. membranaceum), dünn und blass.
d) Rauschend, trockenhäutig (f. scariosum), dünn, blass und starr, wie die Hüllkelchblättchen der Immortelle.
e) Lederig (f. coriaceum), wie die Lorbeerblätter.
f) Nadelig (acerosum) wie die Blätter der Tanne, Fichte, Lärche, Wacholder, deren Spitze oft stechend (pungens) ist.
g) Fleischig-saftig (f. succulentum, succosum), wie beim Mauerpfeffer, dessen Blatt stielrund (teres) ist.

2. In Bezug auf die Farbe kann das Blatt sein:
a) Grün (viride), wie die Grasblätter.
b) Blaugrün, graugrün, meergrün (glaucum), wie beim Rosmarin, die Unterfläche der Schöllkrautblätter; bei Annäherung an diese Farbe: blaugrünlich (glaucescens).
c) Grau (canum, incanum, canescens), wie beim Wermut.
d) Glanzlos (opacum).
e) Glänzend (splendens), wie die Kirschlorbeerblätter.

---

4. Die Bekleidung des Pflanzenkörpers.

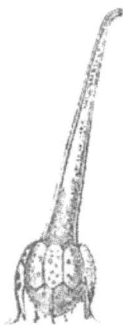
Fig. 144.

§. 342. Die Haarbekleidung. Die Haare (pili) sind sehr verlängerte, stielrunde Fortsätze der Oberhaut, meist unverzweigt und teils gerade verlaufend, teils gekräuselt. Zu den Kräuselhaaren gehört der Filz (tomentum) und die Wolle (lana). Stechende Haare heissen Borsten (setae); die eigentlichen Brennhaare, wie wir sie bei der Brennessel finden, sind starre Haare mit spröder Spitze und einem ätzenden Safte als Inhalt, welcher sich aus der bei der Berührung abbrechenden Spitze in die Wunde ergiesst (Fig. 144 in sehr starker Vergrösserung.) Häufig tragen die Haare eine Drüse in Form eines Köpfchens,

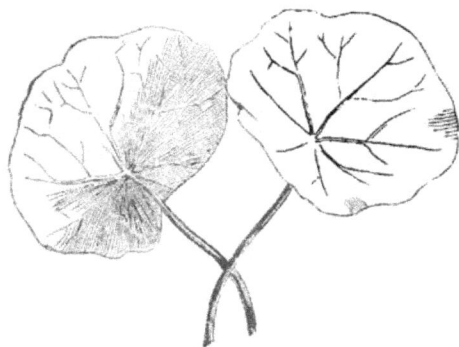
Fig. 136. Schildstielige Blätter.

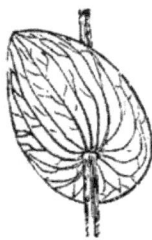
Fig. 137. Durchwachsenes Blatt.

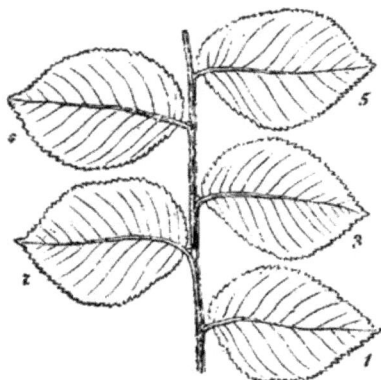
Fig. 138. Durchwachsene Blätter.

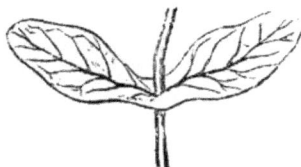
Fig. 140. Wechselständige Blätter.

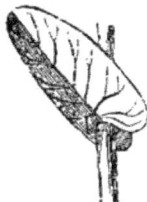
Fig 139. Stengelumfassendes Blatt.

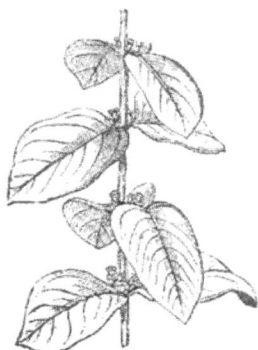
Fig. 141.
Gegenständige Blätter.

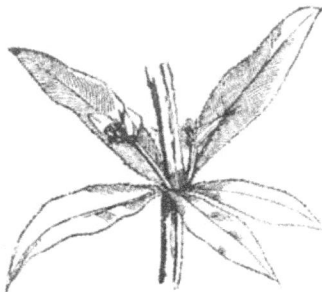
Fig. 142
Wirtelständige Blätter.

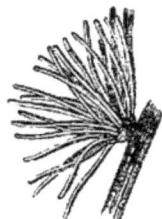
Fig. 143.
Büschelige Blätter.

sog. Drüsenhaare (pili glanduliferi), wie sie auf den Blütenstielen der Centifolienrose deutlich zu sehen sind. Sternförmig verästelte Haare, sogen. Sternhaare (pili stellati), finden wir z. B. bei der Wollblume.

§ 343. Besetzung mit anderen Organen. Drüsen (glandulae) nennt man kleine Bläschen, die mit einem flüssigen Inhalte gefüllt sind. Saftlose Erhabenheiten heissen Warzen (verrucae) oder, wenn hornartig verhärtet, Schwielen (calli). Erlangen die Drüsen eine bedeutende Grösse und zeichnen sie sich durch einen wasserhellen Inhalt aus, so werden sie zu Blattern (papulae), wie bei der Eispflanze.

Die Stacheln (aculei) unterscheiden sich von den Dornen (spinae) dadurch, dass sie reine Oberhautgebilde sind und sich mit der Rinde abziehen lassen, während die Dornen, als stechende Holzteile, stehen bleiben. Die Dornen gehen aus verkümmerten Zweigen, Blatt- oder Blütenstielen hervor. Bei der Rose finden wir sowohl (kleinere, gerade) Stacheln wie (grössere, meist sichelig gebogene) Dornen. Beim Schlehdorn und Kreuzdorn (Rhamnus cathartica) stellen die Dornen die starren, stechenden Spitzen der jungen Zweige dar und werden im folgenden Jahre durch deren Verästelung gabelständig. Beim Sauerdorn (Berberis) gehen die dreiteiligen Dornen aus der Verkümmerung von Blattstielen hervor und unterstützen die Blattbüschel. Bei der Robinia Pseudacacia verwandeln sich die Nebenblätter in Dornen.

Ranken (cirrhi) nennt man fädliche, spiralig aufgewundene Nebenorgane, welche zum Festhalten dienen. Beim Weinstock gehen sie aus fehlgeschlagenen Blütenstielen hervor und stehen den Blättern gegenüber; bei Lathyrus Aphaca verwandelt sich der Blattstiel in eine Ranke, bei der Erbse und Wicke endigt er dagegen in eine Ranke, als rankentragendes Blatt (folium cirrhiferum). Bei den Gurken und der Zaunrübe stellen die Ranken blattwinkelständige Äste dar.

Terminologische Bestimmungen.

1. Die Behaarung kann sein:

a) Flaumhaarig (pubescens), mit kurzen, wenig sichtbaren, angedrückten Haaren besetzt, wie das Kraut von Galeopsis ochroleuca.

b) Sammethaarig (holosericeus), kurz, aber sehr dicht behaart, wie die Früchte der Aprikose.

c) Kurzhaarig (hirtus), mit derben, kurzen Haaren besetzt, wie Viola hirta.

d) Steifhaarig (hirsutus), borstenhaarig (hispidus), mit längeren steifen oder borstigen Haaren besetzt, wie die Blütenstiele von Papaver Rhoeas.

e) Seidenhaarig (sericeus), mit langen, weichen, anliegenden Haaren besetzt, dadurch seidenglänzend, wie die Blätter des Wermut.

f) Zottig (villosus), mit langen, weichen, dichtgestellten Haaren besetzt, wie das Bilsenkraut.

g) Filzig (tomentosus) mit kurzen, weichen, gedrängten und in einander verwirrten Haaren besetzt, wie die Althäablätter. Die Unterseite der Huflattichblätter ist weissfilzig, die der Fingerhutblätter graufilzig, die des Porsches (Ledum palustre) rotfilzig.

h) Flockig (floccosus), wenn der Filz abwischbare Flocken bildet, wie bei Verbascum floccosum.

i) Wollig (lanatus), mit dicht gedrängten, langen. gekräuselten Haaren besetzt, wie die kleineren Staubfäden von Verbascum.

k) Spinnwebig (arachnoidĕus), gleichsam mit Spinnenfäden überzogen. wie die Köpfchen der kleinen Klette und die Blätter der Kardobenedikte.

l) Bärtig (barbatus), mit einem Haarbüschel versehen, wie die inneren Perigonblätter der Schwertlilie. — Im Gegensatze hierzu: bartlos (imberbis).

m) Sternhaarig (stellatim pilosus), mit strahlig verzweigten Haaren besetzt, z. B. die Wollblumenblätter.

n) Gewimpert (ciliatus), am Rande mit einer Haarzeile besetzt.

Dem allgemeinen Ausdrucke behaart (pilosus) steht gegenüber: kahl (glaber), ohne jegliche Behaarung, wie z. B. das Schierlings- und Gottesgnadenkraut. Die Ausdrücke: rauh (asper) und scharf (scaber) beziehen sich auf mikroskopische Haare, die durch das Gefühl wahrnehmbar sind; ihnen gegenübersteht: glatt (laevis).

2. Besetzung mit anderen Organen:

a) Schuppig (squamatus), mit verkümmerten Blättern besetzt, z. B. der Schaft von Tussilago Farfara, Petasites officinalis u. a.

b) Geflügelt (alatus), mit häutigem Rande, z. B. der Blattstiel der Pomeranze, die Frucht der Ulme. Gegensatz: ungeflügelt (exalatus).

c) Bekammt (cristatus), mit einem gekerbten oder gezähnten, blattartigen Anhängsel.

d) Geschwänzt (caudatus), in einen fadenförmigen Fortsatz endend. wie die Früchtchen der Pulsatilla. Gegensatz: ungeschwänzt (ecaudatus).

e) Geschnäbelt (rostratus), in einen starren, geraden Schnabel auslaufend. Gegensatz: ungeschnäbelt (erostris).

f) Gehörnt (cornutus), mit einem starren, gebogenen Fortsatz versehen; kleingehörnt (corniculatus).

g) Rankig (cirrhosus), vielfach gewunden und fädlich, wie der Blattstiel der Waldrebe; bei der Wicke und Erbse verlängert sich der Blattnerv in eine Ranke, und das Blatt heisst rankentragend (cirrhifer).

h) Stachelig (aculeatus), mit stechenden Auswüchsen der Rinde besetzt, wie die Blätter der Disteln.

i) Weichstachelig (muricatus), mit krautigen Spitzen besetzt, z. B. die Früchte des Spinats.

k) Igelstachelig (echinatus), nach allen Richtungen hin bestachelt.

l) Widerhakig (glochidiatus), mit hakig umgebogenen Borsten oder Stacheln besetzt, z. B. die widerhakig-igelstachelige Frucht von Geum urbanum.

m) Dornig (spinosus), mit spitzen, holzigen Fortsätzen, z. B. die Nebenblätter von Robinia Pseudacacia, die Zweige des Schwarz- und Weissdorns.

n) Begrannt (aristatus), mit gerader, fadenförmiger Granne, wie die Ähren vieler Gräser, zumal des Getreides.

24*

o) Wehrlos (muticus, inermis), ohne Stacheln, Dornen, Grannen u. dgl.

p) Drüsig (glandulosus), mit Drüsen besetzt, wie die Kirschlorbeer- blätter auf der Unterseite am Grunde. Sind die Drüsen in das Gewebe eingesenkt, wie bei den Pomeranzenschalen, Pomeranzenblättern u. dgl., so heissen diese drüsig-punktiert (glanduloso-punctatus) oder, wenn die Drüsen durchscheinend sind, wie bei Hypericum, durchschei- nend-punktiert (pellucido-punctatus).

---

5. Die Blütenstände.

§ 344. Was nennt man einen Blütenstand? Die Blüte (flos) steht entweder einzeln (flos solitarius), und zwar im Winkel eines Blattes, oder an der Spitze des Stengels oder eines Zweiges, oder sie ist zu mehreren zu einem Blütenstand (inflo- rescentia) gruppiert. Diese Blütenstände sind selbst wieder blattwinkelständig oder am Ende des Stengels resp. eines Zweiges befindlich.

Die Blüte ist entweder gestielt (flos pedunculatus) oder sitzend (flos sessilis). Der Blütenstiel (pedun- culus) ist ein Zweig des Stammes.

Entspringt der Stiel einer einzelnen Blüte oder eines Blüten- standes aus dem Winkel eines Wurzelblattes, so trägt er keine Laubblätter, sondern nur Deckblätter oder Schuppen; man nennt ihn einen Schaft (scapus). Wir sehen einen solchen beim März- veilchen und Löwenzahn; beim Huflattich erscheint der Schaft im März, bedeckt mit braunen Schuppen, während die Blätter erst im Mai nachfolgen. Man nennt solche schafttragende Gewächse stengellos (plantae acaules).

§ 345. Wie teilt man die Blütenstände ein? Man unterscheidet zweierlei Blütenstände, je nach der Entfaltung ihrer einzelnen Blüten. Bei der einen Art von Blütenständen schliesst die Axe derselben nicht mit einer Blüte ab, sondern entwickelt gegen ihre Spitze zu noch Blüten, während die unteren Blüten schon aufgeblüht sind, sodass das Aufblühen von unten nach oben, resp. vom Umkreis nach der Mitte zu fortschreitet. Man nennt einen solchen Blütenstand centripetal (inflorescentia centri- peta). Bei der anderen Art von Blütenständen schliesst die Axe mit einer Endblüte ab, welche zuerst aufblüht, worauf sich dann unter ihr seitliche Blüten entwickeln, deren Ausbildung später erfolgt, sodass dieses Aufblühen von oben nach unten resp. von innen nach aussen fortschreitet. Man nennt daher diese Blüten- stände centrifugal (inflorescentia centrifuga).

§ 346. Welche Blütenstände gehören zu den centripetalen? Vor- zugsweise rechnen sich zu den centripetalen Blütenständen: Die

Ähre, das Kätzchen, der Kolben, die Rispe, der Ebenstrauss, die Dolde, das Köpfchen und der Blütenkuchen.
Man kann sie in folgender Weise unterscheiden:

	Axe verlängert:		Axe verkürzt:
Ähre Kätzchen	{	Blüten sitzend }	Köpfchen.
Kolben	. Axe fleischig		Blütenkuchen
Traube Ebenstrauss Rispe	{	Blüten gestielt }	Dolde.

1. Die Ähre (spica) besteht aus ungestielten Blüten,
welche der Länge nach an einer verlängerten Spindel sitzen.
Bsp. bei Verbena officinalis (Fig. 145). Bei den Gräsern bestehen
die Ähren nicht aus einzelnen Blüten, sondern wieder aus Ährchen,
den Grasährchen (spicula) (Fig. 146).

Wenn die Ähre nach beendigter Lebensfunktion gänzlich,
mit den Blüten resp. Früchten abfällt, so heisst sie ein Kätzchen (amentum). Bsp. bei Walnuss, Eiche (Fig. 148), Buche.
Wenn bei der Fruchtreife die Kätzchenschuppen (Deckblätter)
sich vergrössern, wie beim Hopfen, oder ihre Konsistenz verändern,
wie bei der Erle, wo sie verholzen, so nennt man das Kätzchen
einen Zapfen (strobilus).

Wenn die Spindel der Ähre fleischig und verdickt erscheint,
sodass die Blüten ihr mehr oder weniger eingesenkt sind, so
wird sie zum Kolben (spadix). Bsp. bei Calla (Fig. 147), Arum.

2. Die Traube (racemus) besteht aus gestielten
Blüten, die der Länge nach an einer verlängerten Spindel
stehen. Bsp. bei der Johannistraube (Fig. 151).

Verästelt sich die Traube und nimmt pyramidale Gestalt an,
so nennt man sie eine Rispe (panicula), wie bei Alisma Plantago (Fig. 152), die männlichen Blüten des Hopfens u. a. m.

Sind die unteren Blüten einer Traube so lang gestielt, dass
sämtliche Blüten ziemlich in einer Höhe stehen, so wird der
Blütenstand ein Ebenstrauss, auch Doldentraube oder
Schirmtraube (corymbus) genannt. Bsp. bei Ornithogalum
umbellatum (Fig. 150), beim allgemeinen Blütenstand der Schafgarbe und des Rainfarn.

3. Die Dolde (umbella) wird gebildet aus Blüten, deren
Blütenstiele aus einem Punkte entspringen, sodass die
Blüten in gleicher Höhe stehen. Einfach ist sie z. B. bei
der Schlüsselblume, zusammengesetzt bei der Möhre (Fig. 153).
In letzterem Falle besteht die Dolde (umbella) aus Döldchen
(umbellulae); die Hülle (involucrum) unterstützt die ganze
Dolde, die Hüllchen (involucella) unterstützen die Döldchen.

4. Das Köpfchen (capitulum) besteht aus ungestiel-

ten Blüten, die auf einer verkürzten Spindel sitzen.
Bsp. beim Klee, der Skabiose (Fig. 149).

Bei den Kompositen wird das Köpfchen von einer Hülle
kelchartig umschlossen, sodass der ganze Blütenstand den
Eindruck einer Einzelblüte macht; man nennt ihn
deshalb eine zusammengesetzte Blüte (flos compositus),
auch wohl ein Körbchen (calathium, anthodium). Bsp.
bei der Kamille, dem Löwenzahn, Disteln. Die kelchartige Hülle
heisst Hüllkelch (periclinium, peranthodium), die Spindel
gemeinsamer Blütenboden (receptaculum commune).

Nimmt die Spindel fleischig-verdickte Beschaffenheit an, so
nennt man den Blütenstand einen Blütenkuchen (coenan-
thium); er schliesst bei der Feige birnförmig die Blüten ein.

§ 347. Welche Blütenstände gehören zu den centrifugalen? Von
den centrifugalen Blütenständen verdienen Erwähnung: die
Trugdolde, der Knäuel und der Wickel.

Die Trugdolde (cyma) ist ein doldenartiger Blütenstand mit centrifugaler Entwicklung. Dicht unter einer
endständigen, zuerst aufblühenden Blüte entspringen mehrere
Blütenstiele; gewöhnlich verzweigen sich diese primären Blütenstiele nach dem nämlichen Gesetze, woraus eine zusammengesetzte
Trugdolde (Fig. 154*)) hervorgeht, wie beim Schneeball, Hollunder,
der Wolfsmilch.

Die Trugdolde lässt sich mit der Dolde leicht verwechseln; man wird
sich nicht täuschen, wenn man die Entwicklung der einzelnen Blüten
beobachtet. Bei einer Dolde sehen wir stets die randständigen Blüten am
weitesten in der Entwicklung begriffen und schon verblüht, wenn die
inneren Blüten erst aufblühen; bei der Trugdolde finden wir das Umgekehrte: die centralen Blüten eines jeden Ästchens sind weiter entwickelt
als die umstehenden seitlichen Blüten.

Der Knäuel (glomerulus) kennzeichnet sich durch zahlreiche, kleine Blüten, welche köpfchenartig gedrängt zusammen-
stehen. Bsp. beim Gänsefuss.

Der Wickel (cincinnus, cyma scorpioidĕa) findet sich
vorzugsweise bei den Boragineen, z. B. Vergissmeinnicht (Fig.
155); er ähnelt einer Traube mit schneckenförmig eingerollter
Spindel und entsteht durch einseitiges Wachstum einer einzigen Seitenaxe unterhalb der centralen Blüte, die hier zu unterst
erscheint, welcher Vorgang sich bei jeder höheren Blüte wiederholt.

Gemischte Blütenstände bilden sich aus Trugdolden und
Knäueln, wenn sie zu einem centripetalen Blütenstande — Ähre
oder Traube — gruppiert sind; man nennt sie bei gestielten
Blüten Strauss (thyrsus), wie beim Liguster, spanischen Flie-

---

*) In dieser Figur sind die centralen Blüten bereits verblüht und reifen
die Frucht, während die seitlichen blühen.

Fig. 147. Kolben.

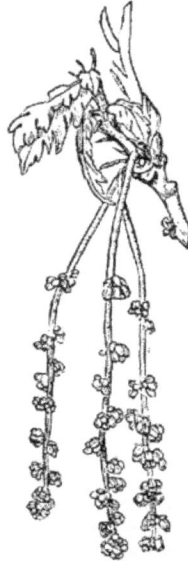

Fig. 149. Köpfchen.

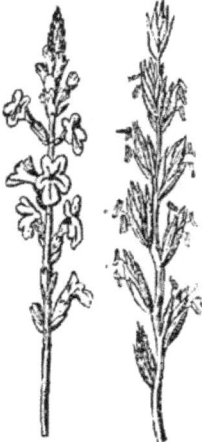

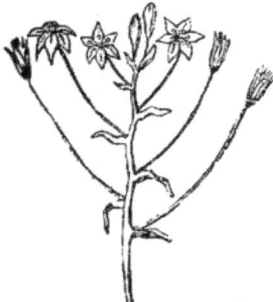

Fig. 145. Fig. 146.
Ähre.   Grasähre.

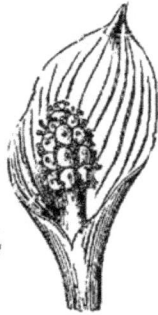

Fig. 148. Kätzchen.

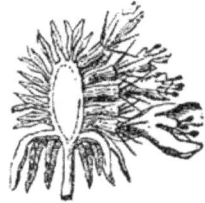

Fig. 151. Traube.

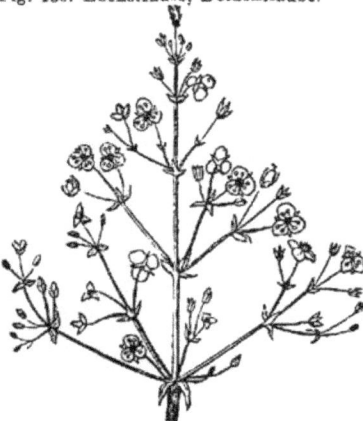

Fig. 150. Ebenstrauss, Doldentraube.

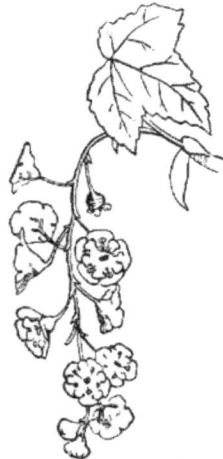

Fig. 152. Rispe.

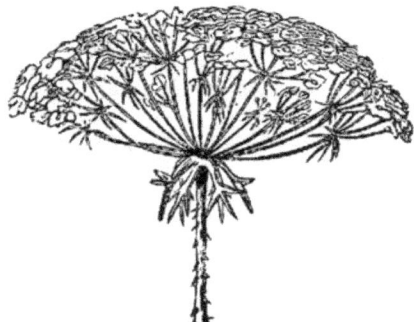

Fig 153. Zusammengesetzte Dolde.

der; bei sitzenden Blüten Blütenschwanz (anthurus), wie beim Weiderich, der Wollblume.

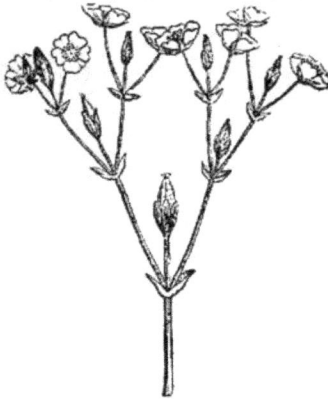

Fig. 154.
Trugdolde.

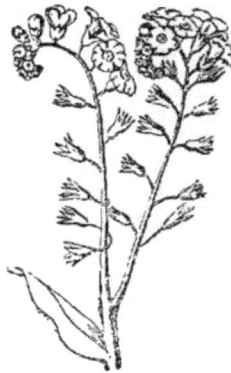

Fig. 155.
Wickel.

Terminologische Bestimmungen.

1. Die einzelständige Blüte (flos solitarius) kann sein:

a) Endständig (fl. terminalis), wie bei der Pulsatilla, Pfingstrose.

b) Blattwinkelständig (fl. axillaris), wie bei Viola tricolor.

c) Wirtelig (flores verticillati), rings um den Stengel in gleicher Höhe entspringend, wie bei Rumex. Sobald aber die Blüten nur in den Winkeln zweier gegenständiger Blätter entspringen, sich dicht um den Stengel drängend, bilden sie einen Scheinwirtel (verticillastrum), wie bei den meisten Labiaten.

d) Wurzelständig (fl. radicalis), aus dem Wurzelstock kommend, wie beim Märzveilchen.

2. Die Ähre (spica) kann sein:

a) Locker (laxa), wie beim Eisenkraut (Verbena off.).

b) Gedrängt (densa, conferta), wie beim Roggen, Weizen, Gerste.

c) Verlängert (elongata), im Gegensatz dazu verkürzt (abbreviata), jenes bei der wilden Minze, dieses bei der Pfefferminze.

d) Fadenförmig (filiformis), wie bei Polygonum, Hydropiper.

3. Der Kolben (spadix) kann sein:

a) Bescheidet (spathatus), mit einer Blütenscheide (spatha) versehen, wie bei Calla, Arum. Bei letzterem ist der Kolben oben nackt (superne nudus), d. i. nicht mit Blüten bedeckt, und von der Scheide eingehüllt.

b) Unbescheidet (espathatus), wie beim Kalmus.

4. Das Kätzchen (amentum) besitzt die Formen der Ähre. Man bezeichnet es als frühzeitig (praecox), wenn es vor den Blättern, gleichzeitig (coetaneum), wenn es gleichzeitig mit den Blättern erscheint. Beispiele beider liefert die Weide.

5. Die Traube (racemus) ahmt in ihren Formen der Ähre nach. Einseitig (unilateralis) ist sie, wenn alle Blütchen auf derselben Seite entspringen; entspringen sie aber ringsum, wenden sich jedoch nach einer

Seite hin, so ist die Traube einseitswendig (secundus), wie beim Honigklee (Melilotus).

6. Die Dolde (umbella) ist:

a) Armblütig (pauciflora) und einfach (simplex) bei dem Schöllkraut, der Kirsche (zweiblütig).

b) Zusammengesetzt (composita) bei den Umbelliferen.

c) Strahlend (radians), wenn die am Saume befindlichen Blüten grösser sind als die inneren, z. B. bei Heracleum Spondylium, Coriandrum.

Die Hülle (involucrum) kann sein: armblätterig, wie beim Kümmel, wenn nur aus 1—3 Blättchen bestehend; reichblätterig, wenn aus mehr Blättchen gebildet, wie beim Schierling. Sie ist bei der Hundspetersilie (Aethusa Cynapium) einseitig und herabgeschlagen (unilaterale, pendulum).

7. Das Köpfchen (capitulum) hat ähnliche Formen wie die einfache Dolde. — Zahlreicher sind die terminologischen Bestimmungen des Kompositen-Körbchens (anthodium). Es kann sein:

A. Nach der Gestalt der Blütchen (flosculi):

a) Röhrenblütig (tubuliflorum), wenn sämtliche Blütchen röhrenförmig sind, wie bei der Klette, den Disteln, dem Rainfarn, Wermut u. a.

b) Strahlblütig (radiatum), wenn die randständigen Blütchen zungenförmig, die inneren röhrenförmig sind; jene bilden den Strahl (radius), diese die Scheibe (discus). Bsp. Kamille, Wucherblume, Schafgarbe u. a. (Fig. 156). Nicht selten gehen durch Kultur die röhrigen Scheibenblütchen in Zungenblütchen über; solche Körbchen nennt man gefüllt (luxurians).

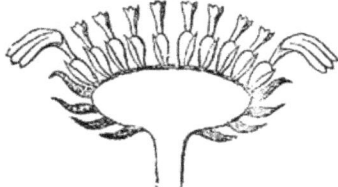

Fig. 156.

c) Zungenblütig (liguliflorum), wenn sämtliche Blüten zungenförmig sind, wie beim Löwenzahn.

B. Nach dem Hüllkelch (peranthodium):
Die Hüllkelchblättchen (phylla) sind: einreihig (peranthodium simplex),

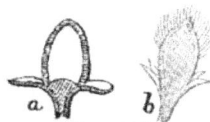

Fig. 157.

wie bei Senecio; zweireihig (p. duplex), wie bei Tragopogon, Arnica; vielreihig (p. multiseriale); nach der Länge: gleich (p. aequale), wie bei Tragopogon; dachziegelig (p. imbricatum), wenn die unteren Blättchen kürzer sind als die oberen, wie bei Bellis, Artemisia, Achillea. Wenn die äusserste Reihe der Hüllkelchblättchen absteht oder, wie beim Löwenzahn, zurückgeschlagen ist, nennt man sie Aussenkelch. Bei Carlina finden wir die innersten Hüllkelchblättchen strahlig ausgebreitet: strahlend (peranthodium radians).

Die Hüllkelchblättchen sind ihrer Konsistenz nach meist blattartig (foliacea), öfters trockenhäutig (scariosa), wenigstens am Rande, bei den Disteln dornig (spinosa), bei der Klette hakig (hamata).

C. Der gemeinsame Blütenboden (receptaculum) kann sein: flach (planum), gewölbt (convexum), wie bei Chrysanthemum; kegelig (conicum), wie bei der Kamille (Fig. 157 a.); kugelig (globosum) u. s. f. Im Innern: dicht (solidum), wie bei der Hundskamille (Fig. 157 b); hohl (cavum), wie bei der Kamille (Fig. 157 a.). — Nach seiner Besetzung mit spreuartigen Deckblättchen, den sog. Spreublättchen (paleae): nackt

(nudum), wie bei der Kamille (Fig. 157 a.); spreublätterig (palea-
ceum), wie bei der Hundskamille (Fig. 157 b.); zottig (villosum), wie
beim Wermut.

8. Die Trugdolde (cyma) kann sein: Gabelspaltig (dicho-
toma), wenn unterhalb der Centralblüte zwei Nebenaxen heraustreten,
die sich nach gleicher Weise teilen, wie bei Silene, Cerastium (Fig. 154);
dreistrahlig, fünfstrahlig u. s. f., wie bei der Wolfsmilch, dem Hollunder und Schneeball, nach der Zahl der Nebenaxen. Beim letzteren ist die
Trugdolde strahlend (radians), zufolge der grösseren Randblüten. Verlängert sich einer der Äste einer Trugdolde über die anderen Blüten, so
nennt man sie sprossend (prolifera), wie bei Spiraea Ulmaria. Bei
den Binsen nennen wir sie dann Spirre (anthela).

6. Die Blütenkreise.

§ 348. Welches sind die Teile der Blüten? Die Blüte besteht
aus einer verkürzten Axe, Blütenaxe, Blütenboden (receptaculum floris, thalamus), an welcher die Geschlechtsorgane
in Form veränderter Blätter eingefügt sind.

Die Geschlechtsorgane sind gewöhnlich durch einen oder
mehrere Kreise blattartiger Hüllen, Kelch (calyx) und Blume
(corolla), unterstützt, welche jedoch auch fehlen können.

*Die Geschlechtsorgane sind die wesentlichen Teile, Kelch und
Blume die unwesentlichen Teile der Blüte.*

Die männlichen Geschlechtsorgane sind die Staubgefässe (stamina), die weiblichen die Stempel (pistilla).
Alle diese Teile der Blüte sind aus Blättern hervorgegangen und
stehen auf der Blütenaxe.

§ 349. Wie sind die Blütenteile an der Axe geordnet? Alle Blütenteile entspringen in Wirteln aus der Blütenaxe, welche in Form
zusammengedrängter Spirallinien dieselbe umlaufen. Zu äusserst
liegt der Kelchwirtel, demselben folgt nach innen der Blu-
menwirtel, dann der Staubgefässkreis, endlich zu innerst
der Wirtel der Stempel.

Sämtliche Kreise umziehen die Axe in einfacher oder doppelter, öfters auch mehrfacher Spirale, wodurch die Zahl ihrer
Glieder sich verdoppelt oder vervielfältigt. Enthält eine Blüte
doppelt so viele Staubgefässe als Blumenblätter, so befinden sich
jene in zwei Wirteln; bei zahlreichen Staubgefässen existieren
mehrere Wirtel derselben. So finden wir beim Lein 5 Kelchblätter, 5 Blumenblätter, 5 Staubgefässe und einen 5gliederigen
Stempel (mit 5 Griffeln); bei der Lichtnelke 5 Kelchzipfel, 5 Blumenblätter, 10 Staubgefässe (also in zwei Spiralen), einen fünf-
griffeligen Stempel; beim Hahnenfuss 5 Kelchblätter, 5 Blumenblätter, zahlreiche Staubgefässe und zahlreiche Stempel (also beide
in mehreren Spiralen).

Die Glieder der aufeinanderfolgenden Kreise wechseln mit ein-
ander in der Stellung ab, sodass die Blumenblätter mit den Kelchblättern wechselständig, dieStaubgefässe aber wieder den Kelchblättern gegenständig sind, wie dies die Figuren 158 und 159 zeigen, Durchschnitte einer drei resp. fünfzähligen Blüte.

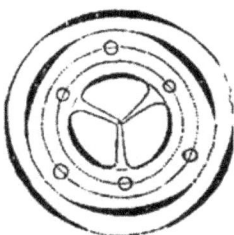
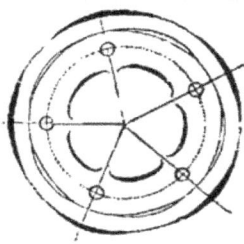

Fig. 158.　　　　　　　　Fig. 159.

§ 350. Wie sind die Blütenkreise der Blütenaxe eingefügt? Man unterscheidet eine dreifache Einfügung (Insertion) der Blütenkreise, je nachdem die Entwicklung derselben stattgefunden hat:

1. Die Einfügung auf den Blütenboden, auch unterweibige (hypogynische) Insertion genannt, bei welcher alle Blütenkreise in ihrer natürlichen Reihenfolge aus der Blütenaxe hervortreten: Zu unterst der Kelch, dann die Blume, darauf die Staubgefässe, zu oberst die Stempel. Kelch, Blume und Staubgefässe sind unter dem Stempelkreise eingefügt und bilden also eine unterständige Blüte, in deren Mitte der Kreis der Stempel frei steht. Bsp. Hahnenfuss (Fig. 160), Pfingstrose, Linde, Lein.

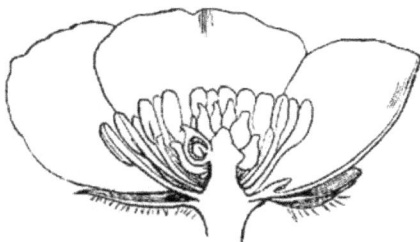

Fig. 160.

2. Die Einfügung der Blume und Staubgefässe auf die Kelchröhre, den sogenannten Unterkelch (hypanthium), aus dessen Rande die Kelchzipfel, Staubgefässe und Blumenblätter entspringen, während die Stempel im Centrum der Kelchröhre sich befinden.

a) Wenn die Stempel in der Kelchröhre frei stehen, so heisst die Insertion umweibig (perigynisch); so Fig. 161 bei der Kirschblüte, welche nur einen Stempel besitzt, Fig. 162 bei der Rose, mit zahlreichen Stempeln.

b) Verwächst aber der Stempelkreis mit der Kelchröhre, wie Fig. 163 zeigt, so entsteht die oberweibige (epigynische) Insertion. Hier scheinen die Staubgefässe, Blume und Kelchzipfel auf dem Fruchtknoten zu stehen; eine Folge davon ist, dass bei der Reife die Frucht vom Kelche gekrönt wird. Man nennt die Blüte eine oberständige und den Fruchtknoten unterständig. Bsp. Hollunder, Heidelbeere.

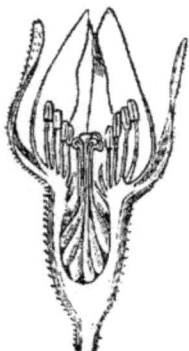 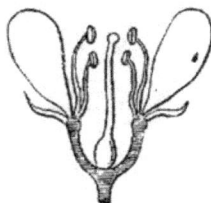 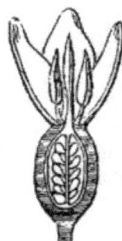

Fig. 161.   Fig. 162.   Fig. 163.

Der Unterkelch ist eigentlich eine Bildung des Blüten-
bodens, welcher sich bald als hohle Röhre um die Stempel
emporhebt, bald als Scheibe sich flach ausbreitet; ersteres finden
wir bei der Rose (Fig. 161), letzteres bei der Brombeere und
Himbeere.

Terminologische Bestimmungen.

1. Die Blüte kann nach dem Vorhandensein der Geschlechtsorgane sein:

a) Zwitterig (flos hermaphroditus), wenn beide Geschlechtsorgane in ihr vorhanden sind, wie bei der Erdbeere, Brombeere.

b) Eingeschlechtig (fl. diclinus), wenn nur ein Geschlecht in
ihr vertreten ist, wie bei der Nessel, Walnuss; und zwar ist sie alsdann
entweder männlich (fl. masculus) mit dem Zeichen des Mars: ♂, oder
weiblich (fl. femineus) mit dem Zeichen der Venus: ♀, je nachdem
sie nur Staubgefässe oder nur Stempel birgt.

c) Einhäusig (fl. monoicus), wenn dasselbe Pflanzenindividuum
männliche und weibliche Blüten trägt, wie die Buche, Haselnuss, Walnuss.

d) Zweihäusig (fl. dioicus), wenn die männlichen und weiblichen
Blüten auf zwei verschiedene Individuen verteilt sind, wie beim Wacholder,
Hopfen, Hanf, der Weide und Pappel.

e) Vielehig (fl. polygamus), wenn neben eingeschlechtigen Blüten
auch zwitterige vorhanden sind, wie bei der Kamille, deren Strahlblütchen
weiblich, deren Scheidenblütchen zwitterig sind.

2. Nach der Ausbildung der Blütendecken:

a) Nackt (fl. nudus), wenn weder Kelch noch Blume vorhanden ist,
sodass die Blüte allein aus den Geschlechtsorganen besteht, z. B. bei den
Gräsern, deren Blüten von den trockenhäutigen Deckblättchen (Spelzen)
umschlossen werden.

b) Unvollständig (fl. incompletus), wenn die Blütendecke nicht
aus zwei verschiedenen Kreisen (Kelch und Blume). sondern aus einem einzigen, gleichartigen besteht, der bald kelchähnlich ist, wie beim Gänsefuss
und Ampfer, bald blumenähnlich, wie bei der Lilie und Tulpe.

c) Vollständig (fl. completus), mit Kelch und Blume begabt, wie
bei der Rose, Pfingstrose, Erdbeere.

d) Gefüllt (fl. luxurians), wenn die Staubfäden in Blumenblätter
übergegangen sind, wie bei der Centifolienrose.

3. Nach der Zahl der Glieder eines einzelnen Blütenkreises:

a) **Dreizählig** (fl. trimĕrus), Fig. 158, wenn jeder Wirtel drei Glieder zählt, z. B. bei der Schwertlilie und Lilie.

b) **Vierzählig** (fl. tetramĕrus), z. B. beim Weidenröschen.

c) **Fünfzählig** (fl. pentamĕrus) Fig. 159, z. B. beim Lein, Mauerpfeffer.

4. Nach der Einfügung der Kreise:

a) **Unterständig** (fl. inferus), bei unterweibiger Insertion, wenn keine Verschmelzung zwischen Kelchröhre und Stempel stattfindet; Fig. 160—162, z. B. Hahnenfuss, Rose, Brombeere.

b) **Oberständig** (fl. superus), wenn der Fruchtknoten des Stempels mit der Kelchröhre verwächst (epigynische Insertion), Fig. 163, wie bei Apfel und Birne, Heidelbeere.

7. Kelch und Blume.

§ 351. Was stellen Kelch und Blume vor? Der **Kelch** (calyx) und die **Blume** (corolla) sind die beiden Blattkreise der Blüten, welche die Geschlechtsorgane umschliessen. Man nennt **Kelch** den äussersten, gewöhnlich grünen, krautartigen Kreis; **Blume** den innern, meist zarten und anders gefärbten (weissen, roten, blauen) Kreis, dessen Oberfläche durch zahlreiche, höchst feine Erhabenheiten (Papillen), zufolge des Lichtreflexes, ein samtartiges Aussehen besitzt. Fehlen diese Papillen, so erscheint die Blume **trockenhäutig** (scariosa), wie beim Wegerich.

Sehr häufig besitzt auch der Kelch blumenartige Beschaffenheit und Farbe, wie bei Polygala, Aquilegia, Aconitum. Wir nennen ihn dann einen **blumenartigen Kelch** (calyx corollinus).

§ 352. Was ist ein Perigon? Bei vielen Gewächsen lassen sich die blattartigen Blütenwirtel nicht in Kelch und Blume trennen, sondern sie stellen eine gleichartige Blütendecke, **Perigon** (perigonium), dar, z. B. bei der Lilie und Tulpe. Bei diesen ist das Perigon **blumenartig** (perigonium corollinum), dagegen **kelchartig** (p. calycinum) beim Ampfer, Hanf, Hopfen. **Jussieu** bezeichnete das Perigon stets als Kelch (calyx) und die perigonblühenden Pflanzen als **blumenlose** (plantae apetalae).

§ 353. Die Ausbildung von Blume und Kelch. Je nach der Zerteilung unterscheidet man den Kelch, die Blume, resp. das Perigon als:

a) **Einblätterig, verwachsenblätterig** (calyx mono- seu gamosepalus, corolla mono- s. gamopetala, perigonium mono- s. gamophyllum), wenn der ganze Blütenkreis in eine Röhre verwachsen und mehr oder minder tief in Zipfel gespalten ist. Man unterscheidet dann zwei Teile: die Röhre (tubus) und den Saum (limbus); die Öffnung selber nennt man den Schlund (faux).

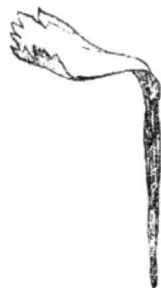

b) Mehrblätterig, getrenntblätterig (calyx poly- seu dialysepalus, corolla poly- s. dialypetala, perigonium poly- s. dialyphyllum), wenn die einzelnen Glieder eines jeden Kreises unverbunden sind. Man unterscheidet also Kelchblätter (sepala) und Blumenblätter (petala). Bei den Blumenblättern bezeichnet man den unteren Teil, wenn er plötzlich sich verschmälert, als Nagel (unguis), wie wir ihn bei den Nelken und Kohlpflanzen gut ausgebildet finden. (Fig. 164).

Je nach der Gestalt der einzelnen Glieder unterscheidet man Kelch, Blume und Perigon als:

Fig. 164.

1. Regelmässig (regularis), wenn alle Teile eines Wirtels völlig übereinstimmend gestaltet sind, selbst wenn diese Form von der gewöhnlichen abweicht, z. B. bei der Akelei, deren Blumenblätter sämtlich gespornt sind, bei der Schwertlilie, deren äussere Perigonzipfel zurückgeschlagen und deren innere aufrecht und kleiner sind.

2. Unregelmässig (irregularis), wenn die einzelnen Glieder eines Wirtels abweichend von einander gebaut sind. Lässt sich der Wirtel in zwei gleichgestaltete Hälften teilen, so ist er symmetrisch; so die zweilippige Blume der Labiaten, die Schmetterlingsblume der Papilionaceen.

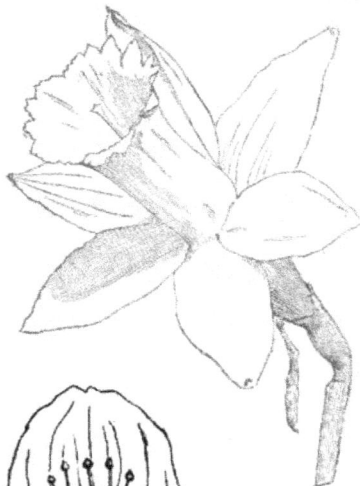

§ 354. Was sind Honiggefässe? Die Blume sondert häufig einen süssen Saft, den Honigsaft (nectar), aus, den die Bienen und Wespen aufsuchen. Er sammelt sich in gewissen Drüsenorganen auf dem inneren Grunde der Blumenblätter, die als rundliche Honigdrüsen bei den Kruciferen und Heidekräutern erscheinen; als Schuppen, Honigschuppen, bei vielen Arten des Hahnenfusses; als kleine Gruben, Honiggruben, bei der Kaiserkrone; als Falten oder Furchen, Honigfalten oder Honigfurchen, bei der Lilie. Häufig sondert auch der

Fig. 165.

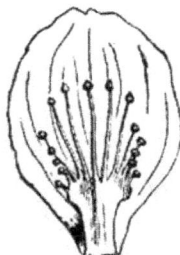

Fig. 166.

Blütenboden selbst den Honigsaft aus, zumal wenn er scheibenförmig verdickt ist — eine sog. Honigscheibe, z. B. bei den Boragineen und Labiaten unterhalb des Stempels, welcher auf ihr ruht.

§ 355. Was ist die Nebenblume? Die Blume trägt häufig gewisse Anhängsel, die man Nebenblume (paracorolla) oder, wenn getrenntblättrig und sofern sie blumenartige Form besitzen, Nebenblumenblätter (parapetala) nennt, wie die glockige Nebenblume der Narcisse (Fig. 165). Zeigen sie dagegen die Gestalt von Staubgefässen, wie bei der Parnassie (Fig. 166), so nennt man sie Nebenstaubfäden (parastemones). Bei den Nelken stellen sie ein sogen. Krönchen (coronula) vor, bei vielen Boragineen (z. B. Symphytum, Borago) verschliessen sie als sogen. Deckklappen (fornices) den Blumenschlund.

§ 356. Was ist die Federkrone? Bei den Kompositen und beim Baldrian finden wir auf der (unterständigen) Frucht einen meist haarförmigen Schopf, die sog. Federkrone (pappus), hervorgehend aus den Nerven der Kelchzipfel, die sich bei der Fruchtreife verlängern und zwischen denen das Blattgewebe verschwunden ist. Die Federkrone erscheint in mannigfachen Formen (Fig. 179—181), fehlt auch bei vielen Gattungen.

Terminologische Bestimmungen.

1. Nach der Form bezeichnen wir den Kelch, die Blume, wie das Perigon:

A. Regelmässige Formen.

Die einblätter ge Blütenhülle, Blume oder Kelch kann sein:

a) Röhrig (tubulosus), wie die Blütchen der Disteln, die Scheibenblütchen der Kamille, Fig. 169.

b) Kugelig (globosus), Fig. 167, wie die Blume der Heidelbeere.

c) Krugförmig (urceolatus), oval mit eingeschnürtem Saume, wie die Blume von Erica, Fig. 168.

d) Aufgeblasen (inflatus, ampullaceus), wie der Fruchtkelch der Judenkirsche, Fig. 177.

e) Kreiselförmig (turbinatus), wie der Kelch Fig. 172.

f) Glockig (campanulatus), mit bauchig erweiterter Röhre, wie der Kelch des Bilsenkrautes, Fig. 170, die Blume von Campanula.

g) Trichterig (infundibuliformis), Fig. 171, so die Blume der Winde, des Stechapfels u. a.

h) Tellerförmig (hypocraterimorphus), wenn die Zipfel einer röhrigen Blume sich flach ausbreiten, wie beim Seidelbast, spanischen Flieder, Singrün.

i) Radförmig (rotatus), wenn die Blume ohne Röhre flach ausgebreitet ist, wie beim Nachtschatten, Borretsch, Hollunder.

Die Blätter eines mehrblätterigen Kelches resp. Blume können alle Formen eines Blattes besitzen.

Bei der Federkrone der Kompositen unterscheidet man hauptsächlich folgende Formen:

a) Haarförmig (pappus pilosus), wenn sie aus haarfeinen Strahlen besteht, wie beim Habichtskraut, Fig. 179.

b) Federig (p. plumosus), wenn aus gefiederten Strahlen, wie bei Scorzonera, Fig. 180.

c) Grannig (p. aristatus), wenn aus wenigen, starren Strahlen, wie bei Bidens, Fig. 181.

d) Krönchenförmig (coroniformis), wenn in Form eines Hautrandes, wie bei Chrysanthemum.

e) Spreuig (p. paleaceus), ein Kreis von Spreublättchen.

Häufig ist sie gestielt (p. stipitatus), wie in Fig. 180; im Gegensatz dazu: sitzend (p. sessilis), wie in Fig. 179.

B. Unregelmässige Formen:

a) Gespornt (calcaratus), nach unten in einen Sporn (calcar) vorgezogen, wie der Kelch der Kapuzinerkresse, Fig. 176, die Blume des Veilchens, das Perigon von Orchis.

b) Gehelmt (galeatus), helmartig gewölbt, wie das obere (blumenähnliche) Kelchblatt des Sturmhuts und die Oberlippe bei Fig. 174.

c) Zweilippig (bilabiatus), wenn das Organ nach zwei Seiten hin ausgebildet ist, die sich als Oberlippe und Unterlippe gegenüberstehen, wie Kelch und Blume vieler Labiaten und Personaten. Man unterscheidet hierbei den Schlund der Unterlippe als Gaumen, die Blumenröhrenöffnung als Rachen; schliesst der Gaumen den Rachen, wie beim Löwenmaul, Fig. 175, so heisst die Blume maskiert (c. personata); ist der Rachen offen, so wird sie rachig (ringens) genannt, wie Fig. 174.

d) Einlippig (labiatus), wenn nur ein Teil als Lippe (labium, labellum) vorragt, wie bei dem Perigon der Orchideen, der Aristolochia.

e) Zungenförmig (ligulatus), nach einer Seite in ein langes, flaches Band, die Zunge (ligula), vorgezogen, wie bei den Strahlblütchen der Kompositen, Fig. 173.

f) Flügelartig (alaeformis), wie die blumenartigen Kelchblätter von Polygala.

g) Schmetterlingsförmig (papilionaceus), wie die Blume der Papilionaceen, aus fünf Blumenblättern bestehend, deren oberstes als Fahne (vexillum) zurückgeschlagen ist; die beiden seitlichen heissen Flügel (alae) die beiden unteren sind zu einem kahnförmigen sog. Schiffchen (carina) verbunden.

2. Nach der Dauer:

a) Abfallend (deciduus), beim Abblühen abfallend, wie dies für die Blume Regel ist.

b) Hinfällig (caducus), schon bei der Entfaltung der Blüte abfallend, wie der zweiblätterige Kelch des Mohns, Fig. 178, die Blumenblätter der Weinrebe, welche, am Grunde sich ablösend, wie ein Mützchen sich abheben.

c) Bleibend (persistens), bei der Fruchtreife häufig auswachsend und die Frucht unterstützend, wie der Kelch der Nieswurz, der Judenkirsche, Fig. 177. Wenn die Blume bleibt, so nennt man sie verwelkend (marcescens), wie beim Tausendgüldenkraut.

3. Nach der Konsistenz und Farbe: Krautartig (herbaceus); blattartig (foliaceus); trockenhäutig (scariosus), wie die Blume des Wegerich, der Kelch der Strandnelke; blumig (corollinus), wie der Kelch von Polygala, Aconitum, das Perigon der Lilie, Tulpe, Herbstzeitlose; spelzenartig (glumaceus). trockenhäutig und braun (selten weiss) gefärbt, wie das Perigon der Simsen; — weiss (albus, candidus); weiss-

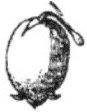

Fig. 167.
Kugelfg. Bl

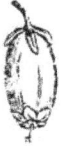

Fig. 168.
Krugfg. Bl.

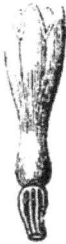

Fig. 169.
Röhrige Bl.

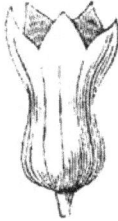

Fig. 170.
Glockiger Kelch.

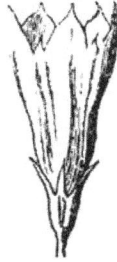

Fig. 171.
Trichterige
Blume.

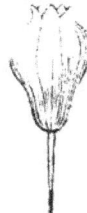

Fig. 172.
Kreiselfg.
Kelch.

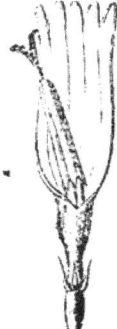

Fig. 173.
Zungenfg.
Blume.

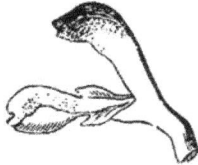

Fig. 174.
Zweilippige Blume.

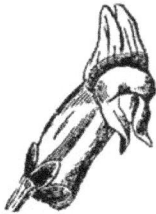

Fig. 175.
Maskierte Blume.

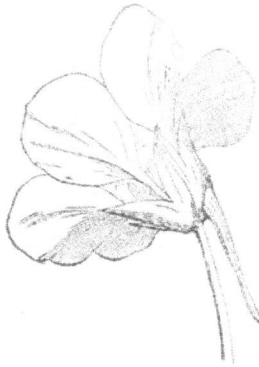

Fig. 176.
Gespornter Kelch.

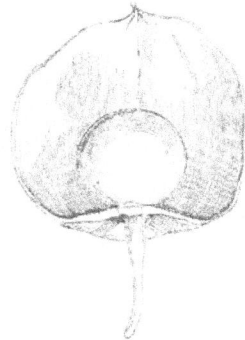

Fig. 177.
Aufgeblasener Fruchtkelch.

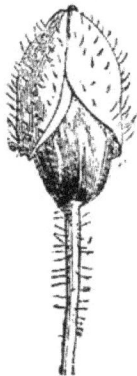

Fig. 178.
Hinfälliger Kelch.

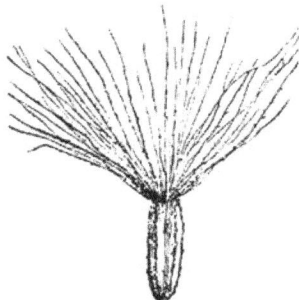

Fig. 179.
Haarfg. Federkrone.

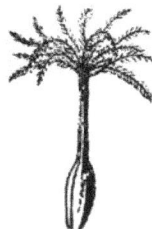

Fig. 180.
Federige
Federkrone.

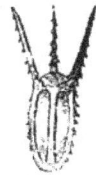

Fig. 181.
Grannige
Federkrone.

lich (albidus); schwarz (niger, ater); schwärzlich (nigricans. nigrescens); grau (incanus. canus, canescens); aschgrau (cinereus, griseus); blass (pallidus); hellfarbig (laetus); schmutzig (sordidus); braun (fuscus. badius, fuliginosus); braunrot (rufus, ferrugineus): gelb (luteus, citrinus, flavus); goldgelb (aureus); gelbweiss (ochroleucus); gelblich (lutescens, luteolus, flavescens); fahlgelb (falvus); orangerot (aurantiacus); grün (viridis); blaugrün (glaucus, glaucescens); grünlich (virescens); blau (coeruleus, azureus); bläulich (caesius, coerulescens); violett (violaceus); rot (ruber, phoeniceus, coccineus, sanguineus): fleischrot (roseus, incarnatus); purpurrot (purpureus).

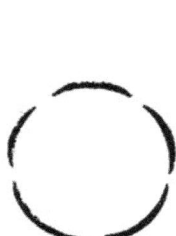

Fig. 182.
klappige,

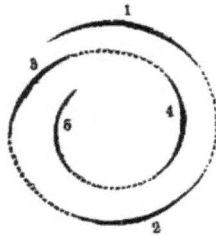

Fig. 183.
dachziegelige,

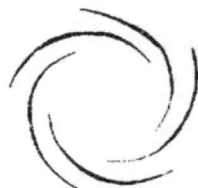

Fig. 184.
gedrehte Lage.

4. Nach der Knospenlage (aestivatio) kann Kelch und Blume sein: a) Klappig (valvaris), wenn die einzelnen Blätter sich mit den Rändern nicht decken, Fig. 182.

b) Dachig, dachziegelig (imbricata), wenn die Ränder der äusseren die inneren bedecken, Fig. 183.

c) Gedreht (contorta), wenn jedes Blatt einerseits bedeckt wird, andrerseits selbst deckt, Fig. 184.

8. Die Staubgefässe.

§ 357. Was stellen die Staubgefässe vor? Die Staubgefässe (stamina) bilden den auf die Blume folgenden Kreis der Blütenorgane und stellen die männlichen Geschlechtswerkzeuge dar. Sie sind ursprünglich blattartige Gebilde und kehren bei den sogen. gefüllten Blüten, wie z. B. bei der Centifolie, in die Form der Blumenblätter zurück. (Rückschreitende Metamorphose.) Gemäss dem Ursprung aus einem Blatte besteht das einzelne Staubgefäss aus einem fädlichen Teile, dem Staubfaden (filamentum), welcher dem Blattstiel entspricht, und einem verbreiterten Teile, dem Staubbeutel (anthera), welcher aus der Blattfläche hervorgeht. Fig. 185 zeigt ein Staubgefäss, a Staubfaden, b Staubbeutel.

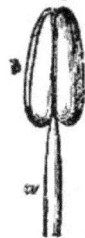

Fig. 185.

Wenn der Staubbeutel fehlt, so nennt man das Staubgefäss beutellos; verkümmert der Staubbeutel in Missgestaltung, so spricht man von einem Staminodium, wie beim fünften Staubgefäss von Scrophularia.

§ 358. Vom Staubbeutel. Der Staubbeutel (anthera) ist der wesentlichste Teil des Staubgefässes, da er den befruchtenden Blütenstaub birgt. Der Staubfaden kann fehlen, wie dies bei der Mistel der Fall ist, wo der Staubbeutel dem Blumenblatte aufsitzt.

Der Staubbeutel enthält in der Regel zwei Fächer (anthera bilocularis), worin sich der Blütenstaub befindet, zu dessen Verstäuben sie sich öffnen. Diese Staubbeutelfächer sind durch das Mittelband (connectivum) mit einander verbunden. Seltener tritt der Staubbeutel, infolge von Verkümmerung, einfächerig auf (anthera unicularis), wie bei den Malven, der Wollblume (Fig. 202).

§ 359. Vom Blütenstaub. Der in den Staubbeutelfächern enthaltene Blütenstaub (pollen) besteht aus unzähligen mikroskopisch kleinen Körnchen, den Pollenkörnern, welche sich zu je vier in einer Zelle des Antherenfaches bilden und infolge eintretender Resorption der Zellwand später frei werden. Die Pollenkörner treten beim Verstäuben als gelber, feiner Staub auf. Sie führen einen schleimig-körnigen Inhalt (Befruchtungsstoff, fovilla) in doppelter Umhäutung; die innere Haut (intina) ragt gewöhnlich durch Öffnungen der äusseren (extina) warzenförmig hervor. Fig. 186 zeigt verschiedene Formen des Pollens:

a   b   c   d

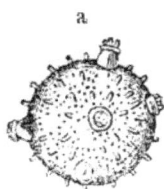 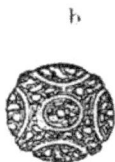 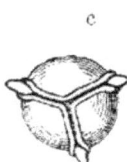 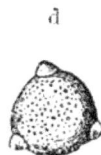 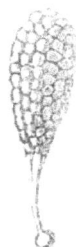

Fig. 186.

Fig. 187.

a vom Kürbis, b von der Passionsblume, c von Cuphea, d von Dipsacus. Bei den Orchideen trennen sich aber die Pollenkörner nicht, sondern bleiben in Zusammenhang mit einander, Pollenmassen (pollinaria) bildend, welche als wachsartig, als körnig oder als mehlig beschrieben werden; je nachdem die einzelnen Körner zusammengeklebt sind. Sie sind häufig gestielt und am Ende des Stiels mit einer Drüse versehen, die am Grunde des Staubbeutelfaches in einem Beutelchen (bursicula) liegt, wie dies Orchis zeigt (Fig. 187).

Terminologische Bestimmungen.

1. Die Staubgefässe sind ihrer Zahl nach:

a) Gleichzählig (stamina isomera), in gleicher Anzahl wie die Blumenblätter; so beim Lein und Borretsch. bei denen wir je 5 Kelch- und Blumenblätter und 5 Staubgefässe in der Blüte finden. Plantago, Asperula, Galium besitzen deren je 4.

b) Doppelzählig (st. dupla), in doppelter Zahl wie die Blumenteile; so bei der Nelke. welche 5 Blumenblätter und 10 Staubgefässe besitzt.

c) Zahlreich (st. numerosa), wie bei Hahnenfuss, Kirsche, Apfel, Rose, bei denen 5 Blumenblätter und 20—50 Staubgefässe vorhanden sind.

2. Nach der Anheftung:

a) Bodenständig (thalamo inserta), der Blütenaxe eingefügt, Fig. 160.

b) Kelchständig (calyci inserta), Fig 161—163, der Kelchröhre eingefügt.

c) Der Blume eingefügt (corollae inserta), wie bei der Schlüsselblume, Wollblume. Die abgepflückten Blumenkronen tragen die Staubgefässe.

3. Nach der Grösse:

a) Gleichlang (st. aequalia), wie in den meisten Fällen.

Häufig ist der äussere Kreis kürzer als der innere, z. B. beim Storchschnabel, Sauerklee, Nelke, Fig. 188.

b) Zweimächtig (st. didynama), wenn von 4 Staubgefässen zwei länger, zwei kürzer sind, wie beim Fingerhut, den Labiaten, Fig. 189.

c) Viermächtig (tetradynama), wenn von 6 Staubgefässen 4 länger, 2 kürzer sind, wie bei den Cruciferen, Fig. 190.

4. Nach der Verwachsung der Staubfäden:

a) Frei (st. libera), ohne alle Verwachsung.

b) Einbrüderig (st. monadelpha), wenn alle Staubfäden in eine einzige Röhre verbunden sind, die nach oben sich in die einzelnen Fäden auflöst; so bei der Malve, Fig. 191.

c) Zweibrüderig (st. diadelpha), wenn die Staubfäden in zwei Bündel verwachsen sind, wie beim Erdrauch, der Polygala, oder wenn ein einziger Staubfaden frei. die übrigen in eine Röhre verbunden sind, wie bei vielen Schmetterlingsblütlern (Bohne, Erbse, Wicke), Fig. 192.

d) Mehrbrüderig (st. polyadelpha), wenn die Staubfäden in mehr als zwei Bündel verwachsen sind, wie bei der Pomeranze, Fig. 193.

5. Die Staubbeutel können sein:

a) Angewachsen oder fortlaufend (anthera accreta seu continua), wenn das Mittelband die direkte Verlängerung des Staubfadens bildet, Fig. 192—200.

b) Beweglich (mobilis), wenn das Mittelband durch Gliederung mit dem Staubfaden verbunden ist und dadurch eine gewisse Beweglichkeit erlangt; so bei den Riedgräsern u. a., Fig. 190.

c) Aufliegend (incumbens). wenn ein beweglicher Staubbeutel horizontal auf den Staubfäden liegt, wie bei den Gräsern, der Lilie, u. a.. Fig. 202.

d) Verwachsen (antherae connatae), wie bei den Kompositen, wo die 5 Beutel in eine hohle Röhre verwachsen sind, durch welche der Griffel hindurchgeht, Fig. 196. Beim Kürbis, Fig. 197, finden wir sowohl die Staubfäden, wie die Beutel mit einander verwachsen.

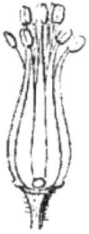

Fig. 188.
Zweireihige
Staubgef.

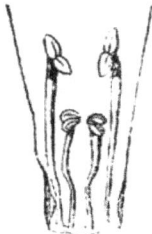

Fig. 189.
Zweimächtige
Staubgef.

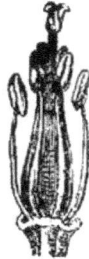

Fig. 190.
Viermächtige
Staubgef.

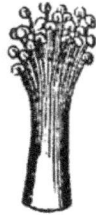

Fig. 191.
Einbrüdrige
Staubgef.

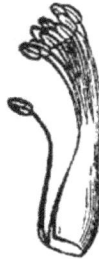

Fig. 192.
Zweibrüdrige
Staubgef.

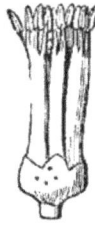

Fig. 193.
Mehrbrüdrige
Staubgef.

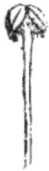

Fig. 194.
Spreizende
Staubbeutel.

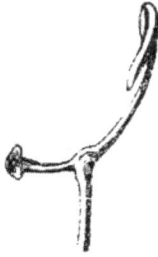

Fig. 195.
Getrennte
Staubbeutel.

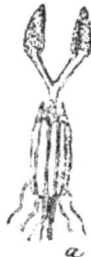

Fig. 196.
a Verwachsene Staubbeutel
b Staubbeutelröhre auf-
geschnitten.

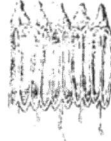

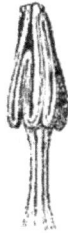

Fig. 197.
Staubgef. mit ver-
wachsenen Staub-
beuteln.

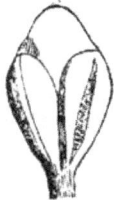

Fig. 198.
Längsrissige
Staubbeutel.

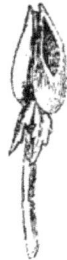

Fig. 199.
Spaltige
Staubbeutel.

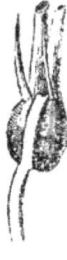

Fig. 200.
In Löchern auf-
spring. Beutel.

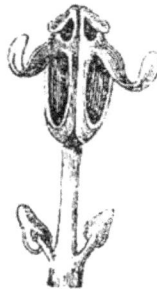

Fig. 201.
Klappig auf-
spring. Beutel.

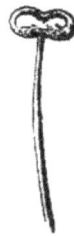

Fig. 202.
Querrissige
Staubbeutel.

6. Die Fächer des Staubbeutels können sein:

a) Gleichlaufend (locula parallela) wie in Fig. 188.

b) Spreizend (l. divergentia) wie in Fig. 194.

c) Getrennt (discreta). wie bei Salvia, Fig. 195, deren Mittelband fädlich und quer aufliegend ist.

d) Gegenüberstehend (opposita), an zwei entgegengesetzten Seiten des Mittelbandes, Fig. 185.

e) Nebenstehend (apposita), wenn auf derselben Seite des Mittelbandes, Fig. 198; man unterscheidet alsdann auswärts gerichtet (extrorsa) und einwärts gerichtet (introrsa), je nachdem sie nach dem Umkreis oder nach dem Centrum der Blüte gewendet sind. Jenes finden wir beim Hahnenfuss, dieses bei der Pfingstrose.

f) Schildständig (peltata), wenn die Fächer der Unterseite eines schildstieligen Mittelbandes angeheftet sind, wie beim Wacholder.

Der Staubbeutel zeigt zuweilen Fortsätze: zweihörnig (anth. bicornis), wie bei Vaccinium, Fig. 200, an der Spitze; gespornt (calcarata) wie bei Erica, Fig. 199, am Grunde; geschwänzt (caudata), wenn das Mittelband in einem Schweif endigt, wie beim Oleander.

7. Das Aufspringen des Staubbeutels kann geschehen:

a) Der Länge nach (anth. longitudinaliter dehiscens) Fig. 198. Dies ist der gewöhnliche Fall. Wenn sich die Längsspalte nur teilweise öffnet, so bezeichnet man das Aufspringen als ein spaltiges (anth. rimis dehiscens), wie bei Erica, Fig. 199.

b) In Löchern (anth. poris dehiscens), wie beim Nachtschatten, der Heidelbeere, Fig. 200, deren Beutelfächer an der Spitze mit einem Loche aufspringen. Bei der Mistel geschieht das Aufspringen in zahlreichen Löchern und wird ein bienenzelliges genannt (anth. favose dehiscens).

c) In Klappen (anth. valvis dehiscens), wenn sich die äussere Fachwandung von unten nach oben deckelartig emporhebt, wie beim Lorbeer, Fig. 201.

d) Der Quere nach (anth. transversim dehiscens), wenn ein einfächeriger Staubbeutel an der Spitze in einer Querspalte aufspringt, Fig. 202.

9. Der Stempel.

§ 360. Was stellt der Stempel vor? Der Stempel (pistillum) ist das weibliche Geschlechtsorgan der Blüte, aus dem innersten Blütenkreise gebildet und in das Centrum derselben gestellt, in seiner Höhlung die Samenknospen umschliessend.

Der Stempel besteht, ähnlich den Staubgefässen, aus veränderten Blattorganen, die man Fruchtblätter, Karpellblätter genannt hat. Solche Fruchtblätter sind einzeln oder zu mehreren in der Blüte und bilden, je nachdem sie getrennt bleiben oder mit einander verwachsen, mehrere getrennte oder einen vereinigten Stempel. Der Stempel ist demnach:

a) Einkarpellig, wenn er nur aus einem einzigen Fruchtblatt besteht. Alsdann trägt er nur eine Narbe. Bsp. Erbse.

b) Mehrkarpellig, wenn er aus zwei oder mehreren Fruchtblättern zusammengesetzt wird. Alsdann trägt er gewöhnlich ebenso viele Narben, als Fruchtblätter vorhanden sind. Bsp. Apfel.

§ 361. Die einzelnen Teile des Stempels. Der Stempel zeigt drei Teile: 1. einen unteren, bauchig aufgeschwollenen, den Fruchtknoten (Ovarium, germen), Fig. 203a; 2. einen stielförmigen, den Griffel (stylus), Fig. 203c, und 3. eine verschieden geformte, drüsig-klebrige Spitze, die Narbe (stigma), Fig. 203b. Oft fehlt der Griffel; dann heisst die Narbe sitzend (stigma sessile).

Der Fruchtknoten entsteht aus dem Karpellblatt durch seitliche Verwachsung der beiden Ränder und stellt ein hohles Organ dar, in dessen Höhlung die Samenknospen sich befinden. Der Griffel, sowie die Narbe entstehen aus der mehr oder weniger lang-gezogenen Spitze des Karpellblattes, als hohle Ver-längerung des Fruchtknotens, und sind von dem sog. Griffelkanal durchzogen, einem mit zartem Gewebe erfüllten Gange, welcher von der Narbe zur Frucht-knotenhöhle herabführt.

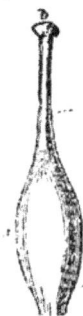

Fig. 203.

Die Samenknospen (Ovula) auch Eichen genannt, sprossen aus dem Ende der Blütenaxe; diese bleibt entweder als Säulchen im Mittelpunkte des Stempels, mit den Samen-knospen bedeckt, stehen, Fig. 208, oder löst sich in eben so viele Stränge auf, wie Karpellblätter vorhanden sind, welche Stränge, Samenträger (spermophora) genannt, sich auf die Ränder der Karpellblätter schlagen und in ihrem Verlaufe die Samen-knospen entsenden. (Fig. 205—207).

§ 362. Bildung des Fruchtknotens. Der Stempel ist ein-karpellig, wenn er aus einem einzigen Fruchtblatt besteht; wir finden ihn bald einzeln in der Blüte, wie bei der Bohne und Erbse, bald zu mehreren bis vielen, wie bei dem Hahnenfuss, Nieswurz, Sturmhut; er ist dagegen mehrkarpellig, wenn er sich aus zwei oder mehreren Karpellblättern zu-sammengesetzt hat. Im letzteren Falle lässt sich die Zahl der Karpellblätter gewöhnlich aus der Anzahl der Narben, immer aus derjenigen der Nähte und Samenträger erkennen.

Bei einkarpelligen Stempeln unterscheiden wir zwei Nähte: 1. die aus der Verwachsung der Blattränder hervor-gegangene Bauchnaht (sutura ventralis), in welcher der Samenträger verläuft, stets dem Centrum der Blüte zugewendet; 2. die dem Mittelnerv des Frucht-blattes entsprechende Rückennaht (sutura dorsalis), welche der Peripherie der Blüte zugewendet ist. Als Beispiel

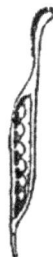

Fig. 204.

seien die Bohne und die Erbse erwähnt. Fig. 204 zeigt einen solchen Stempel im Längsschnitt. Der Samenträger ist in ihm stets wandständig (spermophorum parietale). Solche Stempel finden wir bei der Pfingstrose, beim Nieswurz und Sturmhut zu mehreren, beim Hahnenfuss zu vielen in einer Blüte.

Schliessen sich aber die Karpellblätter einer Blüte zu einem einzigen, mehrkarpelligen Stempel zusammen, so können sie einen mehrfächerigen oder einen einfächerigen Fruchtknoten bilden. Dies geschieht folgendermassen:

a) Die Karpellblätter haben sich, jedes für sich, zu Karpellen geschlossen und seitlich rings um die Axe zu einem mehrfächerigen Fruchtknoten (ovarium pluriloculare) verwachsen, wie Fig. 205 zeigt. Die Bauchnähte der einzelnen Karpellen fallen in das Centrum, die Rückennähte sind von aussen sichtbar. Die Scheidewände (dissepimenta) entstehen aus den Karpellblättern selbst und zeigen doppelte Wandung. Die Samenträger, in der Zahl mit den Karpellen übereinstimmend, sind central (spermophora centralia). So besitzt die Lilie einen dreifächerigen (Fig. 205), der Apfel einen fünffächerigen Fruchtknoten.

b) Die Karpellblätter haben sich nicht zu Karpellen zusammengeschlagen, sondern verwachsen seitlich mit ihren Rändern zu einem einfächerigen Fruchtknoten (ovarium uniloculare), an dessen Aussenwand sowohl die Bauch- wie die Rückennähte sichtbar sind. In den meisten Fällen folgen die Samenträger als einzelne Stränge den Bauchnähten — wandständige Samenträger (spermophora parietalia); Fig. 206 und 207 zeigen einen solchen zwei-, resp. dreikarpelligen Fruchtknoten im Querschnitt. Bcisp. Stachelbeere, Veilchen. Seltener sprossen die Samenknospen aus einem centralen Säulchen (columella), wie bei den Nelken (Fig. 208).

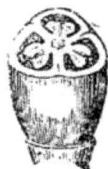 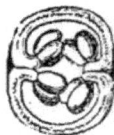 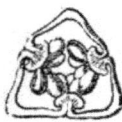 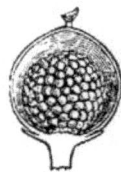

Fig. 205.   Fig. 206.   Fig. 207.   Fig. 208.

Solche mehrkarpellige, einfächerige Fruchtknoten lassen zuweilen die Samenträger mehr oder weniger weit in die Höhlung als falsche Scheidewände (Spermophora septiformia) hineinragen und werden zu einem unvollständig fächerigen Fruchtknoten, wie ihn der Mohn zeigt.

Terminologische Bestimmungen.

1. Der Fruchtknoten (ovarium) kann sein:

a) Oberständig (superum), wenn er frei in der Kelchröhre steht, B. bei der Kirsche.

b) Unterständig (inferum), wenn er mit der Kelchröhre oder dem Perigon verwachsen ist, wie beim Apfel, Hollunder, der Heidelbeere.

2. Der Griffel (stylus) kann sein:

a) Endständig (terminalis), wie in den meisten Fällen.

b) Seitenständig (lateralis), wie bei der Erdbeere, Fig. 209.

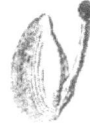

c) Central (centralis), aus der vertieften Mitte eines geteilten Fruchtknotens, wie bei den Labiaten.

d) Abwärts geneigt (declinatus), wie bei Dictamnus.

e) Gekrümmt (curvatus), wie beim Kümmel.

f) Gekniet (geniculatus), wie bei Geum.

Fig. 209.

g) Spiralig gerollt (spiralis), wie beim Ginster und der Schneidebohne.

h) Auswachsend (excrescens) bei der Fruchtreife, wie bei der Küchenschelle und Waldrebe.

3. Die Narbe (stigma) kann sein:

a) Sitzend (sessile), wenn der Griffel fehlt, wie beim Mohn, Hollunder.

b) Kopfförmig (capitatum), als kleines Knötchen, wie bei der Schlüsselblume.

c) Keulenförmig (clavatum), nach oben verdickt, wie bei Viola tricolor.

d) Schildförmig (peltatum), wie beim Mohn, wo sie zugleich strahlig gelappt (radiate lobatum) ist.

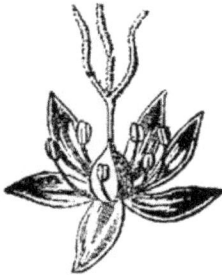
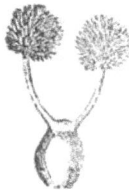
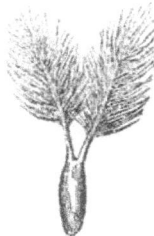
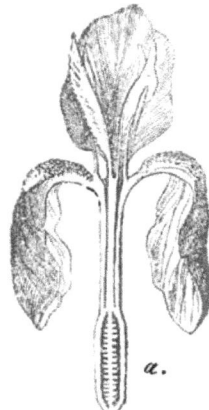

Fig. 210.   Fig. 211.   Fig. 212.   Fig. 213.

e) Fädlich (filiforme), wie bei Luzula, Fig. 210.

f) Pinselig (penicillatum), bei Rumex, und sprengwedelig (aspergilliforme), wie bei manchen Gräsern, Fig. 211.

g) Federig (plumosum), wie bei manchen Gräsern, Fig. 212.

h) Blumenblattartig (petaloïdeum), wie bei der Schwertlilie, Fig. 213.

10. Die Frucht.

§ 363. Was ist die Frucht? Die Frucht (fructus, griech. χαρπός) ist der während der Fruchtreife ausgewachsene Fruchtknoten, welcher die Samen birgt. Bei der Zeitigung der Frucht finden mannigfache Veränderungen an dem Fruchtknoten statt: a) einfaches Vergrössern, ohne dabei die Konsistenz zu verändern; b) Verschmelzen des Fruchtknotens mit der Samenschale, wie bei vielen einsamigen Früchten (Fenchel, Anis); c) Verhärtung des Gewebes, wodurch nussartige Früchte entstehen (Haselnuss, Hanf); d) Fleischig- und Saftigwerden des Gewebes, bei den Beeren (Weinbeere, Johannisbeere), Kürbissen, Äpfeln, Kirschen und Pflaumen.

§ 364. Aus welchen Teilen besteht die Frucht? Die Frucht besteht aus zwei Teilen:

a) der Fruchtschale (pericarpium),

b) den Samen (semina).

An der Fruchtschale lassen sich drei Schichten erkennen: 1. eine dünne, häutige Aussenschicht, die äussere Fruchthaut (epicarpium); 2. eine meist mehr oder weniger dicke, oft fleischige oder saftige Mittelschicht, die mittlere Fruchthaut (mesocarpium); 3. eine ebenfalls dünne, hautartige Innenschicht, die innere Fruchthaut (endocarpium). Das Epi- und Endocarpium entsprechen der Ober- und Unterhaut der Blätter, das Mesocarpium dem inneren Blattgewebe.

An der Fruchtschale lassen sich die Nähte des Fruchtknotens unterscheiden, sowohl die Bauchnaht, hervorgegangen aus der Verwachsung der Karpellränder, welche innen die Samenträger mit den Samen zeigen; als auch die Rückennähte, die Mittelnerven der einzelnen Karpellblätter bezeichnend. Beide Nähte sind beispielsweise an der Bohne, einer einkarpelligen Frucht, sehr wohl wahrzunehmen. Ist eine Frucht durch Verwachsung mehrerer Karpelle entstanden, so bilden sich dort, wo die Scheidewände an die Peripherie treten, sogenannte Seitennähte.

War der Fruchtknoten einfächerig, so ist dies auch die Frucht; aus mehrfächerigen Fruchtknoten entstehen mehrfächerige Früchte. Die Scheidewände (dissepimenta) teilen die Frucht in radialer Richtung, der Länge nach. Wir finden aber auch zuweilen Querscheidewände (septa), welche die Frucht der Quere nach in zwei oder mehrere Abteilungen trennen, z. B. beim Rettig. Dasselbe zeigt die Bohne, das Johannisbrot, die Tamarinde — in den letzteren Fällen handelt es sich aber nicht um wirkliche, schon in der Blüte vorhandene Querscheidewände, sondern das Mesocarpium hat sich zwischen die Samen eingewuchert.

Auch die Bildung der Samenträger findet sich in der Frucht ebenso wieder, wie im Fruchtknoten während der Blütenzeit. Sie sind demnach bald **wandständig** (spermophora parietalia), wie bei der Bohne, Erbse, beim Veilchen; bald **central** (sp. centralia), wie beim Apfel, der Birne und Quitte.

Die Fruchtformen.

§ 365. Wie unterscheidet man die Früchte nach ihrer Form? Die Beschaffenheit der Fruchtschale, ihr Aufspringen und ihr Verhältnis zu den Samen bedingen die Verschiedenheit der Früchte, die sich in fünf Hauptrubriken teilen lassen:

Konsistenz der Fruchtschale nicht verändert	Frucht einsamig, nicht aufspringend	Schalfrucht Schliessfrucht.
	Frucht mehrsamig, in den Nähten aufspringend .	Kapselfrucht.
	Frucht in ihre Karpelle zerfallend . .	Spaltfrucht.
Fruchtschale mit veränderter Konsistenz	Fruchtschale verholzt .	Nuss.
	Fruchtschale fleischig-saftig	Fleischfrucht.

A. Die Schalfrucht und Schliessfrucht.

§ 363. Was charakterisiert die Schalfrucht bezw. Schliessfrucht? Wenn die Fruchtschale nur **einen einzigen Samen umschliesst**, so verschmilzt sie gewöhnlich mit demselben und **springt bei völliger Reife nicht auf**. Wir nennen daher diese Frucht, welche sich beim Getreide, den Kompositen und in den Teilfrüchten der Umbelliferen findet, im gewöhnlichen Leben **Samen oder Korn** (z. B. Fenchelsamen, Anissamen, Roggenkorn, Weizenkorn), da man sie bei oberflächlicher Betrachtung für einen Samen hält. Man nennt diese Frucht bald **Schalfrucht**, bald **Schliessfrucht**, je nachdem sie vom Kelche frei, oder vom Kelche gekrönt ist.

a) Im Fall der Fruchtknoten mit dem Kelche nicht verwachsen ist, nennt man diese Frucht eine **Schalfrucht** (**Caryopsis*)**), wie beim Getreide; auch wohl ein **Nüsschen**, sofern die Schale härtlich ist, wie beim Hanf. Fig. 214a zeigt den Durchschnitt der Schalfrucht des Hahnenfusses.

2) Im Fall der Fruchtknoten unterständig, mit der Kelchröhre verwachsen ist, heisst die Frucht eine **Schliessfrucht**, **Achäne** (**Achaenium**), wie wir sie, mit dem Pappus gekrönt, bei den Kompositen finden (Fig. 214b). Auch die Teilfrüchte

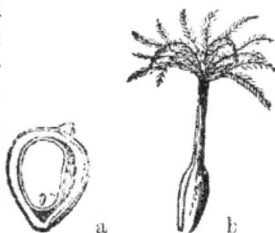

a   b
Fig. 214.

---

*) caryopsis. nussähnlich, von κάρυον (Nuss) und ὄψις (Gestalt).

der Umbelliferen sind Schliessfrüchte, wie beim Fenchel, Anis, Kümmel.

B. Die Kapselfrucht.

§ 367. Was charakterisiert die Kapselfrucht? Die Kapsel-frucht (capsula) ist eine mehrsamige, trockene Frucht, welche bei völliger Reife in ihren Nähten aufspringt.

Das Aufspringen (dehiscentia) geschieht in der Bauchnaht oder, bei mehrfächerigen Früchten, in den Seitennähten, zuweilen auch in der Rückennaht. Die dadurch gebildeten Abschnitte der Fruchtschale heissen Klappen (valvae) und lösen sich in der Regel von der Spitze nach dem Grunde hin ab (Fig. 215 und 217); seltener vom Grunde nach der Spitze hin (Fig. 216).

Im Gegensatz zu diesem Aufspringen steht das Zerfallen der querfächerigen Früchte in Querglieder, wie Fig. 218

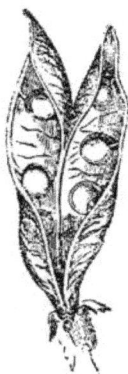
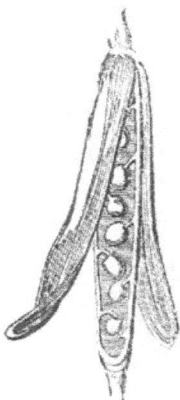
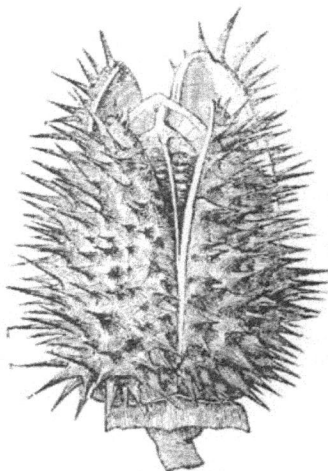

Fig. 215.   Fig. 216.   Fig. 217.

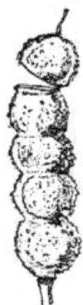
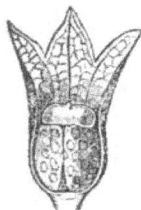

Fig. 218.   Fig. 219.

zeigt. An dasselbe schliesst sich das Auf-springen mit einem Deckel (dehi-scentia operculata) an, wie beim Bilsenkraut (Fig. 219).

§ 268. Besondere Formen der Kapsel.
a) Die Hülse (legumen) ist eine einfächerige, einkarpellige Frucht, welche sowohl in der Bauchnaht wie in der Rückennaht aufspringt, daher in zwei Klappen zerfällt. Die Samen sitzen an der Bauch-naht in doppelter Zeile, sodass jede Klappe

eine Samenreihe trägt. Bsp.: Bohne, Erbse, Linse. (Fig. 215.) Die Hülse ist die Fruchtform der sog. Hülsenfrüchtler.

Durch Querwände aus Fruchtmark wird die Hülse öfters querfächerig. wie bei der Schneidebohne und dem Johannisbrot. Wahre Querfächer finden wir bei den sogen. Gliedhülsen (lomenta), welche bei der Reife nicht in Klappen, sondern in Querglieder zerfallen (Fig. 218).

b) Die Schote (siliqua) ist eine zweikarpellige Frucht, welche durch eine dünne Haut in zwei Längsfächer geteilt wird, an deren Rändern die Samen sitzen (Fig. 216). Sie springt, wie die Hülse, in zwei Klappen auf, aber vom Grunde nach der Spitze zu, wobei die Scheidewand mit den Samen stehen bleibt. Übertrifft die Länge der Schote die Breite nur wenig, so wird sie ein Schötchen (silicula) genannt. Der Unterschied zwischen Schote und Schötchen beruht also nicht auf den Grösseverhältnissen derselben, sondern auf dem Verhältnisse der Länge zur Breite, sodass es kleine Schoten und grosse Schötchen giebt. Die Schote ist die Fruchtform der Cruciferen.

Eine querfächerige Schote finden wir beim Rettig und nennen sie Gliedschote (siliqua lomentacea); sie öffnet sich nicht der Länge nach, sondern zerfällt bei der Reife in ihre Querglieder.

C. Die Spaltfrucht.

§ 369. Was charakterisiert die Spaltfrucht? Wenn eine mehrkarpellige Frucht bei der Reife in ihre Karpelle zerfällt, gleichviel, ob diese sich öffnen oder nicht, so nennen wir sie eine Spaltfrucht (schizocarpium*)) und die einzelnen Karpelle Teilfrüchte (mericarpia**)).

Wir finden die Spaltfrucht bei den Umbelliferen aus zwei Schliessfrüchtchen bestehend. die an einem zweispaltigen fädlichen Fruchtträger aufgehangen sind, weshalb diese Frucht auch Hängefrucht (cremocarpium) genannt wurde. Der Fruchtträger kommt erst bei der Trennung der Teilfrüchte zur Erscheinung. (Fig. 220.) Die Schliessfrüchtchen springen hierbei nicht auf. — Die Spaltfrüchte der Geraniaceen sind ebenfalls einsamig,

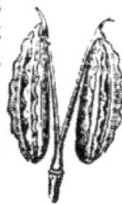

Fig. 220.

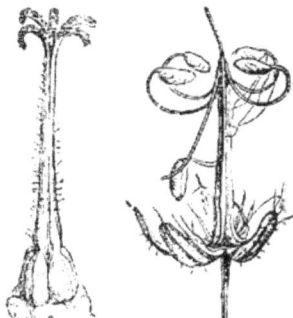

a   Fig. 221.   b

---

*) Von σχίζω (spalte) und καρπός (Frucht).
**) Von μέρος (Teil) und καρπός (Frucht).

öffnen sich aber in ihrer Bauchnaht, nachdem sie sich von der Mittelsäule, an welcher sie zuvor befestigt waren, elastisch abgehoben haben. Fig. 221 zeigt die Spaltfrucht von Geranium, a vor und b nach der Reife. Auch bei Euphorbia und Mercurialis trennt sich die Frucht in zwei oder drei Knöpfe, die in der Bauch- und Rückennaht elastisch aufspringen.

D. Die Nuss.

§ 370. Was charakterisiert die Nuss? Die Nuss (nux) ist eine meist einsamige Frucht mit verhärteter Schale welche nicht aufspringt. So die Eichel (Fig. 222), Haselnuss, Kastanie; bei diesen wird sie von einer Hülle, der Becherhülle (cupula), unterstützt, welche die Haselnuss glockenförmig umgiebt, die Eichel nur am Grunde umfasst, die Kastanie aber völlig einschliesst. Ist die Nuss mit einem Hautrande umgeben, wie bei der Ulme (Fig. 223), so bezeichnet man sie als Flügelfrucht (samara). Eine solche besitzt auch der Ahorn und die Esche.

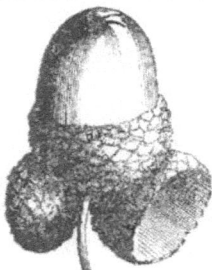
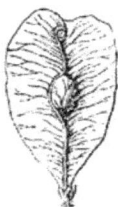

Fig. 222.   Fig. 223.

E. Die Fleischfrucht.

§ 371. Welche Früchte gehören zu den Fleischfrüchten? Je nachdem die ganze oder nur die äussere Hälfte der Fruchtschale fleischigsaftig wird, unterscheidet man zwei Fruchtformen:

1. Die Beere (bacca), mit völlig saftiger Fruchtschale. Bsp. Johannisbeere, Heidelbeere, Citrone, Weinbeere. Sie ist teils mit dem Kelche gekrönt, wie die drei erstgenannten, teils vom Kelche frei, wie die beiden letzteren. Durch eigentümliche Samenträger zeichnet sich die Kürbisfrucht (pepo) aus, deren Querschnitt in Fig. 224 zeigt, wie die drei Samenträger der dreifächerigen Beere vom Centrum aus sich als Scheidewand gegen die Peripherie fortsetzen, daselbst nach zwei Richtungen umbiegen und wandständige Samen tragen.

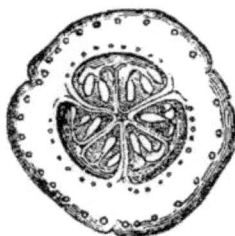

Fig. 224.

2. Die Steinfrucht (drupa), deren Fruchtschale aus einem äusseren, fleischigsaftigen Teile und einem harten, inneren Steine besteht, der die Samen birgt. An der steinharten Partie hat ein Teil des Mesocarpiums mit dem Endocarpium teilgenommen; stellt sie ein einziges Gebilde dar, so wird sie Stein (putamen) genannt, wie wir ihn bei der Kirsche, Pflaume, Walnuss sehen. Enthält die

Frucht mehrere Steine, so heissen diese Steinfächer (pyrenae) und die Frucht eine Steinbeere (bacca pyrenata), wie die Hollunder-, Faulbaum- und Kreuzdornbeere. (Fig. 225, a von der Seite, b vom Grunde, c im Querschnitt gesehen.)

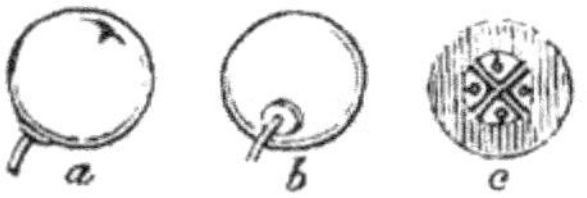

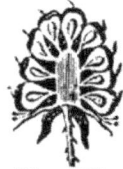

Fig. 225.

Fig. 226.

Eine zusammmengesetzte Beere (bacca composita), hervorgegangen aus mehreren beerenartigen Früchtchen, die derselben Blüte angehören, finden wir bei der Himbeere und Brombeere (Fig. 226 im Längsschnitt).

Nicht zu verwechseln mit der fleischig gewordenen Fruchtschale ist das sog. Mus (pulpa), welches in vielen Früchten als lockeres, zelliges Gewebe die innere Höhlung ausfüllt und die Samen eingebettet enthält, wie bei den Tamarinden.

Scheinfrüchte und Fruchtstände.

§ 372. Was sind Scheinfrüchte? Wenn an der Fruchtschale noch andere Organe Anteil genommen haben, die nicht zum Stempel gehören, so resultiert eine Scheinfrucht. Bei der Erdbeere ist es der Blütenboden, bei der Hagebutte die Kelchröhre, bei der Maulbeere das Perigon, welche an der Fruchtbildung sich beteiligen und dieselbe saftig machen.

Zu den Scheinfrüchten gehören: die Apfelfrucht, Hagebutte und Scheinbeere.

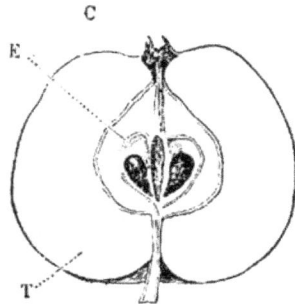

Fig. 227.

1. Die Apfelfrucht (pomum) ist eine fleischig-saftige Frucht, mit dem Kelche (Fig. 227 C) gekrönt, hervorgegangen aus mehreren, in der Knospe getrennten Karpellen (E), welche mit der sie umschliessenden, fleischig gewordenen Kelchröhre (T) verwachsen.

Wir finden die Apfelfrucht bei dem Kernobst, und zwar mit pergamentartigen Karpellen (Kernapfel) bei dem Apfel, mit steinharten Karpellen bei der Mispel und dem Weissdorn.

2. Die Hagebutte, Fruchtform der Rose, nähert sich dem Apfel, jedoch tritt keine Verschmelzung der fleischigen Kelchröhre mit den Karpellen ein.

3. Die Scheinbeere (bacca spuria), eine beerenartige Frucht, welche aus verschiedenen Elementen hervorgehen kann. Bei der Erdbeere wächst der kugelige Blütenboden zur saftigen Frucht heran und trägt die zahlreichen, nussartigen Schal-

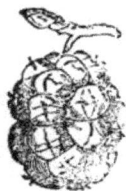
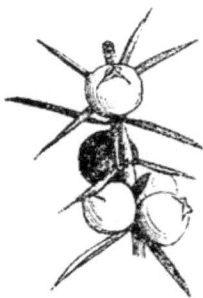

früchtchen an seiner Oberfläche. Bei der **Maulbeere** werden die **Perigone** der kätzchenartig verbundenen Blüten saftig und bilden eine zusammengesetzte **Scheinbeere**. (Fig. 228). Bei der **Wacholderbeere** stammt die Fruchtschale aus den Karpellblättern dreier Blüten, die, in der Blütezeit getrennt, bei der Fruchtreife seitlich mit einander verwachsen. Am Wirtel der Scheinbeere erkennt man noch die Spitzen der drei Fruchtblätter. (Fig. 229.) (Man

Fig. 228.   Fig. 229.

hat die Scheinbeere des Wacholders auch **Beerenzapfen** genannt.)

§ 373. Fruchtstände. Gewisse Fruchtstände gewinnen das Aussehen einer Einzelfrucht, wie die **Feige** und der **Zapfen**.

Die **Feigenfrucht** (syconium*)) ist ein birnförmiger, an der Spitze von Schuppen verschlossener Fruchtstand, ein sog. **Fruchtkuchen**, aus einem Blütenkuchen entstanden, und im Innern zahlreiche Nüsschen bergend. Fig. 230 zeigt sie im Längsschnitt.

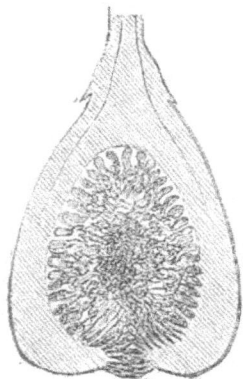
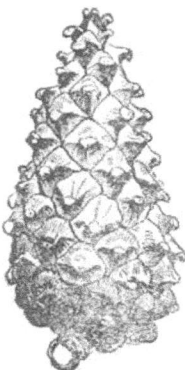

Der **Zapfen** (conus) der Nadelhölzer ist ein **Fruchtstand**, aus verholzenden flachen Karpellblättern gebildet, die an ihrem inneren Grunde nackte d. i. nicht vom Fruchtknoten umschlossene Samen bergen. So bei der Kiefer (Fig. 231), Tanne, Fichte, Lärche.

Fig. 230.   Fig. 231.

Wir finden den **Zapfen**, d. i. ein verholztes Fruchtkätzchen, auch bei einigen Laubhölzern, z. B. der Erle, nennen ihn dann aber einen **Laubholzapfen** (strobulus, nicht conus). Viele rechnen auch das Fruchtkätzchen des Hopfens zur Zapfenfrucht (Strobuli Lupuli).

*) Von σῦκον (Feige).

Terminologische Bestimmungen.

1. Das Aufspringen (dehiscentia) der Kapselfrucht kann erfolgen:
A. Der Länge nach:

a) Zweiklappig (bivalvis), wie bei der Schote und Hülse.

b) Dreiklappig (trivalvis), wie beim Veilchen.

c) Vierklappig (quadrivalvis), fünfklappig (quinquevalvis) u. s. f. — Je nach dem Verhältnis der Klappen zu den Scheidewänden unterscheidet man bei mehrfächerigen Kapseln:

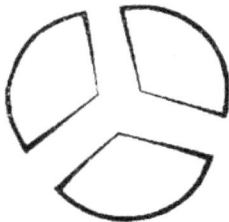 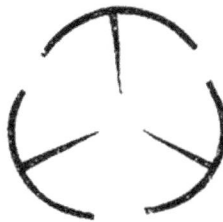 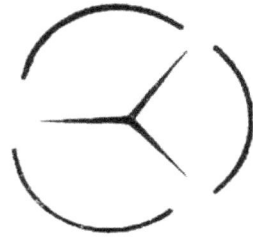

| Fig. 232. | Fig. 233. | Fig. 234. |

α) scheidewandspaltig (septicida), wenn die Fächer sich in den Scheidewänden von einander trennen, Fig. 232, z. B. bei der Zeitlose;

β) fachspaltig (loculicida), wenn die Fächer in den Rückennähten aufspringen, so dass die Scheidewände auf der Mitte der Klappen stehen bleiben, Fig. 233, z. B. bei der Schwertlilie;

γ) scheidewandabreissend (septifraga), wenn die Klappen sich von den Scheidewänden ablösen, während diese in der Axe verbunden bleiben, Fig. 234. Lösen sich nach Art der Schote die beiden Klappen einer einfächerigen Frucht vom Samenträger, wie von einem Rahmen ab, so nennt man die Kapsel schotenartig (c. siliquae-formis), das Aufspringen ein fensterartiges (fene-stralis), wie beim Schöllkraut, Fig. 235. —

d) In Zähnen (indentibus) wenn die Klappen nur an der Spitze sich trennen, wie bei Cerastium, Fig. 236.

e) Spaltig (in rimis), wenn die Klappen in der Mitte in Spalten sich trennen, wie bei Saxifraga, Oxalis.

f) In Löchern (in poris), wie beim Mohn, wo sich die Löcher unter der Narbe befinden.

g) In Knöpfen (in coccis), wenn eine mehr-karpellige Frucht bei der Reife in mehr oder weniger kugelige Karpelle, Knöpfe (cocca), zerfällt, wie bei der Wolfsmilch.

B. Der Quere nach:

h) In Querglieder, (lomentacea), bei quer-fächerigen Früchten, Fig. 218.

i) Mit einem Deckel (operculata) oder rings-umschnitten (circumscissa), wie beim Bilsenkraut, Fig. 219.

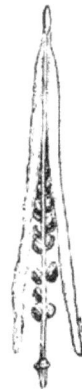 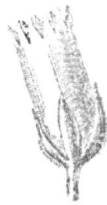

| Fig. 235. | Fig. 236. |

2. Der Form nach kann die Frucht sein:

a) Kugelig (globosus), wie die Heidel- und Wacholderbeeren.

b) Eiförmig (ovatus), nach unten breiter, wie der Anis.

c) Länglich (oblongus), wie der Fenchel, Kümmel.

d) Kegelig (conicus), wie der spanische Pfeffer.

e) **Birnförmig (pirifomis)**, wie die Feige.

f) **Dreiseitig (trigonus)**, wie die Kardamomen.

g) **Stielrund (teres)**, wie der Wasserfenchel.

h) **Gedunsen (turgidus)**, wie die Schötchen von Cochlearia.

i) **Zwei- und dreiknöpfig (di- und tricoccus)**, aus zwei resp. drei kugeligen Teilfrüchtchen bestehend, wie beim Bingelkraut und der Wolfsmilch.

k) **Kahnförmig (cymbiformis)**, wie das Schötchen von Capsella bursa pastoris, die Karpelle des Sternanis.

3. **Der Oberfläche nach:**

a) **Glatt (laevis)**, ohne alle Erhabenheiten und Vertiefungen.

b) **Bereift (pruinosus)**, wie die Pflaume, Wacholderbeere.

c) **Warzig (verrucosus)**, mit rundlichen Erhabenheiten bedeckt.

d) **Runzelig (rugosus)**, mit unregelmässigen Erhabenheiten.

e) **Stachelig (aculeateus)**, wie der Stechapfel.

f) **Genabelt (umbilicatus)**, an einer Stelle nabelförmig eingedrückt, wie die Heidelbeere, oder mit vorgezogenem Nabel, wie die Citrone.

g) **Gestreift (striatus)**, mit feinen Linien überzogen, wie Kardamomen.

h) **Rippig (costatus)**, mit vorspringenden Riefen versehen, wie der Kümmel, Fenchel.

11. Der Same.

§ 374. Die Teile des Samens. Der Same (semen) geht aus der befruchteten Samenknospe hervor und besteht aus zwei Teilen: der Samenschale (spermodermis*)) und dem Samenkern (nucleus).

Die Samenschale zeigt drei Schichten, deren mittlere (testa) derb, häufig hart, und gefärbt ist, während die oberste (epidermis seminalis) und innerste (tegmen) dünne, zarte, blasse Häute bilden. Die Konsistenz und Farbe der Samenschale hängt also von der testa ab.

Der Samenkern (nucleus) ist der von der Samenschale umschlossene Teil des Samens und enthält den wesentlichen Teil des Samens, nämlich den Keim (embryo). In vielen Fällen besteht der Kern aus dem Keime allein, wie bei Mandeln, Walnüssen, Bohnen, in allen eiweisslosen Samen; häufig aber,.z. B. im Getreide, befindet sich neben dem Keime ein besonderes Gewebe, das man aus Analogie mit dem Hühnerei Eiweisskörper (albumen) genannt hat, obschon es nicht aus Eiweiss-Stoffen, sondern meist aus Stärkemehl besteht. Nach dem Fehlen oder Vorhandensein dieses Körpers unterscheidet man eiweisshaltige (semina albuminosa) und eiweisslose Samen (s. exalbuminosa). Jene finden wir, ausser beim Getreide, bei den Solanaceen, Umbelliferen und Ranunculaceen; eiweisslose bei den Rosaceen, Hülsenfrüchtlern und Kruziferen.

Der Eiweisskörper steht mit dem Keim nicht in organischem Zusammenhang und stellt gewöhnlich ein weisses, stärke-

---

*) Von σπέρμα (Same) und δέρμα (Haut).

mehl- oder ölreiches Zellgewebe dar. Er wird beim Keimen der jungen Pflänzchen als erste Nahrung resorbiert.

§ 375. Anhängsel des Samens.
Häufig bemerkt man an der Samenschale gewisse Anhängsel, zu denen zu rechnen sind: a) der Samenschopf (coma seminalis), ein haarförmiger Besatz. b) der Samenmantel (arillus), eine Umhüllung des Samens. Den Samenschopf finden wir bei Gossypium und benutzen ihn als Baumwolle; die Samen der Weiden besitzen einen solchen am Grunde, die von Cynanchum an der Spitze. Bei Evonymus treffen wir einen roten, fleischigen Samenmantel; in ähnlicher Weise umhüllt die als Macis bekannte Ware (fälschlich Muskatblüte genannt) den Samenkern (die Nuces moschatae, Muskatnüsse), wie

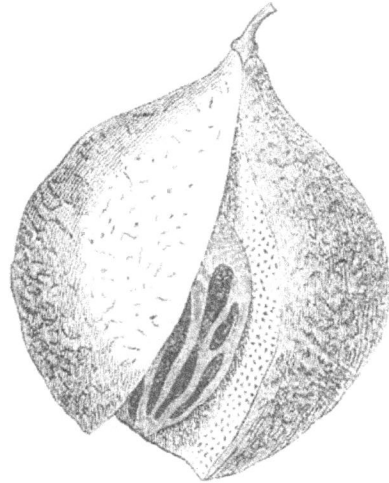

Fig. 237.

Fig. 237 in der geöffneten Frucht von Myristica fragrans zeigt. Die Stachelbeere besitzt einen gallertartigen Samenmantel.

§ 376. Vom Keim. Der Keim (embryo) bildet entweder allein den Samenkern, oder in Gemeinschaft mit dem Eiweisskörper. Im ersteren Falle ist er mehr oder weniger dick, markig-fleischig, oft mehlreich; im letzteren Falle gewöhnlich dünn, blattartig, oft sehr klein. Die Grösse des Keims steht zu der des Eiweisskörpers im umgekehrten Verhältnisse.

Der Keim ist die Anlage zu einer neuen Pflanze.

Der Keim stellt ein oft mikroskopisch kleines Pflänzchen dar, das Keimpflänzchen, welches mit einem blattartigen Organe, dem Keimblatt oder Samenlappen, organisch verbunden ist. Das Keimblatt ist das erste Blatt des Keimpflänzchens, übertrifft es aber gewöhnlich sehr an Grösse.

Das Keimpflänzchen (blastema) ist eine Pflanze im kleinen; es zeigt ein Würzelchen (radicula), das beim Keimen zur Hauptwurzel auswächst, sowie ein Knöspchen (gemmula, plumula), welches zum Stengel

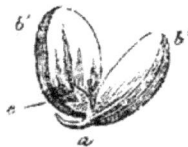
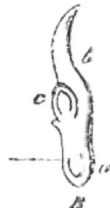

Fig. 238. Fig. 239.

wird. Zwischen beiden Teilen liegt die Stelle, wo das Wachstum nach unten sich von demjenigen nach oben scheidet; (Urknoten, Vegetationspunkt) dicht über dieser Stelle hängt das Keimpflänzchen mit dem Keimblatte (Samenlappen) organisch zusammen. (Fig. 238 und 239: a Würzelchen, b Keimblatt, c Knöspchen.)

Das Keimblatt oder der Samenlappen (cotyledo) findet sich bald einzeln am Keimpflänzchen, dasselbe scheidenartig umfassend (Fig. 239), bald gepaart, zu zwei gegenständig (Fig. 238), selten zu mehreren wirtelig. Hiernach unterscheidet man einsamenlappige Gewächse (Monokotyledonen) und zweisamenlappige Gewächse (Dikotyledonen); die mit quirlständigen Keimblättern hat man auch wohl als vielsamenlappige (Polykotyledonen) von letzteren abgetrennt. Es ist mehr die gegenständige Stellung, weniger die absolute Zahl, welche die zweisamenlappigen von den einsamenlappigen Gewächsen unterscheidet.

Bei den eiweisshaltigen Samen treten gewöhnlich die Samenlappen beim Keimen als erste Blätter mit dem jungen Pflänzchen über die Erde hervor; bei den eiweisslosen Samen sind sie meist fleischig, dick und bleiben unter der Erdoberfläche, dem jungen Pflänzchen an Stelle des Eiweisskörpers zur ersten Nahrung dienend. (Oberirdische und unterirdische Samenlappen, cotyledones epi- und hypogaeae.)

Die Entwicklung der Samenknospen zu Samen.

§ 377. Die Bildung der Samenknospen. Die ursprünglichste Form einer Samenknospe ist ein hervorragender, stumpfer Kegel, der mittelst eines fädlichen Stieles, des Nabelstranges (funiculus), am Samenträger befestigt ist. Die Stelle, wo der Nabelstrang in die Samenknospe eintritt, wird Nabel (hilum) genannt.

Gewöhnlich umgiebt sich die Samenknospe mit einer einfachen oder doppelten Haut, der Eihaut. Ist sie zweifach, so heisst die äussere Haut Primine, die innere Secundine. Der von diesen Häuten umschlossene, wesentliche Teil der Samenknospe bildet den Eikern (nucellus). Die Stelle, wo der die äussere Eihaut im „Nabel" durchbohrende Nabelstrang die innere Eihaut trifft, wird der Hagelfleck (chalaza*)) genannt. Letzterer stellt den organischen, der Nabel den mathematischen Grund der Samenknospe dar. Beide Punkte, Nabel wie Hagelfleck, liegen häufig dicht hinter einander, häufig aber auch diametral gegenüber; man erkennt im letzteren Falle die Fortsetzung des Nabelstranges zwischen den beiden Eihäuten als Nabelstreifen (raphe). Es giebt eine Stelle an der Samenknospe, wo die Eihäute eine Öffnung lassen, an welcher der Eikern unbedeckt ist; man nennt dieselbe den Eimund oder das Keimloch (micropyle), und sieht in ihr die organische Spitze der Samenknospe. Je nach der Lage von Nabel, Hagelfleck und Keimloch unterscheidet man dreierlei Verhältnisse:

a) Bei der geradläufigen Samenknospe (ovulum orthotropum) liegt der Hagelfleck dicht hinter dem Nabel, das Keimloch ihnen

---

*) Von γαλάζω (spalten).

gegenüber. (Fig. 240 a Keimsack im Eikern, b Primine, c Sekundine, f Keimloch.) Die Axe der Samenknospe ist gerade.

b) Bei der krumm-
läufigen Samenknospe
(ovulum campylotro-
pum) liegen alle drei Punkte
nahe zusammen, der Hagel-
fleck dicht hinter dem Nabel,
das Keimloch (Fig. 241 b)
zur Seite, infolge einer
Krümmung der Axe.

c) Bei der gegen-
läufigen Samenknospe

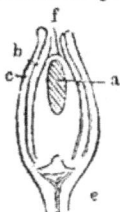 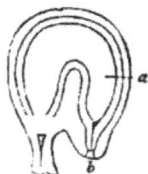 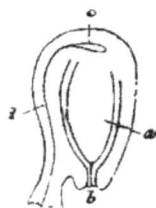

Fig. 240.　　　Fig. 241.　　　Fig. 242.

(ovulum anatropum) hat sich der Eikern umgewendet, so dass der Hagelfleck (Fig. 242c) dem Nabel gegenüber, das Keimloch (b) neben ihn zu liegen kommt. Die Axe ist gerade geblieben, aber der Nabelstrang hat sich als Nabelstreifen zwischen den beiden Eihäuten (d) fortgesetzt und ist äusserlich als ein den Samen halbumziehender Streifen wahrzunehmen.

Im Innern des Eikerns bildet sich ein langer, dünner Darm, der Keim-sack (sacculus embryonalis), auf Kosten der übrigen Kernmasse aus, die oft nur mehr als Haut, sogen. Kernhaut (Tercine) übrig bleibt. Im Keim-sack entwickelt sich der künftige Keim.

§ 378. Die Befruchtung der Samenknospen. Die Befruchtung der Samenknospen geschieht durch den Blütenstaub. Über die dabei statt-findenden Vorgänge ist erst in diesem Jahrhundert Licht verbreitet worden, und unsere genauere Kenntnis stammt aus mikroskopischen Untersuchungen der letzten Jahrzehnte.

Der Blütenstaub fällt auf die Narbe und schwillt durch deren Feuchtigkeit in der Art an, dass durch die Poren der Aussenhaut ein Teil des Innern als zarter Schlauch, Pollenschlauch, austritt (Fig. 243). Durch Saftauf-nahme wächst dieser Pollenschlauch lang aus, dringt durch den Griffelkanal in die Fruchtknotenhöhle bis zu den Samen-knospen, an deren Keimloch er sich eng anlegt (Fig. 244 ps). Währenddessen haben sich im Keimsacke der Samen-knospe, in der Nähe des Keimlochs, zwei kleine Bläschen, Keimbläschen (Fig. 244 k), ausgebildet, von denen in der

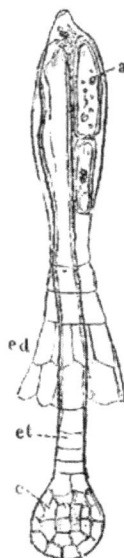

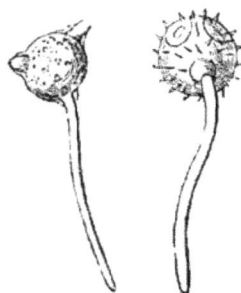 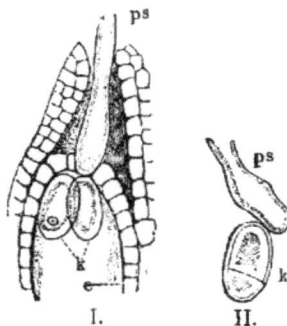

Fig. 243.　　　I.　　Fig. 244.　　II.　　　Fig. 245.

Regel nur eins befruchtet wird. Die Befruchtung selber besteht in der endosmotischen Überführung des Pollenschlauchinhaltes in das Keimbläschen, worauf dieses zum Keim auswächst. Zu letzterem Behufe teilt es sich zunächst (Fig. 244 II) in zwei Zellen, deren untere allmählich sich verlängert zu dem langgezogenen Embryoträger (Fig. 245 et), an dessen unterem Ende der Keim (e) sich ausbildet.

§ 379. Bildung des Keims. Der Keim entsteht in dem befruchteten Keimbläschen in der Lage, dass das Würzelchen dem Keimloch, das Knöspchen dem Hagelfleck zu gewendet ist. Daher ist seine Axe bei gerad- und gegenläufigen Samen gerade, bei krummläufigen gekrümmt. Während der Ausbildung des Keims verschwindet der Embryoträger allmählich, sodass schliesslich der Keim frei im Samen liegt.

Der Keimsack geht währenddessen entweder in eine Haut (Quintine) über, oder er wuchert aus zum Eiweisskörper (sogen. Endosperm); seltener entsteht letzterer aus dem übrigen Teile des Samenkerns (als sogen. Perisperm). In noch seltneren Fällen, z. B. beim Pfeffer, ist das Eiweiss sowohl Endosperm wie Perisperm, deshalb zweischichtig.

Die beiden Häute der Samenknospe werden zur Samenschale, an der wir den Nabel, Hagelfleck, Nabelstreifen und Keimloch mehr oder weniger kenntlich wahrnehmen.

Das Keimen der Samen.

§ 380. Bedingungen des Keimens. Das Keimen ist an gewisse Bedingungen geknüpft, vorzugsweise an hinreichende Feuchtigkeit, Luft und Wärme. Der Keim befindet sich im Samen im Ruhezustande; wenn der Same in feuchtes, warmes Erdreich, nicht zu tief unter die Oberfläche gelangt, sodass die Luft noch Zutritt hat, beginnt er zu keimen, d. h. das Keimpflänzchen zur neuen Pflanze auszubilden. Bei den meisten Gewächsen erfordert das Keimen eine gewisse Zeitdauer, bis das neue Pflänzchen aus dem Boden hervorkommt. Bei den Kruciferen erscheint es am zehnten, bei den Kompositen am zwölften, bei den Hülsenfrüchten am vierzehnten, bei den Gräsern am fünfzehnten Tage, bei vielen Obstbäumen (Pfirsiche, Kastanien u. a.) erst nach einem Jahre.

§ 381. Keimprozess. Das Würzelchen des Keims wächst beim Keimen abwärts zur Wurzel, das Knöspchen aufwärts zum beblätterten Stengel aus. Dabei treten die blattartigen Samenlappen gewöhnlich als erste Blätter (cotyledones epigaeae) über die Erde, wie bei den meisten eiweisshaltigen Samen, deren Eiweiss dabei als erste Nahrung des Pflänzchens resorbiert wird. Bei fehlendem Eiweiss übernehmen die alsdann fleischigen Samenlappen in der Regel diese Aufgabe und bleiben in der Erde (cotyledoneshypogaeae).

Die Monokotyledonen entfalten beim Keimen die entstehenden Blättchen scheidenartig, wie Tuten in einander gerollt, den Stengel umschliessend. Wir sehen dies beim keimenden Gras, den Zwiebeln u. a. und nennen daher diese Gewächse auch wohl Spitzkeimer (Acroblastae). Das Würzelchen wächst

bei ihnen nicht aus, wird aber bald von s e k u n d ä r e n W u r z e l -
f a s e r n durchbrochen, welche alsdann die Funktionen der Wurzel übernehmen. Daher finden wir bei den Monokotyledonen
keine Hauptwurzel, sondern nur Nebenwurzeln.

Die D i k o t y l e d o n e n entfalten die ersten Blättchen beim
Keimen b l a t t a r t i g, nicht scheidenartig. Man bezeichnet sie
daher auch wohl als B l a t t k e i m e r (Phylloblastae).

Terminologische Bestimmungen.

1. Der F o r m nach kann der Same (semen) sein:
a) K u g e l i g (g l o b o s u m), wie bei der Zeitlose, dem Senf. — b) V i e r -
k a n t i g (t e t r a g o n u m), wie beim Bockshorn. — c) O v a l (o v a l e), wie die
Muskatnuss. — d) E i f ö r m i g (o v a t u m), wie bei der Quitte; zugleich z u-
s a m m e n g e d r ü c k t (c o m p r e s s u m), wie bei den Mandeln und dem Leinsamen. — e) S c h e i b e n f ö r m i g (d i s c o i d ë u m) und k r e i s r u n d (o r b i -
c u l a r e), wie bei den Brechnüssen. — f) N i e r e n f ö r m i g (r e n i f o r m e), wie
beim Bilsenkraut und Stechapfel.

2. Nach der O b e r f l ä c h e ist der Same:
a) G l a t t (o v a l e), wie die Musskatnuss. — b) F e i n g r u b i g (s c r o b i -
c u l a t u m), wie beim Senf, Mohn, Bilsenkraut. — c) S e i d e n h a a r i g (s e r i -
c e u m), wie die Brechnüsse. — d) M a t t (o p a c u m), ohne Glanz, wie die
Quittensamen. — e) B e s t ä u b t (p u l v e r u l e n t u m), wie die Mandeln. —
f) G l ä n z e n d (n i t i d u m), wie der Leinsamen.

3. Nach der L a g e und A n h e f t u n g ist der Same:
a) A u f r e c h t (e r e c t u m). — b) H ä n g e n d (p e n d ü l u m). — c) W a g e -
r e c h t (h o r i z o n t a l e), — d) S c h i l d s t i e l i g (p e l t a t u m) in der Mitte an
den Nabelstrang angeheftet, wie die Brechnüsse.

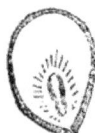 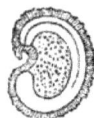 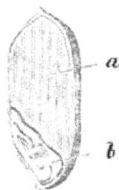 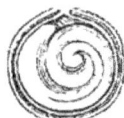

Fig. 246. Fig. 247. Fig. 248. Fig. 249.

4. Der K e i m (e m b r y o) kann sein:
A. Nach seiner Axe: — a) G e r a d e (r e c t u s), wie bei den Mandeln.
— b) G e k r ü m m t (c u r v a t u s), wie beim Senf, Bockshornsamen.

B. Nach seiner Lage zum Eiweiss:
a) I m E i w e i s s eingeschlossen (a l b u m i n e i n c l u s u s), wie beim
Zeitlosensamen (Fig. 246), den Brechnüssen und Muskatnüssen.
b) N e b e n d e m E i w e i s s und zwar: α) g r u n d s t ä n d i g (b a s i l a r i s),
wie beim Getreide (Fig. 248); β) e n d s t ä n d i g (a p i c a l i s); γ) r i n g f ö r m i g
um das Eiweiss (p e r i p h e r i c u s), wie bei den Sileneen (Fig. 247).

C. Nach den Samenlappen:
a) F l a c h (p l a n u s), wie bei den Mandeln. — b) G e f a l t e t (p l i c a t u s),
wie beim Senf. — c) S p i r a l i g (s p i r a l i s), wie beim Hopfen (Fig. 249).

II. Pflanzen-Anatomie.

12. Zellen und Zellgewebe.

§ 382. Was ist eine Zelle? Der ganze Pflanzenkörper baut sich aus unzähligen kleinen Elementarorganen auf, die man Zellen (cellulae) nennt. Jeder Teil eines Gewächses besteht aus Zellen und war in seinem Ursprung eine einzelne Zelle. Es giebt Pflanzen, die zeitlebens nur aus einer Zelle gebildet sind (einzellige Algen und Pilze); die grosse Mehrzahl der Gewächse zählen viele Tausende von Zellen. Das Wachstum des Stengels geschieht durch fortwährende Neubildung von Zellen aus seinen Enden, ebenso das der Blätter.

1. *Der Pflanzenkörper mit allen seinen Organen baut sich aus Zellen auf.*

Die Zellen finden sich in der Pflanze in den mannigfachsten Abänderungen, die sich jedoch alle aus der primären Zelle ableiten. Im primären Zustande stellt die Zelle ein kugeliges Bläschen von mikroskopischer Kleinheit dar, mit doppelter Wandung; die äussere Zellwand besteht aus Cellulose (Pflanzenfaser), ist verhältnismässig derber Natur, zeigt nirgends

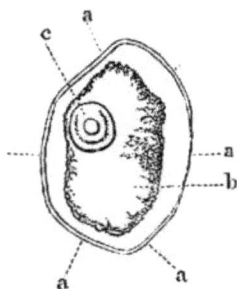

Fig. 250.

Poren, ist aber mittelst Endosmose für Flüssigkeiten durchdringbar (permeabel); die innere Zellwand ist gallertartig, besteht aus eiweissartiger Materie und wird Protoplasma genannt. Beide Wandungen umschliessen einen wässerigen Zellsaft, der im jugendlichen Zustande trübe ist und sich mit dem schleimigen Protoplasma nicht mischt. Fig. 250 zeigt eine mehrhundertfache Vergrösserung einer jugendlichen Zelle; a deren Cellulosewand, b das Protoplasma. In letzterem bemerkt man eine verdickte Stelle, den Zellkern (c) und in demselben ein oder mehrere Körperchen, die sog. Kernkörperchen. Solange die Zelle fortbildungsfähig bleibt, zeigt die Zellsaft und Zellkern; sind beide verschwunden, so hört die Fortbildungsfähigkeit der Zelle auf — sie ist morphologisch tot und führt Luft. Im Protoplasma gewahrt man Strömchen von verdickten Streifen, in gewisser Bewegung begriffen.

2. Die Zellen sind Bläschen aus einer schleimigen Protoplasma-
schicht mit einem Zellkern gebildet und von einer Cellulosehaut umgeben.

Die Zelle ist der Ort der Lebensfähigkeit der Pflanze, welche alle ihre Stoffe in ihr bildet.

Erst durch Anwendung sehr kräftiger Mikroskope entdeckte man die Teile der Zelle. Hooker gab im 17. Jahrhundert zuerst Aufklärung über das Leben der Zelle, aber erst dem 19. Jahrhundert blieb es vorbehalten, durch die Arbeiten Schleidens, Meyens, von Mohls u. a., die auf ihr ruhenden Geheimnisse zu entdecken.

§ 383. Veränderungen der Zellform. Die ursprünglich kugelige Zelle verändert ihre Gestalt je nach ihrer Ernährung und zwar kann sie elliptisch, flachgedrückt oder walzenförmig gestreckt werden, je nachdem die Ernährung von allen Seiten, nur nach zwei Richtungen oder nur in der Längsrichtung (von unten nach oben) stattfindet.

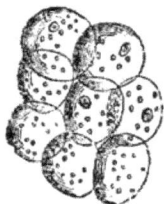 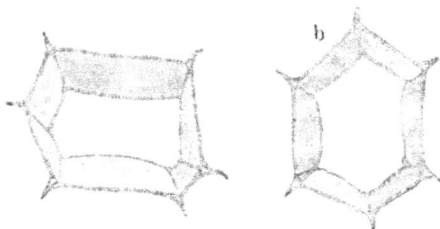

Fig. 251.   Fig. 252.

a) Bei allseitiger Ernährung entstehen elliptische Zellen, wie sie die niedrigsten Pilze zeigen (Fig. 251). Die höheren Gewächse bauen über und neben einander Schichten auf, in denen durch den gegenseitigen Anschluss vielseitige (polyedrische) Zellen (Fig. 252) entstehen. Bei regelmässiger Anordnung nehmen die letzteren die Form von Zwölfflächnern (Dodekaëdern) an und erscheinen auf dem Querschnitt als regelmässige Sechsecke, ähnlich den Bienenwaben.

Ein aus solchen Zellen bestehendes Gewebe nennt man Parenchym (Würfelgewebe) und unterscheidet das aus kugeligen oder elliptischen Zellen gebildete unvollkommene Parenchym (Fig. 251) der Pilze, Algen und Flechten von dem aus eng zusammenschliessenden polyedrischen Zellen gebildeten vollkommenen Parenchym der höheren Gewächse (Fig. 253 c). Letzteres findet sich vorzugsweise im Marke und der Rinde des Stammes, in den Blättern, im Fruchtfleisch u. a.

Das Parenchym ist das verbreitetste Gewebe der Pflanze; es bildet die Grundlage aller Organe und erhält sich in allen fleischigen, saftigen und markigen Pflanzenteilen. Ist es durch unregelmässige Luftlücken unterbrochen, so nennt man es s c h w a m m - f ö r m i g e s P a r e n c h y m; man findet dasselbe auf der Unterseite der Blätter.

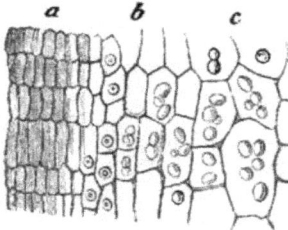 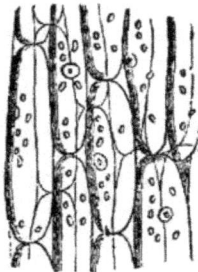 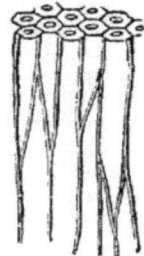

Fig. 253.   Fig. 254.   Fig. 255.

b) Bei zweiseitiger Ernährung (nur nach der Länge und Breite), entstehen flache, niedergedrückte, t a f e l f ö r m i g e Z e l l e n (Fig. 253 a, b), deren Querschnitt ein mehr oder weniger lang- gezogenes Rechteck darstellt. Aus solchen Zellen setzt sich das t a f e l f ö r m i g e P a r e n c h y m der Markstrahlen und Oberhaut, sowie des Korkes (Fig. 253 a) zusammen. Die flachen Zellen schliessen sich seitlich knapp an einander an.

c) Bei einseitiger Ernährung (in der Längsrichtung) entstehen c y l i n d r i s c h e Z e l l e n (Fig. 254), welche bei fortgesetztem Wachstum f a d e n f ö r m i g, b a n d f ö r m i g oder p r i s m a t i s c h (Fig. 255) werden, je nach ihrem Querschnitt. Aus solchen fadenförmigen Zellen bestehen die Schimmelpilze; dort sind sie zu einem lockeren Gewebe durcheinander gewirrt (Fig. 254.) Im Holze der höheren Gewächse setzt sich aus ihnen das F a s e r g e w e b e zusammen, welches P r o s e n c h y m genannt wird, wenn die Zellen mit ihren spitzen Enden sich zwischen einander schieben (Fig. 255), während die F a s e r z e l l e n d e s B a s t e s mehr stumpf endigen, auch nicht starr werden, sondern biegsam bleiben.

Die Verschiedenheit der Ernährung lässt sich leicht erklären, denn dort, wo der Strom des Nährstoffes verläuft und von Zelle zu Zelle dringt, dehnt sich die Zellwand aus; wo sie nicht mit dem Nährsafte, sondern mit Luft zusammentrifft, plattet sie sich ab. Alle angeführten Formen, mit Ausnahme der abgerundeten (kugeligen, elliptischen, fädlichen), ent- stehen bei der Vereinigung von Zellen dadurch, dass sich die Flächen gegenseitig abplatten.

§ 384. Veränderung der Zellwand. Sobald die Zelle eine ge- wisse Ausdehnung erlangt hat, verwendet sie den ihr zugeführten Nährstoff nicht sowohl zur weiteren Vergrösserung, als vorzugs- weise zur Verdickung der Zellwand, durch wiederholtes Ablagern neuer Celluloseschichten a u f d i e I n n e n f l ä c h e der Cellulosewand. Man nennt diese Ablagerungen Verdickungsschichten. Solche bilden aber keine zusammenhängeude Haut, sondern lassen vielfach Lücken und erscheinen mehr oder weniger einem Spiralband ähnlich. Anfangs liegen dessen Windungen eng zusammen, werden aber bei fortschreitendem Wachstum der Zelle mehr oder minder auseinandergezogen. Hiernach nehmen die Verdickungsschichten folgende Formen an:

a) Die Zelle wächst nach der Ablagerung der Spirale noch bedeutend; in diesem Falle entstehen je nach der Stärke des Wachstums ringförmige, spiralige oder netzartig verzweigte Verdickungsschichten. Wir bezeichnen die mit denselben versehenen fadenförmigen Faserzellen als Ringfaserzellen, Spiralfaserzellen (Fig. 256 und 257) und Netzfaserzellen (Fig. 258).

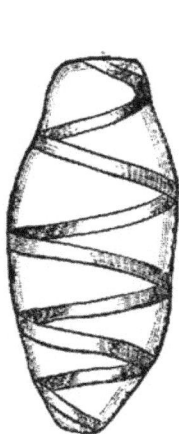 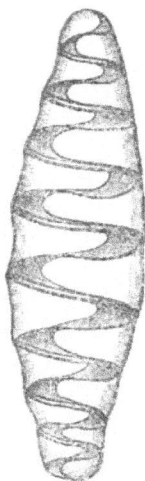 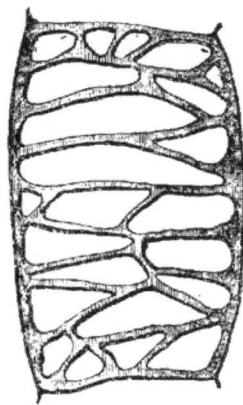

Fig. 256. Fig. 257. Fig. 258.

b) Die Zelle dehnt sich nach Ablagerung der Spirale nicht oder nur wenig mehr aus; in diesem Falle weichen die Verdickungsschichten nur in Spalten und Löchern von einander, verschmelzen im übrigen zu einer fast zusammenhängenden Schicht. Hierdurch entstehen poröse Zellen, von denen sich eine besondere Form im Holz der

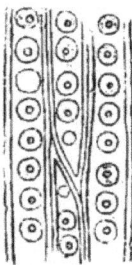

Fig. 259.

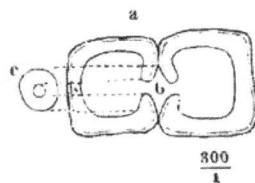

Fig. 260.

Tannen und Kiefern vorfindet, die man Tüpfelzellen (Fig. 259)
nennt. Die Poren dieser Zellen, sogen. Tüpfel, zeigen zwei
konzentrische Kreise; der innere Kreis ist die eigentliche Pore in
der Verdickungsschicht (nicht in der ursprünglichen Zellwand),
der äussere Kreis begrenzt einen rundlichen Raum (Tüpfelraum),
wo die angrenzenden Zellen etwas von einander weichen. In der
Regel resorbiert sich an letzterer Stelle die Zellwand. Fig. 260
erläutert das Verhältnis des Tüpfelraums zu den beiden Kreisen
im Querschnitt. (a Zellwand, b Tüpfelraum, c dessen Profil.)

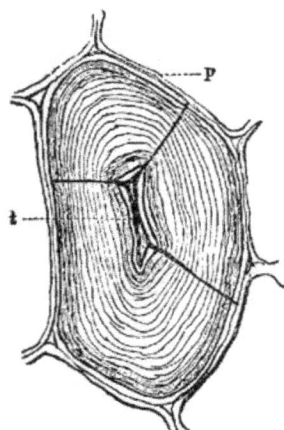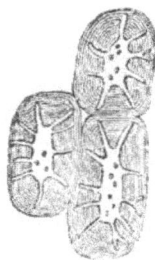

c) Findet keine Aus-
dehnung der Zellen bei immer
fortschreitender Verdickung
statt, so füllt sich das Innere
der Zelle mehr oder weniger
ganz aus, woraus die sogen.
dickwandigen Zellen
hervorgehen, wie wir sie
vielfach im Baste finden.
(Fig. 261 zeigt den Quer-
schnitt einer Bastzelle der
Lärche.) Verknöchert dabei
die Wandung, so nennen wir
sie Steinzellen, die wir
nicht selten im Rindenkörper,
besonders aber in den steinigen Konkretionen der Birnen
(Fig. 262) finden.

Fig. 261.   Fig. 262.

§ 385. Veränderung der Konsistenz und des Inhalts der Zellen.
Die Zelle führt nicht zeitlebens einen wässerigen Inhalt, sondern
nur so lange, wie sie fortbildungsfähig bleibt. Im Laufe der Zeit
ändert sie ihren Inhalt in feste Sekrete um, z. B. in fette oder
ätherische Öle, Harz, Balsam, Stärkekörner, Kleber und dergl.,
oder sie führt Luft. Zugleich wandelt sich auch die Cellulosewand häufig in Holz- und Korksubstanz um, wodurch sie entweder starr oder biegsam wird.

Gefässbildung: Zahlreiche Zellen dienen, vermöge dieser
Verholzung ihrer verdickten Wandungen, zur Stütze des Pflanzenkörpers, analog dem Knochengerüste der Tiere. Solche Zellen
führen stets Luft und füllen sich nur zur Zeit des Saftüber-
schusses im Frühling mit flüssigem Inhalt. Durch Resorption der
dünnen Zwischenwandungen entsteht aus einer Längsreihe solcher
langgestreckter, luftführender Zellen eine einzige langgestreckte Röhre, ein sog. Gefäss (vas). Diese Kanäle hielt
man nämlich früher für die Saftgänge, analog den Adern der

Tiere. Je nach der Form der Verdickungsschichten bezeichnet man die Gefässe als Ringgefässe (vasa annulifera) Fig. 263 b, Spiralgefässe (v. spirifera) Fig. 263 a, Netzgefässe (v. retifera), poröse Gefässe (v. porosa)
Fig. 264a, Spaltgefässe oder Treppengänge
(v. scalaria) Fig. 264 b (in mehrhundertfacher
Vergrösserung). Wir finden die Gefässe im Holze,
die Ringgefässe vorzugsweise in schnellwachs-
senden Stengeln, z B. der Kürbisse, die Spiralgefässe besonders an der Grenze zwischen Holz
und Mark, die Netz- und porösen Gefässe im
späteren Holze, dessen Bildung in eine Zeit
fällt, worin der Stamm sich nur wenig mehr verlängert.

Eine besondere Erwähnung verdienen die
Siebröhren, welche sich bei vielen Gewächsen
in den jüngsten Bast-Partien der Gefässbündel
vorfinden und aus übereinander gelagerten Zellen
gebildet werden, deren Querscheidewände nicht
völlig resorbiert, sondern siebartig durchlöchert
sind und aussen eine Anschwellung zeigen. Man
nennt diese Scheidewände Sieb-
platten. (Vgl. Fig. 274 Bg.)

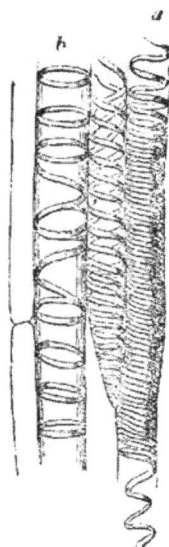

Fig. 263.

Mikroskopische Übungen.

Zur Verdeutlichung des Textes und
ersten Übung im Gebrauche des Mikroskops
mögen folgende Untersuchungen angestellt
werden, im Falle ein bis zur hundertfachen
Vergrösserung reichendes Instrument zur
Verfügung steht.

Man beobachte die Präparate, welche
mit einem sehr scharfen Messer (etwa einem
Rasiermesser) in möglichst dünnen Schichten herzustellen und mit einem Tropfen

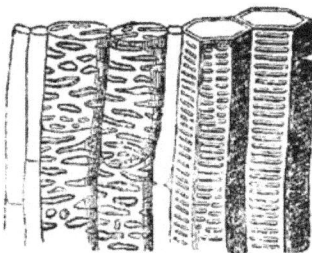

Fig. 264.

Wasser anzufeuchten sind, zwischen zwei Glasplättchen bei durchfallendem
Lichte.

1. Ein Tropfen Hefe oder ein winziges Partikelchen Presshefe ver-
teile man in einigen Wassertropfen und beobachte bei einer mindestens
100fachen Vergrösserung. Die Hefe erscheint dann als ein Haufenwerk
sehr kleiner runder Zellen, teils einzeln, teils kettenartig zusammenhängend,
jede mit einem dunklen Zellkern. — Der Bärlappsamen erscheint unter
dem Mikroskop in tetraëdrischen Zellen mit gewölbter Grundfläche und
netzig rauher Oberfläche.

2. Feine Schnitte aus Hollundermark, der Kartoffel, der Meerzwiebel, dem weissen Innern der Pomeranzenschale oder dem
Mark der Althäwurzel zeigen unter dem Mikroskop ein sehr schönes,
aus weiten polyedrischen (sechsseitigen) Zellen mehr oder weniger regel-

mässig zusammengefügtes, dünnwandiges und wasserhelles Parenchym. (Der Schnitt ist sehr dünn auszuführen.)

3. Ein sehr feiner Schnitt aus Kork (eines Stopfens) zeigt ein sehr regelmässiges Parenchym aus kleinen, vierseitigen, flach niedergedrückten Zellen, mit nur wenig verdickten Wandungen.

4. Man zerzupfe mit der Nadel kleine Stückchen Leinen-, Baumwollen- und Hanffaden (gewöhnlichen Strick) und bringe sie getrennt unter eine etwa 100 fache Vergrösserung. Sie erscheinen als feine, sehr lange Faserzellen, die Lein- und Hanffaser stielrund, letztere dicker als erstere, die Baumwolle aber bandartig flach oder öfters umgebogen. Fig. 265 zeigt unter 300 facher Vergrösserung L Leinfaser, H Hanffaser, J Jutefaser, B Baumwolle.

5. Ein sehr feiner Längsschnitt aus Tannenholz (eines Streichzündhölzchens) zeigt bei mindestens 100 facher Vergrösserung sehr schön getüpfelte Faserzellen. (Fig. 259.) Dieselben erscheinen wasserhell, wenig verdickt und mit einer Längsreihe von kreisrunden Tüpfeln, deren innerer Kreis sich wohl erkennen lässt.

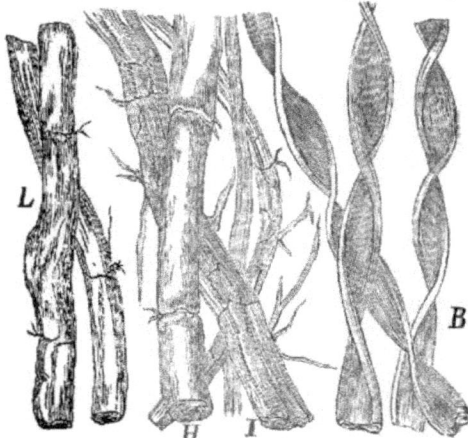

Fig. 265.

6. Man führe einen sehr feinen Längsschnitt durch den Mittelnerven eines Blattes z. B. der Nussblätter aus; er zeigt bei 100facher Vergrösserung neben verdickten Faserzellen langgezogene Spiralgefässe.

13. Der anatomische Aufbau des Pflanzenkörpers.

§ 386. Die Lagerpflanzen. Die niedrigsten Formen der Pflanzengebilde sind die Lagerpflanzen (Thallophyta), zu denen die Pilze, Algen und Flechten gehören. Ihr vegetativer Teil scheidet sich nicht in Stengel, Wurzel und Blätter, sondern stellt ein mehr oder weniger gleichförmiges Gewebe dar, Trieblager (thallus) genannt, dessen Gestaltung in der Regel die genannten Organe höherer Pflanzen nachahmt, mithin bald stengelig erscheint, wie bei den grünen Wasserfäden (Konferven), bald wurzelartig, wie manche Pilze, bald blattartig, wie viele Flechten, z. B. das isländische Moos. Bei den allereinfachsten Gewächsen dieser Art besteht das Ganze aus einer einzigen Zelle, wie bei der Hefepflanze, bei manchen Algen u. a. Das Trieblager vieler übrigen wird gebildet von einfachen oder verzweigten, fadenförmigen, mehr oder weniger zusammengedrängten

Zellen, wie bei den Pilzen, deren Lager aus sog. Flocken (hyphae)
besteht. (Fig. 266.) Diese Zellen bilden anfänglich ein ziemlich
lockeres Gewebe, welches in dem Substrate, worin der Pilz wuchert
— Erdboden, Nährpflanze, altes Holz u. dgl. — mehr oder weniger
tief eindringt und dasselbe durchsetzt. Später entwickeln sich aus
demselben verschiedengestaltete Fruchtlager (stroma) von meist
festerer Begrenzung und dich-
terem Gewebe, so der Hut der
Hutpilze, die kugeligen Gebilde der Bauchpilze (Hirschbrunst, Trüffel), auf resp. innerhalb deren sich die Sporen
erzeugen. Den Schimmel- und
Staubpilzen mangeln solche
Fruchtlager.

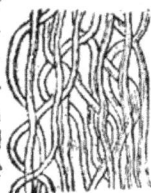

Fig. 266.

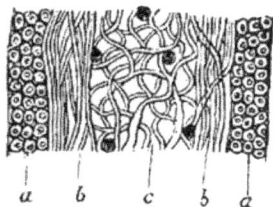

Fig. 267.

Bei den Flechten unter-
scheiden wir ein krustenartiges, blattartiges und stenge-
liges Trieblager. Das erstere finden wir bei den auf Felsen und
Steinen sitzenden Schriftflechten u. a., in Form von Warzen,
Strichen und Linien, die aus rundlichen Zellen bestehen. Das
blattartige Lager der Wandflechte, des isländischen Mooses u. a.
zeigt mehrere Zellenschichten; die mittlere (Fig. 267 c) setzt sich
aus locker durcheinandergewebten cylindrischen Zellen zusammen
und stellt ein sog. wergartiges Gewebe dar, die wir Markschicht nennen. Beim isländischen Moose finden wir über und
unter demselben ein sog. straffes Gewebe (b), aus dichtgedrängten Faserzellen bestehend. Die Rindenschicht (a)
wird aus unregelmässig rundlichen Zellen gebildet; sie fehlt manchen
Flechten, zumal den glatt niederliegenden, bei denen einzelne Fasern
der Markschicht als falsche Wurzeln, Haftzasern, hervortreten. Die stengeligen Flechten, z. B. die an den Bäumen herabhängende Bartflechte, das Rentiermoos u. a., zeigen stets eine untere
und obere Rindenschicht, welche die Markschicht umschliessen.

Bei den Algen (Wasserpflanzen), deren es zahlreiche einzellige giebt, bestehen die mehrzelligen entweder aus einzelnen,
langen Zellenreihen, welche in Form langer, gegliederter, grüner
Fäden als Konferven (Wasserfäden) bekannt sind;
oder aus stengeligen, zuweilen blattartig ausgebreiteten Geweben (wie bei Laminaria), welche nicht
selten mehrere Schichten wahrnehmen lassen, indem
die äussere Rindenschicht aus kleineren Zellen besteht, die Mittelschicht dagegen aus fadenförmigen
Zellen, welche durch eine Gallertmasse gewissermassen verschmolzen sind). Fig. 268 auf dem Quer-

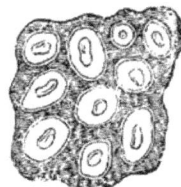

Fig. 268.

schnitt). Solche dreischichtigen Trieblager finden wir bei den Tangen, olivengrünen oder braunen Meeralgen, deren Asche (Kelp, Varech) auf Jod verarbeitet wird. Die Gallertmasse bildet in deren Mittelschicht die Zellwände selbst, da diesen Gewächsen die Cellulose fehlt.

§ 387. Die höheren Gewächse (Stockpflanzen). Bei sämtlichen höher organisierten Pflanzen, von den Moosen bis zu den Baumgewächsen, finden wir ein aus Stengel und Wurzel bestehendes Axenorgan und seitliche Blattorgane. Wir nennen diese Gewächse Stockpflanzen (Cormophyta), im Gegensatz zu den vorhin beschriebenen Lagerpflanzen.

Die Organe der höheren Gewächse enthalten sämtliche Zellenarten und Gewebe. Ihre Anordnung soll im folgenden kurz und übersichtlich angegeben werden.

Wir treffen bei den Moosen die einfachsten Verhältnisse. Ihre Wurzeln erscheinen als haarförmige Gebilde, innen hohl und ohne Querwände, also fädliche Zellen, fähig, allerorten aus dem Stengel hervorzutreten. Der Stengel ist gestreckt, aus fadenförmigen, reihenweise neben- und übereinander liegenden Zellen gebildet und seitlich mit Blättern besetzt, welche aus Parenchym bestehen und von einem oder wenigen einfachen Nerven durchzogen sind, deren Zellen sich durch ihre grössere Länge und geringere Breite auszeichnen. Bei den höheren Moosen treffen wir im Mittelpunkte des Stengels ein aus langgestreckten Zellen bestehendes centrales Bündel. Dieses leitet uns über zum Baue der sog. Gefässpflanzen.

Sämtliche höhere Gewächse bilden die grosse Abteilung der Gefässpflanzen, benannt nach dem steten Vorkommen von Gefässen in ihren Organen (Wurzel, Stengel, Blätter). Diese Gefässe bilden sich bekanntlich aus den Faserzellen durch später erfolgende Resorption der zwischenliegenden Querwände zufolge des Saftstromes. Wir müssen uns nun die Verhältnisse folgendermassen vorstellen:

Man denke sich die Axenorgane in ihrer Grundmasse aus Parenchym gebildet, in welchem von unten nach oben, also in der Richtung der Axe selber, Bündel von Faserzellen und Gefässen, sogenannte Gefässbündel, verlaufen, deren Längsrichtung mit der Axe zusammenfällt. Diese Gefässbündel stellen durch ihr dichtgedrängtes Beisammenstehen den Holzkörper dar und umschliessen im Centrum der Axenorgane das aus Parenchym gebildete Mark, während sie nach aussen von der ebenfalls aus Parenchym gebildeten Rinde bedeckt sind. Die Rinde ist selbst wieder überkleidet mit der Oberhaut.

Rinde und Mark besteht aus Parenchym, das Holz enthält die Gefässbündel — Faserzellen und Gefässe.

Sehr häufig sind die Gefässbündel im Holzkörper mit verholztem Parenchym, sogen. Holzparenchym, untermischt.

§ 388. Das Gefässbündel und seine Teile. Die Gefässbündel (fasciculi vasorum) sind faserige Stränge, welche das Parenchym der höher organisierten Pflanzen in der Richtung der Axe durchziehen und seitlich in die Äste und Blätter (als Blattnerven) austreten. Sie verfolgen den Stamm von der Wurzelspitze bis zu den äussersten Enden, dem Dochte einer Kerze vergleichbar. — Wir finden die Gefässbündel bei allen höheren Gewächsen, die man deshalb Gefässpflanzen (plantae vasculares) nennt; sie fehlen den Pilzen, Algen, Flechten und Moosen, die nur aus Parenchymgewebe bestehen und im Gegensatz zu jenen Zellenpflanzen (pl. cellulares) heissen.

Jedes Gefässbündel besteht aus einer Anzahl Gefässen und Faserzellen. Letztere sind teils Prosenchym-, teils Bastzellen, je nachdem sie verholzen oder biegsam bleiben. Die ersteren umschliessen gewöhnlich die Gefässe, welche bald Ring- und Spiralgefässe, bald netzförmige und poröse Gefässe sind. Dadurch trennt sich jedes Gefässbündel in zwei Teile:

1. einen nach aussen liegenden Bastteil (Phloëm-Teil), aus biegsamen Faserzellen gebildet;

2. einen nach innen liegenden Holzteil (Xylem-Teil), aus verholzenden Prosenchymzellen und zwischenliegenden Gefässen bestehend.

Zwischen beiden verlaufen in jedem Gefässbündel die in der Fortbildung begriffenen Zellpartien als sogenanntes:

3. Bildungsgewebe (cambium), welches die Verlängerung und Verdickung des Gefässbündels alljährlich besorgt. Seine Zellen werden teils zu Bast-, teils zu Prosenchymzellen resp. Gefässen. Wir finden dieses Bildungsgewebe regelmässig an der unteren und oberen Spitze des Gefässbündels, aber auch oft im Verlaufe desselben; es kennzeichnet sich durch seine dünnen Zellwände und strotzt von trübem Nahrungsaft.

Die Gefässe zeichnen sich auf dem Querschnitt durch ihre Weite aus, worin sie die Bast- und Prosenchymzellen bedeutend übertreffen und häufig schon mit blossen Augen als feine Poren sichtbar sind. Sie befinden sich, wie oben angegeben, stets im Holzteil der Gefässbündel.

§ 389. Das kryptogame und monokotyledonische Gefässbündel. Bei den Gefässkryptogamen und Monokotyledonen durchziehen die Gefässbündel Stamm und Wurzel einzeln, zerstreut und von

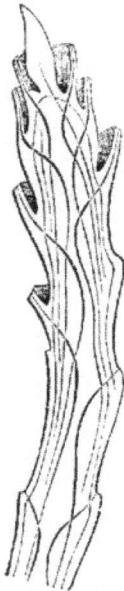

Fig. 269.

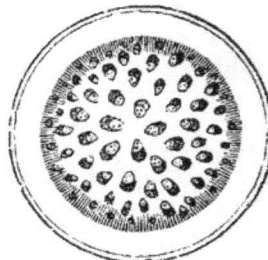

Fig. 270.

einander durch parenchymatisches Gewebe getrennt. Fig. 269 zeigt sie als ovale Partien, wie sie auf dem Querschnitt eines Monokotyledonen-Stengels mit der Lupe sichtbar sind. Den Gefässbündeln der Kryptogamen mangeln die Faserzellen; sie bestehen nur aus Gefässen, welche umgeben sind von parenchymatischem Gewebe (herrührend vom Bildungsgewebe). Die Gefässbündel der Monokotyledonen zeigen eine bestimmte Anordnung ihrer Teile: Nach der Peripherie des Stammes zu stehen die Bastzellen, nach dem Centrum des Stammes zu das Prosenchym mit den Gefässen; zwischen beiden Teilen liegt das Bildungsgewebe, welches aber nur an der Spitze der Wurzel wie des Stammes fortbildungsfähig bleibt, im Zwischenverlaufe sich aber frühzeitig in ein klares, fortbildungsunfähiges Gewebe umgesetzt hat. Daher kommt es, dass der Stamm der Monokotyledonen und Kryptogamen in seinen späteren Lebensperioden nicht mehr in die Dicke, sondern nur mehr in die Länge wächst. Die Palmen und baumartigen Farne werden von Jahr zu Jahr höher, ohne viel an Dicke zuzunehmen. De Candolle nannte diese Gewächse Innenwüchsige (Endogenae), sich stützend auf den Verlauf der Gefässbündel, welche sich in einem langgestreckten Bogen aus dem Innern nach aussen begeben und in die Blätter eintreten, wie Fig. 270 im Längsschnitte zeigt.

§ 390. Das dikotyledonische Gefässbündel. Bei den Dikotyledonen sind die Gefässbündel in einen Kreis gestellt; ihre Bastzellen liegen nach aussen zu, ihr Holzteil mit den Gefässen nach innen, zwischen beiden Teilen das Bildungsgewebe, welches zufolge der ringförmigen Anordnung der Gefässbündel durch seitliches Zusammenstossen eine ringförmige Schicht um den Holzteil bildet und nicht allein an den Endpunkten, sondern im ganzen Verlauf der Gefässbündel fortbildungsfähig bleibt, wodurch jährlich nicht allein das Gefässbündel sich verlängert, sondern auch verdickt, indem das Kambium alljährlich nach aussen neue Bastzellen, nach innen neue Holzzellen und Gefässe ansetzt. Der Gefässbündelkreis (Fig. 271 und 272) schliesst in dem Centrum das parenchymatische Mark ein und ist selbst

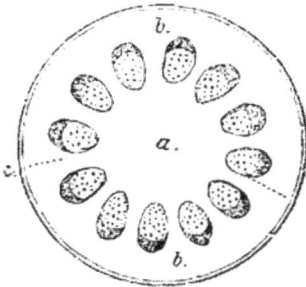

Fig. 271.   Fig. 272.

Querschnitt eines Dikotylenstengels   Querschnitt eines Dikotylenstengels
im ersten Jahre.   im zweiten Jahre.

a Mark, b Rinde, c Markstrahlen, d Kambiumring.

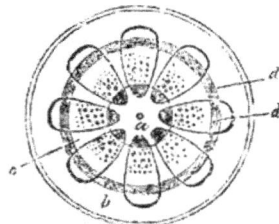

wieder von der Rinde umgeben. Die Dikotyledonenstämme, zu denen unsere sämtlichen europäischen Holzgewächse zählen, zeigen daher nicht allein alljährlich eine Verlängerung, sondern auch eine Verdickung. De Candolle hat sie deshalb Aussenwüchsige (Exogenae) genannt.

Wenn der Dikotyledonenstamm ausdauert und sich von Jahr zu Jahr verdickt, wie dies unsere Bäume thun, so nähern sich ihre Gefässbündel zu einem Ringe; ihre Bastteile schliessen sich zu einem Bastringe, ihre Holzteile zu einem Holzring zusammen, zwischen beiden liegt der Kambiumring. Dadurch wird das zwischen den einzelnen Gefässbündeln restierende Parenchym zu den sogen. Markstrahlen zusammengedrückt, welche vom Mark strahlenförmig zur Rinde treten und zufolge des Druckes aus tafelförmigen Zellen bestehen.

Mikroskopische Übungen.

1. Die Wurmfarnwurzel (Rhiz. Filicis) zeigt unter der Lupe auf dem Querschnitt ein gleichförmiges markiges Gewebe, in welchem in 1—2 Kreisen einzelne Gefässbündel zu erkennen sind (Fig. 273a Durchschnitt durch den Wurzelstock, b durch die Wedelreste).

Unter dem Mikroskope erblickt man rundliche, polyedrische Parenchymzellen, in denen die einzelnen Gefässbündel liegen, durch enge verholzte und dunkle Zellen scharf abgegrenzt und ziemlich weite, auf dem Längsschnitt als Treppengänge erkennbare Gefässe enthaltend.

2. Durchschneidet man den Stengel eines Schachtelhalms und betrachtet ihn bei mehrhundertfacher Vergrösserung, so bietet sich das Bild von Fig. 274. Neben dem grossen centralen Luftgange (L) verlaufen Spiralgefässe (G), daneben Parenchym (Bg), Siebröhren (Bg) und zu äusserst Bastfasern (Bf).

3. Die Sarsaparillwurzel zeigt auf dem Querschnitte des Holzrings bei mehrhundertfacher Vergrösserung, (Fig. 275) zunächst der Kernscheide (Sp), die aus nahezu quadratischen Zellen gebildet ist, den Bastteil (Bp) eines Gefässbündels mit Siebröhren (Bg), umgeben von engen, dick-

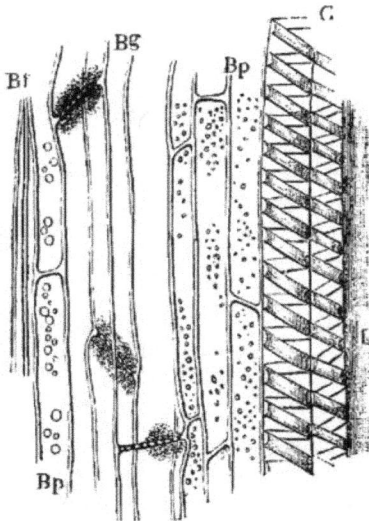

Fig. 273.

wandigen Holzparenchymzellen, welche nach Innen zu einzelne weite Gefässe umgrenzen; letztere zeigen sich auf dem Längsschnitte als Treppengänge.

4. Die Bittersüss-Stengel (Stip. Dulcamarae) zeigen bei mehrhundertfacher Vergrösserung, (Fig. 276) zu äusserst eine von der Oberhaut (a) bedeckte Korkschicht (b) von braunen, tafelförmigen Zellen, unter denselben grünes Rindenparenchym (c), darunter den Bast (d) in engen Röhren, durch das Kambium (e) vom Holzteile getrennt; letzterer besteht aus langen, starkverdickten Prosenchymzellen (f) mit einzelnen, weiten, porösen Gefässen (g), zu innerst Spiralgefässe (g′) zeigend. An letztere schliesst sich das Mark (C) aus regelmässigem Parenchym gebildet.

Auf dem Längsschnitte erkennt man ausserdem die Markstrahlen (x) aus quergestreckten Parenchymzellen.

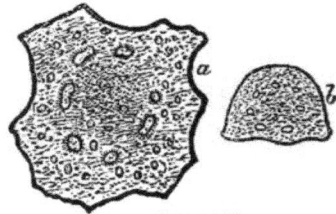

Fig. 274.

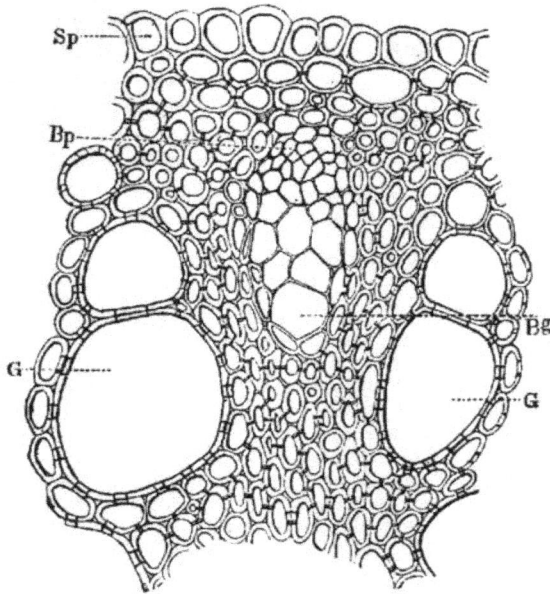

Fig. 275.
Sp. Kernscheide, Bp. Bastparenchym, Bg Siebröhren, G Gefässe.

Fig. 276.
Querschnitt (oben)
und dem entsprechen-
der Längsschnitt (un-
ten) durch einen Diko-
tylenstamm.

A. Rinde (cortex).
a) Oberhaut (epider-
mis)
b) Kork (periderma)
c) Mittelrinde (meso-
phloeum)
d) Bast (liber)
e) Kambiumring (an-
nulus cambialis).

B. Holz (lignum).
f) Prosenchym (Holz-
zellen)
g) Poröse Gefässe
g¹) Spiralgefässe
x) Markstrahlen (radii
medullares).

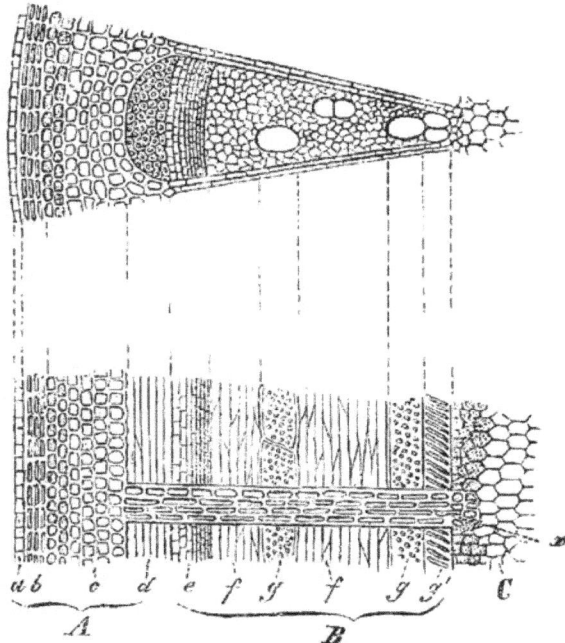

C. Mark (medulla).

Fig. 276.

14. Spezielle Anatomie der Pflanzenorgane.

§ **391.** Anatomischer Bau von Wurzel und Stamm. Die Axenorgane der höher organisierten Pflanzen, Wurzel und Stamm, bestehen aus drei konzentrischen Schichten; sie zeigen

1. zu äusserst die Rinde (cortex), aus Parenchym gebildet und von der Oberhaut bedeckt;

2. unter ihr eine Gefässbündelschicht, das sog. Holz (lignum);

3. im Mittelpunkte das Mark (medulla), aus Parenchymzellen bestehend.

Bei den Gefässkryptogamen und Monokotyledonen verlaufen
die Gefässbündel zerstreut zwischen Rinde und Mark, so zwar,
dass sie nach dem Marke zu weniger dicht gedrängt stehen, wodurch das Mark keine feste Umgrenzung besitzt. Die Rinde besteht bei diesen Gewächsen nur aus regelmässigem Parenchym,
ist von der Oberhaut überdeckt und von der Gefässbündelschicht
(Holzkern) durch eine aus einer oder wenigen Zellreihen be-
stehenden sog. Kernscheide (Endodermis) gesondert.

Bei den Dikotyledonen haben sich die Gefässbündel zu einem

Kreise zusammengeschlossen, welcher durch das alljährliche Verdicken der Gefässbündel immer dichter wird und das zwischenliegende Parenchym in schmale Markstrahlen zusammendrängt. Durch den Kambiumring, dessen Lebensdauer anhält, findet nun im Gefässbündelkreis eine Scheidung statt, sodass der aussen befindliche Bastteil desselben als Bastring sich abtrennt und beim Abschälen der Rinde mit dieser zusammen sich ablöst, da hierbei die Scheidung innerhalb des saftigen Kambiums stattfindet. Der Bast bildet daher gewissermassen eine innere Rindenschicht und wird Innenrinde (cortex interior) genannt. Er besteht nur aus Faserzellen und ist, wie das Holz, von den Markstrahlen durchzogen.

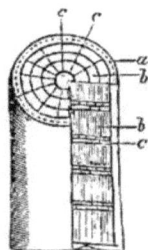

Fig 277.

Hiernach enthält das Holz der Dikotyledonen nur das Prosenchym mit den Gefässen, und zwar nach innen zu mit Ring- und Spiralgefässen, nach der Peripherie zu mit porösen Gefässen. Das ältere Holz liegt innen und zeichnet sich durch seine Härte aus: Hartholz (duramen); das junge Holz liegt aussen und ist weicher: Splint (alburnum.)

Durch das jährliche Ansetzen neuer Holzpartien von Seiten des Kambiumrings entstehen die Jahresringe, die wir an dikotylischen Holzstämmen wahrnehmen. (Fig. 277). Das Holz wird von den Markstrahlen (r) radial durchschnitten.

Während im Monokotyledonenstamm das Mark nicht fest umgrenzt ist, auch weder Markstrahlen, noch Bastring vorhanden sind, die Rinde daher einfach ist, sehen wir beim Dikotyledonen-Holzstamm einen Bastring als Innenteil der Rinde, sowie strahlig geordnete Markstrahlen und ein festumgrenztes Mark.

Die Grenzlinie zwischen dem Holzring und dem Mark der Dikotyledonen heisst Markscheide.

§ 392. Intecellularsystem. Durch das Auseinanderweichen benachbarter Zellen entstehen im Parenchym Lücken — Intercellularräume, meist grössere, unregelmässige Räume, die durch Intercellulargänge, dreieckige enge Kanäle, mit einander in Verbindung stehen.

Es bilden sich auch vielfach grössere Lücken im Parenchym durch Rücksaugung von Zellen; diese sind alsdann mit Luft erfüllt und heissen Luftlücken. Wir finden sie in vielen Stengeln, in denen der Wasserpflanzen als weite Luftgänge.

Wenn sich gewisse Zellenreihen oder auch Intercellulargänge mit Harz, Gummi oder Schleimharz füllen, so entstehen die Harz- und Balsamgänge (ductus oder receptacula balsamifera), welche sich reichlich im Bast und Holz der Koniferen, Terebinthaceen und Mimosen finden. In den Früchten vieler Umbelliferen sind gewisse Zellgänge mit ätherischem Öle gefüllt, sogen. Ölstriemen (vittae). Im Baste mancher Gewächse existieren veränderte Bastzellen mit einem weissen Milchsafte, sogen. Milchsaft-gefässe. Dieser Milchsaft (latex) cirkuliert nicht in der Pflanze und fliesst aus den Verwundungen, die man dem Stengel beigebracht, aus; er besteht aus kleinen Harztröpfchen, die in einer gummihaltigen Flüssigkeit schwimmen, wie die Butter-kügelchen in der Milch. Wir finden einen weissen Milchsaft bei der Euphorbia, einen orangegelben bei Chelidonium. Der Milch-saft von Ficus elastica liefert durch Eintrocknen den Kautschuk, derjenige von Isonandra Gutta die Guttapercha, derjenige der Mohnköpfe das Opium u. s. f.

§ 393. Der Bau der Rinde. Die Rinde der Kryptogamen und Monokotyledonen ist aus Parenchym gebildet, einschichtig und von der Oberhaut überlagert. Bei den Dikotyledonen unterscheiden wir:

1. Die Oberhaut als Aussenrinde,
2. das eigentliche Rindenparenchym als Mittelrinde,
3. die Bastschicht als Innenrinde.

Beim Ablösen der Rinde wird nämlich wegen der saftigen Beschaffenheit des zwischen Bast und Holz gelegenen Kambiums ersterer von letzterem getrennt.

Im Rindenparenchym finden wir häufig Konkretionen, körnige Massen, aus sog. Steinzellen gebildet, deren Wandungen sehr verdickt und verholzt sind. (Fig. 262.)

Durch die alljährliche Ablagerung neuer Bastschichten von Seiten des Kambiums gewinnt der Bast eine geschichtete Fü-gung aus sehr dünnen Bastringen. Auch wird er von den Markstrahlen durchsetzt, ähnlich wie das Holz. Je nach der näheren Beschaffenheit der Bastfasern und Bastschichten gestaltet sich die Bruchfläche der Rinden. Man unterscheidet nämlich: a) einen bandfaserigen Bruch, mit lang hervorragenden, bandartigen Bastschichten, wie bei der Eichenrinde, dem Seidel-baste; b) einen steiffaserigen Bruch, mit vielen feinen, starren Fasern im Baste, wie bei der Chinarinde; c) einen blät-terigen Bruch, mit kurzvorragenden, blätterigen Bastschich-ten, wie bei der Angosturarinde; d) einen glatten Bruch, wie bei der Granatrinde, dem Zimt, der Kaskarille.

§ 394. Die Oberhaut. Die oberste Schicht sämtlicher Pflanzen-organe wird von einer sehr dünnen Zellenlage gebildet und ist im jugendlichen Zustande aus sehr zartwandigen Zellen mit wasserhellem Safte zusammengesetzt, welche enge zusam-menschliessen, ohne Öffnungen zu lassen. Man nennt diese Schicht E p i t h e l i u m und findet sie auf allen jugendlichen Pflanzenteilen, an denen sie sich aber sehr bald umändert. Stark absondernde Organe, vorzugsweise die Blumenkrone und Narbe, bewahren übrigens ihre Epithelschicht dauernd.

An den Wurzelzasern verändert sich das Epithelium in derbwandige, tafelförmige Zellen, ohne Zwischenöffnungen, und heisst dann E p i b l e m a. Es löst sich an den Endspitzen der Zasern beständig ab, während unter ihm neue Epiblemaschichten entstehen; jene älteren umgeben die Spitze als sog. W u r z e l h a u b e und erteilen ihr ein schwach angeschwollenes Aussehen.

An den der Luft ausgesetzten Pflanzenorganen platten sich die Zellen der Oberhaut ebenfalls ab, werden nach aussen hin derbwandig durch Ansetzung von Verdickungsschichten (Kutikularschichten) und sondern ein gleichförmiges, äusserst feines Häutchen (cuticula) ab, an dem man weder Schichtung noch zelligen Bau wahrnehmen kann. Fig. 278 zeigt unter sehr starker Vergrösserung eine Reihe Oberhautzellen (a) mit den Kutikularschichten (b) und der cuticula (c). Häufig bedeckt sich letztere noch mit einer dünnen Lage wachsartiger Körnchen, der Wachsschicht, welche dem Organe ein bereiftes Aussehen erteilt. Was diese O b e r h a u t (e p i d e r m i s) sämtlicher oberirdischer Teile besonders charakterisiert, sind die S p a l t ö f f n u n g e n (stomata), nämlich die Aus-

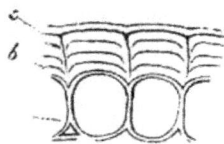
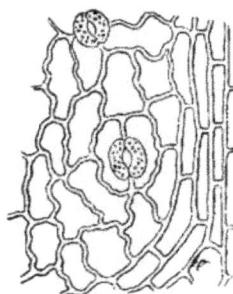
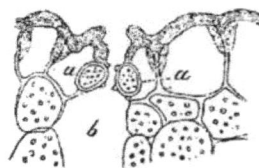

Fig. 278.   Fig. 279.   Fig. 280.

gänge der Intercellularräume, welche die Kommunikation des Inneren mit der äusseren Luft gewähren und besonders zahlreich auf der Unterfläche der Blätter sich finden. Die Spaltöffnungen werden von zwei halbmondförmigen Zellen (Fig. 279) gebildet. Fig. 280 zeigt eine solche im Durchschnitt; a die halbmondförmigen Schliesszellen, b der Intercellularraum (Atemhöhle).

§ 395. Der Kork. In der Rinde sehr vieler Gewächse, massenhaft bei der Korkeiche, entsteht bei zunehmendem Alter ein eigenes Zellgewebe, der K o r k. Er fehlt allen jugendlichen

Pflanzenteilen; wo er sich bildet, veranlasst er das Absterben der überliegenden Rindenschichten, die sich dann als sogen. Borke (rhytidoma) in ganzen Stücken ablösen. Beispiele liefert uns die Mehrzahl der Baumgewächse, deren Rinde im späteren Lebensalter rissig oder auch lederartig glatt erscheint. Man unterscheidet nämlich zwei Arten von Kork: Schwammkork (suber) und Lederkork (periderma). Beide bestehen aus tafelförmigen, mit Luft erfüllten, nur schwach verdickten Zellen, deren Wandung in Korksubstanz übergegangen ist (Fig. 253a). Die Zellen des Schwammkorks liegen in vielen Schichten übereinander, sind kaum verdickt und wenig dehnbar; diejenigen des Lederkorks bilden nur wenige Zellenschichten, zeigen stärkere Verdickungen und grössere Dehnbarkeit. Daher tritt der Schwammkork massig auf (wie besonders bei der Korkeiche), wird aber später rissig; Gewächse mit Schwammkork, z. B. Birnbäume, Nussbäume, zeigen deshalb auch stets eine zerrissene, aufgeborstene, borkige Rinde. Der Lederkork bleibt stets dünn und bewahrt der Rinde eine glatte, glänzende Aussenfläche, wie sie der Kirschbaum, die Birke und Buche zeigen.

Borke wie Kork sind schon am lebenden Baume trocken; erstere unterscheidet sich vom Korke durch deutliche Schichtung, da sie aus ganzen Rindenpartien besteht. Bei den Platanen löst sich die Borke jährlich in grossen Platten ab (Plattenborke), beim Weinstock dagegen ringförmig (Ringborke), während der Schwammkork der Korkeiche niemals abblättert.

§ 396. Anatomie der Blattorgane. Die Blätter bestehen 1. aus Gefässbündeln, die als Blattnerven vom Blattstiel aus die Blattfläche durchziehen und zumal reich an Spiralgefässen sind, sowie 2. aus Parenchym, welches die Blattsubstanz zwischen den Nerven bildet. Das Blattparenchym ist zumal reich an Chlorophyll, welches dem ganzen Gewebe die intensiv grüne Farbe erteilt. Man erkennt an dem Blattparenchym eine obere, sowie eine untere Oberhaut, aus eng zusammengestellten, tafelförmigen Zellen gebildet; zwischen beiden befindet sich die Mittelschicht, deren obere Zellenlagen enger beisammenstehen, während die unteren Lagen zahlreiche Luftlücken zeigen, welche mit den vielen Spaltöffnungen (Fig. 281a) der Blattunterfläche kommunizieren und die Respiration des Pflanzenkörpers vermitteln helfen. Fig. 281 zeigt einen sehr vergrösserten, senkrechten Schnitt durch eine Blattfläche. Nur die schwimmenden Blätter der Wasserpflanzen besitzen

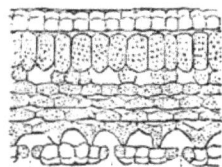

Fig. 281.

die Spaltöffnungen auf ihrer Oberfläche. Bei den meisten Blättern sind die Parenchymzellen dünnwandig und bilden ein lockeres Gewebe; die lederigen Blätter zeigen zahlreiche Zellschichten mit verdickter Wandung, zumal in der Oberhaut. Bei den dicken fleischigen Blättern ist das dünnwandige Parenchym der Mittelschicht stark vermehrt.

Mikroskopische Übungen.

1. Die Hauhechelwurzel (Rad. Ononidis) zeigt auf dem Querschnitt unter der Lupe betrachtet (Fig. 282) ein sehr kleines Mark, von welchem abwechselnd hellere und dunklere Strahlen bis zur dünnen Rinde ausgehen; zugleich bemerkt man einen oder mehrere Jahresringe. Nimmt man einen feinen Quer- und Längsschnitt unter das Mikroskop, so findet man die dunkleren Holzstrahlen bestehend aus dickwandigen Holzzellen und weiten porösen Gefässen, die helleren Partien aus Parenchym.

2. Die Seifenwurzel (Rad. Saponariae) zeigt auf dem Querschnitt unter der Lupe (Fig. 283) ein centrales Mark, strahliges Holz und ziemlich dicke Rinde, die sich deutlich in Bast und Mittelrinde trennt; letztere ist mit einer dünnen, rotbraunen Aussenrinde bedeckt. Unter dem Mikroskop zeigt das Mark, wie die Mittelrinde Parenchym, die Holzstrahlen neben Holzzellen poröse Gefässe, der Bast schmale Faserzellen.

3. Die Löwenzahnwurzel (Rad. Taraxaci) zeigt unter der Lupe auf dem Querschnitt (Fig. 284) einen gelben Holzkörper ohne Mark, umgeben von sehr dicker, aus konzentrischen Kreisen bestehender Rinde. Unter dem Mikroskop zeigt die Rinde nach aussen zu weitere, nach innen zu dagegen enge, regelmässig geordnete, zusammenschliessende Parenchymzellen, unterbrochen durch tangentiale, dunkler gefärbte Kreise. Das Holz zeigt im Längsschnitt zahlreiche Spiral- und Netzgefässe.

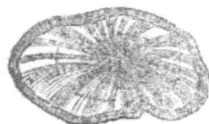 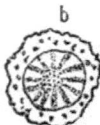 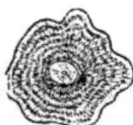 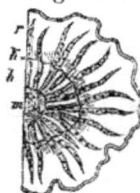 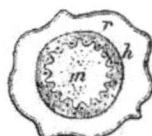

Fig. 282.   Fig. 283.   Fig. 284.   Fig. 285.   Fig. 286.

4. Die Engelwurzel (Rad. Angelicae) zeigt unter der Lupe auf dem Querschnitt ein centrales Mark (Fig. 285 m), einen mit Strahlen durchsetzten Holzring (h), der von der dicken Rinde (r) durch den Kambiumring (k) getrennt ist. Die Baststrahlen, kenntlich durch gelbbraune Färbung, enthalten zahlreiche Balsamschläuche in Form gelber Punkte (auf dem Querschnitt).

Unter dem Mikroskop zeigt das Holz strahlig-geordnete Gefässbündel mit weiten Gefässen, zwischen ihnen dunklere, kleinzellige Markstrahlen. Die Rinde erscheint im Längsschnitt als ein aus ziemlich grossen Zellen bestehendes parenchymatisches Gewebe mit langfaserigen Bastpartien, welche sehr weite, lange, mit gelbem Balsam erfüllte Schläuche enthalten. (An den Wurzelästen sind diese Verhältnisse sehr gut zu erkennen.)

5. Die Sarsaparillwurzel zeigt unter der Lupe auf dem Querschnitt (Fig. 286) ein weisses, centrales Mark (m), umschlossen von einem gelben Holzring (h), von dem die weisse, bastlose, nicht strahlige Rinde (r) durch die Kernscheide scharf abgetrennt ist.

Auf dem Querschnitt erkennt man durch das Mikroskop die Rinde wie das Mark aus weiten Parenchymzellen bestehend; die Kernscheide stellt eine einzige Reihe vierseitiger, bei der Sarsaparilla von Honduras nahezu quadratischer Zellen (Fig. 275 Sp) dar; der Holzring besteht aus dichtgedrängten Gefässbündeln mit engen, dickwandigen Holzparenchymzellen und einzelnen, weiten Gefässen, welche sich auf dem Längsschnitt als Treppengänge zeigen; Markstrahlen fehlen vollständig. Jedes Gefässbündel besitzt nach der Kernscheide zu ein Bastbündel (Bp, Bg).

6. Die Sandseggenwurzel (Rhiz. Caricis) zeigt unter der Lupe auf dem Querschnitt eine breite Rinde mit einer Reihe weiter Luftgänge (Fig. 287 l); dieselbe umschliesst durch die Kernscheide (k) ein rundes Centrum (m) mit zerstreuten Gefässbündeln (h), welche durch markiges Gewebe getrennt sind.

Unter dem Mikroskop erkennt man auf dem Querschnitt die Rinde aus einer gelben dichteren Aussen- und weissen lockeren Mittelrinde bestehend, gebildet aus Parenchym, ohne Bast. Die Kernscheide zeigt eine Reihe verdickter gelblicher Zellen: die Gefässbündel enthalten 2—3 weite poröse Gefässe, umgeben nach innen von engen Holzfaserzellen, nach aussen von Bastzellen. Zwischen den einzelnen Gefässbündeln erkennt man Parenchym, ähnlich dem in der Mittelrinde.

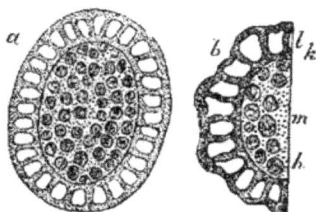

Fig. 287.

7. Die Faulbaumrinde (Cort. Frangulae) zeigt unter der Lupe auf dem Querschnitt (Fig. 288) eine dünne, rotbraune Korkschicht (o), darunter eine farblose Mittelrinde (m), welche allmählich in die Bastschicht übergeht; letztere wird von schmalen, gelben Markstrahlen radial durchzogen.

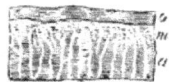

Fig. 288.

Unter dem Mikroskop erkennt man auf dem Querschnitt die Zellen der Korkschicht, dicht gedrängt, klein, die äusseren dunkel braunrot, die inneren farblos; ohne Übergang folgen die dickwandigen Zellen der Mittelrinde, auf diese der Bast, dessen Röhren (auf dem Längsschnitt kenntlich) lang und verdickt, in tangentiale Reihen gestellt und von Parenchymzellen umgeben sind. Die Markstrahlen erscheinen als goldgelbe, radial gestreckte Zellen in schmalen, einzeiligen Reihen.

8. Von der Unterfläche eines Blattes ziehe man die blasse, sehr dünne Oberhaut ab und betrachte sie durch das Mikroskop. Man nimmt die unregelmässige, geschlängelte Umgrenzung der Oberhautzellen nebst zahlreichen Spaltöffnungen wahr. (Fig. 279.) — Spaltet man die Spaltfläche in zwei halbe Schichten, so erkennt man an jeder das mit Chlorophyll gefüllte Parenchym, zwischen dem die langgestreckten Gefässe und Faserzellen der Nerven verlaufen.

15. Das Leben der Pflanzenzelle.

§ 397. Wie entstehen die Zellen? Die Frage, ob sich in einer organische Nährstoffe (Eiweiss, Zucker, Salze) enthaltenden Flüssigkeit Zellen von selbst erzeugen können (Generatio aequivoca), ist noch eine vielbestrittene. Gleichwohl neigt man sich mehr ihrer Verneinung zu, indem erwiesen ist (durch Pasteurs Versuche), dass in einer zuckerhaltigen Flüssigkeit keine Hefenbildung und Gährung eintritt, sofern die zutretende Luft durch Baumwolle filtriert wird, weil die in der Luft schwimmenden Keime der Schimmelpilze (welche die Hefe erzeugen) darin zurückgehalten werden. Man kann daher mit grosser Wahrscheinlichkeit den Satz aufstellen:

Eine Zelle bildet sich nur innerhalb einer Mutterzelle.

Die Art der Zellvermehrung im Pflanzenreich ist im allgemeinen die nämliche: es teilt sich die Mutterzelle in mehrere Tochterzellen und wird nach deren Ausbildung resorbiert. Der Ausgangspunkt der Teilung ist der Zellkern, daher auch Zellen, deren Zellkern nicht mehr vorhanden, fortbildungsfähig geworden sind. Der Zellkern teilt sich in zwei oder mehr Partien, zwischen denen alsdann, vom Protoplasma aus, Scheidewände sich bilden, sodass der Raum der Mutterzelle völlig in zwei oder mehrere Tochterzellen geteilt wird. Die Umgrenzung jeder Tochterzelle mit einer äusseren Celluloseschicht vollendet den Akt, und der Zusammenhang der einzelnen Tochterzellen hört mit dem Verschwinden der Mutterzelle auf. Man nennt diesen Vorgang Zellbildung durch Teilung, im Gegensatz zu der freien Zellbildung, die nur in seltenen Fällen*) stattfindet und darin besteht, dass in der Mutterzelle neue Zellkerne entstehen, um welche das Protoplasma Hüllen bildet, die zu neuen Zellen auswachsen, während die Mutterzelle noch bestehen bleibt. (Die Tochterzellen füllen hierbei nicht den ganzen Raum der Mutterzelle aus.)

§ 398. Wie findet die Ernährung der Zellen statt? Da die Zellen geschlossen sind, geschieht die Aufnahme des Nahrungssaftes durch die Zellwand mittelst Endosmose, wie auch bei dialytischen Versuchen die Durchdringbarkeit der pflanzlichen Membran benutzt wird. Die Zellen der Wurzelzasern saugen in dieser Weise die Nahrungsflüssigkeit aus dem Erdreich und führen sie von Zelle zu Zelle durch den ganzen Pflanzenkörper hindurch bis zu dessen Zweigspitzen und Blättern. In letzteren erlangt der Saft durch Verdunstung grössere Konzentration. Dies ist der aufsteigende Saftstrom, dem ein schwächerer, abwärts steigender in der Rinde entspricht, wodurch die letztere eine bereits verarbeitete, konzentriertere Nährflüssigkeit erhält.

In den der Oberfläche angrenzenden Zellschichten, vorzugsweise in den Blättern, findet eine Aufnahme atmosphärischer Luft statt, deren Bestandteile wesentlich zur Ernährung des Pflanzenkörpers beitragen, wie ja die Flechten ausschliesslich

---

*) Die Keimbläschen im Embryosack, die Sporen in den Sporenschläuchen der Pilze.

durch diese Respiration leben und ihrer Unterlage keine Nährstoffe entziehen.

§ 399. Worin besteht die Nahrung des Pflanzenkörpers? Die Bestandteile des Pflanzenkörpers sind teils stickstofffreie, teils stickstoffhaltige organische Körper. Zu den ersteren gehören vorzugsweise die Kohlenhydrate: C e l l u l o s e, S t ä r k e m e h l, P f l a n z e n-
s c h l e i m, G u m m i, Z u c k e r; sodann die P f l a n z e n s ä u r e n
(Weinsäure, Citronensäure, Apfelsäure, Oxalsäure u. a.), G e r b-
s t o f f e, f e t t e und ä t h e r i s c h e Ö l e, W a c h s, H a r z e. Zu
den stickstoffhaltigen organischen Stoffen rechnen sich die E i-
w e i s s k ö r p e r (Kleber, Eiweiss, Pflanzencaseïn).

Alle diese Bestandteile des Pflanzenkörpers sind Erzeugnisse
der Lebensthätigkeit aus den von der Natur gelieferten Nah-
rungsstoffen.

*Die Nahrungsstoffe der Pflanze sind: Wasser, Kohlensäure,
Ammoniak und gewisse mineralische Salze.*

Das Wasser liefert für die organischen Körper Wasserstoff
und Sauerstoff, die Kohlensäure Kohle und Sauerstoff, das Ammoniak Wasserstoff und Stickstoff. Die Salze sind namentlich
schwefelsaure und salzsaure Alkalien und alkalische Erden, vor
allem Kalisalze, welche bei später erfolgender Einäscherung als
Pottasche zurückbleiben.

Der Assimilations- und Zersetzungsprozess genannter Nah-
rungsmittel findet in den Zellen selbst statt, zumal unter dem
Einflusse des Lichtes. Da die organischen Körper weniger Sauerstoff im Verhältnis zu ihrem Wasserstoff und Kohlenstoff besitzen,
als das aufgenommene Wasser und die Kohlensäure, so ist ein
grosser Teil des darin enthaltenen Sauerstoffs für die Pflanze
überflüssig und entweicht unverbraucht aus den Spaltöffnungen
der Blätter. Diese Absonderung des Sauerstoffgases geschieht
unter dem Einflusse des Lichtes und ist an die Ablagerung der
Chlorophyllkörner gebunden. Bereits zu Ende des vorigen Jahrhunderts hatte S a u s s u r e die Entdeckung gemacht:

Alle grünen Pflanzenteile hauchen bei Tage Sauerstoffgas aus.

Bei Nacht findet keine Assimilation statt, alsdann entweicht
die aufgenommene Kohlensäure unverändert aus den Blattorganen.

§ 400. Welches sind die Produkte der Zellenthätigkeit? Die Assi-
milation des Nahrungssaftes und die Erzeugung der verschiedenen
Bestandteile des Pflanzenkörpers findet in dem Protoplasma statt.
Die erzeugten Produkte sind hauptsächlich folgende:

A. Stickstofffreie organische Materien:

1. C e l l u l o s e (H o l z f a s e r), die äussere Zellwand bildend,
eine sehr biegsame, wasserhelle und durchsichtige, unlösliche

Haut, für Flüssigkeiten durchdringbar. In den Holzteilen geht
sie in den starren Holzstoff (Lignin), im Korkgewebe in die
elastische Korksubstanz über.

2. Stärkemehl, in Form fester, eigentümlich gebildeter Körnchen in den Zellen abgelagert. Sie werden durch Jodlösung gebläut.

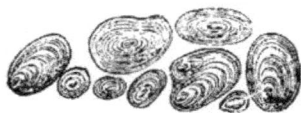

Fig. 289.

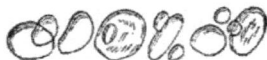

Fig. 290.

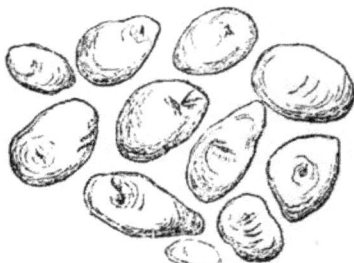

Fig. 291.

In den Kartoffelknollen finden wir sie eiförmig, mit einem
nach dem spitzen Ende zu liegenden Mittelpunkt, um den zahlreiche konzentrische Schichten sichtbar sind. (Fig. 289.) Ähnlich
erscheinen die Stärkekörner in dem Wurzelstock der Maranta
arundinacea, des sog. Arrow-root (Fig. 291), deren Mittelpunkt
jedoch mehr nach dem breiten Ende zu liegt. Die Stärkekörner
im Getreide, z. B. im Weizen (Fig. 290), stellen flache, rundliche
Scheiben von sehr ungleicher Grösse dar, welche kaum eine
Schichtung erkennen lassen.

Stärkekörner finden wir ausschliesslich im Parenchym, sowohl
in Wurzeln, Wurzelstöcken, Knollen, Zwiebeln, als im Marke von
Stengeln, im Eiweisskörper und in den Samenlappen. In den
Wurzeln der Kompositen finden wir Körner von Inulin an
Stelle der Stärke.

3. Pflanzenschleim und Gummi erscheinen bald in einzelnen Zellen, z. B. in der Althaewurzel und den Salepknollen,
bald in grösseren Zellpartien, wie bei Acacia und Astragalus,
welche ihren Inhalt aus der verwundeten Rinde als arabisches
Gummi resp. Traganth ausfliessen lassen. Ebenso findet sich die
Manna in der Manna-Esche, die Gummiharze bei vielen Umbelliferen (Ammmoniacum, Galbanum, Asa foetida) und Terebinthaceen (Myrrha, Olibanum). Früher glaubte man, diese Stoffe
würden in besonderen Behältern, sog. Gummigängen, gebildet;
aber sie sind Produkte der Rückbildung der Zellmembran, zumal in den äusseren Bastschichten ganze Zellgänge
anfüllend.

Verschieden hiervon ist die Pflanzengallerte, welche wir
beim isländischen Moose und den Seealgen, z. B. Laminaria,

Carageen, finden, deren Zellwände nicht aus Cellulose, sondern aus diesem Gallertstoffe bestehen; in Wasser quellen solche Pflanzen stark auf und geben beim Kochen eine Gallerte.

4. Zucker, im Zellsafte gelöst, bei vielen Gewächsen besonders reichlich, wie im Marke des Zuckerrohrs, im Parenchym der Rüben, Möhre, im Frühlingssafte des Zuckerahorns und der Birke.

5. Farbstoffe. Vor allen ist das Chlorophyll oder Blattgrün zu nennen, welches die grüne Farbe der Blattorgane erzeugt, selten die Zellwände gleichmässig überzieht, sondern gewöhnlich in Form von Körnchen im Protoplasma enthalten ist, wie Fig. 292 zeigt. Diese Chlorophyllkörner sind Stärkekörner, welche sich mit dem Chlorophyll überkleidet haben. Sie entstehen nur in den Zellschichten der Oberfläche. In der Rinde ist ein ähnlicher Körper mit gelber oder brauner Farbe enthalten.

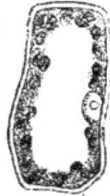

Fig. 292.

Gelbe oder rote Farbstoffe sind oft harziger Natur und dann als Kügelchen in den Zellen enthalten; blaue Farbestoffe finden sich meistens gelöst im Zellsafte. Weiss erscheinen mit Luft gefüllte Zellen, z. B. in Blumenblättern.

6) Gerbstoffe, Sekrete, welche keinen thätigen Anteil an der Gesamtnährung nehmen und in den Zellen der Rinde, vieler Hölzer und besonderer Auswüchse (gallae) enthalten sind.

7. Die Pflanzensäuren finden sich teils frei, zumal im Fruchtparenchym, aufgelöst im Zellsafte, teils an Basen gebunden und krystallisiert. So insbesondere der oxalsaure und weinsaure Kalk, das saure weinsaure Kali in feinen, bündelweise vereinigten Krystallen (sog. Raphiden), oder zu sternförmigen Drusen verbunden und die Zellen häufig vollständig ausfüllend.

8. Fette und ätherische Öle füllen als Sekrete (abgelagerte Stoffe) gewöhnlich besondere Parenchymzellen an, vorzugsweise im Samen, zuweilen im Fruchtfleisch (bei den Oliven). Die ätherischen Öle finden wir häufig in Drüsen enthalten und den Blättern, Blüten und Fruchtschalen eingesenkt. Zu den Sekreten gehören auch die Balsame und Harze, welche grössere Zellräume, die sog. Balsam- resp. Harzgänge anfüllen, die wir im Baste der Tannen und Kiefern besonders zahlreich sehen. Der Kautschuk verhält sich in gleicher Weise, als wesentlicher Bestandteil des Milchsaftes vieler tropischen Gewächse. Bestimmte Zellen secernieren den Balsam (Harz, Milchsaft) und ergiessen ihn in die Intercellulargänge.

B. Stickstoffhaltige organische Materien.

9. Pflanzeneiweiss, -fibrin und -caseïn. Sie treten sowohl gelöst im Zellsafte auf, als auch im abgelagerten Zustande, wie der Kleber des Getreidekorns, welcher in

den äusseren Zellschichten des Sameneiweisses enthalten ist. Ausserdem besteht das Protoplasma mit dem Zellkern immer aus Eiweissstoffen. Diese Materien werden durch Jodlösung gelb gefärbt.

Mikroskopische Übungen.

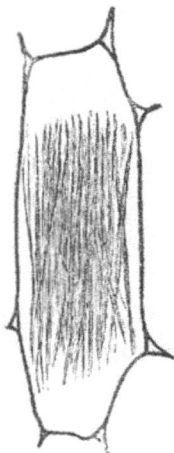

1. Bringt man einen feinen Schnitt der Kartoffel oder der Althaewurzel unter das Mikroskop, so bemerkt man in den Parenchymzellen eine grosse Anzahl Körnchen von Stärkemehl, welche sich sofort intensiv blau färben, wenn man zur Probe einen kleinen Tropfen Jodlösung (am besten Jod in Jodkaliumlösung) hinzugefügt hat.

2. Man bringe einen feinen Querschnitt des Leinsamens mit einem Tropfen Wasser unter das Mikroskop. Die oberste Schicht (Oberhaut) zeigt sich als eine Reihe anschliessender, radial gestreckter, durchscheinender und farbloser Zellen, die infolge des Schleims, den sie enthalten, aufquellen und sich teilweise von den unterliegenden gelben und braunroten, starkverdickten Zellenlagen der testa ablösen. Der Samenkern giebt sich als ein kleinzelliges, dichtes, von Öltröpfchen strotzendes Parenchymgewebe zu erkennen.

Einen zweiten Schnitt beträufele man mit Äther, um das fette Öl zu lösen; es erscheint dann der Samenkern klarer, aber noch mit kleinen Körnchen Klebersubstanz (Aleuron) bedeckt, die sich jedoch auf Zusatz eines Tropfens Ätzkali schnell auflösen, sodass die Zellwandungen scharf hervortreten.

Fig. 293.

Ähnliche Bilder liefern die Mandeln.

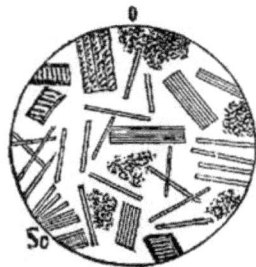

3. Man beobachte einen feinen Querschnitt des Weizenkorns, nachdem man einen Tropfen Jodlösung zugesetzt hat. Die Oberhaut zeigt eine Zeile eng anschliessender, farbloser Zellen, die Fruchtschale eine gelbe, verdickte Schicht, unter der das Parenchym des Samenkorns liegt, dessen äussere Zellenlage durch den Gehalt an Kleber von der Jodlösung gelb gefärbt, das Innere durch den grossen Stärkemehlgehalt dunkel gebläut wird.

4. Beobachtet man einen feinen Schnitt der Meerzwiebel, so nimmt man innerhalb der rundlich-eckigen Parenchymzellen hier und da Raphiden (Fig. 293) wahr. Einige Körnchen feines Meerzwiebelpulver, in Wasser eingeweicht, zeigen ähnliche Krystallnadeln von oxalsaurem Kalk (Fig. 294).

Fig. 294.

Fragen.

1. Wie unterscheidet sich der Zucker vom Gummi im Zellenleben der Pflanze? — Antw. Die Zuckerlösung dringt von Zelle zu Zelle, da die Zellmembran für sie durchdringbar ist; die Gummilösung ist der Endosmose nicht fähig, muss also in den Zellräumen, worin sie sich befindet, verbleiben. Ein Gleiches gilt für die Balsame und Milchsäfte, fetten und ätherischen Öle.

2. Welcher Zusammenhang besteht zwischen Stärkemehl und Zucker? — Antw. Im Pflanzenleben findet häufig ein Übergang aus Zucker in

Stärkemehl und umgekehrt statt. Bei der Samenreife geht der Zucker des Nährsaftes in Stärkemehl über und lagert sich als solches im Sameneiweiss an. Bei Keimprozess verwandelt sich letzteres wieder in Zucker und dient dem jungen Pflänzchen zur Nahrung.

3. Welche Wege schlägt der Saftstrom ein? — Antw. Die Pflanze besitzt keine Saftgefässe, den Adern des Tierkörpers entsprechend; vielmehr steigt der Nährsaft, von Zelle zu Zelle dringend, zwischen Rinde und Holz empor. Einen absteigenden Saftstrom finden wir nur in sehr untergeordnetem Masse innerhalb der Rinde.

III. Botanische Systematik.

16. Linnés künstliches Pflanzensystem.

§ 401. Art und Gattung. Die Natur bringt nur Individuen hervor. Solche Individuen, die in ihrem gesamten Bau bis auf wenige zufällige Eigenschaften — Grösse, Verästelung Mastigkeit — mit einander übereinstimmen und durch Samen gleichgestaltete Individuen erzeugen, gehören zu derselben Art (species).

Solche Arten, welche in ihrem Blüten- und Fruchtbau wesentlich übereinstimmen, zählt man zu einer Gattung (genus). Die verschiedenen Arten derselben Gattung differieren also nur im Bau der vegetativen Organe (Wurzel, Stamm, Blätter), nicht der Fortpflanzungswerkzeuge.

Art und Gattung sind hiernach nur Begriffe, die wir uns zur besseren Überschau und Einteilung des Gewächsreiches bilden. Je nach unserem Standpunkt lassen sich die Arten und Gattungen verschieden umgrenzen, sodass der eine zwei Arten zu derselben Gattung zählt, während der andere aus jeder der beiden Arten eine eigene Gattung macht, gewisse Verschiedenheiten im Blüten- oder Fruchtbau für wichtig genug haltend zur Aufstellung besonderer Gattungen. So zweigte Beauvois die Quecke, welche Linné zur Gattung Triticum (als Triticum repens) zählte, als besondere Gattung Agropyrum ab und nannte sie Agropyrum repens. Aus diesem Grunde pflegt man jeder Art den Autornamen beizufügen.

Eine jede Pflanze trägt also zwei Namen, deren ersterer die Gattung, der letzte die Art bezeichnet.

Die Gattungscharaktere werden der Beschaffenheit der Fortpflanzungsorgane, die Artcharaktere derjenigen der vegetativen Organe entlehnt.

§ 402. Was ist eine Varietät? Wenn Individuen derselben Art in unwesentlichen Merkmalen, z. B. in Grösse, Färbung, Behaarung u. s. w. abweichen und diese Abweichungen in regelmässiger Wiederkehr auf ihre Nachkommen vererben, so bilden sie eine **Abart** oder **Varietät** der Art. Beispiele: der Kohl (Brassica oleracea L.) variiert als Weisskohl, Rotkohl, Blumenkohl, Wirsing, Kohlrabi; der Raps (Brassica Rapa L.) variiert als Winter- und Sommerraps, sowie als weisse Rübe; die Runkelrübe (Beta vulgaris L.) variiert als Mangold oder römischer Kohl, als dicke Rübe, rote Rübe, Zuckerrübe.

§ 403. Die Pflanzensysteme. Man ordnet die Gattung in verschiedener Weise zu **Systemen**, deren man zweierlei Arten unterscheidet: **künstliche** und **natürliche**. Bei den künstlichen Systemen stellt man die Gattung in **Klassen** und **Ordnungen**, je nach der Ausbildung eines einzelnen Organes; bei den natürlichen Systemen gruppiert man nach ihren Gesamteigenschaften die nahe verwandten Pflanzen zu **Familien** und stellt diese nach ihrer Verwandtschaft in Klassen und Ordnungen.

Der Unterschied zwischen dem künstlichen und dem natürlichen Pflanzensysteme beruht darin, dass die Gewächse im künstlichen Systeme nach der Beschaffenheit eines Organes, im natürlichen dagegen nach ihrer Gesamt-Ähnlichkeit geordnet sind.

Während wir durch das künstliche System eine Pflanze schnell und sicher erkennen und bestimmen können, giebt uns das natürliche System den geeignetsten Überblick über das Reich der Gewächse.

§ 404. Worauf gründet sich Linnés künstliches System? **Linné** baute 1735 sein künstliches Pflanzensystem auf die Beschaffenheit der Blüte, speziell der Staubgefässe — weshalb man es **Sexualsystem** nannte. Er teilte das Pflanzenreich in 24 Klassen, indem er zuerst das Vorhandensein von Blüten zum Einteilungsgrunde nahm, die Gewächse ohne Blüthen in seine XXIV. Klasse brachte und aus den Blütenpflanzen 23 Klassen bildete. Den weiteren Einteilungsgrund entlehnte **Linné** der Verteilung der beiden Geschlechter; den Gewächsen mit Zwitterblüten räumte er die ersten 20 Klassen ein, die 21.—23. Klasse den eingeschlechtig blühenden Gewächsen vorbehaltend. Die Einteilung der ersten 20 Klassen wurde von **Linné** zunächst nach der Verwachsung der Staubgefässe getroffen, indem er die Gewächse mit freien Staubgefässen in die ersten 15 Klassen brachte, aus denen mit verwachsenen Staubgefässen dagegen die 16. bis 20. Klasse bildete, je nachdem die Verwachsung nur die Staubfäden (16.—18. Klasse), oder die Staubbeutel (19. Klasse) oder Staubfäden und Griffel (20. Klasse) trifft. Die 15 ersten Klassen mit freien Staubgefässen werden nach der Zahl und Grösse derselben bestimmt. Folgende Übersicht zeigt die nähere Einteilung.

Die 24 Klassen des Linnéschen Systems.

				Ein einziges Staubgefäss	1. Monandria (Einmännigkeit)
				Zwei Staubgefässe	2. Diandria (Zweimännigkeit)
				Drei	3. Triandria (Dreimännigkeit)
				Vier	4. Tetrandria (Viermännigkeit)
				Fünf	5. Pentandria (Fünfmännigkeit)
				Sechs	6. Hexandria (Sechsmännigkeit)
				Sieben	7. Heptandria (Siebenmännigkeit)
				Acht	8. Octandria (Achtmännigkeit)
				Neun	9. Enneandria (Neunmännigkeit)
				Zehn	10. Dekandria (Zehnmännigkeit)
				Zwölf	11. Dodekandria (Zwölfmännigkeit)
				Zwanzig u. mehr, kelchständige	12. Ikosandria (Zwanzigmännigkeit)
				Zahlreiche blütenbodenständige	13. Polyandria (Vielmännigkeit)

Die Struktur der Tabelle (linke Randgruppierungen):

- **A. Blüten vorhanden (Phanerogamia)**
  - **a) Blüten zwitterig**
    - **α) Staubfäden frei**
      - **aa) Staubfäden in der Länge nicht bestimmt**
        - Ein einziges Staubgefäss — 1. Monandria (Einmännigkeit)
        - Zwei Staubgefässe — 2. Diandria (Zweimännigkeit)
        - Drei — 3. Triandria (Dreimännigkeit)
        - Vier — 4. Tetrandria (Viermännigkeit)
        - Fünf — 5. Pentandria (Fünfmännigkeit)
        - Sechs — 6. Hexandria (Sechsmännigkeit)
        - Sieben — 7. Heptandria (Siebenmännigkeit)
        - Acht — 8. Octandria (Achtmännigkeit)
        - Neun — 9. Enneandria (Neunmännigkeit)
        - Zehn — 10. Dekandria (Zehnmännigkeit)
        - Zwölf — 11. Dodekandria (Zwölfmännigkeit)
        - Zwanzig u. mehr, kelchständige — 12. Ikosandria (Zwanzigmännigkeit)
        - Zahlreiche blütenbodenständige — 13. Polyandria (Vielmännigkeit)
      - **bb)** Zwei längere, zwei kürzere St. — 14. Dydinamia (Zweimächtigkeit)
      - **cc)** Vier längere, zwei kürzere St. — 15. Tetradynamia (Viermächtigkeit)
    - **β) Staubfäden verwachsen**
      - **1)** Staubfäden einbrüd. verwachsen — 16. Monadelphia (Einbrüderigkeit)
        - zweibrüderig — 17. Diadelphia (Zweibrüderigkeit)
        - mehrbrüderig — 18. Poliadelphia (Mehrbrüderigkeit)
      - **2)** Staubbeutel verwachsen — 19. Syngenesia (Verbundenheit)
      - **3)** Staubfäden mit dem Griffel verwachsen — 20. Gynandria (Weibmännigkeit)
  - **b)** Blüten einhäusig (männlich u. weiblich auf 1 Stock) — 21. Monoecia (Einhäusigkeit)
  - **c)** Blüten zweihäusig (männlich u. weiblich auf 2 Stöcken) — 22. Dioecia (Zweihäusigkeit)
  - **d)** Blüten vielehig (männlich u. weiblich neben zwitterigen) — 23. Polygamia (Vielehe)
- **B. Blüten fehlen** — 24. Kryptogamia (Verborgenehe).

Fig. 295—311 zur Erläuterung

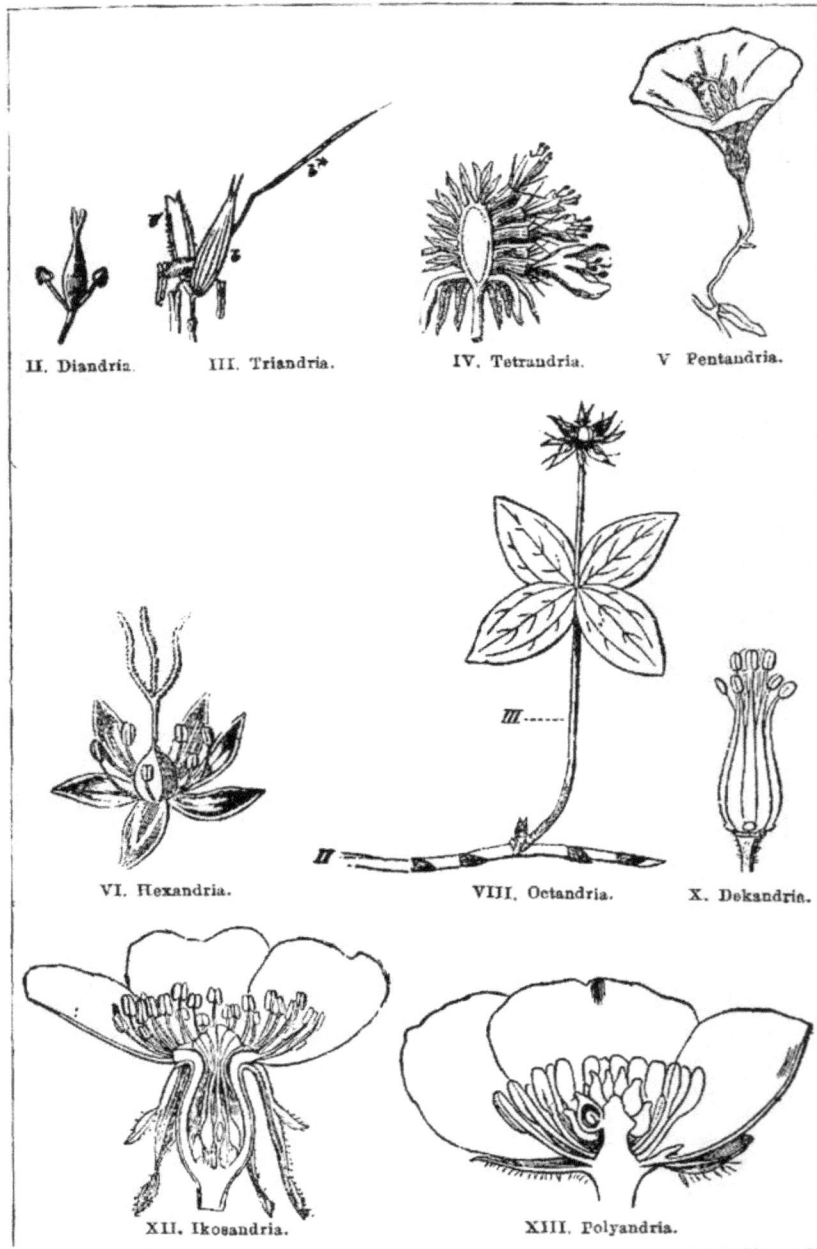

II. Diandria.   III. Triandria.   IV. Tetrandria.   V Pentandria.

VI. Hexandria.   VIII. Octandria.   X. Dekandria.

XII. Ikosandria.   XIII. Polyandria.

der Linnéschen Klassen.

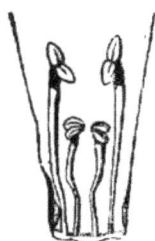 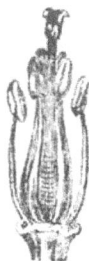 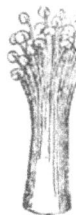 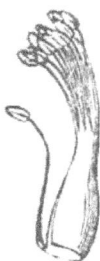 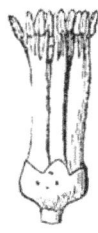

XIV.	XV.	XVI.	XVII	XVIII.
Didynamia.	Tetradynamia.	Monadelphia.	Diadelphia.	Polyadelphia.

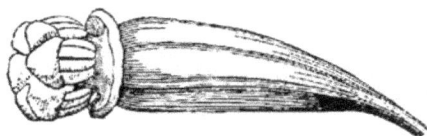

XX. Gynandria.

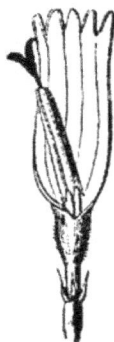 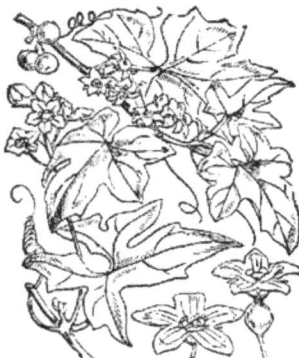

XIX.	XXI. u. XXII.
Syngenesia.	Monoecia Dioecia.

II. Blüte von Fraxinus.
III. Grasblüte.
IV. Längsschnitt durch ein Köpf-
    chen der Scabiosa.
V. Blüte von Convolvulus.
VI. dgl. von Luzula.
VIII. Paris quadrifolia.
X. Staubgefässe von Oxalis.
XII. Längsschnitt der Blüte von Rosa.
XIII. dgl. von Ranunculus.
XIV. Staubgefässe von Digitalis.

XV. Staubgefässe von Cheiranthus.
XVI. Staubfädensäule der Malvaceae.
XVII. Staubgefässe der meisten
    Papilionaceae.
XVIII. Staubgefässe von Citrus.
XIX. Zungenblüte einer Composite.
XX. Stempel und Staubgefässe von
    Aristolochia (nachdem das Perigon
    abgeschnitten).
XXI. XXII. Männliche und weibliche
    Blüten von Bryonia.

Die Ordnungen der Linnéschen Klassen.

§ 105. Wie teilte Linné seine Klassen ein? Für die ersten 13 Klassen, bei denen die Zahl der (freien) Staubgefässe entscheidet, gründen sich die Ordnungen auf die Anzahl der Griffel oder, wenn dieselben fehlen, der sitzenden Narben, und heissen:

1. Ordn. Monogynia — Blüte mit 1 Griffel.
2.   Digynia   2 Griffeln.
3.   Trigynia   3
4.   Tetragynia   4
5.   Pentagynia   „ 5 „
6.   „   Polygynia   „   „ vielen „

Die 14. und 15. Klasse bilden je zwei Ordnungen nach der Gestalt der Frucht und zwar:

XIV. Klasse Didynamia:

1. Ordn. Gymnospermia*), Frucht aus vier Nüsschen (von Linné für nackte Samen gehalten).

2. Ordn. Angiospermia**), Frucht eine vielsamige Kapsel.

XV. Klasse Tetradynamia:

1. Ordn. Siliculosa, Frucht ein Schötchen (rund oder oval).

2. Ordn. Siliquosa, Frucht eine Schote (lineal).

Von der 16. Klasse ab repetieren die Ordnungen die Charaktere und Namen der ersten 13 Klassen, und heissen also Monandria, Diandria u. s. f. Nur die 19. Klasse macht davon eine Ausnahme, indem sie fünf Ordnungen nach folgender Einteilung zählt:

XIX. Klasse, Syngenesia:

1. Ordn. Polygamia aequalis, alle Blüten des Köpfchens zwitterig.

2. Ordn. Polygamia superflua, Rand-Blüten (Strahl) des Köpfchens weiblich, die übrigen (Scheibe) zwitterig.

3. Ordn. Polygamia frustranea, Rand-Blüten des Köpfchens geschlechtslos, die übrigen zwitterig.

4. Ordn. Polygamia necessaria, Rand-Blüten des Köpfchens weiblich, die übrigen männlich.

5. Ordn. Polygamia segregata, Blüten des Köpfchens durch besondere Hüllen getrennt.

Bei Linnés Bezeichnung dieser Ordnungen der XIX. Klasse finden wir:
1. gleiche Vielehe für die gleichmässig zwitterblütigen Köpfchen;
2. überflüssige Vielehe für zwitterblütige Köpfchen, deren weibliche Randblütchen gleichsam überflüssig sind;
2. vergebliche Vielehe für zwitterblütige Köpfchen, deren geschlechtliche Randblütchen gleichsam vergebens dastehen;

---

*) Gymnospermia = Nacktsamigkeit.
**) Angiospermia = Hüllsamigkeit.

4. notwendige Vielehe, wenn bei der Unfruchtbarkeit der inneren Blütchen die weiblichen Randblütchen notwendig sind;

5. getrennte Vielehe bei Trennung der einzelnen Blütchen durch Hüllchen.

Die XXIV. Klasse, Kryptogamia, wird in 4 Ordnungen nach der natürlichen Verwandtschaft geteilt: 1. Filices, Farnkräuter. 2. Musci, Moose. 3. Algae, Flechten und Algen. 4. Fungi, Pilze.

Aufgabe.

Wie bestimmt man die einer Pflanze zugehörige Linnésche Klasse?

Antw. Man hat sich folgende Fragen der Reihe nach zu beantworten:

1. Frage: Erzeugt die Pflanze Blüten oder nicht?

Antw.: a) Sie erzeugt keine Blüten . . . . . XXIV. Kl.
b) Sie erzeugt Blüten. Man geht zur zweiten Frage über.

2. Frage: Sind die Blüten eingeschlechtig oder zwitterig?

Antw.: a) Sie sind eingeschlechtig und zwar:
α) männliche u. weibliche auf demselben Individum XXI. Kl.
β) männliche und weibliche auf verschiedenen Individuen XXII. Kl.
γ) neben männlichen u. weiblichen auch zwitterige Blüten XXIII. Kl.*)
b) Sie sind zwitterig. Man geht zur dritten Frage über.

3. Frage: Zeigen die Staubgefässe irgend eine Verwachsung?

Antw. A. Sie zeigen eine Verwachsung.
a) Die Staubfäden sind verwachsen und zwar
α) in eine Röhre . XVI. Kl.
β) in zwei Bündel . . XVII. Kl.
γ) in drei oder mehrere Bündel . XVIII. Kl.
b) Die Staubbeutel sind in eine Röhre verwachsen XIX. Kl.
c) Die Staubbeutel stehen neben der Narbe zufolge der Verwachsung der Fäden mit dem Griffel . . XX. Kl.
B. Sie zeigen keine Verwachsung. Man geht zur vierten Frage über.

4. Frage: Ist die Zahl der Staubgefässe bestimmt?

Antw. A. Ihre Zahl ist bestimmt, 1—12 . . . I—XI. Kl.
Steht die Länge der Staubgefässe dabei in einem bestimmten hältnis, so finden wir:
a) zwei längere und zwei kürzere XIV. Kl.
b) vier längere und zwei kürzere . . XV. Kl.
B. Ihre Zahl ist grösser als 12, unbestimmt. Man geht zur fünften Frage über.

5. Frage: Worauf sind die zahlreichen Staubgefässe eingefügt?

Antw.: a) Auf der Kelchröhre (Unterkelch) XII. Kl.
b) Auf dem Blütenboden XIII. Kl.

---

*) Wegen der Schwierigkeit der Bestimmung wurde diese Klasse später gestrichen und ihre Gewächse in die entsprechenden zwitterblütigen Klassen verteilt.

Übersicht des Linnéschen Systems.

Klasse	Ordnung	Beispiele
I. Monandria.	1. Monogynia.	
II. Diandria.	1. Monogynia.	Veronica officinalis (Ehrenpreis).
		Gratiola officinalis (Gottesgnadenkraut).
		Salvia officinalis (Salbei).
	2. Diandria.	Anthoxanthum odoratum (Ruchgras).
III. Triandria.	1. Monogynia.	Valeriana officinalis (Baldrian).
		Iris Pseud-Acorus (Schwertlilie).
		Crocus sativus (Safran).
	2. Digynia.	Agropyrum repens (Quecke).
		Secale cereale (Roggen).
		Triticum vulgare (Weizen).
		Hordeum vulgare (Gerste).
IV. Tetrandria.	1. Monogynia.	Asperula odorata (Waldmeister).
		Scabiosa Columbaria (Taubenskabiose).
		Plantago (Wegerich).
	4. Tetragynia.	Ilex Aquifolium (Hülsen, Stechpalme).
V. Pentandria.	1. Monogynia.	Rhamnus Frangula (Faulbaum).
		Vitis vinifera (Weinrebe).
		Ribes rubrum (Johannisbeere).
		Pulmonaria officinalis (Lungenkraut).
		Symphytum officinale (Beinwell).
		Solanum Dulcamara (Bittersüss-Nacht- schatten).
		Atropa Belladonna (Tollkirsche).
		Hyoscyamus niger (Bilsenkraut).
		Datura Stramonium (Stechapfel).
		Verbascum thapsiforme (Wollblume).
		Erythraea Centaurium (Tausendgülden- kraut).
		Menyanthes trifoliata (Fieberklee).
		Primula officinalis (Schlüsselblume).
		Viola odorata (Veilchen).
	2. Digynia.	Conium maculatum (Schierling).
		Cicuta virosa (Wasserschierling).
		Aethusa Cynapium (Hundspetersilie).
		Petroselinum sativum (Petersilie).
		Carum Carvi (Kümmel).
		Pimpinella Saxifraga (Bibernell).
		Oenanthe Phellandrium (Wasserfenchel).
		Foeniculum capillaceum (Fenchel).
		Daucus Carota (Möhre).
	3. Trigynia.	Sambucus nigra (Hollunder).
	5. Pentagynia.	Linum usitatissimum (Lein).

Klasse	Ordnung	Beispiele
VI. Hexandria	1. Monogynia.	Berberis vulgaris (Berberitze).
		Convallaria majalis (Maiglöckchen).
		Lilium candidum (Lilie).
		Allium sativum (Knoblauch).
		Acorus Calamus (Kalmus).
	3. Trigynia.	Colchicum autumnale (Zeitlose).
		Rumex Acetosa (Sauerampfer).
VII. Heptandria	1. Monogynia.	Aesculus Hippocastanum (Rosskastanie).
VIII. Octandria	1. Monogynia.	Daphne Mezereum (Seidelbast).
		Vaccinium Myrtillus (Heidelbeere).
	3. Trigynia.	Polygonum Bistorta (Knöterich).
	4. Tetragynia.	Paris quadrifolia (Einbeere).
IX. Enneandria	1. Monogynia.	Laurus nobilis (Lorbeer).
X. Dekandria	1. Monogynia.	Arctostaphylos Uva Ursi (Bärentraube).
	2. Digynia.	Saponaria officinalis (Seifenkraut).
		Dianthus (Nelke).
	3. Trigynia.	Stellaria (Sternmiere).
	5. Pentagynia.	Lychnis (Lichtnelke).
		Oxalis Acetosella (Sauerklee).
		Sedum acre (Mauerpfeffer).
XI. Dekandria	1. Monogynia.	Asarum europaeum (Haselwurz).
		Lythrum Salicaria (Weiderich).
	2. Digynia.	Agrimonia Eupatoria (Odermennig).
	3. Trigynia.	Reseda (Wau).
XII. Ikosandria	1. Monogynia.	Prunus Cerasus (Sauerkirsche).
		Amygdalus Persica (Pfirsich).
	2. Di- bis Pentagynia.	Pirus Malus (Apfel).
		Cydonia vulgaris (Quitte).
	3. Polygynia.	Rubus Idaeus (Himbeere).
		Rosa Centifolia (Rose).
		Fragaria vesca (Erdbeere).
		Potentilla Tormentilla (Tormentille).
		Geum urbanum (Nelkenwurz).
XIII. Polyandria	1. Monogynia.	Tilia (Linde).
		Papaver Rhoeas (Klatschrose).
		Chelidonium majus (Schöllkraut).
	2. Di- bis Pentagynia.	Helleborus viridis (Niesswurz).
		Paeonia officinalis (Pfingstrose).
		Aconitum Napellus (Sturmhut).
	3. Polygynia.	Ranunculus (Hahnenfuss).
		Anemone Pulsatilla (Küchenschelle).
XIV. Didynamia	1. Gymnospermia.	Mentha piperita (Pfefferminze).
		Thymus Serpyllum (Quendel).
		Melissa officinalis (Melisse).
		Glechoma hederacea (Gundelrebe).

Klasse	Ordnung	Beispiele
	2.Angiospermia.	Lamium album (Taubnessel). Galeopsis ochroleuca (Hohlzahn). Ajuga reptans (Günsel). Linaria vulgaris (Leinkraut). Digitalis purpurea (Fingerhut).
XV. Tetrady- namia	1. Siliculosa. 2. Siliquosa.	Capsella bursa pastoris (Hirtentäschel). Cochlearia officinalis (Löffelkraut). Brassica Rapa (Raps). Sinapis nigra (Senf).
XVI. Monadel- phia	1. Dekandria. 2. Polyandria.	Ononis spinosa (Hauhechel). Malva silvestris (Käspappel). Althaea officinalis (Eibisch).
XVII. Diadel- phia	1. Hexandria. 2. Octandria. 3. Dekandria.	Fumaria officinalis (Erdrauch), Polygala amara (Kreuzkraut). Melilotus officinalis (Honigklee). Trifolium pratense (Wiesenklee). Medicago sativa (Luzerner Klee). Pisum sativum (Erbse). Phaseolus vulgaris (Schneidebohne).
XVIII. Polya- delphia	Polyandria.	Hypericum perforatum (Johanniskraut).
XIX.Syngenesia	1. Polygamia aequalis.	Taraxacum officinale (Pfaffenröhrchen). Lactuca virosa (Giftlattich). Lappa (Klette).
	2. Polygamia superflua.	Artemisia Absinthium (Wermut). Tanacetum vulgare (Rainfarn). Bellis perennis (Gänseblümchen). Matricaria Chamomilla (Kamille). Anthemis arvensis (Hundskamille). Achillea Millefolium (Schafgarbe). Tussilago Farfara (Huflattich). Arnica montana (Wohlverleihkraut).
	3. P. frustranea. 4. P. necessaria. 5. P. segregata.	Centaurea Cyanus (Kornblume). Calendula officinalis (Ringelblume).
XX. Gynandria	1. Monandria. 3. Hexandria.	Orchis Morio (Knabenkraut). Aristolochia (Osterluzei).
XXI. Monoecia	1. Monandria. 2. Diandria. 3. Triandria. 4. Tetrandria.	Euphorbia (Wolfsmilch). Arum maculatum (Aron). Pinus silvestris (Kiefer). Larix decidua (Lärche). Carex arenaria (Segge). Urtica (Nessel). Morus (Maulbeerbaum).

Klasse	Ordnung	Beispiele
	6. Polyandria.	Quercus (Eiche).
		Juglans regia (Walnuss).
	7. Polyadelphia.	Cucumis sativus (Gurke).
		Cucurbita Pepo (Kürbis).
XXII. Dioecia	1. Diandria.	Salix (Weide).
	4. Tetrandria.	Viscum album (Mistel).
	5. Pentandria.	Humulus Lupulus (Hopfen).
		Cannabis sativa (Hanf).
		Juniperus communis (Wacholder).
	6. Polyandria.	Populus (Pappel).
XXIII. Krypto-gamia	1. Filices.	Polypodium vulgare (Engelsüss).
		Aspidium filix mas (Wurmfarn).
	2. Musci.	Lycopodium clavatum (Bärlapp).
	3. Algae (et Lichenes).	Cetraria islandica (Isländisches Moos).
		Chondrus crispus (Irländisches Moos).
	4. Fungi.	Agaricus campester (Champignon).
		Polyporus fomentarius (Feuerschwamm).
		Elaphomyces granulatus (Hirschbrunst).
		Claviceps purpurea (Mutterkornpilz).

17. Das natürliche Pflanzensystem.

§ 406. Was nennt man ein natürliches System? Ordnet man die Gewächse nicht nach der zufälligen Ausbildung eines oder weniger Organe, sondern nach der natürlichen Verwandtschaft in Familien, so entsteht ein natürliches Pflanzensystem. Ob eine Gattung 6, 8 oder 9 Staubgefässe in der Blüte zählt, wie beispielsweise Rumex, Polygonum und Rheum, hindert nicht, sie wegen ihres ähnlichen Gesamtcharakters zu einer Familie zu rechnen.

Während das künstliche System durch seine streng logische Gliederung das Bestimmen unbekannter Gewächse sehr erleichtert, gewährt ausschliesslich das natürliche System einen Einblick in den Zusammenhang der Gewächse, indem es die verwandten Pflanzen zusammengruppiert und die dadurch gewonnenen Familien nach ihrer Entwicklung ordnet.

§ 407. Welches sind die wichtigeren natürlichen Pflanzensysteme? Nachdem Linné selbst durch Aufstellung einer Reihe ähnlicher Gattungen das Bedürfnis, der natürlichen Verwandtschaft der Gewächse Rechnung zu tragen, anerkannt hatte, stellte der Franzose A. L. Jussieu (1789) das erste natürliche Pflanzensystem auf. Er beachtete darin vorzugsweise die Verhältnisse des Samens und teilte das ganze Pflanzenreich in drei grosse Abteilungen:

1. **Acotyledones** (samenlappenlose Gewächse), deren Samen — sog. Sporen — keine Samenlappen besitzen.

2. **Monocotyledones** (einsamenlappige Gewächse), deren Samen einen einzigen Samenlappen besitzt.

3. **Dicotyledones** (zweisamenlappige Gewächse), deren Samen zwei gegenständige Samenlappen besitzt. Diese Abteilung zerfällt nach der Ausbildung der Blumenkrone wiederum in drei Klassen:

    a) **Apetalae** (blumenlose Dikotyledonen), deren Blüten mit einem Perigon versehen oder nackt sind.

    b) **Monopetalae** (einblumenblättrige Dikotyledonen), deren Blumenkrone verwachsenblätterig ist.

    c) **Polypetalae** (mehrblumenblättrige Dikotyledonen), deren Blume aus getrennten Blumenblättern besteht.

Im Anfange des neunzehnten Jahrhunderts stellte der Genfer Aug. Pyramen de Candolle ein natürliches Pflanzensystem auf, dessen Haupteinrichtung er dem anatomischen Baue des Stammes entlehnte. Er teilte zunächst das Gewächsreich nach dem Fehlen oder Vorhandensein von Gefässen in zwei grosse Abteilungen:

1. **Cellulares, Zellenpflanzen**, welche aus Zellgewebe ohne Gefässe gebildet sind.

2. **Vasculares, Gefässpflanzen**, welche aus Zellengeweben mit Gefässen bestehen. Diese zweite, grössere Abteilung zerfällt nach der Ausbildung und dem Wachstum des Stammes in zwei Klassen:

    a) **Endogenae** (Innenwüchsige), deren Stamm von innen heraus, nur an der Spitze, wächst. (Monokotyledonen.)

    b) **Exogenae** (Aussenwüchsige), deren Stamm im Umfange wächst. (Dikotyledonen.) Diese Klasse wurde nach dem Bau und der Einfügung der Blumenkrone in 4 Ordnungen geteilt:

      α) **Monochlamydeae** (Einhüllblütige), mit nackten Blüten oder einem Perigon. (Apetalen.)

      β) **Corolliflorae** (Kronblütige), mit einblättriger, bodenständiger Blumenkrone.

      γ) **Calyciflorae** (Kelchblütige), mit kelchständiger Blume.

      δ) **Thalamiflorae** (Bodenblütige), mit netzblätteriger, bodenständiger Blume.

Später (1838) stellte Stephan Endlicher ein ähnliches natürliches System auf, dessen beide Hauptgruppen er nach der Ausbildung oder dem Mangel einer Stammaxe schuf.

1. **Thallophyta** (Lagerpflanzen), Gewächse mit einem Trieblager, ohne Unterscheidung in Wurzel, Stamm und Blätter.

2. Cormophyta (Stockpflanzen), Gewächse mit Wurzel, Stamm und Blättern.

§ 408. Wie stimmen diese natürlichen Systeme zu einander? Vergleicht man die genannten Systeme mit einander und mit dem Linnéschen Sexualsysteme, so fallen die grösseren Abteilungen und Klassen vielfach zusammen, und zwar:

I. Vergleicht man Jussieus System mit dem Linnéschen, so erkennt man, dass die Akotyledonen mit der XXIV. Klasse, Kryptogamia, zusammenfallen, während die Monokotyledonen und Dikotyledonen sich in die ersten 23 Linnéschen Klassen verteilen.

II. Vergleicht man das de Candollesche System mit dem Jussieuschen, so bemerkt man, dass die Endogenen mit den Monokotyledonen, die Exogenen mit den Dikotyledonen zusammenfallen, während die Cellulares den grösseren Teil der Akotyledonen, nämlich die 2. bis 4. Ordnung der XXIV. Klasse, Kryptogamia, ausmachen.

III. Vergleicht man das Endlichersche System mit den übrigen, so ergiebt sich, dass die Thallophyta einen Teil der Cellularen resp. Akotyledonen, nämlich die 3. und 4. Ordnung der XXIV. Klasse, Kryptogamia, bilden.

Vergleichende Zusammenstellung der verschiedenen Pflanzensysteme.

Nach Linné.		Nach Jusieu.	Nach de Candolle.	Nach Endlicher.
XXIV. Kl.	4. Ordn.	Acotyledones.	Cellulares.	Thallophyta.
	3. „			
Krypto-gamia.	2. Ordn.			
	1. Ordn.			Cormophyta.
I—XXIII. Kl.		Monocotyle-dones.	Endogenae.	
Phanerogamia.		Dicotyledones.	Exogenae.	

§ 409. Welche Gruppen der Gewächse sind konstant? Die angestellte Vergleichung der verschiedenen Pflanzensysteme ergiebt, dass gewisse Gruppen, selbst von den verschiedensten Seiten beleuchtet, sich konstant erwiesen haben. Es sind dies gewissermassen die Stufenfolgen der Entwicklung des Gewächsreiches, wie sich aus folgender Darstellung ergiebt:

Die unterste Stufe nehmen die *Pilze*, *Flechten* und *Algen*

ein, deren vegetativen Organe nur aus Zellgewebe, ohne Gefässe bestehen und keine Unterscheidung in Wurzel,
Stamm und Blätter zulassen, wenngleich ihre Form nicht selten
an derartige Organe erinnert. Endlicher nannte daher diese
Gewächse Lagerpflanzen (Thallophyta). Blüten fehlen ihnen.

Die zweite Stufe bilden die *Moose*, Zellenpflanzen ohne
Gefässe, aber mit wahrer Wurzel, Stengel und Blättern,
jedoch ohne Blüten.

Auf der dritten Stufe stehen die *Farnkräuter*, welche sich
von den Moosen durch ihre Gefässbündel unterscheiden, vermöge
deren sie baumartig werden können. Sie tragen keine Blüten.

Auf der vierten Stufe beginnen die Phanerogamen
mit der Familie der *Coniferen* (*Nadelhölzer*), deren Samen nicht
von einer Fruchthülle umschlossen, sondern frei liegt.

Auf der fünften Stufe stehen die übrigen Phanerogamen, deren Same von einer Fruchthülle umschlossen wird.
Sie zerfallen in:

1. *Monokotyledonen*, deren Gefässbündel zerstreut durch
den Stamm verlaufen und sich jährlich nur verlängern, ohne zu
verdicken. Blätter vorzugsweise parallelnervig; Blütenkreise
dreizählig; Samen mit 1 Samenlappen.

2. *Dikotyledonen*, deren Gefässbündel kreisförmig im
Stamme angeordnet sind und sich alljährlich verlängern und verdicken. Blätter vorzugsweise winkelnervig (fieder-, fuss-, handnervig); Blütenkreise vier- und fünfzählig; Samen mit zwei
gegenständigen Samenlappen.

§ 410. Unsere Einteilung des Pflanzenreiches:
I. Abteilung: Kryptogamae, Pflanzen ohne Blüten,
durch Sporen sich fortpflanzend.

    1. Klasse: Thallophyta, Pflanzen mit Trieblager.
    2. Klasse: Musci, Stengelpflanzen ohne Gefässe.
    3. Klasse: Cryptogamae vasculares, gefässführende
       Kryptogamen.

II. Abteilung: Phanerogamae, Pflanzen mit Blüten
und Samen.

    4. Klasse: Monocotyledones, Keim mit 1 Samen-
       lappen.
    5. Klasse: Dicotyledones, Keim mit 2 gegenständigen
       Samenlappen.

      1. Ord. Apetalae, mit Perigonblüten.
      2. Ord. Monopetalae, mit verwachsenblättriger
        Blume.
      Ord. Polypetalae, mit getrennten Blumenblättern.

Die officinellen Gewächse, nach dem natürlichen System geordnet.

I. Abteilung. Kryptogamen.
Pflanzen ohne Blüten, durch Sporen sich fortpflanzend.

Die Klasse der Lagerpflanzen (Thallophyta).
Zellen-Pflanzen ohne Wurzel, Stamm und Blätter.

Analytische Übersicht der Ordnungen.

Wasserpflanzen	Algae.
Landpflanzen auf Steinen, Bäumen u. dgl.	Lichenes.
Schmarotzer mit flockigem Gewebe	Fungi.

Die Algen, Algae; Flechten, Lichenes; Pilze, Fungi.

§ 411. Von den Algen. Die **Algen**, **Algae**, sind zellige, gefässlose Wassergewächse, welche sowohl in süssem, wie im Meerwasser leben.

In der einfachsten Form stellen die Algen einzellige, mikroskopisch kleine Pflanzen dar, wie die Bacillarien, mit Kieselpanzer, die Kernalgen (Protococcus, Palmella), die in zahlloser Menge als farbiger Schleim auf feuchten Unterlagen sitzen, sowie die Gallertalgen, die zu Perlschnüren aneinander gereiht in Schleimmassen liegen.

Zu den mehrzelligen Süsswasseralgen gehören die Konferven, grüne, schleimige, unverzweigte, lange Fäden, fast in jedem Bache und Sumpfe, an Steinen u. dgl. finden; die Armleuchtergewächse (Charen), gleich quirlästigen Fäden; die Ulven, mit blattartigem Lager feuchte Wände überkleidend, grünen, krausrandigen Teppichen ähnlich.

Grössere Dimensionen nehmen die Meeralgen an, deren man vorzugsweise zweierlei unterscheidet:

1. Blütenalgen, rötlichgefärbte, stengelige, gabelästige, oder baumartig verzweigte Gewächse, wie das irländische Moos und das Wurmmoos.

2. Tange, olivenbraune, getrocknet schwarze, lederige, oft mit Luftblasen begabte Algen, wie der Blasentang u. a. Ihre Zellhäute quellen, vermöge ihres Schleimgehaltes, in Wasser stark auf. Man benutzte früher die Asche der Tange zur Gewinnung der natürlichen Soda, jetzt aber zur wichtigen Jodfabrikation, und

bringt sie von den Küsten der Normandie und Schottlands als Varech oder Kelp in den Handel.

1. Chondrus*) crispus, Knorpeltang ⎫ off. Carra-
2. Gigartina**) mammillosa, Warzentang ⎰ geen.

Zwei an den Küsten der Nordsee und des atlantischen Ozeans häufig vorkommende Blütenalgen, erstere kraus und gabelteilig, letztere flach, rinnig und mit gestielten Warzen besetzt. Synonym mit beiden sind: Sphaerococcus crispus und Sph. mammillosus.

3. Sphaerococcus***) Helminthochortos off. Helminthochorton.

Eine fädliche Blütenalge im Mittelmeer.

4. Laminaria†) Cloustoni, Riementang ⎫ off. Lami-
5. „ digitata ⎰ naria.

Zwei Tange im atlantischen Ozean, mit fussbreiter Blattfläche an einem langen Stiele; bei letzterer Art ist das Blatt fingerig geteilt.

§ 412. Von den Flechten. Die Flechten, **Lichenes**, sind Zellenpflanzen ohne Gefässbündel, aus lockerem Parenchym gebildet. Sie haften auf Steinen, Felsen, Bäumen u. dgl., ohne jedoch durch ihre Haftzasern (fälschlich Wurzeln genannt) Nahrung aus ihrem Substrate zu ziehen, da sie von der Feuchtigkeit und den Gasen der atmosphärischen Luft leben. Sie schrumpfen bei grosser Trockenheit völlig ein, ihr Leben fristend, bis sie durch feuchte Luft wieder erwachen. Man könnte sie daher Luftpflanzen nennen.

Das Lager der Flechten ist verschieden, bald krustenartig, bald blattartig, bald stengelig. Hierauf teilt man die Flechten in drei Gruppen:

1. Krustenflechten, welche in Form krustiger Überzüge Steine, Felsen u. dgl. bekleiden.

Hierhin die Schüsselflechte (Lecanora), Warzenflechte (Verrucaria), Schriftflechte (Graphis), welche letztere gleich Schriftzeichen auf den Felsen sitzen.

2. Lagerflechten, blattartige Gebilde.

Hierhin die an Baumrinden gar häufige Schildflechte (Parmelia), die auf der Erde wachsende Moosflechte (Cetraria) und Lungenflechte (Lobaria) u. a.

3. Stielflechten, stengelige Gebilde.

Hierhin die von alten Bäumen herabhängende Bartflechte (Usnea), die auf Steinen sitzende Becherflechte (Cenomyce), das baumartig verzweigte Rentiermoos (Cladonia) u. a. m.

---

*) Chondrus von χόνδρος (Knorpel), wegen der Beschaffenheit.
**) Gigartina von γίγαρτον (Weinbeerkern) wegen der Ähnlichkeit der Warzen.
***) Sphaerococcus von σφαῖρα (Kugel) und κόκκος (Knopf), wegen der kugelig-knopfförmigen Sporenbehälter.
†) Laminaria von lamina (Platte).

Die Zellhäute der Mittelschicht des isländischen Mooses bestehen aus Pflanzengallerte, welche sich beim Abkochen löst und beim Erkalten gelatiniert. Ausserdem enthalten die Zellen der Flechten häufig Bitterstoffe (wie ebenfalls im isländischen Moose), sowie Farbstoffe: Lackmus, Orseille. Auf letztere verarbeitet man in Holland mehrere Arten der Schüsselflechte (Lecanora), sowie in Südeuropa die auf Klippen des Mittelmeeres wachsende Färberflechte (Roccella tinctoria).

Die Fortpflanzung der Flechten geschieht durch Sporen, embryolose, dem Pollenkorn ähnliche Keimkörner, welche aus einer einzigen Zelle bestehen ·und in Sporenschläuchen eingeschlossen sind. Solche Schläuche stehen, mit gegliederten Fäden (sog. Saftfäden) untermischt, zu sehr vielen aufrecht neben einander und bilden eine Fruchtschicht, sog. Apothecie, welche sich teils dem Lager völlig eingesenkt findet, teils in Form von Schüsselchen, Knöpfchen oder Schildchen dem übrigen Lager aufsitzend, sich von demselben durch die meist braune oder rote Farbe unterscheidet.

Cetraria islandica, isländisches Moos,   off. *Lichen islandicus.*

Eine auf den höheren deutschen Gebirgen, im Norden in der Ebene wachsende, aufrechte Flechte, mit lederigem, glattem Lager (Fig. 312) und bräunlichen, flachen Apothecien.

§ 413. Von den Pilzen. Die Pilze, **Fungi**, sind zellige, gefässlose Pflanzen, welche überall dort wuchern, wo organische Materien verwesen. Sie sind daher Schmarotzergewächse abgestorbener oder auch lebender Organismen, die durch ihr schnelles Entstehen und Vergehen wesentlich zum Zerfall der organischen Körper beitragen. Sie besitzen alle mögliche, oft brennende Färbungen, sind aber niemals grün (Unterschied von den Algen).

Die einfachste Form eines Pilzes besitzt der Hefenpilz (Cryptococcus, Mycoderma), ein mikroskopisch kleiner, einzelliger Organismus, häufig zu vielen aneinander gereiht (Oberhefe), aber auch einzeln auftretend (Unterhefe).

Die mehrzelligen Pilze bestehen aus flockenartig verschlungenen, fadenförmigen Zellen, die ein Pilzlager (Mycelium) bilden. Ihre Zellreihen sind vielfach verzweigt und entwickeln an ihren Astendungen die Sporen, entweder in Schläuchen (asci) zu 4 oder 8, oder abgeschnürt aus sogen. Basidien (aufgedunsenen Endzellen), in Form von 4 Ausstülpungen. Die Sporenschläuche resp. Basidien befinden sich bei den niedrig

---

*) Cetraria von cetra (kleiner Schild) 'wegen der schildförmigen Apothecien.

organisierten Pilzen (Schimmel-, Staubpilzen) am Ende der f r e i e n
Pilzfäden, bei den höher organisierten aber im Innern einer
dichten, mehr oder weniger kugeligen F r u c h t h ü l l e (wie bei
den Bauchpilzen), oder auf einer besonderen F r u c h t h a u t (hy-
menium), welche die Unterseite, seltener die Oberseite eines hut-
förmig gestalteten Fruchtlagers überkleidet (wie bei den Hutpilzen).
Man teilt die Pilze nach ihrer Form ein in:

1. S t a u b p i l z e (Coniomycetes). Ihre Sporen befallen
lebende Pflanzenteile, durchziehen sie mit ihrem Flockengewebe
und reifen in Häufchen, die äusserlich die Pflanzen wie ein
Schorf bedecken, oder, unter der Oberhaut befindlich, schliesslich
hervorbrechen.

Hierhin gehört der F l u g b r a n d oder R u s s, als schwärzlicher Staub
auf den Getreideähren; der S c h m i e r b r a n d, als schmierige, dunkelfärbige
Masse im Innern des Weizenkornes; der R o s t, als rötliche Streifen oder
Häufchen auf Stengeln und Blättern vieler Gewächse.

2. S c h i m m e l p i l z e (Hyphomycetes). Ein lockeres Pilzgewebe, dessen Zweig-Enden perlschnurartige Sporenreihen ab-
schnüren. Hierhin der bekannte B r o t s c h i m m e l, sowie der
K a r t o f f e l p i l z (Perenospora infestans), dessen Fäden die Kartoffeln durchziehen, als sog. Kartoffelkrankheit das Kraut befallend.

3. K e r n p i l z e (Pyrenomycetes). Mikroskopische Pilze, die
ihre Sporen in wachsartigen oder schleimigen Kernen entwickeln.
Hierhin der M e l t a u, sowie der Pilz des Mutterkorns, C l a -
v i c e p s*) p u r p u r e a, sogenannt von T u l a s n e, der seine Entwicklung erforschte. Die Sporen dieses Pilzes befallen den
Fruchtknoten des Roggens und bilden denselben zum bekannten
Mutterkorn, Secale cornutum, um; dieses hat die Bestimmung, zu
überwintern; es entwickelt im Frühling, im feuchten Erdreich
liegend, den eigentlichen Pilz als kleine, gestielte Köpfchen,
deren Inneres die Sporen birgt.

4. B a u c h p i l z e (Gastromycetes). Das lockere Pilzgewebe
wuchert im Erdreich und bildet stellenweise kopfartige, dichte
Gebilde mit mehr oder minder harter Hülle, die im Innern die
Sporen teils in Schläuchen enthalten, teils aus Basidien entwickeln, später frei bergen und beim Öffnen als feinen Staub
verstreuen.

Hierhin gehören: E l a p h o m y c e s**) g r a n u l a t u s, Hirschbrunst,
als *Boletus cervinus,* mancherorts gebräuchlich, um die Brunst der Tiere
zu erwecken; der B o v i s t, die wohlschmeckende T r ü f f e l u. a.

5. Die H u t p i l z e (Hymenomycetes). Ihr in der Erde wu-
cherndes Pilzlager treibt ein kompaktes Gebilde, den H u t, der
gewöhnlich auf der Unterfläche, seltener auf der Oberseite mit

---

*) Claviceps = Keulenkopf.
**) Abgeleitet von ελαφος (Hirsch) und μύκης (Pilz).

der Fruchthaut gebildet aus senkrecht neben einander gestellten Sporenschläuchen oder Basidien, überkleidet ist.

1. **Polyporus fomentarius**, Zunder, off. *Fungus Chirurgorum.*

Ein auf Bäumen, zumal in Böhmen, sitzender ungestielter Hutpilz, durch seine lederigzähe Beschaffenheit von dem sehr ähnlichen, aber brüchigen P. igniarius unterschieden.

2. **Polyporus officinalis**, Lärchenschwamm, off. *Fungus Laricis.*

Ein auf den Lärchen des südöstlichen Europa wachsender, ungestielter Löcherschwamm.

Zu den Hutpilzen zählt a) die grosse Gattung Blätterschwamm (Agaricus), deren Hut auf der Unterseite strahlige Lamellen zeigt. Zu ihr gehören mehrere essbare Pilze, wie der Champignon (Ag. campester), Kaiserpilz (Ag. caesareus), Reizker (Ag. deliciosus); aber auch eine grössere Anzahl sehr giftiger Pilze: Fliegenschwamm (Ag. muscarius), Speiteufel (Ag. emeticus), Täubling (Ag. foetens) u. a., welche durch grelle Farben, schmieriges Anfühlen, üblen Geruch oder blaues resp. rotes Anlaufen der Schnittfläche warnen.

b) Zum Löcherschwamm (Boletus), dessen Hut auf der Unterseite feine Löcher (Poren) zeigt, zählen ebenfalls sowohl giftige Pilze wie z. B. der Santanspilz (B. satanas), wie essbare, z. B. der Steinpilz (B. edulis); demselben reihen sich an: der Ziegenbart (Clavaria flava), der Hirschschwamm (Hydnum imbricatum), die Morchel (Morchella esculenta) und Faltenmorchel (Helvella esculenta).

Die Klasse der Gefässkryptogamen.

Gefässe führende kryptogamische Gewächse mit Wurzel, Stamm und Blättern.

Analytische Übersicht der Familien.

1. Früchte auf der Unterseite der Blätter   Filices.
2. Früchte in Ähren.
    a) Stengel beblättert . . . .   Lycopodiaceae.
    b) Stengel blattlos, mit Scheide besetzt   Equisetaceae.

Die Farnkräuter, Filices.

§ 414. Familien-Charakter der Farne. Die Farnkräuter, **Filices**, sind kryptogamische Gefässpflanzen, die sich durch eigentümliche Formen vor allen übrigen Gewächsen auszeichnen. Sie treiben aus einem kriechenden Wurzelstock, der sich bei tropischen Farnen oft baumartig erhebt, gestielte Blätter, meist mit Fiederteilung und in der Jugend schneckenförmig eingerollt, welche auf ihrer Unterfläche die Fruchthäufchen (sori) tragen. Wegen dieser Vereinigung mit dem Fruchtstiel nennt man die Blätter der Farnkräuter Wedel (frons).

Wir finden bei den Farnkräutern (wie auch bei den Moosen) einen Wechsel geschlechtlicher und ungeschlechtlicher Fortpflanzung — sogen. Generationswechsel. Die erste Generation schliesst mit einer geschlechtlich befruchteten Keimzelle, die zweite Generation mit einer ungeschlechtlich entstandenen Zelle, der Spore. Letztere keimt nämlich zum sog. Vorkeim, einem blattartigen Gebilde mit männlichen und weiblichen Geschlechtswerkzeugen; ersteres sind kugelige oder längliche, warzenförmige Erhebungen, sogen. Antheridien, mit zahlreichen, sehr kleinen, spiralig gewundenen und bewimperten Schwärmfäden. (Jene entsprechen den Antheren, diese den Pollenkörnern.) Die weiblichen Organe, Archegonien, ähneln einem Pistill und bergen im Innern die Keimzelle. Die Befruchtung geschieht durch Eindringen eines Schwärmfadens zu dieser Keimzelle, aus der sich alsdann das Farnkraut entwickelt. Auf demselben, also auf der zweiten Generation, entstehen ohne Befruchtung die Sporen, eingeschlossen in besonderen Behältern, den Sporangien, welche bei der Reife sich öffnen und die Sporen, pollenartige Zellen, entleeren. Solcher Sporangien stehen viele in Häufchen (sori) vereinigt, gemeinlich durch rote Färbung kenntlich und sehr häufig mit einem blassen Häutchen, dem Schleierchen (indusium) bedeckt. Nach Lage, Gestalt und Bedeckung der Fruchthäufchen unterscheidet man die Gattungen der Farnkräuter.

Die Farnkräuter lieben vorzugsweise feuchte und schattige Plätze. Sie sind in wenig zahlreichen Arten in der gemässigten Zone, aber um so zahlreicher in den Tropenländern, zumal auf den Inseln der heissen Zone vertreten, finden sich auch reichlich in den Ueberresten der vorweltlichen Flora.

1. Polypodium*) vulgare, Tüpfelfarn, off. *Rhiz. Polypodii*.

An felsigen Orten häufig, mit einfach gefiedertem Wedel und rundlichen Fruchthäufchen ohne Schleierchen. Fig. 314.

2. Aspidium (Polystichum**)) filix mas, Wurmfarn, Schildfarn off. *Rhiz. Filicis*.

Häufig in schattigen Wäldern und kenntlich am doppelt gefiederten Wedel mit nierenförmigen Schleierchen über den Fruchthäufchen. Fig. 315.

Dem Wurmfarn ähnlich ist der weibliche Streifenfarn (Asplenium filix femina), aber mit dreifach gefiedertem Wedel und länglichen Fruchthäutchen. — Die Mauerraute (Asplenium Ruta muraria) findet sich häufig an Mauern. — Der Adlerfarn (Pteris aquilina) ist das grösste Farnkraut Deutschlands; seine Gefässbündel zeigen auf dem Querschnitte eine adlerartige Zeichnung. — In Südeuropa wächst das Venushaar (Adianthum capillus Veneris), früher off. als *Herba Capilli Veneris*.

§ 415. Verwandte Familien. 1. Die Bärlappgewächse, **Lycopodiaceae**, sind moosähnliche Gewächse.

Lycopodium clavatum, Bärlapp, . off. *Lycopodium*.

Ein kriechendes Kraut auf Gebirgsheiden, an den Zweigspitzen mit je zwei Ähren, in deren Fruchtbehältern der pollenähnliche Bärlappsamen, *Lycopodium*, enthalten ist. Fig 313.

2. Die Schafthalme, Equisetaceae, blattlose, quirlästige Gewächse, mit Scheiden und an der Spitze mit einer Ähre.

Der Acker-Schafthalm (Equisetum arvense), auf sandigen Äckern, treibt im Frühling einen blassen, einfachen Schaft, später einen grünen, quirlästigen, unfruchtbaren Stengel.

---

*) Polypodium von πολύς (viel) und πούς (Fuss). } Von den zahlreichen
**) Polystichum von πολύς und στίχος (Zeile). } Wedelresten und Narben des Wurzelstocks.

Aspidium von ἀσπίδιον (kleiner Schild), wegen der Schleierchen.

Lichenes.

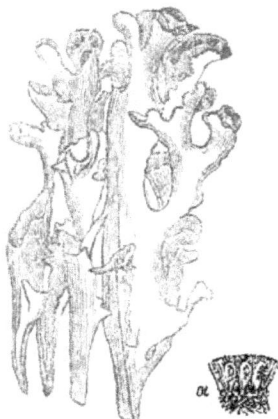

Fig. 312.
Cetraria islandica. Isländisches Moos.
a Apothecie im Durchschn., vergr.

Lycopodiaceae.

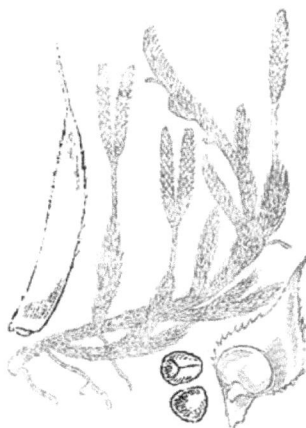

Fig. 313.
Lycopodium clavatum. Bärlapp.
(Links ein Blatt, rechts ein Deckblatt
mit Kapsel, daneben vergr. Sporen.)

Filices.

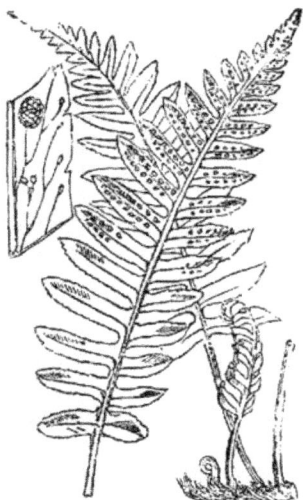

Fig. 314.
Polypodium vulgare. Tüpfelfarn.
(Links die Unterseite eines Wedelstückes).

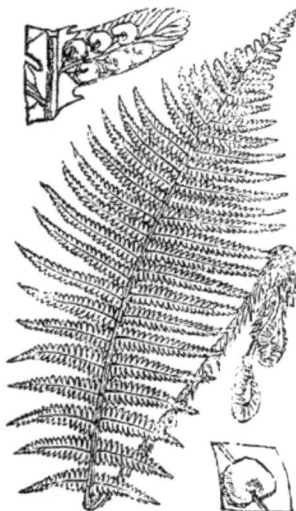

Fig. 315.
Polystichum Filix mas. Wurmfarn.
(Links die Unterseite eines Wedelstückes;
rechts ein Fruchthäufchen vergr.)

II. Abteilung. Phanerogamen.

Gewächse mit Blüten und Samen.

A. Die Klasse der Monokotyledonen.

Samen mit einem einzelnen Samenlappen; beim Keimen entfalten sich die Blätter tutenartig (Spitzkeimer). Die Gefässbündel wachsen nur durch Verlängerung, die Blätter sind vorzugsweise parallelnervig und die Blüten dreigliederig.

Analytische Übersicht der Familien.

A. Blüten nackt, von Spelzen eingeschlossen.
  a) Halm stielrund, hohl: Blattscheiden gespalten   Gramineae.
  b) Halm 3 kantig, markig; Blattscheiden ge-
    schlossen   .   Cyperaceae.
B. Blüten einem fleischigen Kolben aufsitzend.
  a) Stamm verkürzt; Blüten nackt   .   Aroideae.
  b) Palmstamm; Blüten mit Kelch und Blume   Palmae.
C. Blüten mit blumigem Perigon.
  a) Perigon regelmässig.
    1. Perigon unterständig; 6 Staubgefässe.
      α) 1 Stempel mit 1 Griffel.
        aa) Beerenfrucht   Asparageae.
        bb) Kapselfrucht   .   Liliaceae.
      β) 3 Stempel, 3 Griffel   . . Colchicaceae.
    2. Perigon lippenförmig, oberständig;
      3 Staubgefässe . . . . Irideae.
  b) Perigon lippenförmig, oberständig; 1 Staubf.
    α) Griffel mit dem Staubfaden verwachsen   Orchideae.
    β) Griffel und Staubfaden frei   Scitamineae,
                         Marantaceae.

Die Grasgewächse.

§ 416. Allgemeiner Charakter der Grasgewächse. Die Graspflanzen sind Kräuter mit einem einfachen, entfernt knotigen Halm, von dessen hervorragenden Knoten Blattscheiden bis zum nächst höheren heraufreichen und daselbst in ein Blatt auslaufen. Die Wurzel ist stets eine Nebenwurzel, bald faserig, bald den Knoten eines kriechenden Wurzelstockes entstammend. Im ersteren Falle bilden die Gräser Rasen. Die Blüten entbehren des Kelches und der Blume; sie sind eingeschlossen von zwei trockenhäutigen Spelzen, dreimännig und mit 1—2 Griffeln oder sitzenden Narben versehen. (Fig. 316.) Solche Blüten stehen einzeln oder zu mehreren in einem Grasährchen zusammen, welches am Grunde von zwei leeren Spelzen, den sog. Hüllspelzen, unterstützt ist. Die Grasfrucht ist eine Schalfrucht (Caryopse) d. i.

eine einsamige Frucht, deren Fruchtschale mit der Samenschale verwächst. Der Same birgt reichliches Eiweiss und einen kleinen Keim (am Grunde der Frucht).

Die Grasgewächse führen im Samen, oft auch im Wurzelstocke, viel Stärkemehl, gehören deswegen zu den wichtigsten Nährpflanzen; die Blätter und Halme verdanken ihre Härte und Schärfe einem Gehalt an Kieselsäure. Gewürze fehlen diesen Pflanzen gänzlich, nicht aber der Zucker, welcher sich im Marke des Zuckerrohrs sowie im Wurzelstock der Quecke findet.

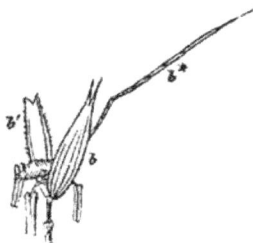

Fig. 316.
Grasblüte b, b′ Spelzen
b″ Granne.

§ 417. Unterscheidung der Grasgewächse. Man teilt die grasartigen Pflanzen in zwei Familien ein:

1. Die echten Gräser, **Gramineae.** Der Halm ist hohl*) und stielrund; die Blattscheiden sind der Länge nach gespalten; der Stempel trägt zwei Narben. Wir finden daher die Gräser in der Triandria Digynia nach Linné.

Die Gräser bilden in Europa durch ihr geselliges Auftreten grosse Wiesenflächen, während sie in den Tropenländern vereinzelt wachsen, aber eine bedeutendere Höhe erreichen.

Triticum (Agropyrum**)) repens,
Quecke   off. *Rhiz. Graminis.*

Ein durch seinen weithin kriechenden Wurzelstock sehr lästiges Unkraut, vom Lolche (Lolium) durch die seitlich zur Spindel gewendeten Ährchen unterschieden, welche beim Lolch der Spindel den Rücken zukehren. Fig. 317.

Man teilt die Gräser in zwei Gruppen ein:

a) Ährengräser, deren Ährchen in eine einzige Ähre gestellt sind. Hierhin die Getreidearten: der Roggen (Secale cereale), der Weizen (Triticum vulgare), die Gerste (Hordeum vulgare), der Spelt (Triticum Spelta) u. A.

b) Rispengräser, deren Ährchen eine mehr oder weniger ausgebreitete Rispe bilden. Hierhin der Hafer (Avena sativa), der Reis (Oryza sativa), die Hirse (Panicum miliaceum), der Mais oder türkische Weizen (Zea Mais), sowie die grosse Zahl unserer Wiesengräser z. B. das zweimännige Ruchgras (Anthoxantum odoratum), welches dem Heu den Geruch erteilt; das Schilf (Phragmites communis) und das Zuckerrohr (Saccharum officinarum), welches wegen seines zuckerreichen Markes in den meisten Tropenländern angebaut wird.

2. Die Binsen oder Riedgräser, **Cyperaceae.** Der Halm ist markig und meistens dreikantig; die Blattscheiden sind nicht gespalten; der Stempel trägt 1 Griffel, der oberwärts in

---

*) Ausnahme davon macht das markige Zuckerrohr.
**) Von ἀγρός (Acker, Feld) und πυρός (Weizen) = wilder Weizen.

2 oder 3 Narben sich auflöst. Daher finden wir diese Gewächse in ·der Triandria Monogynia L.

Die Riedgräser oder Binsen lieben nassen, sumpfigen Boden und geniessen bei den Landwirten als sog. Sauergräser wegen ihrer Härte geringe Wertschätzung.

Carex arenaria, Sandsegge *off. Rhiz. Caricis.*

Dieses Gras trägt durch seinen kriechenden Wurzelstock sehr zur Befestigung der Sanddünen der norddeutschen Küste bei. Fig. 318.

Hierhin noch die Binse (Scirpus), sowie die in Moorgegenden häufige Wollbinse (Eriophorum).

Die kolbenblütigen Monokotyledonen.

§ 418. Von den Arongewächsen. Die Familie der Arongewächse, **Aroideae**, umfasst Sumpfpflanzen mit kriechendem oder knolligem Wurzelstock, deren Blüten einem fleischigen Kolben mehr oder weniger eingesenkt sind. Der Kolben ist häufig von einer Blütenscheide umgeben, wie beim Aron. Die Frucht ist eine Beere.

Während Europa nur wenige, krautartige Vertreter dieser Familie besitzt, erreichen die tropischen Formen grössere Höhe und schöne Ausbildung. Allen ist eine flüchtige Schärfe eigen, die durch Rösten, oft schon beim Trocknen, verschwindet, wie z. B. bei den im frischen Zustande giftig scharfen, nach dem Trocknen völlig unschädlichen Knollen des Arons.

1. Acorus Calamus, Kalmus*), off. *Rhiz. Calami.*

Eine aus dem Orient stammende, schilfähnliche Pflanze, welche an Teichen und Bächen wuchert. Der Stengel verlängert sich über den fingerlangen, nackten Kolben hinaus in ein Blatt. Fig. 319.

2. Arum maculatum, Aron obsol. *Tubera Ari.*

Ein niedriges Kraut mit scharfgiftiger, getrocknet unschädlicher Knolle, spiessförmigen, braungefleckten Blättern und einem bescheideten Kolben, der am Grunde weibliche Blüten (nackte Stempel), darüber männliche Blüten (nackte Staubbeutel) trägt. Fig. 320.

§ 419. Von den Palmen. Die Familie der Palmen, **Palmae**, gewissermassen die baumartige Form der Aroideen, ist ausschliesslich auf die heissen Länder beschränkt und zeichnet sich durch den unverzweigten Bau des Stammes aus, der an seiner Spitze einen Büschel von Blättern und Blütenscheiden trägt. Die Blätter sind teils gefiedert, teils fächerförmig, die Blüten stehen auf Kolben, mit Kelch und Blume umgeben, die Früchte sind beeren- oder steinfruchtartig.

---

*) ἄκορον (der Kalmus), κάλαμος (Rohr) wegen der Ähnlichkeit mit dem Schilf.

Gramineae.

Cyperaceae.

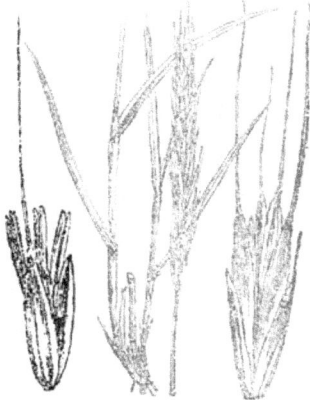

Fig. 317.
Triticum repens. Quecke Links mit
Einzelblüteu, rechts mit einem Ahrchen.

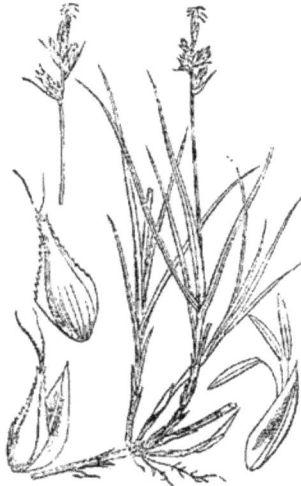

Fig. 318.
Carex arenaria. Sandsegge.
Rechts mit männl. Blüte, links mit
Ährchen, weibl. Blüte und Frucht.

Aroideae.

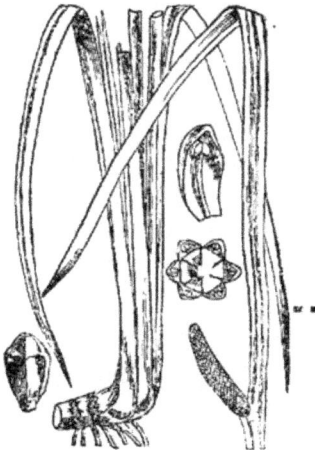

Fig. 319.
Acorus Calamus. Kalmus.
Nebst einzelner Blüte, einer staubgefäss-
tragenden Perigonschuppe
und Frucht (links).

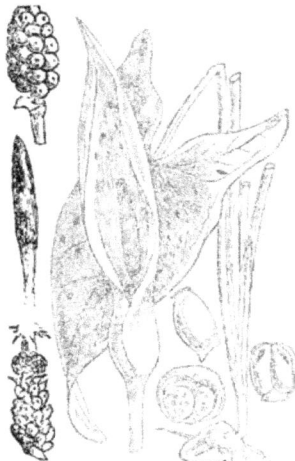

Fig 320.
Arum maculatum. Aron.
Links der entblösste Kolben, darüber der
Fruchtstand; rechts die Knolle, Staubbeutel,
Stengel und eine durchschnittene Beere.

Die Hauptbestandteile der Palmen sind: Stärkemehl im Marke der Stämme (Sago), fettes Öl im Samen (Palmöl, Kokosöl), Zucker in den Blütenscheiden und Früchten (Datteln) u. a. m.

1. Cocos nucifera, Kokospalme, .   off. *Ol. Cocos.*

Eine vorzugsweise an den tropischen Küsten wachsende hohe Palme, deren Nuss die Kokosmilch birgt, und deren Samen das Kokosöl liefern.

2. Calamus*) Draco, Drachenpalme, off. *Sanguis Draconis.*

Ein stacheliger Kletterstrauch in Ostindien, deren Früchte das Drachenblut ausschwitzen.

Erwähnung verdienen noch: Die Dattelpalme (Phoenix dactylifera) im Orient; die Katechupalme (Areca Catechu) in Ostindien, deren Samen — Arekanüsse — zum Betelkauen daselbst benutzt werden; die Sagopalme auf den Molukken, aus deren Mark man den Sago gewinnt; die Ölpalme in Guinea und Brasilien, deren Same das Palmöl liefert.

Die lilienartigen Gewächse.

§ 420. Allgemeiner Charakter der Gruppe. Eine grössere Anzahl monokotyledonischer Gewächse zeichnet sich durch ihre schöngefärbte, regelmässige Blütenhülle (Perigon) aus, wie wir sie bei der Lilie und Tulpe wahrnehmen. Diese Familien gruppieren sich daher ungezwungen um die genannten Zierpflanzen und werden im allgemeinen Lilien genannt. Ihre Gewächse besitzen gewöhnlich einen knolligen oder zwiebeligen Wurzelstock; die Blätter sitzen mit breiter Scheide wechselständig am Stengel oder sind auch ausschliesslich grundständig, im welchem Falle die Blüten auf einem Schafte sitzen. Die Blüten sind zwitterig, von einem regelmässigen, sechsgliederigen Perigon umgeben, mit 3 oder 6 Staubgefässen (in 1 oder 2 Wirteln) versehen und besitzen 3 Karpellblätter, welche sich bald zu einem einzigen Stempel verschmolzen haben, bald 3 Stempel bilden. Die Frucht ist im ersten Falle dreifächerig, im letzteren aus 3 Balgkapseln zusammengesetzt.

Wegen der Schönheit der Blütenhüllen finden wir in dieser Gruppe zahlreiche bekannte und beliebte Zierpflanzen.

§ 421. Die Giftlilien. Die Familie der Giftlilien, **Colchicaceae**, zeichnet sich durch ein unterständiges, sechsgliederiges, blumiges Perigon aus, welches 6 Staubgefässe und 3 mehr oder weniger getrennte Stempel, je mit einem Griffel, umschliesst. Man findet daher diese Gewächse in der VI. Linnéschen Klasse, 3. Ordnung — Hexandria Trigynia. Die Frucht besteht aus drei Kapseln, die häufig am Grunde mit einander verbunden sind, bei der Reife aber zerfallen und dabei an der inneren Naht aufspringen, wie wir dies bei den Sabadillfrüchten sehr wohl sehen können.

---

*) Calamus = Rohr; die Stengel von C. rudentum liefern das sog. spanische Rohr.

Zu dieser Familie zählen zahlreiche Giftpflanzen; ihre Wurzelstöcke sind häufig knollenartig, wie bei der Zeitlose, oder zwiebelartig, wie bei der Sabadille.

1. Colchicum*) autumnale, Herbstzeitlose   off. *Semen Colchici.*

Eine, im Herbst die rosigen Blüten direkt aus der Knollzwiebel (obsolet: *Bulbus Colchici*) entsendende Wiesenpflanze, welche im darauffolgenden Frühling die Kapselfrucht auf kurzem Stiele zwischen breitlinealen Blättern trägt. Fig. 321.

2. Veratrum album, weisse Nieswurz, off. *Rhiz. Veratri.*

Eine Staude auf den Alpenwiesen, mit weissen Blüten in reichverzweigter Rispe. Fig. 322.

3. Sabadilla officinalis, Sabadille**), off. *Fruct. Sabadillae.*

Ein Zwiebelgewächs auf den Gebirgen Mexikos.

§ 422. Die eigentlichen Lilien. Die eigentlichen Liliengewächse, **Liliaceae,** sind Zwiebelpflanzen mit 6 Staubgefässen, 1 Griffel und einer Kapselfrucht. (Hexandria Monogynia.)

1. Scilla (Urginea) maritima, Meerzwiebel, .   off. *Bulbus Scillae.*

Ein Zwiebelgewächs am Gestade des mittelländischen Meeres.

2. Aloë ferox, A. spicata} Aloë,   off. *Aloë.*
   — vulgaris, A. Lingua}

Diese Aloë-Arten wachsen im Kaplande; Sträucher mit fleischigen, stachel-gezähnten Blättern, deren Saft durch Eindampfen die *Aloë* liefert. Hierhin gehören ausserdem zahlreiche Zierpflanzen: die weisse Lilie (Lilium candidum), Tulpe (Tulipa Gesneriana), Kaiserkrone (Fritillaria imperialis); ferner die für den Küchengebrauch wichtigen Arten der Gattung Allium, wie: der Knoblauch (A. sativum), Schnittlauch (A. Schoenoprasum), Küchenlauch (A. Porrum), die Küchenzwiebel oder Bolle (A. Cepa). Von dem im südlichen Europa wachsenden Allermannsharnisch (Allium Victorialis) gebrauchte man früher die längliche Zwiebel als *Bulbus victorialis longus.*

§ 423. Von den Spargelgewächsen. Die Spargelgewächse, **Asparageae,** unterscheiden sich von den Lilien durch ihre Beerenfrucht. (Hexandria Monogynia.)

1. Smilax officinalis u. a. Arten   off. *Radix Sarsaparillae.*
2.   — China   off. *Rhiz. Chinae.*

Zur Gattung Smilax, Stechwinde, gehören stachelige Klettersträucher mit knolligem Wurzelstock und gestielten Blättern. Sie kommen in zahlreichen Arten im tropischen Amerika (Brasilien, Columbia, Centralamerika und Mexiko) vor und liefern daselbst die verschiedenen Sorten der Sarsaparillwurzel. — Im östlichen Asien wächst Smilax China.

---

*) Colchicum von der kleinasiatischen Landschaft Kolchis.
**) Sabadilla, span. Cebadilla (kleines Getreidekorn).

Von den einheimischen Asparageen seien erwähnt:
Der Spargel (Asparagus officinalis); das Maiglöckchen (Convallaria majalis), Fig. 323; die Einbeere (Paris quadrifolia) mit einer einzelnen 8männigen Blüte und einer giftigen schwarzen Beere, Fig. 324.

§ 424. Von den Schwertlilien. Die Schwertlilien, **Irideae**, besitzen ein oberständiges Perigon und nur 3 Staubgefässe. (Triandria Monogynia.)

1. Iris germanica, I. pallida, I. florentina, Schwertlilie. *off. Rhiz. Iridis.*

Die genannten Arten der Schwertlilie werden in Ober-Italien, zumal bei Florenz und Verona, gebaut. Iris germanica trägt dunkelviolette, Iris pallida blassblaue, Iris florentina weisse Blüten. — Unsere deutsche Iris Pseud-Acorus besitzt dagegen gelbe Blüten. Vgl. Fig. 325.

2. Crocus sativus, Safran, . *off. Crocus.*

Ein Zwiebelgewächs des Orients, in Europa der Narben *(Crocus)* wegen gebaut, z. B. in der französischen Landschaft Gatinais. Fig. 326.

Hierhin gehört auch der Schwertel (Gladiolus communis), eine bekannte Zierpflanze mit roten Blüten, deren Zwiebel früher als *Bulbus Victorialis rotundus* gebraucht wurde.

Die Orchideen.

§ 425. Charakter der Familie. Die Familie der Orchisgewächse, **Orchideae**, ist durch die auffallenden Formen ihrer unregelmässigen Blüten ausgezeichnet. Sie findet sich über die ganze Erde verbreitet, in den Tropenländern nicht selten als Schmarotzer auf Bäume klimmend, wie die Vanille.

Es sind Kräuter, oft mit zwei gepaarten Knollen am Grunde des Stengels; die Blätter bescheidet, wechselständig, die Blüten meist schön gefärbt, mit einem oberständigen Perigon, von dessen 6 Blättern sich das vordere nach Art einer Lippe (labellum) vorstreckt und häufig nach hinten in einen Sporn ausläuft. Die Staubgefässe schlagen bis auf einen einzigen (seltener bis auf zwei, wie bei Cypripedium) fehl; dabei verwächst der Staubfaden derartig mit dem Griffel, dass der Staubbeutel über oder hinter die Narbe zu stehen kommt. Die beiden, oft weit getrennten Staubbeutelfächer enthalten keine freien Pollenkörner, sondern körnig oder wachsartig verklebte sog. Pollenmassen (pollinaria), die nicht selten gestielt sind und in einer Drüse entspringen. — Gynandria Monandria (und Diandria).

1. Orchis Morio*), O. militaris,
— mascula, O. ustulata, } *off. Tubera Salep.*
— (Anacamptis) pyramidalis, |

---

*) Orchis von ὄρχις (Hode). Morio von μόριον (Geschlechtsteil).

Colchicaceae.

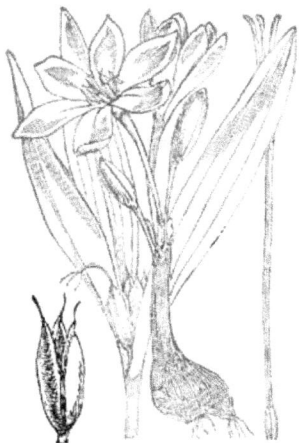

Fig. 321.
Colchicum autumnale. Herbstzeitlose.
Rechts der Stempel, links die Kapselfrucht.

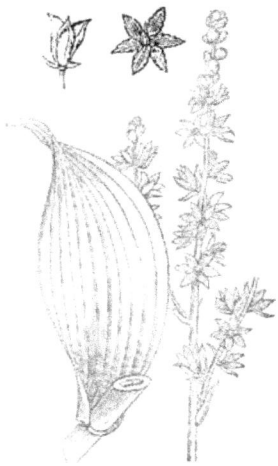

Fig. 322.
Veratrum album. Weisse Nieswurz,
Germer. Oben rechts eine einzelne
Blüte, links eine Kapselfrucht.

Asparageae.

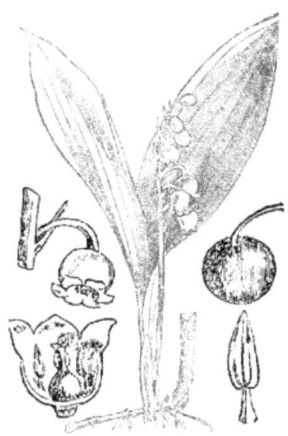

Fig. 323.
Convallaria majalis. Maiglöckchen.
Links eine einzelne Blüte, sowie dieselbe
im Längsschnitt. Rechts eine Beere,
sowie ein Staubgefäss.

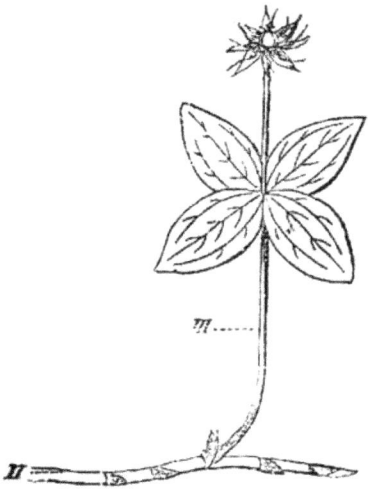

Fig. 324.
Paris quadrifolia, Einbeere.
(II Wurzelstock, III Stempel mit einem
Blattwirtel und 1 Blüte.)

Die artenreiche Gattung Orchis zeichnet sich durch ihre gespornte 3 gipfelige Lippe aus und trägt am Grunde des Stengels gepaarte Knollen, welche bei obengenannten Arten kugelig, bei Orchis maculata und O. latifolia zweispaltig (handförmig) sind. Fig. 327 und 328.

Die verschiedenen Orchis-Arten finden sich auf Wiesen und grasigen Waldstellen häufig.

2. **Platanthera bifolia**, Breitkölbchen, off. *Tub. Salep.*

Bei der Gattung Platanthera*) befinden sich die beiden Staubbeutelfächer von einander getrennt; die Lippe ist ungeteilt, hinten mit langem und dünnem Sporn. Auf Waldwiesen häufig.

3. **Vanilla planifolia**, Vanille,   off. *Fruct Vanillae.*

Ein Schmarotzerkraut in Mexiko, welches mit seinen Luftwurzeln an den Bäumen emporklimmt.

§ 426. Verwandte Familien. Den Orchideen schliessen sich folgende tropische Familien enge an, deren Perigon ebenfalls **Lippenform** zeigt, und deren Staubgefässe auch bis auf 1 fehlgeschlagen sind, ohne dass aber der Staubfaden mit dem Griffel verwachsen ist. (Monandria Monogynia).

I. Die Gewürzlilien, **Scitamineae**, schilfähnliche Gewächse mit gewürzreichen, knolligen Wurzelstöcken, wegen deren sie in den Tropenländern vielfach kultiviert werden.

1. **Alpinia officinarum**, Galgant, off. *Rhiz. Galangae.*
2. **Curcuma Zedoaria**, Zitwer,   off. *Rhiz. Zedoariae.*
3.   —   **longa** u. C. **viridiflora** off. *Rhiz. Curcumae.*
4. **Zingiber officinale**, Ingwer, .   off. *Rhiz. Zingiberis.*
5. **Elettaria Cardamomum**, Kardamom   off. *Fruct. Cardamomi.*

Die genannten Gewächse sind alle in Ostindien und im südlichen China einheimisch, teilweise aber durch Kultur auch über das tropische Amerika verbreitet, wie der Ingwer.

II. Die Blumenbinsen, **Marantaceae**, schilfähnliche Gewächse ohne Gewürz, Vertreter der Gewürzlilien in der neuen Welt.

Maranta arundinacea**), Pfeilwurz. off. *Amylum Marantae.*

Einheimisch im heissen Amerika, durch die Kultur auch über das tropische Afrika und Asien verbreitet, liefert aus dem kriechenden Wurzelstock das Arrowroot (*Amylum Marantae*).

---

*) Platanthera von πλατύς (breit) und anthera.
**) Arundinaceus (schilfartig) von arundo (Schilf).

Irideae.

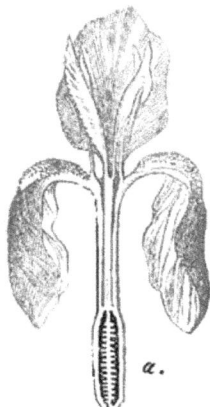

Fig. 325.
Iris. Schwertlilie.
Längsschnitt durch die Blüte.
(a Fruchtknoten.)

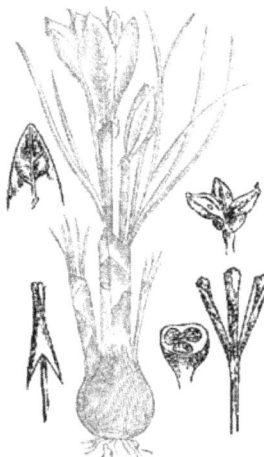

Fig. 326.
Crocus sativus. Safran.
Rechts die Narben, links ein Staubgefäss.

Orchideae.

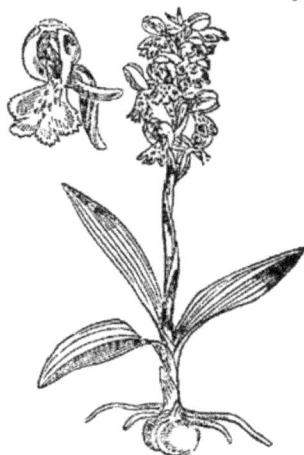

Fig. 327.
Orchis Morio. Knabenkraut.
(Nebst einzelner Blüte).

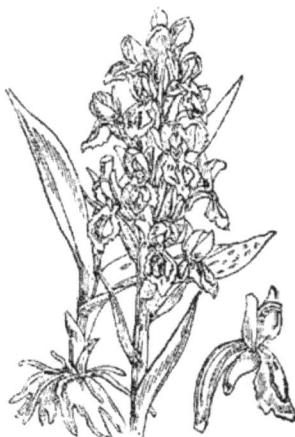

Fig. 328
Orchis maculata.
Geflecktes Knabenkraut (Nebst einzelner Blüte.)

B. Die Klasse der Dikotyledonen.

Samen mit 2 gegenständigen Samenlappen; beim Keimen entfalten sich die Blätter blattartig (Blattkeimer). Die Gefässbündel verlängern und verdicken sich alljährlich. Die Blätter zeigen eine verzweigte Nervatur; die Blüten sind vorzugsweise 4- oder 5gliederig.

1. Ordnung. Apetalen (Monochlamydeen).
Blüten nackt oder mit einem Perigon.

Analytische Übersicht der Familien.

A. Blüten getrenntgeschlechtig, ausnahmsweise zwitterig.
  a) Blüten in Kätzchen.
    α) Fruchtkarpelle flach, Samen nackt   Coniferae.
    β) Frucht mit Becherhülle   Cupuliferae.
    γ) Steinfrucht   Juglandeae.
    δ) Kapsel mehrsamig   Salicineae.
  b. Blüten in Kolben   Piperaceae.
  c. Blüten in Ähren oder Rispen, mit Perigon.
    α) Frucht nussartig oder falsche Beere   Urticaceae.
    β) Frucht 2—3 knöpfig .   Euphorbiaceae.
B. Blüten zwitterig, ausnahmsweise getrenntgeschlechtig.
  a. Perigon unterständig.
    α) Frucht nussartig.
      Blätter mit einer Tute   Polygoneae.
      Blätter ohne Tute   Chenopodeae.
    β) Frucht beerenartig.
      Staubbeutel klappig aufspringend .   Laurineae.
      Staubbeutel längsritzig .   Thymelaeae.
  b. Perigon oberständig.
    α) Schmarotzersträucher mit Beeren   Loranthaceae.
    β) Kräuter mit Kapselfrucht .   Aristolochieae.

Die Nadelhölzer, Coniferae.

§ 427. **Charakter der Nadelhölzer.** Die Familie der Nadelhölzer, **Coniferae**, umfasst harzreiche Sträucher und Bäume mit immergrünen, schuppigen oder nadeligen Blättern. Der Stamm besitzt ein weiches Holz, aus getüpfeltem Prosenchym gebildet, mit nur wenigen Gefässen (in der Markscheide). Die eingeschlechtigen Blüten stehen in Kätzchen, ohne Perigon, die männlichen sind aus Staubgefässen, die weiblichen aus flachen Karpellblättern gebildet, welche sich nicht zu einem Fruchtknoten geschlossen haben, sondern nackte Samenknospen an ihrem inneren Grunde tragen. Bei der Reife verholzen die Karpellblätter entweder zu einem sog. Zapfen (conus), wie bei der Kiefer und Fichte, oder werden fleischig, zu einer Scheinbeere (Beerenzapfen), wie beim Wacholder und der Eibe. Der

Same enthält einen Keim mit (bis 12) quirlständigen Samen-lappen (daher auch Polykotyledonen genannt).

Die Nadelhölzer finden sich über die ganze Erde verbreitet, von den Tropenländern bis zum höchsten Norden und zur Schneegrenze im Hochgebirge. Charakteristisch ist das reichliche Vorkommen von Balsam und Harz, welche ganze Zellpartien im Baste (Harz-gänge) füllen, in den Nadeln aber in eigenen Drüsen enthalten sind.

1. Juniperus communis, Wacholder, off. *Fruct. Juniperi,*
2. Juniperus Sabina, Sadebaum, off. *Summitates Sabinae.*

Die Gattung Juniperus charakterisiert sich durch diöcische Blüten und Beerenfrucht. Beim Wacholder (Fig. 329) stehen die Nadeln zu drei quirlständig, beim Sadebaum stehen sie vierzeilig, anfangs schuppig angedrückt, später sparrig abstehend und stechend.

Erwähnung verdienen der ebenfalls beerentragende Eibenbaum (Taxus baccata), Fig. 330, der vielfach in Parkanlagen gepflanzt wird und aus dessen Blättern früher *Extractum Taxi* bereitet wurde; sowie der abend-ländische Lebensbaum (Thuja occidentalis), ein Zierstrauch aus Ka-nada, mit horizontal flachen Zweigen (bei der Thuja orientalis sind sie vertikal gerichtet), aus denen man *Tinctura Thujae* bereitet.

3. Pinus silvestris, Kiefer,   } off. *Therebinthina.*
  — Taeda, P. australis,   }   *Resina Pini.*
  — Pinaster, P. Laricio, }   *Turiones Pini.*

Coniferae.

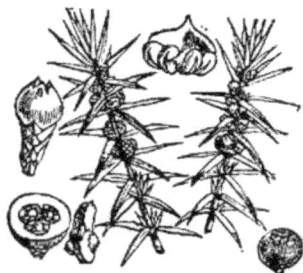

Fig. 329.
Juniperus communis, Wacholder.
Links ein weiblicher Zweig mit ganzer und halbierter Frucht. Rechts ein männlicher Zweig nebst einzelner Blüte.

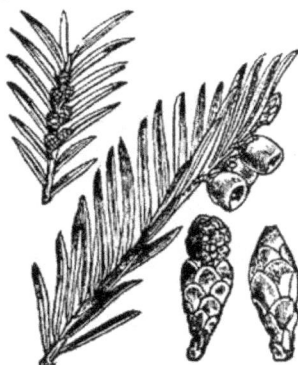

Fig. 330.
Taxus baccata, Eibe.
Links ein männlicher, rechts ein weiblicher Zweig, sowie ein männliches, wie weibliches Kätzchen.

Bei der Gattung Pinus finden wir zu 2 oder 5 gepaarte Nadeln und verholzende Zapfenfrüchte. P. silvestris (Fig. 331) wächst in Deutschland, P. Pinaster (Seestrandskiefer) im südlichen Frankreich, P. Laricio (Schwarzföhre) in Niederösterreich, P. Taeda und P. australis in Nordamerika. Sie lassen aus der verwundeten Rinde im Sommer Terpentin, im Herbst und Winter Fichtenharz ausfliessen.

Die Gattung Abies unterscheidet sich durch einzeln stehende Nadeln. Zu ihr gehören die Rottanne oder Fichte (Abies excelsa), Fig. 333, mit spitzen Nadeln, sowie die Edeltanne oder Weisstanne (Abies pectinata) Fig. 334, mit kammförmig gestellten stumpfen Nadeln.

4. Laris decidua (L. europaea), Lärche, off. *Terebintina laricina.*

Die Lärche kennzeichnet sich durch ihre büschelig gestellten Nadeln; sie lässt aus dem angebohrten Holze den *Lärchenterpentin* ausfliessen.

5. Dammara alba, D. orientalis,   } off. *Resina Dammar.*
6. Hopea micrantha, H. splendida

Fichtenähnliche Bäume auf den ostindischen Inseln, deren geborstene Rinde das Dammarharz ausfliessen lässt.

7. Callitris quadrivalvis   off. *Sandaraca.*

Ein Strauch auf dem Atlasgebirge im nördlichen Afrika, der aus Einschnitten des Stammes das *Sandarakharz* ausfliessen lässt.

Die Laubhölzer. Amentaceae.

§ 428. Allgemeiner Charakter der Laubhölzer. Unsere Laubhölzer, namentlich die Lieferanten des Nutz- und Brandholzes, zählen zu den kätzchenblühenden Apetalen. Es sind Bäume, seltener Sträucher, mit abwechselnd gestellten Blättern, deren Mittelnerv starke, wenig verzweigte Seitennerven entsendet; die Blüten sind eingeschlechtig, bald ein-, bald zweihäusig, und stehen in Kätzchen zusammen. Der Same enthält einen Eiweisskörper.

Man unterscheidet die hierhinzählenden Familien nach der Fruchtform.

§ 429. Von den Becherfrüchtlern. Die Familie der Becherfrüchtler, **Cupuliferae**, charakterisiert sich durch die eigentümliche Fruchthülle, die sogen. Becherhülle (cupula), welche die Nussfrucht bald völlig einschliesst (wie die stachelige Hülle der Buche und Kastanie), bald nur am Grunde becherförmig umschliesst (wie bei der Eiche), oder sie blattartig einhüllt (wie bei der Haselnuss und Hainbuche). Die Blüten sind einhäusig, die männlichen in Kätzchen, die weiblichen einzeln oder gehäuft (Haselnuss, Eiche). — Monoecia Polyandria.

Grösstenteils der nördlichen gemässigten Zone angehörend und die Waldbestände Europas und Nordamerikas bildend, enthalten die Becherfrüchtler vorherrschend Gerbstoffe, wie vor allen die Eiche; in den Samen der Buche und Haselnuss finden wir auch fettes Öl.

Coniferae.

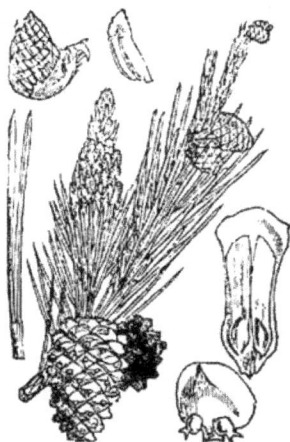

Fig. 231.
Pinus silvestris. Kiefer.
Links ein Nadelpaar, männliches Kätzchen
und Staubbeutel. Rechts eine weibliche
Blüte und Fruchtblatt mit Samen.

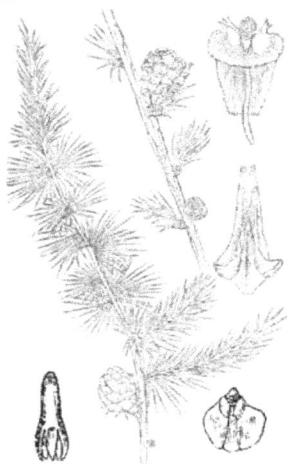

Fig. 232.
Larix decidua. Lärche.
Blühender und fruchttragender Zweig,
nebst Fruchtschuppen mit Samen.

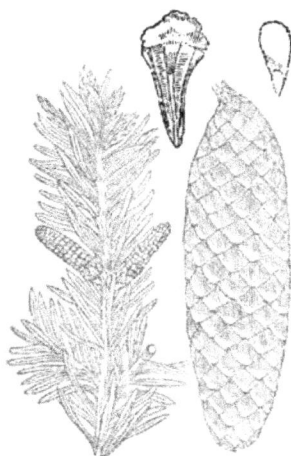

Fig. 333.
Abies excelsa. Rottanne.
Nebst einem Zapfen, einer Fruchtschuppe
(oben links) und einem Samen (rechts).

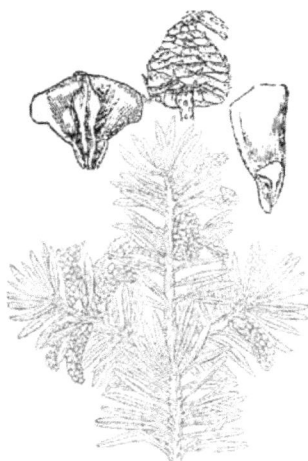

Fig. 334.
Abies pectinata. Weisstanne.
Nebst einem Teile des Zapfens, einer
Fruchtschuppe (links) und einem
Samen (rechts).

1. Quercus Robur, Eiche, .   off. *Cortex Quercus*
    α) pedunculata, Stieleiche,.   *Glandes Quercus*
    β) sessiliflora, Steineiche,
2. Quercus lusitanica
    γ) infectoria, Galleiche,   off. *Gallae.*

Die Gattung Quercus zeichnet sich aus durch die napfförmige Becherhülle. Die beiden obengenannten Varietäten von Qu. Robur, auch als besondere Arten aufgestellt, wachsen in Deutschland häufig. Fig. 335. — Auf der immergrünen Galleiche in Kleinasien entstehen durch den Stich einer Gallwespe an den jungen Trieben die *Galläpfel*. — Von der Korkeiche (Quercus Suber) in Spanien wird der *Kork* geschält.

Zu den Becherfrüchtlern zählen noch: die Buche (Fagus sylvatica), die essbare Kastanie (Castanea vesca), die Hainbuche (Carpinus Betulus) und Haselnuss (Corylus Avellana).

Die Birken unterscheiden sich von den Becherfrüchtlern durch den Mangel der Becherhülle. Hierhin die Birke (Betula alba), deren glatte, weisse Rinde durch trockene Destillation den Birkenteer, *Oleum Rusci,* liefert. Die Erle in zwei Arten: Schwarzerle (Alnus glutinosa) mit kahlen Blättern, Weisserle (Alnus incana), mit unterseits graufilzigen Blättern.

§ 430. Von den Walnüssen. Die kleine Familie der Walnüsse, **Juglandeae**, zeichnet sich durch eine Steinfrucht, gefiederte Blätter und bitter-aromatische Bestandteile aus. Die Blüten sind einhäusig, die männlichen in Kätzchen, die weiblichen zu wenigen gehäuft. Die Samen führen fettes Öl.

Juglans regia, Walnuss,   off. *Folia Juglandis.*

Der Walnussbaum (Fig. 336) ist ein mächtiger Baum, aus dem Orient stammend. Man benutzt die grüne Fruchtschale zu *Extractum nucum Juglandae.*

§ 431. Von den Weiden. Die Familie der Weiden, **Salicineae**, ist am weitesten in die kälteren Regionen hinein verbreitet und umfasst zweihäusige Bäume und Sträucher, bei denen sowohl die männlichen wie die weiblichen Blüten in Kätzchen stehen; die Kapselfrucht birgt viele beschopfte Samen. Diese Gewächse sind reich an herben, gewürzigen und bitteren Stoffen. — Dioecia.

Zu den Weiden gehören zwei Gattungen:

1. Die Weide, Salix, mit zweimännigen Blüten (Dioecia Diandria L.). Mehrere Arten liefern die jetzt obsolete *Cortex Salicis*; so: die Bruchweide (S. fragilis), Fig. 337, deren Zweige am Grunde leicht abbrechen; die Silberweide (S. alba), mit lanzettlichen, unterseits silberweissen Blättern; die Lorbeerweide (S. pentandra) mit fünfmännigen Blüten; die Purpurweide (S. purpurea), mit roten Staubbeuteln u. a. m.

2. Die Pappel, Populus, mit acht- oder zwölfmännigen Blüten (Dioecia Octandria L.). Die Schwarzpappel (P. nigra), Fig. 338, mit dreieckig-eiförmigen Blättern; die Zitterpappel oder Espe (P. tremula) mit rundlichen Blättern an schwanken Stielen; die Silberpappel (P. alba) mit unterseits weissfilzigen Blättern; die gemeine Pappel (P. pyramidalis) an Alleen gepflanzt. Ihre Blattknospen (*Gemmae populi*) wurden früher zu *Unguentum Populi* verwendet.

Cupuliferae.

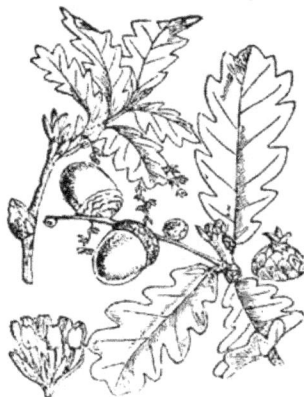

Fig. 335.
Quercus pedunculata. Stieleiche.
Ein Blüten- und Fruchtzweig,
links eine männliche, rechts eine
weibliche Blüte.

Juglandeae.

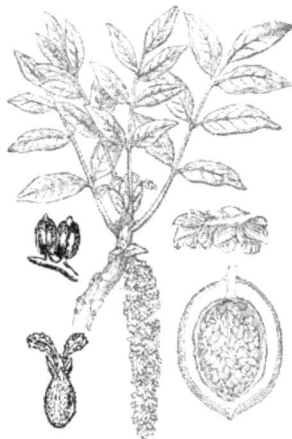

Fig. 336.
Juglans regia. Walnuss.
Links zwei Staubgefässe und eine weibliche
Blüte. Rechts: Teil eines männlichen
Kätzchens, sowie die Steinfrucht im Längsschnitt.

Salicineae.

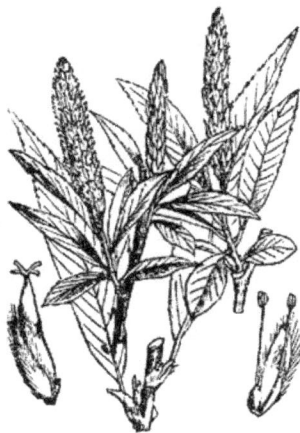

Fig. 337.
Salix fragilis. Bruchweide.
Rechts eine männliche, links eine weibliche
Einzelblüte.

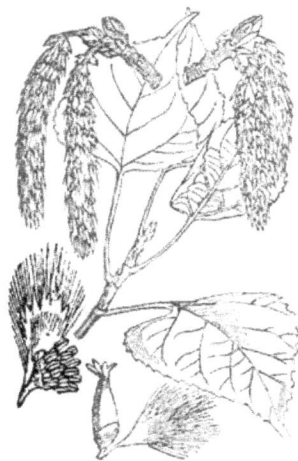

Fig. 338.
Populus nigra. Schwarzpappel.
Links eine männliche, rechts eine
weibliche Einzelblüte.

§ 432. Verwandte Familien. Den Kätzchenbäumen schliessen sich folgende ausländische Familien an:

1. Die **Balsamifluae**, Bäume mit balsamreicher Rinde.

Liquidambar orientale   off. *Styrax liquidus.*

Ein platanenähnlicher Baum in Kleinasien, dessen abgelöste Rinde beim Auskochen den *Storax* liefert.

2. Die Pfeffergewächse, **Piperaceae**, Klettersträucher heisser Klimate, mit knotig gegliedertem Stengel; den Blättern gegenüber hängen kurzgestielte Ähren mit fleischiger Spindel herab; ihre Frucht ist eine einsamige Beere.

Cubeba officinalis (Piper Cubeba)   off. *Cubebae.*

Ein Kletterstrauch auf Java, dessen Beeren die *Kubeben* darstellen.
Der Pfeffer (Piper nigrum), auf der Malabarküste einheimisch, wird in Ostindien, wie unser Hopfen, an Stangen gezogen; die getrocknete unreife Beere liefert den *schwarzen*, der reife Same den *weissen Pfeffer*. — Vom langen Pfeffer (Piper longum) gebrauchte man früher die langen, den Birkenkätzchen ähnlichen Fruchtkolben.

Die Nesselgewächse, Urticaceae.

§ 433. Von den Nesseln. Die Familie der Nesseln, **Urticaceae**, umfasst Kräuter und Bäume mit rauhen Blättern, hinfälligen Nebenblättchen und kleinen, meist eingeschlechtigen Blüten, welche mit einem kelchartigen Perigon versehen und in Trauben, Ähren oder Rispen, nicht aber in Kätzchen gestellt sind. Die Früchte stellen kleine Nüsschen dar, wie sie Fructus Cannabis im grösserem Massstabe zeigt; sie sind häufig durch das fleischig gewordene Perigon oder Blütenlager in eine falsche Fleischfrucht umgewandelt, wie bei der Maulbeere und Feige. (Monoecia und Dioecia L.)

Diese Gewächse zeichnen sich durch lange, biegsame Bastfasern aus und erlangen, wie der Hanf, die Nessel und der japanische Papiermaulbeerbaum, mehrfache technische Anwendung; andere strotzen von Milchsaft, der bald geniessbar ist (wie beim Kuhbaum auf den polynesischen Inseln), bald giftig (wie beim Upasbaum auf Java), auch häufig auf Kautschuk verwertet wird (wie bei Ficus elastica in Ostindien). Durch ihre saftigen Früchte bieten der Feigen- und Maulbeerbaum im Orient, der Brotfruchtbaum den Südsee-Insulanern Genuss und Nahrung.

§ 434. Einteilung der Nesselgewächse. Nach der Fruchtbildung unterscheidet man die Nesselgewächse in mehrere Gruppen, welche von anderen als besondere Familien betrachtet werden:

Urticaceae.

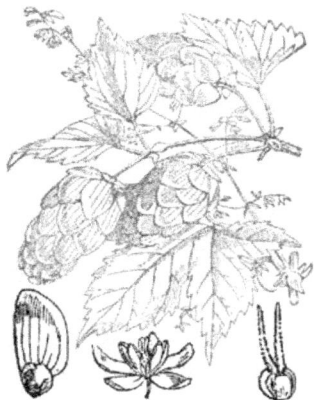

Fig. 339.
Humulus Lupulus. Hopfen.
Nebst einer männlichen und weiblichen
Einzelblüte und einer Nuss am Grunde
ihres Deckblättchens.

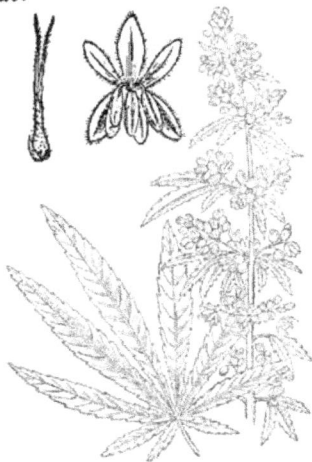

Fig. 340.
Cannabis sativa. Hanf.
Nebst männlicher und weiblicher Einzelblüte.

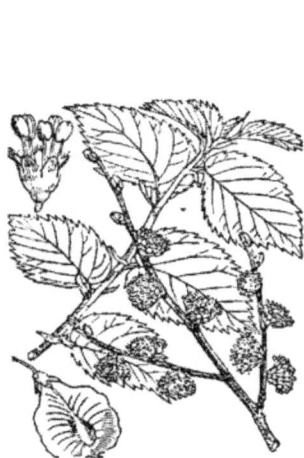

Fig. 341.
Ulmus campestris. Ulme, Rüster.
Links oben Einzelblüte, unten Flügelfrucht.

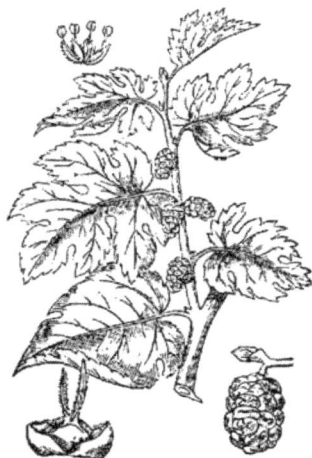

Fig. 342.
Morus nigra. Schwarzer Maulbeerbaum.
Links oben männliche, unten weibliche
Einzelblüte; rechts Fruchtstand.

I. Echte Nesseln, mit trockner Nussfrucht.

1. Humulus Lupulus, Hopfen, off. *Glandulae Lupuli.*

Eine zweihäusige, rechtswindende Kletterstaude, deren männliche Pflanze eine grosse Blütenrispe trägt; man kultiviert die weibliche Pflanze zur Gewinnung der Hopfenähre (*Strobuli Lupuli*), deren Blättchen mit dem *Hopfenmehl* bestreut sind. Fig. 339.

2. Cannabis sativa, Hanf, . off. *Fructus Cannabis.*
Herba Cannabis indicae.

Ein zweihäusiges Kraut, welches seines Bastes wegen kultiviert wird. Die in Ostindien wachsende weibliche Pflanze schwitzt an den Blüten- ähren ein narkotisches Harz aus, welches dem bei uns gebauten Hanfe fehlt. Fig. 340.

Hierhin gehören noch die Brennessel, Urtica urens, mit rundlichen, Urtica dioica mit herzförmigen Blättern.

II. Ulmen, Bäume mit zwitterigen Blüten und geflügelter Frucht.

Von den beiden einheimischen Arten der Ulme, Ulmus campestris und U. effusa, benutzte man ehedem den Bast (*Cort. Ulmi interior*) Fig. 341.

III. Maulbeergewächse mit Beere oder Fleischfrucht.

Ficus Carica, Feige, off. *Caricae.*

Ein Strauch des Orients, dessen fleischige Fruchtkuchen als *Feigen* zu uns kommen.

Der schwarze Maulbeerbaum (Morus nigra) dient mit seinen schwarzroten Beeren zu *Syrupus Mororum*; Fig. 342. Der weisse Maul- beerbaum (Morus alba) wird zur Züchtung der Seidenraupe gebaut.

Die Wolfsmilchgewächse, Euphorbiaceae.

§ 435. Von den Wolfsmilchgewächsen. Die Wolfsmilchge- wächse, **Euphorbiaceae**, sind in ihrer äusseren Erscheinung sehr wechselnd, bald krautartig, oft kaktusähnlich, bald Sträucher und Bäume, entweder mit Blume und Kelch, oder mit Perigon, auch nacktblütig, stimmen jedoch darin überein, dass ihre Frucht in mehrere Knöpfe zerfällt. Ihre Blüten sind ein- geschlechtig, mit wechselnder Zahl der nicht selten verwach- senen Staubgefässe. (Monoecia und Dioecia L.)

Die Euphorbiaceen besitzen meistens reichlichen Milchsaft, welcher vielfach Kautschuk liefert, wie von Siphonia elastica in Südamerika; bei der Gattung Euphorbia zeichnet er sich durch grosse Schärfe aus. Die Samen der Euphorbiaceen sind reich an fettem Öl (statt des Stärkemehls), häufig von drastisch wirkenden Stoffen begleitet — so das Ricinus- und Crotonöl.

1. Ricinus communis   off. *Oleum Ricini.*

Ein mannshoher Strauch, in Ostindien einheimisch, im heissen Amerika
und in Italien kultiviert, in unseren Gärten nur einjährig, liefert durch
Auspressen der Samen das *Ricinusöl.*

2. Croton Eluteria   off. *Cortex Cascarillae.*

Ein strauchartiges Bäumchen auf den westindischen Inseln.

3. Croton Tiglium (Tiglium officinale) off. *Oleum Crotonis.*

Ein Bäumchen in Ostindien, aus dessen Samen *Crotonöl* gepresst wird.

4. Mallotus Philippensis (Rottlera
   tinctoria)   off. *Kamala.*

Ein Baum in Ostindien, dessen Früchte kleine rote Drüsen tragen,
welche man abbürstet und als *Kamala* zum Färben der Seide, sowie als
Bandwurmmittel verwendet.

5. Euphorbia resinifera   off. *Euphorbium.*

Die Gattung Wolfsmilch, Euphorbia, ausgezeichnet durch einen
scharfen, weissen Milchsaft, besitzt scheinbar zwitterige Blüten, worin eine
nackte weibliche Blüte, von zahlreichen Staubgefässen (nackten einmän-
nigen Blüten) umgeben, in einer glockigen Hülle steht. (Monoecia Monandria, nach Linné: Dodekandria Trigynia.) Die marokkanische E. resinifera ähnelt einem Kaktus und lässt aus der verwundeten Rinde den
scharfen Milchsaft ausfliessen, welcher an den Stacheln der Pflanze eingetrocknet das *Euphorbium* darstellt. — Von den einheimischen Euphorbia-
Arten seien erwähnt: Euphorbia Cyparissias und E. Esula.

Die deutsche Flora besitzt ausserdem den Buxbaum (Buxus sempervirens) und das Bingelkraut (Mercurialis).

Erwähnung verdienen noch: der Gummilackbaum (Aleurites lacci-
fera Willd.) auf den Molukken, dessen Zweige infolge des Schildes der Lack-
schildlaus den *Gummilack* absondern, aus welchem man den *Schellack* aus-
schmilzt; der Kautschukbaum (Siphonia elastica) in Südamerika, dessen
Saft *Kautschuk* liefert; der Cassavestrauch (Jatropha Manihot) ebendaselbst, aus dessen Wurzel ein Stärkemehl, die *Tapiocca* gewonnen wird.

Die knöterigartigen Gewächse, Polygoneae.

§ 436. Die Knöteriche. Die Familie der Knöteriche, **Polygoneae**, umfasst Krautgewächse, über deren Blätter eine Scheide,
als sog. Tute (ochrea), sich um den Stengel
emporzieht. (Fig. 343.) Die zwitterigen
Blüten sind bei Polygonum mit einem blumigen,
bei Rumex mit einem kelchartigen Perigon versehen,
welches auch die nussartige Frucht bedeckt.
Same eiweisshaltig, oft stärkemehlreich (wie beim
Buchweizen). Die Zahl der Staubgefässe schwankt
(bei Polygonum 5—8, bei Rumex 6, bei Rheum 9).
Bemerkenswert ist das Vorkommen oxalsaurer Salze;

Fig. 343.

so des doppeltoxalsauren Kalis (Kleesalz) im Sauerampfer, des
oxalsauren Kalkes im Rhabarber.

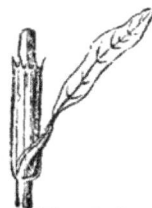

Rheum officinale . off. *Rad. Rhei.*

Die Gattung Rheum gehört zur IX. Linnéschen Klasse und ist in Asien durch viele Arten vertreten. Jetzt leitet man die echte Rhabarberwurzel ab von Rh. officinale in Tibet und der hohen Tatarei sowie auch von Rheum palmatum Var. Tanguticum in Hochchina.*) — Rheum Rhaponticum, in Kleinasien, lieferte früher *Rad. Rhapontici.* Die Rheum-Arten findet man nicht selten bei uns in Gärten; es sind mannshohe Kräuter mit grossen Blättern und weissen, rispigen Blüten.

Von den einheimischen Polygoneen verdienen Erwähnung: Der Buchweizen (Polygonum Fagopyrum); die Natterwurz (Polygonum Bistorta), Fig. 345, deren Wurzel ehedem als *Rad. Bistortae* off. war; der Sauerampfer (Rumex Acetosa L.), ein bekanntes Küchenkraut. Die früher gebräuchliche *Rad. Lapathi acuti* entnahm man dem stumpfblättrigen Ampfer (Rumex obtusifolius), Fig. 346.

§ 437. Verwandte Familie. Hier schliessen sich die Gänsefussgewächse, **Chenopodeae,** an, Kräuter mit grünen, unansehnlichen Blüten in knäuelichen Ähren.

Manche derselben sind als gemeine Unkräuter bekannt, wie der weisse Gänsefuss (Chenopodium**) album), andere dagegen geschätzte Küchengewächse, wie die Garten-Melde (Atriplex hortensis), der Spinat (Spinacia oleracea), sowie der teils als Gemüse, teils als Futter oder zur Zuckergewinnung (Runkelrübe) gebaute Mangold (Beta vulgaris). Chenopodium ambrosioides ist ein wohlriechendes Kraut Mexikos und als Jesuitenthee *(Herba Chenopodii ambrosioidis)* gebräuchlich.

Die Lorbeergewächse, Laurineae.

§ 438. Von den Lorbeergewächsen. Die Familie des Lorbeers, **Laurineae,** gehört ausschliesslich wärmeren Klimaten an und umfasst gewürzreiche Sträucher und Bäume mit immergrünen

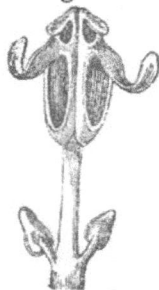

Lederblättern. Die zwittrigen Blüten sind neun- oder zwölfmännig mit gelblichem oder weissem Perigon; ihre Staubbeutel springen in Klappen auf (Fig. 344). Die Frucht ist eine Beere oder Steinfrucht.

Die gewürzigen Produkte der Laurineen machten seit den ältesten Zeiten einen grossen Teil des überseeischen Handels aus. Es findet sich ätherisches Öl im Holze, in den Blättern, Blüten und Samen, welche letztere zugleich fettes Öl führen (z. B. beim Lorbeer).

Fig. 344.

---

*) Diese Art Rheum wurde bereits im 13. Jahrhundert von dem berühmten Venetianer Marco Polo entdeckt, dann 1873 durch Przewalski wieder aufgefunden. — Von Rheum officinale kamen zuerst 1867 frische Wurzeln nach Paris.

**) Chenopodium von γήν (Gans) und πούς (Fuss).

Polygoneae.

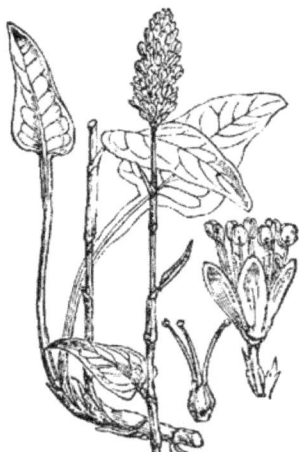

Fig. 345.
Polygonum Bistorta. Natterwurz.
Nebst einer einzelnen Blüte,
und einem Stempel.

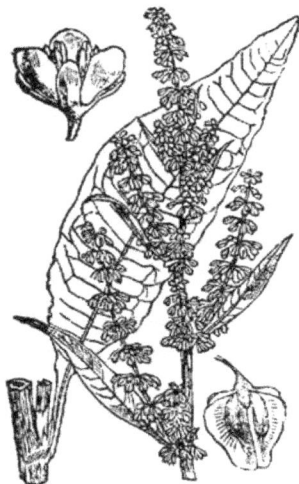

Fig. 346.
Rumex obtusifolius.
Stumpfblätteriger Ampfer. Links oben eine
einzelne Blüte, rechts unten eine Frucht.

Thymelaeae.

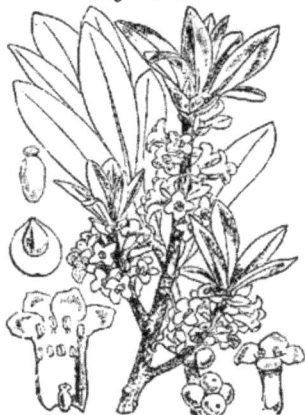

Fig. 347.
Daphne Mezereum. Seidelbast.
Rechts eine einzelne Blüte; links dieselbe
im Längsschnitt, darüber Stempel und
längsdurchschnittne Beere.

Lorantaceae.

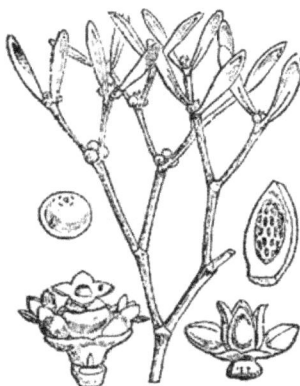

Fig. 348.
Viscum album. Mistel.
Rechts eine männliche Blüte, darüber
ein Staubbeutel; links eine weibliche Blüte,
sowie eine Beere.

1. Laurus nobilis, Lorbeerbaum,   off. *Fructus, Oleum, Folia Lauri.*

Ein strauchartiger Baum, einheimisch im Orient und durch Kultur im ganzen südlichen Europa verbreitet.

2. Cinnamomum Cassia (Laurus Cassia), der Zimtbaum,   off. *Cortex* und *Oleum Cinnamomi.*

Ein Baum, wild und kultiviert im südlichen China und Hinterindien; liefert den *chinesischen Zimt (Zimtkassie).* Von Cinnamomum Zeylanicum (Laurus Cinnamomum), auf Zeylon in Plantagen kultiviert, kommt der Bast als *Ceylonzimt (Cort. Cinnamomi zeylanici)* zu uns.

3. Camphora officinarum (Laurus Camphora), der Kampferbaum,   off. *Camphora.*

Ein hoher Baum, der an der Küste Chinas und Japans dichte Waldungen bildet, birgt im Holze und in den Blättern den *Kampfer* krystallinisch abgelagert; man scheidet ihn im Mutterlande durch Sublimation ab.

4. Sassafras officinale (Laurus Sassafras.)

off. *Lignum Sassafras.*

Ein gewürzreicher Baum in den vereinigten Staaten Nordamerikas.

§ 439. Verwandte Familien. I. die Seidelbastgewächse, **Thymelaeae**, Bäume und Sträucher mit gefärbten Perigonblüten. Daphne Mezereum, Seidelbast,   off. *Cort. Mezerei.*

Dieser Strauch, Fig. 347, ziert schon im März und April unsere Bergwälder durch seine wohlriechenden, roten Blüten, die vor den Blättern an den Zweigspitzen erscheinen; Beeren rot und scharfgiftig.

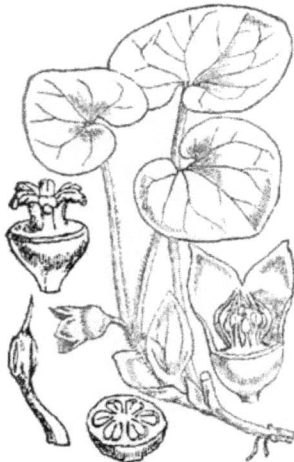

Fig. 349. Asarum europaeum. Haselwurz.
Rechts die Blüte im Längsschnitt; links der Stempel; ein Staubgefäss und die querdurchschnittene Kapselfrucht.

II. Die Muskatnüsse, **Myristicaceae**, tropische Bäume, deren Same von einem fleischigen Samenmantel umhüllt ist. Myristica fragrans, Muskatnussbaum, .   .   off. *Macis, Nuces moschatae, Oleum Nucistae.*

Ein hoher Baum auf den Molukken, dessen gelbe Beeren den Samen — die *Muskatnüsse* — in einem roten Samenmantel (Macis) bergen.

III. Die Mistelgewächse, Loranthaceae, Schmarotzersträucher unserer Obst- und Waldbäume, mit Beeren.

Die Mistel (Viscum album), Fig. 348, ein gabelästiges, zweihäusiges Gewächs mit weissen Beeren, welche Vogelleim liefern, früher gebräuchlich als *Viscum album.*

IV. Die Osterluzeigewächse, **Aristolochiaceae**, kraut- und strauchartige Gewächse mit kriechendem oder knolligem Wurzelstock, dessen Bestandteile meist bitter, scharf oder kampferartig (Asantkampfer in der Haselwurz!); die Blüten sind gefärbt, bei Aristolochia zungenförmig, mit 6 oder 12 Staubgefässen.

1. A s a r u m   e u r o p a e u m , Haselwurz,   off. *Rhiz. Asari.*

Ein niedriges Kraut mit nierenförmigen Wurzelblättern und einzelner, rotbrauner Blüte. Fig. 349.

2. A r i s t o l o c h i a   S e r p e n t a r i a ,
virginische Schlangenwurz   off. *Rad. Serpentariae.*

Ein Kraut in den Wäldern Virginiens, woselbst die Wurzel gegen den Biss giftiger Schlangen dient.

2. Ordnung. Monopetalen.
Blüten mit Kelch und einblättriger Blume.

a) Monopetalen mit unterständiger Blume.
(Corollifloren.)

Analytische Übersicht der Familien.

I. Staubgefässe in nicht grösserer Zahl als Blumenzipfel.
  A. Staubgefässe gleichlang; Blume regelmässig.
    a) Staubgefässe 5, Blume 5 zipfelig.

α) Fruchtknoten 4 teilig .	Boragineae.
β) Fruchtknoten ungeteilt.	
1. Frucht 2 fächerig, vielsamig .	Solaneae.
— — armsamig .	Convolvulaceae.
2. Frucht 1 fächerig, Samen central	Primulaceae.
— — Samen wandständig	Gentianeae.
γ) Fruchtknoten 2, mit gemeinsamer Narbe	Asclepiadeae.

    b) Staubgefässe 4, Blume 4 zipfelig.

α) Kapselfrucht; Blume trockenhäutig	Plantagineae.
β) Beerenfrucht	Aquifoliaceae.
c) Staubgefässe 2. Blume 4 zipfelig .	Oleaceae.

  B. Staubgefässe 2 mächtig, Blume meist unregelmässig.
    a) Fruchtknoten 4 teilig .

	Labiatae.
b) Fruchtknoten ungeteilt.	
α) Frucht eine mehrsamige Kapsel	Scrophularineae.
β) Frucht in 4 Nüsse zerfallend	Verbenaceae.

II. Staubgefässe in doppelter Zahl als Blumenzipfel   Ericaceae.

Die Nachtschattengewächse, Solaneae.

§ 440. Charakter der Nachtschattengewächse. Die Familie der N a c h t s c h a t t e n g e w ä c h s e , **Solaneae**, umfasst Pflanzen mit r e g e l m ä s s i g e n , fünfgliederigen B l ü t e n und abwechselnd gestellten Blättern. Die fünflappige oder fünfteilige Blume welkt nach dem Verblühen schnell ab; sie trägt 5 Staubgefässe und birgt einen zweifächerigen Stempel mit 1 Griffel. Daher finden wir diese Familie in der Pentandria Monogynia nach Linné. Die Frucht ist bald eine zwei- bis vierfächerige Kapsel, wie beim Stechapfel, Tabak und Bilsenkraut, bald eine Beere, wie beim Nachtschatten und der Tollkirsche; sie enthält zahlreiche, etwas platte Samen.

Die Solaneen zeichnen sich durch mancherlei giftige Alkaloïde aus (Atropin in der Tollkirsche, Daturin im Stechapfel, Nikotin im Tabak, Solanin im Nachtschatten und den Keimen der Kartoffel u. a. m.), stellen daher dem Arzneischatze ein grosses Kontingent von Giften. Bei uns ist die Familie durch einige Gattungen vertreten, zu denen nur Kräuter zählen; die meiste Verbreitung findet sie in Südamerika, in der Heimat der Kartoffelpflanze und des Tabaks.

§ 442. Einteilung der Familie. Je nach der Fruchtform zerfallen die Solaneen in Kapseltragende und Beerentragende.

a) Mit Beeren:

1. Solanum Dulcamara, Bittersüss-
   Nachtschatten,   off. *Stipites Dulcamarae.*

Die Gattung Solanum trägt flache Blüten mit kegelig zusammenneigenden und vorstehenden Staubgefässen: S. Dulcamara, Fig. 351, ist ein windender Halbstrauch mit blauen Blüten und roten Beeren, dessen untere Stengelteile verholzen und medizinische Anwendung finden. — S. nigrum ist ein allenthalben verbreitetes Unkraut mit weissen Blüten und schwarzen Beeren. — S. tuberosum ist die Kartoffelpflanze.

2. Atropa*) Belladonna, Tollkirsche,
       off. *Folia, Rad. Belladonnae.*

Ein perennierendes Kraut in Waldschlägen, mit braunroten, glockigen Blumen und schwarzen, glänzenden Beeren. Fig. 350.

b) Mit Kapselfrucht:

3. Nicotiana**) Tabacum, Tabak,
       off. *Folia Nicotianae.*

Im heissen Amerika einheimisch, auch in Deutschland (in der Rheinpfalz) gebaut.

4. Hyoscyamus***) niger, Bilsenkraut,
       off. *Herba, Sem. Hyoscyami.*

Ein zweijähriges, klebrig-zottiges Kraut auf Kirchhöfen u. a., mit gelben, dunkelgeaderten Blumen und bedeckelter Kapselfrucht. Fig. 352.

---

*) Atropa nach der Parze Atropos, die den Lebensfaden abschneidet.
**) Nicotiana nach J. Nicot, der 1560 die Tabakssamen nach Frankreich brachte und zuerst das Rauchen empfahl.
***) Hyoscyamus von ὗς (Schwein) und κύαμος (Bohne).

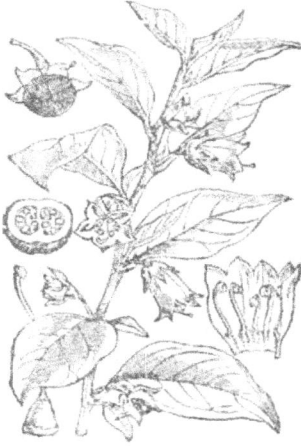

Fig. 350.
Atropa Belladonna. Tollkirsche.
Rechts mit einer aufgespaltenen Blume;
links mit dem Stempel sowie der Beere,
letztere auch im Querschnitt.

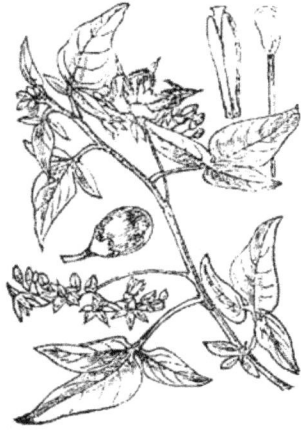

Fig. 351.
Solanum Dulcamara. Bittersüss-Nachtschatten.
Rechts mit der Beere; links mit dem Stempel
und einem Staubbeutel.

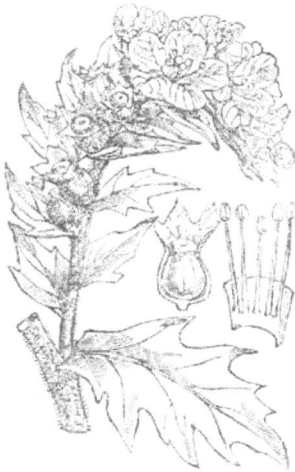

Fig 352.
Hyoscyamus niger. Bilsenkraut.
Nebst Staubgefässen und Kapsel
(im durchschnittenen Kelche).

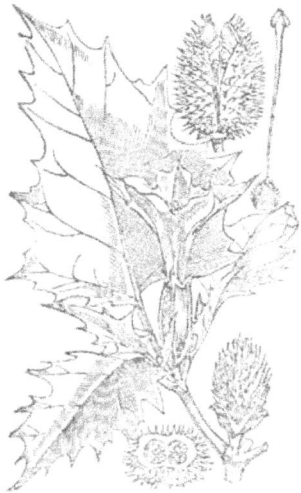

Fig. 353.
Datura Stramonium. Stechapfel.
Nebst Stengel, aufgesprungener und
querdurchschnittener Kapsel.

5. Datura Stramonium, Stechapfel

off. *Folia Stramonii.*

Ein einjähriges Kraut auf unbebauten Plätzen in der Nähe mensch-
licher Wohnungen, ausgezeichnet durch seine langtrichterige weisse Blume
und stachelige Kapsel. Fig. 353.

6. Capsicum annuum } Beissbeere off. *Fruct. Capsici.*
7. . „ longum } (*Piper hispanicum*).

In Westindien und Südamerika einheimische und daselbst, wie auch
in vielen anderen Tropenländern gebaute Kräuter.

Den Nachtschattengewächsen schliessen sich enge an:

§ 443. Die Boretschgewächse. Die Familie der Boretschgewächse, **Boragineae**, umfasst rauhhaarige Kräuter mit
fünfmännigen Blüten, welche sich von denen der Nachtschatten
nur durch die Vierteilung des Fruchtknotens unterscheiden. (Pentandria Monogynia L.)

Diese, in der gemässigten Zone sehr verbreitete Familie
entbehrt jeglicher aromatischen Bestandteile; ihre Glieder lassen
sich leicht erkennen an den schneckenförmig eingerollten Blütentrauben (sog. Wickel) und den Deckklappen im Schlunde der
Blume, welche nur selten fehlen (bei Echium).

Boragineae.

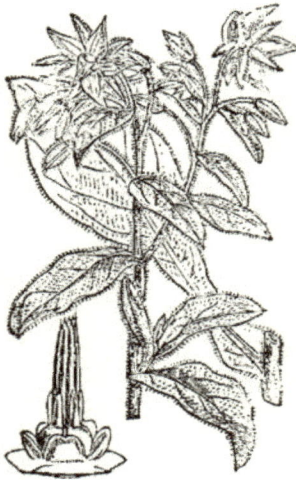

Fig. 354.
Borago officinalis. Boretsch.
Links unten die Staubgefässe nebst
den Deckklappen.

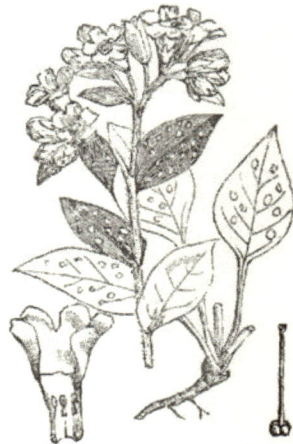

Fig. 355.
Pulmonaria officinalis. Lungenkraut.
Links eine aufgespaltene Blume, rechts der
vierteilige Fruchtknoten mit dem Griffel.

Alkanna tinctoria off. *Rad. Alkannae.*

Ein Kraut in Kleinasien, dessen Wurzel zum Rotfärben der Fette dient. Von den einheimischen Gewächsen verdienen Erwähnung: der blaublühende Boretsch (Borago officinalis), Fig. 354, in Gärten gezogen. — — Das Lungenkraut (Pulmonaria officinalis), Fig. 355, mit anfangs roten, dann blau werdenden, trichterigen Blumen, ein Frühlingskraut unserer Wälder, früher gebräuchlich *(Herba Pulmonariae).* — Beinwell (Symphytum officinale), an Ufern, mit glockig-walzenförmigen, weissen oder rötlichen Blumen, früher gebräuchlich *(Radix Consolidae).* — Hundszunge (Cynoglossum officinale), mit braunroten Blüten und stacheligen Früchtchen, früher gebräuchlich *(Rad. Cynoglossi).* — Der blaublühende Natterkopf (Echium vulgare) und das artenreiche Vergissmeinnicht (Myosotis).

§ 444. Die Winden. Die Familie der Winden, **Convolvulaceae**, schliesst sich den Nachtschattengewächsen nahe an; sie umfasst windende Kräuter mit trichterigen Blumen.

1. Convolvulus Scammonia off. *Radix Scammoniae.*

Eine niedrige Winde in Kleinasien und Syrien, aus deren dickwalzenförmiger Wurzel schon in alter Zeit ein drastisches Harz (*Scammonium*) gewonnen wurde.

2. Ipomoea*) Purga (Convolvulus Purga)

off. *Tubera Jalapae.*

Eine Winde auf den mexikanischen Gebirgen.

§ 445. Von den Enzianen. Zur Familie des Enzians, **Gentianeae**, gehören Kräuter mit regelmässigen, schönfarbigen, fünfmännigen Blüten, deren Blumen in der Knospe gedreht sind und nach dem Verblühen nicht abfallen. (Pentandria nach Linné.)

Die Gentianeen finden sich von den heissesten Steppen bis zur Schneegrenze; in allen Teilen der Pflanzen herrscht Bitterstoff vor, weshalb man sie auch Bitterlinge genannt hat und vielfach arzneilich verwendet.

1. Gentiana lutea, G. purpurea
   G. Pannonica, G. punctata

Enzian, off. *Radix Gentianae.*

Perennierende Kräuter auf den Alpen und anderen höheren Gebirgen. Fig. 356 und 357.

2. Erythraea Centaurium**),
   Tausendgüldenkraut,

off. *Herba Centaurii.*

Ein zweijähriges Kraut mit roten, doldentraubigen Blüten; in Bergwäldern. Fig. 358.

---

*) Ipomoea von ἴψ (Wurm) und ὅμοιος (ähnlich).
**) Erythraea von ἐρυθρός (rot). — Centaurium von centum und aureus.

3. Menyanthes*) trifoliata,
Bitterklee, off. *Folia Trifolii fibrini.*

Ein Kraut an sumpfigen Orten, mit weissbärtigen Blüten und dreizähligen grundständigen Blättern. Fig. 359.

§ 446. Verwandte Familien. Hier reihen sich noch folgende
Familien an:

1. Die **Asclepiadeae**, eine in Deutschland nur wenig ver-
tretene Familie.

Gonolobus Cundurango. . off. *Cortex Condurango.*

Ein Schlingstrauch auf den Gebirgen Ekuadors in Südamerika.

Zu den einheimischen Gliedern zählt die Schwalbenwurz (Cynanchum Vincetoxicum L.), deren Wurzel (*Radix Vincetoxici*) ehedem gebraucht wurde.

2. Die **Strychnaceae** umfassen tropische, stark giftige Bäume.

Strychnos nux vomica off. *Sem. Strychni.*

Ein Baum in Ostindien, mit apfelgrossen Beeren, in deren Mus die
Samen, früher *Nuces vomicae* genannt, eingebettet liegen. — Auf den Philippinen wächst Strychnos St. Ignatii, dessen Samen die stark giftigen
Ignatiusbohnen darstellen. Von anderen Strychnosarten bereiten die Javaner,
wie auch die südamerikanischen Indianer *Pfeilgift (Curare)*.

3. Die Schlüsselblumen, **Primulaceae**, einheimische
Kräuter mit schönen Blumen. (Pentandria Monogynia nach Linné.)

Primula officinalis, Schlüsselblume, off. *Flor. Primulae.*

Dieses bekannte Frühlingskraut trägt gelbe Blüten in einfacher Dolde,
mit konkaven Blumenzipfeln. Die höhere Primula elatior, auf Waldwiesen, hat flache Blumenzipfel.

Die Ölbaumgewächse, Oleaceae.

§ 447. Von den Ölbaumgewächsen. Die Familie des Öl-
baums, **Oleaceae**, umfasst Sträucher und Bäume mit gegenständigen Blättern und regelmässigen, viergliederigen Blüten.
Die Blume ist vierspaltig, nur zwei Staubgefässe tragend;
der Fruchtknoten zweifächerig, mit 1 Griffel. Frucht verschieden,
bald eine Beere (wie beim Liguster) oder Steinfrucht (wie beim
Ölbaum), bald eine Kapsel (wie beim spanischen Flieder) oder
Flügelfrucht (wie bei der Esche). — Diandria Monogynia
nach Linné.

Die Oleaceae gehören der nördlichen gemässigten Zone an,
ihre Blätter und Rinden sind reich an adstringierenden Stoffen,
die Samen an fettem Öl (statt des Stärkemehls), welches im
Fruchtfleisch der Olive reichlich vorhanden ist. Auf ihnen lebt
vorzugsweise die spanische Fliege.

---

*) Menyanthes von μηνύω (verraten, d. i. sumpfige Orte) und ἄνθος (Blüte).

Gentianeae.

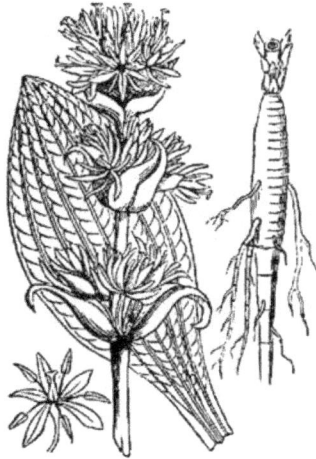

Fig. 356.
Gentiana lutea. Gelber Enzian.
Nebst einzelner Blüte, Blatt und Wurzel.

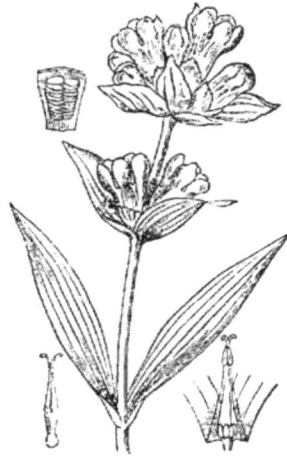

Fig. 357.
Gentiana purpurea. Purpurner Enzian.
Nebst den inneren Blütenteilen.

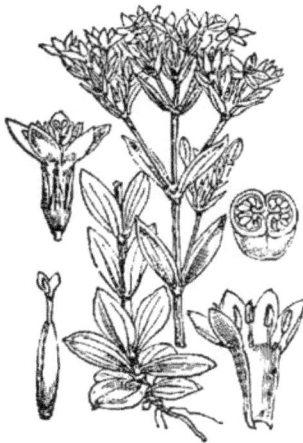

Fig. 358.
Erythraea Centaurium. Tausendgüldenkraut.
Links eine einzelne Blüte, sowie der Stempel;
rechts der Fruchtknoten im Querschnitt
und die aufgespaltete Blume.

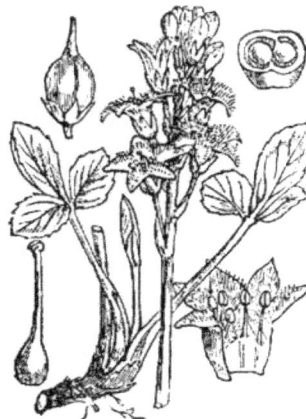

Fig. 359.
Menyanthes trifoliata. Fieberklee.
Links mit dem Stempel und der Frucht;
rechts mit dem Fruchtknoten im
Querschnitt und der aufgespalteten Blume.

1. Fraxinus Ornus, Manna-Esche, .   off. *Manna.*

Ein kleiner Baum im südlichen Europa, welcher an der Nordküste Siziliens in besonderen Plantagen kultiviert wird; aus Einschnitten, die man in die Rinde macht, gewinnt man ihren Saft, den man zur Manna eintrocknen lässt. — Fraxinus excelsior ist die bei uns einheimische Esche, ein starker Baum mit Fiederblättern.

2. Olea europaea, Ölbaum,   off. *Oleum Olivarum.*

Ein weidenähnlicher Baum, der aus dem Orient stammt, im südlichen Europa vielfach kultiviert wird. Seine pflaumenähnliche Frucht besitzt ein ölreiches Fleisch. Fig. 360.

Zu den einheimischen Oleaceen gehören: Der Liguster (Ligustrum vulgare), ein Strauch mit weissen Blüten und schwarzen Beeren. Fig. 361. Ein bekannter Zierstrauch ist der spanische Flieder (Syringa vulgaris).

§ 448. Verwandte Familien. I. Die Stechpalmen, Aquifoliaceae, unterscheiden sich von den Ölbaumgewächsen durch ihre 4 Staubgefässe; Bäume und Sträucher mit unansehnlichen Blüten und immergrünen, lederigen Blättern.

Der einzige deutsche Vertreter ist die Stechpalme (Ilex Aquifolium), auch Hülsen genannt, bekannt durch ihre dornigen Lederblätter und roten Steinbeeren.

Oleaceae.

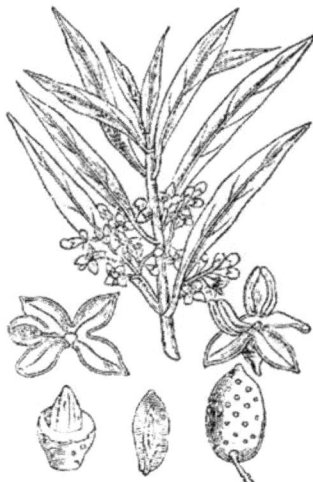 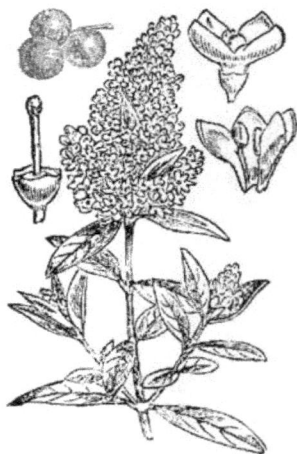

Fig. 360.
Olea europaea. Ölbaum.
Mit zwei Blüten und der Steinfrucht,
dieselbe geöffnet und der Stein im Längsschnitt.

Fig. 361.
Ligustrum vulgare. Liguster.
Rechts mit ganzer und aufgespalteter
Blüte, links mit Stempel und Beeren.

II. Die **Styraceae** sind tropische Holzgewächse mit Steinfrüchten.

Styrax Benzoïn off. *Benzoë.*

Ein Baum auf den ostindischen Inseln, dessen Stamm aus Einschnitten
das Benzoëharz ausfliessen lässt.

III. Die Wegeriche, Plantagineae, sind Kräuter mit
viermännigen Blüten in dichten Ähren.

Die allenthalben häufigen Arten des Wegerichs sind: Plantago
major mit langgestielten, eiförmigen Blättern; Pl. media mit elliptischen Blättern; Pl. lanceolata mit lanzettlichen Blättern. Die Blüten-
ähren stehen bei ihnen auf einem Schafte. In Südeuropa wachsen auch
bestengelte Arten, wie Pl. Psyllium, dessen schleimreiche Samen als
Flohsamen (Semen Psyllii) früher gebräuchlich waren.

Die Lippenblütler, Labiatae.

§ 449. Charakter der Lippenblütler. Die Familie der Lippenblütler, **Labiatae**, umfasst einjährige oder ausdauernde Kräuter,
seltener Halbsträucher, mit meistens vierkantigem Stengel,
gegenständigen Blättern und scheinwirteligen Blüten.
Die zweilippige Blume, deren oft helmartig gewölbte Oberlippe nur bei wenigen Gattungen (Teucrium, Ajuga) fehlt, trägt
4 zweimächtige Staubgefässe, von denen bei Salvia nur
zwei vorhanden sind. Der eingriffelige Fruchtknoten zeigt (ähnlich den Boragineen) eine Vierteilung, so dass die Frucht aus
4 einsamigen Nüsschen besteht. Da Linné dieselben für
nackte Samen gehalten hatte, bildete er aus diesen Gewächsen
die erste Ordnung der 14. Linnéschen Klasse: Didynamia
Gymnospermia.

Diese Familie gehört vorzugsweise dem Mittelmeergebiete an,
ist aber auch in Deutschland durch zahlreiche Arten vertreten.
Alle oberirdischen Pflanzenteile, zumal die Blätter, besitzen zahlreiche, mit ätherischem Öle gefüllte Drüsen, wodurch die Lippenblütler zu höchst gewürzreichen Gewächsen werden; giftige
Bestandteile fehlen ihnen gänzlich. Sie liefern daher dem Arze-
neischatze ein grosses und wichtiges Kontingent aromatischer
Mittel, jedoch kein narkotisches. Hierdurch unterscheiden sich
die Labiaten wesentlich von den Boragineen, mit denen sie in
der Fruchtform übereinstimmen. Ein anderer Unterschied zwischen
beiden Familien beruht in der Richtung des Würzelchens im
Samen, welches bei den Labiaten nach der Fruchtbasis, bei den
Boragineen nach der Fruchtspitze gewendet ist. Ausserdem finden
wir bei den Labiaten 4, bei den Boragineen 5 Staubgefässe; die
Gestalt der Blumenkrone ist dagegen nicht entscheidend, wenngleich sie bei den Boragineen vorzugsweise regelmässig, bei den
Labiaten vorzugsweise zweilippig ist.

§ 450. Einteilung der Familie. Man teilt die Lippenblütler nach der Gestalt der Blume und Staubgefässe ein.*)

  1. Mentha piperita, Pfefferminze,
     off. *Folia Menthae piperitae.*
  2. Mentha crispa, Krauseminze,
     off. *Folia Menthae crispae.*

Die Pfefferminze, Fig. 362, in England wild, bei uns kultiviert, unterscheidet sich von der ähnlichen Mentha silvestris durch kurzgestielte, ganz kahle Blätter; bei beiden bilden die Blütenquirle Ähren. — Die Krauseminze, bestehend aus Abarten durch Kultur veränderter wilder Minzen, kennzeichnet sich durch krause, ungleich gesägte und unstielte Blätter. — Von den wildwachsenden Minzen besitzt Mentha aquatica kopfartig gedrängte Blütenquirle, Mentha Pulegium und M. arvensis entfernte Quirle und niedergestreckten Stengel.

  3. Thymus Serpyllum, Quendel,.   off. *Herba Serpylli.*
  4. Thymus vulgaris, Thymian,   off. *Herba Thymi.*

Der Feldthymian oder Quendel, Fig. 363, ist ein überall gemeines, niedergestrecktes Kraut mit roten, kopfähnlichen Blütenquirlen. — Der Thymian, ein südeuropäisches Kräutlein, wird bei uns in Gärten gezogen.

  5. Origanum vulgare, Dost,   .   off. *Herba Origani.*
  6. Origanum Majorana, Meiran,   off. *Herba Majoranae.*

Der gemeine Dost, Fig. 364, ist ein aufrechtes, doldentraubiges Kraut. — Der Meiran, aus Nordafrika stammend, wird als Küchenkraut in Gärten gezogen.

  7. Melissa officinalis, Melisse,   off. *Folia Melissae.*

Die Melisse, Fig. 365, ist ein südeuropäisches, bei uns in Gärten gezogenes, wohlriechendes Kraut mit weissen Blüten in den Blattwinkeln.

---

*) Einteilung der Gattungen der Labiaten.
A. Blume trichterig-glockig, fast regelmässig.
    Gatt.: Mentha.
B. Blume zweilippig.
 a) Staubgefässe abwärts geneigt.
    Gatt.: Lavandula.
 b) Staubgefässe abwärts spreizend.
    Gatt.: Thymus, Origanum.
 c) Staubgefässe oberwärts zusammenneigend.
    Gatt.: Melissa, Calamintha u. a.
 d) Staubgefässe genähert und parallel.
  α) Nur 2 Staubgefässe vorhanden.
    Gatt.: Salvia, Rosmarinus.
  β) Staubgefässe 4.
   Gatt.: Glechoma, Lamium, Galeobdolon,
    Galeopsis, Stachys, Betonica,
    Ballota, Marrubium, Brunella u.
C. Blume einlippig (ohne Oberlippe).
    Gatt.: Ajuga, Teucrium.

Labiatae.

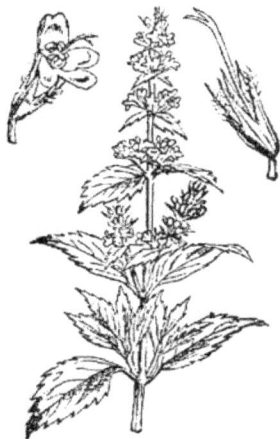

Fig. 362.
Mentha piperita. Pfefferminze.
Links eine einzelne Blüte,
rechts dieselbe nach Entfernung der Blume.

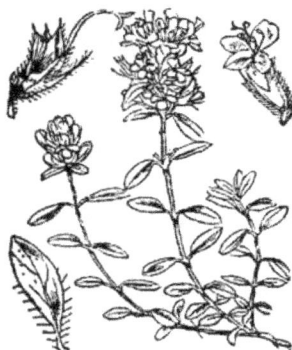

Fig. 363.
Thymus Serpyllum. Quendel.
Rechts mit einzelner Blüte,
links dieselbe nach Entfernung des
Kelches; links unten ein Blatt.

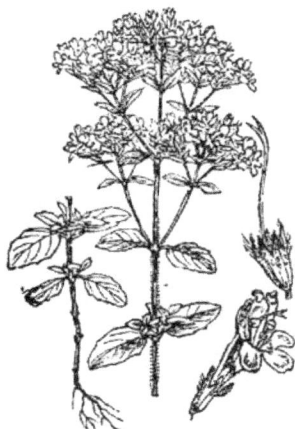

Fig. 364.
Origanum vulgare. Dost.
Rechts mit einzelner Blüte, sowie
dieselbe nach Entfernung der Blume.

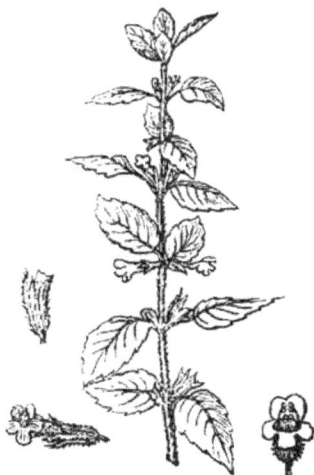

Fig. 365.
Melissa officinalis. Melisse.
Links eine einzelne Blüte, sowie der Kelch,
rechts eine Blüte von vorn gesehen.

8. **Lavandula vera**, Lavendel, off. *Oleum, Flores Lavandulae*.

Der Lavendel, ein Halbstrauch mit hellblauen Blüten in endständiger Ähre, wird ebenfalls in Gärten gezogen. Aus den Blüten destilliert man in Südfrankreich das Lavendelöl.

9. **Salvia officinalis**, Salbei, off. *Folia Salviae*.

Die Salbei, ein Halbstrauch aus Südeuropa, Fig. 365, bei uns in Gärten, unterscheidet sich durch ihre feingekerbten, länglichen Blätter und hellblauen Blüten von der dunkelblau blühenden Wiesensalbei (Salvia pratensis) mit herzeiförmigen Blättern.

10. **Rosmarinus officinalis**, Rosmarin, *Oleum Rosmarini*. obs. *Folia, Flores Rosmarini*.

Der Rosmarin, ein südeuropäisches Sträuchlein, liefert durch Destillation der Blüten ein ätherisches Öl; ehedem gebrauchte man auch seine Blätter und Blüten.

11. **Galeopsis*) ochroleuca**, Hohlzahn, off. *Herba Galeopsidis*.

Der gelblichweisse Hohlzahn, Fig. 367, dessen Blume am Grunde der Unterlippe zwei hohle Zähne zeigt, unterscheidet sich von den übrigen, rotblühenden Hohlzahnarten (G. Ladanum, G. Tetrahit u. a.) durch lange, blassgelbe Blumen.

Von der weissen Taubnessel (Lamium album), Fig. 368, mit zahnförmigen Seitenzipfeln der Unterlippe, wurden die weissen Blumen ehedem als Nesselblumen (*Flores Lamii*) gebraucht; ebenso das Kraut der Betonie (Betonica officinalis), kenntlich an der endständigen Ähre, dasjenige der blaublühenden Gundelrebe (Glechoma hederacea), ehedem off. als *Herba Hederae terrestris;* sowie die filzige, weissblühende Andorn (Marrubium album L.). Fig. 369, häufig in Gärten.

Der kriechende Günsel (Ajuga reptans), ein auf Wiesen häufiges Frühlingskraut mit bläulichen Blüten, war früher gebräuchlich. Ebenso mehrere Arten des Gamanders (Teucrium), z. B. der Katzengamander (Teucrium Marum), aus Südeuropa, früher off. als *Hb. Mari veri*.

Die Larvenblütler, Scrophularineae (Personatae).

§ 451. Charakter der Larvenblütler. Die Familie der Larvenblütler, **Scrophularineae** (Personatae), schliesst sich durch ihre zweimächtigen Staubgefässe den Lippenblütlern enge an, ist jedoch durch den ungeteilten Fruchtknoten von ihnen unterschieden.

Es sind Kräuter mit teils vierkantigem, teils stielrundem Stengel, gegenständigen oder abwechselnden Blättern und viergliederigen Blüten. Die vierspaltige oder vierteilige Blume erinnert nicht selten an die regelmässige Form — bei Wollblume und Ehrenpreis radförmig, bei der Braunwurz kugelig, beim Fingerhut röhrig-glockig, — ist aber meistens deutlich zweilippig und dann vorzugsweise mit geschlossenem Gaumen (corolla personata), wie beim Löwenmaul, Leinkraut u. a.

---

*) Galeopsis von galea (Helm) und ὄψις (Aussehen), wegen der helmförmigen Oberlippe.

Labiatae.

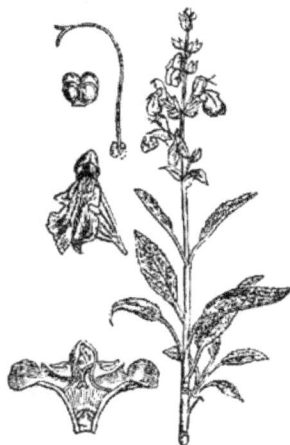

Fig. 366.
Salvia officinalis. Salbei.
Nebst einzelner Blüte, längsgespalteter Blume,
dem Stempel und der Frucht.

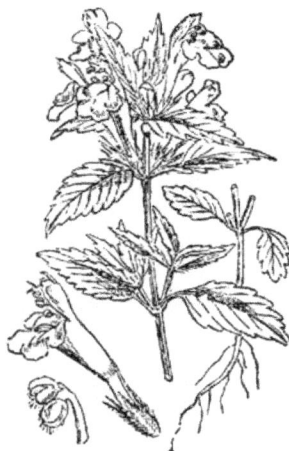

Fig. 367.
Galeopsis ochroleuca. Hohlzahn.
Nebst einzelner Blüte
und einem Staubbeutel.

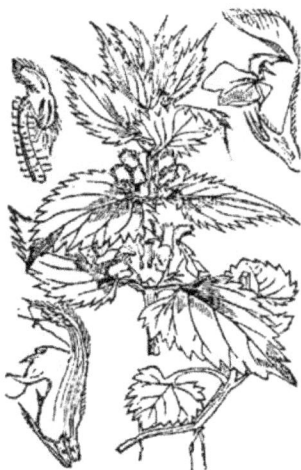

Fig. 368
Lamium album. Taubnessel.
Nebst einzelner Blüte (rechts)
und dieselbe im Längsschnitt (links)
sowie einem Staubbeutel.

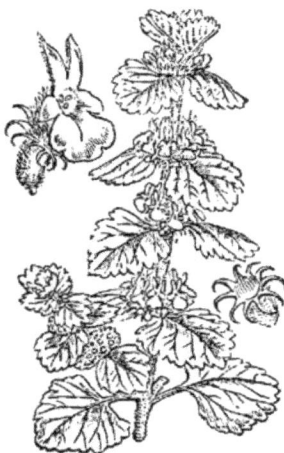

Fig. 369.
Marrubium album. Andorn.
Nebst einzelner Blüte (links)
und dem Kelch (rechts).

Die Staubgefässe sind zweimächtig, zu 2 und 2, bei der Wollblume zu 2 und 3, oder es sind ihrer überhaupt nur zwei ausgebildet, wie bei Veronica und Gratiola. Der Fruchtknoten ist zweifächerig, mit 1 Griffel; die Frucht eine zweifächerige, vielsamige Kapsel — daher Didynamia Angiospermia L.

Die Personaten bilden zufolge ihres geselligen Auftretens einen bemerkenswerten Bruchteil der deutschen Flora.

Die aromatischen Bestandteile, welche die Lippenblütler in so hohem Grade auszeichnen, finden sich bei ihnen höchst selten; die meisten enthalten Gerbsäure, einige (z. B. Gratiola, Digitalis) bittere und giftige Stoffe, andere (z. B. Verbascum) viel Schleim.

§ 452. Einteilung der Larvenblütler. Man teilt die Larvenblütler in mehrere Gruppen, die von anderen als besondere Familien genommen werden: Antirrhineae, Rhinanthaceae und Verbasceae.

A. Staubgefässe 4 oder 2, mit zweifächerigen Beuteln.
    a) Staubbeutel wehrlos . . . . . Antirrhineae.
    b) Staubbeutel am Grunde bestachelt . Rhinanthaceae.
B. Staubgefässe 5, mit einfächerigen Beuteln . Verbasceae.

A. Antirrhineae.

1. Linaria vulgaris, Leinkraut,   off. *Herba Linariae.*

Ein an Wegen häufig wachsendes Kraut mit linealen Blättern und gelben, gespornten Blättern, Fig. 270. — Nahe verwandt ist das in Gärten gezogene Löwenmaul (Antirrhinum majus).

2. Digitalis purpurea, Fingerhut,   off. *Folia Digitalis.*

Ein zweijähriges Kraut mit purpurnen, röhrig-glockigen Blüten, in Gebirgswäldern des westlichen Deutschland, Fig. 371.

3. Veronica officinalis, Ehrenpreis, off. *Herba Veronicae.*

Die Gattung Veronica, Ehrenpreis, ist kenntlich an den blauen, radförmigen, zweimännigen Blüten: Veronica officinalis, ein niederliegendes, weichhaariges Kraut sonniger Abhänge, Fig. 372. — V. Chamaedrys, auf Wiesen nicht selten, unterscheidet sich durch eine doppelte Haarzeile am Stengel. — In Gräben findet man häufig die Bachbunge, V. Beccabunga, in allen Teilen kahl.

4. Gratiola officinalis, Gottesgnadenkraut,
                             off. *Herba Gratiolae.*

Ein kahles Kraut auf nassen Wiesen, mit zweimännigen, weissen, röhrig-lippigen Blüten in den Blattwinkeln, Fig. 373.

B. Rhinanthaceae.

Der Augentrost (Euphrasia officinalis), ein niedriges Kraut auf Wiesen, war früher officinell (*Herba Euphrasiae.*). Ebenso der Klappertopf (Rhinanthus major und Rh. minor) und das Läusekraut (Pedicularis).

Scrophularineae (Antirrhineae).

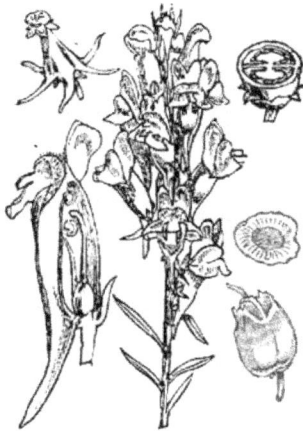

Fig. 370.
Linaria vulgaris. Leinkraut.
Links mit längsgespalteter Blüte und einer
durch sog. Pelorienbildung fünfspornigen Blüte.
Rechts mit einer Kapsel, ganz und im
Querschnitt, sowie einem Samen.

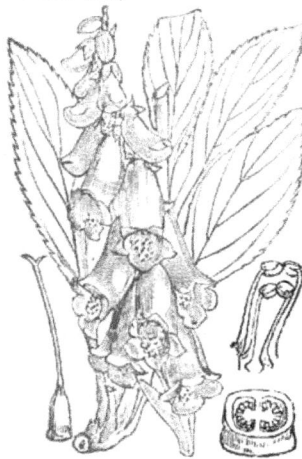

Fig. 371.
Digitalis purpurea. Fingerhut.
Links mit dem Stempel, rechts mit den
Staubgefässen und querdurchschnittener
Kapsel.

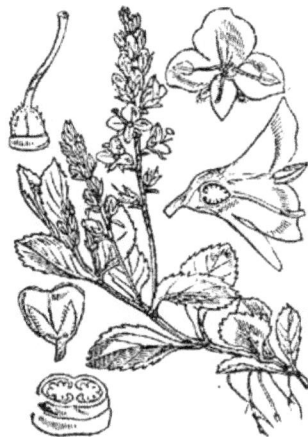

Fig. 372.
Veronica officinalis. Ehrenpreis.
Rechts mit einzelner Blüte, sowie
dieselbe im Längsschnitt. Links mit
Stempel, Kapsel und dieselbe im
Querschnitt.

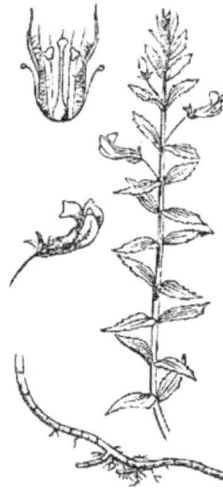

Fig. 373.
Gratiola officinalis. Gottesgnadenkraut.
Nebst einzelner Blüte und Längsschnitt
durch dieselbe, um die 2 fruchtbaren u.
2 fehlschlagenden Staubgefässe zu zeigen.

C. Verbasceae.

Verbascum thapsiforme ⎫
„   phlomoïdes ⎭ Wollblume, off. *Flores Verbasci.*

Die Gattung Verbascum besitzt flachausgebreitete Blumen, mit 2 längeren, kahlen und 3 kürzeren, wollig behaarten Staubfäden. Bei den genannten Arten sind die Blumen ansehnlich gross und die Beutel der längeren Staubfäden etwas am Faden herablaufend. V. Thapsus hat viel kleinere Blüten, ebenso die rispig verzweigte V. Lychnitis. Bei allen diesen Arten sind die Staubfäden weisswollig, bei V. nigrum dagegen violettwollig.

Die Braunwurz (Scrophularia nodosa) kennzeichnet sich durch braunrote, kugelige Blüten.

§ 453. Zwischen den Larven- und Lippenblütlern stehen die Verbenaceae, deren Frucht bei der Reife in 4 einsamige Karpelle zerfällt.

Das Eisenkraut (Verbena officinalis), Fig. 375, früher officinell, besitzt kleine, bläuliche Lippenblüten in langer, schmaler Ähre.

Die Heidekräuter, Ericaceae.

§ 454. Charakter der Heidekräuter. Die Familie der Heidekräuter, **Ericaceae**, ist weitverbreitet und auch in Europa stark vertreten. Es gehören zu ihr immergrüne Sträucher und Halbsträucher mit lederigen, oft nadeligen Blättern und regelmässigen, 4—5gliedrigen Blüten mit 8 oder 10 Staubgefässen, deren Staubbeutel häufig ein horn- oder spornartiges Anhängsel besitzen und sich an der Spitze in Löchern öffnen. Der Fruchtknoten ist oberständig, bei der Heidelbeere unterständig, 4—5fächerig, die Frucht eine mehrfächerige, vielsamige Beere oder Kapsel.

Diese Gewächse unterscheiden sich demnach von den vorhergehenden durch die doppelte Anzahl Staubgefässe als Blumenzipfel; sie stehen daher in der Octandria und Dekandria Monogynia nach Linné. Vorzugsweise der Heide und Sumpfflora angehörig, bedingen sie durch geselliges Auftreten den Charakter dieser Landschaften und tragen wesentlich zur Torfbildung bei. In den Blättern wie in den Beeren finden wir vielfach Gerbstoffe.

§ 455. Einteilung der Heidekräuter. Man hat die Ericaceae in mehrere Gruppen geteilt, welche von manchen Botanikern zu besonderen Familien erhoben wurden, so die Ericineae, Vaccineae und Pirolaceae. Bei den Vaccineae ist die Frucht vom Kelche gekrönt (unterständig), bei den Ericineae vom Kelche frei.

A. Ericineae.

1. Arctostaphylos Uva Ursi, Bärentraube, off. *Folia Uvae Ursi.*

Ein Sträuchlein auf Heiden und in Fichtenwäldern Norddeutschlands, mit kleinen, fleischroten Blüten und roten Beeren, Fig. 376.

Verbasceae.

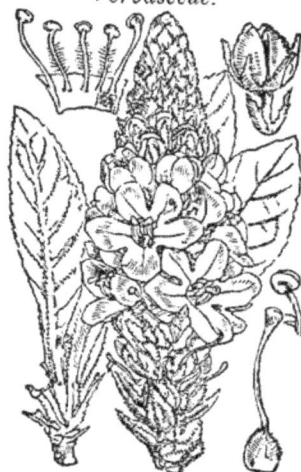

Fig. 374.
Verbascum thapsiforme. Wollblume.
Nebst Staubgefässen (links oben),
Stempel (rechts unten) und Kapsel
(rechts oben).

Verbenaceae.

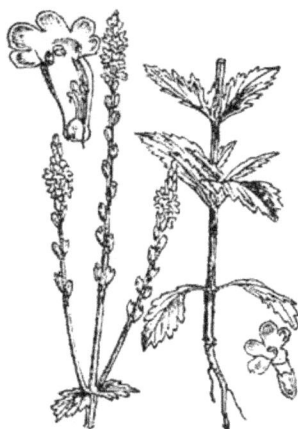

Fig. 375.
Verbena officinalis. Eisenkraut.
Nebst einzelner Blüte (rechts) und dieselbe
im Längsschnitt (links).

Ericaceae.

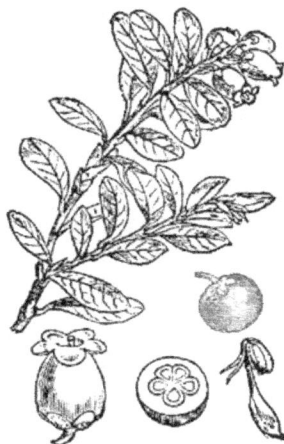

Fig. 376.
Arctostaphylus Uva Ursi. Bärentraube.
Nebst einzelner Blüte, Staubgefäss und Beere
(auch im Querschnitt).

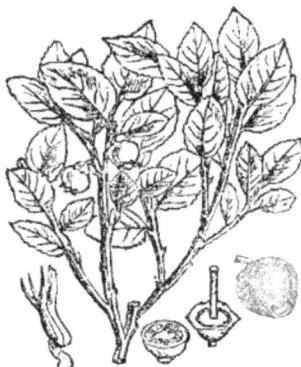

Fig. 377.
Vaccinium Myrtillus. Heidelbeere.
Mit einem Staubgefässe, dem Stempel
und der Beere.

Hierhin zählen: das allgemein bekannte Heidekraut (Calluna vulgaris = Erica vulgaris), die in 2 Arten die Alpengehänge zierende Alpenrose (Rhododendron), sowie der Porsch (Ledum palustre), ein narkotischer Strauch mit weissen Blüten, dessen rotfilzige Blätter früher officinell waren; in Norddeutschland auf Torf.

B. Vaccineae.
2. Vaccinium Myrtillus, Heidelbeere, off. *Fruct. Myrtilli.*

Die Heidelbeere, Fig. 377, trägt blauschwarze Beeren, die Preisselbeere (Vaccinium Vitis idaea) rote Beeren, welche zu Kompott eingemacht werden.

b. Monopetalen mit oberständiger Blume.
(Monopetalische Calycifloren).
Analytische Übersicht der Familien.

A. Frucht einsamig (Schliessfrucht).
  a) Staubbeutel verwachsen   Compositae.
  b) Staubbeutel frei.
    α) Blüten in Köpfchen   Dipsaceae.
    β) Blüten in Trugdolden   Valerianeae.
B. Frucht mehrsamig.
  a) Blätter gegenständig oder quirlständig.
    α) Frucht 2fächerig   Rubiaceae.
    β) Beere 3steinig   .   Caprifoliaceae.
  b) Blätter wechselständig.
    α) Blume regelmässig   Campanulaceae.
    β) Blume lippig   Lobeliaceae.

Die Korbblütler, Compositae.

§ 456. Charakter der Korbblütler. Die Familie der Korbblütler, **Compositae**, die grösste phanerogamische Familie, umfasst Kräuter mit meist abwechselnd gestellten Blättern und zusammengesetzten Blüten (flos compositus). Ihre Blüten stehen nämlich in einem Köpfchen so knapp von einer Hülle, sog. Hüllkelch (peranthodium, periclinium), umschlossen, dass der ganze Blütenstand wie eine einzige Blüte (anthodium) aussieht. Die Blume ist oberständig, bald röhrig (Fig. 378 A), bald zungenförmig (B), wonach man sie als Röhren- oder Zungenblume unterscheidet; sie trägt fünf Staubfäden, deren Beutel in eine nach innen aufspringende Röhre verwachsen sind, durch welche der zweispaltige Griffel emporsteigt (Fig. 378 B). Die Frucht ist eine Schliessfrucht (Achäne), gekrönt mit den Kelchzipfeln, die hier nur als Blattnerven vorhanden sind und die Federkrone (pappus).

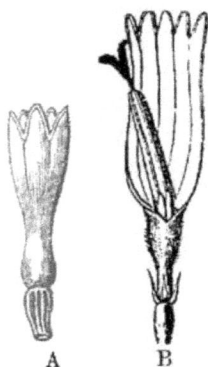

A   B
Fig. 378

bilden. Letztere ist bald haarförmig, bald federig, bald grannig, bald krönchenförmig, d. i. in der Form eines schmalen Hautrandes.

Die Korbblütler finden sich über die ganze Erde verbreitet; in ihren Arten walten sehr verschiedene Stoffe vor: die einen sind reich an Milchsaft (z. B. Lactuca, Cichorium, Taraxacum), die andern enthalten ätherisches Öl (z. B. Absinthium, Cina, Chamomilla), viele Bitterstoff (z. B. Cnicus, Absinthium). In den Wurzeln der meisten ist das Stärkemehl durch Inulin vertreten.

§ 457. Einteilung der Korbblütler. Linné teilt diese Familie, welche seine 19. Klasse, Syngenesia, bildet, in 5 Ordnungen und zwar nach dem Geschlechte der einzelnen Blütchen eines Köpfchens. (Vgl. § 405.) Von diesen Linnéschen Ordnungen kommen vorzugsweise nur die ersten beiden in Frage, da die drei letzten nur wenige Gattungen umschliessen.

Nächst der Verteilung des Geschlechts der einzelnen Blütchen eines Köpfchens ist die Form der Blume für die Einteilung der Familie wichtig. Ein Köpfchen kann sein:

    a) röhrenblütig, nur aus Röhrenblütchen bestehend,

    b) zungenblütig, nur aus Zungenblütchen bestehend,

    c) strahlblütig, am Rande mit Zungenblütchen, in der Mitte mit Röhrenblütchen. (Fig. 379.) Erstere bilden den Strahl (radius), letztere die Scheibe (discus).

Nach Jussieu zerfallen die Kompositen in 3 Unterfamilien:

    A. Cichoraceae. Köpfchen mit zungenförmigen Zwitterblütchen. Griffelschenkel zurückgerollt.

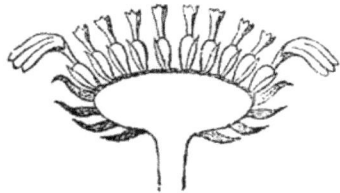

Fig. 379.

    B. Cynarocephalae (Disteln). Köpfchen mit röhrenförmigen Zwitterblütchen. Griffel unter den Schenkeln knotig verdickt.

    C. Corymbiferae. Köpfchen mit röhrenförmigen Zwitterblütchen und mit zungenförmigen weiblichen Strahlblütchen. Griffel nicht verdickt.

Die beiden ersten Unterfamilien finden wir in der 1. Ordn. der XIX. Klasse, die letzte in der 2. Ordn. (Polygamia superflua).

    A. Cichoraceae.*)

---

*) Einteilung der Gattungen der Cichoraceen..
  a) Federkrone haarförmig und
    α) gestielt: Gatt. Taraxacum, Lactuca.
    β) sitzend: Gatt. Hieracium, Sonchus, Crepis.
  b) Federkrone federig: Gatt. Tragopogon, Scorzonera, Picris, Leontodon.
  c) Federkrone fehlend: Gatt. Lapsana, Cichorium.

1. Taraxacum officinale,
Pfaffenröhrchen,   off. *Rad. Taraxaci c. herba.*

Dieses, von Linné Leontodon Taraxacum genannte Kraut, Fig. 380, ist eine gemeine Wiesenpflanze, mit einköpfigem, gelbblühendem Schafte und gestielter Federkrone.

2. Lactuca virosa, Giftlattich, off. *Herba Lactucae virosae.*
Lactucarium.

Ein zweijähriges Kraut Fig. 381, mit gelben Köpfchen in pyramidaler Rispe, welche beim Gartensalat (Lactuca sativa) doldentraubig erscheint; der wilde Lattich (Lactuca Scariola L.) unterscheidet sich durch vertikal gerichtete Blätter.

Zu erwähnen sind: die blau blühende Cichorie (Cichorium Intybus), die Schwarzwurzel (Scorzonera hispanica), die artenreichen Gattungen Habichtskraut (Hieracium), Pipau (Crepis), Gänsedistel (Sonchus), den Bocksbart (Tragopogon pratensis), das Bitterkraut (Picris hieracioides), den allenthalben häufigen Rainkohl (Lapsana communis) und Herbst-Löwenzahn (Leontodon autumnale).

B. Cynarocephalae.*) (Distelgewächse.)

3. Lappa major, L. minor,
L. tomentosa, Klette, .   . .   off. *Rad. Bardanae.*

Die Klette-Arten zeichnen sich durch hakige Hüllkelchblättchen aus, welche bei L. major, Fig. 382, kahle, bei minor spinnwebige, bei Lappa tomentosa (Arctium Bardana Willd.) wollig sind.

4. Carlina acaulis, Eberwurz,   off. *Rad. Carlinae.*

Eine fast stengellose Alpenpflanze mit weissstrahligem Hüllkelch; die bestengelte Carlina vulgaris wächst in Norddeutschland häufig.

Ferner gehören hierher: die zahlreichen Arten Disteln (Carduus und Cirsium); die in Gärten gezogene Mariendistel (Silybum Marianum) mit weissgefleckten Blättern, deren Früchtchen (*Sem. Cardui Mariae*) hier und da gebraucht werden.

Die Gattung Centaurea charakterisiert sich durch einen Strahl geschlechtloser Blütchen (Polygamia frustranea!). C. Cyanus ist die blaue Kornblume, deren Blüten früher gebräuchlich waren (*Flores Cyani*).

5. Cnicus benedictus, Kardobenedikte,

off. *Herba Cardui benedicti.*

Ein einjähriges Kraut aus dem Orient, welches hier und da in Gärten gezogen wird.

---

*) Unterscheidung der Gattungen der Distelgewächse:
   a) Federkrone einzeilig, haarförmig oder federig.
     α) Federkrone am Grunde in einen Ring verwachsen.
       Gatt. Lappa, Silybum, Cirsium, Carduus, Onopordon.
     β) Federkrone bündelweise verwachsen . .   Gatt. Carlina.
   b) Federkrone mehrzeilig, nicht selten fehlend. (Randblüten geschlechtlos.)   Gatt. Centaurea, Cnicus u. a.

Compositae.

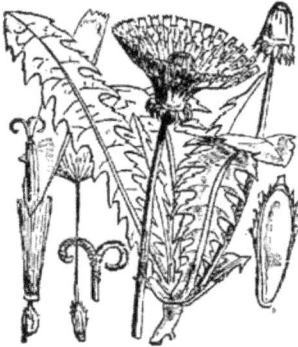

Fig. 380.
Taraxacum officinale. Pfaffenröhrchen.
Links mit einer Einzelblüte, Früchtchen
und den Narben; rechts eine Achäne vergr.

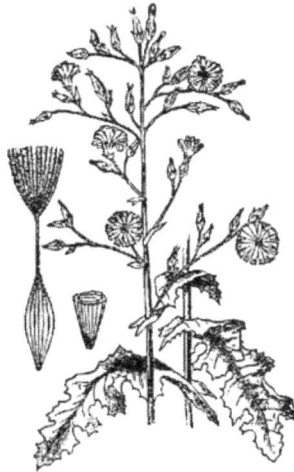

Fig. 381.
Lactuca virosa. Giftlattich.
Nebst einem Früchtchen und
Querschnitt der Achäne.

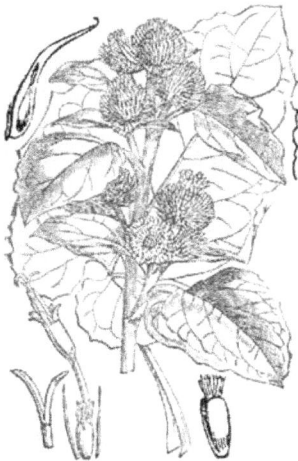

Fig. 382.
Lappa officinalis. Klette.
Nebst einem einzelnen Blütchen und
dessen Narben (links unten), einer Achäne
(rechts) und einem Hüllkelchblättchen
(links oben).

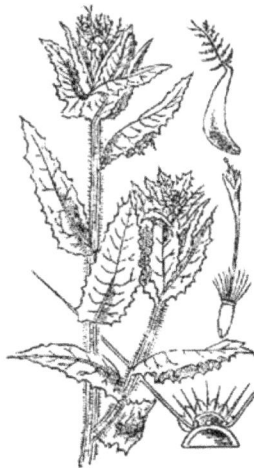

Fig. 383.
Cnicus benedictus. Kardobenedikte.
Nebst einem Hüllkelchblättchen,
einzelnem Blütchen und Federkrone vergr.

C. Corymbiferae.*)

6. **Artemisia****) **vulgaris**, Beifuss,   off. *Rad. Artemisiae.*
7. **Artemisia Absinthium**, Wermut, off. *Herb. Absinthii.*
8. **Artemisia maritima** (Var.),   off. *Flor. Cinae.*

Die Gattung Artemisia kennzeichnet sich durch kleine strahllose Köpfchen in rispigen Trauben. A. vulgaris ist eine Staude mit oberseits dunkelgrünen, unterseits weissfilzigen Blättern, Fig. 384. — A. Absinthium, Fig. 385, unterscheidet sich durch grauseidenhaarige Blätter und nickende, halbkugelige Köpfchen. — Von einer kahlen Varietät, der A. maritima in Turkestan (vom Kaspi- und Aralsee), kommen die unaufgeschlossenen Köpfchen (nicht Samen) als *Wurmsamen* zu uns.

9. **Tanacetum vulgare**, Rainfarn, off. *Flores Tanaceti.*

Ein perennierendes Kraut mit halbkugeligen, gelben, strahllosen Köpfchen in einer Doldentraube; an Ufern häufig. Fig. 386.

10. **Spilanthes oleracea**, Parakresse, off. *Herb. Spilanthis.*

Ein westindisches Kraut, als *Paraguay-roux* gebräuchlich.

11. **Gnaphalium arenarium** (Helichrysum
   arenarium), Sand-Ruhrkraut   off. *Flor. Stöchados.*

Ein graufilziges Kraut auf Sandfeldern mit goldgelben Köpfchen. Das Katzenpfötchen (Gnaphalium dioicum) unterscheidet sich durch seine weissen oder rötlichen Köpfchen.

12. **Matricaria Chamomilla**, Kamille, off. *Flor. Chamomillae.*

Die echte Kamille, Fig. 387, ist ein auf bebautem Lande häufiges Kraut mit weissen Strahl- und gelben Scheibenblüten auf einem kegeligen, spreublattlosen, innen hohlen Blütenboden. Durch letzteren unterscheidet sie sich von: 1. der geruchlosen Wucherblume (Chrysanthemum inodorum Smith); 2. der Hundskamille (Anthemis arvensis L.), mit dichtem, spreublätterigem Blütenboden.
   Erwähnung verdienen noch: die weisse und gelbe Wucherblume (Chrysanthemum Leucanthemum und Chr. segetum), sowie das bekannte Massliebchen oder Gänseblümchen (Bellis perennis).

---

*) Unterscheidung der Gattungen der Corymbiferen:
A. Griffel der Scheibenblütchen mit pinselig gestutzten Schenkeln.
   a) Federkrone fehlend oder ein Hautrand.
      α) Strahlblüten nicht zungenförmig.
         Gatt. Artemisia, Tanacetum.
      β) Strahlblütchen zungenförmig.
         Gatt. Anthemis, Matricaria, Achillea, Chrysanthemum.
   b) Federkrone grannig   Gatt. Bidens.
   c) Federkrone haarförmig.
      α) Strahlblütchen nicht zungenförmig.
         Gatt. Gnaphalium, Filago.
      β) Strahlblütchen zungenförmig . . Gatt. Arnica, Senecio.
B. Griffel der Scheibenblütchen mit linealen, fast flachen Schenkeln.
         Gatt. Inula, Solidago, Bellis, Aster, Erigeron.
C. Griffel der Scheibenblütchen mit keuligen Schenkeln.
         Gatt. Tussilago, Petasites, Eupatorium.
D. Griffel der unfruchtbaren (Polygamia necessaria) Scheibenblütchen
   ohne Schenkel . . . . Gatt. Calendula.
   **) Artemisia von Artemis (Diana), Göttin der Jagd.

Compositae.

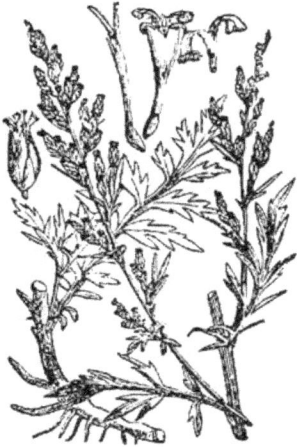

Fig. 384.
Artemisia vulgaris. Beifuss.
Nebst einem Blütenköpfchen (links),
einer einzelnen weiblichen, sowie einer
zwitterigen Blüte und deren Griffel.

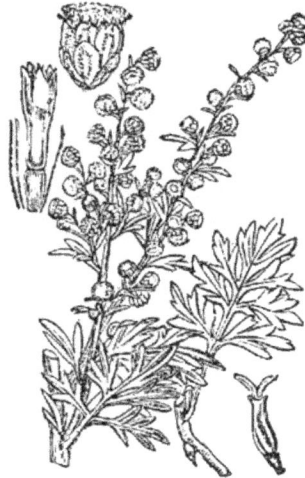

Fig. 385.
Artemisia Absinthium. Wermut.
Nebst einem Blütenköpfchen (links oben),
einer einzelnen zwitterigen und einem
weiblichen Blütchen (rechts unten).

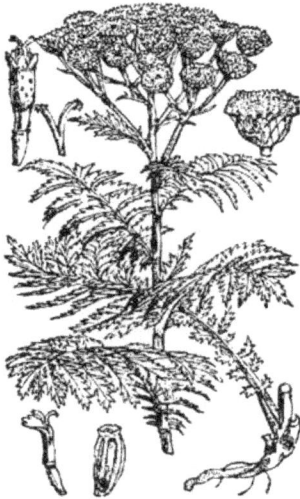

Fig. 386.
Tanacetum vulgare. Rainfarn.
Nebst einem Blütenköpfchen (rechts),
einem einzelnen zwitterigen (links)
und einem weiblichen Blütchen (unten),
sowie einem Früchtchen.

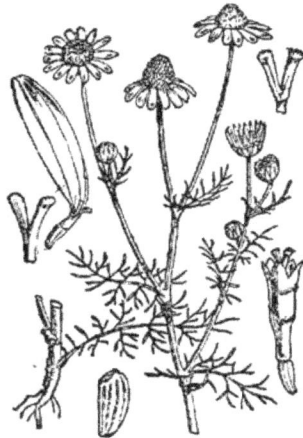

Fig. 387.
Matricaria Chamomilla. Kamille.
Rechts mit einem einzelnen zwitterigen
Blütchen und dessen Griffel; links mit
einem Blütchen; unten mit einem Früchtchen.

13. **Anthemis nobilis**   off. *Flor. Chamomillae Romanae.*

Ein perennierendes Kraut im südlichen Europa, daselbst wie unsere Kamille gebräuchlich, wird mit gcfüllten Köpfchen kultiviert.

14. **Anacyclus*) officinarum**, Bertramwurz,
off. *Rad. Pyrethri.*

Ein einjähriges, südeuropäisches Kraut, welches in Sachsen gezogen wird.

15. **Achillea Millefolium**)**, Schafgarbe,
off. *Herb., Flor. Millefolii.*

Ein perennierendes Kraut, an Wegen häufig, mit wollig behaarten, mehrfach fiederspaltigen Blättern und schirmtraubig gestellten, weissstrahligen Köpfchen, Fig. 388. An Wiesen findet sich **Achillea Ptarmica** mit ungeteilten, lanzettlichen, scharfgesägten Blättern.

16. **Inula Helenium**, Alant,   off. *Rad. Helenii.*

Eine mannshohe Staude des südöstlichen Europa mit grossen, gelbstrahligen Köpfchen, wird bei uns kultiviert, Fig. 389.

17. **Solidago Virgaurea**, Goldrute, obs. *Herb. Virgaureae.*

Ein Kraut mit traubigen, gelbstrahligen Köpfchen,

18. **Arnica***) montana**, Wohlverleihkraut,
off. *Flor., Rad. Arnicae.*

Ein Kraut auf Gebirgswiesen, mit länglichen Wurzelblättern und einzelnen orangefarbigen Köpfchen, Fig. 390.

19. **Tussilago†) Farfara**, Huflattich,
off. *Folia, Flor. Farfarae.*

Ein perennierendes Kraut, Fig. 391, welches bei Beginn des Frühlings einen schuppigen Schaft mit einzelnen gelbstrahligen Köpfchen treibt; später (im Mai) erscheinen die handgrossen Blätter, welche sich durch ihren weissen, unterseitigen Filz von den noch grösseren, nierenförmigen, graufilzigen Blättern der **Pestwurz, Petasites officinalis** (Tussilago Petasites), unterscheiden, deren Körbchen einen Strauss bilden.

§ **458.** Verwandte Familien. Den Korbblütlern schliessen sich an:
1. Die **Kardengewächse, Dipsaceae**, Kräuter mit köpfchenartigem Blütenstande, aber 4 freien Staubgefässen. (Fig. 392.) Tetrandria Monogynia L.

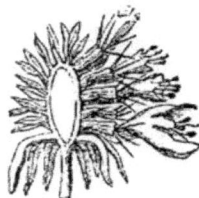
Fig. 392.

Hierhin gehören: die rötlichblühende **Taubenscabiose** (Scabiosa Columbaria) mit 5 spaltiger Blume; die **Ackerscabiose** (Scabiosa arvensis oder Knautia arvensis) mit 4 spaltiger Blume; der blaublühende **Teufelsabbiss** (Succissa pratensis), eine Herbstpflanze; in der Weberei wird die **Weberkarde** (Dipsacus Fullonum) benutzt.

*) Anacyclus = ἀνα-κύκλος (Kreis) wegen des kreisrunden Strahles.
**) Achillea nach Achilles genannt. Millefolium = Tausendblatt, wegen der starken Zerteilung des Blattes.
***) Arnica von ἀῤῥενικός (männlich, kräftig, heilsam).
†) Tussilago von tussis (Husten).

Compositae.

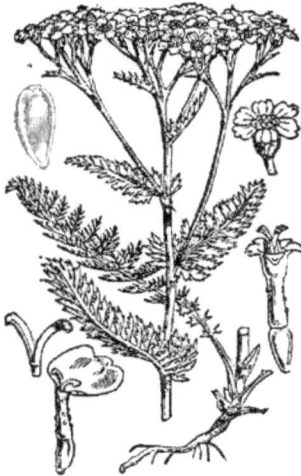

Fig. 388.
Achillea Millefolium. Schafgarbe.
Rechts mit einem Blütenköpfchen und einem
zwittrigen Blütchen; links mit einem
weiblichen Blütchen,
dem Griffel und einem Früchtchen.

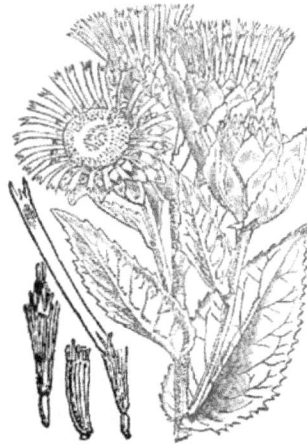

Fig 389.
Inula Helenium. Alant.
Nebst einem zwitterigen und weiblichen
Blütchen und Früchtchen.

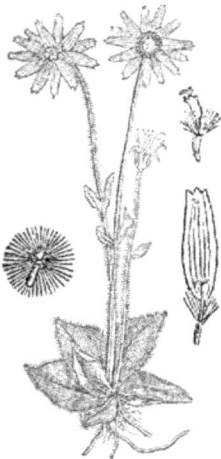

Fig. 390.
Arnica montana. Wohlverleihkraut.
Nebst einem zwitterigen und weiblichen
Blütchen (rechts) und einem
Früchtchen (links).

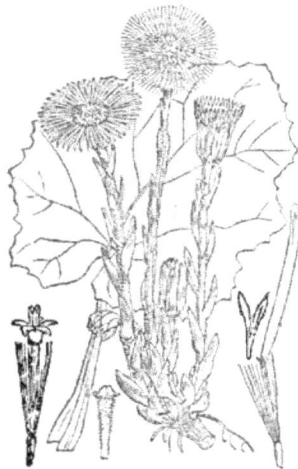

Fig. 391.
Tussilago Farfara. Huflattich.
Nebst einem zwitterigen (links) und weiblichen
Blütchen (rechts) und deren Griffel.

2. Die Glockenblumen, Campanulaceae, Kräuter mit schöngefärbten Blumen, die nicht selten in Köpfchen häufig aber auch in Trauben oder Rispen stehen. Pentandria Monogynia L.

Zu erwähnen: die artenreiche Gattung Glockenblume (Campanula), die Rapunzel (Phyteuma), der Frauenspiegel (Specularia Speculum), und Jasione montana mit blauen Blütenköpfchen.

3. Die ausländische Familie der **Lobeliaceae**, Kräuter mit unregelmässiger Blume.

Lobelia inflata,   off. *Herba Lobeliae.*

Ein einjähriges Kraut im nördlichen Amerika, mit bläulichen Lippenblumen und aufgeblasener Kapselfrucht.

Die Krappgewächse, Rubiaceac.

§ 459. Allgemeiner Charakter der Familie. Die Krappgewächse, **Rubiaceae**, sind teils Kräuter, teils Sträucher und Bäume mit gegenständigen oder wirtelständigen Blättern und regelmässigen Blüten in Trugdolden, Rispen oder im Winkel der Blätter. Die 4- oder 5lappige Blume ist oberständig und trägt 4 resp. 5 Staubgefässe. Die Frucht zeigt sehr verschiedene Bildung, aber stets 2 Fächer.

Diese Familie zeichnet sich durch grosse Mannigfaltigkeit ihrer Bestandteile aus, zufolge deren sich viele ihrer Glieder einer ausgedehnten Anwendung in der Ökonomie, Medizin und Gewerbthätigkeit erfreuen. Manche von ihnen, wie der Kaffee und die Chinarinden, sind wichtige Handelsartikel geworden.

In ihrer Verbreitung erstreckt sich die Familie über die ganze Erde; in Europa finden wir jedoch nur die Unterfamilie der Stellatae.

§ 460. Einteilung der Krappgewächse. Man trennt nach der Fruchtform die Familie des Krapps in mehrere Unterfamilien, die von anderen zu besonderen Familien erhoben worden sind.

A. **Stellatae.** Frucht 2 knöpfig. Blätter quirlständig.

Hierhin gehören mehrere einheimische Kräuter, wie der duftende Waldmeister (Asperula odorata), Fig. 393, früher gebräuchlich als Sternleberkraut (*Herba Hepathicae stellatae*); sowie die artenreiche Gattung Galium (Labkraut) u. a. Sie stehen wegen ihrer 4 zähligen Blüten sämtlich in der Tetrandria Monogynia. — Der Krapp (Rubia tinctorum), Fig. 394, wird wegen seiner Wurzel, die zum Rotfärben dient, früher auch arzneilich gebraucht wurde (*Radix Rubiae*), gebaut.

B. **Cinchonaceae.** Frucht eine Kapsel. Blätter gegenständig.

1. Cinchona succirubra   off. *Cortex Chinae ruber.*
2.   Calisaya   off. *Cort. Chinae regius.*
3.   officinalis u. a.   off. *Cort. Chinae fuscus.*

Rubiaceae.

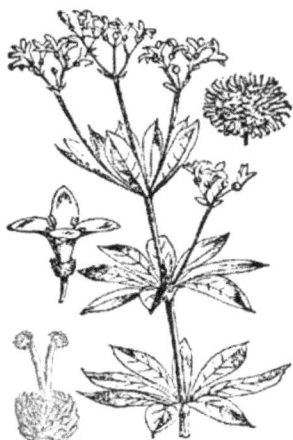

Fig. 393.
Asperula odorata. Waldmeister.
Nebst einer einzelnen Blüte und deren
Stempel (links), sowie der Frucht (rechts).

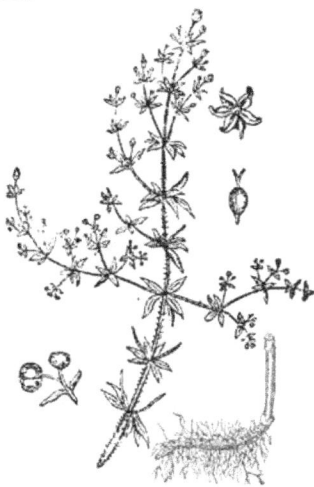

Fig. 394.
Rubia tinctorm. Krapp.
Nebst einer einzelnen Blüte und deren
Stempel (rechts), sowie der Frucht (links).

Valerianeae.

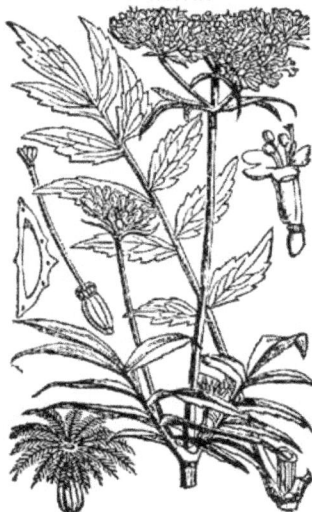

Fig. 395.
Valeriana officinalis. Baldrian.
Nebst einer einzelnen Blüte (rechts),
dem Stempel (links) sowie der Frucht
(links unten) und deren Querschnitt.

Caprifoliaceae.

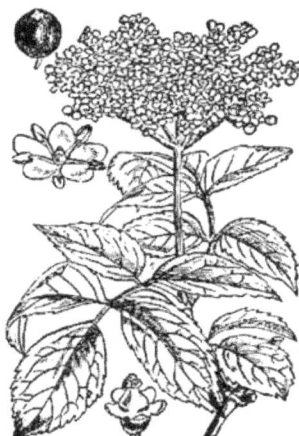

Fig. 396.
Sambucus nigra. Hollunder.
Nebst einer einzelnen Blüte, dem Stempel
(unten), sowie der Beere (links oben).

Die artenreiche Gattung Cinchona*), umfasst die verschiedenen Chinabäume, auf dem östlichen Abhange der südamerikanischen Anden einheimisch, jetzt auch in Ostindien und Java kultiviert. C. succirubra wächst vorzugsweise in Ekuador, C. Calisaya in Bolivia, C. officinalis in Peru. Es sind Bäume von 7—20 Meter Höhe.

4. Uncaria**) Gambir   off. *Catechu.*

Ein Kletterstrauch in Ostindien (Sumatra), aus dessen Blättern man das sog. *Gambir-Catechu* als Extrakt gewinnt.

C. Coffeaceae. Frucht eine Steinbeere.

5. Coffea arabica, Kaffeebaum,   off. *Semen Coffeae.*

Einheimisch in Arabien und Ostafrika, wird der Kaffeebaum jetzt in allen Tropenländern kultiviert. Er trägt ovale, rote Beeren mit 2 Steinkernen, in denen die *Kaffeebohnen* als Samen enthalten sind.

6. Psychotria***) Ipecacuanha
(Cephaëlis†) Ipecacuanha   off. *Radix Ipecacuanhae.*

Ein Halbstrauch in den Wäldern Brasiliens, mit Köpfchenblüten. Chiococca††) racemosa ein mexikanischer Kletterstrauch, u. a., liefert die (obsolete) *Radix Caïncae.*

§ 461. Verwandte Familien. Den Rubiaceae schliessen sich folgende Familien enge an:

I. Die **Baldriangewächse, Valerianeae,** Kräuter mit gegenständigen Blättern und 3männigen Blüten. (Triandria Monogynia L.)

Valeriana officinalis, Baldrian, off. *Rad. Valerianae.*

Eine meter- bis mannshohe Staude mit fleischroten Trugdolden. Fig 395.
Bekannt ist noch der als Frühlingssalat gebräuchliche kleine, blaublühende Feldsalat (Valerianella Olitoria).

II. Die **Geisblattgewächse, Caprifoliaceae,** Sträucher mit gegenständigen Blättern, 5männigen Blüten und Steinbeeren. (Pentandria nach Linné.)

Sambucus nigra, Hollunder,   off. *Flor., Succ. Sambuci.*

Ein Strauch mit gefiederten Blättern, weissen Blüten in fünfstrahligen Trugdolden und schwarzen Beeren, deren Saft man eindampft. Fig. 396.
— Der Zwerghollunder (S. Ebulus) unterscheidet sich durch violette Staubbeutel und dreistrahlige Trugdolden; der Traubenhollunder (S. racemosa) durch einen traubenförmigen Blütenstand und rote Beeren.
Hierhin noch: der Schneeball (Viburnum Opulus) mit handlappigen Blättern und weissen, strahlenden Trugdolden; das gemeine Geisblatt (Lonicera Xylosteum) mit gepaarten, gelblichen, lippenförmigen Blüten, sowie das an Lauben gezogene windende Geisblatt (Lonicera Caprifolium) mit rötlichen Blüten.

---

*) Cinchona nach der Gräfin Chinchon, die durch China geheilt wurde.
**) Uncaria von uncus (Haken) wegen des gekrümmten Fruchtstiels.
***) Psychotria von ψυχή (Seele) und ἰατρια (Heilung).
†) Cephaëlis von κεφαλή (Kopf).
††) Chiococca von χιών (Schnee) und κόκκος (Beere).

3. Ordnung. **Polypetalen.**

Blüten mit Kelch und mehrblätteriger Blume.

a) Polypetalen mit kelchständiger Blume (Calycifloren).

Analytische Übersicht der Familien.

A. Blüte regelmässig.
  1. Staubgefässe ebenso viel als Blumenblätter (4—5).
    a) Frucht eine Spaltfrucht . . . . .   Umbelliferae.
    b) Frucht eine Beere oder Steinfrucht.
      α) Fruchtfächer 1samig.
        Staubgefässe 5   Araliaceae.
        Staubgefässe 4 . . .   Corneae.
      β) Fruchtfächer mit vielen Samen.
        Blüten zwitterig . .   Grossularieae.
        Blüten eingeschlechtig   Cucurbitaceae
  2. Staubgefässe zahlreich.
    a) Frucht unterständig (vom Kelche gekrönt).
      α) Griffel 2—5   Pomaceae.
      β) Griffel 1 . .   Myrtaceae.
    b) Frucht vom Kelche frei.
      α) Stempel 1; Steinfrucht   . . .   Amygdaleae.
      β) Stempel zahlreich; Sammelfrucht   Rosaceae.
B. Blüte schmetterlingsförmig; Hülsenfrucht   Papilionaceae.

Die Doldengewächse, Umbelliferae.

§ 462. Charakter der Doldengewächse. Die Familie der Doldengewächse, **Umbelliferae**, besteht zumeist aus zweijährigen
oder ausdauernden Kräutern mit abwechselnd gestellten
Blättern, deren Blattstiele gewöhnlich in eine Scheide verbreitert sind, und deren Spreite vorzugsweise die Fiederteilung
zeigt. Die kleinen Blüten stehen in zusammengesetzten, selten
einfachen Dolden, welche sowohl durch eine allgemeine Hülle
(involucrum), als auch durch besondere Hüllchen (involucella)
unterstützt werden. Zuweilen fehlt die Hülle, in anderen Fällen
Hülle und Hüllchen.

Die Blütenkreise sind fünfzählig, die Kelchröhre mit dem
Fruchtknoten verwachsen, daher die fünfblätterige Blume,
sowie die fünf Staubgefässe oberständig. Der Fruchtknoten trägt zwei Griffel. Hiernach stehen diese Gewächse
in der Pentandria Digynia nach Linné. (Fig. 397.)

Die Frucht ist eine in zwei Schliessfrüchte zerfal-
lende Spaltfrucht. (Fig. 398.) Da die Teilfrüchtchen (mericarpia) an ihrer Spitze an einem fadenförmigen Fruchtträger
hangen, so nennt man die Frucht auch wohl eine Hängefrucht
(cremocarpium). Die Verbindungsfläche der beiden Teilfrüchte

heisst die Fuge. Jede Teilfrucht zeigt äusserlich fünf Rippen oder Riefen (juga, nervi), zwischen denselben 4 Thälchen (valleculae, sulcus); in den letzteren verlaufen unterhalb der Oberfläche die mit ätherischem Öle gefüllten Ölstriemen (vittae), welche auf dem Querschnitt der Frucht als dunkle Punkte zu erkennen sind (Fig. 399 o). Zuweilen erheben sich in den vier Thälchen 4 Nebenrippen (juga secundaria). Jede Teilfrucht birgt 1 Samen mit reichlichem Eiweiss (Fig. 399e) mit sehr kleinem Keim.

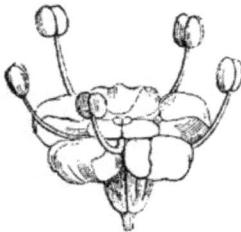

Fig. 397.
Umbelliferenblüte.

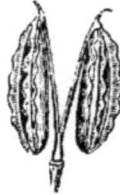

Fig. 398.
Umbelliferenfrucht.

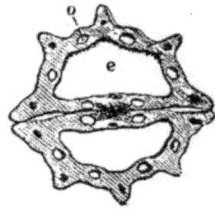

Fig. 399.
Umbelliferenfrucht im Querschnitt,
e Eiweiss, o Ölstriemen.

Die Umbelliferen gehören vorzugsweise der nördlichen gemässigten Zone an und zeichnen sich durch einen Gehalt an ätherischem Öle (in den Ölstriemen der Frucht), Balsam und Harz (in den Balsamschläuchen der Wurzel), einige auch, wie der Schierling, die Hundspetersilie, durch giftige Alkaloïde aus.

§ 463. Einteilung der Umbelliferen. Man teilt die Doldengewächse nach den Verhältnissen der Frucht ein.*)

1. Foeniculum capillaceum
    (F. officinale), Fenchel,   off. *Fruct.*, *Oleum Foeniculi*.

Der Fenchel, Fig. 400, ist ein ein- bis zweijähriges Kraut, aus Südeuropa, mit gelben Blüten und haarfeinen Blattzipfeln, durch die stielrunde Frucht sich unterscheidend von dem ganz ähnlichen Dill (Anethum graveolens), dessen Frucht linsenförmig ist.

2. Oenanthe Phellandrium,
    Wasserfenchel,   off. *Fruct. Phellandrii*.

Der Wasserfenchel, ein zweijähriges Kraut, Fig. 401, wächst an Bächen und Sümpfen und kennzeichnet sich durch seine stumpfrippigen Früchte.

3. Petroselinum sativum,
    Petersilie,   .   .   off. *Fruct. Petroselini*.

Die Petersilie, Fig. 402, wird zum Küchengebrauche allenthalben in Gärten gezogen. Ihr ähnlich ist die giftige Hundspetersilie (Aethusa

---

*) Einteilung der Gattungen der Umbelliferen.
    A. Auf dem Querschnitte der Frucht erscheint der Eiweisskörper gegen die Fuge flach oder convex. (Orthospermae.)
        1. Dolde einfach. Gatt. Sanicula, Eryngium, Astrantia.

Umbelliferae.

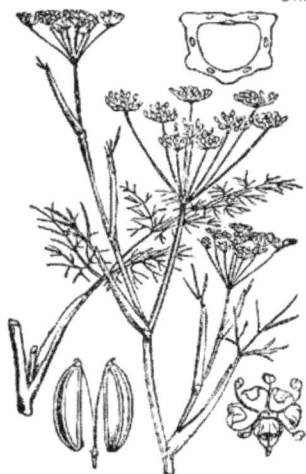

Fig. 400.
Foeniculum officinale. Fenchel.
Nebst einzelner Blüte (rechts) Frucht (links)
und Querschnitt einer Teilfrucht (oben rechts).

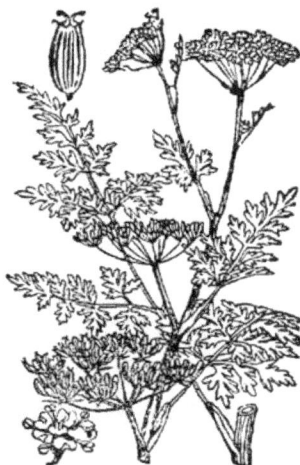

Fig 401.
Oenanthe Phellandrium. Wasserfenchel.
Nebst einzelner Blüte und Frucht.

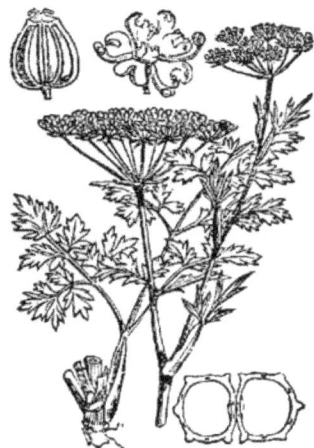

Fig. 402.
Petroselinum sativum. Petersilie.
Nebst einzelner Blüte und Frucht (oben),
sowie deren Querschnitt (unten rechts).

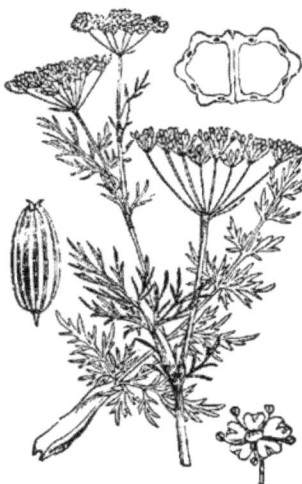

Fig. 403.
Carum Carvi. Kümmel.
Nebst einzelner Blüte, der Frucht
und deren Querschnitt (oben rechts).

Cynapium*), kenntlich an den glänzend dunkelgrünen, nicht gewürzigen Blättern und den schlaff herabhängenden Hüllblättchen.

4. **Carum Carvi****), Kümmel,   off. *Fruct., Oleum Carvi.*

Der Kümmel Fig. 403, auf Wiesen wild und auch kultiviert, kennzeichnet sich durch weisse Dolden ohne Hülle und Hüllchen.

5. **Pimpinella Anisum**, Anis,   off. *Fruct. Oleum Anisi.*

6. **Pimpinella Saxifraga** ⎫
7. **Pimpinella magna** ⎭ Bibernell, off. *Rad. Pimpinellae.*

Der Anis stammt aus dem Orient und wird an manchen Orten gebaut. — Die beiden genannten Arten Bibernell wachsen bei uns wild, P. Saxifraga, mit niedrigem, feingerilltem Stengel, an trocknen, steinigen Grasplätzen; P. magna, mit meterhohem, gefurchtem Stengel, an feuchten Orten. Fig. 404 u. 405.

8. **Levisticum officinale**, Liebstöckel, off. *Rad. Levistici.*

Eine mannshohe Staude mit gelben Blüten, aus Südeuropa, bei uns in Gärten gezogen. Fig. 406.

9. **Archangelica*****) **officinalis**
(Angelica Archangelica), Engelwurz,   off. *Rad. Angelicae.*

Eine mannshohe Staude der norddeutschen Ebene, in Thüringen kultiviert. Fig. 407.

2. Dolde zusammengesetzt.
  a) Jede Teilfrucht nur mit 5 Hauptrippen.
    α) Spaltfrucht stielrund (auf dem Querschnitte).
    Gatt. Foeniculum, Oenanthe, Aethusa, Meum.
    β) Spaltfrucht seitlich zusammengedrückt.
      Gatt. Petroselinum, Apium, Cicuta, Sium,
        Aegopodium, Carum, Pimpinella.
    γ) Spaltfrucht vom Rücken her zusammengedrückt,
      αα) mit doppeltem Randflügel.
      Gatt. Levisticum, Angelica. Archangelica.
      ββ) Frucht linsenförmig, am Rande 1 flügelig.
      Gatt. Peucedanum, Imperatoria, Ferula,
        Heracleum, Pastinaca, Anethum.
  b) Jede Teilfrucht mit 5 Hauptrippen und 4 stacheligen oder
    geflügelten Nebenrippen. Gatt. Daucus, Laserpitium.
B. Auf dem Querschnitte der Frucht erscheint der Eiweisskörper gegen
  die Fuge mit einer Furche versehen. (Campylospermae).
  a) Jede Teilfrucht nur mit 5 Hauptrippen.
    Gatt. Conium, Chaerophyllum, Anthriscus.
  b) Jede Teilfrucht mit stacheligen Haupt- und Nebenrippen.
    Gatt. Caucalis, Torilis.
C. Auf dem Querschnitte der Frucht erscheint der Eiweisskörper halb-
  mondförmig ausgehöhlt. (Coelospermae). Gatt. Coriandrum.

*) Aethusa von αἴθω (glänzen); Cynapium von κύων (Hund) und ἄπιον (Sellerie).
**) Carum (κάρον) und Carvi (franz.) = Kümmel.
***) Archangelica = beste Angelika (ἀρχι = Vorsilbe Erz-).

Umbelliferae.

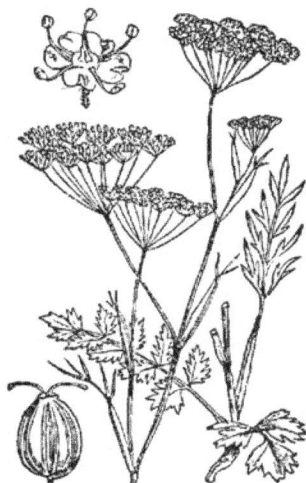

Fig. 404.
Pimpinella Saxifraga. Kleine Bibernell.
Nebst einzelner Blüte und der Frucht.

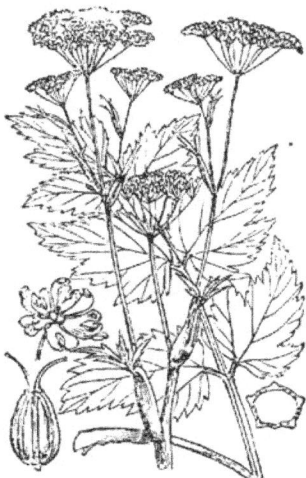

Fig. 405.
Pimpinella magna. Grosse Biberuell.
Nebst einzelner Blüte und der Frucht
(links), sowie dem Querschnitte einer
Teilfrucht (rechts).

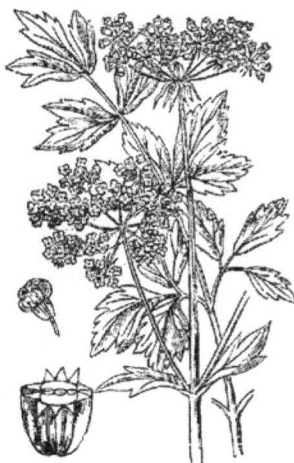

Fig. 406.
Levisticum officinale. Liebstöckel.
Nebst einzelner Blüte und der
querdurchschnittenen Frucht.

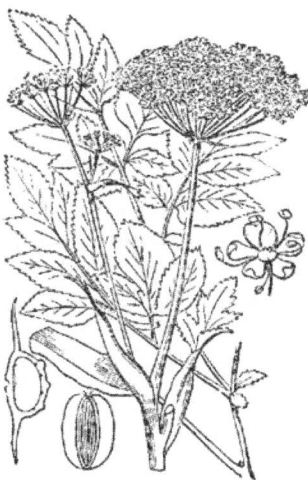

Fig. 407.
Archangelica officinalis. Engelwurz.
Nebst einzelner Blüte (rechts),
der Frucht und dem Querschnitt
einer Teilfrucht (links).

10. **Imperatoria Ostruthium*)**
Meisterwurz,   off. *Rhizoma Imperatoriae.*

Eine mannshohe Staude auf den Alpenwiesen, mit weissen Blüten.

11. **Coriandrum sativum, Koriander,** off. *Fruct. Coriandri.*

Ein einjähriges Kraut aus Südeuropa, bei uns mancherorts gebaut, mit weissen strahlenden Dolden, frisch nach Wanzen riechend. Fig. 408.

12. **Daucus Carota, Möhre,**   obs. *Succus Dauci inspiss.*

Ein bei uns häufig wildwachsendes (mit holziger Wurzel) und vielfach in Gärten gezogenes (mit fleischiger Wurzel) Kraut mit borstigen Früchten.

13. **Conium maculatum,** Schierling, off. *Herba Conii.*

Ein meterhohes, giftiges Kraut an unbebauten Orten, dessen Stengel an den unteren Teilen braungefleckt, im übrigen aber nebst den dreifach-gefiederten Blättern gänzlich kahl ist. Fig. 409. Durch seine kugeligen Früchte mit wellig gekerbten Rippen unterscheidet er sich von dem wilden Kerbel (Anthriscus silvester), Fig. 410, mit länglicher, rippenloser Frucht, sowie vom Kälberkropf (Chaerophyllum temulum) Fig. 411, mit länglicher, stumpfrippiger Frucht. — Früher wurde der an Ufern wachsende, ebenfalls stark giftige Wasserschierling (Cicuta virosa) in gleicher Weise wie Conium gebraucht (*Herba Cicutae*).

14. **Dorema Ammoniacum**   off. *Ammoniacum.*

15. **Ferula Scorodosma**
(Ferula Asa foetida)

16. **Ferula Narthex**
(Narthex Asa foetida)

Asant, off. *Asa foetida.*

17. **Ferula galbaniflua**
18. **— rubricaulis**

off. *Galbanum.*

Sämtlich Stauden in den persisch-turanischen Ländern, welche aus Einschnitten die Gummiharze ausfliessen lassen.

Die Kürbisse, Cucurbitaceae.

§ 464. Von den Kürbissen. Zur Familie der Kürbisse, **Cucurbitaceae,** zählen Kräuter, mit kletternden, spiraligen Ranken, die neben den rauhen handlappigen Blättern entspringen. Die oft ansehnlichen Blüten sind getrennten Geschlechtes, fünfgliederig, mit 5 verwachsenen Staubgefässen. (Monoecia Polyadelphia Linné.) Die Frucht ist eine unterständige Beere mit wandständigen, eiweisslosen Samen — ein sogenannter Kürbis (Pepo).

1. **Citrullus Colocynthis**
(Cucumis Colocynthis), Koloquinte, off. *Fruct. Colocynthidis.*

Ein rankendes Kraut in Nordafrika und Kleinasien, dessen goldgelbe Beeren geschält in den Handel kommen.

---

*) Ostruthium von στρούθιον (Strauss).

Umbelliferae.

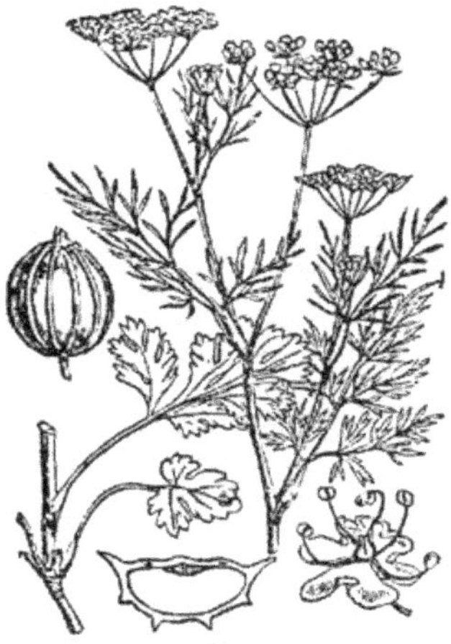

Fig. 408.
Coriandrum sativum. Koriander.
Nebst einzelner Blüte, der Frucht
und dem Querschnitt einer Teilfrucht
(unten links).

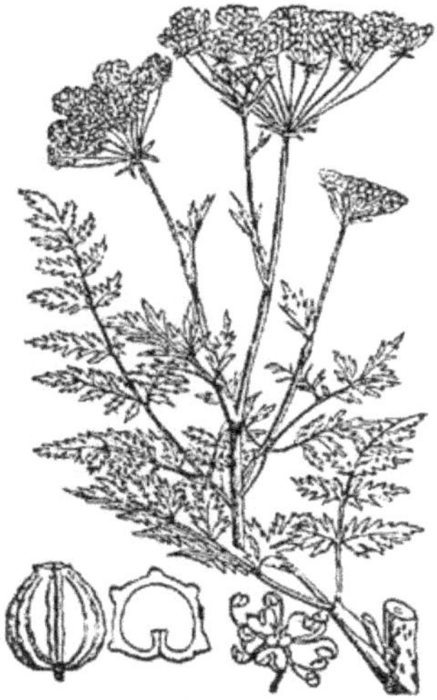

Fig. 409.
Conium maculatum. Schierling.
Nebst einzelner Blüte, der Frucht
und dem Querschnitte einer Teilfrucht.

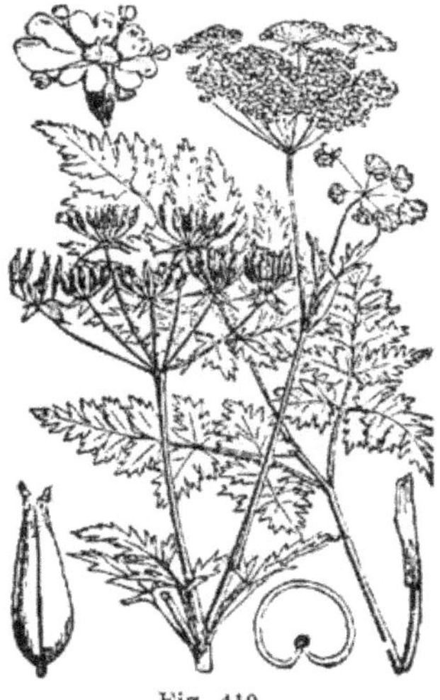

Fig. 410.
Anthriscus silvestris. Wilder Kerbel.
Nebst einzelner Blüte, der Frucht
und dem Querschnitte einer Teilfrucht
(unten rechts).

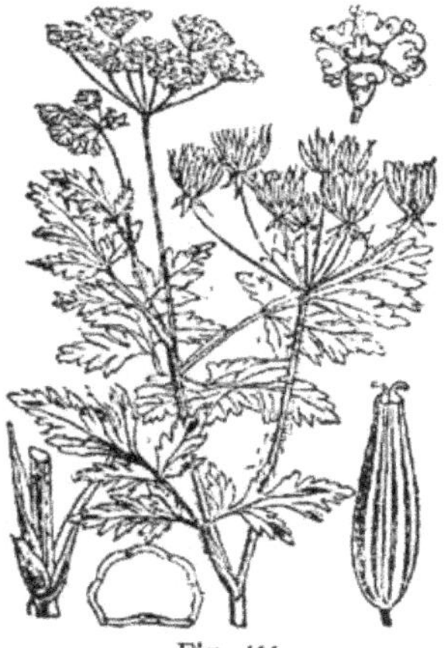

Fig. 411.
Chaerophyllum temulum. Kälberkropf.
Nebst einer einzelnen Blüte, der Frucht
und dem Querschnitt einer Teilfrucht
(unten links).

2. Bryonia dioica⎫
3. —   alba ⎭ Zaunrübe,   obs. *Rad. Bryoniae.*

Rankende Kräuter an Zäunen, ersteres mit roten, letzteres mit schwarzen Beeren, beide mit dicker, rübenförmiger Wurzel, welche im frischen Zustande drastische Wirkung ausübt. Fig. 413.

4. Ecballion Elaterium, Springgurke,   obs. *Elaterium.*

Ein niedriges Kraut in Südeuropa, ohne Ranken, dessen Beeren bei der Reife vom Stiele abbrechen und ihren Saft elastisch fortschleudern. Der eingedickte Saft wurde ehedem als drastisches Mittel gebraucht. (*Elaterium*).

Zu den Küchengewächsen zählen: Die Gurke (Cucumis sativus) und der Kürbis (Cucurbita Pepo), jene mit scharfrandigen Samen in länglichen Beeren, dieser mit wulstigberandeten Samen in kugeligen Beeren.

§ 465. Verwandte Familien. Hier schliessen sich folgende kleinere Familien an:

1. Die Stachelbeergewächse, **Grossularieae**, Sträucher mit unterständigen Beeren.

Die Stachelbeere (Ribes Grossularia), sowie die rote Johannistraube (Ribes rubrum), aus deren Beeren man einen Syrup (*Syrupus Rubium*) kocht.

2. Die Kornelkirschen, **Corneae**, mit Steinfrüchten.

Hierhin die Kornelkirsche (Cornus mas), ein Zierstrauch aus Südeuropa, mit gelben Blüten. — Der Hornstrauch (Cornus sanguinea), mit weissen Trugdolden, häufig in unseren Hecken.

3. Die Epheugewächse, **Araliaceae**, Sträucher mit Beeren.

Das Epheu (Hedera Helix) klettert mittelst Klammerwurzeln an Mauern und Bäumen empor, ohne jedoch aus ihnen Nahrung zu ziehen.

Die Rosengewächse, Rosaceae.

§ 466. Charakter der Rosengewächse. Zur Familie der Rosen, **Rosaceae**, zählen kraut- und strauchartige Gewächse, die sich durch zahlreiche kelchständige Staubgefässe auszeichnen. Die Blätter sind abwechselnd gestellt, mit Nebenblättchen versehen und in der Regel gefiedert, seltener gefingert; die Blüten regelmässig, fünfgliederig, mit zahlreichen, dem Kelchschlunde eingefügten Staubgefässen und mehreren (oft vielen) getrennten Stempeln, die entweder, wie bei der Rose (Fig. 412), von der Kelchröhre eingeschlossen werden, oder auf einer flach ausgebreiteten Kelchröhre stehen, wie bei Rubus. Daher finden wir diese Gewächse in der Linnéschen Klasse Ikosandria Polygynia L. Die Frucht wird aus nüsschen- oder steinfruchtartigen Früchtchen zusammengesetzt (Sammelfrucht), mit je 1 eiweisslosen Samen.

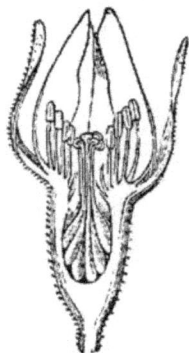

Fig. 412.

Cucurbitaceae. *Rosaceae.*

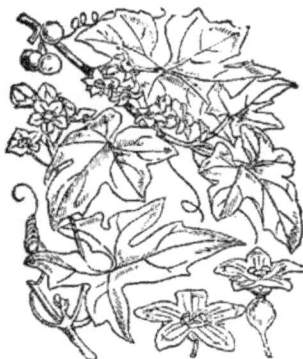

Fig. 413.
Bryonia dioica. Zaunrübe.
Oben ein Zweig mit weiblichen Blüten,
darunter ein solcher mit männlichen Blüten,
nebst einer einzelnen weiblichen,
wie männlichen Blüte.

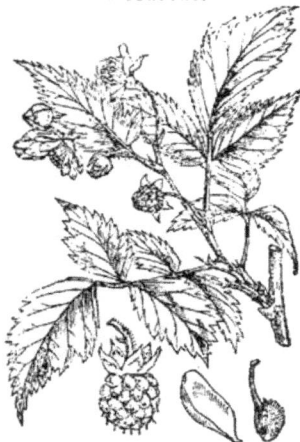

Fig. 414.
Rubus Idaeus. Himbeerstrauch.
Nebst einem Stempel, Blumenblatt
und einer Beere.

Rosaceae.

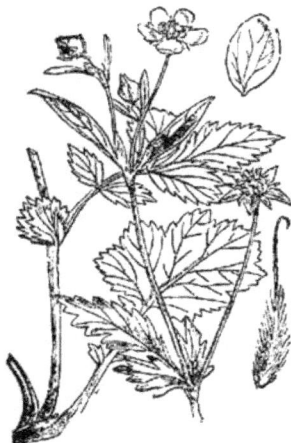

Fig. 415.
Geum urbanum. Nelkenwurz.
Nebst einem Blumenblatt und
einem Früchtchen.

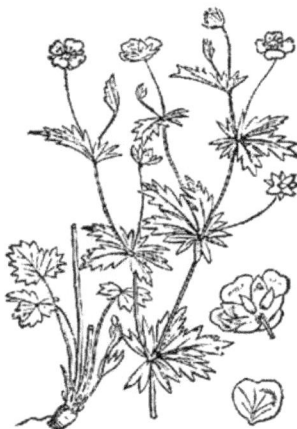

Fig. 416.
Potentilla Tormentilla. Tormentille.
Nebst einzelner Blüte und
Blumenblatt.

Die Rosaceen finden sich hauptsächlich in der nördlichen gemässigten Zone und gehen bis hinauf zu den Schneefeldern der Polarländer und der Alpen. Ihre Blüten duften oft von ätherischem Öle (z. B. Rosa, Spiraea), ihre Wurzeln und Blätter führen vorherrschend adstringierende Stoffe (z. B. Geum, Tormentilla).

§ 467. Einteilung der Familie.

I. Echte Rosen (Rosaceae).

1. **Rosa centifolie**, Centifolie,   off. *Flores Rosae.*
2. **Rosa damascena.**   off *Oleum Rosae.*

Die Centifolie ist ein bekannter Zierstrauch unserer Gärten, mit gefüllten Blüten (durch Rückverwandlung der Staubgefässe in Blumenblätter). — R. damascena wird zur Gewinnung des Rosenöls an den Südabhängen des Balkans in der europäischen Türkei im grossen gezogen. — Von den einheimischen Rosen ist die Hundsrose (R. canina) die bekannteste. An ihr bilden sich durch den Stich einer Wespe Auswüchse, der sog. *Rosenschwamm (Fungus Cynosbati).*

3. **Rubus Idaeus**, Himbeere,   off. *Syrupus Rubi Idaei.*

Die Gattung Rubus kennzeichnet sich durch die aus zahlreichen Steinfrüchten bestehende Sammelfrucht: Der Himbeerstrauch, Rubus Idaeus, Fig. 414, mit roten, flaumhaarigen Früchten; — der Brombeerstrauch, Rubus fruticosus, mit glänzendschwarzen Früchten.

4. **Geum urbanum**, Nelkenwurz, obsol. *Rad. Caryophyllatae.*

Bei der Nelkenwurz, Fig. 415, einem Kraute mit gelben Blüten, dessen nach Nelken riechende Wurzel man früher gebrauchte, verleihen die hakig gekrümmten Griffeln der Sammelfrucht ein klettenartiges Aussehn.

5. **Potentilla Tormentilla**, Tormentille,
         off. *Rhiz. Tormentillae.*

Die Tormentille ist ein kriechendes Kraut mit vierblätteriger, gelber Blume, von den übrigen Potentilla-Arten mit 5 blätterigen Blumen leicht zu unterscheiden. Fig. 416.

Hierhin zählen noch: die Erdbeere (Fragaria vesca) mit saftiger Frucht (hervorgegangen aus dem Blütenboden); die duftende Spierstaude (Spiraea Ulmaria) und der Odermennig (Agrimonia Eupatoria).

6. **Hagenia abyssinica**
    (Brayera anthelmintica)   off. *Flor. Koso.*

Ein diöcischer abyssinischer Baum dessen weibliche Blütenrispen als *Koso (Kusso)* zu uns kommen.

II. **Wiesenknopfgewächse (Sanguisorbeae)**, ohne Blumenblätter. Hierhin: der Frauenmantel (Alchemilla vulgaris), mit fächerförmig gefalteten Blättern; der Wiesenknopf (Sanguisorba officinalis), mit länglichen, dunkelroten Blütenköpfchen, und die Becherblume (Poterium Sanguisorba), mit kugeligen, grünlichen Köpfchen; beide auf Wiesen häufig.

§ 468. Verwandte Familien. Den Rosaceae schliessen sich an:

1. Die Familie des Steinobstes, **Amygdaleae**, Bäume und Sträucher mit vielmännigen Blüten, deren jede aber nur

Amygdaleae.

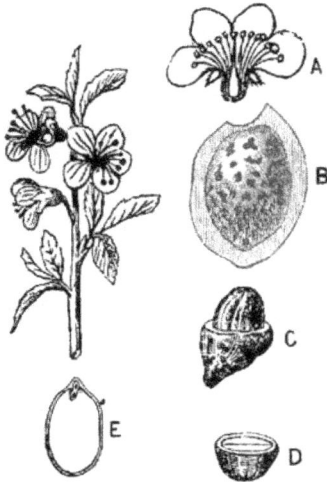

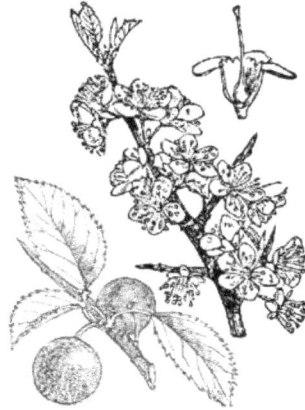

Fig. 417.
Prunus Amygdalus. Mandelbaum.
A Blüte, B längsdurchschnittene Frucht.
C Querdurchschnittener Stein. D Same
im Querschnitt. E Same im Längsschnitt.

Fig. 418.
Prunus spinosa. Schlehdorn.
Ein blühender und ein fruchttragender
Zweig, sowie eine Blüte
im Längsschnitt.

Pomaceae.

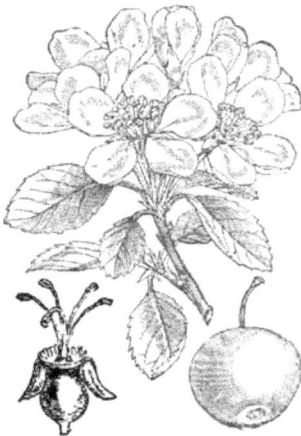

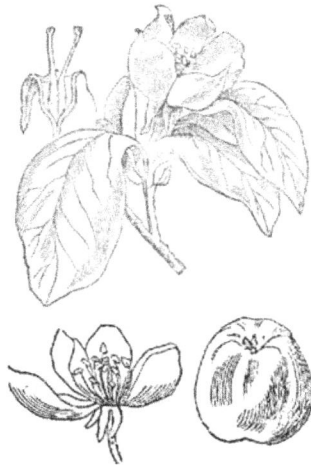

Fig. 419.
Pirus Malus. Apfelbaum.
Nebst Stempel und Frucht.

Fig. 420.
Cydonia vulgaris. Quittenbaum.
Nebst Blüte und Frucht.

1 Stempel besitzt — daher zur Ikosandria Monogynia gehörig. Frucht eine Steinfrucht.

Die Heimat des Steinobstes ist Mittelasien, von wo es jedoch schon in frühen Zeiten nach Europa verpflanzt wurde. Alle Pflanzenteile führen mehr oder weniger Amygdalin, vorzugsweise die Samen, aber auch die Blätter mancher Gewächse (z. B. des Kirschlorbeers, des Pfirsichbaumes).

1. **Prunus Amygdalus** (Amygdalus communis);
Mandelbaum,   off. *Amygdalae amarae u. dulces.*

Der Mandelbaum existiert in 2 Varietäten, von denen die eine bittere, die andere süsse Mandeln trägt. Die filzigen, saftlosen Früchte bergen einen löcherigen Stein, der die *Mandeln* enthält. Fig. 417.

2. **Prunus Cerasus**, Sauerkirsche,   off. *Cerasa.*

Die Sauerkirsche unterscheidet sich von der Süsskirsche (Prunus avium) durch ihre sauren Früchte, aus denen man Kirschsyrup bereitet.

3. **Prunus Lauro-Cerasus**,
Kirschlorbeer,   off. *Fol. Lauro-Cerasi.*

Ein Strauch aus Südeuropa mit immergrünen, glänzenden, lederigen Blättern, aus denen man das *Kirschlorbeerwasser* destilliert.

4. **Prunus spinosa**, Schlehdorn,   obsol. *Flor. Acaciae.*

Ein bekannter Strauch, dessen weisse Blüten vor den Blättern erscheinen. Fig. 418.

Hierhin zählen noch: der Aprikosenbaum (Prunus Armeniaca), Pfirsichbaum (Prunus Persica), Pflaumenbaum (Prunus insititia), Zwetschenbaum (Prunus domestica), die Ahlkirsche (Prunus Padus).

II. Die Familie des Kernobstes, **Pomaceae**, Bäume und Sträucher mit fleischig-saftiger Frucht, welche vom Kelche gekrönt ist. Ihre vielmännigen Blüten bergen einen unterständigen, 2—5 fächerigen Fruchtknoten mit 2—5 Griffeln. Daher finden wir das Kernobst in der Ikosandria Di- bis Pentagynia nach Linné.

Das Kernobst gehört der nördlichen gemässigten Zone an und fehlt den Tropenländern.

1. **Pirus Malus**, Apfelbaum,   off. *Poma acida.*

Von den sauren Äpfeln bereitet man das *Extractum Ferri pomatum.* Durch die Form der Frucht unterscheidet sich der Apfelbaum (Fig. 419) vom Birnbaum (P. communis).

2. **Cydonia vulgaris** (Pirus Cydonia),
Quittenbaum,   off. *Semen Cydoniae.*

Die Quitte unterscheidet sich vom Apfel und der Birne dadurch, dass bei ihr die Samen zu mehreren im Fache liegen, während Apfel und Birne nur je 2 Samen im Fruchtfache bergen. Fig. 420.

Hierhin zählen noch: der Weissdorn (Crataegus Oxyacantha), die Eberesche (Sorbus Aucuparia) mit ihren roten, sauren Beeren in Trugdolden, und die Mispel (Mespilus germanica).

III. Die Myrtengewächse, **Myrtaceae**, Bäume und Sträucher heisser Klimate, reich an Wohlgeruch und Gewürz. Ihre Blätter
sind meist lederig und drüsig-punktiert. (Ikosandria Monogynia L.)

1. Punica Granatum, Granatbaum,   off. *Cort. Granati.*

Ein Baum der Mittelmeerländer, mit scharlachroten Blüten (früher
off. *Flor. Balaustii*) und lederschaligen Beeren (früher off. *Cort. Balaustii*).

2. Eugenia caryophyllata (Caryophyllus
aromaticus), Gewürznelkenbaum, .   off. *Caryophylli.*

Ein auf den Molukken einheimischer, in vielen Tropenländern (Südamerika) gepflanzter Baum, dessen Blütenknospen die *Gewürznelken* darstellen.

3. Melaleuca Leucadendron*),
Kajeputbaum, .   off. *Oleum Cajeputi.*

Ein weissberindeter Baum auf den Molukken, dessen Zweige, der
Destillation unterworfen, das *Kajeputöl* liefern.

4. Eucalyptus**) Globulus, off. *Folia* u. *Oleum Eucalypti.*

Ein hoher Baum Neuhollands, der zur Austrocknung sumpfiger Gegenden
auch anderwärts gepflanzt wird.

Die Schmetterlingsblütler, Papilionaceae.

§ 469. Charakter der Schmetterlingsblütler. Die Familie der
Schmetterlingsblütler, **Papilionaceae**, eine der wichtigsten
und grössten, umfasst Gewächse mit abwechselnd gestellten,
teils dreizähligen, teils gefiederten Blättern, welche
von Nebenblättchen begleitet sind, die zuweilen (wie bei
der Erbse) das Blatt an Grösse übertreffen, zuweilen aber (wie
bei der Robinie) in einen Dorn verwandelt sind. Die Blüten
besitzen eine schmetterlingsförmige Blume (corolla papili-
onacea), deren oberes, halb empor-
gerichtetes Blumenblatt Fahne
(vexillum) genannt wird, während
die beiden seitlichen Blumenblätter
die Flügel (alae), die beiden unteren, in der Regel kahnförmig
verbunden, das Schiffchen oder
den Kiel (carina) bilden (Fig. 421).
—Die 10 Staubfäden sind bald
sämtlich in eine Röhre verwachsen, bald nur zu 9 verwachsen, wie Fig. 422 zeigt, wäh-

Fig. 421.   Fig. 422.
a Fahne b Flügel c Schiffchen.

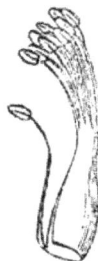

rend einer frei bleibt, welcher in der Spalte der Staubfadenröhre
liegt. Linné stellte diese Gewächse in die Diadelphia Dekandria.

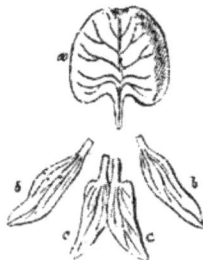

---

*) Melaleuca von μέλας (schwarz) und λευκός (weiss). — Leucadendron
von λευκός (weiss) und δένδρον (Baum).
**) Eucalyptus von εὐκάλυπτός (wohlbedeckt, mit schöner Haube).

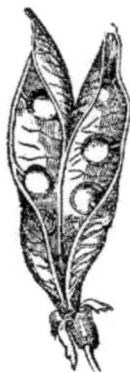

— Die Frucht ist eine Hülse d. i. ein einzelnes Karpellblatt, welches die Samen an der Bauchnaht trägt und bei der Reife in zwei Klappen aufspringt (Fig. 423). Der Same enthält kein Eiweiss, häufig fleischige Samenlappen (wie die Erbsen, Bohnen, Linsen), sowie einen gekrümmten Keim.

Die Schmetterlingsblütler finden sich über die ganze Erde verbreitet; sie bilden auch in Deutschland einen wesentlichen Bestandteil der Vegetation und der Kulturgewächse. Zum Teile sind es Futterkräuter (wie der Klee, Luzerne, Esparsette, Wicke), zum Teil wegen des Stärkemehl- und Proteïngehaltes ihrer Samen allenthalben gezogene Nährpflanzen (wie die Erbse, Bohne, Linse). Bei einigen Arten treffen wir aromatische Bestandteile

Fig. 423.

an, wie z. B. das (auch im Waldmeister enthaltene) Cumarin in den Blüten von Melilotus, den Samen von Faenum graecum und den Tonkabohnen, auf welchen letzteren es häufig auskrystallisiert. Giftige Stoffe zeigt die Calabarbohne.

§ 470. Einteilung der Schmetterlingsblütler. Man teilt die Gattungen nach der Form der Blätter, Hülsen und Samen ein.[*])

1. Ononis spinosa, Hauhechel, .   off. *Rad. Ononidis.*

Die Hauhechel, Fig. 424, ist ein dorniges, rosablühendes Kraut unserer Wiesen und unterscheidet sich durch ihren einzeilig behaarten Stengel von der zottigen, niederliegenden Ononis repens.

2. Melilotus**) officinalis, Honigklee,⎫
3.   — altissimus (macrorrhizus) ⎬ off. *Herb. Meliloti.*

Zwei Kräuter an Wegen und Rainen, mit kleinen gelben Blüten in langen, einseitswendigen Trauben; erstere mit strohgelben, kahlen Hülsen,

---

*) Einteilung der Gattungen der Schmetterlingsblütler.
A. Samenlappen blattartig.
  1. Hülse der Länge nach aufspringend.
    a) Staubfäden in 1 Bündel verwachsen.
      Gatt. Genista, Sarothamnus, Cytisus, Ononis, Anthyllis.
    b) Staubfäden zweibrüderig.
      α) Blätter dreizählig.
        Gatt. Trifolium, Lotus, Melilotus, Medicago, Trigonella.
      β) Blätter gefiedert.
        Gatt. Glycyrrhiza, Galega, Astragalus.
  2. Hülse in Querglieder zerfallend.
    Gatt. Onobrychis, Hedysarum, Coronilla.
B. Samenlappen dick, fleischig. Blätter gefiedert, mit Wickelranke.
  Gatt. Vicia, Cicer, Ervum, Pisum, Lathyrus, Phaseolus.
**) Melilotus von μέλι (Honig) und λωτος (Klee).

Papilionaceae.

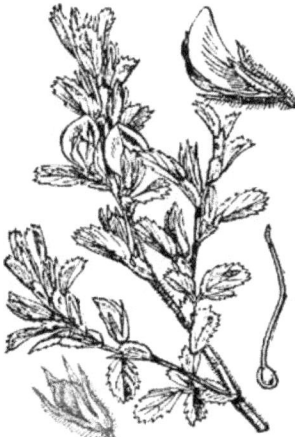

Fig. 424.
Ononis spinosa. Hauhechel.
Nebst einer Blüte, dem Stempel (rechts)
und der Frucht (links unten).

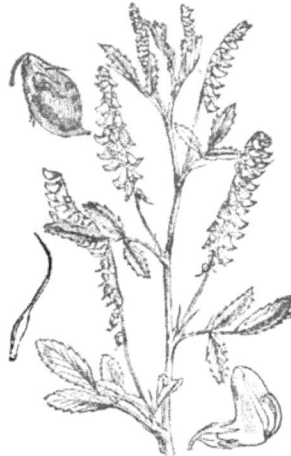

Fig. 425.
Melilotus officinalis. Honigklee.
Nebst einer Blüte (rechts) und
Hülse (links).

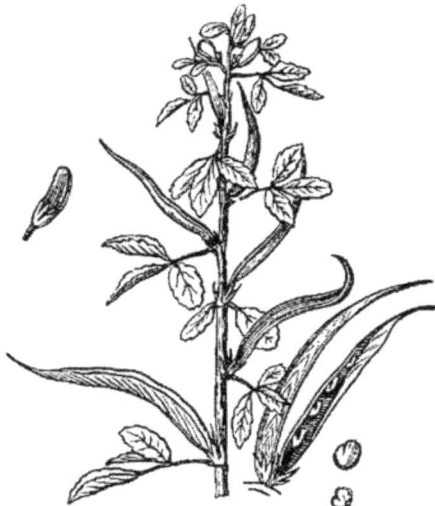

Fig. 426.
Trigonella Faenum Graecum. Bockshornklee.
Nebst einer Blüte (links), Hülse
und Samen (rechts).

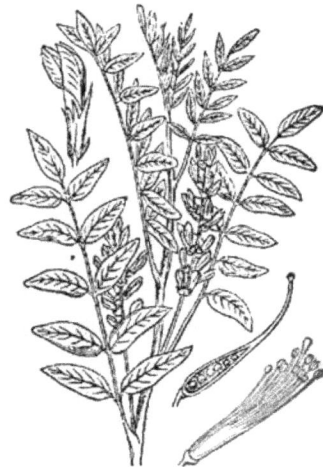

Fig. 427.
Glycyrrhiza glabra. Glattes Süssholz.
Nebst einer Blüte (links), dem längs-
durchschnittenen Stempel und den
Geschlechtsorganen (rechts).

letztere Art mit schwarzen, weichhaarigen Hülsen. Fig. 425. Weisse Blüten hat Melilotus alba.

4. Trigonella*) Faenum Graecum,
Bockshornklee, off. *Sem. Faenugraeci.*

Ein Kraut Fig. 426, aus den Mittelmeerländern stammend und bei uns kultiviert, zeichnet sich durch langschnablige Hülsen aus.

Hierhin gehört auch der Wiesenklee (Trifolium pratense), der an Wegen häufige, weissblühende kriechende Klee (Trifolium repens), der allenthalben auf Wiesen wachsende Schotenklee (Lotus corniculatus) mit gelben einfachen Dolden, sowie der Besenstrauch oder Ginster (Sarothamnus scoparius) mit grossen, gelben Blüten, die hier und da gebräuchlich sind (*Flores Spartii* seu *Genistae*). Von Gemüsepflanzen und Futterkräutern verdienen noch Erwähnung: die Erbse (Pisum sativum), die Linse (Ervum Lens), die Hausbohne oder Saubohne (Vicia Faba), die Schneidebohne (Phaseolus communis), die Esparsette (Onobrychis sativa), der Luzerner Klee (Medicago sativa).

5. Glycyrrhiza**) glabra, Süssholz,
off. *Rad., Succus Liquiritiae.*
6. — var. glandulifera, *Rad. Liquiritiae mundata.*

Das *spanische Süssholz* kommt von Glycyrrhiza glabra, Fig. 427, einem Kraute in Südeuropa, aus deren frischer Wurzel man in Italien den *Lakriz* bereitet. Eine Varietät (Gl. glandulifera), welche im südöstlichen Europa wächst, liefert das sog. russische *Süssholz*. (Früher leitete man dasselbe von Glycyrrhiza echinata ab).

7. Astragalus verus, A. gummifer
A. ascendens, A. leioclados,
A. brachycalyx, A. microcephalus,
A. pycnoclados u. a., Tragantsträucher, off. *Tragacantha.*

Dornige Sträuchlein, die beiden erstgenannten vorzugsweise in Kleinasien und Armenien, die übrigen in Armenien und Persien. Sie lassen aus Einschnitten des Stammes einen schleimigen Saft ausfliessen, der erhärtet als *Tragant* in den Handel gebracht wird. In Griechenland liefert A. creticus eine geringwertige Sorte Tragant.

8. Toluifera Pereirae,
(Myroxylon Pereirae), off. *Bals. Peruvianum.*
9. Toluifera Balsamum,
(Myroxylon toluiferum), off. *Bals. Tolutanum.*

Zwei ansehnliche Bäume, ersterer in Centralamerika, an der Küste von San Salvador, letzterer im nördlichen Teile Südamerikas (am Magdalenenstrom); sie lassen aus Einschnitten den Balsam ausfliessen, beim Perubalsam durch Anbrennen unterstützt.

10. Pterocarpus Marsupium off. *Kino.*

Ein hoher Baum in Ostindien, aus dessen rotbrauner Rinde das *Kino* gewonnen wird. — Pt. santalinus, ebendaselbst, liefert das *rote Santelholz.*

---

*) Trigonella von τρίγωνος (dreieckig).
**) Glycyrrhiza von γλυκύς (süss) und ῥίζα (Wurzel).

11. **Andira Araroba** off. *Chrysarobinum.*

Ein Baum in Brasilien, der in inneren Spalten und Hohlräumen ein dunkelbraungelbes Pulver, sog. *Goapulver*, birgt, welches durch Auflösen in heissem Benzol gereinigt das *Chrysarobin* darstellt.

12. **Physostigma venenosum** off. *Faba Calabarica.*

Ein Schlingstrauch (ähnlich unserer Schneidebohne) an der westafrikanischen Küste, dessen Samen, die sehr giftigen *Kalabarbohnen*, daselbst zu Gottesurteilen benutzt werden. Man bereitet aus ihnen das Alkaloïd Physostigmin.

Zu erwähnen sind noch: **Dipterix odorata**, ein Baum in Guyana, mit wohlriechenden Samen, den sog. *Tonkabohnen.* — **Indigofera tinctoria**, ein Strauch Ostindiens, durch Kultur auch nach Afrika und Westindien verpflanzt, liefert durch Gährung der Blütenzweige den *Indigo.*

§ 471. Verwandte Familien. Den Schmetterlingsblütlern stehen durch die gleiche Fruchtbildung — Hülse — nahe:

Die **Caesalpiniaceae**, fiederblätterige Bäume und Sträucher warmer Klimate, deren Blüten unregelmässig, aber nicht schmetterlingsförmig sind.

1. **Ceratonia Siliqua**, Johannisbrotbaum, off. *Siliqua dulcis.*

Ein Baum der Mittelmeerländer, von Spanien bis zum Orient, dessen süsse, fleischige Hülsen das *Johannisbrot* darstellen.

2. **Tamarindus Indica**, Tamarinde, off. *Pulpa Tamarindorum.*

Ein hoher Baum Ostindiens, durch Kultur über alle Tropenländer, auch der neuen Welt verbreitet; man benutzt das säuerliche Mus seiner Hülsen.

3. **Haematoxylon Campechianum**,

off. *Lignum Campechianum.*

4. **Caesalpinia Brasiliensis**, off. *Lignum Fernambuci.*

Zwei Farbhölzer, erstere Art in Centralamerika (Campechebay), letztere Art in Brasilien.

5. **Copaifera officinalis**,
  C. Guianensis u. a., off. *Bals. Copaivae.*

Hohe, harzreiche Bäume in Brasilien und Westindien, welche aus den angehauenen Stämmen den Balsam ausfliessen lassen.

6. **Cassia acutifolia** (C. lenitiva),
7. **Cassia angustifolia**, } off. *Folia Sennae.*

Die *Alexandriner* und *Tripolitaner Sennesblätter* sind die Fiederblättchen von dem in Nubien und Sennaar wild wachsenden Strauche **Cassia acutifolia**, untermischt mit Blättern der Argelpflanze (Solenostemma Argel), einer Asclepiadee. — Die spitzblätterigen, lanzettlichen *Indischen Sennesblätter* sind die Blättchen der in Ostindien kultivierten, in Arabien wildwachsenden **Cassia angustifolia**. — Von **Cassia obovata** in Egypten und Syrien kommen die verkehrteiförmigen *Aleppischen* oder *Italienischen Sennesblätter.*

II. Die **Mimosaceae**, Sträucher und Bäume heisser Länder, mit regelmässigen, vielmännigen Blüten und vielpaarig gefiederten Blättern.

Acacia Senegal (A. Verek), off. *Gummi arabicum.*

Zahlreiche Arten der Gattung Acacia wachsen im nördlichen Afrika, welche aus Rissen der Rinde einen Schleim ausfliessen lassen, der zum *arabischen Gummi* erhärtet; es sind dornige Sträucher und Bäume vom Senegal bis zum Nil, sowie auch in Arabien. Das officinelle Gummi arabicum stammt aus den oberen Nilländern, von der oben angegebenen Art. — Aus der rotbraunen Rinde und dem dunkelbraunen Holze der Acacia Catechu, einem hohen Baume in Ostindien, wird durch Auskochen das *Pegu-Catechu (Terra japonica)* gewonnen.

b. Polypetalen mit bodenständiger Blume (Thalamifloren).

Analytische Übersicht der Familien.

A. Staubgefässe in bestimmter Zahl.
  1. Staubgefässe ebensoviel als Blumenblätter, 5.
    a) Frucht beerenartig.
      α) Klettersträucher . . . . .   Ampelideae.
      β) Aufrechte Sträucher und Bäume.
        Staubbeutel längsritzig . .   Rhamneae.
        Staubbeutel klappig aufspringend   Berberideae.
    b) Frucht kapselig.
      α) Blume regelmässig, Griffel 5,   Lineae.
      β) Blume unregelm., Griffel 1 . . . . Violarieae.
  2. Staubgefässe halbmal mehr als Blumenblätter, 6.
    a) Staubgefässe frei, viermächtig   Cruciferae.
    b) Staubgefässe 2 brüderig . . . . Fumariaceae.
  3. Staubgefässe doppelt so viele als Blumenblätter, 8 oder 10.
    a) Blüte regelmässig.
      α) Griffel 1   Rutaceae.
      β) Griffel 2—5 . . .   Caryophylleae.
        (Kelch einblätterig   Sileneae.)
        (Kelch 4—5 blätterig . . .   Alsineae.)
    b) Blüte unregelm., Staubgef. 2 brüderig   Polygaleae.
B. Staubgefässe zahlreich.
  1. Staubgefässe unverbunden.
    a) Stempel 2—5 oder zahlreich .   Ranunculaceae.
    b) Stempel 1.
      α) Blume 4 blätterig, Kelch 2 blätterig   Papaveraceae.
      β) Blume und Kelch 5 blätterig   Tiliaceae.
  2. Staubgefässe einbrüderig . .   Malvaceae.
  3. Staubgefässe mehrbrüderig verwachsen.
    a) Griffel 1 .   Aurantiaceae.
    b) Griffel 3—5 .   Hypericineae.

Die Nelken, Caryophylleae.

§ 472. Von den Nelken. Die Familie der Nelken, **Caryophylleae**, umfasst Kräuter mit ungeteilten, gegenständigen Blättern und regelmässigen Blüten mit 5 benagelten Blumenblättern, 10 Staubgefässen und einem Stempel mit 2—5 Griffeln (Fig. 428 zeigt die Nelkenblüte im Längsschnitt). Die Staubgefässe stehen zu je 5 in zwei Zeilen; der Stempel besteht aus 2—5 Fruchtblättern, die sich zu einem einfächerigen Fruchtknoten verbunden haben; die Griffel sind frei geblieben. Wir finden daher diese Gewächse in der Linnéschen Klasse Dekandria, Ordn. Di- bis Pentagynia. — Die Frucht ist eine einfächerige, vielsamige Kapsel, deren Samen einem Mittelsäulchen aufsitzen.

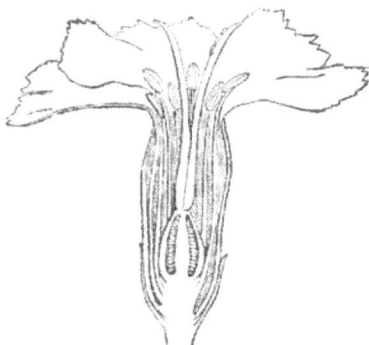

Fig. 428.

Die Nelkengewächse gehören vorzugsweise Europa an und bilden durch ihr häufiges Vorkommen einen wesentlichen Bruchteil der deutschen Krautflora. Durch ihre schönen Blüten eine Zierde der Landschaft, entbehren sie aber meist des Wohlgeruches.

Man teilt die Familie nach der Bildung des Kelches in zwei Gruppen, welche sehr häufig als besondere Familien aufgestellt werden.

I. Sileneae. Kelch einblätterig, fünfzähnig.

Saponaria officinalis, Seifenkraut, off. *Rad. Saponariae.*

Das Seifenkraut. Fig. 429, wächst häufig an Wegen und kennzeichnet sich durch fleischrote Blüten mit je zwei Griffeln.

Ebenfalls zweigriffelig ist die artenreiche Gattung Nelke (Dianthus), dagegen dreigriffelig das Leinkraut (Silene), fünfgriffelig die Lichtnelke (Lychnis) und die violettblühende Kornrade (Agrostemma Githago), ein bekanntes Unkraut der Kornfelder.

II. Alsineae. Kelch fünfblätterig.

Erwähnt sei die gemeine und die grossblütige Sternmiere (Stellaria media und St. Holostea) mit weissen, zweispaltigen Blumenblättern und 3 Griffeln. Der letzteren ist das Acker-Hornkraut (Cerastium arvense) sehr ähnlich, jedoch mit 5 Griffeln versehen.

§ 473. Anschliessende Familien.

I. Die Leingewächse, **Lineae**, sind von den Nelken durch das Fehlschlagen einer Staubgefässzeile unterschieden, sodass ihre Blüten nur 5männig sind. (Pentandria Pentagynia L.)

Linum usitatissimum, Lein, off. *Sem.*, *Oleum Lini.*

Ein Kraut Fig. 430 mit blauen Blüten, welches zur Gewinnung der Bastfaser (*Flachs*) gebaut wird. Aus den Samen wird Öl geschlagen.

II. Die Rautengewächse, **Rutaceae**, gewürzreiche Pflanzen mit gefiederten, drüsigpunktierten Blättern und 10 männigen Blüten, die aber nur 1 Griffel enthalten. (Dekandria Monogynia L.)

1. Ruta graveolens, Raute, off. *Folia Rutae.*

Ein duftendes Kraut Südeuropas, bei uns in Gärten gezogen, mit gelben Trugdolden, deren Centralblüte 10 männig ist, während die übrigen nur 8 männig sind. Fig. 431.

2. Pilocarpus*) pennatifolius off. *Folia Jaborandi.*

Ein Strauch in Brasilien.

Hierhin zählen noch: der Diptam (Dictamnus albus), an felsigen Orten, dessen Wurzel ehedem gebräuchlich war. — Bukkosträucher im Kapland, von denen Barosma crenulata die breiten, B. serratifolia die langen *Folia Bucco* liefert. — Von Galipea officinalis, einem Baum am Orinoko, kam früher die *Cortex Angosturae* zu uns.

III. Die **Zygophylleae****), ohne Öldrüsen in den Blättern.

Guajacum officinale L., off. *Lignum, Resina Guajaci.*

Ein Baum auf den westindischen Inseln, mit blauen Blüten.

IV. Die **Simarubeae**, Holzgewächse fremder Länder.

1. Quassia amara ⎱
2. Picraena***) excelsa ⎰ off. *Lignum Quassiae.*

Erstere Art ist ein strauchartiges Bäumchen in den Wäldern Surinams (Südamerika), letztere Art ein hoher Baum auf Jamaika. — Simaruba officinalis, im nördlichen Südamerika, lieferte ehedem *Cortex Simarubae.*

V. Die **Terebinthaceae**, Holzgewächse mit gefiederten Blättern und harzreichem Safte.

1. Balsamea Myrrha (Balsamodendron M.)†) off. *Myrrha.*

Ein dorniges Bäumchen im glücklichen Arabien (Südwestspitze Arabiens) und der gegenüberliegenden afrikanischen Küste (Somaliländer); es lässt die *Myrrhe* aus Rissen der Rinde ausfliessen.

2. Boswellia††) sacra off. *Olibanum.*

Ein Baum in denselben Landstrichen, wie die vorhin angeführte Art; er lässt aus Rissen der Rinde den *Weihrauch* ausfliessen.

3. Pistacia Lentiscus off. *Mastix.*

Ein Baum der Mittelmeerländer, auf der Insel Chios kultiviert zur Gewinnung des *Mastix*, welches aus Rissen der Rinde quillt. — Von Pistacia vera, in Südeuropa, werden die Samen, sog. *Pistazien*, genossen.

---

*) Pilocarpus von πῖλος (Kugel) und καρπός (Frucht).
**) Zygophyllum von ζυγόν (Joch) und φύλλον (Blatt) wegen der Fieder-blätter.
***) Picraena von πικραίνω (bitter machen).
†) Balsamea von balsameus (balsamreich). Balsamodendron von βάλ-σαμον (Harz) und δίνδρον (Baum).
††) Boswellia nach Dr. J. Boswell.

Caryophylleae.

Lineae.

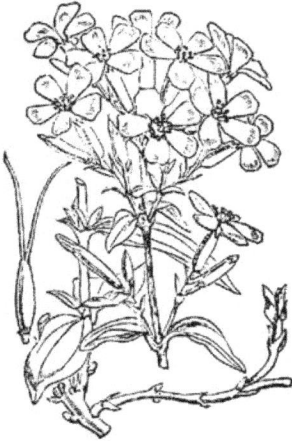

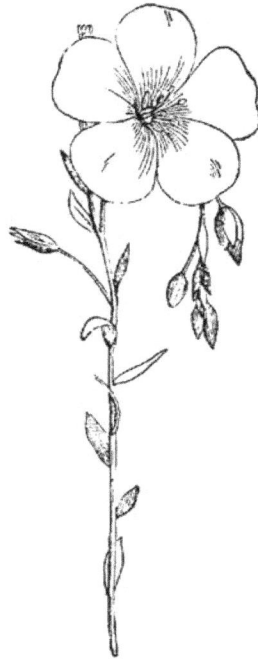

Fig. 429.
Saponaria officinalis. Seifenkraut
Nebst dem Stempel (links).

Rutaceae

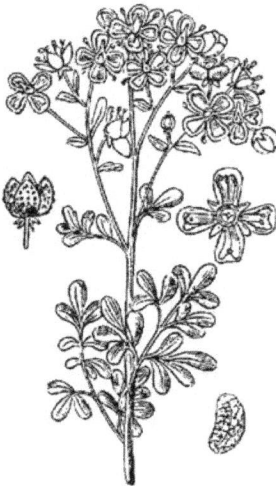

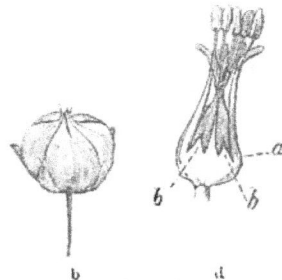

Fig. 431.
Ruta graveolens. Raute.
Nebst einer Blüte (rechts), der Frucht
(links) und einem Samen (unten).

Fig. 430.
Linum usitatissimum. Lein.
Nebst der Kapselfrucht und den inneren
Blütenorganen (a Staubgefässe, b Zähnchen,
aus verkümmerten Staubfächen
hervorgegangen)

4. Rhus Toxicodendron*),
Giftsumach,   off. *Folia Toxicodendri.*

Ein nordamerikanischer Strauch, der bei uns nicht selten in Parkanlagen angetroffen wird und in seinen Blättern einen an der Luft schwarz werdenden Milchsaft von solcher Schärfe besitzt, dass schon das Abpflücken der Blätter mit blossen Händen gefährliche Hautanschwellungen verursacht.

Eine ähnliche Schärfe enthalten die nierenförmigen Früchte von Anacardium occidentale, einem südamerikanischen Baume, sowie die Nuss von Semecarpus Anacardium in Ostindien; jene bekannt als *Anacardia occidentalia,* diese als *Anacardia orientalia,* auch *Elephantenläuse* genannt.

Die Kreuzdorngewächse, Rhamneae.

§ 474. Von den Kreuzdorngewächsen. Die Familie der Kreuzdorngewächse, **Rhamneae**, umfasst Sträucher und Bäume mit ungeteilten Blättern und kleinen, unansehnlichen Blüten, deren Staubgefässe mit der Zahl der Blumenblätter übereinstimmen, daher 4 oder 5 sind. Die Frucht ist eine Steinbeere. (Pentandria Monogynia.)

Die Rhamneen besitzen oft abführende Bestandteile (Cathartin) z. B. der Kreuzdorn in seinen Früchten, der Faulbaum in seiner Rinde.

1. Rhamnus cathartica, Kreuzdorn, off. *Fruct. Rhamni cath.*
2. Rhamnus Frangula, Faulbaum, off. *Cort. Frangulae.*

Der Kreuzdorn, Fig. 432, ist ein dem Schlehdorn ähnlicher Strauch mit grünlichen, viermännigen, eingeschlechtigen Blüten und schwarzen, viersteinigen Beeren, aus denen *Syrupus Rhamni (Spinae cervinae)* bereitet wird. — Der Faulbaum, Fig. 433, ist dornlos, mit weissen, fünfmännigen Blüten und dreisteinigen Beeren.

§ 475. Anschliessende Familien.

I. Die Reben, **Ampelideae**, Klettersträucher mit Gabelranken und Beerenfrucht. (Pentandria Monogynia L.)

Vitis vinifera, Weinstock,   off. *Vinum.*

Der Weinstock, Fig. 434, wird in vielen Varietäten gebaut. Die eingetrockneten Weintrauben kommen als *Rosinen* (Passulae majores), diejenigen einer kernlosen Varietät in Griechenland als *Korinthen* (P. minores) in den Handel. Aus den weissen Trauben bereitet man den *Weisswein,* aus den roten Trauben den *Rotwein.*

II. Die Berberitzen, **Berberideae**, mit 6 gliederigen, 6 männigen Blüten und Beerenfrucht. (Hexandria Monogynia L.)

1. Berberis vulgaris, Berberitze,   off. *Fruct. Berberidis.*

Ein Strauch mit dreiteiligen Dornen, gelben Blütentrauben und sehr sauren, roten Beeren, aus denen *Syrupus Berberidis* gekocht wird, Fig. 435.

2. Podophyllum peltatum   off. *Podophyllinum.*

Ein nordamerikanisches Kraut, aus dessen Wurzel ein drastisch wirkendes Harz, das *Podophyllin,* ausgezogen wird.

---

*) Toxicodendron von τοξικός (giftig) und δένδρον (Baum).

Rhamneae.

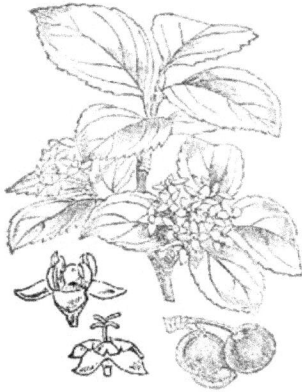

Fig. 432.
Rhamnus cathartica. Kreuzdorn.
Nebst einer männlichen und weiblichen Blüte,
sowie Beeren.

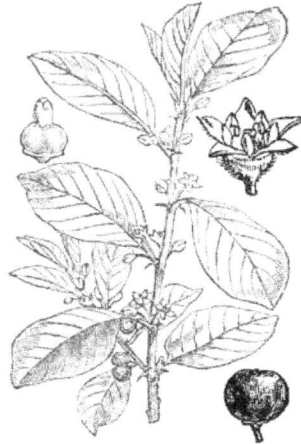

Fig. 433.
Rhamnus Frangula. Faulbaum.
Mit einer Blüte und Beere.

Ampelideae.

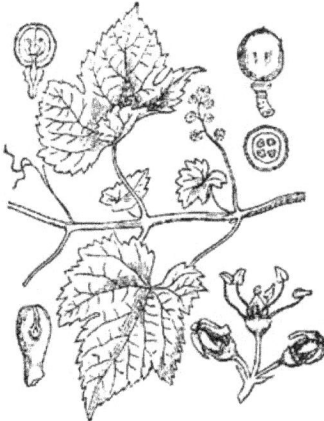

Fig. 434.
Vitis vinifera. Weinstock.
Nebst einigen Blüten, von denen zwei ihre
Blumenblätter abzuwerfen im Begriffe sind,
die dritte dieselben schon abgeworfen hat.
Oben rechts eine Beere, dieselbe quer- und
längsdurchschnitten; links unten ein Same.

Berberideae.

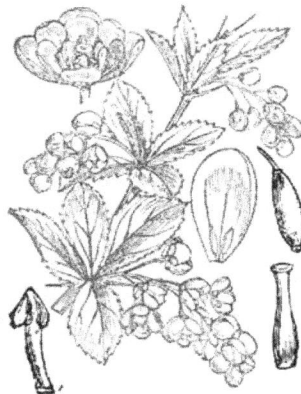

Fig. 435.
Berberis vulgaris. Berberitze.
Nebst einzelner Blüte, Blumenblätter,
Staubgefäss, Stempel und Beere.

Die Kreuzblütler, Cruciferae.

§ 476. Charakter der Familie. Die Familie der **Kreuzblüt-ler, Cruciferae**, enthält **Krautgewächse** mit abwechselnd gestellten Blättern und **regelmässigen Blüten**, 4 benagelten Blumenblättern und 4 Kelchblättern, sowie 6 Staubgefässen in zwei Zeilen, vor denen die beiden der äusseren Zeile kürzer sind als die vier der inneren Zeile, Fig. 436; daher bilden diese

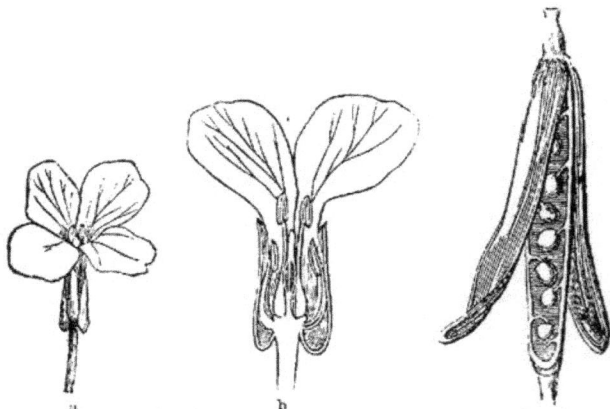

Fig. 436.
a Cruciferenblüte von oben gesehen, b dies. im Längsschnitt.   Fig. 437.
Aufspringende Schote·

Gewächse die Linnésche Klasse **Tetradynamia**. Ausserdem charakterisiert sich die Familie durch die Frucht, eine **zwei-fächerige, von unten nach oben aufspringende Schote** (Siliqua) mit zwei **wandständigen Samenleisten**, welche beim Abspringen der Fruchtklappen auf der Scheidewand bleiben (Fig. 437). Die Samen sind eiweisslos, reich an fettem Öle und enthalten einen gekrümmten Keim.

Die Glieder dieser wohlausgeprägten und artenreichen Familie zeichnen sich durch einen Gehalt an scharfem (schwefelhaltigem) ätherischem Öle aus, dienen daher häufig zum Küchen- und Arzneigebrauche, werden auch durch den Reichtum ihrer Samen an fettem Öle vielfach kultiviert. Der Verbreitungsbezirk er-streckt sich über die ganze Erde, vorzugsweise Europa.

§ 477. Einteilung der Kreuzblütler. Linné teilte seine XV. Klasse Tetradynamia in zwei Ordnungen: 1. Siliculosa, mit ovalen oder rundlichen Schötchen; 2. Siliquosa mit langen, linealen Schoten.

Die Gattungen mit nicht aufspringenden Schötchen wurden

später als Nussfrüchtige (Nucamentaceae), diejenigen, deren Schoten in Querglieder zerfallen, als Gliedschotenfrüchtige (Lomentaceae) abgetrennt.*)

A. Schotenfrüchtige (Siliquosae). Schoten viel länger als breit.

1. Brassica nigra (Sinapis nigra)   off. *Sem. Sinapis.*
2. Brassica Rapa und Br. Napus   off. *Oleum Rapae.*

Der schwarze Senf, Fig. 438, ist ein hohes, einjähriges Kraut mit gelben Blüten und angedrückten Schoten. Der weisse Senf (Sinapis alba), mit schwertschnabeligen Schoten, wird wegen der Samen (*Sem. Erucae*) kultiviert, während der Ackersenf (Sinapis arvensis) zu den gemeinsten Unkräutern gehört. — Der Kohl (Brassica oleracea) wird in vielen Abarten teils als Blattgemüse (Wirsing, Weisskohl, Rotkol, Blumenkohl), teils als Knollengewächs (Kohlrabi) gezogen. — Den Raps (Brassica Rapa) und Rübsamen (Brassica Napus) kultiviert man sowohl zur Samenzucht (für *Rüböl*), als auch zur Knollenzucht (weisse Rübe).

Von den wildwachsenden Arten seien erwähnt: die Rauke (Sisymbrium officinale), ein sparriges Kraut mit gelben Blüten und angedrückten Schoten; der Knoblauchshedrich (Sisymbrium Alliaria) mit rundlich nierenförmigen Blättern und weissen Blüten; das Wiesen-Schaumkraut (Cardamine pratensis), mit lilafarbigen Blüten; die weissblühende Brunnenkresse (Nasturtium officinale), der Goldlack (Cheiranthus Cheiri).

---

*) Einteilung der Gattungen der Cruciferen.

I. Schotenfrüchtler.
  A. Keim seitenwurzelig. (Würzelchen zur Seite der flachen Samenlappen.)
    a) Schotenklappen nervenlos.
      Gatt. Nasturtium, Cardamine, Dentaria.
    b) Schoten mit 1 Nerven auf jeder Klappe.
      Gatt. Cheiranthus, Arabis, Barbaraea.
  B. Keim rückenwurzelig. (Würzelchen auf dem Rücken der flachen Samenlappen).
    a) Schotenklappen 1nervig. Gatt. Erysimum.
    b) Schotenklappen 3nervig. Gatt. Sisymbrium.
  C. Keim gefaltet. (Samenlappen zusammengefaltet. Würzelchen in der Falte).
    a) Schotenklappen 1nervig. Gatt. Brassica.
    b) Schotenklappen 3—5nervig. Gatt. Sinapis.
II. Schötchenfrüchtler.
  A. Schötchen breitwandig. (Scheidewand in der Breitseite des Schötchens. Fig. 442a).
    a) Schötchen kugelig aufgedunsen. Gatt. Cochlearia.
    b) Schötchen flach. Gatt. Draba. Alyssum, Lunaria.
  B. Schötchen schmalwandig. (Scheidewand in der Schmalseite des Schötchens Fig. 442b).
    a) Keim seitenwurzelig. Gatt. Thlaspi.
    b) Keim rückenwurzelig.
      Gatt. Capsella, Lepidium.
  C. Schötchen einfächerig, nicht aufspringend.
    Gatt. Isatis.
III. Schoten quergliederig. Gatt. Raphanus.

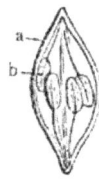

a

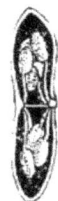

b

Fig. 442

B. Schötchenfrüchtler (Siliculosae). Schötchen oval oder rundlich.

3. Cochlearia officinalis, Löffelkraut, off. *Herba Cochleariae.*

Das Löffelkraut, Fig. 439, eine Seestrandpflanze, dient zur Bereitung des *Spiritus Cochleariae.* — Der Meerrettig (Cochlearia Armoracia), Fig. 440, wird zum Küchengebrauch kultiviert (obs. *Rad. Armoraciae*).

Das Hirtentäschchen (Capsella Bursa pastoris), Fig. 441, ist ein gemeines Unkraut mit dreieckigen Schötchen, früher off. (*Herba Bursae pastoris*). — Die Gartenkresse (Lepidium sativum) wird zum Küchengebrauch kultiviert. Der Waid (Isatis tinctoria), ein Kraut mit flachen, geflügelten Schötchen, wurde früher auf Indigo verarbeitet.

C. Gliedschotenfrüchtler (Lomentaceae). Frucht in Querglieder zerfallend.

Der Rettig (Raphanus sativus) wird in mehreren Varietäten (schwarzer, weisser Rettig, Radieschen) kultiviert.

Die Mohngewächse, Papaveraceae.

§ 478. Charakter der Familie. Die Mohngewächse, **Papaveraceae,** sind Kräuter mit abwechselnden Blättern und regelmässigen Blüten. Der Kelch besteht nur aus zwei Blättern, welche bei der Entfaltung der vierblätterigen Blume sich ablösen (Fig. 443); die Staubgefässe sind zahlreich vorhanden, Stempel nur einer. (Polyandria Monogynia Lin.)

Die Mohngewächse kommen nur in der nördlichen gemässigten Zone vor und stellen durch ihren Reichtum an narkotisch giftigem Milchsafte dem Arzneischatze ein wertvolles Kontingent. Im Samen ist das Stärkemehl durch fettes Öl vertreten.

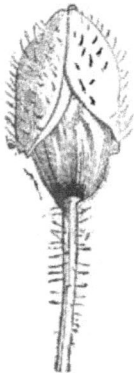

Fig. 443.

1. Papaver somniferum, Mohn, off. *Capita, Semen u. Oleum Papaveris; Opium.*

2. Papaver Rhoeas, Klatschrose, off. *Flor. Rhoeados.*

Die Gattung Papaver charakterisiert sich durch eine schildförmige, vielstrahlige Narbe, unterhalb deren die vielsamige Kapsel in Löchern sich öffnet. Der Mohn, P. somniferum, Fig. 444, stammt aus dem Orient und wird in Kleinasien zur *Opium*-Gewinnung gebaut; man ritzt daselbst die noch unreifen Kapseln an und lässt den austretenden Milchsaft eintrocknen, worauf man ihn zu Kuchen zusammenknetet. In Deutschland kultiviert man die Pflanze wegen der Samen, aus denen man das *Mohnöl* presst. — Die Klatschrose, P. Rhoeas, mit scharlachroten Blumen (Fig. 445), ist ein bekanntes Unkraut in der Saat.

3. Chelidonium majus, Schöllkraut, off. *Herba Chelidonii.*

Das Schöllkraut, Fig. 446, eine gemeine Schuttpflanze, ist voll gelben Milchsaftes, mit gelben Blüten in einfachen Dolden und schotenähnlicher Frucht, dient zu *Extractum Chelidonii.*

Cruciferae.

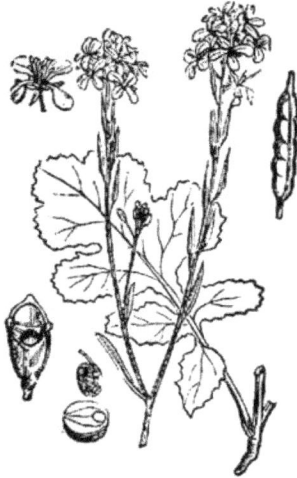

Fig. 438.
Brassica nigra. Schwarzer Senf.
Nebst einzelner Blüte und Schote (oben),
sowie die letztere im Querschnitt, und ein
Same, sowie in dessen Querschnitt (unten).

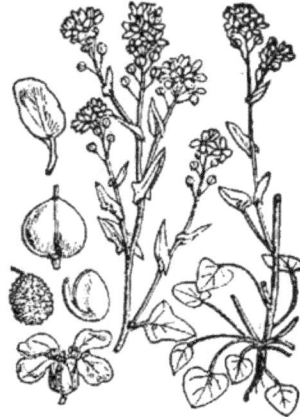

Fig. 439.
Cochlearia officinalis. Löffelkraut.
Nebst einer einzelnen Blüte, einem
Blumenblatte, Schötchen, Samen und
dessen Keim.

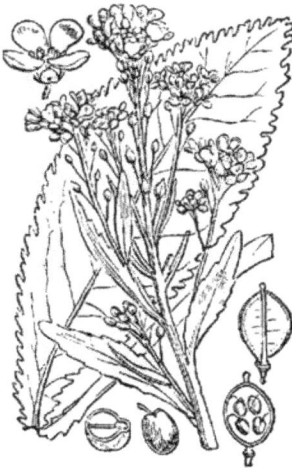

Fig. 440.
Cochlearia Armoracia. Meerrettig.
Nebst einer einzelnen Blüte (oben links),
Schötchen und dessen Längsschnitt (rechts),
Samen und dessen Querschnitt.

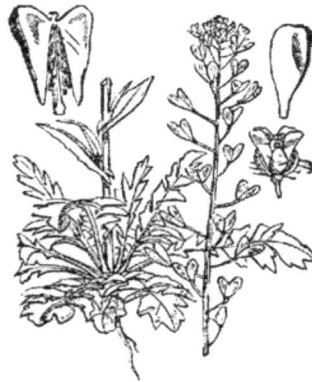

Fig. 441.
Capsella Bursa pastoris. Hirtentäschchen.
Nebst einer einzelnen Blüte, einem
Blumenblatt (rechts) und einem auf-
gesprungenen Schötchen (links).

Familien mit unregelmässigen Blüten.

§ 479. Familien mit unregelmässigen bodenständigen Blumen. Einige Familien zeichnen sich durch eine unregelmässige Form ihrer Blumenblätter aus. Es gehören hierhin folgende kleinere Familien:

I. Die Erdrauchgewächse, **Fumariaceae.** Ihre Blüten, auch mit zweiblätterigem Kelche und vierblätteriger Blume versehen, charakterisieren sich durch ihre gespornte Blume und Zweibrüderigkeit der 6 Staubgefässe. (Diadelphia Hexandria L.)

Fumaria officinalis, Erdrauch, obsol. *Herba Fumariae.*

Ein gemeines Unkraut mit kleinen violetten Blüten und kugeligen Nüsschen Fig. 447.

Der Lärchensporn (Corydalis), mit gespornten Blüten, trägt Knollen.

II. Die Veilchen, **Violarieae**, sind in Europa nur durch die Gattung Viola vertreten; diese zeichnet sich durch fünf Staubgefässe und eine gespornte Blume aus. (Pentandria Monogynia L.) Frucht eine einfächerige, vielsamige Kapsel.

Viola tricolor   off. *Herba Violae tricoloris.*

Das dreifarbige Veilchen, Fig. 448, auch Stiefmütterchen oder Freisamkraut genannt, findet sich allenthalben auf Äckern, bald dreifarbig (mit blauen, am Grunde gelben und weissen Blumen), bald einfarbig (weisslichgelb) blühend. Letzteres ist die Varietät arvensis M. — Das wohlriechende Veilchen (Viola odorata) ist, wie die geruchlose Viola hirta, stengellos.

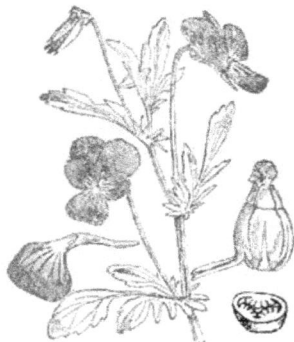

Fig. 448.
Viola tricolor. Dreifarbiges Veilchen.
Nebst dem gespornten Blumenblatt (links),
den Geschlechtsorganen und querdurchschnittenen Fruchtknoten (rechts).

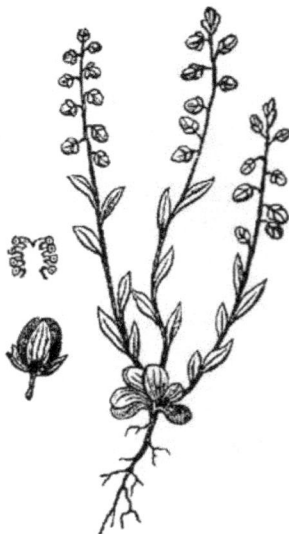

Fig. 449.
Polygala amara. Bittere Kreuzblume.
Nebst einer einzelnen Blüte und den
Staubgefässbündeln.

Papaveraceae.

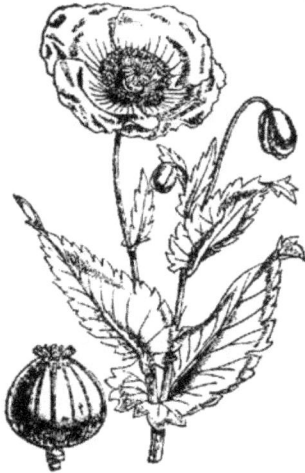

Fig. 444.
Papaver somniferum. Mohn.
Nebst der Kapsel.

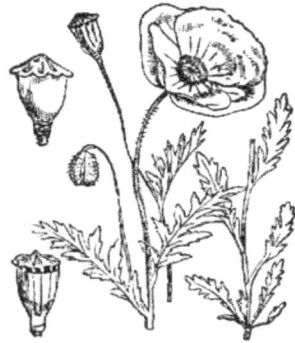

Fig. 445.
Papaver Rhoeas. Klatschrose.
Nebst dem Stempel (links oben)
und der Kapsel (unten).

Papaveraceae.

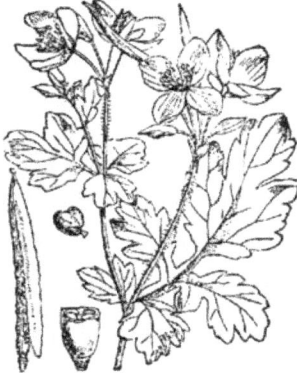

Fig. 446.
Chelidonium majus. Schöllkraut.
Nebst der Schote und dieselbe
im Querschnitt, sowie ein Same.

Fumariaceae.

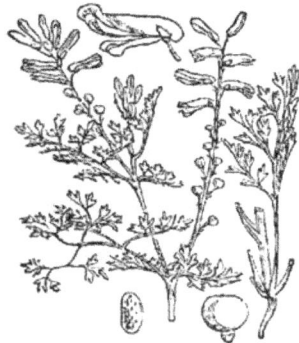

Fig. 447.
Fumaria officinalis. Erdrauch.
Nebst einer Blüte, einem Nüsschen
(unten rechts) und Samen (links).

III. Die Bitterlinge, **Polygaleae**, umfasse Kräuter mit sehr unregelmässigen Blüten und einsamigen Nussfrüchten. In Europa ist diese kleine Familie nur durch die Gattung Polygala vertreten, welche eine Art Schmetterlingsblüte mit zweibrüderig verwachsenen Staubgefässen besitzt.

1. Polygala amara,
   bittere Kreuzblume   off. *Herba Polygalae amarae.*
2. Polygala Senega   off. *Rad. Senegae.*

Die Gattung Polygala charakterisiert sich durch zwei flügelartige, blaurot oder weiss gefärbte Kelchblätter, eine verwachsenblätterige Blume und 8 Staubbeutel, die zu je 4 in 2 Bündel verwachsen sind. (Diadelphia Octandria Linné.) — Die bittere Kreuzblume, Fig. 449, lässt sich durch ihre verkehrt-eiförmigen Wurzelblätter von P. vulgaris leicht unterscheiden. — Polygala Senega ist ein Kraut in den östlichen Vereinigten Staaten Nordamerikas.

3. Krameria triandra.   off. *Rad. Ratanhiae.*

Ein kleiner, sparrig verzweigter Strauch auf den Gebirgen Perus, die er mit seinen roten Blüten schmückt.

Die Hahnenfussgewächse, Ranunculaceae.

§ 480. Charakter der Familie. Die Familie der Hahnenfussgewächse, **Ranunculaceae**, wird gebildet von scharfgiftigen Kräutern mit meist geteilten Blättern und bald regelmässigen, bald unregelmässigen Blüten, welche zahlreiche Staubgefässe und mehrere, oft zahlreiche Stempel enthalten. Fig. 450. Daher stehen diese Gewächse in der Linnéschen XIII. Klasse, Polyandria, 2. und 3. Ordn., Di- bis Polygynia. Die Früchtchen sind teils einsamig und nüsschenartig, teils mehrsamig und kapselig. Die Samen besitzen viel Eiweiss und einen sehr kleinen Keim.

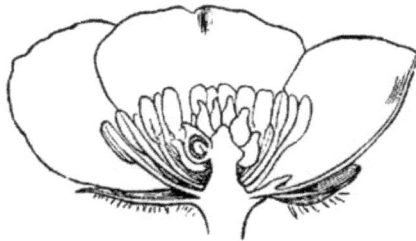

Fig. 450.

Diese sehr formenreiche Familie gehört vorzugsweise der nördlich gemässigten Zone an und zeichnet sich durch scharfgiftige Bestandteile aus, besonders im Kraute, vor und bei Beginn der Blütezeit. Narkotische Alkaloïde finden wir bei Nieswurz, Sturmhut, Rittersporn, eine flüchtige Schärfe bei der Küchenschelle, dem Hahnenfuss und vielen anderen.

§ 481. Einteilung der Familie. Man unterscheidet die Gattungen nach der Fruchtform und der Bildung der Blume, ob die Blüte eine Perigonblüte ist, oder Kelch und Blume besitzt; ob in regelmässiger Ausbildung, oder unregelmässig (wie bei Aconitum und Delphinium)*).

1. Anemone**) Pulsatilla $\Big\}$ Küchenschelle, off. *Herb. Pulsatillae.*
2. Anemone pratensis

Zwei Kräuter mit violetten Blüten, die bei erstgenannter Art aufrecht (Fig. 451), bei letztgenannter Art überhängend sind (Fig. 452). Aus beiden bereitet man Extrakt, da sie eine flüchtige Schärfe besitzen. Sie unterscheiden sich durch ihre bärtig geschweiften Früchtchen von dem **Windröschen** (Anemone nemorosa), einem Frühlingskräutlein mit offener, weisser Blüte.

Es schliessen sich hier an: Der scharfe Hahnenfuss (Ranunculus acris) mit handteiligen Blättern, scharfgiftig. — Das Scharbockkraut (R. Ficaria) auf nassen Wiesen, mit rundlichen, herzförmigen Blättern.

Einer grossen Ranunkel ähnlich ist die Dotterblume (Caltha palustris).

Zu dieser Gruppe der Ranunculaceen zählen auch einige Klettersträucher, wie die Waldrebe (Clematis Vitalba) mit rankenden Blattstielen und weissen Blüten.

---

*) Einteilung der Ranunculaceen.
A. Früchtchen nussartig, 1 samig.
  a) Blüte mit blumenartigem Kelche, ohne Blumenblätter.
      Gatt. Clematis, Anemone, Thalictrum.
  b) Blüte mit Kelch und Blume.
      Gatt. Ranunculus, Adonis.
B. Früchtchen kapselartig, mehrsamig.
  a) Kelch blumenartig.
    α) Blüten regelmässig.
      aa) Blumenblätter fehlen, Kelch blumenartig.
        Gatt. Caltha.
      bb) Blumenblätter klein röhrig.
        Gattt. Helleborus, Nigella.
      cc) Blumenblätter alle gespornt.
        Gatt. Aquilegia.
    β) Blüten unregelmässig.
      aa) Blüten gespornt. Gatt. Delphinium.
      bb) Blüten halmförmig. Gatt. Aconitum.
  b) Kelch krautartig. Gatt. Paeonia.
**) Anemone von ἄνεμος (Wind).

3. Helleborus viridis, grüne Nieswurz, off. *Rad. Hellebori vir.*

Die Gattung Helleborus zeichnet sich durch ihre fussteiligen Blätter aus. Dieselben sind bei der grünen Nieswurz scharfgesägt (Fig. 453), bei der schwarzen Nieswurz (Helleborus niger), deren Wurzel früher gebraucht wurde, lederig und nur gegen die Spitze hin schwach gesägt.

4. Aconitum Napellus, Eisenhut, . off. *Tub. Aconiti.*

Ein Kraut der Gebirge, in Gärten als Zierpflanze, kennzeichnet sich durch seinen blauen, helmförmigen Kelch, welcher zwei langgestielte, kapuzenartige Blumenblätter birgt. Seine Wurzel besteht aus zwei Knollen. Fig. 455.

Erwähnung verdienen noch der blaue Rittersporn (Delphinium Consolida), von dem eine südeuropäische Art, Delphinium Staphis agria, die giftigen *Stephanskörner* (*Sem. Staphidis*) liefert; sowie der Schwarzkümmel (Nigella sativa), dessen gewürzige Samen früher gebraucht wurden (*Semen Nigellae*), und die blaue Akelei (Aquilegia vulgaris) mit 5 gespornten Kelchblättern.

Die Pfingstrose (Paeonia officinalis), Fig. 454, eine bekannte Zierpflanze unserer Gärten, lieferte früher *Radix* und *Semen Paeoniae.*

§ 482. Verwandte Familien. Den Hahnenfussgewächsen schliessen sich folgende fremdländische Familien an:

I. Die **Magnoliaceae**, Bäume und Sträucher mit schönen Blüten. Illicium anisatum, Sternanis, off. *Fruct. Anisi stellati.*

Ein gewürzreicher Baum in China und Cochinchina. Sehr ähnliche, aber giftige Früchte trägt Illicium religiosum (Sikimibaum) in Japan.

II. Die **Menispermeae**, Klettersträucher heisser Länder, mit zweihäusigen, rispigen Blüten.

Jateorrhiza*) Calumba (Cocculus palmatus)

off. *Rad. Colombo.*

Ein Kletterstrauch der Küste Mozambique im östlichen Afrika, in Ostindien wegen der Wurzel kultiviert.

Von Menispermum**) Cocculus, in Ostindien, kommen die giftigen Früchte, sog. *Kockelskörner* (*Cocculi indici*), zu uns.

Die Malven, Malvaceae.

§ 483. Charakter der Malven. Die Familie der Malven, **Malvaceae**, zeichnet sich aus durch einen zweireihigen Kelch und zahlreiche Staubgefässe, deren Staubfäden in eine Röhre verwachsen sind. Daher gehören diese Gewächse nach Linné in die Monadelphia Polyandria. Der Kelch ist doppelt (Calyx duplex), die Blume fünfblätterig, am Grunde verwachsen und in der Knospung gedreht; die zahlreichen Staubgefässe tragen einfächerige Beutel, die Stempel stehen quirlig um eine Mittelsäule gruppiert, mit getrennten Griffeln.

---

*) Von ἰάομαι (heilen) und ῥίζα (Wurzel).
**) μήν (Mond) und σπέρμα (Same), wegen der gekrümmten Früchte.

Ranunculaceae.

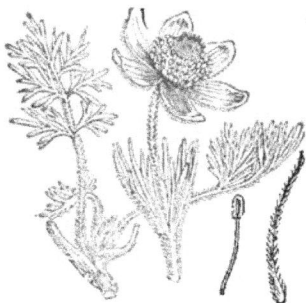

Fig. 451.
Anemone Pulsatilla. Küchenschelle.
Nebst einem Staubgefäss und Früchtchen

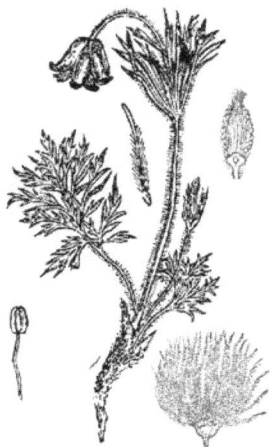

Fig. 452.
Anemone pratensis. Küchenschelle.
Nebst einem Staubgefäss und dem Frucht-
stande, sowie einem Früchtchen.

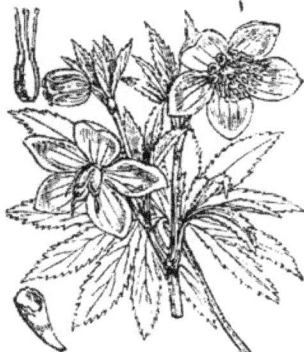

Fig. 453.
Helleborus viridis. Grüne Nieswurz.
Nebst einem Blumenblatt (links unten)
und den Stempeln (oben).

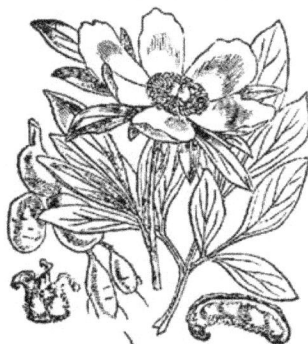

Fig. 454.
Paeonia officinalis. Pfingstrose.
Nebst der Wurzel, den Stempeln
und einem Früchtchen.

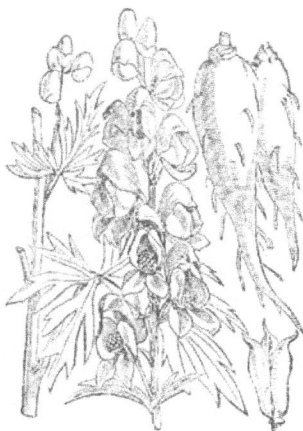

Fig. 455.
Aconitum Napellus. Sturmhut.
Nebst dem Knollen und der Frucht.

Die einheimischen Malven sind schleimreiche Kräuter mit handlappigen Blättern; in den Tropenländern finden sich aber auch Sträucher und Bäume. Scharfe, giftige Stoffe fehlen ihnen durchaus, ebenso Gewürze und ätherische Öle. Bei manchen Arten sind die Bastfasern stark ausgebildet, wichtiger aber noch ist die Wolle, in welche die Samen vieler Arten gehüllt sind, wie bei der Baumwollenstaude (Gossypium) und dem Wollbaum (Bombax).

1. **Malva vulgaris**, gemeine Malve, off. *Fol. Malvae.*
2. **Malva silvestris**, wilde Malve, off. *Fol., Flor. Malvae.*

Die Gattung Malva charakterisiert sich durch einen dreiblätterigen Aussenkelch. M. vulgaris (M. rotundifolia), Fig. 456, und M. silvestris, Fig. 457, besitzen handlappige Blätter, die von beiden Arten officinell sind. Von M. vulgaris unterscheidet sich M. silvestris durch grössere Blüten (frisch rosarot, trocken blau), welche nur von dieser letzteren Art gebräuchlich sind.

3. **Althaea officinalis**, Eibisch, off. *Rad., Fol. Althaeae.*
4. **Althaea rosea**, Stockrose, off. *Flor. Malvae arboreae.*

Die Gattung Althaea charakterisiert sich durch einen vielspaltigen äusseren Kelch. Althaea officinalis, Fig. 458, ist eine filzig-zottige Staude mit rosafarbigen Blüten und wird zum Arzneigebrauche kultiviert. — Von der Stockrose, Althaea rosea, Fig. 459, einer Zierstaude, mit roten, weissen und dunkelpurpurnen Blüten, wendet man nur die letzteren an.

5. **Gossypium herbaceum**, G. arboreum u. a.,
    Baumwollenstaude, off. *Gossypium depuratum.*

Die Baumwollenstaude wird in den Tropenländern in mehreren Arten zur Gewinnung der Baumwolle kultiviert, welche als lange Haare die Samen umhüllt.

§ 484. Von den Orangen. Die Familie der Orangen, **Aurantiaceae**, umfasst Sträucher und Bäume mit drüsig-punktierten, unpaarig gefiederten Blättern, welche bei der Gattung Citrus auf das Endblättchen reduziert erscheinen, indem die seitlichen Fiederblättchen als Blattstielflügel mit dem Blattstiele verwachsen sind. Die regelmässigen Blüten enthalten meist zahlreiche, in mehrere Bündel verwachsene Staubgefässe, daher stehen die Orangen in der XVII. Linnéschen Klasse Polyadelphia. Die Frucht ist eine vielfächerige Beere mit lederartiger, drüsig-punktierter Schale.

Bei diesen Gewächsen finden wir einen reichen Gehalt an ätherischem Öle sowohl in den Blüten als in besonderen Öldrüsen der Blätter und Fruchtschalen abgelagert. Aus letzteren gewinnt man dasselbe durch Auspressen, aus den Blüten durch Destillation. Die Orangenfrüchte enthalten im Safte häufig Citronensäure, in der äusseren Schale Bitterstoff.

Malvaceae.

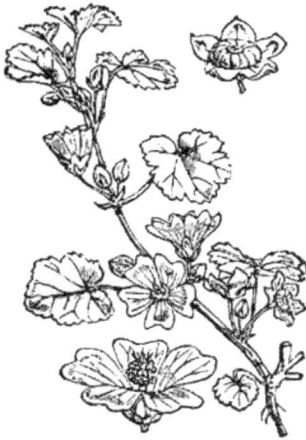

Fig. 456.
Malva vulgaris. Gemeine Malve.
Nebst einzelner Blüte (unten)
und Frucht (oben).

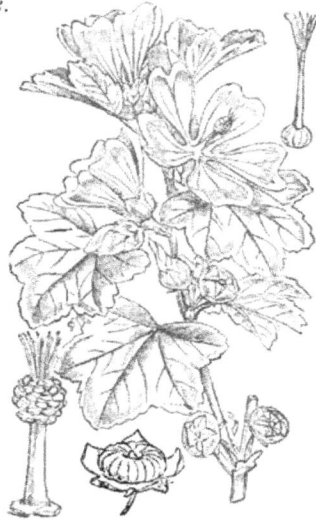

Fig. 457.
Malva silvestris. Wilde Malve.
Nebst dem Stempel (oben), der Staub-
fadensäule und der Frucht (unten).

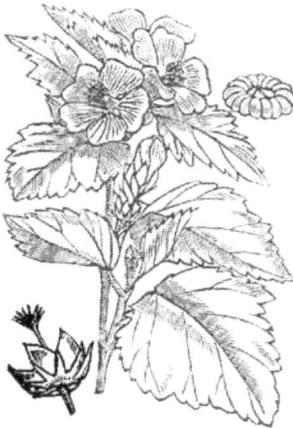

Fig. 458.
Althaea officinalis. Eibisch.
Nebst dem Kelche mit den Stempeln,
sowie der Frucht.

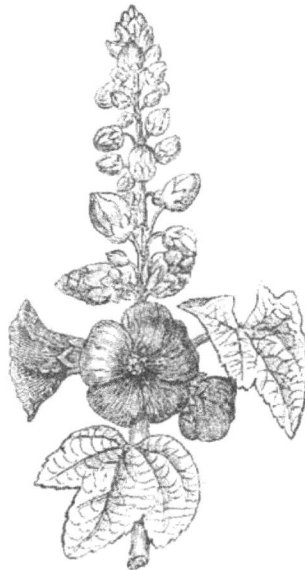

Fig. 459.
Althaea rosea. Stockrose.

1. Citrus vulgaris, Pomeranzenbaum, off. *Fol., Oleum flor.,*
Fruct. immat., Cort. fruct. Aurantii.

2. Citrus Limonum ⎫
3. Citrus medica ⎭ Citronenbaum, off. *Cort.fruct.,Ol.cort.Citri.*

4. Citrus Bergamia, Bergamotte,.   off. *Ol. Bergamottae.*

Sämtlich Bäume der Mittelmeerländer. Citr. vulgaris, Fig. 460, mit breiten Blattstielflügeln, und durch die bittere Frucht von Citr. Aurantium, dem Apfelsinen- oder Orangenbaum unterschieden. Die übrigen Arten sind ohne Blattstielflügel; Citr. Limonum trägt sehr saure Früchte, die als Citronen zu uns kommen; bei Citr. medica sind die Früchte nur wenig sauer, bei Citr. Bergamia dagegen süss.

§ 485. Verwandte Familien. An die Malven- und Orangengewächse schliessen sich mehrere Familien mit vielmännigen Blüten an, deren Staubgefässe oft mehrbrüderig verbunden sind.

I. Die Linden, **Tiliaceae**, Bäume mit zahlreichen, unverbundenen Staubgefässen. (Polyandria Monogynia.)

1. Tilia parvifolia, Winter-Linde, ⎫
2.   — grandifolia, Sommer-Linde, ⎭ off. *Flor. Tiliae.*

Die Gattung Tilia kennzeichnet sich dadurch, dass der Blütenstiel auf einem blassgrünen, dünnen Deckblatte steht, mit denen er zur Hälfte verwachsen ist. — T. parvifolia (T. ulmifolia), Fig. 461, trägt kleinere, kahle Blätter, bei T. grandifolia (T. platyphyllos) sind dieselben grösser und unterseits flaumhaarig. Linné hatte beide Arten zu einer einzigen, T. europaea, vereinigt.

II. Die Hypericineae mit zahlreichen mehrbrüderigen Staubgefässen.

Hypericum perforatum, Johanniskraut, obs. *Herba Hyperici.*

Das Johanniskraut, Fig. 462, häufig an unbebauten Orten, zeichnet sich durch durchscheinend punktierte Blätter und goldgelbe Blüten aus, mit denen man früher Öl rot färbte (*Oleum Hyperici*).

III. Die **Guttiferae**, Milchsaft führende Bäume der Tropen.
Garcinia Morella,   off. *Gutti.*

Ein hoher Baum in Hinterindien (Siam), dessen Stamm aus Einschnitten einen gelben Milchsaft ausfliessen lässt, den man in Bambusröhren auffängt und eingetrocknet als *Gutti* in den Handel bringt.

IV. Die **Buettneriaceae** sind tropische Gewächse.
Theobroma*) Cacao, Kakaobaum, off. *Oleum Cacao.*

Der Kakaobaum ist in Westindien sowie im nördlichen Südamerika einheimisch und vielfach kultiviert. Seine Samen (Kakaobohnen) werden zur *Chokolade* verarbeitet und liefern beim Auspressen die *Kakaobutter.*

V. Die Cameliaceae sind immergrüne Sträucher Ostasiens.

Thea Bohea, Th. viridis und stricta sind die Theesträucher Chinas, deren Blätter den *Chinesischen Thee* liefern.

---

*) Theobroma von θεός (Gott) und βρῶμη (Speise).

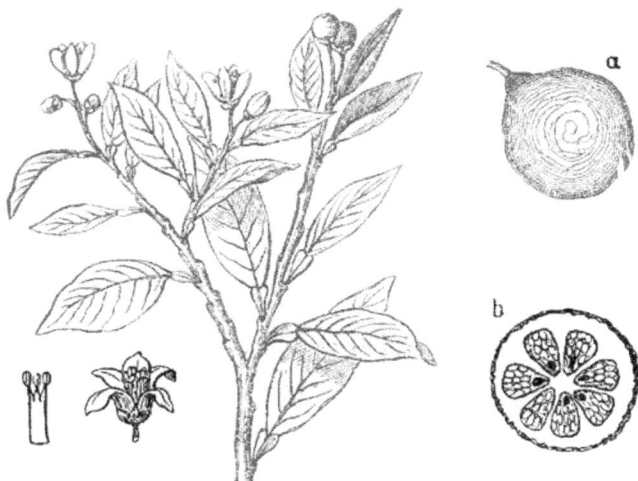

Fig. 460.
Citrus vulgaris. Pomeranzenbaum. Nebst einer einzelnen Blüte und einem
Staubfadenbündel. a Frucht, b Querschnitt derselben.

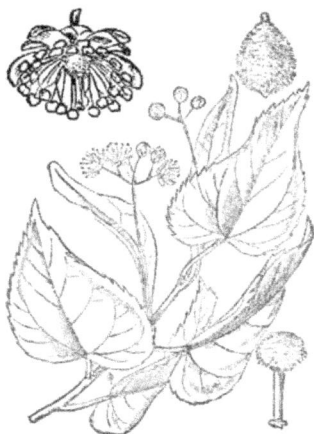

Fig. 461.
Tilia parvifolia. Winter-Linde.
Nebst einer einzelnen Blüte, dem Stempel
(oben) und der Frucht.

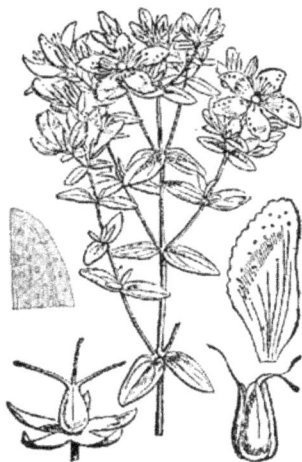

Fig. 462.
Hypericum perforatum. Johanniskraut.
Nebst einem Blumenblatte und der Kapsel
(rechts); links das Stück eines Blattes
und der Stempel.

Vergleichung des Linnéschen Systems mit den wichtigeren Familien.

Diandria	Monogynia	Oleaceae.
Triandria	Monogynia	Valerianeae, Irideae, Cyperaceae.
	Digynia .	Gramineae.
Tetrandria	Monogynia .	Plantagineae, Dipsaceae, Stellatae.
Pentandria	Monogynia .	Boragineae, Solanaceae, Convolvulaceae, Gentianeae, Campanulaceae, Ampelideae, Rhamneae, Violariaceae, Caprifoliaceae.
	Digynia .	Umbelliferae.
	Pentagynia .	Lineae.
Hexandria	Monogynia	Liliaceae, Asparageae.
	Trigynia .	Colchicaceae.
Heptandria	Monogynia .	Hippocastaneae.
Octandria ⎫ Dekandria ⎭	Monogynia .	Ericaceae, Rutaceae.
Dekandria	Di, Pentagynia	Caryophylleae.
Ikosandria	Monogynia . .	Amygdaleae. Myrtaceae.
	Di-, Pentagynia	Pomaceae.
	Polygynia	Rosaceae.
Polyandria	Monogynia	Tiliaceae, Papaveraceae.
	Di-, Polygynia	Ranunculaceae.
Didynamia	Gymnospermia	Labiatae.
	Angiospermia	Scrophularineae.
Tetradynamia	. .	Cruciferae.
Monadelphia	Polyandria	Malvaceae.
Diadelphia	Hexandria	Fumariaceae.
	Octandria	Polygaleae.
	Dekandria .	Papilionaceae.
Polyadelphia	Polyandria	Hypericineae, Aurantiaceae.
Syngenesia	. .	Compositae.
Gynandria	Monandria .	Orchideae.
Monoecia ⎫ Dioecia ⎭		{ Coniferae, Cupuliferae, Juglandeae, Salicineae, Urticaceae, Euphorbiaceae, Cucurbitaceae.

Pharmakognosie.

Die Lehre von den Drogen (Arzneistoffen).*)

A. Die Droguen des Pflanzenreichs.

I. Unterirdische Pflanzenteile.

1. Die offizinellen Wurzeln (Radices).

Sie werden im Herbste oder bei Beginn des Frühlings gesammelt.

A. Hauptwurzeln.

a. Wurzeln mit strahligem, faserigem Holze. Es erscheint auf dem Quer-schnitt ein strahliger Holzkörper, meist ohne Mark.

α) Konsistenz der Wurzel holzig-faserig. — Wurzeln ohne Geruch.

Radix Liquiritiae (glabrae). Spanisches Süssholz.

Glycyrrhiza glabra (Papilionaceae). — Südeuropa (Kalabrien).

Fast unverzweigte, walzenförmige, bis finger-dicke Wurzeln, aussen graubräunlich, längsrunzelig; innen gelb. Die Rinde ist dreimal dünner als das langfaserige, dichte Holz, welches ein kleines Mark umschliesst, von dem sehr zahlreiche linien-förmige Markstrahlen ausgehen. (Fig. 463.) — Geschmack süss, etwas kratzend.

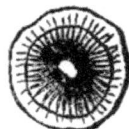

Fig. 463.
Rad. Liquiritiae
Querschnitt,
mehrfach vergr.

Bestandteile: Glycyrrhizin (Süssholzzucker).

Anwendung: In Theemischungen gegen Schleimhaut-Entzündungen (Katarrh) und als Versüssungsmittel.

Radix Liquiritiae mundata. Russisches Süssholz.

Glycyrrhiza glabra var. glandulifera (Papilionaceae). — Südosteuropa, südliches Russland.

---

*) Die Pharmakognosie lässt sich nur an den Droguen selbst studieren; ein stetes Vergleichen der Beschreibung mit der naturellen Drogue ist unbedingt erforderlich. — In Betreff des anatomischen Baues der Pflanzenteile muss auf die früheren Kapitel der Pflanzenanatomie verwiesen werden.

Eine mit dem spanischen Süssholz ziemlich übereinstimmende, aber dickere (bis 4 *cm*), leichtere, im Handel stets geschält vorkommende Wurzel, in Form gelber, einfacher, walzenförmiger Stücke von starkfaserigem Bruche.

Bestandteile und Anwendung: wie beim spanischen Süssholz.

Radix Ononidis. Hauhechelwurzel.

Ononis spinosa. (Papilionaceae). — Europa.

Eine sehr lange, tief längsfurchige, kantige und oft gedrehte, vielköpfige Wurzel von grosser Zähigkeit, aussen graubraun, innen weiss. Die Rinde ist sehr dünn, das Holz starkfaserig, auf dem Querschnitte deutlich und fächerartig gestrahlt, das Mark sehr klein und oft excentrisch. (Fig. 464.) Geschmack: etwas herbe, kratzend.

Bestandteile: Harz, zwei eigentümliche Stoffe (Ononin und Ononid).

Anwendung: Zu Species ad decoctum lignorum.

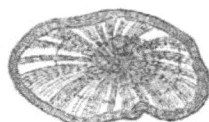 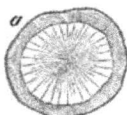 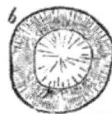 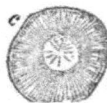

Fig. 464.	Fig. 465.
Rad. Ononidis. Querschnitt, mehrfach vergr.	a. Peruanische Ratanhiawurzel; b. R. aus Granada; c. R. aus Brasilien in Querschnitten.

Radix Ratanhiae. Ratanhiawurzel.

Krameria triandra. (Polygaleae). — Peru.

Ziemlich dicke, vielköpfige Wurzeln mit langen, walzlichen, fingerdicken Ästen, aussen rotbraun, mit hellem Holze. Die Rinde sechs- bis achtmal dünner als das feinstrahlige, dichte Holz. (Fig. 465 a.). — Die Rinde besitzt einen herben, bitterlichen Geschmack.

Verwechslungen: 1. Die Ratanhia aus Neu-Granada (Fig. 465 b) sog. Sabanilla-R., mit dem Stich ins Violette. 2. Die Ratanhia aus Brasilien (c), dunkler, mehr braun. Beide sind mit dickerer Rinde versehen.

Bestandteile: eisengrünende Gerbsäure und Ratanhia-Rot (deren Spaltungsprodukt) nur in der Rinde. (Die Sabanilla-R. hat eisenschwärzende Gerbsäure.)

Anwendung: Als kräftig adstringierendes Mittel, zu Extrakt.

β) *Konsistenz der Wurzel fleischig, trocken spröde, oft hornartig.*
aa) *Mit Balsamschläuchen durchsetzte, daher gewürzige Wurzeln.*
αα) *Verästelte Wurzeln.*

Radix Angelicae. Engelwurzel.

Archangelica officinalis. (Umbelliferae). — Europa.

Ein dicker, fingerlanger Knollstock, mit zahlreichen, langen, federkieldicken Ästen; dunkel-, fast schwärzlich-braun, innen weiss, etwas schwammig. Auf dem Querschnitte zeigt die dicke Rinde zahlreiche gelbe Balsamschläuche, deren Öffnungen deutlich sichtbar sind und die Gefässöffnungen an Weite übertreffen. (Fig. 466.) — Geschmack bitterlich, brennend; Geruch eigentümlich gewürzhaft.

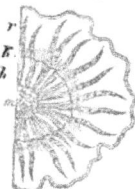

Fig. 466. Rad. Angelicae. Querschnitt.

Verwechslungen: Die Wurzel von Angelica silvestris ist viel kleiner, dünner, holzig, wenig gewürzhaft.

Bestandteile: äther. Öl, Harz (Angelicin), Angelikasäure. — Die Wurzel ist in Blechgefässen aufzubewahren.

Anwendung: Zu Spiritus Angelicae comp.

Radix Levistici. Liebstöckelwurzel.

Levisticum officinale. (Umbelliferae). — Europa.

Eine finger- bis handlange, 3—4 *cm* dicke Wurzel, mit wenig Ästen, gelbbraun, innen weiss, schwammig. Die dicke, zerklüftete Rinde zeigt zahlreiche, kreisförmig geordnete, gelbe, sehr enge Balsamschläuche. (Fig. 467.) — Geschmack süsslich, brennend; Geruch eigentümlich gewürzhaft.

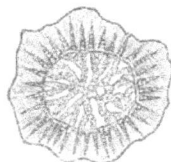

Fig. 467. Rad. Levistici. Querschnitt.

Bestandteile: äther. Öl, Harz, Extraktivstoff. — Man bewahrt die Wurzel in Blechgefässen.

Anwendung: Zu Spec. diureticae und anderen Theemischungen.

ββ) *Wurzeln unverzweigt.*

Radix Pimpinellae. Pimpinellwurzel.

Pimpinella Saxifraga und P. magna. (Umbelliferae). — Europa.

Die Wurzel ist ziemlich lang, über federkieldick, bei der erstgenannten Art einfach, bei der zweiten öfters verzweigt, oben stets mehrköpfig und schwach geringelt, der Quere nach warzig; aussen braungelb, innen weiss. Auf dem Querschnitt (Fig. 468) zeigt die dicke Rinde gelbliche, kleine Balsamschläuche in radialer Anordnung. Geruch eigentümlich, bockartig; Geschmack süsslich, hintennach scharfbeissend.

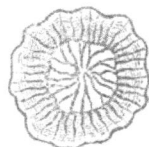

Fig. 468. Rad. Pimpinellae. Querschnitt mehrf. vergr.

Verwechslungen: 1. Die Wurzel von Peucedanum Oreo-selinum ist grösser, weniger scharf und zeigt einen Holzkörper aus getrennten, keilförmigen, strahlig geordneten Gefässbündeln. — 2. Die Wurzel von Heracleum Sphondylium ist ockergelb, innen schwammig und nicht strahlig, mit grobporigem Holze.

Bestandteile: äther. Öl, Harz.

Anwendung: Zu Tinctura Pimpinellae (auch Extractum), gegen Heiserkeit.

Radix Pyrethri. Bertramwurzel.

Anacyclus officinarum. (Compositae). — Europa.

Eine einfache, höchstens federkieldicke, leicht zerbrechliche Wurzel, oben mit Blattstielresten beschopft, graubraun, innen blassbraun. Auf dem Querschnitte zeigt die dicke Rinde einen Kreis von Balsam-schläuchen. — Geschmack brennend scharf, speichelziehend. Geruch fehlt.

Verwechslungen: Die sog. italienische Bertramwurzel von Anacyclus Pyrethrum ist von doppelter Dicke, tiefgefurcht und hart, fest, sonst aber von gleicher Güte (in Italien off.).

Bestandteile: scharfes Harz (Pyrethrin), Inulin.

Anwendung: zu Pilulae odontalgicae, Tinct. Spillanthis comp., gegen Zahnweh.

Radix Carlinae. Eberwurzel.

Carlina acaulis. (Compositae). — Alpen.

Eine einfache, daumendicke, lange Wurzel, oben vielköpfig, braun, innen blässer, längsrunzelig und mit blossgelegtem, netzartig welligem Holze, das auf dem Querschnitte strahlig erscheint und braun-rote Harzgänge zeigt. — Geschmack bitter, brennend scharf; Geruch eigentümlich, unangenehm.

Bestandteile: äther. Öl. Harz.

Anwendung: früher hochgeschätzt, jetzt obsolet.

bb) Wurzeln ohne Balsamgänge, daher gewürzlos.
aa) Holzkörper die Rinde überwiegend.

Radix Senegae. Senegawurzel.

Polygala Senega. (Polygaleae). — Nordamerika.

Eine federkieldicke, armästige, häufig gewundene Wurzel, auf der Innenseite der Biegung scharf gekielt, auf der Aussen-seite höckerig; mehrköpfig, gelb-lich. Der durch die Biegung geführte Querschnitt (Fig. 469 a) zeigt einer-seits den aus Rindenschichten ge-bildeten Kiel; auf der gegenüber befindlichen Seite erscheint das Holz unvollständig und ausgeschnitten. — Geschmack kratzend.

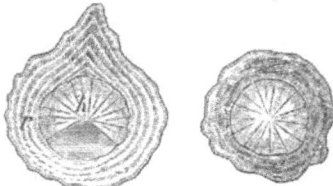

a   Fig. 469.   b
Rad. Senegae.
a Querschnitte an einer Biegung;
b am oberen Teile; (h Holz, r Rinde).

Beimischung: Die rübenförmige Radix Ninsi (von Panax quinquefolia).

Bestandteile: Senegin (= Saponin), Harz, Gummi.

Anwendung: Extractum und Syrupus Senegae; gegen Husten.

Radix Saponariae. Seifenwurzel.

Saponaria officinalis. (Caryophylleae). — Europa.

Eine sehr verlängerte, federkieldicke Wurzel mit gegenständigen Knoten, an denen die Wurzelzasern entspringen; die rotbraune, innen weisse Rinde umschliesst ein gelbliches Holz. Häufig hangen ihr noch Stengelreste an, mit angeschwollenen Knoten. — Geschmack kratzend, süsslich, nachher bitterlich. Die Abkochung schäumt wie Seifenwasser.

Bestandteile: Saponin (in Glykosid, dessen Lösung schäumt), Gummi.

Anwendung: jetzt obsolet; technisch zur Fleckenreinigung.

Radix Bardanae. Klettenwurzel.

Lappa officinalis (L. major), L. minor und L. tomentosa (Arctium Bardana). Compositae. — Europa.

Eine einfache, fingerdicke, lange Wurzel, graubraun, innen blassbräunlich; auf dem Querschnitte (Fig. 470) zeigt die dicke, zerklüftete Rinde eine weissfilzige Auskleidung ihrer Lücken; das strahlige Holz umgiebt ein dünnes, weisses, zerrissenes Mark. — Geschmack süsslich, schleimig.

Bestandteile: Inulin, Schleim u. a. m.

Anwendung: zu Species ad decoct. lignorum.

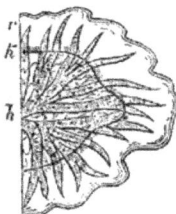

Fig. 470. Rad. Bardanae. Querschnitt.

Radix Alkannae. Alkannawurzel.

Alkanna tinctora. (Boragineae). — Orient.

Eine einfache spindelige, fingerdicke Wurzel, mit leicht sich abblätternder, weicher, dunkelroter Rinde und hartem, weissem Holze.

Bestandteile: Alkannin (ein roter, in Weingeist und Ölen, aber nicht in Wasser löslicher Farbstoff).

Anwendung: zur Färbung von Fetten, z. B. Ceratum Cetacei rubr.

ββ) *Rinde den Holzkörper überwiegend.*

Radix Taraxaci. Löwenzahnwurzel.

Taraxacum officinale (Leontodon Taraxacum). Compositae. — Europa.

Eine fusslange, fingerdicke, spindelige Wurzel, vielköpfig, armästig, dunkelbraun. Auf dem Querschnitte (Fig. 471) zeigt die dicke, innen weisse Rinde zahlreiche konzentrische Schichten, welche sie schwammig-blätterig machen; das centrale Holz ist citronengelb, strahlig. — Geschmack bitterlich.

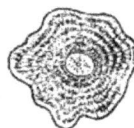

Fig. 471. Rd. Taraxaci. Querschnitt.

Bestandteile: Inulin, Bitterstoff, Salze.

Anwendung: Nebst dem Kraute frisch zu Extrakt.

Radix Ipecacuanhae. Brechwurzel.

Psychotria (Cephaëlis) Ipecacuanha. (Rubiaceae). — Brasilien.

35*

Eine hin- und hergebogene, federkieldicke, einfache, nach oben wie nach unten verschmälerte, dunkelgraue Wurzel, mit vielen **wulstigen Ringen**, welche sie unvollständig umziehen und tiefe, oft bis auf den Holzkörper reichende Einschnitte zeigen. (Fig. 472.) Die graue, dicke Rinde umschliesst ein dünnes, hellgelbes Holz. — Geschmack widerlich bitter, Geruch schwach.

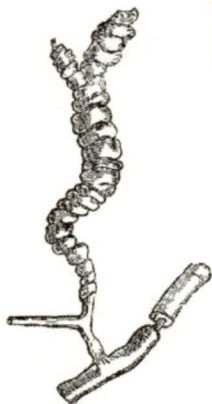

Fig. 472.
Rad. Ipecacuanh. grisea.

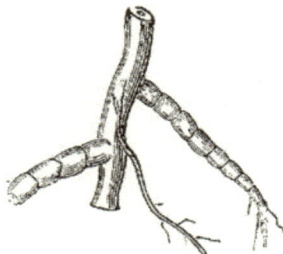

Fig. 473.
Rad. Ipecac. undulata.

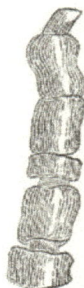

Fig. 474.
Rad. Ipecac. nigra.

Verwechslungen: 1. Rad. Ipecacuanhae undulata (Fig. 473), von Richardsonia scabra, unterscheidet sich durch die seichten Einschnitte zwischen den schwachen Wülsten und die weisslichgraue, mehlige, süssliche Rinde. — 2. Rad. Ipecacuanhae nigra oder striata (Fig. 474) von Psychotria emetica ist ansehnlich dicker, schwärzlich, mit dickerem Holzkörper, aussen dicht längsgestreift; frei von Stärkemehl, daher auf dem Bruche fast hornartig. Beiden fehlt das Emetin.

Bestandteile: $1^{1}/_{2}$ % Emetin (fast nur in der Rinde, daher beim Pulvern das restierende Holz weggeworfen wird), viel Stärkemehl. Daher wird der salzsaure Auszug der Wurzel durch Chlorkalk gerötet (Emetin), durch Jodlösung gebläut (Stärke.) Im wässerigen Auszug ruft Jodkalium-Quecksilberjodid eine Trübung hervor (Emetin).

Anwendung: In sehr kleinen Gaben die Sekretion der Luftwege befördernd, in grösseren Gaben als Brechmittel. Zu Syrup, Tinktur und Vinum.

b) *Wurzeln mit markigem, ungestrahltem Holze, in welchem die Gefässbündel verteilt liegen. — Consistenz nicht holzig.*
α) *Wurzel walzenförmig, nicht selten längsgespalten; gewürzlos.*

Radix Althaeae. Eibischwurzel.

Althaea officinalis. (Malvaceae). — Europa.
Fingerdicke, lange, walzenförmige Wurzeln, welche durch das

Abschälen der äusseren Rinde weiss erscheinen und einen faserigen Bast besitzen. Auf dem Querschnitte zeigt der grosse, mehlige Holzkörper in seinem markigen Gewebe Poren (zerstreute Gefässe). — Geschmack süsslich, schleimig.

Bestandteile: Schleim, Stärkemehl, Asparagin, Salze. Ein kaltbereiteter wässeriger Auszug ist schleimig, ohne das Stärkemehl zu enthalten; die wässerige Abkochung ist dagegen kleisterhaltig, wird daher durch Jodlösung gebläut.

Fig. 475.
Rad. Althaeae.
Querschnitt.

Anwendung: Als Infusum bei gereizten Schleimhäuten; zu Syrup.

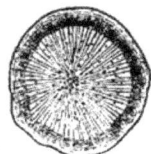

Radix Gentianae. Enzianwurzel.

Gentiana lutea, G. pannonica, G. purpurea und G. punctata (Gentianeae). — Alpen.

Charakteristik: Eine über fingerdicke, sehr lange, armästige, oft im Handel gespaltene, oberwärts dicht geringelte, gelbrötliche, innen braungelbe Wurzel, welche im frischen Zustande fleischig, getrocknet etwas schwammig ist. Auf dem Querschnitt scheidet sich die Rinde vom markigen Holzkörper durch einen dunklen Ring (Bast). (Fig. 476.) — Die graubraunen und dünneren Wurzeln entstammen den drei letztgenannten Arten. — Geschmack stark bitter.

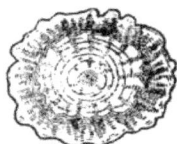

Fig. 476.
Rad. Gentianae.
Querschnitt.

Bestandteile: Bitterstoff (Gentiopikrin), Farbestoff (Gentisin) Zucker.

Anwendung: Als Bittermittel zu Extrakt und Tinktur.

Radix Belladonnae. Tollkirschenwurzel.

Atropa Belladonna. (Solanaceae). — Europa.

Eine ziemlich dicke und lange, ästige Wurzel, welche meist gespalten im Handel vorkommt, frisch fleischig, getrocknet innen mehlig und beim Zerbrechen stäubend; aussen gelblich grau, innen weisslich. Die Rinde ist mit halbringförmigen Korknarben bedeckt und umschliesst ein Holz, dessen gelbliche Gefässbündel im Umkreis ringförmig geordnet, nach innen zu zerstreut sind. Eine holzige, schwärzliche, zähe Wurzel ist zu verwerfen; auch darf sie nicht geschält werden. — Geschmack süsslich, nachher kratzend.

Bestandteile: Atropin (0,3%), Atropasäure.

Anwendung: Ein stark narkotisches Mittel, die Pupille erweiternd.

Radix Scammoniae. Skammoniawurzel.

Convolvulus Scammonia. (Convolvulaceae). — Kleinasien, Syrien.

Eine walzenförmige, sehr lange, fingerdicke Wurzel, längsriefig, bräunlich, innen blässer und harzig punktiert. Auf dem Querschnitt umschliesst die dünne Rinde ein aus getrennten gelben Gefässbündeln bestehendes Holz; die einzelnen Bündel sind strahlig und durch Parenchymgewebe von einander geschieden. (Fig. 477 B.) — Geschmack kratzend, süsslich herbe.

Verwechslungen: Radix Turpethi (von Convolvulus Turpethum) unterscheidet sich durch ein centrales, strahliges Holz und dickere Rinde, worin einzelne Holzbündel zerstreut verlaufen.

Bestandteile: Harz (Jalapin), Zucker, Gerbsäure.

Anwendung: Zur Darstellung von Resina Scammoniae.

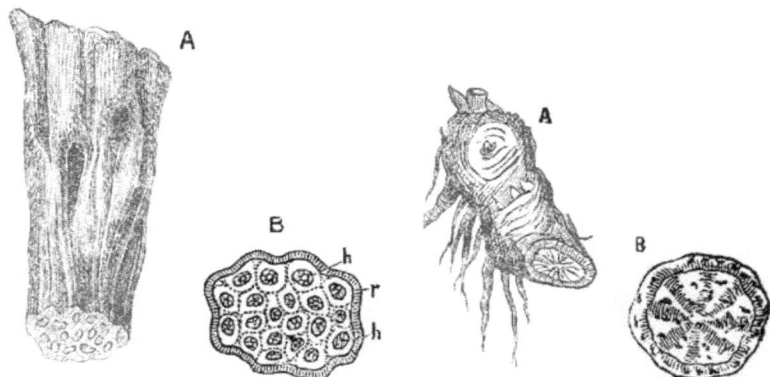

Fig. 477.   Fig. 478.
A. Rad. Scammoniae; B. Querschnitt ders.   A. Rad. Helenii; B, Querschnitt ders.

β) *Wurzel knollig.* aa) *Wurzel gewürzig.*

Radix Helenii. Alantwurzel.

Inula Helenium. (Compositae). — Europa.

Die dicke Hauptwurzel kommt im Handel geschält und der Länge nach zerschnitten, nebst den dünneren walzlichen, geschälten Ästen vor. Sie ist weisslich gelb, frisch fleischig, trocken hart und spröde, feucht geworden zähe. Auf dem Querschnitte wird die ziemlich dicke Rinde durch einen dunklen Ring vom fleischigen Holzkörper getrennt; letzterer zeigt breite Markstrahlen. (Fig. 478 B.) Die Rinde ist mit vielen glänzenden, braunen Ölgängen und weissen Krystallen (Alantkampfer) durchsetzt. — Geschmack bitter, Geruch eigentümlich gewürzig.

Bestandteile: Alantkampfer (Helenin), Inulin (statt der Stärke), Bitterstoff.

Anwendung: Als harntreibendes und schleimlösendes Mittel, zu Extrakt.

bb) *Wurzel gewürzlos.*

Radix Colombo. Kolombowurzel.

Jateorrhiza Calumba. (Menispermeae). — Ostafrika, in Ostindien kultiviert.

Die fusslange, knollige Wurzel kommt in Querscheiben

zerschnitten zu uns, welche kreisrund, aussen runzelig, graubraun, auf der Schnittfläche grünlichgelb, markig-mehlig sind. Zwischen Rinde und Holz verläuft ein dunkler, radial durchstreifter Ring (Kambium); im Holzkörper bemerkt man konzentrisch geordnete Gefässbündel, aber keine Jahresringe. (Fig. 484.) Unter dem Mikroskop zeigt das Gewebe der Wurzel ansehnliche Stärkekörnchen, welche bei Zusatz von Jodlösung sich bläuen. — Geschmack schleimig, stark bitter.

Verwechslungen: Die amerikanische Kolombowurzel (von Frasera Carolinensis) ist mehr fahlgelb, ohne dunklen Kambiumring, und wird durch Jodlösung gebräunt (nicht gebläut). — Die Radix Bryoniae ist weisslich, mit konzentrischen Kreisen (Jahresringen).

Bestandteile: Berberin (ein Alkaloïd), Columbin (Bitterstoff), Stärkemehl

Anwendung: Als bitteres Tonicum gegen Diarrhöe, Magen- und Darmkatarrh, zu Dekokten und Extrakt.

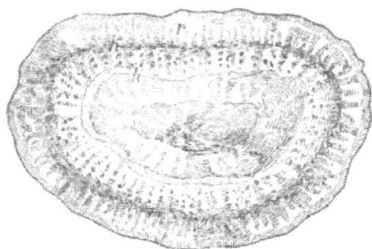

Fig. 479.
Rad. Colombo.
r Rinde. k Kambium, h Holz.

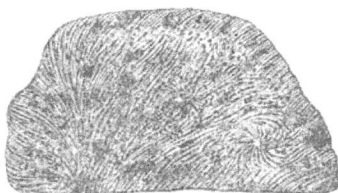

Fig. 480.
Querschnitt der echten Rhabarber.

Radix Rhei. Rhabarberwurzel.

Rheum officinale. (Polygoneae). — Hochasien (Quellgebiet des Hoangho).

Die knollige Wurzel kommt mehr oder weniger geschält (mundiert) und in Stücken zerschnitten zu uns, welche mit einem Bohrloche versehen, gelb, mit weissen und roten Strichelchen marmoriert und oft flammig gezeichnet sind. (Fig. 480.) Radiale Strahlen fehlen. Konsistenz dicht markig, nicht holzig; zwischen den Zähnen knirschend und den Speichel gelbfärbend. Geschmack bitter, herbe; Geruch eigentümlich.

Die Wurzel gelangt aus den chinesischen Häfen (vorzugsweise aus Schanghai) zur See über England zu uns (Chinesische Rhabarber). Früher kam eine sehr gute, ausgelesene Rhabarber über Sibirien und Russland nach Europa (Russische Rhabarber), welche tiefer geschält, daher gelber, weicher und mehr bestäubt erschien und einen hohen Preis behauptete. Seit 1860 hörte deren Zufuhr auf.

Verwechslungen: Die europäische Rhabarber: a) Die österreichische (von Rheum palmatum u. a. A.) (Fig. 481), unterscheidet sich durch die auf dem Querschnitt ganz gerade und regelmässig sternförmig verlaufenden, roten Markstrahlen.

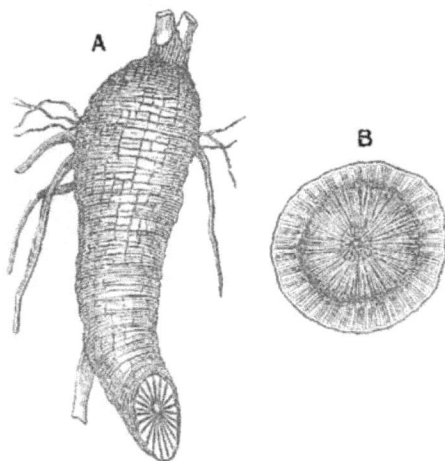

Fig. 481.
Europäische Rhabarber
mit ihrem Querschnitte (B).

b) Die englische Rhabarber ist der vorigen ähnlich, zeigt aber auf dem Querschnitte die Strahlen nur im Umkreise, sowie weisse wie rote Punkte in der Mitte.

Bestandteile: Chrysophansäure (löslich in Ätzalkalien mit roter Farbe), Emodin (löslich in kohlensauren Alkalien mit roter Farbe), Harze, eisengrünende Gerbsäure, Stärkemehl, oxalsaurer Kalk u. a. m.

Anwendung: Ein in kleinen Gaben tonisches Mittel, in grösseren Gaben (1—3 *g*) Stuhlgang erzeugend; zu Extrakt, Syrup, Tinctura Rhei aquosa und vinosa.

B. Zusammengesetzte Wurzeln.

Nebenwurzeln mit den Wurzelstöcken gebräuchlich.

α) *Wurzel gewürzig.*

Radix Valerianae. Baldrianwurzel.

Valeriana officinalis. (Valerianeae). — Europa.

Ein kurzer, knolliger Wurzelstock, mit zahlreichen, langen, dünnen, stielrunden Nebenwurzeln besetzt, aussen und innen braun, fleischig (nicht holzig). Auf dem Längsschnitte (Fig. 482 B) und Querschnitte (C) des Wurzelstockes zeigt der fleischige und braune Holzkörper einen Kreis getrennter, heller Gefässbündel und umschliesst ein weites, braunes Mark. Die Nebenwurzeln zeigen auf dem Querschnitte (D) eine dicke Rinde und dünnen, centralen Holzkörper. — Geschmack bitter, gewürzhaft; Geruch eigentümlich, stark.

Beimischungen: Nicht selten ähnliche, aber hellfarbige und geruchlose Wurzeln von Ranunkeln und Cynanchum Vincetoxicum.

Bestandteile: äther. Öl mit Baldriansäure, Harz, Gummi, Extraktivstoff. Man bewahrt die Wurzel in Blechbüchsen.

Anwendung: Als krampfstillendes, nervenberuhigendes Mittel; liefert Extrakt, Öl und zwei Tinkturen.

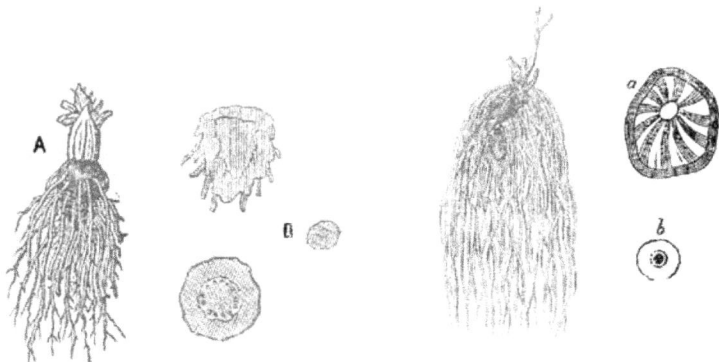

Fig. 482.
A. Rad. Valerianae;
B. Längsschnitt, C. Querschnitt des Wurzelstocke;
D der einer Netzwurzel.

Fig. 483.
Rad. Serpentariae;
a Querschnitt des Wurzelstocks.

Radix Serpentariae. Virginische Schlangenwurzel.

Aristolochia Serpentaria. (Aristolochiaceae). — Nordamerika.

Ein federkieldicker, gewundener Wurzelstock, oberwärts mit kurzen Stengelresten, nach unten mit zahlreichen, fast fingerlangen, zerbrechlichen Nebenwurzeln besetzt; gelbbraun. Auf dem Querschnitt des Wurzelstocks umschliesst die Rinde ein breit- und fächerförmig gestrahltes Holz mit excentrischem, mehr nach oben liegendem Mark. Fig. 483. — Geschmack bitter, Geruch kampferartig.

Bestandteile: äther. Öl, Harz, Extraktivstoff. — Man bewahrt die Wurzel in Blechbüchsen auf.

Anwendung: Als anregendes Mittel, in Nordamerika gegen den Schlangenbiss.

Radix Arnicae. Wohlverleihwurzel.

Arnica montana. (Compositae). — Europa.

Ein federkieldicker, schief oder horizontal verlaufender, harter, brauner Wurzelstock, nur nach unten mit zahlreichen, zerbrechlichen Nebenwurzeln besetzt. Auf dem Querschnitte des Wurzelstocks (Fig. 484 B) umgiebt die ziemlich dicke, weisse Rinde (r) ein gelbes, strahliges Holz (h) mit einem Kreis von Balsamschläuchen (g); zu innerst liegt ein weites, weissliches Mark (m). — Geschmack bitterlich gewürzhaft, kratzend; Geruch eigentümlich

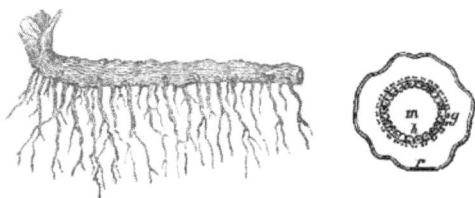

A   Fg. 484.   B
A. Rad. Arnicae; B. Quersichn. d. Wurzelstocks.

Verwechslungen: Die Wurzeln von Achyrophorus maculatus (Hypochoeris maculata), Betonica officinalis, Fragaria vesca, Solidago Virgaurea, Eupatorium cannabinum und Hieracium-Arten sind zum Teil dicker, aber stets ohne den Kreis von Balsamgängen; auch stehen die Nebenwurzeln allseitig. Am ähnlichsten ist noch die Erdbeerwurzel, aber ohne Schärfe und Gewürz.

Bestandteile: äther. Öl, Harz, Gerbsäure.

Anwendung: ähnlich den Wohlverleihblüten, jedoch, weil gerbstoffreicher, gegen Durchfall.

Radix Asari. Haselwurzel.

Asarum europaeum. (Aristolochieae). — Europa.

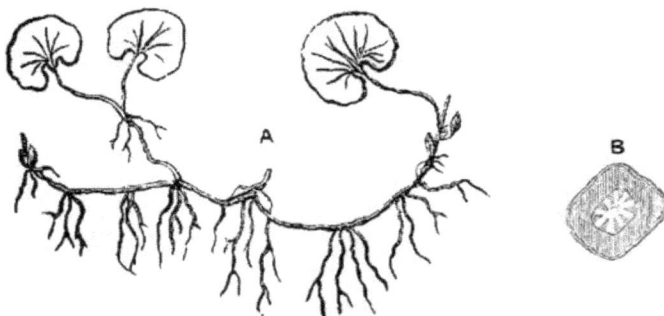

Fig. 485.
A. Radix Asari; B. Querschnitt des Wurzelstocks.

Ein dünner, stumpf vierkantiger, ausläuferartiger Wurzelstock; graubraun, lang gegliedert, an den entfernten Knoten mit helleren Nebenwurzeln besetzt und an dem oberen Ende mit je zwei gestielten, nierenförmigen Blättern, welche vor der Dispensation abzuschneiden sind. Auf dem Querschnitt des Wurzelstocks (Fig. 485 B) wird die dicke Rinde durch einen braunen Ring vom schmalen, strahligen Holzkörper getrennt, welcher ein weites Mark umschliesst. — Geschmack pfefferartig, brennend: Geruch kampferartig.

Bestandteile: Asantkampfer (Asarin).

Anwendung: als abführendes und harntreibendes Vieharzneimittel.

β) *Wurzel gewürzlos.*

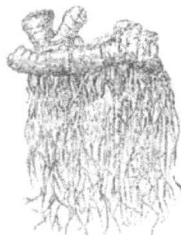

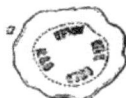

Fig. 486.
Rad. Helleb. vir.
a Querschn. d. Wurzelstocks; b. einer Nebenwurzel.

Radix Hellebori viridis.
Grüne Nieswurzel.

Helleborus viridis. (Ranunculaceae.) — Europa.

Ein nach oben ästiger Wurzelstock, dicht besetzt mit langen, dünnen, zerbrechlichen Nebenwurzeln, braunschwarz, innen weisslich. Auf dem Querschnitt des Wurzelstocks (Fig. 486 a) ist die ziemlich dicke Rinde vom weiten Mark durch einen schmalen, aus keilförmigen,

Holzbündeln gebildeten Ring getrennt. Der Querschnitt einer Nebenwurzel (b) zeigt ein centrales Holz, ohne Mark. — Geschmack bitter (nicht scharf!).

Verwechslungen: Um die grüne Nieswurzel von der früher gebräuchlichen, sehr ähnlichen, aber bitter-scharf schmeckenden Wurzel von Helleborus niger zu unterscheiden, soll sie noch mit den fussförmigen Wurzelblättern versehen sein, deren Blättchen am ganzen Rande scharfgesägt sind, während die Blättchen von Helleborus niger lederig und nur gegen die Spitze hin schwachgesägt sind. — Adonis vernalis und Actaea spicata, deren Wurzeln ähnlich sind, ermangeln der fussförmigen Blätter.

Bestandteile: Helleborin und Helleboreïn.

Anwendung: ein narkotisches Mittel, zugleich drastisch wirkend. Liefert eine Tinktur und ein Extrakt.

Radix Sarsaparillae. Sarsaparillwurzel.

Smilax-Arten (Asparageae). — Centralamerika (Honduras).

Sehr lange, federkieldicke, längsstreifige, gelbbraune, innen weisse Nebenwurzeln, teils ohne den knolligen Wurzelstock, teils mit demselben im Handel vorkommend und dann nach zwei Seiten auseinander gebogen und über den Wurzelstock nochmals umgeschlagen, so dass letzterer in die Mitte zu liegen kommt.

Der Querschnitt (Fig. 487) zeigt eine breite, weisse, mehlige, hornartige Rinde (r), einen Holzring (h) ohne Markstrahlen und ein fast ebenso breites weisses Mark (m).

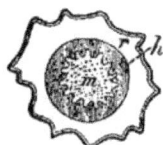 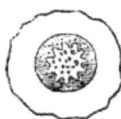 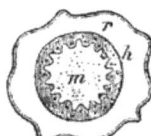 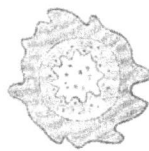

Fig. 487.   Fig. 488.   Fig. 489.   Fig. 490.
Honduras-Sarsaparille. Caracas-Sars. Lissaboner Sars. Mexikanische Sars.

Verwechslungen: Andere Handelssorten sind:

1. Sarsaparille von Caracas (Venezuela), hell- oder rötlichbraun; auf dem Querschnitt mit ähnlichen Verhältnissen wie bei der offizinellen Honduras-Sarsaparille. (Fig. 488.) Sie kommt mit dem Wurzelstock vor, zu mehreren zusammengelegt und mit einigen Wurzeln lose umwickelt.

2. Sarsaparille von Para (Brasilien), sogen. Lissaboner S., rötlich tiefbraun, auf dem Querschnitt ist das Mark 3 — 8mal breiter als der Holzring. (Fig. 489.) Sie kommt ohne den Wurzelstock vor, in beiderseits abgeschnittenen Bündeln (sogen. Puppen).

3. Sarsaparille von Vera-Cruz (Mexiko), tiefgefurcht, meist mit dem Wurzelstock in loser Verpackung und mit Erde überdeckt; auf dem Querschnitt ist das Mark schmäler als der Holzring. (Fig. 490.)

Bestandteile: 1—2 % Smilacin, Parillinsäure (Salseparin), Stärkemehl.

Anwendung: Gegen syphilitische Leiden, im Decoctum Sarsaparillae comp. (Dec. Zittmanni).

b) Nur die Nebenwurzeln gebräuchlich.

Radix Artemisiae. Beifusswurzel.

Artemisia vulgaris. (Compositae.) — Europa.

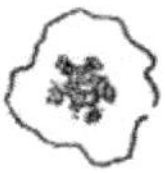

Sehr lange, dünne, hin und her gebogene, wenig verästelte, aussen blassbraune, innen weisse Nebenwurzel, auf deren Querschnitt (Fig. 491) das schmale centrale Holz mit ringförmig geordneten braunroten Balsamschläuchen umgeben erscheint. — Geschmack süsslich scharf; Geruch schwach.

Fig. 491. Diese Nebenwurzeln entspringen aus einem walzenförmigen, holzigen, bis zolldicken Wurzelstock, von welchem sie im frischen Zustande, ohne abgewaschen zu werden, abzuschneiden sind. Jährlich zu erneuern!

Bestandteile: äther. Öl, Harz, Gerbsäure (in der Rinde, weshalb beim Pulvern der restierende Holzkörper weggeworfen werde).

Anwendung: als mildes Tonicum, spezifisch gegen Epilepsie gerühmt.

Schlüssel zur Bestimmung der Wurzeln.

A. Hauptwurzeln oder nur Nebenwurzeln.

I. Wurzel geschält (der Aussenrinde beraubt).
    a) Wurzel weich, weiss, mit faserigem Bast.   *Rad. Althaeae.*
    b) Wurzel gelb, faserig holzig   *Rad. Liquiritiae mund.*
    c) Wurzel weisslich, hornartig spröde   .   *Rad. Helenii.*
    d) Gelbe, weiss- und rotmarmorierte, markige
       Stücke . . .   *Rad. Rhei.*
II. Ungeschälte Wurzeln.
    A. Wurzel aussen hochrot, innen blasser.
       a) Rinde purpurn, blätterig . . .   *Rad. Alkannae.*
       b) Rinde braunrot, dünn; Holz fest   *Rad. Ratanhiae.*
    B. Wurzel aussen braun, grau oder gelb.
       a) Wurzel innen gelb.
          α) Wurzel walzenförmig, holzig-faserig   *Rad. Liquiritiae glabr.*
          β) Wurzel in Scheiben geschnitten, mehlig   *Rad. Colombo.*
       b) Wurzel innen bräunlich, markig-fleischig.
          α) Wurzel aussen netzig-wellig .   *Rad. Carlinae.*
          β) Wurzel oberwärts querrunzelig   *Rad. Gentianae.*
       c) Wurzel innen weiss oder weisslich.
          α) Wurzel federkieldick, meist unverzweigt.
             aa) Wurzel spindelig, fingerlang.
                1. Wurzel schwach gewunden.
                   αα) Wurzel sehr dünn, geruchlos   *Rad. Pyrethri.*
                   ββ) Wurzel querwarzig, gewürzig   *Rad. Pimpinellae.*
                2. Wurzel gebogen und gekielt   *Rad. Senegae.*
            bb) Wurzel verlängert-walzenförmig.
                1. Wurzel rötlichbraun.
                   αα) Wurzel mit gegenständigen
                      Knoten . . . .   *Rad. Saponariae.*
                   ββ) Wurzel ohne Knoten, längs-
                      gestreift   *Rad. Sarsaparillae.*

2. Wurzel graubraun, dünn .   *Rad. Artemisiae.*
3. Wurzel dunkelgrau, wulstig ge-
ringelt .   .   .   *Rad. Ipecacuanhae.*
  β) Wurzel fingerdick und darüber.
    aa) Wurzel von gewürzigem Geruch.
      αα) Wurzel kurz, dick. mit Ästen
        dicht besetzt, dunkelbraun .   *Rad. Angelicae.*
      ββ) Wurzel gelb, armästig   *Rad. Levistici.*
  bb) Wurzel geruchlos.
    1. Rinde dünner wie das Holz.
      αα) Wurzel zähe faserig, tiefge-
        furcht .   .   *Rad. Ononidis.*
      ββ) Wurzel fest, innen mit ge-
        trennten, gelben Holzbündeln   *Rad. Scammoniae.*
      γγ) Wurzel innen zerklüftet und
        weissfilzig .   .   *Rad. Bardanae.*
      δδ) Wurzel innen mehlig-markig,
        bei Zerbrechen stäubend .   *Rad. Belladonnae.*
    2. Rinde blätterig, dicker als das
    gelbe Holz   *Rad. Taraxaci.*

B. Wurzelstöcke mit Nebenwurzeln.

A. Wurzelstock dicht mit Nebenwurzeln besetzt.
  a) Wurzelstock gestreckt, federkieldick, innen
    weiss.
    α) Wurzelstock dunkelbraun, geruchlos (mit
      fussteiligen, scharfgesägten Blättern)   *Rad. Hellebori viridis.*
    β) Wurzelstock braun, gewürzig .   *Rad. Arnicae.*
    γ) Wurzelstock gelb, gewunden, kampfer-
      artig riechend .   .   .   *Rad. Serpentariae.*
  b) Wurzelstock kurz, knollig, innen braun .   *Rad. Valerianae.*
B. Wurzelstock nur an den entfernten Knoten
bewurzelt, graubraun, kampferartig riechend   *Rad. Asari.*

2. Die offizinellen Wurzelstöcke (Rhizomata).

Man sammelt sie im Herbste oder zu Beginn des Frühlings und trocknet
sie nach Entfernung der Nebenwurzeln.

A. Dikotyledonische Wurzelstöcke.

Auf dem Querschnitte zwischen Rinde und Mark ein Kreis von Gefässbündeln.
Mark fest umgrenzt und mit der Rinde durch Markstrahlen verbunden.

Rhizoma Imperatoriae.   Meisterwurzel.

Imperatoria Ostruthium. (Umbelliferae).
— Alpen.

Ein gestreckter, fingerdicker, etwas
flach gedrückter, graubrauner, warziger
und geringelter Wurzelstock, von fleischiger
(nicht holziger) Konsistenz, auf dem Querschnitt
(Fig 492) blassgelb. Zwischen der dünnen
Rinde (a) und dem weitern Mark (c) verläuft ein
schmaler Holzring (b); Rinde und Mark sind mit

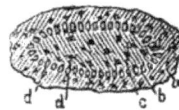

Fig. 492.
Rhiz. Imperatoriae.
Querschnitt.

grossen B a l s a m s c h l ä u c h e n (d) durchsetzt. — Geschmack bitterlich, brennend; Geruch s t a r k g e w ü r z i g.

Bestandteile: äther. Öl, Imperatorin (krystallinischer, indifferenter Stoff von scharfem Geschmacke).

Anwendung: Früher ein berühmtes Anregungs- und Schweissmittel.

Rhizoma Tormentillae, Tormentillwurzel.

P o t e n t i l l a T o r m e n t i l l a. (Rosaceae) — Europa.

Ein k n o l l i g e r Wurzelstock, bald einfach, bald verzweigt, bald rundlich, bald walzenförmig und dann meist gekrümmt, f i n g e r d i c k und höchstens fingerlang, f e s t und h a r t, aussen d u n k e l b r a u n, höckerig und von den abgeschnittenen Nebenwurzeln genarbt, i n n e n b r a u n r o t. Auf dem Querschnitt bemerkt man zwischen der dünnen Rinde und dem grossen, tiefroten Marke mehrere (oft in mehrere Reihen geordnete) helle Holzbündel. — Geschmack s e h r h e r b e; Geruch fehlt.

Bestandteile: Gerbsäure.

Anwendung: Gegen den Durchfall der Haustiere.

B. Monokotyledonische Wurzelstöcke.

Auf dem Querschnitte zeigen sie einen Holzkörper mit zerstreut geordneten Gefässbündeln, ohne Markstrahlen. Mark ohne feste Umgrenzung. Zwischen Rinde und Holzkörper verläuft als dunkle Linie die Kernscheide

a) H a l m a r t i g e W u r z e l s t ö c k e. (Wurzelstöcke mit entfernten Knoten.)

Rhizoma Graminis, Queckenwurzel.

T r i t i c u m r e p e n s. (Gramineae). — Europa.

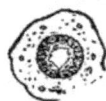

Ein h a l m a r t i g e r, stielrunder, r ö h r i g - h o h l e r, s t r o h g e l b e r Wurzelstock, dessen Querschnitt eine weisse Rindenschicht, einen schmalen, nach innen zu nicht scharf abgegrenzten Holzring und ein e i n g e s c h r u m p f t e s M a r k zeigt (Fig. 493). Meist kommt er im Handel zerschnitten vor.

Fig. 493.
Rh. Graminis
Querschnitt.

Bestandteile: Zucker, Gummi, Salze.

Anwendung: Zu Extractum Graminis.

Rhizoma Caricis. Sandriedgraswurzel, rothe Quecke.

Carex arenaria. (Cyperacea). — Europa.

Ein h a l m a r t i g e r, ästiger, graubrauner Wurzelstock, der nur an den entfernt stehenden Knoten mit braunen, zerfetzten Blattscheiden und Nebenwurzeln besetzt ist. Auf dem Querschnitt (Fig. 494) zeigt er eine Rinde mit einem Kreise w e i t e r L u f t g ä n g e (l), unter der Kernscheide (k) einen weissen Holzkörper mit zerstreuten Gefässbündeln (h) und einem Mark (m) ohne feste Begrenzung. — Geschmack süsslich, später bitterlich, kratzend.

Verwechslung: Der Wurzelstock von Carex hirta ist aussen braunrot, auch zwischen den Knoten bewurzelt und ohne Luftgänge in der Rinde.

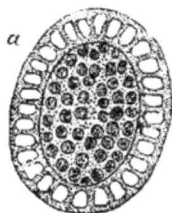

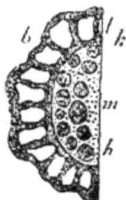

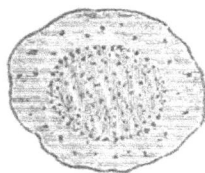

Fig. 494.
Rhiz. Caricis. Querschnitt.

Fig. 495.
Rhiz. Calami. Querschnitt.

Bestandteile: Harz, Stärkemehl, Extraktivstoff.
Anwendung: harn- und schweisstreibend, obsolet.

b) *Wurzelstock nicht halmartig.*
α) *Wurzelstock walzenförmig.*

Rhizoma Calami, Kalmuswurzel.

Acorus Calamus. (Aroideae). — Europa.

Ein walzenförmiger, über fingerdicker, etwas zusammengedrückter Wurzelstock, mit grünlicher, rötlicher oder bräunlicher, dicht geringelter Rinde, welche durch die Blattnarben in dreieckige Felder geteilt ist. Innen erscheint der Wurzelstock weisslich und durch zahlreiche Luftgänge schwammig. Auf dem Querschnitt (Fig. 495) zeigt er unter der porösen Rindenschicht ein ebenfalls poröses Holz mit zerstreuten Gefässbündeln. — Geschmack bitter; Geruch gewürzhaft.

Bestandteile: äther. Öl, Harz u. a., aber kaum Gerbstoff:

Anwendung: Bitteres und aromatisches Mittel, zu Extractum, Oleum und Tinctura Calami.

β) *Wurzelstock knollig.* aa) *Wurzelstock ohne Harzzellen.*

Rhizoma Iridis. Veilchenwurzel.

Iris florentina, I. pallida und I. germanica. (Irideae). — In Oberitalien (bei Florenz) kultiviert.

Ein harter, aus knollig verdickten, rundlich plattgedrückten Jahrestrieben gegliederter Wurzelstock; durch Abschälen der gelblichen Rinde aussen und innen weisslich, unterseits von den abgeschnittenen Nebenwurzeln genarbt. (Fig. 496 numeriert die Jahrestriebe). Auf dem Querschnitte erscheint eine dichte Rinde und mehliges Holz mit zerstreuten Gefässbündeln. — Geschmack bitterlich-schleimig, etwas scharf; Geruch veilchenartig.

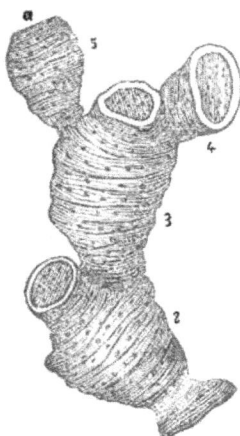

Fig. 496. Rhiz. Iridis.

Bestandteile: äther. Öl, Harz, Extraktivstoff, Stärkemehl.

Anwendung: Zu Spec. pecorales, als Volksmittel für zahnende Kinder.

Rhizoma Veratri, weisse Nieswurzel.

Veratrum album. (Colchicaceae). — Alpen.

Ein kegeliger, fast fingerlanger, oben 2—3 *cm* dicker, nicht selten mehrköpfiger und oberwärts verzweigter, daselbst durch Blattreste kurz geschopfter Wurzelstock, aussen dunkelgrau, mit vielen weissen Narben der abgeschnittenen Nebenwurzeln, innen weisslich, hart. Auf dem Längsschnitt (Fig. 497 a) und Querschnitt (b) zeigt der markige Wurzelstock zwischen der Rinde und dem Holzkörper eine braune Kernscheide und im Holze zerstreute bräunliche Gefässbündel, dazwischen aber, wie auch in der Rinde, zahlreiche Lücken. — Geschmack brennend scharf und bitter. Das Pulver erregt sehr heftiges Niesen.

Bestandteile: Jervin, Veratrin (nach Dragendorf Veratroidin), Harz, Gerbsäure u. a. m.

Anwendung: Innerlich ein scharfes Narcoticum; äusserlich gegen Krätze und als Niespulver.

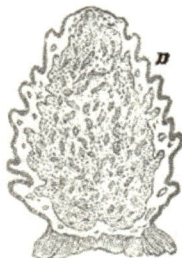

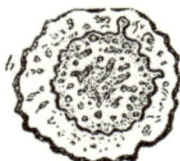

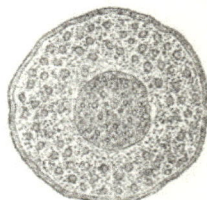

Fig. 497.	Fig. 498.

Rhiz. Veratri. a. Längsschnitt; b. Querschnitt. Rhiz. Galangae. Querschnitt.

bb) *Wurzelstock mit Harzzellen durchsetzt.*

Rhizoma Galangae, Galgantwurzel.

Alpinia officinarum. (Scitamineae). — China.

Ein fingerdicker, kurzer, schwach verzweigter, stielrunder, oft knieförmig gebogener, rotbrauner, weisslich geringelter Wurzelstock, auf dem Querschnitt (Fig. 498) zimtbraun, mit braunen Harzgängen punktiert, mit sehr faserigem Bruch. Ein dunkler Ring (Kernscheide) trennt die breite Rinde vom Holzkörper. — Geschmack und Geruch gewürzhaft, bitter.

Bestandteile: äther. Öl, Harz.

Anwendung: Zu Tinct. aromatica.

Rhizoma Zingiberis, Ingwerwurzel.

Zingiber officinale. (Scitamineae). — Ostindien, China

Ein zweizeilig verzweigter, etwas flacher, derber und schwerer Wurzelstock, gelbbraun, ganz oder nur auf den Flächen (nicht am Rande) geschält, innen gelblich oder weisslich und durch sehr viele gelbe Harzgänge punktiert. Auf dem Querschnitt (Fig. 499) scheidet ein dunkler Kreis (Kernscheide) die Rinde vom Holzkörper. Nur der einfach getrocknete Wurzelstock ist innen markig-mehlig und hellfarbig; der abgebrühte Wurzelstock erscheint innen schwärzlich und hornartig spröde (schwarzer Ingwer). — Geruch und Geschmack gewürzig, brennend.

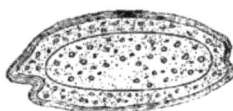

Fig. 499.
Rhiz. Zingiberis.
Querschnitt.

Bestandteile: äther. Öl, Harz.

Anwendung: Zu Tinctura Zingiberis und Tinct. aromatica.

Rhizoma Zedoariae, Zittwerwurzel.

Curcuma Zedoaria. (Scitamineae). — Ostindien.

Ein ovaler, knolliger Wurzelstock, der in zollbreite Querscheiben zerschnitten zu uns kommt. Der Wurzelstock ist fest, aussen bräunlich, auf der Schnittfläche gelblich, durch Harzgänge braun punktiert. Zwischen der Rinde (Fig. 500 a) und dem helleren Holz (h) verläuft ein dunkler Ring (Kernscheide, k). Geruch und Geschmack gewürzhaft, brennend.

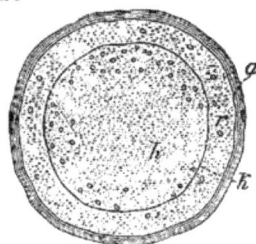

Fig. 500.
Rhiz. Zedoariae.
Querschnitt.

Bestandteile: äth. Öl, Harz, Stärkemehl.

Anwendung: Zu Tinctura amara.

Rhizoma Curcumae, Kurkumawurzel.

Curcuma longa und C. viridiflora. (Scitamineae). — Ostindien.

Ein ovaler, walnussgrosser, knolliger Wurzelstock mit walzenförmigen, fingerdicken Ästen; beide gelbbraun, schwach geringelt, fest und schwer, auf dem Querschnitt (Fig 501 B) pomeranzengelb und hornartig; die dicke Rinde (r) wird vom Holzkörper (h) durch einen dunklen Kreis (Kernscheide) getrennt. — Geschmack bitterlich gewürzig; Geruch schwach. Färbt den Speichel gelb.

A

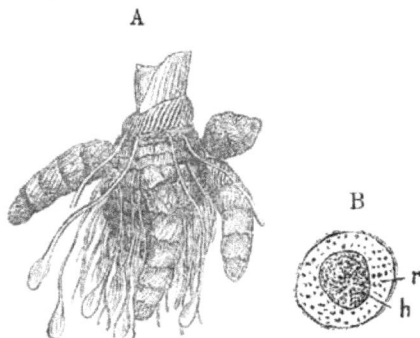

B

Fig. 501.
A Rhiz. Curcumae; B Querschnitt ders.

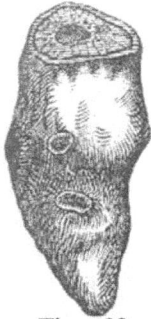

Fig. 502.
Rhiz. Chinae.

Bestandteile: harziger Farbestoff, der sich durch Alkalien bräunt.

Anwendung: zum Färben von Salben (Ungt. flavum), sowie zu Charta exploratoria lutea (Kurkumapapier).

Rhizoma Chinae, Chinawurzel.

Smilax China. (Asparageae). — China, Japan.

Ein verschieden gestalteter, knolliger Wurzelstock, fest und schwer, aussen von den Nebenwurzeln befreit, oft auch teilweise geschält, rotbraun, auf dem Querschnitt rötlichweiss, mit braunen Punkten (Harzzellen) bestreut. — Geschmack schleimig-süsslich, Geruch fehlt.

Bestandteile: Smilacin, Stärkemehl.

Anwendung: wie die Rad. Sarsaparillae, obsolet.

C. Kryptogamische Wurzelstöcke.

Auf dem Querschnitte zeigen sie einen Kreis isolierter Gefässbündel.

Rhizoma Filicis, Wurmfarnwurzel.

Aspidium (Polystichum) Filix mas. (Filices). — Europa.

Ein zolldicker, gestreckter Wurzelstock, frisch von fleischiger, getrocknet von schwammiger Konsistenz*), dicht besetzt mit nach oben gerichteten, kantigen und innen fleischigen, glänzend schwarzbraunen Wedelresten und braunen Spreublättchen. Auf dem Querschnitt (Fig. 503 B) erscheinen sowohl

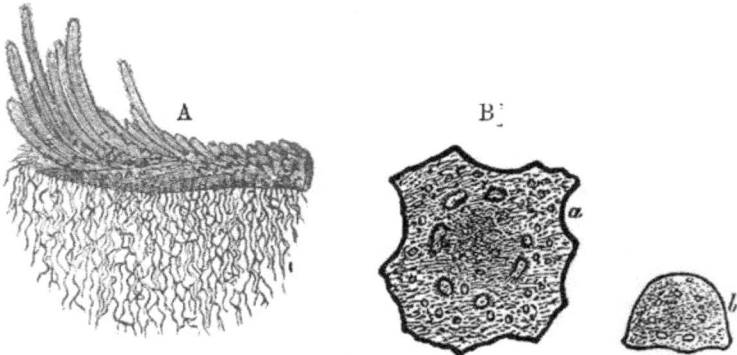

Fig. 503.
A Rhiz. Filicis; B Querschn. des Wurzelstocks (a) u. der Wedelreste (b).

*) Die übrigen einheimischen Farnkräuter besitzen keinen fleischigen Wurzelstock.

der Wurzelstock (a), wie die Wedelreste (b) grünlich und zeigen
einen Kreis von isolierten, weisslichen Gefässbündeln im grünen
Parenchymgewebe. Im Alter ändert die grüne Farbe des letzteren
in eine zimtbraune um. — Geschmack süss-bitterlich, herbe.
Geruch eigentümlich. — Der Wurzelstock ist im Herbste zu
sammeln und alljährlich zu erneuern. Man entfernt die Spreublättchen und Nebenwurzeln, und trocknet den Wurzelstock sowie
die Wedelreste vorsichtig. Zur Pulverisierung werden sie geschält.

Bestandteile: fettes und wenig äther. Öl, Harz, Gummi,
Zucker, Gerbsäure.

Anwendung: Gegen Bandwürmer, zu Extractum Filicis,
welches bei längerer Aufbewahrung krystallinische Filixsäure
absetzt und dann vor dem Gebrauche gut umzuschütteln ist.

Schlüssel zur Bestimmung der Wurzelstöcke.

I. Knollige oder kurz walzenförmige Wurzelstöcke.
    1. Wurzelstock innen weiss.
        a) Wurzelstock geschält, etwas platt, wohlriechend   *Rhiz. Iridis.*
        b) Wurzelstock schwärzlichbraun, kegelig   *Rhiz. Veratri.*
    2. Wurzelstock innen bräunlich punktiert.
        a) Wurzelstock zweizeilig verzweigt, platt, grau   *Rhiz. Zingiberis.*
        b) Wurzelstock knieförmig, rotbraun, geringelt   *Rhiz. Galangae.*
        c) Wurzelstock rötlichbraun, schwer, dicht   *Rhiz. Chinae.*
        d) Wurzelstock in Scheiben, gewürzig   *Rhiz. Zedoariae.*
    3. Wurzelstock innen hochgelb   .   *Rhiz. Curcumae.*
    4. Wurzelstock innen tiefrot, aussen dunkelbraun   *Rhiz. Tormentillae.*
II. Verlängert-walzenförmige Wurzelstöcke.
        a) Wurzelstock gefeldert, innen weisslich, gewürzig   *Rhiz. Calami.*
        b) Wurzelstock dunkelbraun, innen grünlich, markig   *Rhiz. Filicis.*
        c) Wurzelstock graubraun, platt, stark riechend   *Rhiz. Imperatoriae.*
III. Wurzelstock halmartig.
        a) W. graubraun, mit braunen Blattscheiden   *Rhiz. Caricis.*
        b) Wurzelstock glänzend, strohgelb, hohl   *Rhiz. Graminis.*

3. Die offizinellen Knollen (Tubera).

Knollige Wurzeläste mit Knospen. Vergl. § 339. Man sammelt sie
während der Blütezeit.

Tubera Salep, Salepknollen.

Orchis Morio, O. mascula, O. militaris u. a.
Platanthera bifolia. (Orchideae). — Europa.

Eirunde oder längliche, höchstens zollgrosse Knollen (vgl.
Fig. 102), durch das dem Trocknen vorausgegangene Abbrühen
durchscheinend und hornartig fest; innen und aussen
schmutzig weiss. — Geschmack schleimig fade; Geruch fehlt.

Beimischung: Wegen gleichen Standortes finden sich zuweilen die Zwiebelknollen der Herbstzeitlose (Colchicum autumnale) beigemischt, kenntlich an der braunen Aussenseite, der mehligen Beschaffenheit und dem bitteren Geschmack.

Bestandteile: Bassorin, Stärkemehl.

Anwendung: Gegen Diarrhoe, als Mucilago Salep.

Tubera Aconiti, Eisenhutknollen.

Aconitum Napellus. (Ranunculaceae). — Europa.

Zu zwei zusammenhängende, kegelige Knollen (vgl. Fig. 453), deren eine (diesjährige) schwer, dicht, innen weisslich, die andere (vorjährige) leicht, oft hohl, innen bräunlich ist: beide 2 *cm* breit, zoll- bis fingerlang, aussen braun; auf dem Quer-

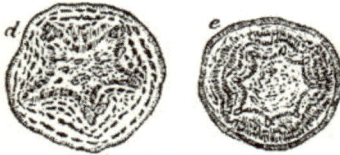

Fig. 504. Tub. Aconiti.
Querschnitt einer älteren (a) u. jüngeren (b) Knolle.

schnitt (Fig. 504) sowohl der älteren (a) wie der jüngeren Knollen (b) findet sich ein sternförmig umgrenztes, weites Mark, umgeben von einem schmalen Holzring mit stark vorgestreckten Strahlen. — Geschmack scharf; Geruch fehlt.

Verwechslungen: Die Knollen von Aconitum Cammarum (A. variegatum) sind viel kleiner, die von Aconitum Stoerkeanum weit länger, beide zeigen auf dem Querschnitt ein rundliches (kein sternförmiges) Mark und Holz.

Bestandteile: Bis 1 % Aconitin (giftiges Alkaloïd).

Anwendung: Gegen Rheumatismus, in Extrakt und Tinktur.

Tubera Jalapae, Jalapenknollen.

Ipomoea Purga. (Convolvulaceae). — Mexiko.

Kugelige oder birnförmige, auch wohl walzenförmige, dichte, schwere Knollen, aussen braun und runzelig, in den

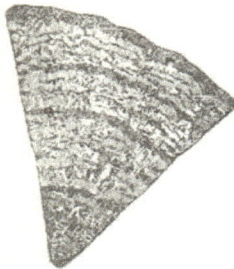

Fig. 505.
Tub. Jalapae.
Querschnitt.

Runzeln mit dunklem Harz überkleidet, innen hellbraun, mit zahlreichen konzentrischen, dunkleren, glänzenden Harzringen (Fig. 505) durchzogen, hornartig spröde. — Geschmack kratzend; Geruch eigentümlich, schwach.

Verfälschungen: Knollen, aus denen das Harz teilweise extrahiert worden, sind leichter, aussen gleichmässig mit dunklem Harz überzogen, innen oft schwammig zerklüftet. — Jalapenstengel heissen die langen, faserig-holzigen, spindelförmigen Wurzeln von Ipomoea Orizabensis, welche zwar nicht mit den Jalapenknollen sich verwechseln lassen, deren Harz (Jalapin) aber zur Verfälschung des Jalapenharzes dienen kann, jedoch in Äther löslich ist.

Bestandteile: In Äther unlösliches Harz (Convolvulin), welches 10 % betragen soll und sich in Ätzalkalien als lösliche Convolvulinsäure auflöst.

Anwendung: Als drastisches Laxiermittel.

4. Die offizinellen Zwiebeln (Bulbi).

Bulbus Scillae, Meerzwiebel.

Scilla (Urginea) maritima. (Liliaceae). — Südeuropa.

Die mittleren Zwiebelschalen stellen im zerschnittenen Zustande hornartige, leicht feucht und biegsam werdende, durchscheinende, weissliche Stücke dar, von bitterem, schleimigem Geschmack, ohne Geruch. (Die frische Zwiebel besitzt flüchtige Schärfe.) In Österreich ist die rotschalige Varietät officinell.

Bestandteile: Bitterstoff (Scillitin), Schleim, Zucker, oxalsaurer Kalk (in „Raphiden").

Anwendung: Als ein die Schleimabsonderung beförderndes, harntreibendes, in grösseren Gaben Brechen erregendes Mittel in Extrakt, Essig, Sauerhonig und Tinktur.

II. Oberirdische Pflanzenteile.

5. Die offizinellen Stengel (Stipites) und Hölzer (Ligna).

A. Stengel.

Stipites Dulcamarae, Bittersüss-Stengel.

Solanum Dulcamara. (Solanaceae). — Europa.

Federkieldicke, schwach fünfkantige, längsstreifige oder gefurchte, hin und her gebogene, häufig hohle Stengel, mit grünlicher oder bräunlicher Korkschicht (Fig. 506 k), welche die anfangs grüne, später weissliche Mittel-Rinde (z) bedeckt. Unter letzterer verläuft ein Kreis von Bastzellen (b), darunter der Kambiumring (i). Im grünen, später gelblichen Holze (h) erblickt man weite Poren (Gefässöffnungen) und häufig Jahresringe; das Mark (m) ist meist resorbiert. — Die Blattnerven stehen abwechselnd am Stengel. — Geschmack der Rinde bitter; des Holzes süss; Geruch fehlt.

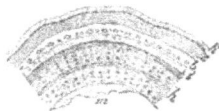

Fig. 506.
Stip. Dulcamarae
Querschnitt vergr.

Verwechslung: Die ebenfalls windenden Holzstengel von Lonicera Periclymenum sind stielrund und mit gegenständigen Blattnarben besetzt.

Bestandteile: Bitterstoff (in der Rinde), Dulcamarin (Alkaloid).

Anwendung: Zu Extractum Dulcamarae; Mittel zur Beförderung des Schleims der Luftwege.

B. Hölzer.

a) *Harzreiche Hölzer.*

Lignum Guajaci. Guajakholz.

Guajacum officinale. (Zygophylleae). — Westindien.

Grosse, schwere Stücke, mit blassgelbem Splinte und grünlich braunem Kernholze. Letzteres ist harzreicher und schwerer als ersterer, sinkt im Wasser unter! Das Holz lässt sich nicht spalten, sondern bricht unregelmässig und nicht faserig; die hellbraune Farbe der frischen Schnittfläche läuft an der Luft (durch deren Ozon) olivengrün an. Die käuflichen Raspelspäne dürfen nicht zu viel von den weisslichen Splintstückchen oder beigemengten anderen Hölzern (zumal von Guajacum sanctum) enthalten. — Geschmack kratzend; Geruch beim Erwärmen benzoëartig.

Bestandteile: Guajakharz, Guajacin (Bitterstoff), Guajaksäure.

Anwendung: Zu Tinktur und Spec. lignorum; Mittel gegen Syphilis, zur Hebung der Haut-, Darm- und Nierenthätigkeit.

b) *Bitterhölzer.*

Lignum Quassiae. Quassien-Holz.

Quassia amara und Picraena excelsa. (Simarubeae). — Westindien und nördliches Südamerika (Surinam).

Das Holz der erstgenannten Art, das sog. surinamensische Quassienholz, kommt zu uns in fingerlangen, cylindrischen, weisslichen, leichten Stücken, oft noch mit grauer, dünner, leicht sich abblätternder Rinde bedeckt.

Das Holz der zweiten Art, das sog. jamaikanische Quassienholz, ist dem vorigen sehr ähnlich, aber in fusslangen, dicken Blöcken, die mit dicker, fest aufsitzender, holziger Rinde bedeckt sind. Beide Hölzer kommen sowohl geschnitten, wie geraspelt zu uns und besitzen einen stark und anhaltend bitteren Geschmack, keinen Geruch.

Bestandteile: Bitterstoff (Quassiin).

Anwendung: Als bitteres Tonicum, zu Extrakt.

c) *Aromatische Hölzer.*

Lignum Sassafras. Sassafrasholz.

Sassafras officinale (Laurineae). — Nordamerika.

Das leichte, schwammige, blassbraunrötliche Wurzelholz, in verschieden grossen, gebogenen, mit rissiger Rinde bedeckten Stücken, auf der Schnittfläche Jahresringe mit deutlichen Poren (Gefässöffnungen) zeigend. — Geschmack süsslich; Geruch fenchelartig.

Verwechslung: Das auch im Handel vorkommende Stammholz ist dunkler, schwerer, schwach an Geruch.

Bestandteile: äther. Öl, Gerbsäure, Harz.

Anwendung: Zu Spec. lignorum.

d) *Farbhölzer.*

Lignum Campechianum, Blauholz.

Haematoxylon Campechianum. (Caesalpiniaceae). — Centralamerika (Campechebay).

Grosse, aussen blauschwarze, innen braunrote, harte und schwere, grobfaserige Stammstücke, auf deren Querschnitt nahe an einander wellige Jahresringe sichtbar sind und mit den Markstrahlen sich kreuzen. Es kommen im Handel meist nur Raspelspäne des Holzes vor, nicht selten mit einem metallglänzenden, grünlichgelben Anflug. — Geschmack etwas herbe, süsslich; Geruch beim Raspeln eigentümlich, veilchenartig. Beim Kauen färbt sich der Speichel violett.

Verwechslungen: 1. Das Lignum Fernambuci, Rotholz (von Caesalpinia brasiliensis, in Brasilien) ist feinfaserig, mehr gelbrot und geruchlos; färbt beim Kauen ebenfalls den Speichel rot. — 2. Das Lignum Santali rubrum, rotes Santelholz (von Pterocarpus santalinus, in Ostindien), ist von blutroter Farbe und färbt den Speichel nicht.

Bestandteile: Hämatoxylin (roter Farbstoff, welcher durch Alkalien violett, durch Alaun blau, durch Eisensalze schwarz wird).

Anwendung: Zu Extrakt, als mild adstringierendes Mittel.

6. Die offizinellen Rinden (Cortices).

Die einheimischen Rinden werden im Frühling gesammelt.

A. *Rinden mit glattem, ebenem oder körnigem Bruche.*

a) *Gewürzige Rinden.*

Cortex Cascarillae. Kaskarillrinde.

Croton Eluteria. (Euphorbiaceae). — Westindien.

Rinnige oder eingerollte, bis 2 *mm* dicke Stücke, mit weisser, dünner, teilweise abgelöster Korkschicht (Fig. 507 o), sich kreuzenden Längs- und Querrissen, mit rötlichbrauner Mittelrinde (m) und Bastschicht (a), die auf dem Querschnitte strahlig gestreift und auf dem Bruche hornartig erscheint. Die Bastschicht zeigt keilförmige, in die Mittelrinde vordringende Markstrahlen. — Geschmack bitter gewürzig, brennend; Geruch gewürzhaft.

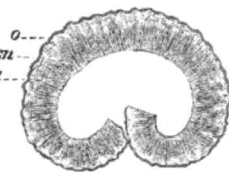

Fig. 507.
Cascarillae. Cort.
Querschnitt vergr.

Verwechslungen: Die Kopalchirinde (von Croton niveus) kommt in fusslangen, breiten und dicken Röhren zu uns und zeigt einen grobstrahligen Bruch und in der Mittelrinde Steinzellengruppen.

Bestandteile: Bitterstoff, äther. Öl, Harze, Gerbsäure, Salze.

Anwendung: Als anregendes Mittel zu Tinktur und Extrakt.

Cortex Cinnamomi (Cassiae). Zimtkassie.

Cinnamomum Cassia. (Laurineae). — Süd-China, Cochinchina.

Einfach gerollte, bis $1^1/_2$ *mm* dicke Röhrenstücke, gelbbraun, mit abgelöster Korkschicht. Auf dem Querschnitte bemerkt man zwischen Bast (Fig. 508 d) und Rindenparenchym (b) eine aus Steinzellen gebildete Körnerschicht (c). In der Mittelrinde verlaufen, jedoch innerhalb derselben, einzelne Bastfasern (x). — Geschmack und Geruch süssgewürzig, herbe.

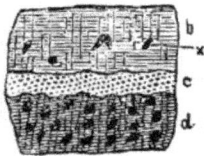

Fig. 508.
Zimtkassie
Querschnitt vergr.

Verwechslung: Der Holzzimt (Cassia lignea) ist dicker, teilweise noch mit der glänzenden Korkschicht bedeckt, von schleimigem Geschmacke.

Bestandteile: äther. Öl, Harz, Gerbsäure.

Anwendung: Als Gewürz, zu Aqua, Oleum, Syrupus und Tinctura Cinnamomi.

Cortex Cinnamomi Zeylanici, Zeylonzimt.

Cinnamomum Zeylanicum. (Laurineae). — Zeylon.

Zu mehreren zusammengerollte Zweigrinden von nur $_{!2}$ *mm* Dicke, von der Korkschicht, und der äusseren Mittelrinde entblösst, sodass die in letzterer zerstreut verlaufenden Bastfasern (Fig. 509 x) als blasse Längslinien auf der gelbbraunen Oberfläche sichtbar sind. Der Querschnitt zeigt über dem Baste (d) nur die aus Steinzellen gebildete Körnerschicht (c). — Geruch und Geschmack süss gewürzig, kaum herbe.

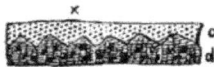

Fig. 509.
Querschn. d. Zeylon-Zimts.

Bestandteile: äther. Öl, Harz.

b) *Gewürzlose Rinden.*

Cortex Condurango. Kondurangorinde.

Gonolobus Cundurango. (Asclepiadeae). — Ekuador.

Röhrenförmige oder rinnige Stücke, aussen und innen weisslichgrau, mit einer dünnen Korkschicht bedeckt, auf dem Bruche weiss, mehlig körnig, zahlreiche bräunliche Steinzellengruppen zeigend. — Geschmack bitterlich, etwas kratzend,

Bestandteile: Harz, Gerbstoff, Bitterstoff.

Anwendung: Im Dekokt gegen den Krebs.

Cortex Granati. Granatwurzelrinde.

Punica Granatum. (Myrtaceae). — Mittelmeerländer.

Teils Stammrinde, teils Wurzelrinde, in rinnig gebogenen, dünnen, aussen graugelben, warzig-rauhen, rissigen, innerseits blasszimtbraunen, glatten Stücken, mit gleichmässigem Bruch;

auf dem Querschnitt grünlichgelb, nicht strahlig gestreift. Die Stammrinde zeigt auf ihrer Aussenfläche Krusten-Flechten in Form von rilligen, an Schriftzeichen erinnernden, schwärzlichen Vertiefungen; ausserdem längsverlaufende Korkleisten. Die Wurzelrinde entbehrt beide, oft hängen ihr jedoch innerseits Holzsplitter an. — Geschmack bitter, sehr herbe; der Speichel wird gelbgefärbt.

Verwechslungen: Die Wurzelrinde des Sauerdorns (Berberis vulgaris) ist ebenfalls innen gelb, aber rein bitter, ohne herben Geschmack. — Die Buxbaumrinde färbt den Speichel nicht gelb.

Bestandteile: Gerbsäure, Punicin (ölig-harzig).

Anwendung: Im Dekokt gegen den Bandwurm.

B. *Rinden mit faserigem Bruche, ohne Gewürz.*

a) *Bruch weich und kurzfaserig.*

Cortex Frangulae.   Faulbaumrinde.

Rhamnus Frangula. (Rhamneae). — Europa.

Zusammengerollte, dünne, aussen dunkelgraue Röhrenstücke, mit kleinen, weissen, querlaufenden Rindenhöckerchen (Korkwarzen) regelmässig bedeckt; mit gelbroter, sehr glatter Innenfläche; auf dem Bruche bräunlichgelb, kurzfaserig, mit citronengelben Fasern. — Geschmack bitter; der Speichel wird gelb gefärbt.

Verwechslung: Der Erlenrinde fehlen die Korkwarzen, auch ist sie auf dem Bruche nicht faserig.

Bestandteile: Cathartin (Abführen bewirkend), Frangulin, Emodin. In der frischen Rinde findet sich auch ein Brechen erzeugender Stoff, der sich nach 1—2jähriger Lagerung verliert.

Anwendung: Im Aufguss als Abführmittel.

a) *Bruch weich- und langfaserig.*

Cortex Quercus.   Eichenrinde.

Quercus Robur (Quercus pedunculata und Qu. sessiliflora). (Cupuliferae). — Europa.

Bandförmige Streifen mit sehr dünner, abtrennbarer, silbergrauglänzender Korkschicht (Lederkork), brauner Mittelrinde, in welcher Schichten von Steinzellen sich befinden, und gelbbraunem Baste, der auf dem Bruche bandfaserig d. i. in dünne, schmale, biegsame Bänder sich zerteilt. Durch die hier und da hervortretenden Markstrahlen, welche den Bast regelmässig durchsetzen, zeigt die Innenfläche der Rinde leistenartige Längsstreifen. — Geschmack bitter, zusammenziehend.

Bestandteile: Gerbsäure, Bitterstoff (Quercin).

Anwendung: Als adstringierendes Mittel, zu Bädern u. dgl.

Cortex Mezerei, Seidelbastrinde.

Daphne Mezereum. (Thymelaeae). — Europa.

Bandförmige Streifen von ziemlicher Länge, mit dünner, rotbräunlicher, leicht abtrennbarer Korkschicht (Lederkork), grünlicher, dünner Mittelrinde und sehr zähem, langfaserigem, biegsamem, weisslich-seidenartigem Baste. — Geschmack sehr scharf.

Bestandteile: scharfes Harz, Daphnin (krystallinisch).

Anwendung: äusserlich, in Essig eingeweicht, als hautrötendes Mittel; sowie zu Extrakt.

b) *Bruch splitterig (steiffaserig).*

Cortex Chinae. Chinarinde.

Cinchona succirubra. (Rubiaceae). — Einheimisch in Südamerika, kultiviert in Ostindien (Vorderindien, Java).

Stamm- und Zweigrinden (Fig. 510) in Gestalt von rinnigen oder röhrenförmigen, bis 60 *cm* langen, 1—4 *cm* breiten und 2—4 *mm* dicken Stücken, welche auf ihrer Aussenseite mit einer grauen oder bräunlichen, dünnen Korkschicht bedeckt und mit groben Längsrunzeln und kurzen Querrissen durchsetzt sind. Die Innenfläche besitzt eine faserige Beschaffenheit und braunrote Farbe. Auf dem Querschnitte (Fig. 511) bemerkt man unter der Korkschicht (o) eine rotbraune Mittelrinde (m) und darunter den braunroten Bast (a), dessen Bündel in radialen Reihen als dunkle Streifen sichtbar sind. Der Bruch ist in der äusseren Hälfte glatt, in der inneren Hälfte (im Baste) kurz- und steifsplitterig. — Geschmack bitter und herbe; Geruch schwach.

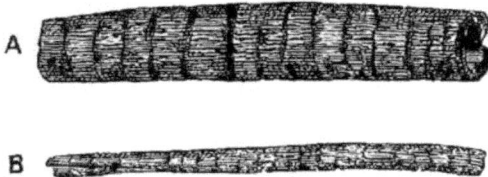

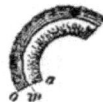

Fig. 510. Cort. Chinae.   Fig. 511. Querschn. ders.

Handelssorten und Verwechslungen: Die beschriebene Rinde stimmt auf die aus Ostindien ausgeführten Rinden der dort kultivierten Cinchona succirubra, welche sich durch die braunrote Färbung des Bastes besonders auszeichnet. Man kultiviert auch die Cinchona Calisaya daselbst, deren Rinde einen mehr rötlich-gelben Bast besitzt.

Von den südamerikanischen Chinarinden soll, da ihr Alkaloïdgehalt ein viel geringerer ist, Abstand genommen werden. Man unterschied bisher hauptsächlich drei Gruppen von Chinarinden:

a) Die Königschina (China regia, Cortex Chinae Calisayae), von Cinchona Calisaya, ausgezeichnet durch die rötlichgelbe Farbe des Bastes, sowohl in röhrenförmigen Stücken (Zweigrinden), vorzugsweise aber in flachen Stücken, die durch die abgelöste Borke flachmuschelige Vertiefungen auf ihrer Aussenfläche zeigen und fast nur aus Bast bestehen (Stammrinden, sog. unbedeckte China). — Aus Bolivia. — Die Königschina gehört zur Gruppe der gelben Chinarinden, von denen die China flava sich durch einen ockergelben Bast kennzeichnet.

b) Die rote China (China rubra), von Cinchona succirubra, ausgezeichnet durch die braunrote Färbung des Bastes, in flachen oder etwas röhrigen Stücken (Stamm- und Astrinde), die bald mit einer weisslichgrauen, harten, gefelderten Borke (China rubra dura), bald mit braunroter, korkartiger, grobwarziger Borke (China rubra suberosa) besetzt sind. — Aus Ekuador.

c) Die braune China (China fusca, Cortex Chinae fuscus), von Cinchona micrantha, C. officinalis u. a., ausgezeichnet durch die zimtbraune Färbung des Bastes, in eingerollten Röhren, von der Dicke eines Federkiels bis zu der eines Fingers. (Zweigrinden.) — Aus Peru und Ekuador..

Man unterscheidet vorzugsweise zwei Handelssorten, und zwar nach dem Ausfuhrgebiete:

α) Huanuco-China, in fingerdicken, längsfurchigen Röhren;

β) Loxa-China, in aschgrauen, federkieldicken Röhren.

Bestandteile: Chinin, Chinidin, Cinchonin, Cinchonidin (vier Alkaloïde), Chinasäure und Chinagerbsäure. Letztere bedingt den herben, die Alkaloïde den bitteren Geschmack der Rinde. Nach der Ph. Germ. Ed. II soll die Chinarinde mindestens 3,5 % Alkaloïde, vorzugsweise Chinin enthalten. Die südamerikanischen Chinarinden zeigen diesen Gehalt selten, nämlich:

Königschina aus Südamerika mit Chinin 2—3 %
(chininreich, cinchoninarm) Cinchonin $\frac{1}{2}$ %
Rote China aus Südamerika mit Chinin 2 %
(chininreich, cinchoninarm) Cinchonin $\frac{1}{2}$—2 %
Braune China aus Südamerika mit Chinin $\frac{1}{2}$ %
(chininarm, cinchoninreich) Cinchonin bis $1\frac{1}{2}$ %.

Bei der kultivierten ostindischen China steigt der Alkaloïdgehalt nicht selten bis 8 %.

Anwendung: Im Dekokt zur Kräftigung geschwächter Verdauung, desgleichen zu Extrakt, Tinktur und Wein.

Schlüssel zum Bestimmen der Rinden.

1. Rinde gewürzig.
  a) Rinde bittergewürzig, in rötlichbraunen,
    aussen weisslichen Röhren   *Cort. Cascarillae.*
  b) Rinde süss gewürzig, gelbbraun.
    α) Röhren einfach, bis ½ mm dick . . *Cort. Cinnamomi Cassiae.*
    β) Röhren zu mehreren eingerollt, sehr dünn *Cort. Cinnamomi Zeylan.*
2. Rinde geruchlos, nicht gewürzig.
  a) Rinde mit glänzender Innenseite.
    α) Bast seidenglänzend, langfaserig   *Cort. Mezerei.*
    β) Bast kurzfaserig .   .   *Cort. Frangulae.*
  b) Rinde auf der Innenseite glanzlos.
    α) Rinde mehr oder weniger braun.
      aa) Innenseite längsstreifig, bandfaserig *Cort. Quercus.*
      bb) Bast von splitterigem Bruche *Cort. Chinae.*
    β) Rinde hellgrau-weisslich *Cort. Condurango.*
    γ) Rinde gräulichgelb *Cort. Granati.*

7. Die offizinellen Kräuter (Herbae) und Zweigspitzen (Summitates).

Man sammelt die Kräuter in der Regel zur Blütezeit, mit Stengel, Blättern und Blüten.

A. Kräuter aus der Familie der Compositen.
(Blüten in Köpfchen mit Hüllkelch).

Herba Absinthii, Wermut.

Artemisia Absinthium. (Compositae, Corymbiferae). — Europa.

Das blühende Kraut ohne die dickeren Stengel mit grau-seidenhaarigen Blättern, deren oberste ungeteilt sind, wogegen die mittleren und unteren Blätter 2—3fach fiederspaltig und mit spatelförmigen Endzipfeln versehen sind. Die gelben, strahllosen Blütenköpfchen stehen in Rispen, halbkugelig und nickend. (Vgl. Fig. 386.) — Geruch eigentümlich gewürzig; Geschmack stark bitter.

Verwechslungen: Artemisia vulgaris besitzt oberseits grüne, unterseits weissfilzige Blätter. — Bei den Blättern von Artemisia Abrotanum sind die Endzipfel lineal. - Artemisia campestris unterscheidet sich durch ovale, aufrechte Körbchen. Allen diesen Arten fehlt der eigentümliche Wermutgeruch, sowie die Bitterkeit.

Bestandteile: äther. Öl, Bitterstoff.

Anwendung: Als Bittermittel zu Extractum und Tinctura Absinthii, sowie zu Elixir Aurantii comp.

Herba Cardui benedicti, Kardobenediktenkraut.

Cnicus benedictus. (Compositae, Cynarocephalae). — Europa, aus dem Orient stammend.

Die Blätter sind länglich-lanzettlich, in den Blattstiel verschmälert, buchtig-fiederspaltig, stachlig gezähnt und spinnewebig behaart. Die gelben Röhrenblütchen stehen in Köpfchen, dicht eingehüllt von grossen, breiten Deckblättern und fiederdornigen Hüllkelchblättchen. (Vgl. Fig. 383.) Geschmack bitter, salzig; Geruch fehlt.

Bestandteile: Bitterstoff, Salze (Kali-, Kalksalze, äpfelsaure — Magnesia).

Anwendung: Als bitteres Tonicum, zu Extrakt.

Herba Lactucae, Giftlattich.

Lactuca virosa. (Compositae, Cichoraceae.) — Europa.

Das rispige Kraut enthält viel weissen Milchsaft; seine blaugrünen Blätter sind stengelumfassend, länglich, ungeteilt oder buchtig ausgeschnitten, stachelspitzig gezähnt, auf den Mittelnerven stachelig. Die Köpfchen mit gelben Zungenblütchen stehen in grosser pyramidaler Rispe. (Vgl. Fig. 381.) — Geschmack bitter, salzig; Geruch unangenehm narkotisch.

Verwechslungen: Lactuca Scariola hat tiefer gebuchtete, vertikal gestellte Blätter. — Die Blätter des Gartensalats (Lactuca sativa) sind denen des Giftlattichs ähnlich, aber auf dem Mittelnerven meist stachellos; auch stehen die Köpfchen des Gartensalats in einer Doldentraube.

Bestandteile: Harz, Bitterstoff, Salze, Lactucasäure.

Anwendung: frisch zur Bereitung von Extrakt.

Herba Spilanthis, Parakresse.

Spilanthes oleracea. (Compositae, Corymbiferae.) — Westindien.

Ein ästiges Kraut mit gegenständigen, gestielten, breit eiförmigen, ausgeschweift gekerbten, dreinervigen Blättern und blattwinkelständigen, langgestielten, grossen eiförmigen Köpfchen, mit braunen, später gelben Röhrenblütchen, ohne Strahl. — Geschmack brennend, speichelziehend, Geruch eigentümlich.

Bestandteile: äther. Öl, Harz.

Anwendung: zu Tinctura Spilanthis composita (Paraguay-Roux).

B. Kräuter aus der Familie der Labiaten.

(Blüten zweilippig, in Scheinwirteln: Blätter gegenständig.)

Herba Serpylli, Quendel, Feldthymian.

Thymus Serpyllum. (Labiatae). — Europa.

Stengel dünn, niederliegend, mit kleinen, gegenständigen, länglichen, kahlen, am Grunde gewimperten Blättern. Die roten Lippenblumen bilden köpfchenartig an den Zweigspitzen zusammengedrängte Scheinquirle. Kelch zweilippig. (Fig. 363.) — Geschmack bitterlich, herbe; Geruch gewürzig.

Bestandteile: äther. Öl, Bitterstoff, Gerbsäure.

Anwendung: Äusserlich zu Umschlägen, sowie zu Spir. Serpylli.

Herba Thymi, Gartenthymian.

Thymus vulgaris. (Labiatae). — Südeuropa.

Stengel dünn, aufrecht, mit kleinen, gegenständigen, am Rande eingerollten, fast nadeligen, grauflaumhaarigen Blättern und blattwinkeligen Scheinwirteln hellvioletter Blumen. — Geschmack und Geruch stark gewürzig.

Bestandteile: äther. Öl.

Anwendung: Als anregendes Mittel zu Kräuterkissen, Bädern, Bestandteil der Species aromaticae.

Herba Majoranae, Meiran.

Origanum Majorana. (Labiatae). — Südeuropa.

Ein rispiges, graufilziges Kraut, mit gegenständigen, oval-länglichen, ganzrandigen, stumpfen Blättern; die Scheinwirtel sind am Ende der Zweige zu filzigen, rundlichen Köpfchen zusammengedrängt. — Geruch und Geschmack gewürzhaft.

Bestandteile: äther. Öl, Gerbstoff.

Anwendung: Als Gewürz, zu Species aromaticae, Unguent. Majoranae.

Herba Galeopsidis, Hohlzahn.

Galeopsis ochroleuca. (Labiatae.) — Europa.

Stengel vierkantig, weichhaarig, unter den Knoten nicht angeschwollen; Blätter gegenständig, eiförmig-länglich bis lanzettlich, flaumhaarig und gelblichgrün, grobgesägt; Blüten in blattwinkelständigen Scheinwirteln, mit stachelspitzigen Kelchzähnen und viermal längeren, gelblichweissen, weichhaarigen Lippenblumen. (Vgl. Fig. — Geschmack bitterlich, salzig; Geruch schwach.

Verwechslungen: Galeopsis Ladanum mit kleineren, purpurnen Blumen; G. versicolor und G. Tetrahit mit steifhaarigem, unter den 367.) Knoten angeschwollenem Stengel.

Bestandteile: Extraktivstoff, Salze.

Anwendung: 1810 vom Regierungsrat Lieber gegen die Lungenschwindsucht als Geheimmittel angepriesen — daher Liebersche Kräuter genannt.

C. Kräuter aus anderen Familien.

a) Kräuter mit einblätteriger Blume.

Herba Hyoscyami, Bilsenkraut.

Hyoscyamus niger. (Solanae). — Europa.

Ein aufrechtes Kraut mit eiförmig-länglichen, buchtig gezähnten, klebrig-zottigen, abwechselnden, sitzenden Blättern, die im trocknen Zustande meist gelbgrün erscheinen. Die Blüten stehen in den oberen Blattwinkeln, zu einer beblätterten Traube; die Blume ist gelblich, violett geadert. (Vgl. Fig. 352.) — Geruch narkotisch, Geschmack bitter.

Bestandteile: Hyoscyamin (giftiges Alkaloïd).

Anwendung: Frisch zu Extrakt; auch äusserlich zu Oleum Hyoscyami. Man gebraucht das Mittel besonders bei Entzündlichkeit der Luftwege.

Herba Centaurii, Tausendgüldenkraut.

Erythraea Centaurium. (Gentianeae). — Europa.

Stengel kantig, mit den Blättern völlig kahl; Blätter gegenständig, sitzend, ovallänglich, 3—5nervig. Die roten Blüten stehen in einer doldenartigen Trugdolde; nach dem Verblühen sind die Staubbeutel spiralig gedreht. (Vgl. Fig. 358.) — Geschmack bitter.

Bestandteile: Bitterstoff.

Anwendung: Als Bittermittel, zu Extrakt.

Herba Lobeliae, Lobelien-kraut.

Lobelia inflata. (Lobeliaceae). — Nordamerika.

Das über Neu-York in viereckigen Paketen zu uns kommende zerschnittene Kraut (Fig. 512 A) ist oben fast kahl, mit kantigem, zum Teil rötlichem Stengel, zerstreuten, fast sitzenden, länglichen, gesägten Blättern und kleinen Blüten (B) in endständiger Traube. Der Kelch ist nebst der zweilippigen, blassvioletten Blume (C) oberständig, linealzipfelig; die Staubgefässe (D) sind mit ihren Beuteln verbunden; die Kapsel (F) ist aufgeblasen. — Geschmack mild, später scharf.

Bestandteile: Lobelin, (flüssiges, dem Nikotin ähnliches Alkaloïd), Lobeliasäure, flüchtige Schärfe (Lobelacrin).

Anwendung: Ein milderes Mittel als der Tabak, zu Tinktur.

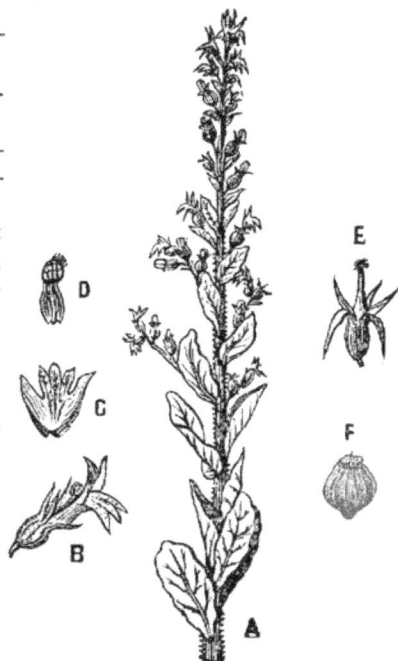

Fig. 512. Lobelia inflata.
A Oberteil des blühenden Krautes.
B Blüte.   E Kelch mit dem Stempel.
C Blume   F Kapselfrucht.
D Staubgefäss.

Herba Gratiolae, Gottesgnadenkraut.

Gratiola officinalis. (Scrophularineae). — Europa.

Stengel vierkantig, kahl; Blätter gegenständig, sitzend, lanzettlich, entfernt gesägt. 3—5nervig (nicht fiedernervig), kahl; Blüten gestielt, einzeln in den Blattwinkeln, mit röhriger, fast lippenförmiger, weisslicher Blume. (Vgl. Fig. 373.) — Geschmack unangenehm bitter, brennend.

Bestandteile: Bitterstoff, Harz, Gerbsäure, Salze.

Anwendung: als drastisches Purgiermittel, zu Extrakt.

Herba Linariae, Leinkraut.

Linaria vulgaris. (Scrophularineae). — Europa.

Ein Kraut mit zahlreichen, kahlen, gedrängten, linealen Blättern und einer Traube von gelben, gespornten Maskenblumen (vgl. Fig. 370). (Nicht blühendes Kraut ähnelt der Euphorbia Cyparissias, welche jedoch Milchsaft enthält.) — Geschmack bitter, etwas scharf.

Bestandteile: Bitterstoff, Gerbsäure, Salze und Säuren.

Anwendung: zu Unguentum Linariae aus dem frischen Kraute.

Herba Conii, Schierlingskraut.

Conium maculatum. (Umbelliferae). — Europa.

Ein ganz kahles Kraut (vgl. Fig. 409) mit stielrundem, nach unten zu braun oder rot geflecktem Stengel. Die abwechselnd gestellten Blätter sind am Grunde bescheidet, mehrfach fiederteilig, mit oval-länglichen, eingeschnittengesägten, stachelspitzigen Endzipfeln. (Fig. 513 a.) Die doldigen Blüten sind weiss und klein, ihre Fruchtknoten und halbreifen Früchte (b) mit kerbigen Rippen versehen und fast halbkugelig (nicht länglich!). — Geschmack scharf, bitterlich; Geruch unangenehm (nach Mäuse-Urin).

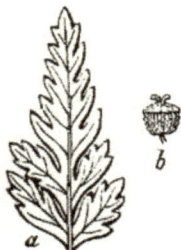

Fig. 513.

Verwechslungen: Anthriscus silvestris, Chaerophyllum temulum, Aethusa Cynapium und Cicuta virosa (Wasserschierling) unterscheiden sich durch den Mangel des eigentümlichen Schierlingsgeruches. Ausserdem fehlt ihren Früchten die Kerbung der Rippen. Chaerophyllum temulum gleicht zwar dem Schierling sehr, zeigt aber Behaarung. Bei Anthriscus silvestris und Aethusa Cynapium sind die Blattzipfel nicht oval, sondern schmallanzettlich. Der eigentümliche Geruch, in Verbindung mit der völligen Kahlheit und den ovalen Blattzipfeln kennzeichnet das echte Schierlingskraut.

Bestandteile: Zwei giftige Alkaloïde: Coniin und Conydrin. Wegen deren Flüchtigkeit ist das Kraut in Blechkästen aufzubewahren.

Anwendung: Als stark narkotisches Mittel, meist äusserlich zu zerteilenden Umschlägen, zu Extractum (aus dem frischen Kraute), Emplastrum und Unguentum Conii.

Herba Cochleariae, Löffelkraut.

Cochlearia officinalis. (Cruciferae). — Europa.

Die Wurzelblätter sind lang gestielt, schwach herzförmig, buchtig gezähnt; Stengelblätter sitzend, eiförmig. Blüten weiss, in einer Doldentraube; Schötchen kugelig gedunsen. (Vgl. Fig. 440.) — Geschmack kresseartig brennend; Geruch beim Zerreiben scharf.

Bestandteile: Ein schwefelhaltiges ätherisches Öl.

Anwendung: Frisch zur Bereitung von Spiritus Cochleariae.

Herba Chelidonii, Schöllkraut.

Chelidonium majus. (Papaveraceae.) — Europa.

Stengel knotig, schwach behaart, mit gelbem Milchsafte; Blätter fiederteilig, mit grossem, dreilappigem Endzipfel, unterseits blau-grün und auf den Nerven flaumhaarig. (Vgl. Fig. 446). Blüten in einfachen Dolden, mit 4 gelben Blumenblättern. — Geschmack bitter, scharf.

Bestandteile: Zwei Alkaloïde, deren eines (Chelidonin) nicht giftig ist, während dem anderen (Chelerythrin) die wegen der sehr geringen Menge nur schwach narkotische Eigenschaft des Milchsaftes zukommt; Farbstoff, Salze, Chelidonsäure.

Anwendung: Frisch zur Darstellung des Extraktes.

Herba Pulsatillae, Küchenschelle.

Anemone Pulsatilla und A. pratensis. (Ranunculaceae). — Europa.

Die mehrfach fiederspaltigen Wurzelblätter sind zur Blütezeit noch nicht ausgewachsen; der einblütige Schaft trägt etwa in der Mitte eine vielteilige Hülle; das Perigon ist bei der erstgenannten Art mehr geöffnet, violettblau, nickend, bei der letzteren Art glockig, dunkel-violett, aussen zottig. (Vgl. Fig. 451, 452.) — Geschmack heftig brennend; Geruch beim Zerreiben scharf.

Bestandteile: äther. Öl (Anemonin, Pulsatillenkampfer), welches beim Trocknen des Krautes entweicht: Anemonsäure.

Anwendung: Frisch zur Bereitung des Extraktes.

B. Blume unregelmässig.

Herba Violae tricoloris, Freisamkraut.

Viola tricolor mit der Abart arvensis. (Violaceae). — Europa.

Der Stengel ist kantig, mit zerstreuten, gestielten, länglichen und gekerbten Blättern und leierförmig geteilten Neben-blättern. (Vgl. Fig. 448.) Die Blüten sind blattwinkelständig, gespornt, dreifarbig — blau mit gelbem und weissem Grunde —, bei der Varietät arvensis gleichfarbig gelblich. — Geschmack bitterlich, salzig.

Bestandteile: Schleim, Salze.

Anwendung: Bei Hautausschlägen der Kinder, im Aufguss.

Herba Meliloti, Steinklee.

Melilotus officinalis und M. altissimus. (Papilionaceae.) — Europa.

Die blühenden Zweige mit dreizähnigen Blättern und pfriem-lichen Nebenblättchen; die kleinen gelben Schmetterlingsblüten stehen in einer langen, einseitswendigen Traube. Hülse kurz, querrunzelig, bei der ersteren Art braun, kahl, bei der letzteren Art schwärzlich behaart. (Vgl. Fig. 425.) — Geschmack schleimig bitterlich; Geruch waldmeisterähnlich.

Verwechslungen: Melilotus alba unterscheidet sich durch weissliche Blüten.

Bestandteile: Cumarin (Tonkasäure, der Riechstoff des Wald-meisters und der Tonkabohnen) Melilotsäure.

Anwendung: Zu Species emollientes.

Herba Polygalae, Kreuzblumenkraut.

Polygala amara. (Polygaleae). — Europa.

Die dünne, gelbliche Wurzel treibt fingerlange, dünne Stengel, sowie eine Blattrosette verkehrt eirunder oder spatelförmiger, ziemlich grosser, grundständiger Blätter. (Vgl. Fig. 449.) Die Stengel sind mit kleinen, lanzettlichen Blättern besetzt und tragen in endständigen Trauben kleine, blaue oder weisse Blüten mit je zwei blumenblattartigen Kelchblättern (sog. Flügel). — Geschmack stark bitter.

Verwechslung: Polygala vulgaris entbehrt der grundständigen Blattrosette und des bitteren Geschmackes.

Bestandteile: Bitterstoff (Polygamarin).

Anwendung: als bitteres Magenmittel.

Herba Cannabis Indicae, Indischer Hanf.

Cannabis sativa. (Urticaceae). Gebraucht wird nur die weibliche, in Ostindien wachsende Pflanze, da nur diese das Harz ausschwitzt.

Die blühenden oder fruchttragenden Zweige sind rauh, durch eine Harzmasse zu dichten, etwas zusammengedrückten Blütenschweifen verklebt, mit lanzettlich-linealen, gesägten Blättern und rotbraun drüsigen Deckblättchen. — Geruch zumal beim Erwärmen narkotisch.

Dem in Europa kultivierten Hanfe fehlt die Ausschwitzung der Harzmasse gänzlich. Unter der Lupe erblickt man auf dem ostindischen Hanfe reichliche Harztröpfchen.

Bestandteile: Harz von narkotischen Eigenschaften.

Anwendung: Als beruhigendes, schlafbringendes Mittel, welches in grösseren Gaben Delirien erzeugt und im Orient geraucht und genossen wird (sog. Haschisch); zu Extractum und Tinctura Cannabis indicae.

c) *Kräuter mit blumenlosen Blüten.*

Herba Chenopodii ambrosioidis, Mexikanisches Traubenkraut.

Chenopodium ambrosioides. (Chenopodeae). — Mexiko.

Ein verzweigtes Kraut mit hellgrünen, länglichen bis lanzettlichen, beiderseits verschmälerten, buchtig gezähnten, kahlen Blättern, deren Unterseite mit gelben Drüsen besetzt ist. Die kleinen, grünen Blüten stehen in blattwinkeligen Knäueln. — Geschmack bitterlich, Geruch stark balsamisch.

Verwechslung: Chenopodium Botrys (in Südeuropa) mit fiederspaltigen Blättern von schwächerem Geruche.

Bestandteile: ätherisches Öl, Salze. Man bewahrt das Kraut in Blechkästen auf.

Summitates Sabinae, Sadebaumspitzen.

Juniperus Sabina. (Coniferae). — Südeuropa.

Zweigspitzen mit dichtgedrängten Blättern, welche im jüngeren Alter rautenförmig, in vier Zeilen dachziegelig angedrückt und stumpf, später abstehend und nadeligstechend sind und auf dem Rücken eine vertiefte Öldrüse tragen. (Fig. 514.) — Geschmack unangenehm, harzig-bitter; Geruch stark. Besonders aromatisch sind die dunkelblauen Beeren.

Verwechslungen: Juniperus Virginiana, ein hoher, sparrig- und lockerästiger Baum aus Virginien, hat ähnliche Zweigspitzen und wird in Amerika statt der Sabina gebraucht, besitzt jedoch nur eine undeutliche Drüse auf dem Rücken der Nadeln und viel schwächeren Geruch. (Vergleichung mit echtem Sadebaum gewährt allein sichere Unterscheidung.)

Bestandteile: äther. Öl, Gerbsäure, Harz. — Die Spitzen sind in Blechkästen aufzubewahren.

Anwendung: Als ein die Menstruation beförderndes Mittel, zu Extr., Unguent. und Oleum Sabinae.

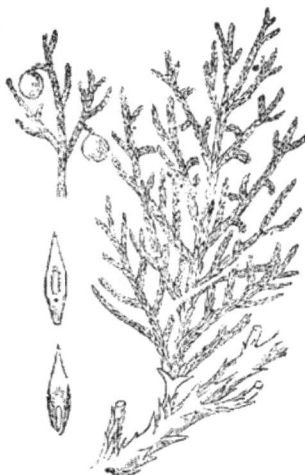

Fig. 514. Sum. Sabinae.
Nebst einem Fruchtzweige und einzelnen Nadeln.

Summitates (Herba) Thujae, Lebensbaumspitzen.

Thuja occidentalis. (Coniferae). Zierstrauch aus Nordamerika.

Horizontal abgeflachte Zweige mit vierzeilig anliegenden, schuppenförmigen Blättern, welche auf dem Rücken mit einer erhabenen Drüse versehen sind. — Geschmack gewürzig, bitter; Geruch beim Zerreiben balsamisch.

Verwechslungen: Thuja orientalis, Zierstrauch aus Ostasien, unterscheidet sich durch vertikal abgeflachte Zweige und eine Furche auf dem Rücken der Blätter.

Bestandteile: äther. Öl, Harz, Gerbsäure.

Anwendung: zu Tinctura Thujae.

Turiones Pini, Kiefersprossen.

Pinus silvestris. (Coniferae). — Europa.

Die fingerlangen Jahrestriebe, deren grüne Spindel dicht besetzt ist mit dachziegeligen, braunroten, trockenen Schuppen, die in ihrer Achsel die Knospe eines Nadelpaares bergen; frisch klebrig. — Geruch harzig-balsamisch.

Verwechslungen: Die Sprossen der Rottanne (Abies excelsa) und Weisstanne (Abies pectinata) sind höchstens zolllang.

Bestandteile: Balsam, Bitterstoff. — Man bewahre die Sprossen in Blechkästen auf.

Anwendung: zu Tinctura Pini composita.

Gemmae Populi, Pappelknospen.

Populus nigra (Schwarzpappel), P. tremula (Zitterpappel, Espe), P. pyramidalis (italienische Pappel). (Salicineae). — Europa.

37*

K e g e l i g e Knospen mit b r a u n e n, dachziegeligen, h a r z i g - k l e b r i g e n
S c h u p p e n; w o h l r i e c h e n d.
B e s t a n d t e i l e: Gelber Balsam.
A n w e n d u n g: zu Unguentum Populi.

Schlüssel zum Bestimmen der Kräuter und Spitzen.

I. Blätter nadelig oder schuppenförmig.
   a) Zweige nicht abgeflacht   *Summitates Sabinae.*
   b) Zweige abgeflacht   *Summitates Thujae.*
II. Blätter blattartig.
  A. Blätter ungeteilt.
     a) Blüten unscheinbar, grün.
       α) Blütenzweige verklebt . . . . . .   *Hb. Cannabis indicae.*
       β) Blätter unterseits gelbdrüsig, duftend   *Hb. Chenopodii ambr.*
     b) Blüten in Köpfchen.
       α) Köpfchen mit gelben Zungenblütchen;
          Blätter blaugrün . . . .   *Hb. Lactucae.*
       β) Körbchen gross, eirund, strahllos   *Hb. Spilanthis.*
     c) Blüten einfach; gefärbt.
       α) Blätter gegenständig.
          aa) Blüten blattwinkelig, weisslich   *Hb. Gratiolae.*
          bb) Blüten in Doldentrauben, rot   *Hb. Centaurii.*
          cc) Blüten in Quirlen, lippenförmig.
             αα) Stengel dünn, Blätter kahl .   *Hb. Serpylli.*
                Blätter unten grauflaumhaarig   *Hb. Thymi.*
             ββ) Stengel vierkantig.
                Blätter grau, gewürzig .   *Hb. Majoranae.*
                Blätter behaart, geruchlos   *Hb. Galeopsidis.*
       β) Blätter abwechselnd oder zerstreut.
          aa) Blüten blattwinkelständig.
             Blätter klebrig-zottig . . . .   *Hb. Hyoscyami.*
             Bl. mit fiederteiligen Nebenblättern   *Hb. Violae tricoloris.*
          bb) Blüten in Doldentrauben, weiss   *Hb. Cochleariae.*
          cc) Blüten in Trauben.
             Blüten gelb, gespornt, Blätter lineal   *Hb. Linariae.*
             Blüten blau, Blätter länglich   *Hb. Lobeliae.*
             Blätter rosettig, spatelig   *Hb. Polygalae.*
  B. Blätter geteilt oder zusammengesetzt.
     a) Blätter einfach fiederspaltig.
       α) Blätter spinnewebig behaart . . .   *Hb. Cardui bened.*
       β) Blätter unterseits bläulichgrün, Blüten
          gelb, doldig   *Hb. Chelidonii.*
     b) Blätter dreizählig.
        Blüten gelb, in einseitigen Trauben.   *Hb. Meliloti.*
     c) Blätter mehrfach fiederteilig.
       α) Blüten in nickenden, halbkugeligen
          Köpfchen; Blätter grau seidenhaarig   *Hb. Absinthii.*
       β) Blüten weiss, doldig, klein; Blätter
          kahl, von widerlichem Geruche   *Hb. Conii.*
       γ) Blüten einzeln, gross, violett .   *Hb. Pulsatillae.*

8. Die offizinellen Blätter (Folia).

Man sammelt die Blätter, ohne den Stengel, während der Blütezeit.

A. Blätter ungeteilt.

a) Blätter fiedernervig. α) Blätter gewürzig.

Folia Melissae, Melissenblätter.

Melissa officinalis. (Labiatae). — Südeuropa.
Langgestielte herz-eiförmige Blätter mit kerbig-gesägtem Rande und kleinen Öldrüsen in der Fläche; sie sind nur an den Nerven etwas behaart, grün, unterseits blässer. (Vgl. Fig. 365.) — Geschmack bitterlich, Geruch gewürzig.

Verwechslung: Nepeta Cataria besitzt ähnlichen Geruch, aber unterseits graufilzige Blätter.

Bestandteile: äther. Öl, Gerbsäure. — Man bewahrt die Blätter in Blechkästen auf.

Anwendung: Zu Aqua und Spiritus Melissae.

Folia Menthae piperitae, Pfefferminzblätter.

Mentha piperita. (Labiatae). — Europa.
Kurzgestielte, längliche Blätter mit regelmässig gesägtem Rande, nur spärlicher Behaarung und Öldrüsen in der Fläche. (Vgl. Fig. 362). — Geschmack kampferartig kühlend; Geruch stark gewürzig.

Verwechslung: Mentha viridis unterscheidet sich durch sitzende, Mentha silvestris durch weichhaarige Blätter.

Bestandteile: äther. Öl, Gerbsäure. — Man bewahrt die Blätter in Blechkästen auf.

Anwendung: Als blähungtreibendes Mittel, zu Aqua, Oleum, Rotulae, Syrupus, Tinctura, Trochisci Menthae pip.

Folia Menthae crispae, Krauseminzblätter.

Mentha crispa. (Labiatae). — Europa.
Ungestielte, herzförmige, längliche, mehr oder weniger spitze Blätter, mit blasig-runzeliger, Öldrüsen enthaltender Fläche und wellenförmigem und zerschlitzt-gesägtem Rande. — Geschmack brennend (nicht kühlend); Geruch stark gewürzig.

Bestandteile: äther. Öl, Gerbsäure. — Man bewahrt die Blätter in Blechkästen auf.

Anwendung: Wie bei der Pfefferminze.

Folia Salviae, Salbeiblätter.

Salvia officinalis. (Labiatae). — Südeuropa.
Gestielte, längliche Blätter mit feingekerbtem Rande,

runzeliger Fläche und dünnfilziger Behaarung. (Vgl. Fig. 366.)
— Geschmack herbe, bitterlich; Geruch gewürzig.
Die Blätter werden vor dem Aufblühen (Mai) gesammelt.
Bestandteile: äther. Öl, Gerbsäure, Bitterstoff.
Anwendung: Im Aufgusse als Mund- und Gurgelwasser, zu
Aqua, Oleum.

Folia Rosmarini, Rosmarinblätter.

Rosmarinus officinalis. (Labiatae). — Südeuropa.
Lineale, starre, runzelige, hellgrüne Blätter, mit zurückge-
rolltem Rande und weissfilziger Unterseite. — Geschmack und Geruch
kampferartig gewürzig, etwas herbe.
Bestandteile; äther. Öl, Gerbsäure.
Anwendung: zu aromatischen Bädern; zu Oleum, Spiritus Rosmarini
u. a. m.

Folia Eucalypti, Eukalyptusblätter.

Eucalyptus globulus. (Myrtaceae.) — Australien.
Lineale oder lanzettliche, oft sichelig gebogene, ganzrandige,
kahle Blätter von lederiger Konsistenz und durchscheinend drüsig-
punktiert. — Geruch und Geschmack kampferartig-gewürzhaft.
Bestandteile: ätherisches Öl, Gerbstoff.
Anwendung: als anregendes Mittel, zu Tinktur.

Folia Aurantii, Pomeranzenblätter.

Citrus vulgaris. (Aurantiaceae.) — Mittelmeerländer.
Längliche, spitze, kahle, bläulich grüne, durchscheinend drü-
sig-punktierte Blätter, von dünn-lederartiger Konsistenz, mit dem ge-
flügelten Blattstiele durch ein Gelenk verbunden. Die Blattstielflügel
sind verkehrt herz- oder eiförmig und fünf Millimeter breit (vgl. Fig. 460).
Geruch und Geschmack bitterlich gewürzig.
Verwechslungen: Bei den Citronenblättern fehlen die Blatt-
stielflügel.
Bestandteile: ätherisches Öl, Bitterstoff.
Anwendung: als aromatisches Bittermittel.

β) *Blätter gewürzlos.*

Folia Belladonnae, Tollkirschenblätter.

Atropa Belladonna. (Solanaceae). — Europa.
Ovale, in den Blattstiel verschmälerte, spitze,
ganzrandige, oberseits dunkelgrüne Blätter, im jugend-
lichen Zustande weichhaarig, im älteren fast kahl. (Vgl. Fig. 350).
— Geschmack bitterlich, unangenehm; Geruch schwach narkotisch.
Bestandteile: Atropin (giftiges Alkaloid); Asparagin, Salze.
Anwendung: Ein stark narkotisches, die Pupille erweiterndes
Mittel, zu Emplastrum, Extractum, Tinctura und Unguentum
Belladonnae.

Folia Nicotianae, Tabaksblätter.

Nicotiana Tabacum. (Solanaceae). — Amerika.
Grosse, länglich-lanzettliche, spitze, nach dem

Grunde verschmälerte, ganzrandige, drüsig-behaarte Blätter, getrocknet von brauner Farbe. — Geschmack scharf, ekelhaft bitter; Geruch betäubend.

Nur der (unpräparierte) Virginische Tabak (Rollenknaster) darf angewendet werden. Der übrige Rauchtabak ist präpariert.

Verwechslungen: Nicotiana macrophylla (der sog. Maryland-Tabak) mit breiteren, am Grunde geöhrelten Blättern; Nicotiana rustica mit herz-ciförmigen, stumpfen, langgestielten Blättern.

Bestandteile: Nicotin (2—6 %).

Anwendung: Als krampfstillendes Mittel, in grösseren Gaben giftig.

Folia Stramonii, Stechapfelblätter.

Datura Stramonium. (Solanaceae). — Europa.

Gestielte, bis handgrosse, eiförmige, spitz-buchtig-gezähnte, oberseits dunkelgrüne, unterseits blässere, fast kahle Blätte (Vgl. Fig. 353). — Geschmack widerlich, salzig bitter; Geruch betäubend.

Verwechslungen: Solanum nigrum L. hat viel kleinere, stumpflappige Blätter.

Bestandteile: Daturin (ähnlich dem Atropin). — Man bewahrt die Blätter in Blechkästen auf.

Anwendung: Narkotisches, die Respiration anregendes Mittel, zu Extrakt und Tinktur.

Folia Digitalis, Fingerhutblätter.

Digitalis purpurea. (Scrophularineae). — Europa.

Längliche, in den Blattstiel verschmälerte Blätter mit gekerbtem Rande, runzeliger Oberfläche und mehr oder weniger filziger Unterfläche, auf welcher sich die Blattnerven weisslich filzig hervorheben, in deren Maschen beim Hindurchsehen ein helles, noch feineres Adernetz bemerklich wird (Fig. 515). — Geschmack ekelhaft bitter; Geruch schwach.

Verwechslungen: Die in Gärten gezogenen Fingerhutblätter sind fast kahl. — Symphytum officinale hat rauhhaarige, ganzrandige Blätter. Die Wollblumenblätter sind stark sternhaarig, brüchig, gelbgrün. Allen diesen und anderen Blättern fehlt das durchscheinende feinere Adernetz.

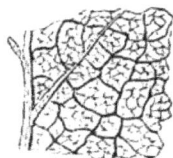

Fig. 515.

Bestandteile: Digitalin, Digitaleïn, Gerbsäure. — Man bewahrt die Blätter in Blechkästen, nicht über ein Jahr, auf.

Anwendung: Zur Herabsetzung der Nerven- und Herzthätigkeit; als Acetum, Extractum und Tinctura Digitalis.

Folia Uvae Ursi, Bärentraubenblätter.

Arctostaphylos Uva Ursi. (Ericaceae). — Mittleres und nördliches Europa.

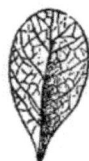

Verkehrt-eiförmige, ganzrandige, kahle, lederartige, beiderseits glänzende Blätter mit vertieftem, feinmaschigem Adernetze. (Fig. 516). — Geschmack bitterlich, herbe.

Verwechslungen: Die Blätter von Vaccinium Vitis Idaea (Preisselbeere) sind am Rande zurückge-

Fig. 516
Fol. Uvae
Ursi.

rollt, mit glanzloser, braunpunktierter Unterseite, ohne das feine Adernetz. Die Buxblätter (von Buxus sempervirens) unterscheiden sich durch ihre ovale Form und den Mangel des Adernetzes.

Bestandteile: Gerbsäure, Gallussäure, Arbutin (ein Glykosid).
Anwendung: Gegen Harnbeschwerden.

Folia Laurocerasi, Kirschlorbeerblätter.

Prunus Laurocerasus. (Amygdaleae). — Südeuropa.

Kurzgestielte, glänzend lederartige, längliche, 8—16 *cm* lange Blätter, mit entfernt gesägtem Rande, unterseits mit 1 oder 2 braunen Flecken (Drüsen) auf jeder Seite des Mittelnerven, nahe am Blattgrunde. Geschmack herbe-bitter, Geruch beim Zerreiben bittermandelartig.

Verwechslungen: Bei anderen Prunus-Arten fehlen den Blättern unterseits am Grunde die braunen Drüsen.

Bestandteile: Amygdalin, welches bei der Umsetzung blausäurehaltiges Bittermandelöl liefert.

Anwendung: frisch zu Aqua Laurocerasi.

b) *Blätter handnervig.*

Folia Althaeae, Eibischblätter.

Althaea officinalis. (Malvaceae). — Europa.

Gestielte, eiförmige, fast herzförmige, spitze Blätter mit ungleich gezähntem Rande, die unteren spitz fünflappig, die mittleren dreilappig, die obersten ungeteilt, sämtlich beiderseits mit weichem, grünem Filze bedeckt. (Vgl. Fig. 458.) — Geschmack schleimig.

Bestandteile: Schleim.
Anwendung: Zu Species emollientes

Folia Malvae, Malvenblätter.

Malva vulgaris und M. silvestris. (Malvaceae). — Europa.

Langgestielte, rundliche, 4—7lappige Blätter, mit herzförmigem, fast nierenförmigem Grunde, gesägtem Rande und schwacher Behaarung. Die Lappen sind bei ersterer Art stumpf, bei letzterer vorgestreckt. (Vgl. Fig. 456, 457.) — Geschmack schleimig.

Bestandteile: Schleim.
Anwendung: Zu Species emollientes.

Folia Farfarae, Huflattichblätter.

Tussilago Farfara. (Compositae, Corymbiferae). — Europa.

Gestielte, rundliche, buchtig siebeneckige, schwärzlich gezähnte Blätter, mit herzförmigem Grunde, hellgrüner Oberseite und weissfilziger Unterseite. (Vgl. Fig. 391.) — Geschmack etwas herbe und bitter, schleimig.

Verwechslungen: Petasites officinalis hat viel grössere, am Grunde herz-nierenförmige, unterseitig nur wenig behaarte Blätter. Petasites tomentosus mit zwar unterseits weissfilzigen, aber nierenförmigen Blättern.

Bestandteile: Schleim, Gerbsäure, Bitterstoff.

Anwendung: Zu Species pectorales.

B. Blätter geteilt.

a) Blätter fiederteilig.

Folia (Herba) Millefolii, Scharfgarbenkraut.

Achillea Millefolium. (Compositae, Corymbiferae). — Europa.

Doppelt-fiederspaltige, im Umfang lanzettliche Blätter, mit lanzettlichen, weiss bespitzelten Endzipfeln, unterseits auf den Nerven und am Blattstiele zottig. (Vgl. Fig. 388.) — Geschmack bitter, herbe; Geruch schwach. — Man sammelt das Kraut im Juni vor der Blütezeit.

Bestandteile: etwas äther. Öl, Bitterstoff.

Anwendung: nur mehr Volksheilmittel zur sog. Blutreinigung.

Folia Rutae, Rautenblätter.

Ruta graveolens. (Rutaceae). — Südeuropa.

Dreifach fiederteilige Blätter, mit spatelförmigen Endzipfeln, kahl, graugrün, drüsig punktiert. (Vgl. Fig. 431.) — Geschmack bitterlich; Geruch aromatisch.

Bestandteile: äther. Öl. — Man sammelt die Blätter vor der Blütezeit (im Mai und Juni) und bewahrt sie in Blechgefässen.

Anwendung: als anregendes Mittel.

b) Blätter dreizählig.

Folia Trifolii fibrini, Fieberkleeblätter.

Menyanthes trifoliata. (Gentianeae). — Europa.

Gestielte, dreizählige, hellgrüne, kahle Blätter, mit ungestielten, dicklichen, ovalen, stumpfen, beinahe ganzrandigen Teilblättern. (Vgl. Fig. 359.) — Geschmack sehr bitter.

Bestandteile: Bitterstoff (Menyanthin, ein Glykosid).

Anwendung: Als magenstärkendes Bittermittel, zu Extrakt.

Folia Toxicodendri, Giftsumachblätter.

Rhus Toxicodendron. (Terebinthaceae). — Nordamerika.

Langgestielte, dreizählige Blätter, deren Teilblätter oval, dünn, etwas durchscheinend, ganzrandig oder buchtig gezähnt, langgespitzt und kahl sind; das mittlere ist gleichhälftig und länger gestielt als die ungleichhälftigen, seitenständigen Teilblättchen. — Geruch schwach.

Die frischen Blätter besitzen eine flüchtige Schärfe in ihrem an der Luft sich schwärzenden Milchsafte, dürfen daher nicht mit blossen Händen abgepflückt werden; bei vielen Personen erzeugt ihre Berührung eine roseartige Aufschwellung der Haut. Die Berührung der getrockneten Blätter ist ohne üble Folgen. — Man verwahrt die Blätter nicht über ein Jahr auf.

Verwechslungen: Die Blätter des ebenfalls nordamerikanischen Hopfenbaumes, Ptelea trifoliata, sind ähnlich, aber durch das sitzende mittlere Teilblatt unterschieden.

Bestandteile: flüchtiger, scharfer Stoff (Cardol?), Gerbsäure, Salze.

Anwendung: als Excitans in kleinen Dosen; in grösseren narkotisch, zu Tinktur.

c) *Blätter gefiedert.*

Folia Juglandis, Walnussblätter.

Juglans regia. (Juglandeae). — Europa.

Unpaarig gefiederte Blätter mit eingelenkten (meist 4) Blättchenpaaren und einem Endblättchen; die Teilblätter gross, eiförmig-länglich, ganzrandig, zugespitzt, fast kahl, nur an den Achseln der Adern unterseits etwas bärtig. (Vgl. Fig. 336.) — Geschmack bitter, herbe; Geruch balsamisch.

Bestandteile: Gerbsäure, Bitterstoff. Da die noch nicht völlig ausgewachsenen Blätter am reichhaltigsten sind, sollen sie im Juli und August gesammelt und, um nicht braun zu werden, in dünnen Schichten schnell getrocknet werden.

Anwendung: Gegen Skrofeln.

Folia Jaborandi, Jaborandiblätter.

Pilocarpus pennatifolius. (Rutaceae). — Brasilien.

Ein aus 3 bis 4 Blättchenpaaren gebildetes Blatt, dessen Teilblätter eiförmig bis lanzettlich, vorn ausgerandet, lederig und durchscheinend punktiert, die seitlichen sitzend, das Endblättchen gestielt ist.

Verwechslungen: Die Blätter von Serronia Jaborandi (in Brasilien) entbehren der durchscheinenden Punktierung.

Bestandteile: Pilokarpin, ätherisches Öl.

Anwendung: Als Speichel- und schweisstreibendes Mittel.

Folia Sennae, Sennesblätter.

1. Cassia acutifolia (C. lenitiva). (Caesalpiniaceae). — Nubien, Sennaar (im oberen Nielgebiete), von wo die Sennesblätter teils über Egypten, teils über Tripolis zu uns gelangen:

　a) Alexandriner Sennesblätter, mit Arghelblättern;

　b) Tripolitaner Sennesblätter, ohne Arghelblätter.

Die Fiederblättchen (Fig. 517) sind fast lederig, oval oder länglich, am Grunde ungleichhälftig, in der Mitte am breitesten, mit einer feinen Spitze versehen, aderig, schwach behaart, von blassgrüner Farbe. Geschmack unangenehm

bitterlich; Geruch eigentümlich. — Den Alexandriner Sennesblättern finden sich stets die Blätter von Solenostemma Arghel
(Asclepiadeae) (Fig. 518) beigemischt, welche lanzettlich, am Grunde
gleich, einnervig (mit undeutlichen Seitennerven),
grauflaumhaarig und steifer sind als die Sennesblätter.
Man braucht sie nicht auszulesen, da sie ähnliche Wirkung mit
letzteren haben.

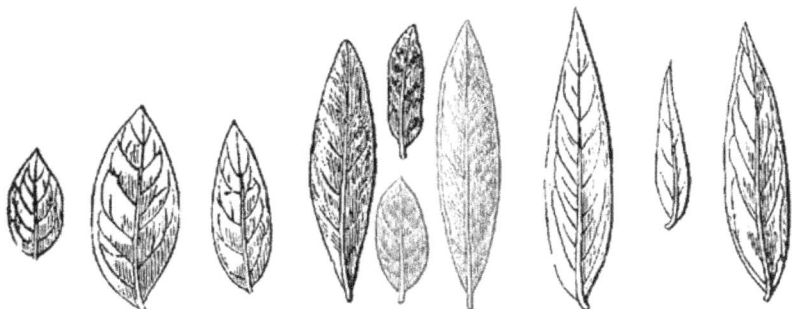

Fig. 517.	Fig. 518.	Fig. 519.
Alexandriner-Sennesblätter.	Arghelblätter.	Indische Sennesblätter.

2. Cassia angustifolia, ein in Arabien wildwachsender
Strauch liefert die sog. Mekka-Sennesblätter, wird aber auch
in Vorderindien (Landschaft Tinnevelly) gebaut, von wo die Indischen oder Tinnevellyschen Sennesblätter zu uns kommen. Die Fiederblättchen sind länger wie die vorigen, mehr
lanzettlich, zugespitzt, gegen den Grund hin am breitesten
(Fig. 519), im übrigen mit der vorigen übereinstimmend.

Verwechslungen: Cassia obovata, in Syrien, liefert verkehrt-eiförmige Blättchen (Fig. 520), die Aleppo-Sennesblätter, welche auch Italienische heissen,
da die Pflanze früher in Oberitalien gebaut
wurde. Sie finden sich gewöhnlich den Tri-
politanischen Sennesblättern beigemischt. —
Die sog. kleinen Sennesblätter sind
der abgesiebte Bruch der verschiedenen
Handelswaren und oft unrein.

Bestandteile: Cathartin, Harz.

Anwendung: Als Abführmittel, zu Electuarium, Infusum, Syrup, Spec. St. Germain.

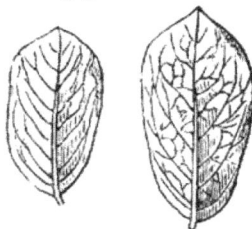

Fig. 520.
Aleppo-Sennesblätter.

Schlüssel zum Bestimmen der Blätter.

I. Blätter ungeteilt oder nur seicht gelappt, oder einzelne Teilblätter.
  A. Blätter ganzrandig.
    a. Blätter mehr oder weniger lederartig, steif.
      α) Blätter verkehrt eirund, netzadrig .   *Fol. Uvae Ursi.*
      β) Blätter oval oder länglich-langzettlich
        aa) Am Grunde ungleiche Teilblätter   *Fol. Sennae.*
        bb) Blätter einem geflügelten Blattstiele
          eingefügt, drüsig punktiert, gross . *Fol. Aurantii.*
        cc) Bl. sichelig, durchscheinend punktiert *Fol. Eucalypti.*
      γ) Blätter fast nadelig, am Rande umgebogen,
        hellgrün . .   *Fol. Rosmarini.*
    b) Blätter krautartig.
      α) Blätter oval, beiderseits spitz, fast kahl *Fol. Belladonnae.*
      β) Blätter lanzettlich, gross, braun, drüsig *Fol. Nicotianae.*
  B. Blätter gesägt, gezähnt oder gekerbt.
    a) Blätter lederig, länglich, glänzend .   *Fol. Laurocerasi.*
    b) Blätter krautartig.
      α) Blätter rundlich herzförmig,
        aa) Blätter buchtig eckig, unten weissfilzig *Fol. Farfarae.*
        bb) Blätter 5—7 lappig, kaum behaart . *Fol. Malvae.*
      β) Blätter eiförmig.
        aa) Blätter samtartig filzig, oft 3—5 lappig *Fol. Althaeae.*
        bb) Blätter fast kahl, buchtig gezähnt   *Fol. Stramonii.*
        cc) Blätter fast kahl, gezähnt, gewürzig *Fol. Melissae.*
      γ) Blätter länglich.
        aa) Blätter fast kahl, gewürzig.
          αα) Blätter kraus, ungleich gesägt   *Fol. Menthae crispae.*
          ββ) Blätter gesägt, gestielt. . . *Fol. Menthae pip.*
        bb) Blätter graufilzig, runzelig, gekerbt *Fol. Salviae.*
        cc) Blätter unterseits schwachfilzig, in den
          Blattstiel herablaufend, gekerbt . *Fol. Digitalis.*
II. Blätter 2—3 fach fiederteilig.
    a) Blätter graugrün, kahl, mit spateligen Zipfeln *Fol. Rutae.*
    b) Blätter weichhaarig, mit spitzen Zipfeln *Herb. Millefolii.*
III. Blätter zusammengesetzt.
  A. Blätter dreizählig.
    a) Teilblätter stumpf, hellgrün, dicklich *Fol. Trifolii fibr.*
    b) Teilblätter zugespitzt, dünn   *Fol. Toxicodendri.*
  B. Blätter unpaar gefiedert, gross
    a) Blätter dünn, nicht punktiert . . . *Fol. Juglandis.*
    b) Blätter lederig, durchscheinend punktiert. *Fol. Jaborandi.*

9. Die offizinellen Blüten (Flores) und Blütenteile.

A. Ganze Blütenstände.

a) Köpfchen der Kompositen.

Flores Chamomillae (vulgaris), Kamillenblumen.

Matricaria Chamomilla. (Compositae, Corymbiferae). — Europa.

Blütenköpfchen, mit kegelförmigem, hohlem, nacktem (spreublattlosem) Blütenboden (Fig. 521 a), weissen, zungenförmigen Strahlblütchen und gelben, röhrigen Scheibenblütchen, ohne Federkrone. (Vgl. Fig. 387.) — Geschmack bitterlich, Geruch gewürzig.

Verwechslungen: Die Hundskamille (Anthemis arvensis) ähnelt sehr der echten Kamille, besitzt jedoch nicht deren Geruch und unterscheidet sich durch ihren markigen (nicht hohlen) Blütenboden, der zwischen den einzelnen Blütchen mit kleinen Spreublättchen besetzt ist (Fig. 521 b).

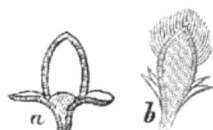

Fig. 521.
Durchschnitt durch den Blütenboden der echten Kamille (a) u. der Hundskamille (b).

Bestandteile: blaues äther. Öl, Bitterstoff.

Anwendung: Als krampfstillendes, blähungtreibendes Mittel, zu Aqua, Oleum und Syrupus Chamomillae.

Flores Chamomillae Romanae, Römische Kamillen.

Anthemis nobilis. (Compositae, Corymbiferae). — Südeuropa.
Durch die Kultur gefüllte Blütenköpfchen, deren gelbe, röhrige Scheibenblütchen grösstenteils in weisse, zungenförmige Strahlblütchen übergegangen sind. Fruchtboden gewölbt, mit stumpfen, zerschlitzten Spreublättchen besetzt; Federkrone fehlt. — Geschmack stark bitter; Geruch gewürzig, kamillenähnlich.

Bestandteile: blaues äther. Öl, Bitterstoff.

Anwendung: ähnlich wie die der Kamillen.

Flores Millefolii, Schafgarbenblüten.

Achillea Millefolium. (Compositae). — Europa.
In eine Doldentraube geordnete Blütenköpfchen, mit ovalem Hüllkelche, dessen Schuppen am Rande trockenhäutig erscheinen, mit 5 weissen oder rötlichen, rundlichen Strahlblütchen, sowie wenigen, gelben, röhrigen Scheibenblütchen, ohne Federkrone. (Vgl. Fig. 388.) Geschmack bitter; Geruch gewürzig.

Bestandteile: blaues äther. Öl, Bitterstoff.

Anwendung: zu Thee.

Flores Cinae. Wurmsamen, Zittwerblüten.

Eine Abart von Artemisia maritima. (Compositae). — Turkestan, von wo die Ware über Astrachan und Russland als sog. Levantischer Wurmsamen zu uns gebracht wird.

Geschlossene, 2 mm lange, kahle, etwas glänzende, längliche, armblütige Blütenköpfchen, von gelbgrünlicher oder bräunlicher Farbe. Die dachziegeligen, gekielten, häutig berandeten Hüllkelchblättchen tragen auf dem Rücken kleine goldgelbe Drüsen; die unteren sind kürzer als die inneren. (Fig. 522 a) — Geschmack unangenehm, wie der Geruch kampferartig gewürzig.

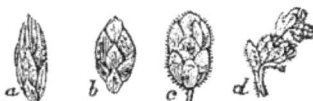

Fig. 522.
a Levantischer, b ostindischer, c u. d berberischer Wurmsamen.
a—c vergr.

Verwechslungen: 1. Der ostindische Wurmsamen (Fig. 522 b) ist breiter, durch schwache Behaarung glanzlos. 2. Der berberische Wurmsamen (aus Nordafrika) ist halbkugelig, graufilzig. (Fig. 522 c, d.)

Bestandteile: Santonin, äther. Öl, Bitterstoff, Harz.

Anwendung: Zum Abtreiben der Spulwürmer.

b) *Trugdolden oder Rispen.*

Flores Koso. Kusso.

Hagenia abyssinica (Brayera anthelminthica). (Rosaceae). — Abyssinien.

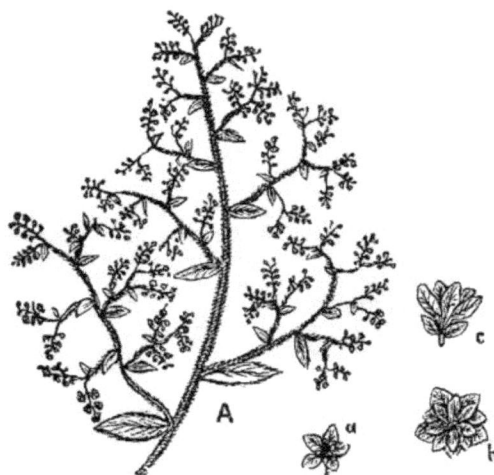

Fig. 523.

A Flor. Koso, a Einzelne Blüte in natürl. Grösse.
b u. c dieselbe vergr., von oben resp. seitl. gesehen.

Die in Bündeln verpackten weiblichen Blütenrispen, welche sehr verzweigt, zottig behaart und vielblütig sind. Die rundlichen Deckblättchen, sowie die äusseren Kelchblätter (Fig. 523 a, b, c) zeichnen sich durch häutige Konsistenz, blass rötliche oder grünliche Färbung und feines Adernetz aus. — Geschmack widerlich und kratzend bitter; Geruch eigentümlich.

Verwechslung: Die männlichen (nicht offizinellen) Rispen sind weniger rötlich, weil bei ihnen die äusseren Kelchblätter sich nicht vergrössern.

Bestandteile: Kossin.

Anwendung: Zur Abtreibung des Bandwurms.

Flores Sambuci, Hollunderblumen.

Sambucus nigra. (Caprifoliaceae). — Europa.

Fünfstrahlige, reichblütige Trugdolden mit kleinen, fünfmännigen, gelblichweissen, radförmigen Blüten (Vgl. Fig. 395). — Geschmack bitterlich; Geruch eigentümlich.

Verwechslung: Sambucus Ebulus hat dreistrahlige Trugdolden und violette Staubbeutel.

Bestandteile: äther. Öl.

Anwendung: Als schweisstreibendes Mittel, zu Aqua Sambuci, Spec. laxantes.

Flores Tiliae, Lindenblüten.

Tilia parvifolia und T. grandifolia. (Tiliaceae). — Europa.

Armblütige Trugdolden mit 3—7 vielmännigen, weisslichgelben Blüten; sie sitzen auf der Mitte eines papierartigen, länglichen, gelbgrünlichen, netzaderigen Deckblattes. (Vgl. Fig. 461.) — Geschmack süsslich; Geruch schwach.

Verwechslungen: Die Blüten von Tilia argentea (T. tomentosa) im südöstlichen Europa, unterscheiden sich durch ihre etwas filzigen, nach vorn verbreiterten Deckblätter.

Bestandteile: Etwas äther. Öl, Gerbsäure, Zucker. — Man bewahrt die Blüten in Blechkästen, nicht über ein Jahr, auf.

Anwendung: Als schweisstreibendes Mittel, zu Aqua T.

B. Einzelne Blüten.

a) *Entwickelte Blüten.* α) *Gewürzige Blüten.*

Flores Arnicae, Wohlverleihblumen.

Arnica montana. (Compositae Corymbiferae). — Europa.

Die einzelnen dottergelben Blütchen, teils weibliche, zungenförmige Strahlblütchen mit dreizähniger Zunge, teils zwitterige, röhrenförmige Scheibenblütchen, alle mit haarförmiger, rauher, zerbrechlicher Federkrone versehen. (Vgl. Fig. 390.) Der Hüllkelch mit dem Blütenboden ist zu entfernen. — Geschmack bitter, scharf; Geruch eigentümlich, zum Niesen reizend.

Verwechslungen: Ähnlich gefärbte Blüten, wie von Calendula officinalis, Anthemis tinctoria, entbehren der Federkrone.

Bestandteile: äther. Öl, Bitterstoff, Harz.

Anwendung: Anregendes Mittel für das Nerven- und Gefäss-System, äusserlich als zerteilendes Mittel zu Tinktur.

Flores Lavandulae, Lavendelblüten.

Lavandula vera. (Labiatae). — Südeuropa.

Die noch unaufgeschlossenen Blüten mit röhrigem, gestreiftem, violettem, zottig behaartem, ungleich fünfzähnigem Kelche und zweilippiger, blauer Blumenkrone. — Geschmack und Geruch gewürzhaft.

Bestandteile: äther. Öl.

Anwendung: Äusserlich zu Kräuterkissen, Räucherspezies, Bädern, Spiritus Lavandulae, Aqua und Spec. aromaticae.

Flores Aurantii, Pomeranzenblüten.

Citrus vulgaris. (Aurantiaceae). — Südeuropa.

Kelch klein, fünfzähnig; Blumenblätter 5, länglich, drüsig punktiert, etwas fleischig, weiss; Staubgefässe zahlreich, mehrbrüderig; Stempel 1. Geschmack und Geruch sehr angenehm, verschwindet beim Trocknen.

Bestandteile: äther. Öl.

Anwendung: frisch zur Destillation von Aqua und Oleum fl. Aurantii.

β) *Gewürzlose Blüten.*

Flores Malvae vulgaris, gemeine Malvenblüten.

Malva silvestris. (Malvaceae). Europa. —
Kelch doppelt: der äussere dreiblätterig, der innere fünf-
spaltig; Blume fünfblätterig, lilablau (im frischen Zustande
rosenrot), viermal länger als der Kelch. Staubgefässe einbrüderig. (Vgl. Fig. 457.) — Geschmack schleimig.

Verwechslungen: Die Blumen von Malva vulgaris (M.
rotundifolia) sind höchstens doppelt so lang als der Kelch.

Bestandteile: Schleim.

Anwendung: Zu Gurgelwasser, Thee und dergl.

Flores Malvae arboreae, Stockrosen.

Althaea rosea. (Malvaceae). — Europa.
Kelch doppelt: äusserer und innerer 5—7spaltig; Blume fünfblätterig, schwarzbraun, nicht selten gefüllt, gross (etwa 5 cm Staubgefässe einbrüderig. (Vgl. Fig. 459.) — Geschmack schleimig, etwas herbe.

Bestandteile und Anwendung: wie bei vorigen.

b) *Blütenknospen.*

Caryophylli, Gewürznelken.

Eugenia caryophyllata (Caryophyllus aromaticus). (Myrtaceae). — Ost- und Westindien.

Ein cylindrischer, fast vierkantiger Unterkelch, in vier
Kelchzipfel endend, oft noch mit den kugelig geschlossenen,
leicht abfallenden Blumenblättern versehen; von brauner Farbe,
schwerer als Wasser, beim Drücken mit dem Fingernagel äther.
Öl abgebend. — Geschmack und Geruch stark gewürzig.

Verfälschung: Die bereits abdestillierten Gewürznelken sind
leichter, schwimmen auf dem Wasser (quer, nicht mit dem Köpfchen nach oben) und lassen beim Drucke mit dem Fingernagel
kein ätherisches Öl austreten, sind aber häufig, des bessern Aussehens wegen, mit fettem Öl abgerieben („feuchte" Gewürznelken).
Eingeschrumpfte Ware ist geringwertig.

Bestandteile: äther. Öl (mit Nelkensäure), Gerbsäure.

Anwendung: Als Gewürz, zu Zahnmitteln; zu Oleum Car.,
eingehend in viele gewürzigen Auszüge.

C. *Blumenkronen.*

Flores Verbasci, Wollblumen.

Verbascum thapsiforme und V. phlomoides. (Scro-
phularinae). — Europa.

Fast regelmässige, radförmige, fünfspaltige, einen Zoll im Durchmesser messende, goldgelbe Blumen, denen fünf Staubgefässe aufsitzen, drei kürzere, weisswollig behaart, die beiden längeren kahl und mit lang herablaufenden Staubbeuteln versehen (Vgl. Fig. 374). — Geschmack schleimig, süsslich; Geruch schwach.

Verwechslungen: Verbascum Thapsus und V. Lychnitis haben zwar auch weisswollige Staubfäden, aber nur halb so grosse Blumen, deren Staubbeutel nicht herablaufen. Bei V nigrum ist die Staubfadenwolle violett.

Bestandteile: Zucker, Gummi, Salze. — Man bewahrt die Blüten in Blech oder Glas.

Anwendung: Als Thee gegen Husten, zu Species pectorales.

Flores Primulae, Schlüsselblumen.

Primula officinalis (Primulaceae). — Europa.

Trichterige, zolllange Blumen, von citronengelber Farbe, innen im Schlunde vor den 5 Zipfeln mit 5 safrangelben Flecken; 5 Staubgefässe tragend. — Geschmack süsslich; Geruch honigartig, nach dem Trocknen fast verschwunden.

Verwechslung: Primula elatior trägt gelbe Blumen mit flachem (nicht konkavem) Saume, ohne die safrangelben Flecken.

Bestandteile: äther. Oel.

Anwendung: als Thee für Brustkranke u. a.

Flores Rosae, Rosen.

Rosa Centifolia. (Rosaceae). — Europa.

Verkehrt-eiförmige, ausgerandete, blassrötliche Blumenblätter. — Geschmack herbe; Geruch duftend.

Bestandteile: äther. Öl, Gerbsäure.

Anwendung: Getrocknet (in Blechbüchsen aufbewahrt) zu Mel rosatum, als adstringierendes Mittel.

Flores Rhoeados, Klatschrosen.

Papaver Rhoeas. (Papaveraceae). — Europa.

Rundliche, bis 2 Zoll breite, frisch scharlachrote, getrocknet schmutzig purpurne, schwarzbenagelte Blumenblätter. — Geschmack schwach bitterlich; Geruch nach dem Trocknen verschwunden.

Verwechslung: Die Blumenblätter von Papaver Argemone sind viel schmaler und von hellerer Farbe.

Bestandteile: Farbestoff, Schleim.

Anwendung: Frisch zu Syrupus Rhoeados.

D. Narben.

Crocus, Safran.

Crocus sativus. (Irideae). — Südeuropa; auch in Frankreich (Gatinais bei Orléans) kultiviert.

Etwa zolllange, fast rinnige, nach der Spitze zu verbreiterte und gekerbte Narben, von dunkel orangeroter

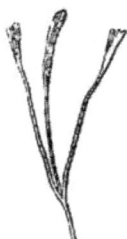

Fig. 524.
Crocus.

Farbe, zu drei dem gelben Griffel aufsitzend (Fig. 524). Geschmack bitterlich; Geruch stark; beim Kauen färbt sich der Speichel gelbrot. — Man bewahrt den Safran in Blechbüchsen; an der Sonne bleicht er. Sein Auszug (1 : 10) erteilt noch 10 000 Teilen Wasser eine gelbe Farbe.

Verfälschungen: 1. Bereits ausgezogener Safran, kenntlich an schwächerem Geruch und geringerem Farbevermögen; 2. zu starke Beimischung des gelben Griffels (sog. Feminell); 3) Narben anderer Crocus-Arten, an den Spitzen zu erkennen; 4) Kunstprodukte, z. B. fein zerschnittene Blumenblätter des Safflors, Granatbaums u. a., beim Aufweichen in Wasser leicht zu erkennen; 5) getrocknete Fleischfasern.

Bestandteile: äther. Öl; Farbestoff (Polychroit).

Anwendung: Krampfstillend, zu Syrup und Tinktur, eingehend in Empl. oxycroceum, Tinct. Opii crocata u. a. m.

Schlüssel zur Bestimmung der officinellen Blüten.

I. Blütenköpfchen.
  A. Mit weissen Strahlblütchen.
    a) Blütenboden kegelig, hohl, nackt . . . . . *Fl. Chamomillae vulg.*
    b) Blütenboden gewölbt, markig, spreublätterig
      α) Körbchen gefüllt . . . . *Fl. Chamomillae Rom.*
      β) Strahl armblütig . . . . *Fl. Millefolii.*
  B. ohne Strahl, kahl, klein, geschlossen . . *Fl. Cinae.*
II. Blüten in Trugdolden oder Rippen.
  A. Blütenstiele dem Deckblatte aufsitzend . . *Fl. Tiliae.*
  B. Blütenstand ohne Deckblatt.
    a) Trugdolde fünfstrahlig, mit weissen Blüten *Fl. Sambuci.*
    b) Rispe mit rötlichen, netzaderigen Blüten *Fl. Koso.*
III. Blüten einzeln, ganz.
  A. Blume weiss, fünfblätterig . . . . *Fl. Aurantii.*
  B. Blume orangerot, teils zungenförmig, teils röhrig, klein, Pappus haarig . . . *Fl. Arnicae.*
  C. Blume blau.
    a) Kelch violettblau, gestreift, walzenförmig *Fl. Lavandulae.*
    b) Kelch doppelt, grün . . . . . *Fl. Malvae vulg.*
  D. Blume schwarzpurpurn, Kelch doppelt *Fl. Malva arboreae.*
IV. Blumen ohne Kelch.
  A. Gelbe, 5 Staubgef. tragende Blumen.
    a) Blume fünfteilig, mit sehr kurzer Röhre *Fl. Verbasci.*
    b) Blume walzenförmig, trichterig . *Fl. Primulae.*
  B. Einzelne Blumenblätter.
    a) Blume tiefrot . *Fl. Rhoeados.*
    b) Blume rosenrot *Fl. Rosae.*

10. Die offizinellen Früchte (Fructus) und Fruchtteile.

A. Trockene Früchte.

a) Spaltfrüchte der Umbelliferen.

Spaltfrüchte, aus zwei Schliessfrüchten bestehend, welche an einem zweispaltigen, fädlichen Fruchtstielchen aufgehangen sind. In jeder Teilfrucht ist ein Same mit der Fruchtschale verwachsen. Jede Teilfrucht zeigt 5 Hauptrippen (costae), zwischen denselben 4 Furchen oder Thälchen (sulcus, valleculae), unter deren Oberfläche häufig Ölkanäle, sogen. Ölstriemen (vittae), verlaufen und auf dem Querschnitte erkannt werden.

Fructus Anisi vulgaris, Anis.

Pimpinella Anisum. (Umbelliferae). — Europa.

Kleine (2 mm grosse), eiförmige, grauflaumhaarige Spaltfrüchte, deren stumpfrippige Teilfrüchte gewöhnlich zusammenhängen. — Geschmack und Geruch süss gewürzhaft.

Bestandteile: ätherisches Öl (in den Ölstriemen), fettes Öl (im Samen-Eiweiss).

Anwendung: Zu Spec. pectorales und Spec. laxantes, sowie zu Oleum Anisi, welches eingeht in Liquor Ammonii anisatus und Tinct. Opii benzoica.

Fructus Carvi, Kümmel.

Carum Carvi. (Umbelliferae). — Europa.

Längliche (4 mm lange), meist in ihre Teilfrüchte zerfallene Spaltfrucht mit weisslichen, fadenförmigen Rippen und braunen Furchen, in welchen je eine Ölstrieme liegt. — Geschmack und Geruch gewürzig.

Bestandteile: äth. Öl (in den Ölstriemen), fettes Öl (im Samen).

Anwendung: Zu Oleum Carvi.

Fructus Foeniculi, Fenchel.

Foeniculum capillaceum (F. officinale). (Umbelliferae). — Südeuropa.

Längliche (4 mm lange), grünliche oder bräunliche, meist in ihre Teilfrüchte zerfallene Spaltfrucht, mit hellen, scharfen Rippen. — Geruch und Geschmack gewürzhaft.

Bestandteile: äth. Öl (in den Ölstriemen), fettes Öl (im Samen).

Anwendung: Als blähungtreibendes Mittel, zu Aqua, Oleum, Syrupus Foeniculi.

Fructus Phellandrii, Wasserfenchel.

Oenanthe Phellandrium. (Umbelliferae). — Europa.

Längliche (4 mm lange), deutlich mit den Kelchzähnen

gekrönte, stielrunde, meist **nicht gespaltene, stumpfrippige, braune** Spaltfrüchte. — Geschmack bitterlich, wie der Geruch unangenehm **gewürzig**.

Verwechslungen: 1. **Cicuta virosa** (Wasserschierling) hat grünliche, mehr kugelige Früchte. 2. **Sium latifolium** mit eiförmigen, grünen Früchten. Beide Pflanzen haben mit Oenanthe Phellandrium gleichen Standort.

Bestandteile: äther. Öl (in den Striemen), fettes Öl (im Samen.)

Anwendung: Gegen Husten.

Fructus Petroselini, Petersiliensamen.

Petroselinum sativum. (Umbelliferae.). — Europa.

Kleine (1—2 *mm* lange) **einförmige, grünliche,** meist in die Teilfrüchte gespaltene Früchte, mit **fädlichen, helleren Rippen** und einstriemigen Furchen. — Geschmack und Geruch **stark gewürzig.**

Bestandteile: äth. Öl (in den Striemen), fettes Öl (in den Samen).

Anwendung: als blähung- und urintreibendes Mittel, zu Aqua P.

Fructus Coriandri, Koriander.

Coriandrum sativum. (Umbelliferae.) — Südeuropa.

Kugelige, gelbliche, sich meist nicht spaltende, **innen höhle** Früchte mit vielen schwachen Rippen. — Geschmack süsslich, wie der Geruch **gewürzig.**

Bestandteile: äth. Öl (in den Striemen) fettes Öl (in den Samen).

Anwendung: als blähungtreibendes Mittel.

b) *Nussfrüchte.*

Fructus Cannabis, Hanfsamen.

Cannabis sativa. (Urticaceae). — Europa.

Eiförmige, etwas gekielte, kahle und glatte, glänzende grünliche, weissgeaderte einsamige Nüsschen. Die zerbrechliche Schale birgt einen öligen Kern von süssem Geschmacke.

Bestandteile: fettes Öl, Zucker, Eiweiss (im Samen).

Anwendung: zu Emulsionen.

c) *Hülsen.*

Fructus Ceratoniae, Johannisbrot.

Ceratonia Siliqua. (Caesalpiniaceae). — Südeuropa.

Flache, auf dem Querschnitt vierkantige, verlängerte, **kastanienbraune, glänzende Hülsen,** deren Mittelschicht fleischig ist und in Querfächern die Samen einzeln birgt. Samen **sehr hart,** glänzend braun. — Geschmack süss; Geruch nach Buttersäure.

Bestandteile: Zucker (über 5 $^0/_0$ in der Mittelschicht), Buttersäure.

d) *Kapselfrüchte.*

Fructus Papaveris immaturi, Mohnköpfe.

Papaver somniferum. (Papaveraceae). — Europa.

Die **unreifen, walnussgrossen, fast kugeligen Kapseln,** gekrönt mit **vielstrabliger, schildstieliger Narbe,** unter der sie in Löchern aufspringen; **blaugrün, kahl.** Die vielen kleinen Samen sitzen an zahlreichen, flügelartig in die Höhlung hineinragenden, wandständigen Samenleisten, — Geschmack widerlich bitter; Geruch frisch schwach narkotisch.

Bestandteile: Spuren von Opiumbestandteilen.

Anwendung: Als beruhigendes, einschläferndes Kindermittel, zu Syrupus Papaveris.

Fructus Vanillae, Vanille.

Vanilla planifolia. (Orchideae). — Mexiko und nördliches Südamerika.

Die noch nicht völlig reifen, etwas fleischigen, verlängerten, dreiseitig zusammengedrückten, gestreiften Kapseln von schwarzbrauner Farbe, oft mit kleinen, weissen Krystallen (Vanillin) bedeckt (beste Sorte!). Innen ist die Frucht mit einem dicken Mus erfüllt, welches von sehr angenehmem Geruch und Geschmack und aus unzähligen, winzigen, schwarzen Samen gebildet ist, die durch eine dünne Balsamschicht aneinander kleben.

Zu verwerfen sind die noch ganz unreifen, dünnen, sehr trocknen, sowie die völlig reifen und bereits zweiklappig aufgesprungenen, auch die mit Perubalsam oder Öl abgeriebenen Früchte. Von geringerem Werte sind die kurzschotigen Sorten, zu denen die Guayra- oder Pompona-Vanilla zählt, von stärkerem, aber weniger feinem Geruche.

Bestandteile: Vanillin[*]) (Riechstoff der Vanille), fettes Öl.

Anwendung: Als Gewürz, sowie Aphrodisiacum, zu TincturaV.

Fructus Cardamomi (minoris), (kleiner) Kardamom.

Elettaria Cardamomum. (Scitamineae). — Ostindien (Malabarküste.)

Ovale, etwa 1—2 cm lange, stumpf dreikantige, gestreifte Kapseln mit strohgelber, papierartiger Fruchtschale, welche in drei Fächern etwa 5—6 kleine, stumpfkantige, runzlige, braune Samen birgt. (Fig. 525.) Nur die Samen besitzen einen stark gewürzigen Geruch und Geschmack.

Verwechslungen: 1. Der runde Kardamom (von Amomum Cardamomum) aus Siam in Hinterindien, von der Grösse des kleinen Kardamom, aber rundlich, so breit wie lang. (Fig. 526.) 2. Der Javanische Kardamom (von Amomum maximum), ist rundlich, von brauner Farbe und 2—3 cm gross. (Fig. 527.) 3. Der lange oder Zeylon-Kardamom (von Elettaria major) ist bis 4 cm lang, graubraun und samenreich. (Fig. 528.)

---

[*]) Es ist geglückt, aus dem im Kambiumsafte der Fichten enthaltenen Coniferin durch oxydierende Mittel Vanillin künstlich darzustellen.

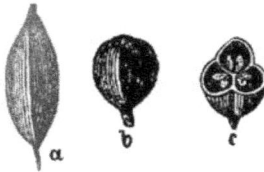

Fig. 525.
Kleiner Kardamom.

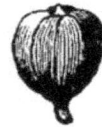

Fig. 526.
Runder Kardamom.

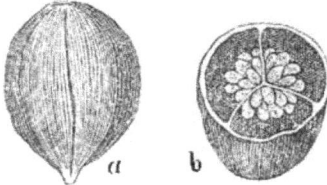

Fig. 527.
Javanischer Kardamom.

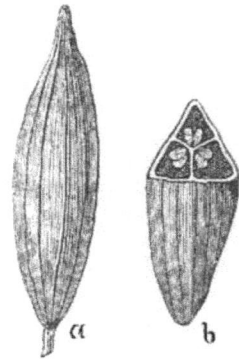

Fig. 528.
Langer Kardamom.

Wegen dieser Verwechslungen dürfen die Samen nicht aus den Kapseln herausgenommen gekauft werden.

Bestandteile: äther. und fettes Öl.

Anwendung: Als Gewürz zu Electuarium Theriaca, Tinctura aromatica und Tinctura Rhei vinosa.

Fructus Sabadillae, Sabadillsamen.

Sabadilla officinalis. (Colchicaceae). Mexiko.

Fig. 529.
A Fruct. Sabadillae;
B. Querschn. ders., C Ein Same.

Eine aus drei, oben klaffenden Karpellen bestehende Frucht mit papierartiger, blassbrauner Fruchtschale, welche länglich gebogene, braunschwarze, etwa $1/_2$ cm lange Samen (Fig. 529 c) enthält. — Geschmack der Samen sehr bitter und anhaltend scharf; Geruch fehlt.

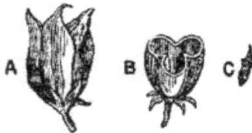

Bestandteile: Veratrin, Sabadillin, fettes Öl, Harz.

Anwendung: zur Darstellung des Veratrins.

Fructus Anisi stellati, Sternanis.

Illicium anisatum. (Magnoliaceae). — China und Cochinchina.

Meist zu 8 sternförmig gruppierte Fruchtkarpelle, kahnförmig zusammengedrückt und an der oberen Naht (Bauchnaht) geöffnet, einsamig. Die Aussenschale ist graubraun, runzelig; die Innenschale glatt; der Same kastanienbraun, glänzend, mit spröder Samenschale und öligem Kern. — Geschmack süsslich; Geruch anisartig.

Verwechslung: Die ganz ähnlichen, aber giftigen Früchte von Illicium religiosum in Japan, die sogen. Sikimifrüchte, schmecken nicht süss aromatisch, sondern bitterlich, etwas nach Kubeben.

Bestandteile: äth. Öl (in der Fruchtschale), fettes Öl (im Samen).

Anwendung: wie der Anis.

B. *Fleischig-saftige Früchte.*

a) *Saftlose Beeren.*

Fructus Capsici, spanischer Pfeffer.

Capsicum annuum und C. longum. (Solanaceae). — Tropisches Amerika.

Kegelförmige, fingerlange, rote, glänzende, trockene Beeren, innen hohl und unvollständig 3—4fächerig, mit zahlreichen, flachen, gelblichen Samen. Fruchtschale lederig, von stark brennendem Geschmack, gepulvert Niesen erregend.

Verwechslungen: Der Cayennepfeffer (von Capsicum frutescens u. a. A.) ist ähnlich, aber nur zolllang.

Bestandteile: Capsicin (scharfes Öl).

Anwendung: Als starkes Reizmittel für die Verdauungsorgane und Harnwege; äusserlich als Tinctura Capsici gegen Frost und Zahnschmerzen.

Fructus Colocynthidis, Koloquinten.

Citrullus Colocynthis (Cucumis Colocynthis). (Cucurbitaceae). — Syrien und Egypten.

Apfelgrosse, kugelige Beeren, deren goldgelbe Aussenschale entfernt worden, mit schwammigem, trocknem, leichtem, weissem Fleische von sehr bitterem Geschmacke; mit zahlreichen, flachen, gelblichen Samen an wandständigen Samenträgern. Da die Samen wenig wirksam sind, werden sie vor dem Gebrauche entfernt und die samenarmen, fleischreicheren Früchte vorgezogen (sog. egyptische Koloquinten).

Bestandteile: Colocynthin (Bitterstoff), Harz.

Anwendung: Als drastisches Mittel, zu Extrakt und Tinktur.

b) *Fleischfrüchte.*

Caricae, Feigen.

Ficus Carica. (Urticaceae). — Südeuropa.

Birnförmige, fleischige Fruchtbehälter, die im Innern zahlreiche, kleine Steinfrüchtchen enthalten.

Handelssorten: 1 Smyrnaer Feigen, in Schachteln verpackt, gross, sehr fleischig und sehr süss. 2. Kranzfeigen, aus Morea, auf Bastbänder gereiht und platt gedrückt, weniger süss, aber haltbarer.

Bestandteile: Fruchtzucker, womit sie sich beim Lagern überziehen.

c) *Steinfrüchte.*

Cubebae, Kubeben.

Cubeba officinalis. (Piperaceae). — Java.

Getrocknete, pfeffergrosse, fast kugelige, einsamige Steinfrüchte, welche unten in einen $\frac{1}{2}$ cm langen, die Frucht

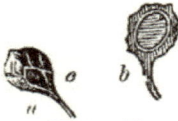

Fig. 530.
a Kubebe;
b im Längsschnitt

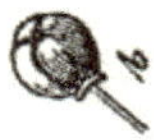

Fig. 531.
Kreuzdorn-
beeren.

an Länge übertreffenden Fruchtstiel auslaufen, welcher sich nicht ablösen lässt. Die Fruchtschale ist graubraun, netzig runzlig. (Fig. 530.) —
Geschmack brennend; Geruch gewürzhaft.

Verwechslungen: 1. Eine verwandte
Art, Cubeba canina, trägt kleinere,
weniger runzlige, kürzer gestielte, mehr anisartig riechende Früchte.
2. Die Kreuzdornbeeren (Fig. 531) ähneln entfernt, enthalten
aber 4 Steine und tragen einen ablösbaren Stiel.

Bestandteile: äther. Öl, Kubebensäure (der wirksame Bestandteil), Cubebin (dem Piperin ähnlich, krystallinisch, geruch-
und geschmacklos).

Anwendung: Gegen Gonorrhöe, zu ätherischem Extrakte.

Fructus Rhamni catharticae, Kreuzdornbeeren.

Rhamnus cathartica. (Rhamneae). — Europa.

Kügelige, schwarze Beeren, von der Grösse der Schlehen,
mit violett-grünem Safte und vier stumpf-dreikantigen Steinkernen. — Geschmack süsslich bitter.

Verwechslungen: Die ähnlichen Beeren von Rhamnus Frangula (Faulbaum) besitzen nur 2—3 Steinkerne. Die Liguster-
beeren, mit violettem Fleische, enthalten keine Steinkerne.

Bestandteile: Farbstoff, Cathartin (der abführende Stoff der
Sennesblätter), Zucker, Fruchtsäuren.

Anwendung: Frisch und reif zu Syrupus Rhamni.

Cerasa acida, Sauerkirschen.

Prunus Cerasus, Var. austera, die Morellenkirsche
(Amarelle). (Amygdaleae). — Europa.

Kleine Kirschen von dunkelroter Farbe, mit dunkel-
purpurnem, bitterlich saurem Safte.

Bestandteile: Zucker, Fruchtsäuren.

Anwendung: Frisch zu Syrupus Cerasi.

Fructus Lauri, Lorbeeren.

Laurus nobilis (Laurineae). — Südeuropa.

Ovale, kirschgrosse, braunschwarze Steinfrüchte, mit
eingetrockneter, runzliger, dünner Fleischschicht, papierartiger, braunroter Steinschale und einem leicht in beide
fleischige Samenlappen zerfallenden Samenkern. — Geschmack bitter, ölig; Geruch gewürzhaft.

Bestandteile: äther. und fettes Öl (im Samen).

Anwendung: Als magenstärkendes Mittel.

Fructus Sambuci, Hollunderbeeren.

Sambucus nigra. (Caprifoliaceae). — Europa.

Schwarze, glänzende, kugelige Beeren, mit dunkel violettrotem Saft und 3 Samen auf fünfstrahliger Trugdolde. Geschmack süss-säuerlich; Geruch eigentümlich.

Verwechslung: Die ähnlichen Beeren von Sambucus Ebulus stehen auf dreistrahliger Trugdolde.

Bestandteile: Farbestoff, Zucker, Äpfelsäure.

Anwendung: zu Succus Sambuci inspissatus.

d) *Saftige Beeren.*

Fructus Juniperi, Wacholderbeeren.

Juniperus communis. (Coniferae). — Europa.

Kugelige, erbsengrosse, an der Spitze dreihöckerige (herrührend von den 3 verwachsenen Karpellblättern), schwarze, graublau bereifte, dreisamige Scheinbeeren. Samen hart, dreikantig, mit Öldrüsen besetzt. — Geschmack süsslich bitterlich; Geruch gewürzhaft. — Die noch unreifen, grünen, beim Trocknen grau oder rot werdenden Früchte sind zu verwerfen.

Bestandteile: äth. Öl (in den Samen), Zucker (im Fruchtfleisch).

Anwendung: Harn- und schweisstreibend; zu Räucherungen. Liefern Succus Juniperi inspissatus, Ol. und Spir. Juniperi.

Poma acida, saure Äpfel, Holzäpfel.

Pirus Malus. (Pomaceae). — Europa.

Saure Äpfel, am besten von dem wilden Apfelbaum, sog. Holzäpfel.

Bestandteile: Zucker, Äpfelsäure.

Anwendung: Frisch zu Extractum Ferri pomatum.

Fructus Rubi Idaei, Himbeeren.

Rubus Idaeus. (Rosaceae). — Europa.

Eine aus zahlreichen Steinfrüchtchen zusammengesetzte Beere, vom schwammigen Blütenboden sich leicht ablösend; von hellroter Farbe und eben solchem Safte. — Geschmack süss-säuerlich; Geruch duftend.

Bestandteile: Zucker, äther. Öl, Fruchtsäure.

Anwendung: Frisch zu Syrupus und Aqua Rubi Idaei.

Fructus Aurantii immaturi, unreife Pomeranzen.

Citrus vulgaris. (Aurantiaceae). — Südeuropa.

Die unreifen, kugeligen, harten, runzligen, dunkelgrünen Früchte, von der Grösse einer Erbse bis zu der einer Kirsche. Man verwendet die unreif vom Baume fallenden Pomeranzen. — Geschmack bitter; Geruch gewürzig.

Bestandteile: Bitterstoff, äther. Öl.

Anwendung: Als magenstärkendes Mittel, zu Tinctura amara.

Fructus Citri, Citronen.

Citrus Limonum. (Aurantiaceae). — Südeuropa.

Länglich ovale, an der Spitze spitzenförmig genabelte, 10—12fächerige Beeren, deren gelbe Fruchtschale durch zahlreiche eingesenkte Öldrüsen runzlig erscheint und ein weisses, markiges Zellgewebe umschliesst. Die Fächer sind mit einem sehr sauren, lockeren, geruchlosen Brei erfüllt.

Bestandteile: äther. Öl (in der gelben Schale), Citronensäure (im Fruchtbrei).

Anwendung: frisch zu Succus Citri und Syrupus Citri.

Fructus Myrtilli, Heidelbeeren.

Vaccinium Myrtillus. (Ericaceae resp. Vaccineae). — Europa.

Kugelige, erbsengrosse, durch den kreisrunden Kelchsaum gekrönte, glänzend schwarze, trocken runzelige, mehrsamige Beeren, mit blaupupurnem Fleische. — Geschmack säuerlich-süss, etwas herbe.

Bestandteile: Farbstoff, Zucker, Fruchtsäuren.

Anwendung: Gegen Durchfall.

C. Fruchtschalen.

Cortex fructus Aurantii, Pomeranzenschale.

Citrus vulgaris. (Aurantiaceae). — Südeuropa.

Die in 4 elliptische Stücke gespaltene Aussenschale der reifen Pomeranzen, aussen von gelbbrauner Farbe, durch zahlreiche, eingesenkte Öldrüsen punktiert, innen mit einer weissen, schwammigen, geschmack- und geruchlosen Markschicht, welche vor dem Gebrauche abzuschälen ist. Alsdann heisst die gelbe Aussenschicht Cort. Fr. Aurantii expulpatus (Flavedo Aurantii). — Geschmack bitter; Geruch gewürzhaft.

Verwechslungen: 1. Die grünen Curassao-Schalen, von einer in Westindien wachsenden Varietät des Pomeranzenbaumes, sind zwar vorzüglich, aber im Handel meist durch eine grünschalige französische Spielart oder unreife Schalen ersetzt und daher nicht anzuwenden. 2. Die Apfelsinenschalen sind mehr orangerot und kaum bitter.

Bestandteile: Bitterstoff und äther. Öl (in der gelben Schicht).

Anwendung: Als verdauungsbeförderndes Mittel, zu Elixir Aurantii comp., Extractum Syrupus und Tinctura cort. Aurantii.

Cortex fructus Citri, Citronenschale.

Citrus Limonum (Aurantiaceae). — Südeuropa.

Die in spiraligen Streifen abgeschälte Aussenschale der reifen Früchte, aussen gelb, durch zahlreiche vertiefte Öldrüsen punktiert, innen weiss, schwammig. — Geschmack bitter; Geruch schwach.

Bestandteile: äther. Öl, Bitterstoff.

Anwendung: Als Geschmackscorrigens beim Zittmannschen Dekokt. Aus der frischen Schale wird in Italien Ol. Citri gepresst.

Cortex fructus Juglandis, grüne Walnuss-Schale.

Juglans regia. (Juglandeae). — Europa.

Die Fleischschicht der reifen Walnuss, aussen grün, innen weisslich, etwas schwammig, die Haut bräunend. — Geschmack säuerlich, bitter, herbe; Geruch gewürzig.

Bestandteile: Farbstoff, Salze.

Anwendung: frisch zu Extractum nucum Juglandis.

D. Fruchtmus.

Pulpa Tamarindorum, Tamarindenmus.

Tamarindus Indica. (Caesalpiniaceae). — Ostindien.

Ein braunschwarzes, mit papierartigen Querwänden und kastanienbraunen, glänzenden, harten, vierkantigen Samen untermischtes Fruchtmus, von einer krustenartigen Fruchtschale eingeschlossen, welche entfernt wird. — Geschmack sauer, etwas herbe; Geruch weinig.

Handelssorten: 1. Die ostindischen Tamarinden, die beste und offizinelle Sorte, von dunkler Farbe und stark saurem Geschmacke. — Zu verwerfen sind: 2. Die egyptischen Tamarinden, in braunen, flachen Kuchen; 3. die westindischen Tamarinden, schmierig, hellbraun, weiss, mit Zucker versetzt und dadurch oft in Gährung begriffen.

Verunreinigung: mit Kupfer. Man weicht das Mus in Wasser auf, eine blanke Eisenklinge darf darin nicht kupferrot werden.

Bestandteile: Zucker, Citronensäure, Weinstein.

Anwendung: Als kühlendes und schwach abführendes Mittel, gereinigt als Pulpa Tamarindorum depurata, zu Electuarium e Senna und Serum Lactis tamarindinatum.

Schlüssel zum Bestimmen der offizinellen Früchte.

(Einschliesslich der frisch gebrauchten.)

I. Fruchtstände.
Fleischfrucht, härtliche Früchtchen einschliessend *Caricae.*
II. Aus einer einzigen Blüte hervorgegangene Früchte.
  A. Einsamige, samenähnliche Karpelle.
    1. Frucht nüsschenartig, grünlich, glänzend . *Fr. Cannabis.*
    2. Frucht in 2 Teilfrüchte zerfallend, rippig.
      a) Frucht länglich, etwa 4 *mm* lang.
        α) Frucht scharfrippig, grünlichbräunlich *Fr. Foeniculi.*
        β) Frucht braun, mit helleren Rippen *Fr. Carvi.*
        γ) Frucht braun, stumpfrippig, zusammenhaltend . . . *Fr. Phellandrii.*
      b) Frucht einförmig, bis 2 *mm* lang.
        α) Frucht grün, mit helleren Rippen *Fr. Petroselini.*
        β) Frucht grau, flaumig, stumpfrippig . *Fr. Anisi vulg.*
      c) Frucht kugelig, hohl, stumpfrippig gelb *Fr. Coriandri.*

B. Einsamige Früchte mit fleischiger Aussenschale.
  1. Einfache Frucht (Steinfrucht).
    a) Frucht kugelig, erbsengross, netzigrunzlig,
       gestielt .   .   .   . . .   *Cubebae.*
    b) Frucht oval, braun, glänzend, runzlig . *Fr. Lauri.*
  2. Zusammengesetzte Frucht, aus sternförmig
     gruppierten Karpellen   *Fr. Anisi stellati.*
C. Mehrsamige Früchte.
  1. Schotenartige (hülsenartige) Früchte.
    a) Flach vierkantige, glänzendbraune, etwas
      fleischige Hülsen .   .   .   .   . *Fr. Ceratoniae.*
    b) Dreiseitig, lang und schmal, dunkelbraun *Fr. Vanillae.*
  2. Ovale oder kugelige Kapseln.
    a) Kugelig, blaugrün mit strahliger Narbe *Fr. Papaveris.*
    b) Oval, strohgelb, gestreift, dreikantig *Fr. Cardamomi.*
    c) Eiförmig, bräunlich, aus 3 oben klaffen-
      den Karpellen bestehend .   *Fr. Sabadillae.*
  3. Beeren oder fleischige Früchte.
    a) Trockene Beeren.
      α) Kirschgross, hart, dunkelgrün   *Fr. Aurantii immat.*
      β) Apfelgross, geschält, innen schwammig *Fr. Colocynthidis.*
      γ) Kegelig, glänzendbraunrot   *Fr. Capsici.*
    b) Fleischige oder kugelige Beeren.
      α) Mit der Kelchnarbe gekrönt, rot-
        saftig .   .   .   .   .   .   *Fr. Myrtilli.*
      β) An der Spitze dreihöckerig, dreisamig,
        gewürzig .   .   .   .   . *Fr. Juniperi.*
      γ) Am Grunde mit kreisförmiger Scheibe,
        4 steinig, violettsaftig   *Fr. Rhamni. cath.*

11. Die offizinellen Samen (Semina).

A. Eiweisshaltige Samen.

Sie enthalten neben oder in dem Eiweisskörper einen kleinen Keim.

a) Feingrubige Samen.

Semen Colchici, Zeitlosensamen.

Colchicum autumnale. (Colchicaceae). — Europa.

Fast kugelige, kleine, sehr harte, dunkelbraune, feingrubige, innen weissliche Samen, deutlich bespitzelt, etwas klebrig, aber nach längerer Aufbewahrung beim Zusammendrücken in der Hand nicht mehr aufeinanderhaftend. — Geschmack unangenehm bitter.

Bestandteile: Colchicin, fettes Öl.

Anwendung: Ein narkotisches Mittel gegen Rheumatismus; zu Acetum, Vinum, Tinctura Colchici.

Semen Papaveris, Mohnsamen.

Papaver somniferum. (Papaveraceae). — Europa.

Kleine, nierenförmige, feingrubige, weissliche Samen, von süss-öligem Geschmack.

Bestandteile: fettes Öl, Gummi.

Anwendung: Zu Emulsionen.

Semen Hyoscyami, Bilsensamen.

Hyoscyamus niger. (Solanaceae). — Europa.

Kleine, flache, fast nierenförmige, feingrubige, bräunliche Samen, von bitterem, öligem Geschmack.

Bestandteile: fettes Öl, Hyoscyamin.

Semen Stramonii, Stechapfelsamen.

Datura Stramonium. (Solanaceae). — Europa.

Flache, nierenförmige, feingrubige, schwarze, innen weisse Samen, von widerlich, bitterlichem Geschmack.

Bestandteile: fettes Öl, Daturin.

Anwendung: wie Stechapfelblätter, zu Tinktur.

b) *Glatte, glänzende Samen.*

Semen Lini, Leinsamen.

Linum usitatissimum. (Lineae). — Europa.

Eiförmige, flache, glänzende, kastanienbraune Samen, welche im Wasser schlüpfrig werden und Schleim abgeben. — Geschmack ölig, schleimig.

Beimischung: Die Spelzenfrüchte von Lolium arvense (Unkraut in den Leinfeldern) sind zu entfernen.

Bestandteile: fettes Öl (im Kern), Schleim (in der Schale).

Anwendung: Äusserlich zu erweichenden Umschlägen.

c) *Behaarte Samen.*

Semen Strychni (Nuces vomicae), Strychnossamen (Krähenaugen).

Strychnos Nux vomica. (Strychnaceae). — Ostindien.

Flache, scheibenförmige, kreisrunde, zollbreite Samen, mit centralem Nabel und sehr dichter, seidenartiger, kurz angedrückter und nach dem Mittelpunkt gerichteter, gelblich grauer Behaarung; von hornartiger Beschaffenheit, innen weiss und mit einer grossen Spalte. (Fig. 532.) — Geschmack höchst bitter.

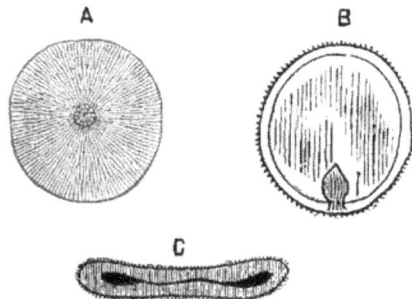

Fig. 532.
A Sem. Strychni; B im Längsschnitt; C im Querschnitt.

Bestandteile: Strychnin und Brucin, Igasursäure.

Anwendung: In kleinen Gaben als Bittermittel zu Extrakt und Tinktur; in grösseren Mengen Starrkrampf und Tod hervorrufend.

B. *Eiweisslose Samen.*

Der Samenkern besteht nur aus dem Keim, mit fleischigen Samenlappen.

a) *Über 1 cm grosse Samen.*

Amygdalae dulces, süsse Mandeln.

Amygdalus communis α) dulcis. (Amygdaleae). — Südeuropa.

Eilängliche, etwas flache, braungelbliche, glanzlose Samen, mit weissem, ölig-fleischigem, aus zwei grossen Samenlappen bestehendem Kerne, dessen Geschmack süss ölig ist. Mit Wasser zerrieben geruchlos.

Bestandteile: Fettes Öl (45—55%) Emulsin, Zucker.

Anwendung: Zu Emulsionen; zu Oleum und Syrupus Amygd.

Amygdalae amarae, bittere Mandeln.

Amygdalus communis β) amara. (Amygdaleae). — Südeuropa.

Den süssen Mandeln völlig ähnlich, aber von bitterem Geschmack und, mit Wasser zerrieben, nach Bittermandelöl riechend.

Bestandteile: Fettes Öl (30—40 %) Emulsin, Amygdalin.

Anwendung: Als Zusatz zu Mandelemulsionen; zu Aqua Amygd. amar.

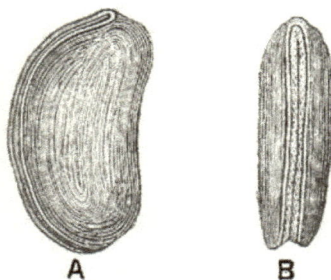

A   B

Fig. 533.
Calabarbohne, A von der Seite u. B vom Rande gesehen.

Faba Calabarica, Calabarbone.

Physostigma venenosum (Papilionaceae). — Westküste Afrikas.

Längliche, schwach nierenförmige, etwas flache, grosse, braune, etwas glänzende, körnig runzelige Samen, einerseits mit einer tiefen, randständigen Längsfurche (Nabelstreifen) versehen; zwei weissliche, ovale Samenlappen bergend (Fig. 533.) Geschmack fade.

Bestandteile: Physostigmin (Eserin).

Anwendung: als verengernd wirkend auf die Pupille, Gegengift gegen Belladonna und Atropin.

b) *Samen von ⅓—½ cm Grösse.*

Semen Faeni Graeci, Bockshornsamen.

Trigonella Faenum Graecum (Papilionaceae). — Europa.

Vierkantige, rautenförmige, gelbbräunliche, sehr harte Samen, mit hakig gekrümmtem Keime, dessen Würzelchen äusserlich deutlich hervortritt. — Geschmack bitter, schleimig; Geruch nach Honigklee (Melilotus).

Bestandteile: Schleim, äther. Öl, Bitterstoff, Gerbsäure.

Anwendung: Zu Viehpulvern, namentlich für Schafe.

Semen Cydoniae, Quittensamen.

Cydonia vulgaris. (Pomaceae). — Europa.

Keilförmige, flache oder kantige, kastanienbraune, glanzlose Samen, welche im Wasser stark aufquellen und dasselbe schleimig machen. Sie kleben meist zu mehreren zusammen. — Geschmack fade, etwas nach bitteren Mandeln.

Verwechslungen: Apfel- und Birnsamen sind glänzend, nicht zusammenklebend.

Bestandteile: Schleim.

Anwendung: zu Mucilago, Cydoniae.

c) *Winzig kleine Samen.*

Semen Sinapis, schwarzer Senf.

Brassica nigra. (Sinapis nigra) (Cruciferae). — Europa.

Winzige, kugelige, feingrubige, dunkelbraunrote, innen gelbe Samen, welche ein gelbgrünes Pulver geben und gekaut anfänglich bitterölig, darauf brennend scharf schmecken. Geruch des Samens erst beim Anrühren mit Wasser scharf.

Verwechslungen: Die Rübsamen (von Brassica Rapa und Br. Napus), wie auch die Samen der schwarzsamigen Varietät des weissen Senfes (Sinapis alba), unterscheiden sich durch bedeutendere Grösse und Glätte. Auch entwickeln sie mit Wasser kein Senföl; ihr scharfer Geschmack rührt von Sinapin her.

Bestandteile: Myronsaures Kali, Myrosin, fettes Öl.

Anwendung: Zur Hautreizung als Sinapismus (Senfteig) und Senfpapier; zu Oleum Sinapis und Spiritus Sinapis.

C. Samenkerne und Samenmantel.

Semen Myristicae (Nuces moschatae), Muskatnuss.

Myristica fragrans. (Myristicaceae). — Ostindien.

Ovale, aussen netzig runzlige, weissbestäubte, innen blassbräunliche Samenkerne, deren bräunlicher Eiweisskörper von der dunkel pomeranzengelben, dünnhäutigen, inneren Samenhaut unregelmässig durchsetzt ist, sodass er auf dem Querschnitte heller und dunkler braun marmoriert erscheint. — Geschmack und Geruch stark gewürzig.

Verwechslungen: Die längeren und grösseren sog. männlichen oder wilden Muskatnüsse (von Myristica fatua auf der Insel Bourbon) sind im Aroma schwächer.

Bestandteile: Fettes und äther. Öl.

Anwendung: Als Gewürz und zu Oleum Nucistae, das man in Ostindien auspresst und in viereckigen, von Pisangblättern umwickelten Stücken nach Europa bringt.

Macis, Muskatblüte.

Der Samenmantel der Muskatnuss.

Eine eiförmige, am Grunde verwachsene und mit einem Loch versehene, nach oben zerschlitzte, vielgestaltige Hülle, welche den Samen mantelförmig umschliesst; pomeranzengelb, fettglänzend, hornartig zerbrechlich, dünn. — Geschmack und Geruch gewürzig.

Bestandteile: Fettes und äther. Öl.

Anwendung: Als Gewürz, zu Oleum Macidis, das in Ostindien destilliert wird.

Semen Quercus (Glandes Quercus), Eicheln.

Quercus pedunculata und Qu. sessiliflora. (Cupuliferae). — Europa.

Der aus der pergamentartigen Fruchtschale herausgenommene Samenkern, aus zwei grossen, plankonvexen, hellbraunen, fleischigen Samenlappen mit kleinem Keimling bestehend. — Geschmack zusammenziehend.

Bestandteile: Gerbsäure.

Anwendung: zu Sem. Quercus tostum (Eichelkaffee).

Schlüssel zum Bestimmen der officinellen Samen.

A. Winzig kleine Samen, nur 1 *mm* messend		
a) Kugelig, braunrot . . .		*Sem. Sinapis.*
b) Flach, nierenförmig, feingrubig,		
α) Weisslich, süss . .		*Sem. Papaveris.*
β) Graubräunlich, bitter .		*Sem. Hyoscyamis.*
B. Mittelgrosse Samen, 2—6 *mm* messend.		
a) Braun.		
α) Kugelig bespitzelt		*Sem. Colchici.*
β) Keilförmig, kantig		*Sem. Cydoniae.*
γ) Flach, glänzend		*Sem. Lini.*
b) Gelb, vierkantig .		*Sem. Faeni Graeci.*
c) Schwarz, flach nierenförmig .		*Sem. Stramonii.*
C. Grössere Samen, 2—4 *cm* messend.		
a) Flach, oval, glanzlos braun.		
α) Süss		*Amygdalae dulces.*
β) Bitter		*Amygdalae amarae.*
b) Flach, kreisrund, grauseidenhaarig		*Sem. Strychni.*
c) Oval oder länglich, nicht flach.		
α) Braun, glänzend, körnig, runzlig, einerseits am Rande rinnig . .		*Faba Calabarica.*
β) Weiss bestäubt, netzigaderig		*Sem. Myristicae.*

12. Offizinelle kryptogamische Gewächse.

A. Blattartige Trieblager.

Lichen Islandicus, Isländisches Moos.

Cetraria Islandica. (Lichenes). — Nordeuropa.

Ein blattartiges, zerschlitztes, am Rande franziges, schwach rinnenförmiges Trieblager, mit brauner, glänzender Oberfläche, blasser und grubiger Unterfläche, im trocknen Zustande starr und zerbrechlich, feucht zähe und weichlederig. Mit Wasser gekocht liefert es beim Erkalten eine Gallerte. — Geschmack bitter, schleimig.

Bestandteile: In der Markschicht Pflanzengallerte (sog. Flechtenstärke oder Lichinin), in der Rindenschicht Cetrarsäure (bitter).

Anwendung: Gegen Brustleiden als Gallerte

Lichen Islandicus ab amaritie liberatus ist das durch Mazeration mit kohlensaurer Kalilösung von der bitteren Cetrarsäure befreite isländische Moos.

B. Stengelige Trieblager.

Carrageen, Irländisches Moos.

Chondrus crispus und Gigartina mammillosa. (Algae). — Küsten des atlantischen Ozeans.

Ein gabelästiges Trieblager, mit linealen oder keilförmigen Zipfeln, im trocknen Zustande knorpelig, gelblichweiss, im Feuchten aufquellend und erweichend, mit Wasser gekocht beim Erkalten gelatinierend. Das Lager der letztgenannten Art ist rinnig, das der ersteren flach. — Geschmack schleimig, etwas salzig.

Bestandteile: Gallerte (die Zellwände bildend).

Anwendung: Als Gallerte (Gelatina Carrageen) gegen Darmkatarrh und Lungenschwindsucht.

Laminaria, Riementang.

Laminaria Cloustoni. (Algae). — Meeresgestade.

Sehr lange, fingerdicke, stielrunde, grob gefurchte und runzlige, braune Stengel, von hornartiger, kaum elastischer Beschaffenheit, in Wasser bis zum Vierfachen aufquellend und grün werdend. In den tieferen Furchen oft mit weissem Seesalz überzogen.

Bestandteile: Gallerte (die Zellwände bildend).

Anwendung: Mechanisch als Sonde, zum Verstopfen oder Erweitern von Öffnungen und Kanälen des Körpers.

G. *Pilzlager*.

Secale cornutum, Mutterkorn.

Claviceps purpurea*). (Fungi). — Europa.

Stumpf dreikantige, 2—3 *cm* lange, etwas gekrümmte, matt schwarzviolette, innen weissliche Körper. An der Spitze befindet sich ein weiches, schmutzig weisses Anhängsel (sog. Mütze), welches aber meist abgefallen ist. — Geschmack schwach, unangenehm; Geruch eigentümlich.

Man bewahrt es, wegen Ranzigwerden des Öles, in Blech oder Glasgefässen auf und sammelt es, wenn möglich, alljährlich frisch. Das Pulver wird mittelst Äther entölt, wobei es ca. 30% an Gewicht verliert.

Bestandteile: Ergotin und Ecbolin (zwei Alkaloide), Sclerotinsäure, Zucker (sog. Mukose), fettes Öl ($^1/_3$ Teil).

Anwendung: Gegen Blutungen, zur Verstärkung der Wehen, als Extrakt und Tinktur.

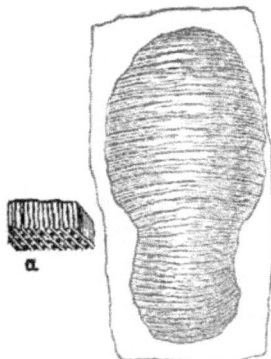

Fig. 534.
Fung. Laricis.
a Teil der Sporenschicht, vgr.

Fungus Laricis (Agaricum), Lärchenschwamm.

Polyporus officinalis. (Fungi). — Europa, an Lärchenbäumen sitzend. (Fig. 534.) Schwammig-faseriges, leichtes, gelblichweisses, zerreibliches Gewebe des geschälten und der Sporenschicht beraubten Hutes. — Geschmack süsslich, dann bitterlich.

Bestandteile: Harz ($^1/_3$ Teil), Fruchtsäuren.

Anwendung: Als drastisch purgierendes Mittel.

Fungus Chirurgorum, Wundschwamm.

Polyporus fomentarius. (Fungi). — Europa (Böhmen, Ungarn).

Rostbraune, weichfaserige, lederig-zähe Stücke, ohne Geschmack und Geruch. Sie werden zur Bereitung von Zunder gesammelt, weich geklopft und häufig noch mit Salpeterlösung getränkt. (Salpeterhaltiger Feuerschwamm sprüht beim Anzünden; er ist mit Wasser auszuwaschen und zu trocknen.)

Anwendung: Zum Blutstillen.

---

*) Die Lebensgeschichte dieses Pilzes s. § 413.

III. Zellige Pflanzengebilde,
deren morphologische Bedeutung schwer zu erkennen ist.

A. Auswüchse des Pflanzenkörpers.

Gallae, Galläpfel.

Quercus Lusitanica, *β)* infectoria. (Cupuliferae). — Kleinasien.

Kugelige, warzig-stachelige Gebilde, welche an den Blattknospen durch den Stich einer Gallwespe (Cynips Gallae tinctoriae) als Auswüchse hervortreten, in ihrem Innern die Eier der Wespe bergend;. später verlassen deren Larven die Galläpfel durch ein Loch, das sie sich bohren.

Sie sind je nach ihrem Alter entweder graugrün, schwer hart und ohne Loch, oder rötlichgelb, leichter und mit einem Loch (Flugloch des Insekts) versehen. — Geschmack stark herbe; Geruch fehlt.

Verwechslung: Die deutschen, istrischen und griechischen Galläpfel sind heller, leichter, ohne Höcker und ärmer an Gerbsäure.

Bestandteile: Gallusgerbsäure (bis 65%), etwas Gallussäure.

Anwendung: Als adstringierendes Mittel, technisch zur schwarzen Tinte.

B. Mikroskopische Körnchen.

a) *Sporen.*

Lycopodium, Bärlappsamen.

Lycopodium clavatum. (Lycopodiaceae). — Europa.

Sehr kleine, unter dem Mikroskop einer dreiseitigen Pyramide mit gewölbter Grundfläche ähnelnde, netzig gerippte Körnchen (Fig. 535), welche ein höchstfeines, leichtbewegliches, hellgelbes, geruch- und geschmackloses Pulver bilden, auf dem Wasser schwimmen, sich nur schwierig davon benetzen lassen und, in eine Flamme geblasen, prasselnd, aber ohne Rauch verbrennen. — Man sammelt sie im Spätsommer durch Ausklopfen der Fruchtähren.

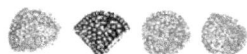

Fig. 535.
Lycopodium vergr.

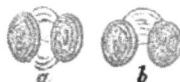

Fig. 536.
Kiefer-Pollen.

Fig. 537.
Haselnuss-Pollen.

Verfälschungen: 1. Der Blütenstaub der Kiefer ist grünlichgelb, klümpert sich leicht und riecht beim Reiben terpentin-

39*

artig; seine Körner (Fig. 536) bestehen aus zwei, durch ein breites
Band verbundenen Knöpfchen. 2. Der Blütenstaub der
Haselnuss (Fig. 537) zeigt rundliche Körner mit mehreren
zitzenförmigen Hervorragungen. 3. Stärkemehl und Erbsenmehl entbehren der netzig runzeligen Oberfläche und nehmen
auf Zusatz von etwas Jodtinktur blaue Färbung an. 4. Sand,
Schwefel, Gips und dergl. setzen sich beim Schütteln mit Wasser
oder Chloroform zu Boden, während der Bärlappsamen schwimmt.

Bestandteile: Fettes Öl, Pollenin (90%).

Anwendung: Zum Bestreuen wunder Hautflächen, innerlich
in Emulsion gegen Blasenkatarrh.

b) *Drüsen*.

Glandulae Lupuli, Hopfenmehl, Lupulin.

Humulus Lupulus. (Urticaceae). — Europa.

Winzige Drüsen, welche auf der Rückseite der Deckblättchen
des Hopfen-Kätzchens sitzen; sie stellen ein etwas harziges, gold-
gelbes, später bräunlich werdendes Pulver dar und erscheinen unter dem Mikroskop von der Seite als
kreiselförmige, vom Scheitel als halbkugelige, von
unten oft als eingestülpte Zellen, die mit einem
citronengelben Balsam erfüllt sind. (Fig. 538.)
— Geschmack bitter, Geruch gewürzig.

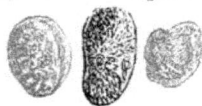

Fig. 538. Lupulin vergr.

Bei längerer Aufbewahrung verharzen sie, werden
bräunlich und riechen käseartig; sie sind deshalb nicht über ein
Jahr und vor Licht geschützt aufzubewahren.

Bestandteile: äther. Öl, Bitterstoff, Harz.

Anwendung: Bei Blasenleiden, Neuralgien u. a.

Kamala, Kamala.

Mallotus Philippensis (Rottlera tinctoria) (Euphorbiaceae). — Ostindien.

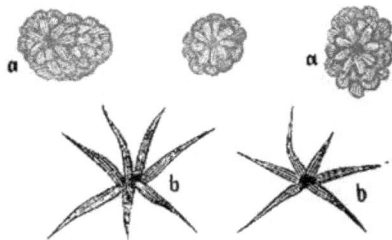

Ein schwach harziges, ge-
ruch- und geschmackloses, zie-
gelrotes Pulver aus winzigen
Drüsen, welche auf der Frucht
der Pflanze sitzen und unter
dem Mikroskop als rundliche,
einerseits etwas abgeflachte Zellen
(Fig. 539 a) erscheinen, die innen
viele, von der Anheftungsstelle
aus divergierende, keulige, bal-
samführende Bläschen bergen.
Meist finden sich leichte gelbe
Sternhaare (b) beigemischt,

Fig. 539. Kamala.
a Drüsen, b Sternhaare vergr.

auch oft grössere Mengen eines roten Sandes; derselbe sondert sich beim Vermischen mit Wasser von der auf diesem schwimmenden Kamala.

Bestandteile: harziger Farbstoff, Rottlerin.

Anwendung: Als bandwurmtreibendes, zugleich abführendes Mittel.

c) *Stärkemehlkörper.*

Amylum Tritici, Weizenstärke.

Triticum vulgare. (Gramineae). — Europa.

Unregelmässige, kantige, weisse, glanzlose Stücke, welche beim Zerreiben ein bläulichweisses, geruch- und geschmackloses Pulver liefern und unter dem Mikroskope als flache, runde Scheibchen von sehr ver-schiedener Grösse erscheinen, an

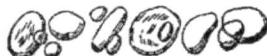

Fig. 540.
Weizenstärke vergr.

denen kaum eine Schichtung wahrgenommen werden kann. (Fig. 540.) Mit 100 Teilen kochenden Wassers giebt die Stärke einen dünnen Kleister, der durch Jodlösung gebläut wird. — Man gewinnt sie aus dem Mehle des Samenkorns durch Abschlämmen mit Wasser.

Verwechslung: Die Kartoffelstärke (Fig. 544) besteht aus eiförmigen, konzentrisch geschichteten Körnchen mit excentrischem Mittelpunkt; sie giebt mit 10 Teilen verdünnter Salzsäure eine nach frischen Bohnenhülsen riechende Gallerte.

Anwendung: Als Streupulver auf wunde Hautstellen, zu Klystier u. a.

Amylum Marantae, Arrow-root.

Maranta arundinacea. (Marantaceae). — Westindien.

Ein feines, glanzloses, reinweisses Pulver, ohne Geruch und Geschmack, unlöslich in kaltem Wasser, wie in Weingeist, mit 100 Teilen kochenden Wassers einen dünnen, klaren Kleister bildend, der durch Jodlösung gebläuet wird. Unter dem Mikroskop erscheinen die Körnchen oval oder eiförmig, mit konzentrischen Schichten und an der breiteren Seite mit einer kleinen Querspalte oder einem Punkte versehen. (Fig. 541.) Man gewinnt dieses Stärkemehl aus dem Marke des Wurzelstocks durch Abschlämmen mit Wasser.

Verwechslungen: 1. Die Curcumastärke, sogen. Tikmehl (von Curcuma leucorrhiza und C. angustifolia) aus Ostindien, besteht aus flachen, eiförmigen, einerseits spitzen Körnchen, mit zahlreichen, konzentrischen Schichten und einem am spitzen Ende gelegenen excentrischen Punkte. (Fig. 542.) 2. Die Tapioka- oder Cassava-Stärke (von Manihot utilissima), aus Brasilien, besteht aus zusammenhängenden Körnchen, die beim Trocknen sich trennen und paukenförmig (einerseits kuglig, andrerseits flach) erscheinen, mit konzentrischen Schichten und einem centralen Punkte. (Fig. 543.) 3. Die Kartoffelstärke besteht aus eiförmigen Körnchen mit konzentrischen Schichten und einem excentrischen Punkte nach dem schmäleren Ende hin. (Fig. 544.)

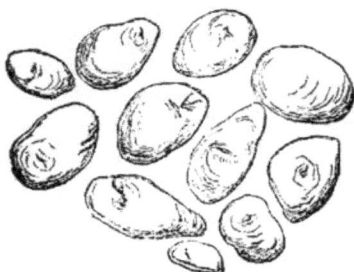

Fig. 541.
Marantastärke, vergr.

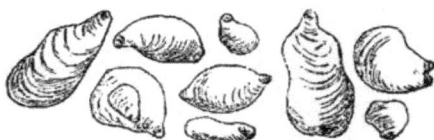

Fig. 542.
Curcumastärke, vergr.

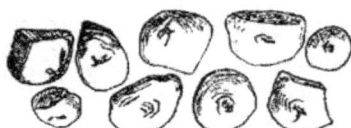

Fig. 543.
Cassavastärke, vergr.

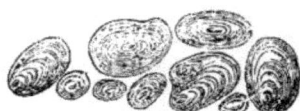

Fig. 544.
Kartoffelstärke, vergr.

Schüttelt man das Arrow-root mit 10 Teilen verdünnter Salzsäure, so scheidet sie sich wieder grösstenteils unverändert ab; Weizenstärke und Kartoffelstärke geben damit eine Gallerte, die bei letzterer nach frischen Bohnen riecht.

Anwendung: zur Nahrung kleiner Kinder.

Schlüssel zum Bestimmen der mikroskopischen Pflanzengebilde.

A. Pulver weiss, ohne Geruch und Geschmack, durch Jodlösung blau werdend.
    a) Körnchen eiförmig oder oval, geschichtet   *Amylum Marantae.*
    b) Körnchen scheibenförmig, undeutlich geschichtet . . . .   *Amylum Tritici.*
B. Pulver heller oder dunkler gelb.
    a) Geschmack und Geruch fehlen   *Lycopodium.*
    b) Geschmack und Geruch gewürzig   *Gland. Lupuli.*
C. Pulver ziegelrot, geschmack- und geruchlos .   *Kamala.*

IV. Offizinelle Pflanzenprodukte ohne zelligen Bau.

A. *Erhärtete Sekrete und Milchsäfte.*

Produkte der Umbildung grösserer Zellpartien (im Baste der Gewächse), aus Rissen und Einschnitten der Rinde fliessend und an der Luft erhärtend.

a) *Zuckerarten.*

In Wasser völlig löslich und süss.

Manna. Manna.

Fraxinus Ornus. (Oleaceae). — Italien.

Handelssorten: 1. Röhren-Manna (*Manna canellata seu electa*), dreikantige oder rinnige Stücke, welche weisslich oder gelblich, trocken, nur wenig klebrig und von rein süssem Geschmacke sind.

2. Gemeine Manna (*Manna Geracina seu communis*), zusammenklebende, weissliche oder bräunliche Klumpen von süssem, schwachkratzendem Geschmacke.

3. Die (im Oktober gesammelte) fette Manna (*Manna pinguis seu de Puglia*), eine schmierige, bräunliche, verunreinigte oder gährende Masse von kratzendem Geschmacke, ist zu verwerfen.

Bestandteile: Mannit, Zucker, Gummi.

Anwendung: Als mildes Abführmittel, zu Syrupus Mannae, und Infus. Sennae comp.

b) *Gummiarten.*
In Wasser zu einem Schleime löslich.

Gummi arabicum, arabisches Gummi.

Acacia Senegal. (Mimosaceae). — Nordafrika (am oberen Nil).

Kugelige Stücke, welche leicht in zahlreiche, scharfkantige, glasglänzende Stücke zerbrechlich, farblos oder schwach gelblich, durchscheinend und von muscheligem Bruche sind. Sie lösen sich in Wasser völlig und klar auf. Geschmack schleimig, fade.

Verwechslung: Das Senegalgummi aus Senegambien, ist glanzlos, in Wasser gallertig löslich, zerbricht nicht in kleine Stückchen und schmeckt sauer.

Bestandteile: Arabin, an Kalk (3%) gebunden.

Anwendung: Zu Mucilago Gummi arabicum (1 2), Mixtura und Pasta gummosa, Pulvis und Syrupus gummosus.

Tragacantha, Tragant.

Astragalus verus u. a. Arten dieser Gattung (Papilionaceae). — Kleinasien, Armenien, Persien.

Handelssorten: I. Smyrnaer Tragant aus Kleinasien, bald flache, rundliche, spiralige oder halbmondförmige Platten mit verdickten, konzentrischen Schichten — sog. *Blättertragant* (aus Kleinasien); bald dünne, schmale, schneckenförmig gewundene Streifen — sog. *faden-* oder *wurmförmiger Tragant*, beide von weisser oder weisslicher Farbe, glanzlos, schwach durchscheinend.

2. Syrischer und persischer Tragant, in knolligen oder traubenförmigen Stücken, von hellgelber bis rötlicher Farbe und etwas glänzend. Der Tragant besitzt hornartige Beschaffenheit, lässt sich schwierig pulvern, quillt in Wasser langsam auf, gepulvert bildet er mit 50 Teilen Wasser einen gallertigen Schleim.

Verwechslungen: Der Morea-Tragant, aus Griechenland, ist bräunlich und sehr unrein.

Bestandteile: Bassorin.

Anwendung: Zu Schleim als Bindemittel für Pillen, Pastillen.

c) *Gummiharze.*

Bestehend aus einem harzigen, in Weingeist löslichen, und einem gummiartigen, in Wasser löslichen Bestandteile; in Weingeist nur teilweise löslich, mit Wasser eine Emulsion gebend.

α) *Aus der Familie der Umbelliferen.*

Ammoniacum, Ammoniakgummi.

Dorema Ammoniacum. (Umbelliferae.) — Persien, Turkestan.

Rundliche, erbsen- bis walnussgrosse Körner (*A. in granis*) oder eine bräunliche Masse, in welcher derartige Körner eingebettet liegen (*A. in massis*); gelb bis bräunlich, auf dem muscheligen Bruche opalartig milchweiss fettglänzend; kalt spröde, in der Handwärme erweichend. — Geschmack bitter, kratzend; Geruch eigentümlich.

Zu Ammoniacum depuratum wird es entweder der Frostkälte ausgesetzt oder über Kalk ausgetrocknet, dann gepulvert und gesiebt.

Bestandteile: äther. Öl, Harz, Gummi.

Anwendung: Äusserlich als zerteilendes Mittel, zu Emplastrum Ammoniaci und anderen Pflastern.

Galbanum, Mutterharz.

Ferula galbaniflua und F. rubricaulis. (Umbelliferae.) — Persien.

Erbsen- bis haselnussgrosse, rötlich- oder bräunlichgelbe Körner (*G. in granis*), oder grünliche bis blassbraune Massen, in denen solche Körper eingebettet liegen (*G. in massis*); auf dem muscheligen Bruche opalartig gelblich, fettglänzend. In der Kälte spröde, in der Handwärme erweichend, klebrig. Übergiesst man das Gummiharz mit Salzsäure, so färbt sich dieselbe allmählich rot; mit Wasser übergossen und mit einem Tropfen Ätzammoniak versetzt, erzeugt es ein bläuliches Schillern. — Geschmack bitter, brennend; Geruch balsamisch.

Zu Galbanum depuratum wird es entweder der Frostkälte ausgesetzt oder über Kalk ausgetrocknet, dann gepulvert und gesiebt.

Bestandteile: äther. Öl, Harz, Gummi.

Anwendung: Zu Emplastrum Galbani crocatum und anderen Pflastern.

Asa foetida, Stinkasant, Teufelsdreck.

Ferula Scorodosma und Ferula Narthex. (Umbelliferae.) — Persien und Afghanistan.

Das aus der Wurzel quellende Gummiharz kommt teils als rundliche, haselnussgrosse Körner (*A. f. in granis*), teils als bräunliche Massen, in denen solche Körner eingebettet liegen (*A. f. in massis*) zu uns; auf frischem Bruche opalartig weisslich, fettglänzend, bald purpurrötlich anlaufend, schliesslich braun. Kalt spröde, in der Handwärme erweichend und klebrig. — Geschmack bitterlich, Geruch widrig, knoblauchähnlich.

Zu Asa foetida depurata wird es entweder der Frostkälte ausgesetzt oder über Kalk ausgetrocknet, gepulvert und gesiebt.

Bestandteile: äther. Öl, Harz, Gummi.

Anwendung: Als krampfwidriges, die Darmbewegung anregendes Mittel in Emulsion; äusserlich als verteilendes Mittel; zu Empl. foetidum, Aqua foetida antihysterica, Tinct. Asae foetidae.

β) *Aus der Familie der Terebinthaceen.*

Myrrha, Myrrhe.

Balsamea (Balsamodendron) Myrrha. (Terebinthaceae.) — Südwest-Arabien und Ostspitze Afrikas (Somaliland).

Rundliche Stücke von verschiedener Grösse, aussen bestäubt, gelblich bis rötlich-braun, auf dem Bruche wachsglänzend, nur in Splittern etwas durchscheinend. Betupft man die Myrrhe zuerst mit Weingeist und hernach mit Salpetersäure, so nimmt sie eine violettrote Färbung an. — Geschmack bitter; Geruch stark balsamisch.

Verfälschungen: 1. Das Bdellium (ein Harz von Balsamodendron africanum) ist dunkelbraun und ohne die oben angegebene Farbenreaktion mit Salpetersäure. 2. Kirsch- oder Pflaumengummi, sowie dunkle Stücke Senegalgummi, sind durchscheinender, befeuchtet klebrig und in Wasser zu einem gallertigen Schleim löslich.

Bestandteile: äther. Öl, Harz, Gummi (über 50%).

Anwendung: Innerlich als anregendes Mittel, zu Extrakt; äusserlich zu Mund- und Zahnmitteln, als Tinktur.

Olibanum (Thus), Weihrauch.

Boswellia sacra. (Terebinthaceae). -- Nordostspitze Afrikas (Somaliland), von wo das Gummiharz über Ostindien nach Europa gelangt.

Rundliche, aussen bestäubte, weissliche, bräunlichgelbe oder rötliche Körner von verschiedener Grösse, auf dem Bruche wachsartig, kaum durchscheinend. Beim Erhitzen schmelzen sie mit balsamischem Dufte. — Geschmack und Geruch balsamisch.

Verfälschungen: Fichtenharz (Thus communis) löst sich in Weingeist völlig auf und verbreitet beim Schmelzen einen Terpentingeruch. Sandarak ist auf dem Bruche glasglänzend und durchsichtig.

Bestandteile: äther. Öl, Harz, Gummi.

Anwendung: Zusatz zu einigen Pflastern.

γ) Aus der Familie der Guttiferen.

Gutti, Gummigutt.

Garcinia Morella. (Guttiferae). — Hinterindien (Siam).
Cylindrische, aussen bestäubte Stücke (*Röhrengutti*),
oder Klumpen und Kuchen ohne bestimmte Form (*Kuchen-* oder
Schollengutti), und von geringerer Güte, oft mit Holzstückchen
verunreinigt; pomeranzengelb, gepulvert citronengelb, hart,
spröde, mit glattem, wachsglänzendem, breitmuscheligem
Bruche. — Geschmack süsslich, zuletzt brennend; Geruch fehlt.
Bestandteile: Gummi, saures Harz.
Anwendung: Drastisch abführendes Mittel.

d) *Harze.*

In Weingeist, nicht in Wasser löslich, beim Erhitzen schmelzend.

α) Aus der Familie der Coniferen.

Resina Dammar, Dammarharz.

Dammara alba und D. orientalis, sowie Hopea
micrantha und H. splendida. (Coniferae). — Ostindische Inseln.
Farblose oder weissliche, durchscheinende, spröde, un-
förmliche Stücke ohne Geruch, in Wasser untersinkend, erst bei
180° schmelzend.
Anwendung: Zu Empl. adhaesivum; technisch zu Lack.

Colophonium, Geigenharz.

Das bei der Terpentinöl-Destillation aus dem Terpentin zurückbleibende Harz (sog. gekochter Terpentin) wird durch
Schmelzen wasserfrei gemacht.
Heller oder dunkler gelbe, aussen bestäubte, durchsichtige, sehr spröde Stücke, auf dem flachmuscheligen Bruche
glasglänzend, ohne Geschmack und Geruch, in der Handwärme
schwach terpentinartig riechend; leicht löslich in Weingeist, Äther.
Bestandteile: Kolopholsäure (Anhydrid der Abietinsäure).
Anwendung: Als Konsistenzmittel vieler Pflaster und Salben.

Resina Pini, Fichtenharz, Burgunderharz.

Pinus silvestris und P. Pinaster. (Coniferae). — Europa.
Das zur Winterzeit ausfliessende Harz erscheint teils als gelbliche,
oft etwas zähe, durch Wassergehalt undurchsichtige Klumpen (*weisses
Harz*) oder als gelbbraune, spröde, durchscheinende, auf dem
Bruche glänzende, in der Handwärme erweichende Stücke (*Burgunder-
harz*), mehr oder weniger von terpentinartigem Geruche und fast voll-
kommen in Weingeist löslich.
Bestandteile: ein saures Harz (Abietinsäure), welches mit Alkali-
lauge Harzseife bildet; etwas Terpentinöl.
Anwendung: zu Ceratum Resinae Pini, Pflastern und Salben.

Succinum, Bernstein.

Pinus succinifera. (Coniferae). — ein vorzeitlicher Baum, dessen Harz an der preussischen Ostseeküste teils gegraben, teils aufgefischt wird.

Ein gelbes oder gelbbraunes, mehr oder weniger durchsichtiges, sprödes, auf dem muscheligen Bruch glänzendes, in Weingeist, Äther und Ölen kaum lösliches, geruchloses Harz, dessen unansehnliche Bruchstücke zur Verwendung gelangen. Auf glühenden Kohlen oder heissen Platten mit Wohlgeruch schmelzend.

Bestandteile: Harz, Bernsteinsäure. — Beim Schmelzen des Bernsteins destilliert das tiefbraune Oleum Succini als Teer über, Acidum succinicum sublimiert, und im Rückstand bleibt ein Harz (Colophonium Succini), welches zu Bernsteinfirnis dient. Durch Rektifikation des Oleum Succini mit Wasser gewinnt man das dünnflüssige, gelbliche oder farblose Oleum Succini rectificatum.

Sandaraca, Sandarak.

Callitris quadrivalvis. (Coniferae). — Nordafrika (Atlas).

Citronengelbe, langgestreckte, weissbestäubte, durchsichtige, auf dem Bruche glasglänzende Körner, welche beim Kauen sich pulvern, ohne zu erweichen; in heissem Weingeist und in Terpentinöl völlig löslich. — Geschmack bitterlich, Geruch beim Schmelzen balsamisch.

Anwendung: zu Lackfirnissen, Empl. Mezerei canth.

β) Aus der Familie der Terebinthaceen.

Mastix, Mastix.*)

Pistacia Lentiscus. (Terebinthaceae). — Orient (Insel Chios).

Blassgelbe, aussen bestäubte, erbsengrosse, rundliche Körner, auf dem Bruche glasglänzend, durchsichtig, spröde, beim Kauen zu einer wachsähnlichen Masse erweichend, in Weingeist teilweise löslich. — Geschmack harzig gewürzhaft; Geruch beim Schmelzen balsamisch.

Bestandteile: Harz, Masticin.

Anwendung: zu einigen Pflastern und Zahnkitten.

Elemi, Elemi.

Icica Abilo. (Terebinthaceae). — Philippinen.

Feste oder halbweiche, kaum durchscheinende Massen von citronengelber Farbe, mit einem Stich ins Grünliche; leicht schmelzbar und in siedendem Weingeist löslich. — Geschmack bitter gewürzig; Geruch balsamisch, an Fenchel erinnernd.

Bestandteile: Harz, äther. Öl.

Anwendung: zu Unguentum Elemi.

γ) Aus anderen Familien.

Benzoë, Benzoë.

Styrax Benzoïn. (Styraceae). — Hinterindien und Sumatra.

Handelssorten: 1. Die Siam-Benzoë, in braun- oder rötlich-gelben, innen milchweissen, wachsglänzenden Körnern (*B. in granis*), die auch wohl zu rotbraunen, auf dem

---

*) Mastix von masticare (kauen), weil die Orientalen das Harz kauen Verbesserung des Athems und Zahnfleischs.

Bruche porösen, harzglänzenden Massen mit zahlreichen eingestreuten, helleren Körnern (*B. in massis*) verklebt vorkommen. — Geruch fein vanilleartig.

2. Die Sumatra- oder Penang-Benzoë, in hellbräunlichen, glanzlosen Massen mit vielen grossen, weisslichen Mandeln (*B. amygdaloïdes*) von Storax-Geruch.

Bestandteile: Harz, Benzoësäure (in der Sumatra-B. mehr oder weniger durch Zimtsäure vertreten).

Anwendung: Zu kosmetischen Zwecken (Tinctura Benzoës) und Bereitung der Benzoësäure.

Resina Guajaci, Guajakharz.

Guajacum officinale. (Zygophylleae). — Westindien.

Formlose Massen (*R. G. in massis*), seltener tropfenförmige, hasel- bis walnussgrosse Körner (*R. G. in lacrimis*), mehr oder weniger dunkelbraun, mit einem grünlichen Pulver bestäubt, am Rande durchscheinend, spröde, auf dem Bruche glänzend, uneben; in Weingeist, Alkalilaugen und Äther, nicht in Ölen löslich. — Geschmack kratzend; Geruch schwach, beim Anrauchen vanilleartig.

Bestandteile: drei saure Harze, Guajaksäure. Dem einen Harze verdankt das Guajakharz die Eigenschaft, an der Luft, sowie durch oxydierende Mittel grün oder blau zu werden, wie auch sein Pulver bei der Aufbewahrung grünlich wird.

Anwendung: als anregendes und schweisstreibendes Mittel gegen Rheumatismus, Skrofeln und Syphilis.

Resina Draconis (Sanguis Draconis), Drachenblut.

Calamus Draco. (Palmae). — Ostindien.

Entweder fingerdicke, mit Palmfiedern umwickelte Stangen oder Kuchen, auch wohl erbsen- bis haselnussgrosse Körner, bräunlich rot, undurchsichtig, spröde, auf dem Bruche matt, fast ohne Geschmack und Geruch, völlig löslich in Weingeist, teilweise in Äther und Ölen. Giebt auf Papier einen feuerroten Strich.

Bestandteile: rotes Harz, etwas Benzoësäure.

Anwendung: zu Zahnpulvern; meist technisch, zu roten Lacken.

e) *Eingetrocknete Milchsäfte.*

Sie lösen sich zufolge ihres Kautschukgehaltes nur unvollständig in Wasser, Weingeist, Äther.

Opium (Laudanum, Meconium), Opium.

Papaver somniferum. (Papaveraceae). — Kleinasien.

Der durch Anritzen der unreifen Kapseln gewonnene und nach dem Eintrocknen zu Kuchen geknetete Milchsaft kommt als levantisches Opium teils über Smyrna, teils über Konstantinopel nach Europa. Dasselbe stellt etwas flache, rundliche Kuchen dar, aus einer rotbraunen, innen aus kleinen Körnern, sog. Thränen, zusammengekneteten, noch etwas weichen Masse, aussen mit Mohnblättern umhüllt und mit Ampferfrüchten bestreut. — Geschmack bitter; Geruch narkotisch.

Verwechslungen: Das egyptische Opium (Opium thebaicum) ist innen gleichförmig, zwar auch in Mohnblätter gehüllt, aber nicht mit Ampferfrüchten bestreut und morphinärmer. Das persische Opium ist in Europa selten und bildet Stangen. Alles in Ostindien produzierte Opium wird in Asien (China) verbraucht.

Bestandteile: Morphin (7—15%), Narkotin (6—10%), Codeïn (bis $\frac{1}{2}$ %) u. a.. Mekonin (Bitterstoff), Mekonsäure, Gummi, Kautschuk. Das Opiumpulver soll mindestens 10 % Morphium enthalten! (Vgl. S. 303.)

Anwendung: Als beruhigendes, schlafmachendes und stopfendes, in grösseren Dosen betäubend giftiges Mittel (zumal bei Kindern), zu Extractum und Tinctura Opii simpl. und crocata (10 % Opium!).

Lactucarium, Giftlattichsaft.

Lactuca virosa. (Compositae). — Europa.

Formlose, erbsengrosse, gelbe oder bräunliche, feste Stücke, auf dem Bruch wachsartig, in der Wärme erweichend, ohne zu schmelzen, in Wasser trübe und vollständig löslich. — Geschmack bitterlich; Geruch eigentümlich, narkotisch.

Verwechslungen: Das französische Lactucarium, sogen. Thridax, von Lactuca sativa, stellt bald ein braunes Extrakt, bald braune, in Wasser lösliche Kuchen oder Platten dar.

Bestandteile: Lactucon (Harz, c. 50 %), Lactucin (Bitterstoff), Lactucasäure, Gummi.

Anwendung: Als reizmilderndes Hustenmittel.

Euphorbium, Euphorbium.

Euphorbia resinifera. (Euphorbiaceae). — Marokko.

Der beim Anritzen aus dem fleischigen Stengel austretende und an den Stacheln desselben eintrocknende Milchsaft kommt als gelbliche, erbsen- bis haselnussgrosse, kuglige oder eckige, meist zweihörnige Klümpchen zu uns, die mit 1 bis 3 Löchern versehen sind oder noch die Stacheln umschliessen; aussen bestäubt, oft verunreinigt durch Stacheln, dreiknöpfige Früchte u. a. — Geschmack anfangs milde, später heftig brennend.

Bestandteile: Harz, Euphorbon (scharf), Gummi.

Anwendung: Äusserlich zu Hautreizen, als Zusatz zu Empl. Cantharidum perpetuum, Empl. Picis irritans, Unguentum acre.

Gutta percha, Guttapercha.

Dichopsis Gutta. (Sapotaceae). — Ostindien (Malakka).

Der Milchsaft kommt als rohe Guttapercha nach Europa und wird daselbst durch Auflösen in Schwefelkohlenstoff oder Chloroform gereinigt.

Weissliche, öfters rot marmorierte, dünne Stängelchen, wenig elastisch, in heissem Wasser (65—70°) erweichend und knetbar, in siedendem Wasser schmelzend. Nicht in Wasser, kaum in Weingeist, wenig in Äther und kaltem Terpentinöl (darin aufquellend), völlig in Schwefelkohlenstoff und Chloroform löslich. Da sie an der Luft bröcklich wird, bewahrt man sie unter Wasser auf und gebraucht sie zu Zahnkitt.

Dünn ausgewalzte Guttapercha stellt das Guttaperchapapier, Percha lamellata dar, welches man vielfach (zu Verbänden, Eisbeuteln u. a.) gebraucht.

B. Eingekochte Pflanzensäfte (Extrakte).

a) Bittere Extrakte.

Aloë, Aloë.

Aloë spicata, A. ferox, A. vulgaris und A. Lingua. (Liliaceae). — Capland.

Der durch Auspressen der fleischigen Blätter gewonnene und eingekochte Saft bildet Stücke von dunkelbrauner Farbe mit einem Stiche ins Grünliche, in der Masse undurchsichtig, aber in Splittern und am Rande braun durchscheinend, auf dem muscheligen Bruch glasglänzend. Das Pulver ist grünlich gelb. Kaltes Wasser löst sie nur teilweise; siedendes Wasser nimmt sie trübe auf, beim Erkalten Harz abscheidend; Weingeist löst sie völlig und klar. — Geschmack sehr bitter; Geruch (zumal beim Anhauchen) widrig.

Verwechslungen: Die Leber-Aloë (Aloë hepatica), aus Ostindien und Arabien, ist leberbraun, auf dem Bruche matt und in Splittern undurchsichtig. Ähnlich die schwärzliche westindische Aloë: Dagegen ist die im Handel kaum mehr vorkommende Socotora-Aloë (von Aloë socotrina auf der Insel Socotora im indischen Ocean) von gleicher Güte und Beschaffenheit wie die Cap-Aloë, aber mehr gelbbraun und gepulvert rötlich gelb.

Bestandteile: Aloëbitter (löslich in Wasser), Harz (in einer Lösung des Aloëbitters, nicht in reinem Wasser löslich).

Anwendung: Als drastisches Abführmittel, zu Extrakt, Tinktur und Zusatz anderer Extrakte und Tinkturen.

b) Gerbstoffreiche Extrakte.

Catechu (Gutta Gambir), Katechu.

Uncaria Gambir. (Rubiaceae). — Sumatra.

Grössere Würfel von dunkelbrauner Farbe, innen matt erdfarbig; unter dem Mikroskop sich als ein Haufenwerk kleinster Kryställchen (Catechin) darstellend. — Geschmack sehr herbe. Wasser löst das Gambir nur teilweise, Weingeist vollständig.

Das Palmen-Katechu (aus den Samen von Areca Catechu) in flachen, scheibenförmigen Kuchen, innen dunkelbraun und glänzend, aussen mit Reisspelzen bestreut, kommt nicht in den europäischen Handel. Das Pegu-Katechu (Terra japonica) von

Acacia Catechu in formlosen Stücken von dunkelbrauner Farbe, auf dem Bruche porös glänzend, gleichfarbig und unter dem Mikroskop nicht krystallinisch.

Bestandteile: Katechugerbsäure, Katechin (Katechusäure).

Anwendung: Tinctura Catechu, als adstringierendes Mittel.

Kino, Kino.

Pterocarpus Marsupium. (Papilionaceae). — Ostindien.

Eckige, dunkelbraune, glänzende, undurchsichtige, jedoch am Rande rubinrote, durchscheinende, spröde Stückchen, welche in kaltem Wasser aufquellen, in heissem Wasser sich trübe, in Weingeist klar und mit tiefroter Farbe lösen. — Geschmack sehr herbe.

Bestandteile: Kinogerbsäure, Gerbsäureabsatz.

c) *Süsse Extrakte.*

Succus Liquiritiae crudus, Lakriz.

Glycyrrhiza glabra. (Papilionaceae). — Südeuropa.

Der aus der frischen Wurzel ausgepresste Saft wird nach dem Eindampfen mit Stärke, Erbsenmehl u. dergl. versetzt und in Stangen gerollt. Cylindrische, dunkelbraune, auf dem Bruche schwarzglänzende Stangen, in der Kälte spröde, in der Wärme weich und in Wasser nicht vollständig löslich. — Geschmack sehr süss, kaum kratzend.

Verfälschungen: Zusätze von Thon, Gips u. dgl. bringen den Aschengehalt auf mehr als 6%; zu viel Mehl ist vorhanden, wenn der Rücktand bei der wässerigen Extraktion getrocknet über 25% beträgt.

Bestandteile: Glycyrrhizin, Zucker, Stärkemehl ($10-15\%$

Anwendung: Als versüssendes, reizmilderndes Mittel, zu Succus Liquiritiae depuratus und Elixir e Succo Liquiritiae.

C. *Teige (Pastae)*

Man bereitet die nachfolgenden aus gepulverten Samen.

Pasta Cacao (Massa Cacaotina), Kakaomasse.

Theobroma Cacao. (Buettneriaceae). — Westindien und nördliches Südamerika.

Die aus den gerösteten, geschälten und in der Wärme zu einem zarten, unfühlbaren Teige angestossenen Samen dargestellte Masse wird in Tafeln geformt und ist dunkelbraun, in der Kälte zerbrechlich, in der Wärme erweichend. — Geschmack bitter: Geruch eigentümlich.

Bestandteile: fettes Öl (53%), Theobromin (Alkaloïd), Stärkemehl.

Anwendung: Zu Schokolade, als Excipiens für Pastillen. Das fette Öl, Oleum Cacao, ist ein weissliches, starres Öl von schwachem Geruch, in gelinder Wärme schmelzend.

Pasta Guarana, Guarana.

Paullinia sorbilis (Sapindaceae). — Brasilien.

Die gepulverten und mit Wasser angerührten, dann an der Sonne oder im Rauche getrockneten Samen liefern eine harte, schwarzbraune Masse, meist zu Stangen geformt, seltener in Kugeln oder Kuchen, auf dem Bruche flach, etwas glänzend und häufig noch Samen einschliessend. — Geschmack herbe, bitterlich; Geruch eigentümlich.

Bestandteile: Gerbsäure, Coffeïn.

Anwendung: gegen Migräne.

D. Farbstoffe.

Lacmus (Lacca Musci), Lackmus.

Lecanora tartarea Ach., Roccella tinctoria u. a. (Lichenes.) — Holland, Frankreich.

Die Flechten werden unter Zusatz von Urin und Kalk der Gährung überlassen, schliesslich mit Kreide vermengt und geformt. Dann stellen sie Würfel von hellblauer Farbe vor, welche an Wasser ihren blauen Farbstoff leicht abgeben, kohlensauren Kalk zurücklassend. — Dieser Auszug wird durch Säuren rot.

Bestandteile: Flechtensäure (rot, durch Alkalien sich bläuend).

Anwendung: Zu Lackmustinktur (wässeriger Auszug), Charta exploratoria coerulea und rubra.

Indicum, Indigo.

Indigofera tinctoria (Papilionaceae). — Ostindien.

Die der Gährung überlassenen Blütenzweige scheiden den Indigo ab, den man dann trocknet.

Tiefblaue, matte und undurchsichtige, gerieben kupferrot glänzende, zerbrechliche Stücke, unlöslich in Wasser und Weingeist, in rauchender Schwefelsäure mit dunkelblauer Farbe (zu Indigoschwefelsäure) löslich. Diese Lösung liefert mit Soda das dunkelblaue indigschwefelsaure Natron (Indigkarmin).

Verfälschung: das sehr ähnliche Berlinerblau hinterlässt beim Glühen auf Platinblech rotes Eisenoxyd, während Indigo in violetten Dämpfen sich völlig verflüchtigt.

Bestandteile: Indigoblau (bis 56%), Indigrot (in Ölen löslich), Indigbraun (in Alkalien löslich).

Anwendung: zu Indiglösung, technisch zum Blaufärben.

E. Balsame.

Auflösungen von Harz in ätherischem Öle; daher mit Wasser nicht mischbar und nur mittelst arabischen Gummis emulgierbar. Sie fliessen freiwillig oder aus Einschnitten der Stämme aus.

Balsamum Copaivae, Kopaivabalsam.

Copaifera officinalis und C. Guianensis. (Caesalpiniaceae.) — Westindien, Brasilien.

Ein dicklicher, zähflüssiger Balsam, durchsichtig, gelb oder bräunlich, von bitterlichem, scharf kratzendem Geschmack und starkem, eigentümlichem Geruch.

Verfälschungen: 1. Terpentin, kenntlich am Terpentinöl-geruch beim gelinden Erwärmen des Balsams. 2. Fette Öle, kenntlich an dem schmierigen Rückstand, den der Balsam beim Abdampfen hinterlässt; reiner Balsam hinterlässt ein sprödes Harz. 3. Der Gurjunbalsam ist dunkler, grünlich schillernd, etwas trübe; seine Lösung in Schwefelkohlenstoff färbt sich durch Schwefelsäure mit rauchender Salpetersäure violettrot.

Bestandteile: äther. Öl, saures Harz (Copaivasäure).

Anwendung: Gegen Tripper, unvermischt oder in Pillen (ent-weder mit $\frac{1}{2}$ Teil gelbem Wachs geschmolzen oder durch Zusatz von 10%, Magnesia usta nach längerem Stehen erhärtet).

Balsamum peruvianum, Perubalsam.

Toluifera (Myroxylon) Pereirae. (Papilionaceae.) — Cen-tralamerika (San Salvador).

Ein dicklicher, zähflüssiger, undurchsichtiger und nur in dünnen Schichten rötlich durchscheinender, dunkel-brauner, nicht eintrocknender Balsam, von saurer Reaktion, scharfkratzendem Geschmack und vanilleartigem Geruch. Spez. Gewicht 1,14. Löslich in Weingeist, nur wenig in Benzin.

Verfälschungen: 1. Fettes Öl (Ricinusöl), kenntlich an dem schmierigen Rückstand beim Vermischen des Balsams mit konz. Schwefelsäure; reiner Balsam liefert nach dem Auswaschen ein sprödes Harz. 2. Kopaivabalsam erzeugt beim Vermischen mit der konz. Schwefelsäure schwefligsaure Dämpfe. 3. Kolophonium, kenntlich an der Gallerte, die Ätzammoniak mit dem Balsam er-zeugt. 4. Ätherische Öle lassen sich mittelst Wassers abdestillieren.

Bestandteile: Zimtsäure, Cinnameïn (zimtsaures Benzyl), Stryacin (zimtsaures Cinnamyl).

Anwendung: Gegen Wunden und Hautkrankheiten.

Balsamum tolutanum, Tolubalsam.

Toluifera Balsamum. (Papilionaceae). — Nördliches Südamerika. (bei Tolu).

Ein dickflüssiger, durchscheinender, gelber, terpentinähnlicher Balsam, welcher mit der Zeit bräunlich wird und erhärtet, von vanille-artigem Geruch und gewürzigem Geschmack. Verhält sich zu Lösungs-mitteln wie Perubalsam.

Bestandteile: Zimtsäure, Tolén (äther. Öl), Harz.

Styrax liquidus, flüssiger Storax.

Liquidambar orientale. (Balsamifluae.) — Kleinasien, Syrien.

Ein durch Auskochen der Rinde gewonnener, sehr dick-flüssiger Balsam, durchsichtig, graubraun, mannigfache Unreinigkeiten und Wasser enthaltend, löslich in Weingeist; von benzoëartigem Geruch und saurer Reaktion.

Bestandteile: Zimtsäure, Styracin (zimtsaures Cinnamyl)Styrol.

Anwendung: Äusserlich gegen die Krätze.

Terebinthina (communis), gemeiner Terpentin.

Pinus Pinaster und P. Laricio. (Coniferae.) — Europa.

Ein zähflüssiger, undurchsichtiger, gelblicher Balsam, welcher in der Ruhe eine körnige Schicht absetzt. — Geschmack bitter; Geruch eigentümlich.

Bestandteile: äther. Öl (Ol. Terebinthinae), Harz (Resina Pini).

Anwendung: Konsistenzmittel für Pflaster und Salben.

Terebinthina laricina, Lärchenterpentin.

Larix decidua. (Coniferae). — Europa.

Ein zähflüssiger, klarer, durchsichtiger, gelblicher oder grüngelblicher, gleichförmiger Balsam. — Er löst sich völlig in Weingeist und Benzin auf. Geschmack bitter; Geruch angenehmer wie beim vorigen.

Bestandteile: äther. Öl, Harz.

Anwendung: innerlich in Pillen (mit $^1/_5$ gelbem Wachs zusammengeschmolzen) und Emulsion.

F. Ätherische Öle.*)

Sie werden durch Destillation der betreffenden Pflanzenteile mit Wasser, seltener durch Sublimation oder durch Auspressen gewonnen. In Wasser nur wenig, in Weingeist leichter, in Äther und fetten Ölen leicht löslich.

Camphora, Kampfer.

Cinnamomum Camphora. (Laurineae.) — China, Japan.

Der durch Sublimation aus den Zweigen gewonnene Kampfer kommt in Form rötlicher, bröcklich körniger Massen (Rohkampfer) nach Europa, wo er in kurzhalsigen Kolben oder in Töpfen mit gewölbtem Deckel umsublimiert wird. Er stellt dann weisse, durchscheinende, oberseits konvexe, unterseits konkave Kuchen dar, auf dem Bruche blätterig und glänzend. Mit Weingeist besprengt zerreiblich, beim Erhitzen schmelzend, dann sich verflüchtigend und mit leuchtender, rauchender Flamme verbrennend; nicht in Wasser, leicht in Weingeist, Äther, Ölen, Chloroform und konzentrierter Essigsäure löslish. — Geschmack kühlend; Geruch stark aromatisch.

Anwendung: Als krampfstillendes Mittel in kleinen, als nervenerregendes in grösseren Gaben; äusserlich zu Linimentum ammoniato- und saponato-camph.; Oleum, Spiritus, Vinum camph.

Oleum Cajeputi, Cajeputöl**).

Melaleuca Leucadendron. (Myrtaceae.) — Molukken.

Ein grünliches, dünnflüssiges, in jeder Menge Weingeist lösliches, flüchtiges Öl, von stark gewürzigem, kampferartigem Geruch und kühlendem Geschmack.

Die grüne Farbe rührt häufig von Chlorophyll her, häufig aber auch von Kupfer (in diesem Falle wird das Öl beim Schütteln

---

*) Es finden hier nur diejenigen eine Stelle, welche nicht bereits bei anderen Droguen erwähnt wurden.

**) Cajeputi vom malaiischen Caju-Puti (weisser Baum.)

mit salzsäurehaltigem Wasser sich entfärben, und letzteres dann durch Ferrocyankaliumlösung sich braun trüben), welche letztere Verunreinigung durch kupferne Flaschen veranlasst wird.

Anwendung: Gegen Zahnschmerzen, Magenkrampf u. a. m.

Oleum Rosae, Rosenöl.

Rosa damascena. (Rosaceae.) — Auf den Südabhängen des Balkans (bei Philippopel) kultiviert.

Das aus den Blüten destillierte Öl wird über Konstantinopel in den Handel gebracht und stellt ein schwach gelbliches und dickliches, bei 12° krystallinisch gefrierendes, flüchtiges Öl von sehr starkem Rosengeruch dar.

Verfälschungen: Das Rosen-Geraniumöl (Ol. Palmae Rosae), aus den Blüten von Pelargonium roseum besitzt einen rosenähnlichen, aber schärferen Geruch, ist dünnflüssig und reagiert sauer.

Anwendung: Zu Aqua Rosae.

G. Fette Öle.[*]

Man gewinnt sie durch Auspressen aus Samen u. dgl.

Oleum Olivarum, Olivenöl, Baumöl.

Olea europaea. (Oleaceae.) — Südeuropa (Provence).

Das aus der dunkelgrünen Steinfrucht, der Olive, gepresste Öl kommt in zwei Sorten zu uns:

1. Oleum provinciale, das Provenceröl, durch kalte Pressung frischer Oliven, blassgelb, von mildem Geschmack und Geruch.

2. Oleum Olivarum commune seu viride, gemeines oder grünes Baumöl, durch heisse Pressung auf Haufen geschichteter Oliven, grünlich, von etwas scharfem Geruch.

Das Olivenöl erstarrt wenige Grade über Null zu einer körnigen, weisslichen Fettmasse; es trocknet nicht an der Luft ein.

Anwendung: Das Provenceröl als reizmilderndes Mittel (in Emulsionen), sowie für feinere Salben das grüne Baumöl zu Emplastra.

Oleum Ricini, Ricinusöl.

Ricinus communis. (Euphorbiaceae.) — In Amerika, Oberitalien kultiviert.

Ein dickflüssiges, in der Kälte erstarrendes, farbloses oder etwas gelbliches, mild-schmeckendes, fettes Öl, welches sich in Weingeist leicht und klar auflöst.

Anwendung: Als mildes Abführmittel.

Oleum Crotonis, Krotonöl.

Croton Tiglium (Euphorbiaceae.) — Ostindien.

Ein etwas dickes, bräunlich gelbes, fettes Öl von un-

---

[*] Es finden hier nur diejenigen eine Stelle, welche nicht bereits bei anderen Droguen erwähnt wurden.

angenehmem Geruch, welches auf der Haut Rötung und Pusteln erzeugt. (Die Schärfe beruht auf der flüchtigen Krotonsäure.) — Geschmack b r e n n e n d, gefährlich!

Anwendung: Äusserlich zu Hautreizen, innerlich mit Ricinusöl verdünnt, als drastisches Abführmittel.

Oleum Cocos, Kokosöl.

Cocos n u c i f e r a. (Palmae.) — Ostindien, Südamerika.

Ein w e i s s e s, k ö r n i g e s, i n d e r K ä l t e f e s t e s, in mittlerer Sommerwärme flüssiges Fett, von e i g e n t ü m l i c h e m Geruche.

Anwendung: zu Salben, technisch zur Seifenbereitung.

Schlüssel zum Bestimmen der pflanzlichen Produkte.

I. Feste Stoffe.
  A. Gleichartige Massen.
    1. Formlose Stücke.
      a) Mehr oder weniger durchscheinende Harzmassen.
        α) Von weisser Farbe . . . *Resina Dammar.*
        β) Von gelber oder braungelber Farbe.
          aa) Geruch in der Handwärme terpentinartig.
            αα) Harz trübe durchscheineud *Resini Pini burgundica.*
            ββ) Harz bestäubt, durchsichtig *Colophonium.*
          bb) Geruch vanilleartig . . *Balsam. tolutanum.*
          cc) Geruch fenchelartig, Masse zähe *Elemi.*
          dd) Geruch fehlt . . . . *Succinum.*
        γ) Farbe dunkelbraun, grünlich bestäubt.
          aa) Geruch schwach benzoëartig . *Resina Guajaci.*
          bb) Geruch eigen, Geschmack bitter *Aloë.*
      b) Undurchsichtige Massen.
        α) Farbe gelblich, Geruch narkotisch *Lactucarium.*
        β) Farbe dunkelrot (schwärzlich) *Kino.*
        γ) Farbe tiefblau . . . . *Indicum.*
    2. In Stangen, Kuchen oder Würfel geformt.
      a) Fettstoffe.
        α) Durchsichtig, blätterig-krystallinisch, *Camphora.*
        β) Undurchsichtig, weisslich, geruchlos *Oleum Cacao.*
        γ) Undurchsichtig, gelb, oft marmoriert *Ol. Myristicae.*
      b) Harzmassen.
        α) Farbe pomeranzengelb *Gutti.*
        β) Farbe zinnoberrot *Resina Draconis.*
      c) Extraktartige Stoffe.
        α) Braune, krümlich-körnige Kuchen
          von narkotischem Geruch . *Opium.*
        β) Bräunliche, harte, herbe Stangen *Pasta Guarana.*
        γ) Braunschwarze, süsse Stangen *Succ. Liquiritiae.*
        δ) Würfel von blauer Farbe *Lacmus.*
        ε) Braune, erdige Würfel . . . . . *Catechu.*
    3. Dreikantige, rinnige Stücke, weiss, süss . *Manna electa.*
    4. Platten oder Bänder, weiss, hart *Tragacantha.*
    5. Rundliche Körner.
      a) Durchscheinend, Bruch glasglänzend.
        α) In Wasser schleimig löslich . *Gummi arabicum.*

β) Harze.
    aa) Beim Kauen erweichend, kugelig *Mastix.*
    bb) Beim Kauen sandig, länglich *Sandaraca.*
  b) Undurchsichtig, trübe.
    α) Etwas weich, süss . *Manna.*
    β) Harte Körner.
      aa) Weisslich-gelblich, bestäubt.
        αα) Geruch schwach *Olibanum.*
        ββ) Geruch vanilleartig *Benzoë.*
      bb) Braun, rotbraun . . . *Myrrha.*
      cc) Gelb, zweihörnig, mit Dornen
        gemischt . . *Euphorbium.*

B. Ungleichartige Massen mit eingesprengten, weisslichen Körnern (Mandeln).
  1. Von angenehmem Geruch, rötlichbraun *Benzoë.*
  2. Von unangenehmem Geruch, braun *Asa foetida.*
  3. Schwach riechend, gelblich.
    a) Bruch milchweiss *Ammoniacum.*
    b) Bruch gelblich *Galbanum.*

II. Flüssigkeiten.
  A. Stark riechende, dickflüssige, harzreiche Balsame.
    1. Durchsichtig, gelblich.
      a) Geruch terpentinartig *Terebinthina laricina.*
      b) Geruch eigentümlich *Bals. Copaivae.*
      c) Geruch vanilleartig *Bals. Tolutanum.*
    2. Fast undurchsichtig.
      a) Schwarzbraun, wohlriechend . *Bals. peruvianum.*
      b) Graubraun, benzoëduftend, steif *Styrax liquidus.*
      c) Gelblich, körnig absetzend . . . *Terebinthina.*
  B. Nichtflüchtige, fette Öle, einen dauernden Fettfleck erzeugend.
    1. In gewöhnlicher Temperatur halbweich;
      a) Grün *Ol. Lauri.*
      b) Weiss . . . . . . *Ol. Cocos.*
    2. In gewöhnlicher Temperatur flüssig.
      a) In der Kälte körnig gestehend.
        aa) Gelblich, dünnflüssig *Ol. Olivarum.*
        bb) Farblos, dicklich . *Ol. Ricini.*
      b) In der Kälte nicht erstarrend.
        aa) Geruch unangenehm . . *Ol. Crotonis; Ol. Lini.*
        bb) Ger. schwach, Gesch. milde. *Ol. Papaveris, Amygdalarum.*
  C. Flüchtige Öle, starkriechend und dünnflüssig.
    1. In der Kälte erstarrend oder verdickend. *Ol. Anisi, Rosae, Chamomillae.*
    2. Nicht erstarrend in der Kälte.
      a) Auf Wasser schwimmend.
        α) In gleichviel Weingeist klar löslich: *Ol. Carvi, Foeniculi, Rosmarini, Thymi, Lavandulae, Menthae crisp. und pip., Sabinae, Ol. flor. Aurantii, Calami, Majoranae, Valerianae, Bergamottae. Cajeputi.*
        β) In gleichviel Weingeist trübe löslich:
          Ol. Citri, Juniperi, Macidis, Terebinthinae.
      b) In Wasser untersinkend: *Ol. Caryophylli, Cinnamomi. Sinapis.*

B. Die Droguen des Tierreichs.

Man hat das gesamte Tierreich in zwei grosse Abteilungen und eine jede derselben wieder in mehrere Klassen eingeteilt:

I. Abteilung. Wirbeltiere (Vertebrata). Tiere mit einer Wirbelsäule und rotem Blut.

1. Klasse. Säugetiere (Mammalia). Mit rotem, warmem Blut, durch Lungen atmend und lebendige Junge gebärend, dieselben säugend.
2. Klasse. Vögel (Aves). Wie vorige, aber Eier legend.
3. Klasse. Amphibien (Amphibia). Mit rotem, kaltem Blut, durch Lungen atmend, ohne Flossen.
4. Klasse. Fische (Pisces). Mit rotem, kaltem Blut, durch Kiemen atmend, mit Flossen.

II. Abteilung: Wirbellose Tiere (Evertebrata). Tiere ohne Wirbelsäule mit meist weissem Blut.

A. Tiere mit gegliedertem Körper.

5. Klasse. Kerftiere (Insecta). Mit drei Körperabschnitten, zwei Fühlern und drei Fusspaaren.
6. Klasse. Spinnen (Arachnoidea). Mit zwei Körperabschnitten, vier Fusspaaren, ohne Fühler.
7. Klasse. Krustentiere (Krebse) (Crustacea). Mit vielen Körperabschnitten und Fusspaaren.
8. Klasse. Ringelwürmer (Annulata). Ohne Füsse.

B. Tiere mit ungegliedertem Körper.

9. Klasse. Eingeweidewürmer (Entozoa). Walzenförmige, schmarotzende Tiere.
10. Klasse. Weichtiere (Mollusca). Schleimige Tiere m. Kalkschale.
11. Klasse. Strahltiere (Radiata). Mit sternförm. strahligem Körper.
12. Klasse. Quallen (Acalepha). Blasen- oder scheibenförmige Wassertiere mit Fangarmen.
13. Klasse. Polypen (Polypi). Strahlige Tiere, an einem Kalkgerüste gesellig lebend.
14. Klasse. Aufgusstiere. (Infusoria). Mikroskopisch kleine Tiere, in Flüssigkeiten lebend.

Die Säugetiere (Mammalia).

Man teilt die Säugetiere in folgende Ordnungen ein:

A. Füsse mit Krallen oder Plattnägeln.
  a) Gebiss fast oder ganz vollständig.
    α) Mit zwei Händen und zwei Füssen
                  1. Zweihänder (Bimana).
    β) Mit vier Händen   2. Affen (Quadrumana).
    γ) Mit vier Füssen:
      aa) Füsse mit Flughaut 3. Fledermäuse (Chiroptera).
      bb) Am Bauch einen Beutel
          für die Jungen   4. Beuteltiere (Marsupialia).
      cc) Eckzähne stark   5. Raubtiere (Ferae).
      dd) Eckzähne den Vorderzähnen gleich
                  6. Insektenfresser (Insectivora).

b) Gebiss unvollständig.
    α) Ohne Eckzähne; Vorderzähne meisselförmig
                    7. Nagetiere (Glires).
    β) Ohne Schneidezähne,
       zuweilen ganz zahnlos   8. Zahnlose (Edentata).
B. Füsse mit Hufen.
  a) Zehen in einen einzigen Huf
     verschmolzen   9. Einhufer (Solidungula).
  b) Zehen in 2 Hufe verschmolzen 10. Zweihufer (Bisulca).
  c) Drei bis fünf Hufe   11. Vielhufer (Multungula).
C. Füsse mit Flossen.
  a) Füsse verkürzt m. Schwimmhaut 12. Robben (Phocae).
  b) Vorderfüsse in Flossen, Hinterfüsse
    in einen Schwanz verwandelt 13. Wale (Cetacea).

Castoreum (canadense), Bibergeil.

Castor Americanus, Biber. (Nagetiere, Glires.) — Kanada, wo das Tier die Flussufer bewohnt, an denen es grosse Bauten errichtet.

Zwei zusammenhängende Beutel, welche sich bei beiden Geschlechtern am Bauche, zu beiden Seiten des Afters, finden und Drüsensäcke unter der Haut darstellen. Der Bibergeilbeutel ist 5—8 cm lang, dunkelbraun, kahl, und besteht aus vier Häuten, von denen die beiden äusseren derb, die inneren dünn und zart sind. Die äusseren Häute lassen sich nicht ablösen. Im Inneren des Beutels befindet sich die Bibergeilmasse, frisch eine salbenartige, später trockene, zerreibliche, dunkelbraune Masse, die auf der Schnittfläche glänzend erscheint und einen eigentümlichen Geruch besitzt.

Bestandteile: Harz, äther. Öl, Gallenfett, Castorin.

Anwendung: Als ein nervenanregendes Mittel, zu Tinktur.

Castoreum sibiricum. Sibirisches Bibergeil.

Castor Fiber. — Sibirien, daselbst selten geworden.

Diese Beutel sind den kanadischen sehr ähnlich, unterscheiden sich jedoch dadurch von ihnen, dass die Aussenhäute sich leicht abziehen lassen; die Bibergeilmasse ist auf der Schnittfläche glanzlos, mehr von erdiger Beschaffenheit und von viel stärkerem Geruche.

Bestandteile und Gebrauch wie beim vorigen.

Moschus, Bisam.

Moschus moschiferus, Moschustier. (Zweihufer, Bisulca.) — Hochebenen Tibets und Chinas.

Ein Beutel am Bauche des Männchens, dicht vor dessen Rute; 3—4 cm gross, auf der dem Bauche zugewendeten Seite flach und kahl, auf der nach aussen gekehrten Seite gewölbt und mit dicken, steifen, gelblichen Haaren besetzt, die nach der Mitte gerichtet, meist aber kurz abgeschnitten sind. Diese konvexe Seite besitzt zwei Öffnungen: die Beutelöffnung und eine durch die Muskelhaut verlaufende für die Rute. Die Wandung des Beutels ist doppelt, die äussere muskulös, die innere dünn; letztere umschliesst die Moschussubstanz, frisch eine salbenartige, trocken eine krümliche, dunkelbraune, fettglänzende Klümpchen enthaltende Masse von höchst intensivem Geruche.

Bestandteile: eigentümliche Stoffe.

Anwendung: Als kräftig anregendes Mittel; zu Tinktur.

Verwechslung: An Stelle des offizinellen sog. tibetanischen Moschus darf nicht der russische oder kabardinische Moschus verwendet werden, der aus der Mongolei stammt, in Gestalt platter, aschgrau behaarter Beutel, deren Masse einen schwächeren, mehr urinösen Geruch besitzt.

Cetaceum, Walrat.

Physeter macrocephalus, Pottwal. (Wale, Cetacea.) — Ein fischartiges Säugetier in der Südsee.

In Höhlungen des gewaltigen Schädels befindet sich ein flüssiges Fett, welches nach dem Tode des Tieres den Walrat als eine feste, krystallinische Fettmasse ausscheidet. Er stellt ein rein weisses, glänzendes, auf dem Bruche blätteriges Fett dar.

Bestandteile: palmitinsaures Cetyl.

Ambra grisea. Grauer Amber.

In den Eingeweiden des Potwals findet man den Amber als eine Art Gallenstein, eine graue, wachsartige Masse von sehr angenehmem Geruche. Sie wird auch häufig von dem Tiere ausgeworfen und auf dem Meere schwimmend gefischt. Man benutzt sie zu Tinktur.

Adeps suillus, Schweineschmalz.

Sus Scrofa, Schwein. (Vielhufer, Multungula.) — Ein Haustier, dessen Fett an Netz und Nieren beim Ausschmelzen das Schweineschmalz, als butterweiche, sehr weisse Fettmasse liefert.

Sebum ovile, Hammeltalg.

Ovis Aries, Schaf. (Zweihufer, Bisulca.) — Ein Haustier, dessen Fett an Netz und Nieren durch Ausschmelzen den Talg, als feste, weisse Fettmasse, liefert.

Die Fische (Pisces).

Man teilt die Fische ein:

A. Knochen knorpelig   1. Knorpelfische (Chondracanthi).
B. Knochen fest, beinhart (Grätenfische):
    a) Rückenflosse nicht stachelig 2. Weichflosser (Malacopterygii).
    b) Rückenflosse stachelig   3. Stachelflosser (Acanthopterygii).

Oleum Jecoris Aselli, Leberthran.

Gadus Morrhua, Kabeljau. (Weichflosser.) — Ein Fisch des atlantischen Ozeans, der zur Laichzeit in grossen Zügen die norwegischen Küsten aufsucht und im Frübling daselbst gefangen wird.

Der Leberthran ist das Fett der Leber und wird aus derselben durch gelinde Erhitzung mittelst Dampf gewonnen. Zuerst fliesst der sog. hellblanke Thran ab, ein Öl von blassgelber Farbe und eigenem, mildem, fischartigem Geruch und Geschmack.

Geringere Handelssorten: 1. Der braunblanke Leberthran, aus länger gelagerten Lebern, von dunklerer Farbe, zwar noch klar, aber von bitterlichem Geschmacke und saurer Reaktion. — 2. Der braune Leberthran, durch Auskochen der rückständigen Lebern gewonnen, trübe, dunkelbraun, beim durchfallenden Lichte grünlich, übelriechend und scharfschmeckend.

Colla piscium. (Ichthyocolla). Hausenblase.

Acipenser Huso (Hausen) und A. Sturio (Stör), zwei Fische in den russischen und polnischen Flüssen. (Knorpelfische.)

Die Schwimmblase dieser Fische wird aufgeschnitten, ausgebreitet, abgeschabt und getrocknet. Sie kommt meist in dünnen, flachen, weisslichen und durchscheinenden Platten, seltener zu Ringen gedreht, in den Handel.

Man benutzt sie, in heissem Wasser gelöst, zu Emplastrum anglicum.

Die Kerftiere (Insecta).

Man teilt die Insekten folgendermassen ein:

A. Vollkommene Verwandlung mit 2 Vorstadien: Larve, Puppe.
   a) Vorderflügel hornartig
     (Flügeldecken)   1. Käfer (Coleoptera).
   b) Vier häutige Flügel   2. Hautflügler (Hymenoptera).
   c) Zwei häutige Flügel   3. Zweiflügler (Diptera).
   d) Vier mit Schülferchen
     besetzte Flügel   4. Schmetterlinge (Lepidoptera).
B. Unvollkommne Verwandlung mit 1 Vorstadium: Larve.
   a) Vier gleiche, netzartige Flügel 5. Netzflügler (Neuroptera).
   b) Vorderflügel pergamentartig 6. Geradflügler (Orthoptera).
   c) Vorderflügel unten hornartig 7. Halbflügler (Hemiptera).

Cantharides, spanische Fliegen.

Lytta vesicatoria, Pflasterkäfer. (Käfer, Coleoptera.) — Südeuropa, zuweilen auch in Deutschland, auf Eschen, Liguster u. a.

Ein Käfer (Fig. 545) mit hornartigen Vorderflügeln, welche fast von der Länge des ganzen Hinterleibes, in Form eines Rechtecks und grün goldig schimmernd sind.

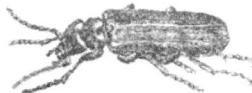

Lytta vesicatoria
in nat. Grösse.

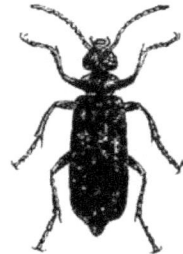

Fig. 545.

Verwechslungen: Der ähnlich gefärbte Rosen- oder Gold-
käfer ist mehr quadratisch, der Laufkäfer oval.

Bestandteile: Die blasenziehende Wirkung verdankt der
Pflasterkäfer dem Cantharidin (Cantharidenkampfer).

Anwendung: zu Empl. ordin. u. perpetuum, Tinctura und
Ungt. Cantharidum.

Mel, Honig. — Cera flava, Wachs.

Apis mellifica, Biene. (Hautflügler, Hymenoptera.)

Die geschlechtlosen Arbeiterinnen sondern zwischen den Ringen
ihres Hinterleibs das gelbe Wachs, Cera flava, aus, womit
sie die Waben aufbauen, innerhalb deren sie den von ihnen aus
den Blumen gesammelten Honig aufspeichern. Durch Auspressen
und Erwärmen lässt man letzteren aus den Waben ausfliessen;
anfänglich ein klarer, gelber Syrup, gesteht er bei der Aufbewahrung, zufolge der Auskrystallisierung des Traubenzuckers, zu einer
körnigen, undurchsichtigen Masse. Die vom Honig entleerten
Waben werden mit Wasser ausgekocht, wobei das gelbe Wachs
sich über dem Wasser ansammelt. Durch Bleichen im Sonnenlichte entfärbt man das gelbe Wachs zu dem härteren, spröderen,
etwas schwerer schmelzbaren weissen Wachs, Cera alba.

Formicae. Ameisen.

Formica rufa, Waldameise. (Hautflügler, Hymenoptera.)

Ein rotbraunes Insekt, ohne Flügel, mit schwarzem Hinterleib,
bis 7 *mm* lang vorzugsweise in Nadelwäldern zu finden. Fig. 546. Man
sammelte die geflügelten Geschlechtlosen (Arbeiterinnen), welche in einer
Drüse am Hinterleib Ameisensäure absondern, und bereitete aus ihnen
Spiritus und Tinctura Formicarum.

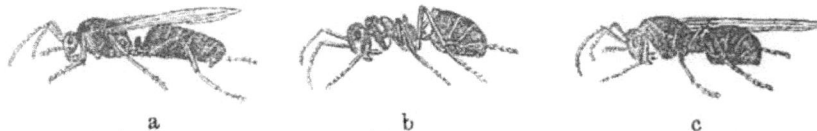

a　　　　　　　　b　　　　　　　　c
Fig. 546. Formica rufa, in nat. Grösse. a Männchen. b Arbeiterin. c Weibchen.

Coccionella. Kochenille.

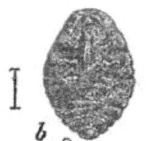

Fig. 547.
Weibl. Coccus
Cacti, vergr.

Coccus Cacti. (Halbflügler, Hemiptera.) Mexiko, wo das
Insekt auf einer Cactusart (Opuntia coccinellifera), nach Art
der Blattläuse lebt. Man kultiviert daselbst die Weibchen
und tötet sie auf heissen Platten oder mit Wasserdampf.

Körnchen-ähnliche Insekten, oberseits bläulichrot,
weiss bereift und querrunzelig, unterseits weisslich,
mit den Resten der Beine; flügellos. Fig. 547.

Bestandteile: (Carmin, Farbestoff).

Ringelwürmer (Annulata).

Hirudines, Blutegel.

Sanguisuga medicinalis und S. officinalis. (Glatt-
würmer, Apoda.) In Teichen des mittleren Europa.

Würmer, die sich vom Blute höherer Tiere nähren, welches
sie mit Hilfe des Mundes, der mit drei zahnartigen Kiefern bewaffnet
ist, saugen. Am hinteren Körper-
ende tragen sie einen Saugnapf,
jedoch ohne Öffnung. Beide Arten
besitzen einen olivengrünen,
mit 6 rostroten, schwarz-
punktierten Längsstreifen
gezierten Rücken. Der deutsche Blutegel, (Sanguisuga
medicinalis) ist körnig rauh,
unterseits grünlichgelb,
schwarzgefleckt; der unga-
rische Blutegel, (Sangui-
suga officinalis) ist glatt,
unterseits olivengrün, nicht ge-
fleckt; mehr im östlichen Europa.
Fig. 548.

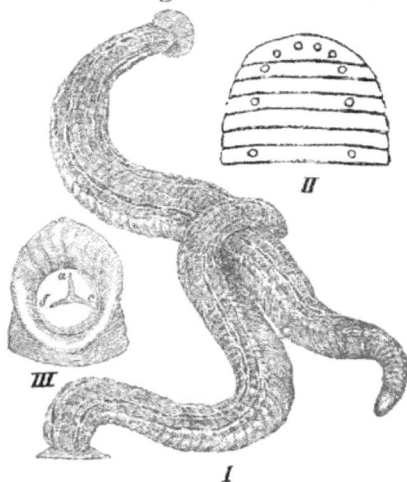

Verwechslungen: Der Ross-
egel (Haemopis Sanguisorba),
zum Saugen wegen seiner
stumpfen Zähne untauglich,

Fig. 548. Sanguisuga officinalis.
II. Vorderes Körperende, mit den Augen.
III. Mundöffnung mit den drei Zähnen.

unterscheidet sich durch einen unregelmässig gefleckten, aber
nicht gestreiften, dunkelgrünen Rücken. Häufig in Gräben.

Die Weichtiere (Mollusca).

Conchae. Austerschalen. Ostrea edulis. (Muscheln). — Ost und
Nordsee, an deren Küsten sie gesellig lebt, unter Wasser Bänke bildend.

Die Schalen sind rundlich, aussen graubraun, innen glatt, milchweiss, perlmutterglänzend, und zeigen konzentrische Schichten. Mit
Wasser ausgekocht, abgebürstet, getrocknet und gepulvert, darauf geschlämmt, stellen sie die *präparierten Austerschalen, Conchae praeparatae*, dar.
Bestandteile: kohlensaurer und etwas phosphorsaurer Kalk.

Os Sepiae. Sepia officinalis, Tintenfisch. (Kopffüssler.) — Mittelmeer.

Im Rücken beitzt das Tier ein plattes, eiförmiges Schalenstück,
welches ein weisses Pulver liefert (kohlensauren Kalk).

V. Abteilung.

Spezielle Pharmazie.*)

A. Die pharmazeutischen Zubereitungen.

(Defektur.)

1. Die Zubereitung der Droguen.

§ 486. Vom Einsammeln der Vegetabilien. Die einheimischen vegetabilischen Droguen werden vielfach von den Apothekern selbst eingesammelt und getrocknet.

Die Zeit der Einsammlung ist für die Kräuter, Blätter und Blüten im allgemeinen diejenige, in welcher die Pflanze aufzublühen beginnt.

Ausnahmen hiervon giebt die Pharmacopoea besonders an; so lässt sie Salbei- und Rautenblätter vor dem Aufblühen einsammeln. Andere Fälle bestimmen sich von selbst; wenn nämlich zur Blütezeit die Blätter noch nicht entwickelt sind, wie beim Huflattich, dem Walnussbaum, fällt das Einsammeln der Blätter nach der Blütezeit.

Beim Einsammeln der Kräuter und Blüten achte man auf sonniges, trocknes Wetter, anderenfalls dieselben missfarbig werden. Zumal erfordern die Wollblumen und Hollunderblüten warmen Sonnenschein beim Sammeln, um möglichst trocken gepflückt zu werden.

Man streut die gesammelten Kräuter, Blätter und Blüten zum Trocknen in dünner Schicht auf den zuvor reingefegten Hausboden aus, wo man sie lufttrocken werden lässt, um sie dann ohne Verzug auf Hürden an einem lauwarmen Orte — im Sonnenschein oder Trockenschrank — vollständig auszutrocknen und dann in die Vorratsbehälter zu bringen.

Bei sonnigem Wetter genügt für manche Kräuter der Hausboden zum völligen Trocknen. Diejenigen, welche in Blechkästen aufbewahrt werden sollen, bedürfen jedoch künstlicher Wärme, da sie bei Rückhalt selbst

---

*) Näheres findet sich in dem von mir herausgegebenen „Taschenbuch der pharmazeutischen Receptur und Defektur." Leipzig, Ernst Günthers Verlag.

geringer Feuchtigkeit in den festverschlossenen Gefässen schimmeln. Holz-kästen erlauben immer noch ein nachträgliches Austrocknen.

Die Rinden werden bei Beginn des Frühlings von jungen Stämmen oder nicht zu alten Ästen geschält. Die Wurzeln und Wurzelstöcke gräbt man vorzugsweise von den dreijährigen Gewächsen entweder zu Anfang Frühlings oder Ausgang Herbstes; von zweijährigen Krautgewächsen, z. B. Klette, Engelwurz, werden sie im Frühling des zweiten Jahres gesammelt. Man säubert die Wurzeln von der anhängenden Erde durch Bürsten, seltener durch Waschen, schneidet dann die morschen Teile ab, spaltet die dickeren Wurzeln der Länge nach und trocknet sie zunächst auf dem Hausboden, schliesslich im Trockenschranke. Gewisse Wurzeln werden vor dem Trocknen geschält, z. B. Eibisch-, Kalmus-, Alant-, Farnwurzel.

Früchte und Samen werden zur Zeit ihrer Reife gesammelt, welche in den September oder Oktober, bei der Zeitlose in den Mai und Juni fällt.

Jährlich frisch einzusammeln, und nach einjähriger Aufbe-wahrung zu beseitigen, sind Folia Digitalis, Glandulae Lupuli und Rhizoma Filicis.

§ 487. Vom Schneiden der Vegetabilien. Das Zerkleinern der Ve-getabilien geschieht durch das Messer, seltner durch den Stossmörser.

Wurzeln und.dgl. zerschneidet man mit dem Schneidemesser, Kräuter, Blätter und Blumen mit dem Wiegemesser, Rollmesser oder Stampfmesser (im Stampftrog). Um die Bruchstücke in an-nähernd gleicher Grösse zu erhalten, trennt man die gröberen Teile durch ein Speciessieb ab und bringt sie nochmals unter das Messer; die feineren Teile entfernt man durch ein Sieb für grobe Pulver.

Der Speciessiebe giebt es mehrere: zwei für gröbere Species, mit der Maschenweite von 6—4 *mm*, das weitere für Kräuter, das engere für Wurzeln, ebenso zwei Siebe für feinere Species, mit der Maschenweite von 3 — 2 *mm*.

Bsp. Die weiteste Nummer (Nr. 9) für Folia Sennae conc., die nächst engere (Nr. 8) für Rad. Althaeae conc., die folgende (Nr. 7) für Species aromaticae und die engste Nummer (Nr. 6) für Cortex Chinae contus. Harte, holzige Rinden und Wurzeln, wie Chinarinde, Brech-wurzel u. a., werden zu feinerer Zerkleinerung nicht mit dem Messer ge-schnitten, sondern im Mörser kontundiert.

§ 488. Vom Pulvern. Das Pulvern geschieht im kleinen durch Zerstossen im Stossmörser, im grossen auf eigenen Pulverisier-anstalten durch mannigfache mechanische Hilfsmittel, vorzugsweise in rotierenden Trommeln mittelst eiserner Kugeln.

Dem Pulvern geht in den meisten Fällen ein Trocknen -der Substanz voraus, welches stets mit Vorsicht und in nicht zu hoher Temperatur geschehen soll. Bei den Gummiharzen wird statt dessen Frostkälte zur Hilfe genommen, wobei sie sich leicht pulvern lassen. Übrigens gelingt dies auch im Sommer, sofern die Gummiharze frei von hygroskopischer Feuchtigkeit sind, was man durch längeres Lagern derselben über gebranntem Kalk erzielen kann.

Man unterscheidet grobe und feine Pulver. Jene dienen vorzugsweise in der Veterinärpraxis und zu mancherlei Ansätzen. Man bedient sich dabei zweier Siebe; teils eines feineren Drahtsiebes (Nr. 5), teils eines Pferdehaarsiebes (Nr. 4), jenes für ölreiche Samen und Früchte (Anis, Fenchel u. dgl.), dieses für Wurzeln u. dgl.

Die feineren Pulver lassen sich unterscheiden in mittelfeine und höchstfeine (alkoholisierte). Für erstere hat man zwei Siebe aus Pferdehaar, ein gröberes (Nr. 3) für Zucker, Salze und ähnliche lösliche Stoffe, ein feineres (Nr. 2) für ölhaltige Vegetabilien, Gummiharze, Weinstein u. dgl. Die höchstfeinen Pulver erfordern ein Florsieb (Nr. 1) aus ungebleichter, weisser oder strohgelber Seide, und werden aus ölfreien Vegetabilien dargestellt.

Die drei feineren Siebe bestehen aus je drei Teilen: dem eigentlichen Siebe, dem Boden und dem Deckel; die beiden letzteren sind mit Schafleder überzogen.

§ 489. Vom Präparieren. Für die mineralischen Stoffe giebt es ein höchst feines Pulver, welches man präpariert nennt. Man zerreibt die Substanz nach dem Pulvern im Mörser, portionenweise mit kräftigem Drucke in der Reibschale. Statt des Absiebens bedient man sich dabei besonderer Methoden; die unlöslichen Körper werden geschlämmt, die löslichen gebeutelt.

Das Schlämmen oder Lävigieren, welches man beim Kalomel, den Austerschalen u. a. m. anwendet, besteht darin, dass man die feinzerriebene Substanz in der Reibschale mit vielem Wasser anrührt, letzteres nach wenigen Momenten in ein Gefäss abgiesst und den Bodensatz der weiteren Präparation unterwirft. Was das abgegossene Wasser absetzt, ist das gewünschte Pulver.

Beim Beuteln hängt man ein Stück glatte, dichte Leinwand in ein weites Gefäss oder eine Blechbüchse, bindet es am Gefässrand fest, füllt es mit der präparierten Substanz, tektiert das Gefäss mit starkem Papier oder setzt einen dichtschliessenden Deckel auf, und schüttelt anhaltend hin und her. Dabei schlägt der Beutel gegen die Gefässwand an und lässt das Feinste der Substanz durch seine Poren durchgehen. Jede Substanz erhält ihr eigenes Beuteltuch.

2. Destillierte Wässer, Aquae destillatae.

§ 490. Wie gewinnt man die destillierten Wässer? Man stellt die destillierten Wässer aus Arzneikörpern dar, welche ätherisches Öl enthalten; sie sind daher als wässerige Lösungen ätherischer Öle zu betrachten. Obwohl man sie daher durch Schütteln von (lauwarmem) Wasser mit geringen Mengen des betreffenden ätherischen Öles (1000 : 1) erhalten kann, bereitet man sie doch besser durch Destillation der Pflanzenteile mit Wasser resp. Wasserdampf, so das Fenchelwasser aus den Fenchelfrüchten, das Zimtwasser aus der Zimtrinde, das Pfefferminzwasser aus den Pfefferminzblättern. Ausser diesen rein wässerigen Destillaten stellt man einige spirituöse Wässer durch Zusatz von Weingeist dar, z. B. spirituöses Zimtwasser (Aqua Cinnamomi spirituosa). Auch das Bittermandelwasser zählt zu denselben.

§ 491. Darstellung über freiem Feuer. Die ältere Methode der Gewinnung destillierter Wässer ist die Destillation über freiem Feuer. Man nimmt sie in kupfernen Destillierblasen vor, die nur bis zur Hälfte, höchstens zu zwei Drittel mit den Ingredienzien gefüllt werden dürfen, da in den meisten Fällen die Mischung bei Beginn des Siedens stark aufschäumt. Die zerschnittenen Wurzeln, Kräuter, Blumen, die zerstampften Samen, Früchte, Rinden werden mit so viel Wasser in die Blase gegeben, dass die Mischung nach dem Abzug des zu gewinnenden Destillates auch flüssig bleibt und nicht anbrennt.

In manchen Fällen geht der Destillation eine Maceration zuvor, wie beim konzentrierten Himbeerwasser, Schlagwasser u. a.

Nach dieser Methode lassen sich alle destillierten Wässer darstellen; sie ist für manche die ausschliessliche geblieben, z. B. für Aqua Lauro-Cerasi, Aqua foetida antihyst., ebenso für die konzentrierten Wässer.

§ 492. Darstellung durch Dampfdestillation. Die neuere Methode ist die Gewinnung der destillierten Wässer durch Dampfdestillation aus dem Beindorfschen Dampfapparate. Sie lässt sich in den meisten Fällen anwenden und vereinigt viele Vorteile. Ein Anbrennen ist unmöglich, die Reinigung der Blase sehr leicht, auch zeichnen sich die Wässer durch guten Geruch und Reinheit aus. Man bringt die zerkleinerten Vegetabilien in der Regel trocken auf den nötigenfalls mit Leinwand bedeckten Siebboden des zinnernen Einsatzkessels, nachdem das Dampfzuleitungsrohr bereits eingefügt worden; dann setzt man den Helm auf und beginnt die Destillation.

Soll ein destilliertes Wasser weingeisthaltig sein, so bringt man den Weingeist in das Wasser des äusseren Kupferkessels oder kann auch die Vegetabilien damit besprengen.

Von manchen, an sich schwach riechenden oder wenig haltbaren Wässern, wie Aqua Chamomillae, Melissae, Sambuci, Tiliae, u. a., stellt man konzentrierte Wässer dar, indem man zunächst durch Dampfdestillation ein einfaches Wasser gewinnt und dieses dann nach einem Zusatze von Weingeist für sich abermals der Destillation aussetzt, wobei man nur den zehnten Teil des ersteren übergehen lässt. Dieses konzentrierte Wasser ist beim Gebrauche auf das Zehnfache zu verdünnen.

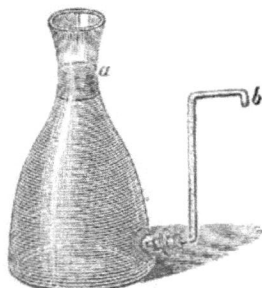

Fig. 549.

Bei vielen Wässern erhält man zugleich mehr oder weniger ätherisches Öl, z. B. bei Aqua Foeniculi, Menthae piperitae u. a. Diese fängt man in eine sog. Florentinerflasche (Fig. 560) auf, in welcher sich (bei a) das ätherische Öl sammelt, während das Wasser durch das Ausflussrohr (b) abfliesst. Ist die Destillation beendigt, so leitet man das ätherische Öl mit Hilfe eines kleinen Dochtes oder eines Päuschchens Watte in ein angehängtes Gläschen über. Grössere Mengen kann man in einen verschlossenen Trichter abgiessen und lässt nach einiger Ruhe das Wasser vom abgeschiedenen Öle abfliessen. (Scheidetrichter.)

Der Weingeistgehalt der spirituösen destillierten Wässer erhöht deren Lösungsvermögen zum Öle; daher scheiden solche kein ätherisches Öl ab.

---

3. Medizinische Spiritus.

§ 493. Was sind die medizinischen Spiritus? Die medizinischen Spiritus sind farblose, weingeistige Lösungen ätherischer oder ätherisch-öliger Stoffe, seltener anderweitiger Körper (wie der Ameisen- und Seifenspiritus).

Man stellt die medizinischen Spiritus dar:

a) Durch Mischung einer Flüssigkeit mit Weingeist; so den Ätherweingeist (Spiritus aethereus) aus 1 Teil Äther und 3 Teilen Weingeist, den Senfspiritus (Spiritus Sinapis) aus 1 Teil Senföl und 50 Teilen Weingeist.

b) Durch Auflösung eines Arzeneikörpers in Weingeist, z. B. den Kampferspiritus (Spiritus camphoratus) durch Auflösen von 1 Teil Kampfer in 7 Teilen Weingeist und Verdünnung der klaren Flüssigkeit mit 2 Teilen dest. Wasser.

c) Durch Destillation von Vegetabilien mit verdünntem Weingeist, z. B. Spir. Cochleareae von frischem blühenden Löffelkraut, Spir. Juniperi von zerstossenen Wacholderbeeren, Spir.

Lavandulae von Lavendelblüten, Spir. Rosmarini von Rosmarin-
blättern, Spir. Serpylli vom blühenden Quendel, Spir. Angelicae
comp. von zerschnittener Engelwurzel, Baldrianwurzel und zerstossenen Wacholderbeeren.

Man kann diese Destillation zwar auch über freiem Feuer
ausführen, aber in der Regel benutzt man den Beindorfschen
Dampfapparat, in dessen zinnernen Einsatzkessel (nach Heraus-
nahme des Siebbodens) die Mischung gebracht und, ohne das
Dampfzuleitungsrohr einzufügen, aus dem Wasserbade abdestilliert
wird. (Eine Mischung aus gleichen Teilen Weingeist und Wasser
lässt, im Wasserbade erhitzt, verdünnten Weingeist von 0,89
spez. Gew. überdestillieren.)

---

4. Tinkturen und Elixire.

§ 494. Was sind die Tinkturen? Die Tinkturen, Tincturae*),
sind farbige, weingeistige Auszüge vegetabilischer und tierischer,
seltener chemischer Arzneistoffe. Geschieht die Extraktion durch
Ätherweingeist, so nennt man die Tinktur eine ätherische;
wendet man Wasser an, mit geringem Weingeistzusatz, so heisst
sie eine wässerige Tinktur, z. B. Tinct. Rhei aquosa; wendet
man Wein (Xereswein) an, so erhält man eine weinige Tinktur
oder einen medizinischen Wein, z. B. Tinct. Rhei vinosa,
Vinum Colchici u. a.

Die Mehrzahl der Tinkturen wird mit verdünntem Weingeist bereitet: dessen Gewichtsmenge in der Regel das Fünffache,
bei stark wirkenden Arzeneimitteln das Zehnfache der zu extrahieren-
den Ingredienzien beträgt. Harze und harzähnliche Körper (Aloë,
Myrrha, Benzoë u. a.), sowie harz- und ölhaltige Arzeneistoffe
(Castoreum, Cantharides u. a.) erfordern unverdünnten Weingeist. Man übergiesst die zerkleinerten Stoffe — zerschnittene
Wurzeln und Kräuter, zerstossene Früchte und Samen — in
einer weithalsigen Flasche mit dem Weingeist, ohne dass jedoch
das Gefäss sich völlig damit anfülle, tektiere dann die Mündung
mit befeuchteter Blase oder Pergamentpapier und stecke eine
Stecknadel in dieselbe, um der Dampfspannung etwas Ausweg
zu lassen. Nach achttägiger Einwirkung, welche in der Regel
eine Maceration in mittlerer Sommertemperatur (15—20° C)
ist, während deren die Mischung öfters umgeschüttelt werden
muss, wird der Weingeist abgegossen, der Rückstand ausgepresst
und die Tinktur nach mehrtägigem Absetzenlassen filtriert.

Schliesslich seien die wenigen Tinkturen erwähnt, welche
durch Auflösen von Extrakten und anderen Stoffen gewonnen

---

*) Tinctura von tingo (färben.)

werden, wie Tinct. Cannabis indicae aus Extr. Cannabis ind., Tinct. Ferri pomata aus Extr. Ferri pom., Tinct. Chinoidini aus Chinoidin, Tinct. Ferri chlorati aus Eisenchlorür, Tinct. Jodi aus Jod.

§ 495. Elixire. Die Elixire, Elixiria*), sind dunkelfarbige, meist undurchsichtige, auch wohl trübe Extraktlösungen, wie Elixir amarum, e Succo Liquiritiae, oft mit einem Auszug verbunden, wie Elixir Aurantii comp.

5. Extrakte, Extracta.

§ 496. Die Extrakte im allgemeinen. Die Extrakte, Extracta, sind eingedickte Auszüge vegetabilischer Stoffe, welche die arzeneikräftigen Bestandteile derselben enthalten. Nach ihrer Konsistenz unterscheidet man 1. dünne Extrakte, von der Dicke des frischen Honigs; 2. dicke Extrakte, welche vom Spatel kaum mehr abfliessen und sich mit demselben in Fäden ziehen lassen; 3. trockne Extrakte von pulveriger Beschaffenheit. Während die dicke Extraktform als die gewöhnliche zu bezeichnen ist, wird die dünne nur in wenigen Fällen, nämlich beim Eindampfen ätherischer Auszüge harz- und ölreicher Substanzen (Cina, Cubeba, Filix mas, Mezereum) gewählt, die trockne Form dagegen in solchen Fällen, wo wegen eines Gehaltes an Gummi, Schleim u. dgl. das dicke Extrakt leicht dem Schimmeln unterworfen ist, z. B. bei Opium, Colombo, Myrrha, Ratanha, Strychnos.

Man bewahrt die steifen Extrakte an einem trocknen, aber nicht zu warmen Orte auf.

§ 497. Bereitung der Extrakte. Man unterscheidet bei der Extraktbereitung 1. Extraktion, 2. Eindampfen des Auszugs.

Im allgemeinen benutzt man die getrockneten Vegetabilien zur Extraktion; bei den einheimischen narkotischen Gewächsen verwendet man dazu das frische Kraut. Betrachten wir zunächst die allgemeine Methode, so hängt das Extraktionsverfahren von der Beschaffenheit der Substanz und der Wahl des Extraktionsmittels ab. Letzteres kann sein: a) Reines Wasser; b) Wasser mit Weingeist; c) reiner Weingeist; d) Weingeist mit Äther; e) reiner Äther.

Je nachdem das eine oder das andere dieser Extraktionsmittel zur Anwendung gelangt, bezeichnet man das Extrakt als ein wässeriges, spirituös-wässeriges, spirituöses, ätherisch-spirituöses oder ätherisches Extrakt.

---

*) Elixir von elicio (herauslocken, herausziehen).

§ 498. Wässerige Extrakte. In allen Fällen, wo die wirksamen Bestandteile eines Vegetabils nur in Salzen und Bitterstoffen bestehen (wie bei Carduus bened., Gentiana Centaurium, Dulcamara, Quassia, Taraxacum, Trifolium fibrin.), oder in Zucker und ähnlichen süssen Stoffen (wie bei Rhiz. Graminis, Liquir.), oder in Gerbestoffen (wie bei Ratanhia, China), bedient man sich des Wassers als Extraktionsmittels. Dasselbe sei möglichst frei von Kalk, daher destilliertes oder Regenwasser.

Von der Art des wirksamen Prinzipes, sowie von der äusseren Beschaffenheit des Vegetabils hängt es ab, in welcher Weise die Extraktion stattfinden soll. Im allgemeinen befolgt man das Verfahren, die zerschnittene oder zerstossene Substanz mit der 4—6fachen Menge siedenden Wassers zu übergiessen, das Ganze einer sechsstündigen Digestion (bei lauer Wärme) zu überlassen, dann auszupressen und die Extraktion mit der halben Wassermenge nochmals in gleicher Weise zu repetieren. So verfährt man beispielsweise bei Extr. Cardui bened., Dulcamarae, Graminis, Strychni aquosum.

Holzige Substanzen, wie Campecheholz, erfordern ein mehrstündiges Kochen, indem man sie mit der achtfachen Wassermenge abkocht, bis die Hälfte des Wassers verdampft ist.

Von der heissen Extraktion wird in gewissen Fällen Abstand genommen und eine 1—2tägige Maceration der Substanz mit der 4—6fachen Menge kalten Wassers angewendet. Dies geschieht wegen der harzigen Bestandteile, bei Opium, Aloë, Myrrha, bei Gentiana wegen des Pektingehaltes, beim Lakriz und Süssholz wegen des Stärkemehls, bei der Ratanha wegen des Gerbsäureabsatzes.

Würde man solche Substanzen mit siedendem Wasser behandeln, so erhielte man trübe, dickliche, nicht zu klärende Brühen und kaum lösliche Extrakte. Entweichende Körper, wie den Lakriz, schichtet man mit geschnittenem Stroh in Dekantirtöpfe, aus deren seitlichen Öffnungen die klaren Brühen abgezapft werden; eine Pressung findet dabei nicht statt, vielmehr wiederholt man mehrmals die Extraktion mit frischem Wasser.

Die vermischten, durch Absetzen und Kolieren geklärten Brühen werden ohne Zeitverlust im Dampfbade eingedickt. Da ein längeres Kochen wohl zu vermeiden ist, empfiehlt sich nicht ein Abdampfen über freiem Feuer. Man benutzt zinnerne oder porzellanene Schalen, jedoch keine aus Eisen oder Kupfer, welche das Extrakt verunreinigen würden. Man dampft die Brühe bis etwa zum dritten Teile ein, stellt sie dann kurze Zeit an einen kühlen Ort und koliert sie vom abgeschiedenen Bodensatze ab.

Gewisse Extrakte, wie Extr. Taraxaci, Graminis, scheiden schwerlösliche Salze ab, weshalb man sie nach dem Eindampfen zur Syrupkonsistenz einige Zeit stehen lässt, darauf nochmals in der vierfachen Menge kalten Wassers löst und die filtrierte Flüssigkeit zum steifen Extrakte einengt.

41*

Trotzdem kann es bei gerbstoffhaltigen Extrakten nicht verhütet werden, dass sie sich später trübe in Wasser lösen, da der Gerbstoff sich beim Abdampfen durch Sauerstoffaufnahme in schwerlöslichen Gerbsäureabsatz umwandelt. Solche Extrakte lassen sich, wie leicht ersichtlich ist, durch abermaliges Auflösen und Eindampfen nicht verbessern.

§ 499. Spirituöse Extrakte. Beruht die arzneiliche Kraft in aromatischen Stoffen, flüchtigen Ölen, Harzen u. dgl., so bereitet man ein spirituöses Extrakt.

Die Beimischung solcher Substanzen, welche wässerige Lösungsmittel erfordern, z. B. von Bitterstoffen, macht es nötig, den Weingeist mehr oder weniger mit Wasser zu verdünnen. Hiernach verwendet man beim Wermut, Kalmus, Alant, Baldrian, den Pomeranzenschalen, Kamillen, Sadebaumspitzen eine Mischung aus 40 Teilen Weingeist und 60 Teilen Wasser. Dieselbe Mischung nimmt man bei Rhabarber und Colombowurzel, um nicht die gummösen und schleimigen Bestandteile derselben aufzulösen. Verdünnten Weingeist (von 0,89 spezif. Gew.) verwendet man in derselben Absicht bei China, Colocynthis, Faba Calabarica, Scilla. Sind dagegen die Bestandteile mehr harziger Natur, so extrahiert man sie mit unverdünntem Weingeist, z. B. Cannabis indica, Mezereum.

Die zerschnittenen oder zerstampften Vegetabilien werden mit dem verdünnten oder unverdünnten Weingeist maceriert. Nach dem Auspressen unterzieht man den Rückstand der nämlichen Behandlung mit einer neuen Flüssigkeitsmenge. Die vermischten Auszüge werden nach dem Absetzen filtriert und eingedampft. Hierbei ist es gestattet, den verwendeten Weingeist im Dampfbade abzudestillieren.

Man bringt die klare Extraktbrühe in den zinnernen Einsatzkessel des Beindorfschen Dampfapparates und destilliert für sich, so lange noch etwas übergeht; darauf giesst man den Rückstand in eine flache Schale und engt ihn im Dampfbade zum Extrakt ein. Der übergegangene Weingeist besitzt gewöhnlich den Geruch der Drogue und ist zur Gewinnung des nämlichen Extraktes, auch in gewissen Fällen zur äusserlichen Anwendung, recht wohl geeignet.

Nach Verjagung der geistigen Flüssigkeit erscheint die Extraktbrühe meist trübe, wegen des nun vorherrschenden Wassergehaltes, und erfordert beim Eindampfen beständiges Umrühren.

§ 500. Ätherische Extrakte. Einige Droguen liefern ätherische Extrakte, indem sie mit einer Mischung aus gleichen Teilen Äther und Weingeist (wie die Kubeben und Zittwerblüten) oder mit reinem Äther (wie der Wurmfarn) drei Tage lang maceriert, dann ausgepresst, filtriert und eingedampft werden. Der angewandte Äther lässt sich durch Destillation wiedergewinnen; man setzt den Auszug in einem Kolben heissem Wasser oder Dampf aus, nachdem man zuvor eine Glasröhre, welche in eine Vorlage hineinreicht, luftdicht angefügt hat. Den Rückstand dampfe man zum dünnen Extrakte ein.

§ 501. Extrakte aus frischen Kräutern. Die einheimischen narkotischen Kräuter, wie Belladonna, Digitalis, Conium, Chelidonium, Hyoscyamus, Lactuca virosa, Stramonium, unterliegen einer besonderen Extrahierungsmethode. Man zerschneidet sie im frischen, blühenden Zustande, zerstampft sie im Steinmörser mit $\frac{1}{20}$ Wasser und presst stark aus, den Rückstand unter abermaligem Wasserzusatz derselben Operation unterwerfend. Die gemischten Brühen erhitzt man nahe zum Sieden, wobei Gerinnung ihres Eiweissgehaltes erfolgt, koliert und engt sie im Dampfbade auf ein Zehntel des angewendeten Krautes ein. Der Rückstand wird mit gleichviel Weingeist gemischt, nach einem Tag von dem schleimigen und gummösen Absatz koliert, letzterer abgepresst, nochmals mit verdünntem Weingeist ausgewaschen und abermals gepresst. Die vereinigten weingeistigen Auszüge werden nach der Filtration dem Eindampfen unterworfen, wobei sich der Weingeist durch Destillation wiedergewinnen lässt.

§ 502. Trockne Extrakte. Die trocknen Extrakte gewinnt man durch stärkeres Einengen der Extraktbrühe, bis die steife Masse selbst im warmen Zustande sich in Fäden ziehen lässt, worauf man sie in dünne Schichten und Bänder ausbreitet und auf flachen Porzellantellern an einem mässig warmen Orte völlig austrocknet. Sowie sie spröde erscheint, wird sie in einem angewärmten Mörser zerrieben und sofort in ein trocknes, erwärmtes, mit Korkstöpsel wohl zu verschliessendes Gefäss gebracht.

Um die steifen narkotischen Extrakte in trockne Form zu bringen und auch für Pulvermischungen geeignet zu machen, trocknet man sie mit Süssholzpulver in gelinder Wärme aus und zerreibt die pulverige Masse, unter Zusatz von so viel Süssholzpulver, dass das Ganze doppelt so viel wiegt wie die angewendete Extraktmenge. Bei der Dispensation wird ein doppeltes Quantum abgewogen, als verordnet ist. Die betreffenden Standgefässe erhalten die Aufschrift: *sumatur duplum*.

6. Syrupe, Syrupi.

§ 503. Bereitung der Syrupe. Die Syrupe, Syrupi, sind dickliche Zuckerlösungen, gewonnen aus weissem Zucker und einer wässerigen Flüssigkeit, deren Verhältnis in der Regel wie 60 : 40 angenommen wird. Sie dienen zum Versüssen der Mixturen und führen kleine Mengen aromatischer und anderer arzeneilich wirksamer Stoffe. Beim weissen Syrup wird destilliertes Wasser, beim Althaesyrup ein Althae-Aufguss, beim Himbeersyrup vergohrener Himbeersaft, beim Mandelsyrup eine Mandel-Emulsion zur Lösung des Zuckers benutzt. Man bringt die Zuckerlösung zum einmaligen Aufkochen, wobei der Eiweissgehalt gerinnt und, alle Unreinigkeiten mit sich reissend, zur Klärung des Syrups wesentlich beiträgt. (Man unterlässt dieses Aufkochen nur beim Mandelsyrup.) Nach dem Aufkochen wird der Syrup geschäumt, durch Wasserzusatz auf sein Gewicht ergänzt und noch heiss durch weissen Stramin koliert, aber erst nach völligem Erkalten in die möglichst trockenen Gefässe gebracht.

Die Fruchtsäfte, welche man zu Syrupen benutzt, sind: Kirschsaft (von den sauren, rotsaftigen Morellenkirschen), Himbeersaft, Kreuzbeerensaft, Maulbeersaft (von den schwarzen Maulbeeren). Man gewinnt sie, indem man die Früchte zerquetscht, einige Tage in mittlerer Wärme stehen lässt, dann auspresst (zwischen Holzplatten) und den Saft filtriert und mit Zucker im Verhältnisse wie 65 : 35 verkocht.

§ 504. Honig und Sauerhonig. Den Syrupen schliessen sich der gereinigte Honig, sowie die Sauerhonige an. Das Reinigen des Honigs bezweckt die Abscheidung der albuminösen Beimengungen; sie wurde früher durch Zusatz gewisser Abscheidemittel (Gerbsäure, Galläpfelpulver, Magnesia, Thonerde, Holzkohlen u. a.), jetzt ausschliesslich durch einstündiges Erhitzen des verdünnten Honigs nahe zum Siedepunkt, jedoch ohne Kochen, bewirkt, wobei das Eiweiss gerinnt und den Honig klärt. Nach der Filtration dampft man ihn zur Syrupkonsistenz ein.

Verdünnt man den gereinigten Honig mit einem Rosenblätteraufguss, Essig oder Meerzwiebelessig, und dampft wieder zur Syrupkonsistenz ein, so erhält man Mel rosatum, Oxymel simplex, O. scilliticum. Man erfährt den Konzentrationspunkt am besten durch die Wage, indem man bis zum Gewicht des angewendeten Honigs eindampft.

7. Linimente und medizinische Seifen.

§ 505. Opodeldok. Die Linimente sind dickliche oder gelatinöse Mischungen zum Einreiben, wie das Linimentum ammoniatum, das sog. flüchtige Liniment, eine Mischung aus 4 Teilen Öl und 1 Teil Salmiakgeist. Von den Linimenten wird im Laboratorium vorzugsweise der Opodeldok, Linimentum saponato-camphoratum, angefertigt. Derselbe ist eine Seifengallerte, eine heissbereitete Auflösung von medizinischer Seife in Weingeist, welche beim Erkalten gesteht. Zumal die Talg-Natronseife (Hausseife) veranlasst ein Gelatinieren der weingeistigen Lösung, während die Ölnatronseife (spanische Seife) und Ölkaliseife in verdünntem Weingeist flüssig bleibt (Spiritus saponatus).

§ 506. Medizinische Seifen. Abgesehen von Sapo medicatus, oleaceus und viridis, über welche bereits in der Chemie das Nähere mitgeteilt wurde, kommt hier Sapo jalapinus und terebinthinatus in Betracht Die Jalappenseife bereitet man aus medizinischer Seife und Jalappenharz durch Auflösen in verdünntem Weingeist und Eindampfen zur Pillenkonsistenz; die Terpentinseife durch Mischen gepulverter spanischer Seife mit feinzerriebenem kohlensaurem Kali und Terpentinöl.

8. Salben, gekochte Öle und Cerate.

§ 507. Salben. Von den in der Offizin vorrätigen Salben wird ein Teil durch Verreibung fester oder flüssiger Arzneistoffe mit Schweineschmalz oder einer Fettmischung dargestellt. Unlösliche mineralische Körper werden zunächst gepulvert und dann mit etwa dem gleichen Volum des Fettes in einer Reibschale aufs feinste verrieben, bevor man die übrige grössere Menge des Fettes zumischt. So bei *Ungt. Cerussae, Zinci, sulfuratum.* Das Verreiben muss so lange fortgesetzt werden, bis man beim Streichen einer Probe auf den Fingernagel keine festen Partikel fühlt, noch sieht. *Ungt. Hydrargyri cinereum* erfordert ein so lange fortgesetztes Verreiben (Töten) des Quecksilbers mit alter Quecksilbersalbe, bis man beim Ausstreichen einer Probe keine Metallkügelchen mehr wahrnehmen kann. Man kann diese Operation, welche bei der Quecksilbersalbe gewöhnlich mehrere Stunden anhaltenden Reibens erfordert, sehr beschleunigen, wenn man der Masse die gehörige Weichheit giebt, d. i. bei kälterer Temperatur gelinde erwärmt. Ein Terpentinzusatz fördert in gleicher Weise das Töten des Metalles.

Lösliche Körper, z. B. Jodkalium zu *Ungt. Kalii jod.*, werden in der möglichst geringen Wassermenge aufgelöst und dann die Fettmenge untergearbeitet.

Eine grössere Reihe von Salben erfordert Schmelzen. Einfache Fettmischungen sind: *Ungt. basilicum, cereum, Elemi, Rosmarini comp., Terebinthinae.* Man schmilzt die Fette in einer Porzellan- oder Zinnschale im Wasserbad.

Bei einigen Salben findet eine Extraktion durch Fett statt; so digeriert man zu *Ungt. Cantharidum* die gepulverten Canthariden mit Öl, zu *Ungt. flavum* die Curcuma mit Schweineschmalz.

Beim Erkalten einer aus mehreren verschiedenen festen Fetten zusammengeschmolzenen Salbe ist in den meisten Fällen fleissiges Umrühren geboten, damit das festere Fett sich nicht von dem weicheren ausscheide, so bei den mit Wachs oder Walrat bereiteten Salben, z. B. *Ungt. cereum, Cantharidum.*

Andere derartige Fettmischungen, in denen Terpentin oder ein Harz eingeht, lässt man ohne Umrühren erkalten, da durch dieselben die ungleichflüssigen Bestandteile sich enger verbinden. So bei *Ungt. basilicum, Elemi, Rosmarini comp.*

§ 508. Gekochte Öle. Gewisse Vegetabilien wurden früher im frischen Zustande mit Öl oder Schweinefett in einem kupfernen Kessel auf gelindem Feuer so lange gekocht, bis die wässerige Feuchtigkeit verdampft war. Den richtigen Zeitpunkt erkannte man daran, dass die anfänglich stark schäumende und hochsteigende Masse zusammensinkt, aufhört Blasen zu werfen und beim Umrühren einen raschelnden Ton abgiebt. Diese Öle und Fette besitzen stets eine dunkelgrüne oder braune Färbung.

Durch Einführung des Dampfbades in das pharmazeutische Laboratorium hat auch die Methode der Darstellung der gekochten Fette eine Änderung erlitten. Man besprengt die getrockneten und zerschnittenen Vegetabilien mit Weingeist, lässt sie im verschlossenen Gefässe einige Stunden (zur innigeren Durchdringung) stehen und digeriert sie dann mit dem Fette in einer zinneren Schale im Dampfbade so lange, bis der Weingeist sich völlig verflüchtigt hat, was sich an der Klarheit des Fettes erkennen lässt. Hierauf presst man aus und koliert resp. filtriert (durch zuvor getrocknetes Papier!).

In dieser Weise gewinnt man aus Schweineschmalz mit Leinkraut *Ungt. Linariae*, mit Meiran *Majoranae*, mit Pappelknospen *Ungt. Populi;* aus Olivenöl mit Kamillen *Oleum Chamomillae infusum*, mit Bilsenkraut *Ol. Hyoscyami infusum (coctum)*.

§ 509. Cerate. Die Cerate, Cerata, bestehen zur Hauptmasse aus Wachs, besitzen daher eine spröde, harte Konsistenz. Man gewinnt sie durch Zusammenschmelzen von Wachs mit Walrat (*Ceratum Cetacei*), Muskatbutter (*Ceratum Myristicae*), Talg, Fichtenharz und Terpentin (*Ceratum Res. Pini*), teilweise unter Zusatz gepulverter Körper (Grünspan zu *Ceratum Aeruginis*). Die geschmolzene Mischung wird in Papierkapseln ausgegossen und nach dem Erstarren in Täfelchen abgeteilt.

9. Pflaster, Emplastra.

§ 510. Bleipflaster. Die Pflaster, welche ölsaures und margarinsaures Bleioxyd zur Grundlage haben, werden aus Öl resp. Schweineschmalz mit Bleiglätte, wie *Empl. Lithargyri simplex*, oder Mennige, wie *Empl. fuscum*, gekocht.

Das einfache Bleipflaster, aus gleichen Teilen Olivenöl, Schweineschmalz und Bleiglätte bereitet, kann auf doppeltem Wege gekocht werden: auf freiem Feuer oder im Dampfbade. In jedem Falle ist aber ein Wasserzugang nötig, um Glycerin zu bilden.

Die Kochmethode über freiem Feuer beendigt sich in mehreren Stunden, beansprucht jedoch eine gewisse Übung und grosse Vorsicht. Man schmilzt das Fett in einem geräumigen, zuvor ausgescheuerten kupfernen Kessel, fügt die feinzerriebene, klümpchenfreie Bleiglätte unter Umrühren bei, giebt ¼ Pfd. Wasser hinzu und kocht bei gelinder Feuerung, die schäumende und steigende Masse mit einem Holzspatel wohl umrührend, damit die Glätte sich nicht am Boden festsetze. Sehr zu beachten ist, dass es niemals an Wasser fehle und die Masse stets im Kochen bleibe, weshalb man, sowie dieselbe aufhört zu schäumen und zusammensinkt, eine Portion Wasser beizugeben hat. Dieser Wasserzusatz ist bis zur Beendigung der Pflasterbildung öfter zu wiederholen. Sobald die Glätte sich völlig gelöst hat, beginnt die Masse weiss zu werden und nimmt den eigentümlichen Pflastergeruch an. Von Zeit zu Zeit hat man dann zu prüfen, ob die Pflasterbildung vollendet ist, indem man einige Tropfen in kaltes Wasser giesst und knetet; sobald die erkaltete Probe hart erscheint, nicht mehr schmierig oder klebrig, ist das Pflaster fertig.

Dieselbe Operation nimmt im Dampfbad einige Tage in Anspruch, gewährt aber bei geringerer Übung mehr Sicherheit, da ein Anbrennen des Pflasters nicht stattfinden kann. Man füllt eine Zinnschale mit der Fettmasse an, giebt, sobald sie geschmolzen ist, die Bleiglätte mit etwas Wasser bei und hält das Ganze im vollen Dampfbad, öfters umrührend, damit die Glätte sich nicht am Boden festsetze, auch den Wasserzusatz von Zeit zu Zeit wiederholend. Letzterer ist nicht in der Menge nötig, wie bei ersterer Methode, da eine viel geringere Verdampfung stattfindet.

Wenn das Pflaster die Gare erlangt hat, knetet man es unter kaltem Wasser, in welchem sich das Glycerin auflöst. Das durch hinreichendes Kneten (Malaxieren) ausgewaschene Pflaster wird schliesslich auf einem sauberen Brette in Stangen ausgerollt.

Das Mutterpflaster wird aus 1 Teil Mennige und 2 Teilen Olivenöl gekocht. Man trage in das im geräumigen kupfernen Kessel über gelindem Feuer erhitzte Öl die feinpräparierte, knöllchenfreie Mennige unter Umrühren ein und fahre mit dem Umrühren unablässig fort, bis die Mennige sich aufgelöst hat, was unter Schäumen und Steigen der Masse geschieht. Ein Wasserzusatz findet nicht statt.

Das Glyzeryl entweicht hierbei als Akrol in stechenden Dämpfen. Man kocht nach Auflösung der Mennige das sich schwärzende Pflaster, bis eine Probe auf kalter Metallfläche zur festen, nicht mehr schmierigen Masse erstarrt. Man giebt dann gelbes Wachs in das Pflaster und nach einigem Abkühlen Kampfer, mit Öl angerieben, worauf die Masse in Papierkapseln ausgegossen wird.

§ 511. Gemischte Pflaster. Die gemischten Pflaster werden aus Wachs, Harz, Öl, Terpentin, Talg u. s. w. zusammengeschmolzen, oder sie besitzen als Grundlage das Bleipflaster.

Einfache Mischungen von Wachs, Talg und gepulverten Herzen sind beispielsweise *Empl. aromaticum*, *Ammoniaci*, *foetidum*,

Galbani croc., *oxycroccum* u. a. Man mischt der geschmolzenen Fettmasse die klümpchenfreien Harzpulver zu und rollt das halberkaltete Pflaster in Stangen auf einer mit Öl befeuchteten Fläche aus. Gummiharze (Ammoniak, Mutterharz, Stinkasant) erweicht man mittelst des Dampfbades (oder über sehr gelindem Feuer) in Terpentin, bevor man sie dem etwas verkühlten Fettgemenge zusetzt.

Viele derartige Pflaster enthalten Kräuterpulver, die man der geschmolzenen Wachsmischung unterrührt. Hierhin gehören *Empl. Belladonnae, Cantharidum, Conii, Meliloti.* Um ihr Schimmeln zu verhüten, müssen die vegetabilischen Pulver zuvor getrocknet werden. Auch diese Pflaster rollt man mit Öl aus.

Gemischte Pflaster mit Bleipflaster als Grundlage sind: *Empl. adhaesivum* — Bleipflaster mit Wachs, Dammarharz, Geigenharz und Terpentin; *Empl. Hydrargyri* —- Bleipflaster mit einer Verreibung von Quecksilber mit Terpentin; *Empl. saponatum* — Bleipflaster mit Seifenpulver, welches man innig dem geschmolzenen Pflaster beimischt; *Empl. Lythargyri compositum* — Bleipflaster mit Ammoniak- und Galbanum-Gummiharz, welche in Terpentin mittelst des Dampfbades erweicht und dem geschmolzenen (nicht zu heissen!) Pflaster beigefügt werden. Diese Pflaster kann man mit Wasser ausrollen.

§ 512. **Englisches Heftpflaster.** Eine besondere Art Pflaster ist das englische Heftpflaster, ein mit Hausenblase überzogener Seidentaffet. Letzteren wählt man in mehreren Farben (schwarz, rot, weiss), spannt ihn angefeuchtet über einen viereckigen Holzrahmen und überzieht ihn in wiederholten Aufstrichen mit einer Hausenblasenlösung. Schliesslich netzt man die Rückseite des Taffets mit Benzoëtinktur.

Ähnlich wird *Empl. Mezerei cantharidatum* angefertigt, indem man Seidentaffet zuerst mit einer Hausenblasenlösung und nachher mit einem Essigäther-Auszug aus spanischen Fliegen und Seidelbast, worin etwas Sandarak, Elemi und Geigenharz aufgelöst wurde, überzieht.

B. Die Bereitung der Arzneien.

(Receptur.)

a) *Arzeneien zum innerlichen Gebrauche.*

α) Flüssige Arzeneien.

1. Mixturen, Mixturae.

§ 513. Mischung flüssiger Arzneistoffe. Bei der einfachen Mischung mehrerer Flüssigkeiten sind folgende Regeln zu beobachten:

1. Alle Ingredienzien sind auf der Wage (Tarierwage) in das zuvor tarierte Glas abzuwägen. Nur wenn eines oder mehrere derselben ausdrücklich in einer gewissen Tropfenzahl zugesetzt werden sollen, darf man sie abtröpfeln. Auch ist es nicht gestattet, Flüssigkeiten dem Masse nach zu bestimmen (zu mensurieren).

Es soll alles nach Gewicht angegeben und genommen werden. Man darf sich für grössere Mengen u. dgl. wohl vielfach der Mensuren bedienen, jedoch sollen dieselben nicht die Wage ersetzen, vielmehr nur im allgemeinen die anzuwendende Flüssigkeitsmenge bestimmen. Das Abtröpfeln kleiner Mengen scheint zwar bequemer und genauer als das Abwägen derselben auf einer grossen Tarierwage; jedoch ist das Tröpfeln unsicher und die Grösse des einzelnen Tropfens nicht allein nach der Natur der verschiedenen Flüssigkeiten, sondern auch nach dem Rande der jeweiligen Standflasche verschieden. Je dünnflüssiger ein Mittel, um so kleinere Tropfen bildet es; je breiter der Gefässrand, um so grösser fallen die Tropfen aus.*)

2. Beim Abwägen beginne man mit der kleinsten Menge und schreite stufenweise zu den grösseren fort. Man ist nicht an die Reihenfolge, wie sie das Rezept zeigt, gebunden.

Dies ist darum geboten, weil die Wage eine um so grössere Empfindlichkeit besitzt, je weniger sie belastet ist. Es lassen sich 1—2 Gramm recht exakt in ein leeres Glas einwägen, aber mit viel geringerer Genauigkeit in ein solches, welches bereits 100—200 Grm. Flüssigkeit enthält. Abzutröpfelnde Mittel sind stets zuerst ins leere Glas zu bringen.

Beispiele:

R(ecipe). Acidi hydrochlorici 1,0 (gramma unum)
Aquae destillatae 150,0 (gram. centum quinquaginta)
Syrupi Rubi Idaei 30,0 (grammata triginta).
M(isce). D(etur). S(ignetur): Stündlich einen Esslöffel.

R(ecipe). Tincturae Opii simpl. gutt. 20 (guttas viginti)
Aquae Lauro-Cerasi 10,0 (grammata decem)
M(isce). D(etur). S(ignetur): Nach Bericht zu nehmen.

---

*) Die Taxbestimmung, dass für 1 Grm. 20 Tropfen Tinktur, fettes Öl, 25 Tropfen wässerige Flüssigkeit, äther. Öl, Chloroform, Essigäther, Ätherweingeist, sowie 50 Tropfen Äther berechnet werden sollen, bezieht sich nicht auf ein Tröpfeln statt des Wägens, sondern nur auf die Taxierung tropfenweise verordneter Mittel.

Ausnahmen von dieser Regel:

1. Sehr flüchtige, sowie starkriechende Arzneimittel müssen zuletzt eingewogen werden.

Würde man Äther, Chlorwasser oder Salmiakgeist in erster Reihe einwägen, so verbreitete sich ihr Dunst in die nachfolgenden Standflaschen. Man setzt sie also der fertigen Mischung zu.

Bsp.: R. Aquae chloratae   20,0
               „   destillatae 100,0
           Syrupi simplicis   15,0.
       M. D. S. ad vitrum nigrum.

2. Werden durch gewisse Bestandteile Niederschläge hervorgerufen, so sind dieselben zuletzt beizumischen.

Wenn durch Zusatz eines Mittels ein Niederschlag oder eine Ausscheidung hervorgerufen wird, z. B. durch Zumischen von Kampferspiritus zu einer wässerigen Flüssigkeit, von Opiumtinktur zu Bleiwasser, so ist dieses Mittel zuletzt beizugeben, damit der Niederschlag in einer möglichst verdünnten Flüssigkeit entstehe und recht locker ausfalle.

Dass dabei das Ganze wohl umgeschüttelt werde, ist ausserdem zu beachten.

Bsp.: R. Liquoris Plumbi subacetici 1,0
           Tincturae Opii crocatae gutt. 20
           Aquae Rosae 100,0.
       M. D. S. Augenwasser.

3. Beim Mischen ungleichartiger Flüssigkeiten ist die Folge des Abwägens so zu treffen, dass das Gleichartige zuerst mit einander gemischt und der ungleichartige Bestandteil zuletzt beigegeben werde.

Bsp.: R. Spiritus Aetheris nitrosi 5,0
           Aquae destillatae 120,0
           Olei Menthae piperitae gutt. 5
           Syrupi corticis Aurantii 30,0
       M. D. S.

Bei diesem Rezept ist zuerst der Salpeteräther ins Glas einzuwägen, dann das Pfefferminzöl zuzutröpfeln und in jenem zu lösen, bevor der Syrup und schliesslich das Wasser beigegeben wird.

§ 514. Anreibungen. Unter einer Anreibung versteht man die feine Verteilung unlöslicher oder nur teilweise löslicher Substanzen in Flüssigkeiten. So reibt man vegetabilische Pulver (von Wurzeln, Kräutern u. dgl.), Pulpen (z. B. Tamarindenmus), Latwergen und schwer- oder unlösliche mineralische Stoffe (z. B. Weinstein, Goldschwefel) mit wässerigen ·Flüssigkeiten an. Auch zählt hierhin die Bereitung des Tragant- und Salepschleims, durch Anreiben des Pulvers mit kaltem resp. heissem Wasser.

Bsp.: R. Radicis Ipecacuanhae pulveratae 2,00
           Aquae destillatae 30,0
           Oxymellis Scillae 20,0
       M. D. S. Gut umgeschüttelt alle zehn Minuten einen
           Löffel voll zu nehmen. bis Erbrechen erfolgt.

Die Anreibung bezweckt den betr. Körper in möglichst feine Verteilung zu bringen. Daher ist ein Verreiben zum zartesten Breie oder die Anwendung des feinsten Pulvers geboten, welches man bald im Glase mit der Flüssigkeit zusammenschüttelt, bald im Aufgussmörser damit anrührt. Ersteres ist bei nicht klümpernden Pulvern, z. B. Ipecacuanhae, gestattet, aber zu beachten, dass man das Pulver nicht ins leere Glas, sondern in ein Mehrfaches der Flüssigkeit schüttet, um etwaiges Festsetzen an den Gefässboden zu vermeiden.

Der Tragantschleim wird stets im Mörser bereitet, indem man das Tragantpulver mit der 15fachen Wassermenge anreibt und den entstehenden Schleim mit mehr Wasser verdünnt. Am leichtesten gelingt das Anreiben des Tragantes, wenn man ihn zuvor mit der mehrfachen Menge Zucker oder mit dem etwa zugleich verordneten Syrup vermischt und dann die nötige Wassermenge portionenweise zugiebt.

Den Salepschleim bereitet man im Glase durch Schütteln von 1 Teil Salep-Pulver mit 90 Teilen kochenden Wassers, nachdem man zuvor das Pulver mit 10 Teilen kalten Wassers zerrührt hat, um das Klümpern zu vermeiden.

Anreibungen sind Schüttelmixturen, d. h. sie erfordern vor dem jedesmaligen Gebrauche sorgfältiges Umschütteln.

§ 515. Auflösungen. Man unterscheidet vornehmlich zweierlei Auflösungen: Salzlösungen und Extraktlösungen. In beiden Fällen benutzt man Mixturmörser, doch kann man bei sehr leicht löslichen Salzen und ähnlichen Stoffen (Zucker u. a.) die Lösung im Glase vornehmen. Unklare Salzlösungen erfordern eine Filtration; bei unklaren Extraktlösungen ist eine solche nicht gestattet, wenn die Trübung durch Substanzen, die wesentliche Bestandteile des Extraktes bilden, hervorgerufen wird. So löst sich ein spirituöses oder ein wässerig spirituöses Extrakt wegen der harzigen Bestandteile unklar in Wasser, ein wässeriges Extrakt wegen seiner salzigen oder gummösen Bestandteile unklar in einer Tinktur.

R. Extracti Hyoscyami 1,0
    Vini stibiati 30,0.
S(olve). D. S. Zweistündlich zwanzig
    Tropfen zu nehmen.

R. Cupri sulfurici 0,25 (centigrammata
    viginti quinque)
    Aquae destillatae 30,0.
S(olve). D. S. Augentropfen.

Wenngleich bei den meisten Salzen und Extrakten gemeines Wasser die gleichen Dienste thut wie destilliertes, so ist doch stets destilliertes Wasser anzuwenden zur Lösung von Natrum bicarbonicum, Argentum nitricum, Plumbum aceticum, Cuprum sulfuricum, Tartarus stibiatus, Hydrargyrum bichloratum, teils wegen der zersetzenden Wirkung des im gemeinen Wasser enthaltenen kohlensauren Kalkes (auf das Natriumbikarbonat und die Quecksilber-, Blei-, Kupfer- und Antimonsalze), teils wegen des ebenfalls nie fehlenden Kochsalzes (auf die Silbersalze).

In gewissen Fällen ist heisses Wasser anzuwenden, z. B. bei der Manna, bei schwer löslichen Salzen, wie Kali chloricum und sulfuricum,

Alumen u. a. Jedoch darf in letzterem Falle die Menge des Salzes sein Löslichkeits-Verhältnis zum Wasser nicht übersteigen. Reicht das Lösungsmittel nicht hin zur Auflösung der ganzen Menge des Salzes, so würde, wenn man die Lösung nicht durch Wärme erzwänge, die Flüssigkeit beim Erkalten einen Teil des Salzes krystallinisch ausscheiden. In solchen Fällen pulvert man das Salz fein und bereitet eine Schüttelmixtur.

Wenn ausser den zur Lösung verordneten Ingredienzien noch andere Mittel als Zusätze beigegeben werden sollen, so ist die Lösung für sich zu bereiten, und erfolgen dann die Zusätze. Leicht lösliche Salze kann man jedoch der fertigen Mixtur zugeben.

R. Ammonii chlorati 5,0	R. Natri bicarbonici 5,0
Elixir e Succo Liquiritiae 2,50	Extracti Cardui benedicti 3,0
Aquae destillatae 150,0.	Aquae Menthae piperitae 150,0.
M(isce) s(olvendo). D. S.	M(isce) s(olvendo). D. S.

Im ersten Beispiele kann der Salmiak recht gut zur fertigen Mischung beigegeben werden; im letzten Beispiele muss zunächst mit der Hälfte des Pfefferminzwassers im Glase die Lösung des Natriumbicarbonates bewerkstelligt werden, worauf man die mit der anderen Wasserhälfte im Mörser oder auch in der Mensur dargestellte Extraktlösung beimischt.

Wenn dabei durch ein Zusatzmittel eine Präcipitation oder anderweitige Zersetzung der Auflösung hervorgerufen wird, so ist dieses Mittel erst der vollständigen Mixtur beizufügen, damit die Zersetzung bei möglichster Verdünnung vor sich gehe. Bsp.: Der Zusatz von Opiumtinktur zu einer Bleizuckerlösung hat zuletzt und zwar zur verdünnten Lösung zu geschehen. Ein Gleiches ist zu beobachten beim Auflösen zweier sich gegenseitig unter Fällung zersetzender Salze, wie Plumbum aceticum und Zincum sulfuricum; beide Salze sind für sich zu lösen und ihre verdünnten Lösungen zu mischen.*)

Ist nicht Wasser, sondern Weingeist (etwa eine Tinktur) oder ein Öl das Lösungsmittel, so ist auch diese Lösung zuerst und für sich zu bereiten, ehe etwaige andere Zusätze beigefügt werden dürfen.

Bsp.: R. Chinini sulfurici 0,30
Tincturae corticis Aurantii 30,0
Elixiris Aurantii compositi 15,0
S(olve). M. D. S.

Hier ist das Chininsalz zuerst in der Tinktur zu lösen.

Der Phosphor wird in Öl gelöst, indem man ihn durch Einstellen des Gefässes in heisses Wasser schmilzt, bis zum Erkalten des Öles schüttelt, und nach dem Absetzen das Öl vom ausgeschiedenen Phosphor abgiesst.

---

*) Derartige gegenseitige Zersetzungen finden statt zwischen:
Magnesia-, Schwermetall-, Alkaloïdsalzen mit *ätzenden* oder *kohlensauren Alkalien*, z. B. Bitterzalz mit kohlensaurem (auch phosphorsaurem) Natron, Eisensalz mit doppeltkohlensaurem Natron, Morphiumsalz mit Ätzammoniak (auch Liquor Ammonii anisatus!);
Eisen-, Blei-, Kupfer-, Alkaloïdsalzen mit *Gerbsäure* oder *gerbstoffhaltigen Auszügen* wie Aufgüssen und Extrakten von Rhabarber, Chinarinde, Fingerhut u. a.;
Blei-, Silber-, Quecksilberoxydulsalzen mit *Chlor-, Brom-* und *Jodmetallen.*;
Bleisalzen mit *schwefel-, phosphor-, weinsauren Salzen*, Borax u. a.;
Alkaloïden mit *Jodtinktur.*

2. Saturationen, Saturationes.

§ 516. Was ist eine Saturation? S a t u r a t i o n e n sind kohlensäurereiche Mixturen, bereitet durch S ä t t i g u n g eines kohlensauren Alkalis mit einer vegetabilischen Säure.

Als Alkalien wendet man an: neutrales und saures kohlensaures Kali resp. Natron, seltener kohlensaure Magnesia oder kohlensaures Ammoniak, Als Säuren: Citronensäure, Weinsäure, Citronensaft, Essig, sowie angesetzte Essige (Acetum Digitalis, Scillae u. a.).

Bsp.: R. Kali carbonici puri 5,0
      Aceti q. s. (quantum sufficit) ad perfectam saturationem.
M. D. S.

Die Reaktion einer Saturation soll m ö g l i c h s t n e u t r a l sein; blaues Lackmuspapier darf nur v o r ü b e r g e h e n d g e r ö t e t werden (durch die freie Kohlensäure). Andrerseits muss aber die Flüssigkeit m ö g l i c h s t r e i c h a n K o h l e n s ä u r e sein, soweit dies ohne Schaden für Glas und Stopfen geschehen kann.

P o t i o R i v e r i ist eine Saturation aus 4 Teilen Citronensäure, 9 Teilen kryst. kohlensaurem Natron und 190 Teilen Wasser.

§ 517. Wie wird eine Saturation bereitet? Bei der Bereitung einer Saturation ist erstes Erfordernis:

Säure und Alkali müssen sofort in derjenigen Menge abgewogen werden, in welcher sie sich genau neutralisieren.

Man muss daher die Sauerheit resp. Alkalität der Ingredienzien zuvor g e n a u k e n n e n, sei es durch Anwendung reiner fester Stoffe oder durch vorhergegangene Säurebestimmung mittelst Versuche. Wollte man erst bei Anfertigung der Saturation durch Lackmuspapier ihre Neutralität feststellen und probieren, so würde mittlerweile weit mehr Kohlensäure abbrausen, als nötig ist. Auch reagiert die genau gesättigte Flüssigkeit, so lange sie noch freie Kohlensäure hat, schwach sauer.

Zweites Erfordernis ist:

Es sollen bei Anfertigung einer Saturation möglichst wenig Gefässe und Operationen zur Anwendung kommen, auch darf das Schütteln das notwendigste Minimum nicht überschreiten.

Man bereitet daher die Saturation im Glase, worin sie dispensiert wird, und schwenkt dasselbe nur gelinde um, ohne stärker zu schütteln. Weder Mixturmörser, noch Trichter und Filter dürfen gebraucht werden.

Z u e r s t w i r d d i e S ä u r e a b g e w o g e n, mit der vorgeschriebenen (k a l t e n) Flüssigkeitsmenge gemischt resp. darin gelöst, dann zur Lösung nach und nach die nötige Alkalimenge zugegeben und u n t e r s a n f tem U m s c h w e n k e n des geöffneten Glases in Lösung übergeführt, worauf letzteres sofort verschlossen werde. Dabei entweicht das Übermass der Kohlensäure, und nur so viel bleibt in der Flüssigkeit zurück, dass sie reichlich damit gesättigt ist.

Soll die Saturation anderweitige Zusätze erhalten, so sind dieselben der Säure, vor dem Alkalizusatze, beizugeben. Auch sind der Saturation keine heissen Flüssigkeiten zuzumischen.

Wollte man Salze, Zucker, Syrupe u. dgl. der fertigen Saturation zumischen, so wäre infolge des notwendigen Schüttelns ein Verlust an Kohlensäure unausbleibliche Folge. Deshalb giebt man solche vor der Sättigung zur Säure. Auch ist hierbei zu beachten, dass die Säure zuerst abgewogen werde — nicht umgekehrt, weil eine Einwirkung des Alkalis auf die anderweitigen Zusätze zu befürchten steht, wenn man zuerst das Alkali mit den übrigen Ingredienzien mischte und schliesslich mit der Säure sättigte.

Bsp.: R. Natri bicarbonici 30,0
　　　　Succi Citri q. s. ad perfectam saturationem, adde
　　　　Elaeosacharii Citri 5,0.
M. D. S.

In diesem Beispiele ist die notwendige Menge Citronensaft zuvor festzustellen, mit dem Ölzucker zusammen ins Glas zu geben und schliesslich mit dem Natriumbikarbonat zu sättigen.

Da Hitze der Absorption von Gasen entgegenwirkt, so darf die Saturation weder mit heissem Wasser bereitet, noch derselben ein heisser Zusatz beigegeben werden.

---

3. Emulsionen, Emulsiones.

§ 518. Samen-Emulsionen. Stösst man ölreiche Samen, z. B. Mandeln, Mohnsamen, Hanfsamen u. dgl., mit Wasser an, so entsteht eine milchartige Flüssigkeit, eine Samen-Emulsion. Der nie fehlende Pflanzenschleim bildet das Bindemittel zwischen dem fetten Öle des Samens und dem angewendeten Wasser.

Der Same wird im Emulsionsmörser (aus Porzellan, Marmor oder auch wohl Messing, nicht aber Eisen) zuerst für sich feinzerstossen, und zwar am besten unter Zusatz einer ganz kleinen Wassermenge, damit das fette Öl nicht unverbunden aus dem Samen austrete. Den zarten Teig rührt man dann unter portionenweissem Zusatze des Wassers zur Emulsion an und koliert schliesslich durch ein weisses, wollenes, nicht zu dichtes Tuch, unter Anwendung gelinden Druckes.

Mandeln bedürfen vor dem Anstossen des Schälens, was durch Übergiessen mit heissem Wasser und geeigneten Fingerdruck leicht von statten geht.

Wenn nähere Bestimmungen fehlen, so nimmt man auf 10 Teile Emulsion 1 Teil Samen.

R. Seminis Papaveris 30,0
　　Aquae destillatae 150,0
F(iat) emulsio. D. S.

R. Emulsionis Amygdalarum 300,0
　　Aquae Laurocerasi 5,0.
　　Syrupi simplicis 30,0.
M. D. S.

§ 519. Öl-Emulsionen. Die Öl-Emulsionen werden durch Emulgierung fetten Öles mit Wasser, unter Beihilfe arabischen Gummis bereitet. Die eigentliche Emulgierung geschieht entweder durch allmähliches Einrühren des Öles in einen konsistenten Gummischleim oder durch gleichzeitiges Mischen des Öles und Gummis mit Wasser. Man rechnet auf 2 Teile Öl 1 Teil Gummi und 2 Teile Wasser. Hiernach kann man also eine der nachstehenden Methoden befolgen:

1. Man rührt im Porzellanmörser (mehr weit als hoch) 1 Teil arabisches Gummi mit 2 Teilen Wasser an und giebt unter starkem Umrühren die 2 Teile Öl im langsamen Strahle hinzu.

2. Man mischt die 2 Teile Öl mit 1 Teile arabischem Gummi und rührt 2 Teile Wasser auf einmal kräftig ein.

Ist die Emulgierung beendet, so wird die übrige Wassermenge portionenweise untergemischt. Beim Mangel näherer Angaben rechnet man auf 10 Teile Gesamtgewicht der Emulsion 1 Teil fettes Öl.

Beim Rizinusöl braucht man weniger Gummi und rechnet auf 2 Teil Rizinusöl $\frac{1}{2}$ Teil arabisches Gummi, die man mit $1\frac{1}{2}$ Teil Wasser emulgiert.

Soll die Emulsion noch andere Zusätze erhalten, z. B. Syrup, Salze, Extrakte u. dgl., so sind dieselben erst der fertiggestellten (verdünnten) Emulsion beizugeben.

Würde man Zucker, Salze u. dgl. in der nicht hinreichend verdünnten Emulsion auflösen, so zersetzte sich dieselbe wieder in Öl und Wasser. Überhaupt wirken Salze, zumal kohlensaures Alkali, ungünstig auf Emulsionen ein; ebenso weingeistige Flüssigkeiten (Tinkturen).

Soll die Emulsion mit Tragantschleim bereitet werden, so mische man 1 Teil Öl mit einem aus $\frac{1}{2}$ Teil Wasser und $\frac{1}{25}$ Teil Tragantpulver im Mörser angeführten Schleim kräftig, unter Zugabe von noch $\frac{1}{2}$ Teil Wasser. Darauf verdünne man mit Wasser.

> Bsp.: R. Olei Amygdalarum 20,0
> Tragacanthae q. s.
> F(iat) emulsio (ponderis) 120,0. D. S.

Auch Eidotter dient häufig zur Emulgierung, anstatt des arabischen Gummis. Man zerrühre den Eidotter im Mörser zunächst für sich, arbeite dann das Öl in dünnem Strahle unter und mische endlich das Wasser nach und nach hinzu. Man rechnet auf 15 Gramm Öl einen Eidotter.

§ 520. Gummiharz-Emulsionen. Die Emulsionen der Gummiharze (Asa foetida, Ammoniacum, Galbanum, Myrrha, Gutti) lassen sich mit und ohne Bindemittel anfertigen. Man zerreibt die Gummiharze zunächst für sich im Mörser möglichst fein, giebt dann einen kleinen Teil des Wassers bei und portionenweise das

42

Übrige. Wenn sich das Gummiharz wegen angezogener Feuchtigkeit nicht fein zerreiben lässt, so erweiche man es im Dampfbade und emulgiere es mit lauwarmem Wasser.

Ein Zusatz von $\frac{1}{2}$ Teil Gummi oder einem Eidotter macht die Emulsion haltbarer. Man mischt dieselben dem feingeriebenen Gummiharze vor dem Wasserzusatze bei.

> Bsp.: R. Asae foetidae 20,0
> Aquae destillatae 200,0.
> F(iat) emulsio ope vitelli (unius) ovi. D. S.

§ 521. Harz-, Balsam- und Kampfer-Emulsionen. Die Harz-Emulsionen werden wie die der Gummiharze angefertigt, unter Zusatz von $\frac{1}{2}$ Teil arabischem Gummi, welches man mit dem Harze (Guajakharz, Jalapenharz) zuvor fein verreibt, worauf man das Wasser in kleinen Portionen untermischt. (Jalapenharz lässt sich auch durch Anstossen mit süssen Mandeln emulgieren).

Die Balsam-Emulsionen ähneln den Öl-Emulsionen; gewöhnlich verwendet man jedoch gleiche Teile arabisches Gummi und Balsam, die man mit eben so vielem Wasser kräftig mischt. Eine gleiche Behandlung erfordern die harzreichen ätherischen Extrakte, z. B. Extr. Filicis, Cubebae, sowie der Kampfer. Man mischt sie mit der mehrfachen Menge arabischen Gummis oder mit etwas Tragant oder einem Eigelb (je nach der Verordnung) und rührt das Wasser portionenweise zu. Eine derartige Emulsion ist der Vinum camphoratum, aus je 1 Teil gepulvertem Kampfer und arabischem Gummi und 48 Teilen Weisswein. Ätherische Öle verreibt man mit Zucker und giebt das Wasser allmählich bei.

> Bsp.: R. Olei Terebinthinae rectificatae 2,0
> Aquae destillatae 120,0
> Elaeosacchari Citri 10,0.
> M. D. S.

4. Aufgüsse, Infusa.

§ 522. Die Aufgüsse, Infusa, wurden in früherer Zeit durch Aufgiessen siedenden Wassers auf zerschnittene resp. kontundierte Vegetabilien, und Kolieren nach dem Erkalten dargestellt. Vorzugsweise werden solche Stoffe infundiert, welche flüchtige Öle und stärkemehlreiches Gewebe enthalten, um die Öle nicht zu verjagen, noch das Stärkemehl in Kleister zu verwandeln. Man bereitet daher Infusa von Baldrianwurzel, Kalmus, Pfefferminze, Salbei, Kamillen, Lindenblüte, Fenchel, Anis, Rhabarber, Althäwurzel, Sennesblätter u. a.

Jetzt gewinnt man die Aufgüsse mittelst des Dampfbades, indem man die zu infundierende Substanz in einer zinnernen oder porzellanenen Büchse mit der zehnfachen Menge (im Falle nicht anders vorgeschrieben) siedenden Wassers übergiesst, 5 Minuten lang verschlossen im kräftigen Dampfbad stehen lässt, dann nach völligem Erkalten durch ein Tuch aus ungebleichter Leinwand unter Ausdrücken koliert.

Da in der verschlossenen Büchse weder Aufkochen noch Verdampfung stattfindet, so ist kein Verlust an flüchtigen Bestandteilen zu befürchten.

Bevor das Infusum abgegeben wird, lasse man die kolierte Flüssigkeit kurze Zeit absetzen und giesse vom abgeschiedenen Bodensatze möglichst klar ab.

Wurzeln, Kräuter, Blätter und Blüten wendet man zu Aufgüssen zerschnitten, Früchte und Samen zerquetscht an. Sind Salze, Manna, Extrakte u. dgl. zugleich verordnet, so werden sie nicht infundiert, sondern in der Kolatur aufgelöst.

R. Foliorum Sennae 15,0
infunde cum aqua fervida q. s.
ad colaturae 150,0
adde
Magnesia sufuricae.
Syrupi Cerasorum ͡aa (ana) 33,0.
M. D. S.

R. Infusi Foliorum Sennae 150,0
(ex 15,0 parati)
Mannae 20,0.
Syrupi Cerasorum 30,0.
M. D. S.

Ein konzentrierter Aufguss (Infusum concentratum) wird aus $1\frac{1}{2}$ Teil Substanz auf 10 Teile Kolatur, ein höchstkonzentrierter Aufguss (Infusum concentratissimum) aus 2 Teilen Substanz auf 10 Teile Kolatur bereitet. Bei narkotischen Vegetabilien muss das anzuwendende Quantum stets vom Arzte verordnet sein!

5. Abkochungen, Decocta.

§ 523. In früherer Zeit bereitete man die Abkochungen, Decocta, durch ein längeres Kochen der Ingredienzien mit Wasser, Abkolieren und Absetzenlassen. Vorzugsweise werden harte, holzige Vegetabilien ohne riechende Bestandteile abgekocht, z. B. Chinarinde, Kolombowurzel, Quassienholz, Hauhechel.

Jetzt werden die Abkochungen im Dampfbade bereitet, ähnlich den Aufgüssen, nur dass man die Substanz mit kaltem Wasser übergiesst, eine halbe Stunde lang ins Dampfbad setzt und sofort noch warm koliert.

R. Corticis Chinae Calisayae 25,0
coque ad colaturae 200,0
adde
Vini rhenani 50,0
Syrupi corticis Aurantii 3,00.
M. D. S.

R. Decocti corticis Chinae Calisayae
200,0 (ex 25,0 parati)
Vini rhenani 50,0
Syrupi corticis Aurantii 30,0.
M. D. S.

In Bezug auf die anzuwendenden Spezies gilt das bei den Aufgüssen Gesagte; auch die Bestimmungen über die Menge der Kolatur. Bei einer konzentrierten Abkochung (Dec. concentratum) verwendet man auf 10 Teile Kolatur 1½ Teile Substanz, bei einer höchstkonzentrierten (Dec. concentratissimum) 2 Teile Substanz.

Zuweilen soll mit einer Abkochung ein Aufguss verbunden werden; solche Decocto-Infusa bereitet man durch Zugabe der zu infundierenden Substanz gegen Ende der Abkochung (sub finem coctionis), worauf man bis zum Erkalten bei Seite setzt.

> Bsp.: R. Radicis Colombo 150,0
> coque ad colaturae 15,0
> sub finem coctionis adde Rad. Rhei 2,0
> colaturae adde Aquae Cinnamomi 30,0
> Syrupi simplicis 20,0.
> M. D. S.

Wenngleich ältere Ärzte Decoctum Althaeae vorschreiben, ist die Althäwurzel stets zu infundieren; auch gebraucht man nicht selten den Ausdruck Decoctum Salep für Mucilago Salep.

---

6. Macerationen und Digestionen.

§ 524. Unter einer Maceration versteht man die Einwirkung einer wässerigen oder geistigen Flüssigkeit auf eine Substanz in gewöhnlicher Temperatur (15—20° C); unter einer Digestion eine solche in lauer Wärme (35—40° C). Man lässt ihr gewöhnlich 24 Stunden Zeit, wenn nicht anders verordnet ist. Ein kalter Aufguss (Infusum frigidum) ist eine zweistündige Maceration.

β) Dickliche und halbflüssige Arzneien.

7. Schleime und Gallerten.

§ 525. Schleime, Mucilagines, sind dickliche, fadenziehende Flüssigkeiten; teils blosse Lösungen, wie der Mucilago Gummi arabici, den man am klarsten aus unzerstossenem arabischen Gummi durch Aufgiessen der doppelten Wassermenge und Aufquellenlassen bereitet; teils heisse Aufgüsse, wie Mucilago Salep, über welchen bereits oben gesprochen wurde; teils kalte Auszüge, wie der Mucilago Cydoniae, den man durch halbstündige Maceration der unzerstossenen Quittensamen mit der 50fachen Menge Rosenwasser bereitet. Über den Tragantschleim vgl. § 514.

§ 526. Die Gallerten, Gelatinae, sind Abkochungen schleim- oder leimreicher Substanzen, welche beim Erkalten gelatinieren. Hauptsächlich verwendet man nur noch isländisches Moos und Karrageen, auch wohl Hausenblase oder Gelatine. Die zerschnittene Substanz wird mit Wasser, dessen Menge ein Vielfaches der verlangten Gallerte betragen muss, abgekocht, die klare Flüssigkeit koliert, bis zum vorgeschriebenen Gewichte abgedampft, worauf man sie noch warm mit den übrigen Zusätzen versieht und ruhig erkalten — gelatinieren — lässt.

Bsp.: R. Lichenis islandici 30,0
    coque cum aque quantitate sufficienti ad gelatinae 100,0
        adde
    Syrupi corticis Aurantii 30,0.
  M. D. S.

10 Teile Gallerte lassen sich aus 1 Teil Carrageen, sowie aus 3 Teilen isländischen Mooses bereiten; jenes wird mit 40 Teilen, dieses mit 100 Teilen Wasser abgekocht. 1 Teil Hausenblase reicht hin für 25 Teile Gallerte. 1 Teil Gelatine für 50 Teile Gallerte; man löst sie in heissem Wasser, koliert und lässt erkalten.

8. Latwergen, Electuaria.

§ 527. Latwergen sind Gemenge vegetabilischer Pulver mit Honig, Syrup oder einem eingedickten Fruchtsafte, in solchem Verhältnisse, dass eine breiartige Masse entsteht. Man mischt zunächst die Pulver mit einander und giebt die nötige Menge Zuckersaft portionenweise hinzu.

Leichte, voluminöse Pulver erfordern gewöhnlich ihre dreifache; salzige, lösliche nur ihre doppelte; schleimige, aufquellende sogar ihre fünffache Menge Zuckersaft. Soll Lycopodium zur Latwerge verarbeitet werden, so ist ein Reiben desselben unter stärkerem Drucke notwendig, um es fähig zu machen, sich mit dem Safte zu benetzen.

Bsp.: R. Florum Cinae pulveratorum 25,0.
    Radicis Valerianae pulveratae 5,0.
  Mellis depurati q. s. ut fiat electuarium. D. S.

γ) Feste Arzneien.

9. Pillen, Pilulae.

§ 528. Die Bereitung der Pillenmasse. Man bereitet die Pillenmasse im Pillenmörser (aus Eisen, Porzellan, auch wohl Messing) durch Anstossen pulveriger Substanzen mit einem Bindemittel, welches in den meisten Fällen aus Extrakten, zuweilen aus Zuckersaft, Honig, Tragant- oder Gummischleim besteht.

Eine gute Pillenmasse muss plastisch, d. i. bildsam, weder zu weich (schleimig), noch zu hart (bröckelig) sein.

Wenngleich zum Anstossen einer Pillenmasse sich kaum allgemeine Regeln geben lassen, so merke man sich doch folgendes:

1. **Vegetabilische Pulver** lassen sich mit $^2/_3$—$^3/_4$ Teilen Extrakt zur guten Pillenmasse anstossen; schleimreiche, aufquellende dagegen, wie Althäa-, Rhabarberpulver, erfordern eine gleiche Menge Extrakt.

R. Radicis Rhei 7,5
  Extracti Chelidonii 5,0
  „ Taraxaci q. s. (2,5).
M(isce) f(iat) m(assa), e qua formentur pilulae No. (numero) CL. (Consperge lycopodio.) D. S.

R. Extracti Cardui benedicti 5,0
  Flavedinis corticis Aurantii 3,0
  Rhizomatis Calami q. s. (3,0).
M. f. m. e qua formentur pilulae ponderis decigrammatis unius. Consperge Rhizomate Calami. D. S.

Ist zu wenig Extrakt verordnet, so lässt sich die Masse durch einen genügenden Zusatz von Gummischleim, Succus Liquir. dep. oder auch Aqua destillata plastisch machen. Ein Zusatz von Zuckersaft oder Honig ist weniger ratsam. Bei einem Übermasse an Extrakt setze man die genügende Menge Althäa- oder Süssholzpulver zu. Bei grossem Extrakt-Überschuss dient ein kleiner Zusatz von Salep-Pulver, dessen Verdickung eine kleine Weile abzuwarten ist, besser als eine grössere Menge Althäapulver, durch welche die Pillen nach einiger Zeit hart werden. — Macht medizinische Seife einen Bestandteil der Pillenmasse aus, so ist ein Extrakt überflüssig, da die Seife schon mit etwas Wasser oder verdünntem Weingeist eine plastische Masse bildet. Jedoch ist bei diesem Wasserzusatze grosse Vorsicht geboten.

2. **Gummiharze und Harze** erfordern die Hälfte ihres Gewichtes an **Extrakt**, lassen sich aber auch mit etwas verdünntem (bei Harzen unverdünntem) Weingeist zur plastischen Masse anstossen. Man tröpfele den Weingeist aus einem Löffelchen und mit Vorsicht zu, da schon ein kleiner Überschuss desselben das Plattdrücken der fertigen Pillen veranlasst. Harzige Massen erscheinen gewöhnlich anfänglich zu trocken und nehmen erst nach kräftigem Anstossen Plasticität an.

Bsp.: R. Asac foetidae 7,5
    Extracti Valerianae 3,5.
  M. f. m. e qua formentur pilulae No. XC.
    Consperge Rhizomate Iridis. D. S.

Hierhin gehören die Pilulae aloëticae ferratae, aus gleichen Teilen Aloëpulver und entwässertem schwefelsauren Eisenoxydul bestehend, die mit wenigen Tropfen Weingeist auf 10 g Masse angestossen und ohne Streupulver formiert werden. Dabei nehmen sie eine schwarze Farbe an, auch Glanz, wenn man sie beim Rollen anhaucht oder die fertigen Pillen in einer schwach mit Weingeist befeuchteten Schale umschwenkt.

3. **Lösliche Salze** werden am besten mit Tragant- oder Althäapulver und etwas Wasser zur Pillenmasse angestossen. Unter allen Umständen sei man mit dem Wasserzusatze sehr vorsichtig, um keine zu weiche Masse zu erhalten. Arabisches Gummi eignet sich weniger gut für salzreiche Pillenmassen.

Bsp.: R. Ferri sulfurici
    Kali carbonici puri āā 15,0
    Tragacanthae q. s. (3).
  M. f. m. e qua formentur pil. No. C.
    Consperge Cortice Cinnamomi. D. S.

Bei dieser Pillenmasse muss der Zersetzung wegen das reine Salzgemenge zuerst mit etwas Wasser angestossen werden zu einem Teige, der alsdann durch den Tragant — oder Althäwurzel — plastisch gemacht und ohne Zögern schnell ausgerollt werden muss.

Sehr empfindliche, leicht zersetzbare Salze, wie Argent. nitric., Hydrargyr. bichlor., stösst man nicht mit vegetabilischen Pulvern, sondern mit Argilla alba oder Mica panis (getrocknete und gepulverte Semmelkrume) und etwas dest. Wasser.

R. Argenti nitrici 0,2
    Argillae albae 2,5.
M. f. pilul. No. XXX.

R. Hydrargyri bichlorati corr. 0,25
    Micae panis 2,5.
M. f. pilul. No. XXV.

4. Balsame und fette Öle erfordern gewöhnlich eine Verdickung durch Wachs, bevor sie mit vegetabilischen Pulvern zu Pillen verarbeitet werden. Man schmilzt sie mit $1/3$—$1/2$ Teil gelbem Wachse in gelinder Wärme zusammen. Terpentin lässt sich, ohne Wachszusatz, mit Althäpulver ($1\frac{1}{2}$ Teil) verarbeiten; Copaivabalsam auch wohl mit gebrannter Magnesia ($1\frac{1}{2}$ Teil), wobei man aber gelinde erwärmen oder einige Stunden stehen lassen muss.

R. Balsami Copaivae 10,0
    Cerae flavae 5,0
    liquefactae et refrigeratae massae adde
    Cubebarum pulv. q. s. (2,5).
M. f. pil. No. CC.

R. Balsami Copaivae 10,0
    Magnesiae ustae q. s. (15,0).
M. f. m. e qua formentur pilul. No. CC.
    Consperge pulvere Cubebarum.

Ätherische Öle lassen sich wohl in sehr kleinen Mengen einer Pillenmasse unterarbeiten, in grösserer Menge verordnet, aber nur mittelst konsistenten Tragantschleims oder gelben Wachses, das man geschabt im gelind erwärmten Pillenmörser mit ihnen verreibt.

Die Pilulae odontalgicae sind auf diese Weise aus Mandel-, Cajeput- und Nelkenöl mittelst Schmelzens mit gelbem Wachs bereitete Pillen.

§ 529. Die Formierung der Pillen. Die Formierung der Pillen geschieht auf der Pillenmaschine, welche gewöhnlich aus Eisen, für bestimmte Fälle (bei leicht zersetzbaren Salzen) aus Holz besteht. Es lassen sich je 30 Stück zugleich auf ihr abteilen. Es ist fürs erste die Gesamtzahl der Pillen festzustellen. Der Arzt bestimmt entweder diese Zahl oder das Gewicht der einzelnen Pille. In letzterem Falle wird dieses Einzelgewicht in das Gesamtgewicht der Pillenmasse dividiert, woraus dann die Zahl der anzufertigenden Pillen resultiert.

Ist die Gesamtzahl der Pillen bekannt, so teilt man die Pillenmasse in so viele gleiche Teile, als 30 in der Gesamtzahl enthalten sind, entweder auf der Wage oder mittelst der Pillenmaschine selbst. Die erhaltenen Teile werden alsdann zu einem gleich dicken Strange ausgerollt und abgeteilt, worauf man die einzelnen Pillen mit Daumen und Zeigefinger abrundet oder sie zu 30 unter einem Rollbrettchen abdreht.

Gewöhnlich werden die fertigen Pillen mit einem Streupulver

versehen d. i. konspergiert. Ist kein besonderes Pulver verordnet, so greift man zum Lycopodium.

Sollen die Pillen versilbert resp. vergoldet werden, so schüttelt man die nicht konspergierten Pillen mit etwas Blattsilber resp. Blattgold in einer hohlen Hornkugel. Sollen die Pillen mit Gelatine überzogen werden, so taucht man sie einzeln an einer Nadel oder einem zugespitzten Holzstäbchen in eine konsistente, erwärmte Gelatinelösung und lässt sie dann an der Luft abtrocknen.

10. Pastillen, Pastilli, Trochisci.

§ 530. Die Pastillen sind runde, 1 *g* schwere Scheibchen, aus Zucker oder Kakaomasse bestehend, mit einem medizinisch wirksamen Zusatz. Früher bereitete man sie nach Art der Pillen, durch Anstossen der Zuckermasse mit etwas Tragantschleim zur plastischen Masse, die man auf der Pillenmaschine abteilte und formierte, worauf die einzelnen Kügelchen durch einen Stempel plattgedrückt und an einem lauwarmen Orte getrocknet wurden.

Jetzt bereitet man die Pastillen durch Ausstechen der genügenden Menge mittelst des sog. Pastillenstechers, einer metallenen Röhre mit scharfem Rande. Die Zuckermasse wird mit 15—20 %, verdünntem Weingeist befeuchtet, mittelst einer Nudelwalze auf einem weissen Brette gleichdick ausgewalzt und mit dem Pastillenstecher ausgestochen. Man benutzt häufig einen Pastillenstecher mit federndem Kolben, dessen Unterseite ein Zeichen trägt, welches sich der Pastille aufprägt. Die ausgestochenen Pastillen werden auf einem Papierbogen gesammelt und an der Luft getrocknet.

(Nach älterer Darstellung:)
R. Natri bicarbonici.
Sacchari albi āā 100,0
Olei Menthae pip. 1,0
Tragacanthae q. s. (2,0).
M. f. pastilli No. CC.

(Nach neuerer Darstellung:)
R. Natri bicarbonici,
Sacchari albi āā 100,0
Olei Menthae pip. 1,0
Spiritus diluti q. s. (30,0).
M. f. pastilli No. CC.

Die aus Kakaomasse bereiteten Pastillen werden nicht angefeuchtet. Man erweicht die Kakaomasse in sehr gelinder Wärme, mischt die übrigen Ingredienzien bei, rollt sie auf einer Blechtafel mit einer Walze aus und sticht mit einer Blechröhre die einzelnen Pastillen ab, welche sich nach dem Erkalten leicht von der Blechtafel ablösen lassen.

Bsp.: R. Ferri reducti 10,0
Massae cacaotinae
Sacchari albi āā 45,0
M. f. pastilli No. C.

11. Theemischungen, Spezies.

§ 531. Die S p e z i e s sind Mischungen mehr oder weniger gröblich zerschnittener Vegetabilien, Blätter, Kräuter, Blüten, Wurzeln, Früchte u. dgl. Man wendet Früchte und Samen z e r - q u e t s c h t (kontundiert), Wurzeln und Wurzelstöcke feiner, Blätter und Blüten gröber g e s c h n i t t e n an. Mineralische Stoffe, z. B. Salze, kommen grobgepulvert hinzu.

Nach der Feinheit und der Anwendung unterscheidet man:

a) E i g e n t l i c h e T h e e s p e z i e s (S p e c i e s a d i n f u s u m), von mittlerer Feinheit, durch Absieben vom feineren Pulver befreit. Bsp.: Species pectorales, ad decoct. lignorum.

b) K r ä u t e r k i s s e n s p e z i e s (S p e c i e s a d f o m e n t u m), kleiner zerschnitten als vorige. Bsp.: Spec. aromaticae.

c) B r e i u m s c h l a g s p e z i e s (S p e c i e s a d c a t a p l a s m a), ein gröbliches Pulver. Bsp.: Spec. emollientes.

Bei den Theemischungen werden d i e k l e i n e r e n M e n g e n z u e r s t a b g e w o g e n u n d g e m i s c h t, b e v o r m a n d i e g r ö s - s e r e n Q u a n t i t ä t e n z u s e t z t. Soll die Mischung in eine Anzahl gleicher Teile abgeteilt werden, so ist ein exaktes Mengen zumal geboten; bei sehr ungleichartigen Teilen, wenn z. B. Salze, kontundierte Samen u. dgl. zu groben Spezies verordnet sind, empfiehlt es sich jedoch, von diesen feineren Arzneistoffen die Dosen für sich abzuwägen und den abgeteilten Portionen beizumischen.

R. Radicis Althaeae (concisae) 25,0	R. Fol. Sennae 5,0
Florum Malvae vulg. (concisorum) 3,0	Fruct. Coriandri (contusi) 2,5
Fructus Foeniculi (contusi) 5,0.	Natri sulfurici 5,0.
M. f(iant) sp(ecies). D. S.	M. f. sp. Dentur tales doses No. VI.

---

12. Pulvermischungen, Pulveres.

§ 532. Bereitung eines gemischten Pulvers. Man unterscheidet gröbliche und feine P u l v e r m i s c h u n g e n, je nachdem die Ingredienzien gröber oder feiner zerteilt sind. Die Mischung geschieht im Pulvermörser und wird so lange fortgesetzt, bis keine Verschiedenheit zwischen den einzelnen Teilen des Pulvers mehr wahrzunehmen ist. Als Hauptregel beim Pulvermischen merke man sich:

Man beginne mit den kleinsten Gewichtsmengen, denen der Reihe nach die grösseren beizufügen sind.

Sehr häufig ist von einer stark wirkenden Substanz nur eine sehr kleine Quantität abzuwägen und mit einer verhältnismässig grossen Menge Zucker oder eines anderen indifferenten Mittels zu mischen. In solchen Fällen verreibe man jene kleine Menge zuerst mit wenig Zucker und setze dessen übriges Quantum später zu. Dies hat man besonders bei Calomel zu beachten, dessen hohes spezifisches Gewicht die an sich kleine Gewichtsmenge noch kleiner im Volum erscheinen lässt. Sulfurat und andere, durch Fällung oder Krystallisation, nicht durch Präparation gewonnene Arzneistoffe bedürfen dabei einer mit Druck ausgeführten Verreibung mit Zucker.

> Bsp.: R. Stibii sulfurati nigri 5,0
> Sulfuris depurati 10,0
> Sacchari albi 20,0.
> M(isce) f(iat) p(ulvis). D. S.

Eine besondere Schwierigkeit bieten Mischungen sehr leichter, voluminöser Pulver mit schweren. Soll z. B. kohlensaure oder gebrannte Magnesia mit Zucker resp. einem vegetabilischen oder Salzpulver verrieben werden, wie zu Pulv. Magnes. c. Rheo, so füge man dem letzteren anfänglich ein ihm gleiches Volum der Magnesia zu, und erst nach vollendeter Mischung die übrige Menge der letzteren. (Durch Schütteln in einer Holzbüchse oder Pappschachtel, unter Beigabe einiger eisernen Kugeln oder Gewichtsstücke, bewerkstelligt man in ganz kurzer Zeit derartige Mischungen der Magnesia.)

Soll ein steifes Extrakt einer Pulvermischung beigegeben werden, so verreibe man dasselbe zuerst mit dem verordneten Zucker oder einem vegetabilischen Pulver. Grössere Extraktmengen müssen dagegen im Wasserbad zuvor eingetrocknet werden. Ätherische Extrakte lassen sich, mit den übrigen Ingredienzien gemischt, an der Luft trocknen.

Ätherische Öle lassen sich leicht mit Zucker verreiben. Man nennt eine solche Mischung Ölzucker, Elaeosaccharum, und rechnet auf je 2 *g* Zucker einen Tropfen des ätherischen Öles. Die Ölzucker müssen für sich angefertigt und dann den übrigen Ingredienzien beigegeben werden, wenngleich es auch angeht, das Öl zur fertigen Mischung zuzutröpfeln, im Falle die letztere vorzugsweise aus Zucker besteht.

Grössere Partien zu mischender Pulver, z. B. Pulvis Liquiritiae comp., lassen sich schnell bewältigen, wenn man sie durch ein Haarsieb schlägt.

§ 533. Division von Pulvern. Soll eine Pulvermischung in eine gewisse Anzahl gleicher Teile abgeteilt werden, so geschieht dies mit der Wage — nicht nach Abschätzung mit dem Löffel! Die einzelnen Teile kommen alsdann in Pulverkapseln, welche man aus geglättetem Papier anfertigt. Bei flüchtigen Ingredienzien, wie Kampfer, Ölzucker, sowie zerfliesslichen oder feuchtwerdenden Salzen, wie essigsaurem Kali, Jodkalium u. a., sind Kapseln aus Wachspapier oder Pergamentpapier geboten. In neuerer Zeit sind Oblaten in Anwendung gekommen, zumal für stark- oder bitterschmeckende Pulver. Zwei konkave, genau auf einander passende Oblaten (capsulae amylaceae) werden, nachdem die untere mit dem Pulver gefüllt und die obere am Rande befeuchtet ist, mittelst eines Stempels zusammengeklebt und verschliessen den Inhalt nahezu luftdicht. Der Patient verschluckt sie, nachdem sie in Wasser getaucht worden.

Mit der Division eines Pulvergemenges in eine Anzahl gleicher Teile ist die vervielfältigte Abgabe einer Einzeldosis gleichbedeutend. Man hat im letzteren Falle die angegebenen Gewichtsmengen mit der Zahl der Dosen zu multiplizieren und die dabei resultierenden Grössen zu mischen, worauf die Abteilung in die verlangten Dosen erfolgt.

R. Hydrargyri chlorati mitis 0,05
   Sacchari albi 0,50.
M(isce) f(iat) p(ulvis). Dentur tales
   doses No. X. S.

R. Hydrargyri chlorati mitis, 0,50
   Sacchari albi 5,0.
M(isce) f(iat) p(ulvis). Divide in partes
   aequales X. D. S.

---

2. Arzneien zum äusserlichen Gebrauch.

13. Linimente, Linimenta.

§ 534. Linimente sind halbflüssige, dickliche oder gelatinöse Mischungen zum Einreiben oder zu Umschlägen. Man kennt solche Linimente aus Öl und ätzenden Alkalien resp. Bleiessig, aus Seife und Weingeist.

Das flüchtige Liniment, Linimentum ammoniatum, eine Mischung aus 4 Teilen Olivenöl und 1 Teile Salmiakgeist, wird durch kräftiges Schütteln im Glase dargestellt. Das Kampfer-Liniment, Linimentum camphorato-ammoniatum, verwendet Kampferöl statt des Olivenöls.

Sollen zu diesen Linimenten Zusätze gegeben werden, so geschieht dies zum fertigen Linimente. Spirituöse und ölige Flüssigkeiten lassen sich ihnen leicht zumischen, Extrakte dagegen oder feste lösliche Körper bedürfen zuvor der Auflösung in etwas Wasser. Ätherische Öle, Phosphor, steife Salben werden aber zuvor in dem Öle aufgelöst.

R. Linimenti ammoniati 30,0
   Olei Crotonis 3,0
M. D. S. Zum Einreiben.

R. Linimenti ammoniati
   Unguenti Hydrargyri cinerei ā̄ā 15,0
M. D. S.

Während das Crotonöl dem fertigen Linimente beigegeben wird, verreibt man die Quecksilbersalbe zuerst mit dem Baumöl des Linimentes (12 Grm.) und mischt den Salmiakgeist (3 Grm.) schliesslich zu.

Zu den Seifenlinimenten gehören der Opodeldok, Linimentum saponato-camphoratum, eine gelatinierte Auflösung von Seife in Weingeist, sowie das flüssige Seifenliniment, Linimentum saponato-ammoniatum, eine Auflösung von Seife in verdünntem Weingeist, mit Salmiakgeist.

Mit dem Opodeldok lassen sich nicht leicht andere Arzeneimittel mischen: Salben oder Fette unter schwachem Drucke im Mörser, Tinkturen Salze u. dgl. durch Auflösung im geschmolzenen Opodeldok, der beim Erkalten wieder gelatiniert.

§ 535. An die Linimente reiht sich der Umschlag, Cataplasma, ein weicher Brei aus gepulverten Vegetabilien oder anderen pulverigen Substanzen mit Wasser, welcher auf Leinwand gestrichen aufgelegt wird. Eine derartige Kräutermischung, **Species emollientes**, dient zur Anfertigung erweichender Umschläge im Hause des Patienten. — Der **Senfteig, Sinapismus**, wird noch häufig in der Apotheke verlangt, weicht aber immer mehr dem Senfpapiere; man zerrührt gleiche Teile gepulverten Senfsamen und lauwarmes Wasser.

Zu den Umschlägen gehört auch **Plumbum tannicum pultiforme** (Cataplasma ad decubitum), ein Niederschlag, den man in einer Abkochung von Eichenrinde (Lohe) durch genügenden Zusatz von Bleiessig erzeugt und nach dem Abtropfen mit etwas Weingeist vermischt.

14. Salben, Unguenta.

§ 536. Die **Salben, Unguenta**, sind halbweiche Fettmischungen, deren Hauptmasse meist aus Schweineschmalz besteht.

a) Ist eine Salbe nur **aus Fetten** zusammenzumischen, so lässt sich dies im Mörser (Salbenmörser), häufig auch im Topfe, worin man die Salbe dispensiert, vornehmen.

Man beginne mit den kleineren Quantitäten und mische denselben der Reihe nach die grösseren bei. Man ist deshalb nicht an die Reihenfolge auf dem Rezepte gebunden.

Im Falle die Fette eine verschiedene Konsistenz haben, ist das festere Fett zuerst im Mörser für sich zu zerreiben und dann das weichere Fett portionenweise beizumischen.

R. Unguenti Plumbi 10,0
  „   Zinci 20,0
M(isce) f(iat) unguentum. D. S.

R. Ung. Hydrargyri cinerei 7,5
  Olei Hyoscyami cocti 15,0.
M. f. ungt. D. S.

Harte Fette, wie Wachs, Walrat, Kakaoöl, Talg, werden vorher in gelinder Wärme geschmolzen und alsdann mit den übrigen Ingredienzien gemischt.

b) Ist eine Fettmischung **mit Zusätzen nicht fettiger Art** verordnet, so ändert sich die Operation je nach dem Zusatze:

1. **Wässerige** oder **weingeistige Flüssigkeiten**, wie Bleiessig, Tinkturen, lassen sich nur in beschränkter Menge Fetten beimischen, wenn die Flüssigkeit sich nicht herausdrücken soll. Fette nehmen in der Regel nur $\frac{1}{5}$ ihres Gewichtes an wässeriger, und nur $\frac{1}{6}-\frac{1}{8}$ weingeistiger Flüssigkeit auf.

Bsp.: R. Unguenti Rosmarini compositi 25,0
  Mixturae oleoso-balsamicae 5,0.
M. f. ungt. D. S.

Hierbei ist zu beachten, dass das Fett vor dem Zusatze der Flüssigkeit im Mörser zu verreiben ist, da es demselben nicht mehr adhäriert, wenn er zuvor mit der Flüssigkeit benetzt worden ist; auch wird die Salbe durch das Verreiben weicher und nimmt den Zusatz leichter auf. Übersteigt die Menge der beizumischenden Flüssigkeit obige Grenze, so gelingt die Salbe dennoch häufig, wenn das Fett sehr weiche Konsistenz besitzt. Härtere Fette verdünne man daher in solchem Falle mit etwas Olivenöl. Eine Salbe mit übermässigem Wassergehalte und rahmartiger Beschaffenheit ist Ungt. leniens; die geschmolzene Mischung aus Wachs, Walrat und Mandelöl wird beim Abkühlen mit dem Rosenwasser kräftig umgerührt und zum Schlusse schaumig geschlagen.

2. Extrakte und leicht lösliche Salze, z. B. Jodkalium, Argentum nitricum, müssen vor dem Zumischen des Fettes in der möglichst geringen Menge Wassers aufgelöst werden, wobei die oben angegebene Grenze, bis zu welcher die Salben solche Flüssigkeiten annehmen, wohl zu beachten ist.

Trockne Extrakte, wie Opiumextrakt, bedürfen ebenfalls der Lösung in Wasser. Kampfer verreibt man dagegen mit etwas Olivenöl. Löst sich der Körper, z. B. Veratrin, weniger in Wasser als in Weingeist, so wende man letzteren an. Würde aber die Wassermenge zu gross werden gegen die Fettmenge, so stehe man von einer Lösung ab und zerreibe das Salz aufs feinste für sich oder mit etwas Öl.

R. Argenti nitrici 1,0
    Adipis suilli 30,0.
M. f. ungt. D. S.

R. Unguenti cerei 20,0
    Extracti Opii 0,50.
M. f. ungt. D. S.

Hierhin zählen die zu extemporierenden Salben der narkotischen Extrakte, z. B. Ungt. Belladonnae, Conii, Digitalis, Hyoscyami, Mezerei, Sabinae.

3. Feste, nichtlösliche Körper, z. B. Schwefel, Zinkoxyd, Quecksilberoxyd, Bleiweiss u. a., bedürfen einer höchst feinen Präparierung. Man zerreibe den Körper im Mörser für sich oder unter Beigabe von etwas Wasser resp. Olivenöl aufs feinste, so dass man zwischen den Fingern keine rauhen Partikelchen mehr wahrzunehmen vermag; alsdann mische man das Fett portionenweise bei. Eine solche Salbe darf auf dem Strich keine festen Körnchen zeigen.

Hierhin: Ungt. Hydrargyri albi und rubrum, Tartari stibiati.

---

15. Pflaster, Emplastra.

§ 537. Mischung von Pflastern. Die Pflaster, Emplastra, sind in gewöhnlicher Temperatur harte und feste, in der Handwärme erweichende und klebende Arzneimittel, welche auf Leinwand oder Leder gestrichen der Haut appliziert werden. Man unterscheidet: 1. Bleipflaster, 2. Wachs- und Harzmischungen, oft Gummiharze, Balsame oder vegetabilische Pulver enthaltend.

Ist ein Pflaster mit einem anderen Pflaster oder sonstigen Zusatze zu mischen, so wird es zuvor in gelinder Wärme geschmolzen, sofern es von harter Konsistenz ist; z. B.:

R. Emplastri Lithargyri compositi,
    „ oxycrocei ãã 20,0.
M(isce) f(iat) emplastrum. D. S.

oder, sofern sich dies bewerkstelligen lässt, erweicht man sie durch Kneten in der Hand (Malaxieren) z. B.:

R. Emplastri Conii 10,0
Meliloti 15,0,
M. f. empl. D. S.

Häufig gelingt ein halbes Schmelzen durch Übergiessen des Pflasters mit heissem Wasser — was man selbstverständlich nicht anwenden darf, wenn die Pflastermasse lösliche oder ausziehbare Bestandteile enthält. Mit fetten Ölen lassen sich die Bleipflaster nicht vollkommen mischen, es gelingt die Mischung überhaupt nur dann, wenn man das Ganze nur sehr gelinde erwärmt, wodurch das Pflaster halbflüssig wird. Beisp.: Ungt. diachylon Hebrae.

Ist die Pflastermischung in der einen oder anderen Weise vollzogen, so wird sie auf einem reinen Brette mit Wasser zu einer Stange ausgerollt.

Zusätze, wie Harze, Vegetabilien, Seifen, mineralische Pulver, setzt man in feingepulvertem Zustande der geschmolzenen oder erweichten Pflastermasse zu. Kampfer wird mit etwas Öl, Extrakte, Opium, leichtlösliche Salze mit etwas Wasser, Jod mit Weingeist angerieben und beigemischt.

R. Emplastri fusci 30,0	R. Emplastri Cerussae	R. Emplastri saponati
Balsami peruviani 2,0.	25,0	50,0
M. f. empl. D. S.	Camphoare 1,0.	Jodi 0,50.
	M. f. empl. D. S.	M. f. empl. D. S.

§ 538. Streichen der Pflaster. Man streicht die Pflaster auf Schafleder (aluta oder coreum), Leinwand (linteum) oder Taffet (pannum sericeum oder bombycinum). Dem Streichen muss das Erweichen des Pflasters (Malaxieren) vorhergehen, indem man es zwischen den Händen knetet und mit dem Daumen aufstreicht. Harte Pflaster werden in gelinder Wärme geschmolzen und mit dem Pflasterspatel aufgetragen. Auch kann man sie auf dem Leder selbst schmelzen, durch Aufdrücken mit dem erhitzten Pflasterspatel und Ausstreichen. Nicht klebende Kräuterpflaster, die mit einem Heftpflasterrande versehen werden, kann man direkt auf gestrichenes Heftpflaster auftragen, ringsum Rand lassend.

In der Regel streicht man das Pflaster in der Dicke eines Messerrückens auf. Heftpflaster, sowie Bleipflaster und dessen Mischungen werden dagegen sehr dünn aufgestrichen. Letzteres Pflaster trägt man gewöhnlich mittelst einer Pflasterstreich-Maschine auf, deren Konstruktion, im einzelnen verschieden, darin übereinstimmt, dass ein Streifen Leinwand oder Shirting am Boden eines Behälters durchgezogen wird, der mit der flüssigen Pflastermasse gefüllt ist. Solche gestrichene Pflaster nennt man Sparadrap. Mit der Zeit verlieren sie ihre Klebkraft, die sie jedoch durch Befeuchten mit etwas Terpentinöl oder durch Erwärmen wiedergewinnen.

In Gestalt und Grösse eines gestrichenen Pflasters hat man sich nach der ärztlichen Ordination zu halten. Entweder giebt der Arzt die Grösse der bestrichenen Stelle, oder die Menge des zu verbrauchenden Pflasters an.

Für je 10 *qcm* kann man 1,5 *g* Pflastermasse, von Blei-
pflastermischungen aber 2 *g* berechnen.

Man unterscheidet runde, ovale und viereckige Formen.
Runde Formen wählt man für kleine Pflaster z. B. von der
Grösse eines Guldens (florini), Thalers (thaleri) u. s. f. Für grössere Mengen passen besser ovale Formen, wie die Grösse
des Handtellers (magnitudine volae manus oder palmae manus
minoris); oder der ganzen Hand (magnitudine palmae manus
majoris). Viereckige Formen sind beispielsweise: von der
Grösse einer Spielkarte (chartae lusoriae), eines Oktav- oder
Quartblattes (schedae octonariae, quaternariae), eines Papierbogens
(plagulae chartae). Ausserdem giebt es für Ohrenpflästerchen
eine Halbmondform (forma semilunaris.)

R. Emplastri Cantharidum ordinarii q. s. (7,5).	R. Emplastri Cantharidum perpetui 0,5.
Extende super coreum (alutam) magnitudine palmae manus mi-noris. D. S. Zugpflaster.	Extende super pannum sericeum (bombycinum) formae semilunaris. Detur in duplo. S. Ohren-pflästerchen.

Man findet den Flächeninhalt einer viereckigen Form durch
Multiplikation der Länge mit der Breite; den einer runden Form
durch Multiplikation des Halbmesserquadrats mit 22/7; den einer
ovalen Form durch Multiplikation zunächst der halben grossen
Axe mit der halben kleinen Axe, dann mit 22/7.

Hiernach berechnet sich der Flächeninhalt eines Guldens auf etwa
5 *qcm*, eines Thalers auf 9 *qcm*, des Handtellers auf 30—60 *qcm* (je nach
der Grösse der Hand), der Handfläche auf 75--100 *qcm*, der Spielkarte auf
40 *qcm*, eines Ohrenpflästerchens auf 9 *qcm*.

---

16. Bougies und Stuhlzäpfchen.

§ 539. Bougies, Cereoli, sind konisch zulaufende, bis
30 *cm* lange, federkieldicke Cylinder aus Leinwand, die mit
Wachs getränkt worden. Um sie anzufertigen, schneidet man ein
Stück Leinwand in 30 *cm* lange, 3—5 *cm* breite Streifen,
ähnlich einer abgestumpften Messerklinge, zieht sie durch ge-
schmolzenes Wachs und rollt sie dann auf einer glatten Fläche,
von der längeren Seite aus, in einen konischen Cylinder zusammen,
mit einem Brettchen in derselben Richtung feststreichend.

Auch kann man Darmsaiten benutzen, welche, fest angezogen, mit
einem wachsgetränkten wollenen Läppchen bestrichen werden. Übrigens
haben die Bougies aus Kautschuk die eben beschriebenen verdrängt.

§ 540. Stuhlzäpfchen, Suppositoria, sind 3—4,5 *cm*
lange, unten 1,2—1,3 *cm* breite Kegel aus Seife, Kakao-Öl, einer
Pflastermasse oder einer festen Pillenmasse. Man formt sie mit

der Hand resp. dem Messer, oder giesst sie, im Falle einer Kakao-Ölmischung, in kegelig gerollte Papierhüllen. Schliesslich werden sie mit etwas Mandelöl bestrichen und in Wachspapier dispensiert.

R. Olei Cacao 50.0
    Cerae 5,0
    leni calore liquefacta in modulos
    ad suppositoria effundantur.
Fiant suppositoria X. D. S.

R. Natri sulfurici sicci 10,0,
    Saponis oleacei 20,0,
    Mellis q. s.
M. f(iant) suppositoria V. D. S.

Sollen dem Kakao-Öle Zusätze gemacht werden, z. B. Tannin, Aloë, Opium, Morphin u. a., so mischt man sie im feingepulverten Zustande dem geschmolzenen Fette bei. Extrakte wendet man auch, wenn irgend möglich, als trocknes Pulver an. Mischungen von Arzneikörpern mit Kakaoöl lassen sich auch ohne Schmelzen zu Suppositorien verarbeiten. Man zerstösst das Kakaoöl in einem Mörser, mischt das übrige hinzu und giebt dann etwas Öl oder Wachssalbe (nicht mehr als $^1/_5$—$^1/_6$ des Kakao-Öles) hinzu, dass die Masse knetbar wird, die man in eine Stange ausrollt, abteilt und mit der Hand in Kegel formt.

Gefährliche Arzeneistoffe und Mischungen.

§ 541. Gefährliche Arzeneistoffe. Von den zahlreichen Arzeneistoffen erfordern viele eine gewisse Vorsicht bei ihrer Handhabung, teils in Rücksicht ihrer Giftigkeit, teils wegen Feuergefährlichkeit, Zersetzbarkeit u. a.

Wegen der starkätzenden Wirkung auf die Haut muss man sich bei der Dispensation von *Acidum sulfuricum concentratum*, *Acidum aceticum concentr.*, *Acidum carbolicum*, *Kreosotum*, *Acidum nitricum crudum und fumans*, *Oleum Crotonis* u. a. m. vor Benetzung der Hände und Kleider hüten.

Bei der Abgabe von *Aether*, *Aether Petrolei*, *Benzinum*, *Carboneum sulfuratum*, *Spiritus aethereus* u. a. achte man auf die Feuergefährlichkeit ihres Dunstes und halte jedes Licht in der nötigen Entfernung.

Beim Abwiegen und Verreiben von *Rhizoma Veratri pulv.*, *Veratrinum*, *Atropinum*, *Cantharides pulv.*, *Euphorbium pulv.* vermeide man jegliches Stäuben und halte Augen und Nase, wegen der höchst gefährlichen Wirkung selbst des geringsten Staubes, in einiger Entfernung. Ein Gleiches ist dringend anzuraten bei *Bromum* und *Aqua chlorata*, deren Gase in hohem Grade gesundheitsgefährlich sind, auch wegen ihrer korrodierenden Wirkung die Metallflächen der Wage angreifen.

Den *Phosphor* fasse man nie mit blossen Händen an, schneide ihn stets unter Wasser mit einer Schere und vermeide, dass geschmolzener Phosphor in Berührung mit der atmosphärischen Luft gelange, da er dann sofort in Flammen gerät.

§ 542. Gefährliche Mischungen. Wenn bei der chemischen Wirkung zweier Körper auf einander ein Übermass von Wärme frei wird, so gehört die Mischung derartiger Stoffe zu den gefährlichen.

Die *konzentrierte Schwefelsäure*, macht beim Vermischen
a) mit Wasser oder Weingeist,
b) mit vielen ätherischen Ölen, namentlich Terpentinöl,
eine solche Erhitzung, dass es stets gefährlich ist. solche Stoffe zur konz. Schwefelsäure zu fügen — vielmehr mache man es sich zur strengen Regel:

Die konzentr. Schwefelsäure ist dem Wasser resp. dem Weingeist in kleinen Portionen, unter kräftigem Umrühren und (bei grösseren Quantitäten) unter Abkühlen durch Einstellen in kaltes Wasser beizugeben.

Hie und da soll nach alten Veterinär-Rezepten Terpentinöl mit Vitriolöl (konz. Schwefelsäure) gemischt werden; gewöhnlich gehen noch einige andere Öle, Leinöl und Steinöl, in dieselbe Mischung ein. Da sich nun die Schwefelsäure mit den fetten Ölen. wie auch mit Petroleum ohne Bedenken mischen lässt, so verdünnt man zuerst das Terpentinöl mit den fetten Ölen und giebt dann portionenweise, unter Einstellen des Glases in kaltes Wasser, das Vitriolöl bei.

In ähnlicher Weise kann eine Mischung von Salzsäure mit Salpetersäure, das sogenannte *Königswasser,* gefährliche Erhitzungen erzeugen, wenn ihr Weingeist oder ein weingeistiger Auszug (Tinktur) zugefügt wird. Die Zersetzung ist hier keine augenblickliche, sie tritt gewöhnlich erst nach einer Viertelstunde oder später ein und veranlasst, wenn die Mischung in einer verschlossenen Flasche sich befindet, deren Zertrümmerung.

Zu den leicht explodierenden Mischungen zählen vorzugsweise solche von brennbaren Materien (zu denen auch alle organischen gehören) mit *Acidum chromicum, Kali chloricum, Kali hypermanganicum* und anderen sauerstoffreichen und leicht reduzierbaren Substanzen.

Was vom chlorsauren Kali S. 172 gesagt wurde, gilt auch wörtlich für das übermangansaure Kali. Mischungen desselben mit oxydierbaren Stoffen haben stets eine chemische Zersetzung zur Folge; bei brennbaren Körpern tritt Entzündung ein. Übermangansaures, wie chlorsaures Kali entzündet sich z. B. mit Glycerin.

Eine Mischung von *Chlorkalk* mit Terpentinöl erhitzt sich bei grösseren Mengen sogar bis zur Entzündung des Öles. Mit Salmiak und Wasser erzeugt der Chlorkalk den explosiven Chlorstickstoff.

Ebenso bedenklich sind Mischungen von *Jod* oder *Jodtinktur* mit *wässerigem Salmiakgeist,* oder solchen Medikamenten, die denselben enthalten, z. B. flüchtiges Liniment, Opoldeldoc u. a. Zumal ist eine Verreibung des festen Jod mit einem dieser Linimente explosiv, wie z. B. bei der Vorschrift:

Jod 2,0
Linimenti camphorati
—   saponati $\widehat{aa}$ 60,8.

Amtliche Bestimmungen.

1. Die Vorbildung, Lehrzeit und Prüfung

der deutschen Apothekerlehrlinge.

(Bekanntmachung des Bundesrates
vom 13. November 1875.)

§ 1. (Prüfungsbehörde.) Die Prüfungsbehörden für die Gehilfenprüfung bestehen aus einem höheren Medizinalbeamten oder dessen Stellvertreter als Vorsitzendem und zwei Apothekern, von denen mindestens einer am Sitze der Behörde als Apothekerbesitzer ansässig sein muss.

Der Sitz der Prüfungsbehörden wird von den Centralbehörden der einzelnen Bundesstaaten dauernd bestimmt.

Der Vorsitzende und die Mitglieder werden für drei Jahre von dem Vorsitzenden derjenigen Behörde ernannt, welche die Aufsicht über die Apotheker an dem Sitz der Prüfungsbehörde führt.

Für die Prüfung von Lehrlingen, welche bei einem der Examinatoren gelernt haben, ist ein anderer Apotheker zu bestellen.

§ 2. (Prüfungstermine). Die Prüfungen werden in den Monaten Januar, April, Juli und Oktober jeden Jahres an den von dem Vorsitzenden der im § 1 bezeichneten Aufsichtsbehörde festzusetzenden Tagen abgehalten.*)

Die Anträge auf Zulassung zur Prüfung sind seitens des Lehrherrn dei dem gedachten Vorsitzenden spätestens bis zum 15. des vorhergehenden Monats einzureichen; spätere Meldungen können erst für die nächste Prüfung berücksichtigt werden.

---

*) Dieser Absatz wurde durch das Reskript des preussischen Kultusministers vom 19. Dezember 1878 dahin abgeändert:

Die Prüfungen werden in der zweiten Hälfte der Monate März, Juni, September und Dezember jeden Jahres an den von dem Vorsitzenden der im § 1 bezeichneten Aufsichtsbehörde festzusetzenden Tagen abgehalten.

Hiernach müssen also auch die Anmeldungen zur Prüfung bis spätestens zum Ende des vorhergehenden Monats (Ende Februar, Juni, August, November) eingereicht werden.

§ 3. (Erfordernisse zur Zulassung der Prüfung; Vorbildung, Dauer der Lehrzeit.) Der Meldung zur Prüfung sind beizufügen:

1. das Zeugnis über den im § 4 No. 1 der Bekanntmachung vom 5. März 1875 geforderten Nachweis der wissenschaftlichen Vorbildung;

(Dieser § 4 Nr. 1. lautet:

„Der Nachweis ist zu führen durch das von einer als berechtigt anerkannten Schule, auf welcher das Latein obligatorischer Lehrgegenstand ist, ausgestellte wissenschaftliche Qualifikationszeugnis für den einjährig freiwilligen Militärdienst. Ausserdem wird zur Prüfung nur zugelassen, wer auf einer anderen als berechtigt anerkannten Schule dies Zeugnis erhalten hat, wenn er bei einer der erstgedachten Anstalten sich noch einer Prüfung im Latein unterzogen hat und auf Grund derselben nachweist, dass er auch in diesem Gegenstande die Kenntnisse besitzt, welche behufs Erlangung der bezeichneten Qualifikation erfordert werden." *)

2. das von dem nächstvorgesetzten Medizinalbeamten (Kreisphysikus, Kreisarzt u. s. w.) bestätigte Zeugnis des Lehrherrn über die zurückgelegte, vorschriftsmässige, dreijährige oder, für den Inhaber eines zum Besuche einer Universität berechtigten Zeugnisses der Reife **), zweijährige Lehrzeit, sowie über die Führung des Lehrlings während der letzteren. Ist bei der Meldung die Lehrzeit noch nicht vollständig abgelaufen, so kann die Ergänzung des Zeugnisses nachträglich erfolgen ***);

3. das Journal, welches jeder Lehrling während seiner Lehrzeit

---

*) (Ministerial-Reskr. vom 30. Nov. 1878.) Demgemäss dürfen nur solche junge Leute als Apothekerlehrlinge angenommen werden, welche das von einer als berechtigt anerkannten Schule, auf welcher das Latein obligatorischer Lehrgegenstand ist, ausgestellte wissenschaftliche Qualifikationszeugnis zum einjährig freiwilligen Militärdienst besitzen, oder dieses Zeugnis auf einer anderen, als berechtigt anerkannten Schule erhalten, alsdann bei einer der erstgedachten Schulen sich noch einer Nachprüfung im Latein unterzogen haben und auf Grund derselben nachweisen, dass sie auch in diesem Gegenstande die Kenntnisse besitzen, welche behufs Erlangung der bezeichneten Qualifikation erfordert werden.

**) Die Bekanntmachung des Reichskanzleramtes vom 25. Dezember 1879 gestattet die zweijährige Lehrzeit den Inhabern des Reifezeugnisses sowohl eines deutschen Gymnasiums, als auch einer Realschule erster Ordnung mit obligatorischem Unterrichte im Lateinischen.

***) Ziffer 2 wurde durch das Minist.-Reskr. vom 19. Dez. 1878 dahin umgeändert: Das von dem nächstvorgesetzten Medizinalbeamten (Kreisphysikus, Kreisarzt u. s. w.) bestätigte Zeugnis des Lehrherrn über die Führung des Lehrlings, sowie darüber, dass der letztere die vorschriftsmässige dreijährige — für den Inhaber eines zum Besuche der Universität berechtigenden Zeugnisses der Reife, zweijährige — Lehrzeit zurückgelegt hat oder doch spätestens mit dem Ablauf des betreffenden Prüfungsmonats zurückgelegt haben wird.

über die im Laboratorium unter Aufsicht des Lehrherrn oder Gehilfen ausgeführten pharmazeutischen Arbeiten fortgesetzt führen, und welches eine kurze Beschreibung der vorgenommenen Operationen und der Theorie des betreffenden chemischen Prozesses enthalten muss (Laborationsjournal).

§ 4. (Prüfungsgebühren.) Nach Empfang der Zulassungsverfügung, in welcher auch der Termin der Prüfung bekannt gemacht wird, hat der Lehrherr dafür Sorge zu tragen, dass die von dem Lehrlinge zu entrichtenden Prüfungsgebühren im Betrage von 24 Mark an den Vorsitzenden der Prüfungsbehörde eingezahlt werden, und den Lehrling gleichzeitig dahin anzuweisen, dass er sich vor Antritt der Prüfung mit der Zulassungsverfügung und der Quittung über die eingezahlten Gebühren noch persönlich bei dem Vorsitzenden zu melden hat.

§ 5. (Einteilung der Prüfung.) Die Prüfung zerfällt in drei Abschnitte:
    I. die schriftliche Prüfung,
    II. die praktische Prüfung und
    III. die mündliche Prüfung.

§ 6. (Die schriftliche Prüfung.) I. Zweck der schriftlichen Prüfung ist, zu ermitteln, ob der Lehrling die ihm zur Bearbeitung vorzulegenden Materien, soweit dieses von ihm gefordert werden kann, beherrscht und seine Gedanken klar und richtig auszudrücken vermag.

Der Lehrling erhält drei Aufgaben, von denen eine dem Gebiete der pharmazeutischen Chemie, eine dem der Botanik oder Pharmakognosie und die dritte dem der Physik entnommen ist.

Die Aufgaben werden aus einer hierzu angelegten Sammlung*)

---

*) In der Bekanntmachung vom 1. Mai 1876 stellte der preussische Minister folgende Themata für die Aufsätze zur Benutzung der Prüfungskommissionen zusammen:

I. Pharmazeutische Chemie.
1. Äther. — 2. Alkohol. — 3. Alkaloide. — 4. Aluminium und dessen Salze. — 5. Antimon. — 6. Arsenik. — 7. Benzoësäure. — 8. Blausäure, Bittermandelöl, Bittermandelwasser. — 9. Bleiglätte, Bleiweiss, Mennige. — 10. Borsäure und Borax. — 11. Brom und seine Salze. — 12. Calcium und seine Salze. — 13. Karbolsäure und Kreosot. — 14. Chlor und Chlorwasser. — 15. Chloroform und Jodoform. — 16. Eisen und dessen Salze. — 17. Essigsäure. — 18. Glycerin. — 19. Jod und seine Salze. — 20. Kalium und seine Salze. — 21. Kohle. — 22. Kupfer und seine Salze. — 23. Magnesia und ihre Salze. — 24. Natrium und seine Salze. — 25. Pflaster. — 26. Phosphor und Phosphorsäure. — 27. Quecksilber und seine Salze. — 28. Reagentien. — 29. Salicylsäure. — 30. Salpetersäure. — 31. Salzsäure. — 32. Schwefel und Schwefelsäure. — 33. Seifen. — 34. Volumetrische Lösungen. — 35. Weinstein und Weinsteinsäure. — 36. Wismut und seine Salze. — 37. Zink und seine Salze.

durch das Loos bestimmt und sind sämtlich so einzurichten, dass je 3 von ihnen in 6 Stunden bearbeitet werden können.

Die Bearbeitung erfolgt in Klausur, ohne Benutzung von Hilfsmitteln.

§ 7. (Die praktische Prüfung.) II. Zweck der **praktischen Prüfung** ist, zu ermitteln, ob der Lehrling das für den Apothekergehilfen erforderliche Geschick sich angeeignet hat.

Zu diesem Behufe muss er sich befähigt zeigen:

1) 3 Rezepte zu verschiedenen Arzeneiformen zu lesen, regelrecht anzufertigen und zu taxieren;

2) ein leicht darzustellendes galenisches und ein chemisch-pharmazeutisches Präparat der Pharmacopoea Germanica zu bereiten;

3) 2 chemische Präparate auf deren Reinheit nach Vorschrift der Pharmacopoea Germanica zu untersuchen.

Die Aufgaben ad 2 und 3 werden aus je einer hierzu angelegten Sammlung*) durch das Los bestimmt, die Rezepte zu den

II. Botanik und Pharmakognosie.

1. Adeps und Sebum. — 2. Amylum und Dextrin. — 3. Castoreum. — 4. Cortex Chinae. — 5. Cortex Frangulae. — 6. Cortex Granati. — 7. Crocus. — 8. Flores Arnicae. — 9. Flores Chamomillae. — 10. Flores Cinae. — 11. Flores Koso. — 12. Flores Sambuci. — 13. Flores Tiliae. — 14. Flores Verbasci. — 15. Folia Digitalis. — 16. Folia Juglandis. — 17. Folia Menthae crispae und piperitae. — 18. Folia Sennae. — 19. Fructus Anisi. — 20. Fructus Foeniculi. — 21. Fructus Juniperi. — 22. Gummi arabicum. — 23. Herba Absinthii. — 24. Herba Conii. — 25. Herba Hyoscyami. — 26. Herba Violae tricoloris. — 27. Lycopodium. — 28. Manna. — 29. Moschus. — 30. Oleum Amygdalarum. — 31. Oleum Jecoris Aselli. — 32. Oleum Olivarum. — 33. Oleum Ricini. — 34. Opium. — 35. Radix Althaeae. — 36. Radix Gentianae. — 37. Radix Ipecacuanhae. — 38. Radix Liquiritiae. — 39. Radix Rhei. — 40. Radix Sarsaparillae. — 41. Radix Senegae. — 42. Radix Valerianae. — 43. Rhizoma Calami. — 44. Rhizoma Filicis. — 45. Rhizoma Iridis. — 46. Rhizoma Zingiberis. — 47. Saccharum. — 48. Secale cornutum. — 49. Semen Lini. — 50. Semen Sinapis. — 51. Semen Strychni. — 52. Tubera Jalapae. — 53. Tubera Salep. — 54. Vina medicinalis.

III. Physik.

1. Thermometer. — 2. Barometer. — 3. Wage. — 4. Spezifisches Gewicht. — 5. Freier Fall der Körper. — 6. Elektrizität. — 7. Magnetismus. — 8. Wärme. — 9. Adhäsion, Cohäsion, Attraktion. — 10. Mikroskop. — 11. Dampfmaschine. — 12. Luftpumpe. — 13. Aggregatzustände der Körper. — 14. Polarisation. — 15. Apparate zur Massanalyse.

*) IV. Galenische Mittel.

1. Aqua Cinnamomi. — 2. Cuprum aluminatum. — 3. Electuarium e Senna. — 4. Elixir amarum. — 5. Elixir e succo Liquiritiae. — 6. Emplastrum Cantharidum ordinarium. — 7. Emplastrum Cantharidum perpetuum. — 8. Emplastrum Conii. — 9. Emplastrum Lithargyri compositum. — 10. Linimentum saponata-camphoratum.

Arzeneiformen von den Examinatoren unter thunlichster Benutzung der Tagesrezeptur gegeben.

Die Anfertigung der Rezepte und Präparate, sowie die Untersuchung der chemischen Präparate geschieht unter Aufsicht je eines der beiden als Prüfungskommissare zugezogenen Apotheker.

§ 8. (Mündliche Prüfung.) III. Zweck der mündlichen Prüfung, bei welcher auch das während der Lehrzeit angelegte Herbarium vivum vorgelegt werden muss, ist, zu ermitteln, ob der Lehrling die rohen Arzeneimittel kennt und von andern Mitteln zu unterscheiden

11. Liquor Ammonii anisatus. — 12. Mucilago Gummi Arabici. — 13. Mucilago Salep. — 14. Oxymel Scillae. — 15. Pilulae aloëticae ferratae. — 16. Potio Riveri. — 17. Pulvis aërophorus. — 18. Pulvis Magnesiae cum Rheo. — 19. Spiritus camphoratus. — 20. Spiritus saponatus. — 21. Syrupus Althaeae. — 22. Syrupus Amygdalarum. — 23. Syrupus Mannae. — 24. Tinctura Cannabis Indici. — 25. Tinctura Jodi. — 26. Tinctura Rhei aquosa. — 27. Unguentum Glycerini. — 28. Unguentum Kalii jodati. — 29. Unguentum leniens. — 30. Unguentum Paraffini. — 31. Unguentum Sabinae. — 32. Unguentum Zinci. — 33. Vinum camphoratum. — 34. Vinum stibiatum.

V. Chemisch-pharmazeutische Präparate.

1. Acidum benzoïcum. — 2. Acidum carbolicum liquefactum. — 3. Acidum sulfuricum dilutum. — 4. Ammonium chloratum ferratum. — 5. Aqua chlorata. — 6. Aqua hydrosulfurata. — 7. Calcium phosphoricum. — 8. Ferrum chloratum. — 9. Ferrum jodatum saccharatum. — 10. Hydrargyrum bijodatum. — 11. Hydrargyrum jodatum. 12. Hydrargyrum oxydatum via humida paratum. — 13. Hydrargyrum praecipitatum album. — 14. Kalium sulfuratum. — 15. Liquor Ammonii acetici. — 16. Liquor Kali acetici. — 17. Liquor Kali arsenicosi. — 18. Liquor Plumbi subacetici. — 19. Sapo kalinus. —

VI. Chemische Präparate zur Prüfung.

1. Acidum aceticum. — 2. Acidum benzoïcum. — 3. Acidum boricum. — 4. Acidum citricum. — 5. Acidum hydrochloricum. — 6. Acidum nitricum. — 7. Acidum phosphoricum. — 8. Acidum salicylicum. — Acidum tannicum. — 10. Acidum tartaricum. — 11. Aether. — 12. Aether aceticus. — 13. Aqua Amygdalarum amararum. — 14. Aqua chlorata. — 15. Balsamum peruvianum. — 16. Bismuthum subnitricum. — 17. Calcaria chlorata. — 18. Chininum hydrochloricum. — 19. Chininum sulfuricum. — 20. Chloralum hydratum. — 21. Chloroformium. — 22. Ferrum pulveratum — 23. Glycerinum. — 24. Hydrargyrum bijodatum. — 25. Hydrargyrum chloratum. — 26. Hydrargyrum jodatum. — 27. Hydrargyrum praecipitatum album. — 28. Kalium bromatum. — 29. Kalium carbonicum. — 30. Kalium chloricum. — 31. Kalium jodatum. — 32. Kalium nitricum. — 33. Magnesia usta. — 34. Morphinum. — 35. Natrium bicarbonicum. — 36. Natrium bromatum. — 37. Natrium nitricum. — 38. Natrium sulfuricum. — 39. Stibium sulfuratum aurantiacum. — 40. Strychninum nitricum. — 41. Sulfur praecipitatum. — 42. Tartarus depuratus. — 43. Tartarus natronatus. — 44. Tartarus stibiatus. — 45. Zincum oxydatum. — 46. Zincum sulfuricum.

weiss, ob er die Grundlehren der Botanik, der pharmazeutischen Chemie und Physik inne hat, ob er die erforderlichen Kenntnisse in der lateinischen Sprache besitzt und sich hinlänglich mit den gesetzlichen Bestimmungen bekannt gemacht hat, welche für das Verhalten und die Wirksamkeit des Gehilfen in einer Apotheke massgebend sind.

Zu diesem Behufe

1. sind dem Examinanden mehrere frische oder getrocknete Pflanzen zur Erkennung oder terminologischen Bestimmung, und

2. mehrere rohe Droguen und chemisch-pharmazeutische Präparate zur Erläuterung ihrer Abstammung, ihrer Verfälschung und ihrer Anwendung zu pharmazeutischen Zwecken, so wie bezw. zur Erklärung ihrer Bestandteile und Darstellungen vorzulegen;

3. hat derselbe zwei Artikel aus der Pharmacopoea Germanica in das Deutsche zu übersetzen;

4. sind von ihm die auf die bezeichneten Grundlehren und die Apotheker-Gesetze bezüglichen Fragen zu beantworten.

§ 9. (Zeitdauer der Prüfung, Anzahl der Examinanden.) Für die gesamte Prüfung sind zwei Tage bestimmt.

In der Regel dürfen nicht mehr als vier Examinanden zu einer mündlichen Prüfung zugelassen werden.

§ 10. (Prüfungs-Protokoll.) Über den Gang der Prüfung eines jeden Examinanden wird ein Protokoll aufgenommen, welches von dem Vorsitzenden und den beiden Mitgliedern der Kommission unterzeichnet und zu den Akten der in § 1 bezeichneten Aufsichts-Behörden genommen wird.

§ 11. (Zeugnis.) Für diejenigen Lehrlinge, welche in der Prüfung bestanden haben, wird unmittelbar nach Beendigung der Prüfung ein von den Mitgliedern der Prüfungsbehörde unterzeichnetes Prüfungs-Zeugnis angefertigt[*]) und dem Lehrherrn zur Ausstellung des vom nächstvorgesetzten Medizinal-Beamten (Kreisphysikus, Kreisarzt u. s. w.) mit zu unterzeichnenden Entlassungs-Zeugnisses zugestellt.

§ 12. (Nichtbestehen der Prüfung.) Das Nichtbestehen der Prüfung hat die Verlängerung der Lehrzeit um 6 bis 12 Monate zur Folge, nach welcher Frist die Prüfung wiederholt werden muss.

Wer nach zweimaliger Wiederholung nicht besteht, wird zur weiteren Prüfung nicht zugelassen.

Über das Nichtbestehen ist von der Prüfungs-Behörde ein Vermerk auf der in § 3 Ziffer 1 genannten Urkunde zu machen.

---

[*]) Im Prüfungszeugnis ist das Gesamtergebnis durch eine der Censuren: „sehr gut", „gut", „genügend" zu bezeichnen. (Bekanntmachung des Bundesrats vom 23. Dezember 1882.)

§ 13. Vorstehende Bestimmungen treten mit dem 1. Januar 1876 in Kraft.

§ 14. Lehrlinge, welche vor dem 1. Oktober 1875 in die Lehre getreten sind, sind zur Prüfung auch dann zuzulassen, wenn sie den Nachweis der erforderlichen Vorbedingungen nach Massgabe des § 22 der Bekanntmachung vom 5. März 1875 führen.

Die Vorlegung des Laborations-Journals fällt bei den Lehrlingen, welche vor dem Inkrafttreten dieser Bekanntmachung in die Lehre getreten sind, für die Zeit, welche sie bis zum Inkrafttreten der Bekanntmachung in der Lehre zugebracht haben, da weg, wo nach den bisherigen Vorschriften die Führung eines Laborations-Journals nicht gefordert wurde.

Berlin, den 13. November 1875.

Der Reichskanzler.

In Vertretung: (gez.) Delbrück.

---

2. Gesetzliche Vorschriften über den Geschäftsbetrieb in der Apotheke.

(Auszug aus den Apothekerordnungen der Deutschen Staaten mit Hinzuziehung Österreichs.)

I. Allgemeine Pflichten eines Rezeptars. Zu den mannigfachen Erfordernissen, die an einen gewissenhaften Apotheker zu stellen sind, gehören ausser den ausreichenden Kenntnissen gewisse Charakter-Eigenschaften; vornehmlich:

1. Gewissenhaftigkeit — vor allem dem Apotheker notwendig, da das Publikum auf seine Reellität volles Vertrauen zu setzen gezwungen ist, von ihr auch häufig das Wohl und Wehe des Patienten abhängt. — Diese Gewissenhaftigkeit erheischt, bei der Annahme eines Rezeptes, dasselbe ohne Verzug, selbst zur Nachtzeit, anzufertigen. Besonders gilt dies von den als dringlich bezeichneten Rezepten, welche vor den andern anzufertigen sind.[1]

Die Anfertigung der Rezepte geschehe regula artis!

---

[1] Preussen. Apothekerordnung (1801) Tit. III, § 2 f. In gleiche Strafe soll derjenige Apotheker genommen werden, welcher die ihm zugeschickten Rezepte, es sei bei Tag oder bei Nacht, nicht sogleich ohne Aufenthalt anfertigt. den Handverkauf vorzieht und die Patienten ohne Not auf die Medizin warten lässt. Besonders sollen diejenigen Rezepte, die mit cito bezeichnet werden, sogleich bereitet und die Arzneien den Boten, welche die Rezepte einhändigen, mitgegeben werden.

Die Substituierung eines verordneten, wirksamen Arzneimittels, sei es ein veraltetes, sei es ein ganz neues, durch ein anderes, vielleicht minderwertiges, ist streng zu unterlassen. In fraglichen Fällen muss der Rezeptar Rücksprache mit dem ordinierenden Arzte nehmen. Unleserlich geschriebene Rezepte erfordern vorherige Anfrage beim Arzte; ebenso, wenn der Apotheker einen Irrtum vermutet.[2])

2. R e i n l i c h k e i t — in der Apotheke nicht weniger nötig, wie in der Küche. Nicht allein vermeide der Rezeptar jedes Übergiessen, Zerbrechen von Gefässen, er halte auch den Rezeptiertisch stets frei und rein, die Standgefässe sauber, die Extrakt- und Salbentöpfe innerlich rein u. s. w.[3]) Auch schone man das Handtuch nach Möglickeit, wische damit keine Flüssigkeiten,

---

B a y e r n. Apothekerordnung (1842) Tit. III, § 59. Der Apothekenvorstand oder ein Gehilfe muss in der Regel von Morgens 6 bis Abends 10 Uhr in der Offizin und ausser diesen Stunden doch in deren Nähe sich befinden, sodass er von den Arzeneisuchenden mittelst eines Glockenzuges jederzeit herbeigerufen werden kann. — § 62. 2. Bei Konkurrenz mehrerer Rezepte sind vor allem die als dringend ausdrücklich bezeichneten, sodann die für entfernt wohnende Kranke bestimmten, und hierauf die übrigen nach ihrer Priorität, zu dispensieren.

B a d e n. Apothekerordnung (1806) § 47. Von den einlaufenden Rezepten sind zuerst die vom Arzt als eilig oder dringlich bezeichneten, dann die für Landpatienten bestimmten anzufertigen.

Ähnliches schreibt die Medizinalordnung von H e s s e n (1861 § 54), die der thüringischen Staaten (Sachsen-Weimarsche M.-O. von 1858 § 17), sowie die Österreichische A p o t h.-I n s t r. von 1834, § 15 vor.

[2]) P r e u s s e n. Ap.-O. III. § 2 i). Sollte es sich zutragen, dass ein verschriebenes Ingredienz nicht vorrätig oder sogleich nicht anzuschaffen sei, so darf der Apotheker nicht willkürlich ein anderes dafür substituieren oder etwas hinweglassen, sondern er hat solches sofort dem Arzte anzuzeigen und es diesem zu überlassen, an dessen Statt ein anderes Mittel von gleicher Eigenschaft zu verordnen.

B a y e r n. Ap.-O. III, § 62 4. Wenn ein Rezept einen in der Offizin nicht verfügbaren Stoff enthält, so ist mit Unterlassung jeder Substitution mit dem ordinierenden Arzte sich zu benehmen.

Ö s t e r r e i c h Ap.-Instr. § 21 bestimmt dasselbe. — § 22 u. 23 verordnen die Rücksprache mit dem Arzte bei Unleserlichkeit resp. Irrtum.

[3]) P r e u s s e n. Ap.-O. III, § 2 b. Bei der Rezeptur muss die strengste Genauigkeit, Ordnung und Reinlichkeit herrschen. Sämtliche Gefässe und Instrumente müssen stets rein und sauber, auch Wagen und Gewichte im akkuraten Zustande gehalten werden. Auch das Reinhalten der Seihetücher zu Dekokten und Infusionen ist nicht zu vernachlässigen u. s. f.

B a d e n. Ap.-O. § 59. Seine Gehilfen und Lehrlinge muss der Apotheker überhaupt zur Sittlichkeit erziehen, so insbesondere dazu anhalten, dass sie sich aller unreinen und ekelhaften Angewohnheiten, z. B. des Ausstreichens der Gefässe mit den Fingern, des Ableckens der Gefässe, des Anhauchens der Pillen, des Kauens der Stöpsel u. dergl. enthalten.

Ö s t e r r e i c h. Ap.-Instr. § 7. Allenthalben muss die grösste Ordnung, Genauigkeit und Reinlichkeit beobachtet werden.

am wenigsten Öl ab, kaue die Korkstopfen nicht weich, blase nicht, namentlich in Gegenwart des Publikums, in die Pulverkapseln u. s. f.

3. Gesittetes Betragen gegen das Publikum, verbunden mit Freundlichkeit, am wenigsten ein grobes oder hochmütiges Auftreten, selbst nicht bei zudringlicher Inanspruchnahme seitens der ungebildeten Klasse. Andrerseits enthalte sich der Rezeptar jeder ungebührlichen Vertraulichkeit, unziemlicher Spässe, gestatte auch nicht, dass in der Offizin Zuschauer ihn stören und Veranlassung zu unangenehmen Szenen geben. Wie das Publikum gebeten wird, das Tabakrauchen in der Offizin zu unterlassen, darf es sich auch der Apotheker selbst nicht gestatten, im Apothekenlokal zu rauchen.[4]

4. Vorsicht. Wegen der steten Gefahr, durch Unachtsamkeit grosses Unglück anzurichten, kann dem Rezeptar nicht genugsam minutiöse Aufmerkamkeit und Vorsicht anempfohlen werden. Nicht allein hat er die Rezepte beim Empfange aufmerksam zu überlesen, sondern beim jedesmaligen Gebrauch eines Arzeneimittels hat er sich vor dem Abwägen nochmals das Rezept

---

[4] Preussen. Ap.-O. I, § 18. Übrigens wird von jedem konditionierenden Apotheker vorausgesetzt, . . dass er sich vorzüglich auch eines guten, moralischen Wandels befleissige, gegen jedermann höflich und bescheiden sei, aller ausschweifenden, verführerischen Gesellschaften sich enthalte, keine unnötigen und unanständigen Besuche in der Offizin annehme und überall in der Erfüllung seiner Pflichten den ihm untergeordneten Lehrlingen mit musterhaftem Beispiele vorangehe.

III, § 2a, Damit auch derjenige, welcher am Rezeptiertisch die Medikamente zusammenmischt, nicht gestört werde, so soll ausser den in die Offizin gehörigen Personen niemand zu solchen zugelassen werden.

Nach dem Minist.-Reskr. v. 11. Nov. 1820 und v. 26. Juli 1860 ist festgestellt, dass für den Ausschank geistiger Getränke, wie künstlicher Mineralwässer ein besonderes Lokal benutzt und derselbe nicht von Gehülfen oder Lehrlingen besorgt werde.

Baden. Ap.-O. § 59. Seine Gehülfen und Lehrlinge muss der Apotheker dazu anhalten . . ., dass sie sich mit denen, die Arzeneien abholen, nicht in unnötige Unterredungen einlassen, noch weniger ein unanständiges Ausfragen der Abholenden sich zu Schulden kommen lassen, oder gar unziemliche Scherze treiben, vielmehr sich schleunige Förderung und freundliche, wohlgefällige Behandlung bei Tag und Nacht eigen macht. — § 60. Weniger noch ist zu gestatten, dass der Arzeneisaal zu einem gesellschaftlichen Zusammenkunftsort missbraucht werde, . . . wie denn auch weder er selbst, noch einer seiner Gehülfen und Lehrlinge jemals mit einer brennenden Tabakspfeife im Arzeneisaal oder Laboratorium sich betreffen lassen soll.

Baiern. Ap.-O. III, § 60. Alles, was irgend auf den Geschäftsbetrieb störend einzuwirken geeignet ist, darf in den Geschäftslokalen, namentlich in der Offizin nicht geduldet werden. Es versteht sich hiernach von selbst, dass unnütze und zerstreuende Gespräche, gesellschaftliche Zusammenkünfte, Trinkgelage, Tabakrauchen und sonstige derlei Excesse daselbst in keiner Weise Platz greifen können.

anzusehen, um sich des Mittels und der vorgeschriebenen Gewichtsmenge zu vergewissern, nach Anfertigung der Arzenei wiederholt
das Rezept durchzugehen, dass kein Bestandteil vergessen und
alles richtig geschehen sei; auch hat er die Signatur mit dem
Rezepte zu vergleichen, um etwa vorgefallene Irrtümer oder Verwechslungen (z. B. äusserlicher mit innerlichen Signaturen) noch
rechtzeitig zu verbessern.[5]

Beim Abholen der Arzneien sei der Rezeptar doppelt vor-
sichtig und lasse sich von dem Abholenden stets den Namen des
Patienten deutlich angeben. Niemals verlasse er sich auf sein
Gedächtnis, auch nenne er nicht selber den Namen, sich mit
dem schnellen Ja des Boten begnügend. Bei starkwirkenden
Arzneien erteile man stets Belehrung und Warnung.[6]

Um Irrtümer zu verhüten, gewöhne sich der Rezeptar, ein
Rezept ohne Unterbrechung anzufertigen; auch ist es höchst
bedenklich und thunlichst zu vermeiden, dass eine Arznei von
einem anderen beendet werde, als der sie begonnen.[7]

5. Verschwiegenheit. Durch die Rezepte wird der
Apotheker häufig Vertrauensmann der Patienten; auch machen
ihm die Überbringer manche vertraulichen Mitteilungen; daher
darf er niemals Rezepte jemandem zeigen, noch von dem gewonnenen Wissen anderwärts Gebrauch machen.[8] Zumal gilt
dies anderen Ärzten gegenüber. Das deutsche Strafgesetz-
buch bedroht (§ 300) Apotheker und ihre Gehilfen, »wenn sie
unbefugt Privatgeheimnisse offenbaren, die ihnen kraft ihres

---

[5] Preussen. Ap.-O. III, § 18. Bei der Rezeptur hat er (der Apothekergehilfe) alle Behutsamkeit und Genauigkeit in Dispensierung der
verschiedenen Arzneimittel anzuwenden. Zu dem Ende muss er die Vorschrift des Rezeptes nicht nur zuvor mit Aufmerksamkeit überlesen, sondern
auch das angefertigte Medikament nicht eher aus der Hand stellen, bevor
er nicht das Rezept nochmals mit Bedacht gelesen und von der ge-
schehenen richtigen Anfertigung und Signatur sich überzeugt hat.

[6] Sachsen-Weimar. Min.-Verf. v. 15. Juli 1858. § 20. Bei Ab-
holung von gefährlichen Arzeneien aus der Apotheke hat derjenige, welcher
sie aushändigt, dem Empfänger thunlichst geeignete Belehrung und Warnung
zu erteilen.

[7] Bayern. Ap.-O. III, § 62. 3. Die angefangene Fertigung eines Rezepts soll so wenig als möglich durch andere Arbeiten unterbrochen werden.
Baden. Ap.-O. § 45 . . . und ist dabei fest darauf zu halten, dass
jeder, der ein Rezept zu verfertigen angefangen habe, solches auch vollende.

[8] Preussen. Ap.-O. III, § 2. a) . . Sowohl die Apotheker, als
deren Gehilfen und Lehrlinge sind verbunden, . . die Arzeneien nebst
den Rezepten so wenig während der Anfertigung, als nachher jemandem vor-
zuzeigen, noch weniger Abschriften davon zu geben oder nehmen zu lassen.
Baden. Ap.-O. § 55 und 56 verfügt Ähnliches.
Österreich. Ap.-I. § 19. Nie darf ein Apotheker über ein Rezept
oder über den Arzt, der dasselbe verordnete, gegen die Personen, welche
die Arzneien abholen, sich Bemerkungen erlauben.

Standes und Gewerbes anvertraut sind, mit Geldstrafe bis zu
1500 Mark oder mit Gefängnis bis zu 3 Monaten. Die Ver-
folgung tritt nur auf Antrag ein.« Das österreichische Straf-
gesetzbuch (§ 499) belegt in solchen Fällen den Apothekenvorstand mit 5—50 Gulden, den Gehilfen mit 1—4 Tagen Arrest.

II. Besondere Vorschriften bei Anfertigung von Rezepten.

1. **Welche Rezepte dürfen angefertigt** werden? Im
allgemeinen haben sämtliche Medizinalordnungen bestimmt, dass
nur solche Rezepte, welche von approbierten Ärzten, Wund- und
Tierärzten verschrieben und unterzeichnet sind, in den Apotheken
angefertigt werden dürfen.[9]) Zu dem Zwecke hat das Rezept die
Unterschrift des verordnenden Arztes zu tragen; auch ist von ihm
das Datum und der Name des Patienten auf das Rezept zu vermerken.
Unter gewissen Verhältnissen darf der Arzt von der Nennung des
Patienten Abstand nehmen und statt dessen NN schreiben.[10])

[9]) Preussen. Ap.-O. III, § 2. k) Da auch verlauten will, dass noch
hier und da unbefugte Personen sich mit innerlichen und äusserlichen
Kuren befassen, so wird den Apothekern hiermit anbefohlen, sich der Verfertigung solcher Rezepte, die von dazu nicht qualifizierten Personen verschrieben worden, zu enthalten, am wenigsten aber Medikamente von
heftiger und bedenklicher Wirkung, als Drastica, Vomitoria, Mercurialia,
Narcotica, Emmenagoga, namentlich auch Resina und Tinctura Jalapae,
von der Hand, ohne ein von einem approbierten Arzt verschriebenes Rezept verabfolgen zu lassen.
Bayern. Ap.-O. III, § 62. 1. Nur Rezepte berechtigter   . ärztlicher
Individuen dürfen angefertigt werden.
Baden. Ap.-O. § 41. Rezepte von nicht approbierten Personen sind
zurückzuweisen und dem Physikat anzuzeigen.
Hessen. Med.-O. § 54. Nur solche Arzneivorschriften, welche von
approbierten Ärzten, Wund- und Veterinärärzten vorgeschrieben und unterzeichnet sind, dürfen in Apotheken verfertigt werden...... Arzeneivor-
schriften von Unbefugten sind dem Kreisarzt zu überliefern.
Österreich. Ap.-Instr. § 18 besagt dasselbe. — § 27. Kuren inner-
licher oder äusserlicher Gebrechen zu unternehmen, ist dem Apotheker unter
keinen Umständen erlaubt.
[10]) Preussen. Ap.-O. III, § 2. a) Sobald ein Rezept zur Bereitung
in die Apotheke gebracht wird, auf welches der Arzt das Datum, die
Jahreszahl, den Namen des Patienten und, wenn dem Apotheker dessen
Hand nicht bekannt ist, auch seinen eigenen Namen geschrieben haben
muss, so ist der Apotheker verpflichtet, es . . . zu verfertigen.
Sachsen-Weimar. Min.-Verf. v. 15. Juli 1858. § 13. Kein Rezept,
welches ein Mittel enthält, in dessen Handverkauf der Apotheker gesetzlich nicht völlig unbeanstandet ist, darf angefertigt werden, wenn es nicht
zugleich die Unterschrift einer zu der Verordnung berechtigten Medizinalperson, das Datum, den Namen des Kranken und die zur Verhütung von
etwa zu besorgenden Personen-Verwechslungen noch erforderlichen näheren
Bezeichnungen des Kranken enthält. Jedoch ist auch die Anfertigung
solcher Rezepte erlaubt, welche statt des Namens und sonstiger Bezeichnung
des Kranken die Worte: „für einen Ungenannten" enthalten.

Seit Freigabe des ärztlichen Gewerbes (nach der deutschen Gewerbeordnung vom 21. Juni 1869) konnte an dieser Vorschrift nicht mehr in aller Strenge festgehalten, vielmehr musste gestattet werden, Rezepte unbefugter Personen dann anzufertigen, wenn in ihnen kein giftiges oder starkwirkendes Mittel (Tab. B. und C. der Pharm. Germ.) enthalten ist.[11])

Einige Staaten, z. B. Bayern, Braunschweig, haben bestimmt, dass Cito-Rezepte auch dann von dem Apotheker angefertigt werden müssen, wenn nicht sofort Bezahlung erfolgt.[12])

2. Welche Rezepte dürfen nicht repetiert (reïteriert) werden? Die Repetition von Rezepten, welche giftige oder starkwirkende Medikamente (Tab. B und C der Pharm. Germ.) enthalten, erfordert die Anweisung einer approbierten Medizinalperson. Zumal gilt dies für die Fowlersche Arseniklösung.[13])

---

[11]) Preussen. Min.-Reskr. v. 8. März 1870: Rezepte, welche von nicht approbierten Ärzten oder Wundärzten verschrieben sind, sind Apotheker nur dann anzufertigen berechtigt und verpflichtet, wenn die verschriebene Arzenei lediglich aus solchen Mitteln besteht, welche im Handverkauf abgegeben werden dürfen. Ausgeschlossen sind hiervon insbesondere die in der Tab. B und C der Pharmacopöe aufgeführten Medikamente und Gifte. — Der Min.-Erlass v. 3. Juni 1878 macht diejenigen Mittel namhaft, welche nicht ohne ärztliche Verordnung im Handverkauf zu verabfolgen sind.

Bayern. Kgl. Verordn. v. 25. April 1877. § 19. 3. Die Apotheker sind verpflichtet, Rezepte, welche solche Mittel enthalten, die in der Tabelle B und C der Pharm. Germ. aufgeführt sind, nur dann zu fertigen oder fertigen zu lassen, wenn der Name des verordnenden Arztes, das Datum der Verordnung, sowie die Gebrauchsanweisung deutlich geschrieben sind.

Baden. Ap.-O. V. § 40. Giftige und drastische Stoffe dürfen . . in der Rezeptur nur auf Verordnung eines bekannten approbierten Arztes oder Tierarztes abgegeben . werden.

[12]) Baiern. Kgl. Verord. v. 25. April 1877. § 19. 2. Die Apotheker sind verpflichtet, jede Arzenei nach ärztlicher Ordination unweigerlich zu bereiten und abzugeben, und zwar auch an Personen, welche mit der Bezahlung von früher bezogenen Arzeneien im Rückstand sind, wenn die Abgabe vom Arzte als dringend bezeichnet wird.

Braunschweig. Med.-O. § 88. Die Abgabe einer mittelst Rezepts verordneten Arznei darf aus dem Grunde vom Apotheker nicht verweigert werden, weil nicht sofort Bezahlung erfolgt, wenn schleunige Anfertigung der Arznei vom Arzte gefordert wird.

[13]) Preussen. Ap.-O. III, § 2. g) Übrigens sollen solche, von approbierten Ärzten und Wundärzten einmal verschriebenen und verfertigten Rezepte, welche Drastica, Vomitoria, Menses et Urinam moventia, Opiata u. a. dergl. stark wirkende Medikamente enthalten, ohne Vorwissen und Bewilligung des Arztes zum andernmale nicht wieder gemacht werden.

Ministerialreskr. v. 23. Okt. 1810. Solutio arsenicalis darf nur auf Rezepte approbierter Ärzte in der Quantität von 6 Gramm und in versiegelten Fläschchen abgegeben werden. Die Rezepte dürfen nicht zurückgegeben werden, sondern müssen als Giftscheine aufgehoben werden. Eine Reïteratur derselben darf nicht stattfinden.

Für Preussen untersagt das Ministerial-Reskript vom Juni 1878 durchaus, ohne ärztliche Ordinierung zu repetieren:
1. Brechmittel;
2. Mixturen zum innerlichen Gebrauch, Augenwässer, Injektionen, Inhalationen und Klystiere, welche direkte Gifte (Tab. B der Pharm. Germ.), gewisse betäubende Mittel (Chloralhydrat, Äthylenchlorid, Butylchloral), gewisse Corrosiva (Krotonöl, Senföl) sowie Mutterkorn enthalten;
3. Morphiuminjektionen;
4. Unvermischtes Chloroform.

Für die Tinkturen und Extrakte der narkotischen Gewächse (Aconitum, Belladonna, Cannabis indica, Colchicum, Colocynthides, Conium, Digitalis, Hyoscyamus, Lactuca virosa, Pulsatilla, Stramonium, Strychnos, Toxicodendrum und Opium), für Morphin und Codeïn, sowie Jodtinktur gestattete obige Min.-Ver. die Repetition von inneren Arzeneien, Augenwässern, Klystieren, Inhalationen, sofern die in der Arznei enthaltene Menge des Narkoticums nicht grösser ist, als die für die Einzelgabe in Tab. A der Pharm. Germ. angegebene Maximaldosis beträgt.

Für Bayern beschränkt die Kgl. Verordnung vom 25. April 1877 (§ 19, 4) ebenfalls die Repetition von Brechmitteln, Atropinlösungen, Morphium-Injektionen, stärkeren Morphiumarzeneien und Chloralhydrat auf schriftliche, ärztliche Anordnung.

Für Sachsen verbietet die Verordnung vom 16. August

Bayern. Ap.-O. III, § 62. 8. Repetitionen drastisch wirkender Arzeneien dürfen nur auf ausdrückliche Anordnung des betreffenden ärztlichen Individuums vollzogen werden.

Würtemberg. Min.-Ver. v. 30. Dezember 1875. § 7. Repetitionen von Rezepten dürfen, wenn diese die in der Anlage aufgeführten Stoffe und Präparate zur innerlichen oder einer dieser gleichkommenden Verwendung, wie Klystieren, Inhalationen oder subkutanen Injektionen, sowie besonders stark wirkende Stoffe desselben Verzeichnisses zum äusserlichen Gebrauch enthalten, ohne ausdrückliche schriftliche Anordnung des ursprünglichen Verfassers oder einer anderen hierzu ermächtigten Medizinalperson nur in unverdächtigen und dringenden Fällen ausgeführt werden. Wo sich in dieser Beziehung irgend ein Anstand oder Zweifel erhebt, ist vor der Abgabe des Arzeneimittels die ordinierende Medizinalperson oder nötigenfalls der Oberamtsarzt zu befragen.

Baden. Ap.-O. V, § 40. Giftige und drastische Stoffe enthaltende Rezepte dürfen nicht ohne den Willen des Arztes repetiert werden. — § 41. Alle übrigen Arzeneien dürfen ohne neue Verordnung, auf Wiederzurückgabe der Signatur, aber nicht auf blosse mündliche Bestellung hin angefertigt werden.

Sachsen-Weimar. Min.-Ver. v. 15. Juli 1858. § 14. Rezepte, in welchen sich ein giftiges oder sonst heftig oder bedenklich wirkendes Mittel verschrieben findet, dürfen nur auf jedesmalige schriftliche, mit Datum und Namensunterschrift versehene Anordnung des Verfassers oder einer anderen dazu befugten Medizinalperson wiederholt bereitet werden.

1876 ohne ärztliche Genehmigung die Repetition von Arzeneien mit direkten Giften (Tabula B der Pharm. Germ.) sowohl für den inneren, als für den äusserlichen Gebrauch (gestattet ist die Repetition von Salben mit rotem und weissem Quecksilberpräzipitat und Veratrin), sowie von Digitalin und Chloroform. — Arzeneien, welche Mittel der Tab. C der Pharm. Germ. in solcher Quantität enthalten, dass ihre Einzeldosis den fünften Teil der in Tab. A der Pharm. Germ. aufgeführten Maximaldosis n i c h t überschreitet, ebenso Arzeneien mit Chloralhydrat, wenn die Maximaldosis von 4,0, solche mit Mutterkorn oder dessen Extrakt, wenn die Maximaldosis von 0,6 resp. 0,3 nicht überschritten wird, sind auch ohne ärztliche Ordination zu repetieren gestattet, in gleicher Weise Santoninmittel.

3. W e l c h e s p e z i e l l e n R e g e l n s i n d b e i d e r A n f e r t i g u n g d e r R e z e p t e z u m e r k e n ?

Sobald ein Rezept angenommen wird, hat der Rezeptar dasselbe aufmerksam zu überlesen und sich zu vergewissern, dass auf demselben keine wesentlichen Bestimmungen fehlen, noch gegen die betreffenden amtlichen Anordnungen verstossen. Enthält es G i f t e oder s t a r k w i r k e n d e S t o f f e, so ist auf deren D o s i e r u n g besonderes Augenmerk zu richten. Man findet die Dosis durch Division der verordneten Menge mit der Anzahl der Gaben. Bei einer Mixtur gewinnt man die Zahl der Gaben, wenn man ihr Gesamtgewicht durch das Gewicht der Einzelgabe teilt.

Dabei kann man annehmen:

1 Esslöffel	12 g,	1 Theelöffel	3—4 g,
1 Kinderlöffel	6	20 Tropfen	1

Beispiele:

1. R. Infusi Althaeae 200,0 g
   Ammon. chlor. 5,0
   Extr. Hyoscyami 1,0
   Succ. Liquir. dep. 8.0
   M. D. C. Stündlich 1 Esslöffel v. z. n.

Für diese Mixtur berechnen sich 124/12 d. i. nahezu 18 Gaben, in jeder derselben ist mithin 1,0/18 = 0,055 g Extr. Hyoscyami enthalten. Nimmt der Patient täglich 12 Löffel voll von der Mixtur, so berechnet sich die Gesamtdosis für den Tag auf 0,66 g Extr. Hyoscyami.

2. R. Morph. hydrochlor. 0,10 g
   Aqu. Amygd. amar. 25,0
   M. D. Beim Anfall 20 Tropfen z. n.

Hier beträgt die Einzelgabe 20 Tropfen = 1,0 g die Gesamtzahl der Gaben ist = 25, daher in jeder Gabe 0,10/25 = 0,004 g Morph. hydrochlor. enthalten ist.

3. R. Santonini 1,0 g
   Sacch. alb. 7,5
   M. s. p. Divide in part. aeq. No. XV.
   D. S. Morgens und Abends 1 Pulv. z. n.

Die Einzeldosis beträgt hier für das Santonin 1,0/15 = 0,066, die Tagesdosis 2 × 0,066 = 0, 132 g

Im Falle der Arzt die in Tab. A der Pharm. Germ. vorge-
schriebene M a x i m a l d o s i s , ohne ein ! beizusetzen, sei es in
der Einzelgabe, sei es in der Tagesgabe, überschritten oder sonst-
wie einen F e h l e r gemacht (etwa durch Versetzen des Komma
in der Gewichtsangabe) oder etwas wesentliches zu bemerken
vergessen hat, ist der Rezeptar nicht berechtigt, selbst Änderungen
auf dem Rezepte vorzunehmen (es müsste denn der Fehler durchaus klar und seine Korrektur eine selbstverständliche sein). Vielmehr ist er gehalten, das Rezept dem verordnenden Arzte persönlich oder in verschlossenem Kouvert, mit dem Gesuch um Korrektur zurückzustellen. Ist dies in Kürze nicht möglich, so kann
er sich beim Kreisphysikus resp. Oberamtsarzte die nötige Anweisung erbitten; in dringenden Fällen mag es gestattet sein,
die Gewichtsmenge des betreffenden Arzneimittels auf die gesetz-
liche Maximaldosis zurückzuführen, den Arzt jedoch alsbald davon in Kenntnis zu setzen. [15])

---

[15]) P r e u s s e n. Ap.-O. III § 2. h) Wenn dem Apotheker in den verschriebenen Rezepten ein Irrtum oder Verstoss von der Art, dass davon
ein Nachteil für den Patienten zu besorgen sei, bemerklich werden sollte,
so hat er sogleich dem Arzte, welcher das Rezept verschrieben, seine Be-
denklichkeit und seine Zweifel bescheiden zu eröffnen. Wenn der Arzt
den Verstoss nicht anerkennt und auf Anfertigung des Rezeptes nach seiner
Vorschrift besteht, so kann es der Apotheker zwar anfertigen, doch hat er
zu seiner eigenen Rechtfertigung den Fall sogleich dem Physikus, oder
wenn dieser das verdächtige Rezept verschrieben hätte, dem kompetenten
Collegio Medico anzuzeigen.
B a y e r n. Ap.-O. III § 62. 4. Wenn ein Rezept undeutlich geschrieben
ist, einen in der Offizin nicht verfügbaren Stoff enthält oder andere irgend
erhebliche Umstände darbietet, so ist mit Unterlassung jeder Substitution
oder sonstigen eigenmächtigen Vorschreitens mit dem ordinierenden Arzte
sich zu benehmen. 5. Geringfügige, das Datum oder den Namen des Kranken
betreffende Mängel können in der Apotheke selbst nach Thunlichkeit
berichtigt werden, desgleichen der Mangel der Gebrauchsformel bei nicht
heroischen Mitteln im Falle, wenn das Benehmen mit dem ordinierenden
Arzte Schwierigkeiten unterliegt.
K ö n i g l. Verordn. v. 25. April 1877. § 19. 5. Im Falle ein Arzt
grössere Gaben eines Arzneimittels, als die im Anhange zur Pharm. Germ.
(Tab. A) als die höchsten aufgeführten ohne Hinzufügung des Zeichens !
verordnet, hat sich der Apotheker über die Zulässigkeit der Abgabe der
Arznei zunächst mit einem anderen Arzte zu benehmen.
B a d e n. Ap.-O. V. § 44. . . Sollten in Rezepten Worte oder Zeichen
unleserlich geschrieben sein, oder nicht verstanden werden, oder der
Apotheker Grund finden zu vermuten, es möchte die Gabe unrichtig oder
sonst ein Fehler im Rezept untergelaufen sein, so soll er nicht selbst ändern,
aber auch nicht gleichgiltig dabei bleiben, sondern von dem Verfertiger
der Vorschrift Erläuterung oder, wenn dieser über Land wohnte, von dem
Physikus Weisung seines Verhaltens wegen fordern, und nur wo auch
dieser nicht anzutreffen und ihm ein Schreibfehler klar wäre, mag er für
sich ändern, muss es aber zugleich dem verschreibenden Arzte melden.

Bei Anfertigung des Rezeptes hat der Apotheker alle Medikamente abzu w i e g e n, nicht aber dem Masse nach oder nach Augenschein und Gutdünken zu nehmen, was speziell bei der Division von Pulvern gilt.[16] Beim Abwägen stark wirkender und giftiger Mittel ist besondere Vorsicht anzuwenden und nicht zu verabsäumen, die eigens dafür dienenden Wagen und Gerätschaften in Anwendung zu ziehen.

Sind die Gewichtsmengen noch nach dem U n z e n s y s t e m e verordnet, so hat sie der Rezeptar nach der amtlichen Reduktionstabelle in Gramme umzusetzen und diese Umänderung auf dem Rezepte selber zu notieren. (Preuss. Min.-Ver. v. 29. Aug. 1867.)

Überlässt der Arzt die Q u a n t i t ä t eines Mittels dem Ermessen des Apothekers, indem er ein q. s. (quantum satis) beifügt, so darf der Rezeptar nicht unterlassen, die verbrauchte Menge auf dem Rezepte zu bemerken. Dies geschieht häufig bei Pillen, Saturationen, gestrichenen Pflastern. Wichtig ist die Notierung sowohl wegen des Preises, wie auch wegen etwaiger Repetition, damit nicht der reïterierende Apotheker die Pillen dicker oder dünner mache, das Pflaster kräftiger auftrage u. s. f.

Überhaupt ist bei R e p e t i t i o n e n doppelte Aufmerksamkeit

---

Das Gleiche ist seine Pflicht, wenn etwa einer der verschiedenen Stoffe nicht vorhanden, noch schnell zu bekommen wäre.

Sachsen-Weimar. Min.- Verf. v. 10. Oktober 1872. § 3. Rezepte, auf welchen ein Mittel der Tab. A. der Pharm. Germ. ohne ein Ausrufungszeichen verschrieben ist, sind dem Arzte zurückzusenden. Ist derselbe nicht zu erlangen, so hat der Apotheker mit Genehmigung des Kranken oder dessen Angehörigen das Rezept dem Amtsphysikus, eventuell einem andern Arzte zur Abänderung zu unterbreiten.

Österreich. Ap.-Instr. § 23. Vermutet der Apotheker in der Vorschrift des Arztes einen Irrtum, der dem Leben des Kranken nachteilig werden könnte, so hat er seine Meinung vor der Verfertigung des Rezeptes dem verordnenden Arzte allein in Freundschaft zu eröffnen. Wäre dieses aber wegen zu grosser Entfernung oder Abwesenheit des Arztes für jetzt unmöglich, und hat der Apotheker die Überzeugung, dass in der Vorschrift des Arztes ein Irrtum unterlaufen sei, der dem Leben des Kranken nachteilig sein könne, und kann er sich nicht mehr mit dem verordnenden Arzte beraten, so muss er noch vorerst, wenn es möglich ist, mit einem anderen Arzte hierüber beraten; wäre aber auch dies unmöglich, so ist es ihm erlaubt, ja es ist ihm Pflicht, das Rezept so abzuändern, dass es den gewöhnlichen Verordnungen vernünftiger Ärzte entspreche. Der Apotheker wird aber dieses, sobald es nur möglich ist, dem Arzte, von dem die Verordnung herrührte, auf eine geziemende Art und ohne Aufsehen zu erregen bekannt machen.

[16] Preussen. Ap.-O. III. § 2. c. Bei Dispensierung der Arzneimittel soll nichts gemessen, viel weniger nach dem blossen Augenmasse genommen, sondern alles ordentlich und genau abgewogen werden. — Sollten auch noch Ärzte im Gebrauch haben, Vegetabilien manipulweise zu verschreiben, so sollen diese dennoch gewogen, und statt eines Manipuls bei Kräutern eine halbe Unze. und bei Blumen drei Drachmen nach Gewicht genommen werden.

vonnöten, um zu vermeiden, dass die Arzenei ein verändertes
Aussehen, anderen Geschmack u. dgl. erhalte.[17]

Zur Vergewisserung der Person, welche ein Rezept fehlerhaft
angefertigt, verfügt die Preuss. Min.-Ver. v. 2. August 1872, dass
der Rezeptar seinen Namen deutlich und leserlich auf dem Rezepte vermerke, gleichviel, ob es sich um eine einmalige oder
wiederholte Anfertigung einer Arznei handle.

Der Signatur hat der Rezeptar sein volles Augenmerk zu-
zuwenden, nicht allein durch gewissenhafte Wiedergabe der ärztlichen Ordination, sondern auch durch leserliche Schrift.[18] Zahlen
sind bei den Bestimmungen der Gabe und Zeit des Einnehmens
in Buchstaben zu schreiben, nicht in Ziffern. Für Signaturen
innerer Arzeneien dient weisses, für äusserliche Medizinen rotes
oder blaues Papier.

Schliesslich ist der Taxpreis in arabischen Ziffern auf
dem Rezepte zu notieren. Bei Rezepten, die von öffentlichen

[17] Preussen. Ap.-O. III. § 2. e) Da noch die Erfahrung gelehrt, dass
öfters diejenigen Arzeneien, welche die Patienten auf Verordnung ihres
Arztes zum zweiten oder öfteren Male machen lassen, nicht vollkommen
gleich, sondern in Farbe, Geschmack und Geruch verschieden sind und
hierdurch den Patienten verdächtig werden, so soll derjenige Apotheker,
in dessen Offizin dergleichen Nachlässigkeiten erweislich gemacht worden,
in 5 Thaler Strafe verfallen. Damit man aber wisse, wer den Fehler bei
der Reïteratur begangen, so soll derjenige, der solche verfertigt, jedesmal
seinen Namen auf die Signatur schreiben.

Bayern. Ap.-O. III. § 61. . Die Repetition einer Arzenei soll,
wenn thunlich, dem früheren Rezeptator übertragen werden.

[18] Preussen. Ap.-O. III. § 2. d) Zu mehrerer Verhütung, dass keine
Verwechslung der Medikamente sich zutragen möge, soll in der Apotheke
jedesmal der Name des Patienten, welcher auf dem Rezept steht, ingleichen
der Name des Apothekers, bei welchem das Rezept verfertigt worden, nebst
dem Dato, auf der Signatur bemerkt werden. Auch soll auf der Signatur
die auf dem Rezept bestimmte Gabe und Zeit des Einnehmens nicht mit
Ziffern bezeichnet, sondern jedesmal mit Buchstaben deutlich und leserlich
geschrieben werden.

Bayern. Ap.-O. III. § 62. b) Die der gefertigten Arzenei beizufügende
Signatur ist, je nachdem erstere zu innerlichem oder äusserlichem Gebrauche dient, auf weisses Papier zu schreiben, und muss den Namen des
Kranken, die Gebrauchsformel und das Datum — und zwar bei Repetitionen sowohl das Datum der Ordination als das der Repetition —
enthalten, auch ihrem Inhalte nach den minder gebildeten Abnehmern
überdies mündlich noch genügend erklärt werden. Ebenso ist der Signatur
am Rande der Name des Rezeptators beizufügen.

Sachsen-Weimar. Min.-Ver. v. 15. Juli 1858. § 18. Jede nach
einem Rezept bearbeitete Arzenei ist ohne Verzug genau mit der vorgeschriebenen Signatur und mit dem Namen des Anfertigers, oder, falls eine
besondere Anfertigung nicht stattgefunden hat, des Verabreichers . zu
bezeichnen. . . . Für Mittel zum innerlichen Gebrauch ist die Signatur auf
ein weisses, für äusserliche Mittel auf blaues Papier zu schreiben.

Kassen bezahlt werden, muss zur Erleichterung der Revision der Preis in seinen einzelnen Faktoren spezifiziert werden.[19]

4. Wer ist zur Anfertigung der Rezepte befugt?

Ausser dem Apotheker ist in Deutschland wie auch in Österreich jeder Apothekergehilfe, welcher in deutschen Landen sein Gehilfenexamen bestanden hat, zur Anfertigung der Rezepte befugt.[20] Der Bundesrat beschloss am 7. Februar 1874, dass der Grundsatz der gewerblichen Freizügigkeit innerhalb des gesamten Bundesgebiets nunmehr auch auf die Apothekergehilfen ausgedehnt werde, welche in einem Bundesstaate die Gehilfenprüfung bestanden haben.[21]

[19] Preussen. Ap.-O. III. § 2. d) Alinea 2. Ebenso muss die Taxe der Medikamente auf den Rezepten, wenn sie bei erfolgender Bezahlung zurückgegeben werden, mit deutlichen Ziffern bemerkt sein.

Bayern. Ap.-O. III. § 62. 7. Bei alsbaldiger Bezahlung der Arznei ist deren Preis auf dem Rezepte in arabischen Zahlen deutlich zu bemerken und dabei, wenn die Abnahme für eine öffentliche Adresse geschieht, nach seinen einzelnen Faktoren genau zu spezifizieren.

Baden. Ap.-O. V. § 46 . . . und muss der Preis gleich nach der Vollendung (zumal wenn das Rezept zurückverlangt wird), oder bei überhäuften Geschäften doch längstens noch am nämlichen Tage auf das Rezept mit leserlichen Zeichen annotiert werden, das Arzeneimittel mag gegen baar oder auf Rechnung abgegeben sein.

[20] Preussen. Ap.-O. I. § 18. . . Als solcher (Apothekergehilfe) übernimmt er in der Apotheke, bei welcher er sich engagiert, eben die allgemeinen Verpflichtungen, unter welchen der Prinzipal, dem er sich zugesellt, zur öffentlichen Ausübung dieses Kunstgewerbes von Seiten des Staates autorisiert ist. — Reglement v. 11. August 1864. § 16. . . . Der Apothekenbesitzer darf dem Gehilfen das Dispensieren von Arzeneimitteln in der Offizin (das Rezeptieren) und die Anwendung von pharmazeutischen Präparaten im Laboratorium (das Defektieren) selbständig überlassen, ist aber für die Arbeiten des Gehilfen verantwortlich. Während kurzer, zufälliger Abwesenheit des Apothekenbesitzers ist der Gehilfe dessen Stellvertreter. Bei längerer Entfernung vom Geschäft (Reisen) aber ist der Apotheker, falls sein Gehilfe nicht bereits die Approbation als Apotheker erlangt haben sollte, verpflichtet, einen approbierten Apotheker als seinen Stellvertreter anzunehmen und dies dem Kreisphysikus anzuzeigen.

Österreich. Min.-Erlass vom 16. Febr. 1860 hebt das Verbot, ausländische Gehilfen in österreichischen Apotheken zu verwenden, für die deutschen Bundesstaaten auf und gestattet den aus Deutschland kommenden Apothekergehilfen, welche daselbst ihr Gehilfenexamen mit gutem Erfolge bestanden haben, in Österreich zu konditionieren.

[21] Eine ähnliche Bekanntmachung ist die der Düsseldorfer Regierung vom 28. Januar 1877: Nachdem jetzt die Erlangung der Approbation als Apotheker auf Grund des § 29 der Gew.-Ordn. für sämtliche Bundesstaaten des deutschen Reiches gleichmässig geordnet worden und im Anschluss hieran betreffs Prüfung der Apothekergehilfen durch Beschluss des Bundesrats vom 13. Nov. 1875 ebenfalls für sämtliche Bundesstaaten gleichmässige Bestimmungen getroffen worden sind, sind jetzt deutsche Apothekergehilfen in jedem Bundesstaate zu servieren berechtigt.

Ausländische Gehilfen haben sich, wie auch früher, zuvor einer Prüfung vor der Gehilfen-Prüfungs-Kommission zu unterwerfen.

Über die Lehrlinge hat der Apothekenvorstand oder sein Gehilfe stets sorgsam zu achten; die Anfertigung von Rezepten ist den Lehrlingen nur unter spezieller Aufsicht zu gestatten.[22]

III. Vorschriften über den Handverkauf. Für den Handverkauf in den Apotheken gilt im allgemeinen die Vorschrift, nach welcher ihm alle giftigen, gefährlichen und scharfwirkenden Stoffe entzogen sind. Vorzugsweise sind dies die Arzeneimittel der Tab. B und C der Pharm. Germ., mit Ausschluss weniger Medikamente, die altbekannte Handverkaufsartikel sind und ohne Bedenken als solche abgegeben werden dürfen, z. B. Bleiwasser, Goulardsches Wasser, Theriak, Senfspiritus u. a. m.[23]

Dem Handverkauf unter allen Umständen entzogen sind

Hessen. Min.-Ver. v. 10. Jan. 1872. Der Eintritt als Gehilfe in hessische Apotheken ist jedem Pharmazeuten gestattet, der sich durch Vorlage eines von einer Prüfungskommision des deutschen Reiches ausgestellten Prüfungszeugnisses legitimiert. Über die Zulässigkeit von Zeugnissen, die nicht von Prüfungskommissionen, oder die von ausserdeutschen Prüfungsbehörden ausgestellt sind, entscheidet in jedem Einzelfalle das Ministerium.

[22]) Preussen. Ap.-O. III. § 2. a) Sobald ein Rezept zur Bereitung in die Apotheke gebracht wird, . so ist der Apotheker verpflichtet, es entweder selbst zu verfertigen, oder einem tüchtigen Gehilfen, allenfalls auch einem Lehrlinge, welcher aber wenigstens 3 Jahre in der Lehre gestanden, und sich wohl appliziert haben muss, zur Bereitung zuzustellen. (Da jetzt die Lehrzeit auf 3 resp. 2 Jahre herabgesetzt ist, muss obige Bestimmung entsprechend modifiziert werden.)

Baden. Ap.-O. V. § 45. Wo der Apotheker oder Verwalter mit Gehilfen und Lehrlingen arbeitet, da soll er alle drastischen Mittel, ingleichen alle jene, welche in anderer Hinsicht eine vorzügliche akkurate Bearbeitung der Mischung fordern, wenn er sie nicht selbst verfertigt, nur an Hauptgehilfen . . niemals aber an blosse Lehrlinge abgeben. . .

Sachsen-Weimar. Min.-Ver. v. 15. Juli 1858. § 16. Lehrlinge dürfen Rezepte nur unter spezieller Aufsicht des Apothekers oder eines Gehilfen anfertigen.

Österreich. Ap.-I. § 24. Lehrlingen soll die Verfertigung heftiger Arzeneimittel nie überlassen werden.

[23]) Preussen. Der Min.-Erlass v. 3. Juni 1878 führt in einem Verzeichnisse diejenigen Mittel an, welche nicht ohne ärztliche Ordination, also auch nicht im Handverkauf verkauft werden dürfen. Bemerkenswert ist, dass sich in demselben nicht vorfinden, also im Handverkauf zulässig sind: Carbolsäure und Kreosot, Salzsäure, Salpetersäure und Schwefelsäure (Vitriolöl), Grünspan, Bleiweiss, Bleiglätte und Mennige, Höllenstein, Bleiwasser und Goulardsches Wasser, Bleizucker, sowie Bleiessig, Canthariden, Collodium, Kupfer- und Zinkvitriol, Theriak, Jod und Jodtinktur, Bromkalium, Ätznatronlauge, Zahnpillen, Santonin, Senfspiritus und graue Quecksilbersalbe.

Österreich. Ap.-Instr. § 16. Gelinde wirkende, unschädliche Arzneimittel dürfen im Handverkauf aus der Apotheke abgegeben werden.

speziell die Brechen erregenden und die Wehen treibenden Medikamente, die drastischen Purgier- und Bandwurmmittel, sowie die Krätzesalben (in Preussen).[24]

Gewisse, zum technischen Gebrauche dienende Mittel können unbeanstandet an Gelehrte, Künstler oder Handwerker, unter den nötigen Vorsichtsmassregeln abgegeben werden und, wenn nötig, mit mündlicher Belehrung über die Schädlichkeit resp. Gefährlichkeit des Mittels nebst der Gebrauchsanweisung. Zu solchen Mitteln zählen: Salzsäure, Salpetersäure (Scheidewasser), englische Schwefelsäure (Vitriol), Kupfervitriolöl, Zinkvitriol, Höllenstein, Bleiweiss, Mennige, Bleizucker, Kleesalz u. a. Die Dispensation geschehe in geeigneten Gefässen,[25] die mit deutlicher Signatur zu versehen sind. Auch werde niemals ein solches Mittel an Kinder oder unzuverlässige Boten abgegeben.

IV. Über den Giftverkauf. Dem Verkauf der direkten Gifte (Medikamente der Tab. B der Pharm. Germ.) ohne ärztliche Verordnung sind sehr enge Schranken gezogen. Es dürfen zunächst von den verschiedenen Giften nur solche, sei es in reiner Substanz, sei es in Vermischung mit anderen Stoffen (Zucker, Mehl, Weizen, Fleisch u. dgl.) abgegeben werden, welche zur Vertilgung von Ungeziefer, schädlichen Tieren (Mäusen, Ratten, Füchsen, Mardern u. a.) dienen sollen. Hierhin zählen: Arsenik, Phosphor, Strychnin.

Diese Gifte dürfen nur an ganz unverdächtige, sichere Personen abgegeben werden, welche für diesen Zweck einen Giftschein als Quittung des erhaltenen Giftes abliefern müssen, worin die Art und Menge, wie der Zweck des Giftes anzugeben

---

[24] Preussen. Ap.-O. III. § 2. k) . so wird den Apothekern anbefohlen. . am wenigsten aber Medikamente von heftiger und bedenklicher Wirkung. als Drastica, Vomitoria, Mercurialia. Narcotica, Emmenagoga, namentlich auch Resina und Tinctura Jalapae, von der Hand, ohne ein von einem approbierten Arzte verschriebenes Rezept verabfolgen zu lassen. Min.-Reskr. v. 21. Jan. u. 11. März 1817, v. 20. Aug. 1818, v. 26. Sept. 1823, vom 21. Aug. 1827, u. v. 8. Nov. 1830 untersagen im Handverkauf zu dispensieren: Purgier- und Brechmittel, Schwefel- oder Krätzsalbe, Mohnköpfe, das Chinin, wie auch die Chinarinde unter den Namen Chinapulver, Bandwurmmittel, Kusso, Cort. rad. Granatorum, Rad. Filicis und andere zu diesem Zweck verlangte Medikamente.

Österreich. Ap.-I. § 17 verbietet in ähnlicher Weise den Handverkauf von heftig wirkenden Stoffen (Brechmittel, starke Purgiermittel, Quecksilberpräparate, Opiate, fruchtabtreibende Mittel), sowie aller der in der Arzneitaxe mit einem Kreuze bezeichneten.

[25] Preussen. Min.-Reskr. v. 27. Okt. 1876. Die Verwendung von Mineralwasser- und Liqueurflaschen. welche in ihrer Glasmasse die Bezeichnung ihres ursprünglichen Inhaltes enthalten, ist zur Abgabe von Flüssigkeiten in der Rezeptur wie im Handverkaufe untersagt.

und vom Empfänger nebst dessen Unterschrift eigenhändig zu
bescheinigen ist.

Diese Giftscheine sind in der Apotheke aufzubewahren und
über dieselben ein Giftbuch zu führen, auf dessen obrigkeitlich
paraphierten Seiten in getrennten Kolumnen das Datum, der
Name und Stand des Empfängers, Wohnort desselben, Art und
Menge des Giftes, sowie dessen angeblicher Gebrauch von der
Hand des Apothekenvorstandes eingetragen werden muss.

Personen, welche dem Apotheker kein völliges Vertrauen
einflössen oder ihm unbekannt sind, haben von ihrer Ortsbehörde
ein Beglaubigungsattest beizubringen.

Die Dispensation des Giftes muss in geeigneten Gefässen
(nicht in Papierhüllen) geschehen, deren Signatur die Art des
Giftes deutlich angiebt und der weiteren Sicherheit halber mit
drei Kreuzen über einem Totenkopf und der Bezeichnung „Gift"
versehen sein muss. (Giftsignatur!)

Über den Giftverkauf, der allein dem Apothekenvorstand
untersteht, bestehen überdies in jedem Bezirk spezielle Vorschriften der Behörden.

Register.

Dr. Hermann Hagers Werke.

Manuale pharmaceuticum. Vol. I. Promptuarium, quo et praecepta notatu digna pharmacopoearum variarum et ea, quae ad paranda medicamenta in pharmacopoeas usitatas non recepta sunt etc. Editio quinta. gr. 8. 1878. M. 15.—

Manuale pharmaceuticum. Vol. II. Adjumenta varia chemica et pharmaceutica atque subsidia ad parandas aquas minerales. Editio tertia. gr. 8. 1876. 15.—

Manuale pharmaceuticum. Suppl. Pharmacopoeae recentiores, Die hauptsächlichsten Pharmacopoeen des In- und Auslandes. **Neue Aufl. in Vorbereitung.**

Anleitung zur Fabrikation künstlicher Mineralwässer und der Brausegetränke, wie der mussirenden Limonaden und Weine, nebst Beschreibung der dazu erforderlichen Apparate und Maschinen. gr. 8. Mit zahlreichen Holzschnitten. Zweite umgearbeitete, stark vermehrte Auflage. 1876. 4.50.

Pharmacopoea homoeopathica nova universalis. Medicamenta homoeopathica et isopathica omnia ad id tempus a medicis aut examinata aut usu recepta. 3.—

Oskar Schlickums Werke.

Atlas, pharmaceutischer. Bildliche Darstellung der pharmaceutisch wichtigen Gegenstände: Apparate, Instrumente, Droguen, arzneiliche Gewächse und Thiere in Holzschnitten. Lex.-8. 1876. 9.—

Der chemische Analytiker. Die qualitative chemische Analyse in Fragen und Antworten. Nebst abgekürzten Methoden zu pathologisch- und gerichtlich-chemischen Untersuchungen, sowie zur Prüfung der Chemikalien, natürlichen Wasser und der Ackererde. 2. Aufl. 1875. 3.—

Der junge Chemiker. Gründliche Einführung in das Studium der Chemie durch Experimente. Mit einer kurzen Darlegung der neuesten chemischen Theorie und einem physikalisch-chemischen Wörterbuch. 2. Aufl. 1875.

Exkursionsflora für Deutschland. Kurze Charakteristik der im Deutschen Reiche wildwachs. u. häufiger kultivirten Gefässpflanzen; nebst e. Anh.: Bestimmung d. Gattungen nach leicht erkennb. Merkmalen, für Pharmaceuten, Mediciner u. Freunde d. Botanik. Reich ill. 1881. In Taschenf. 5.—. In handl. Lwdbd. 6.—

Special-Wörterbuch, lateinisch-deutsches, der pharmaceut. Wissenschaften nebst Erklär. d. griech. Ausdrücke, sowie e. Autoren-Register d. Botanik. Z. Gebr. bei sämtl. Pharmacopoeen, dem Hagerschen Manuale pharm. u. a. pharm. u. botanischen Schriften u. Floren. 1879. 10.—. In eleg. Halbfrz. geb. 12.—

Taschenbuch der Receptur und Defektur. Mit zahlr. Holzschnitten. 1874. 3.—

Taschenwörterbuch der botanischen Kunstausdrücke nebst kurzer Charakteristik der einheimischen und pharmaceutisch wichtigen ausländischen Pflanzengattungen. Mit zwei systemat. Tabellen. 2. Ausgabe. 1875. 3.—

Ambühl, Dr. G., Lebensmittelpolizei. Anleitung zur Prüfung und Beurtheilung von Nahrungs- und Genussmitteln. 1883. 3.—.

Cieszynski, T., Der polnische Apotheker. Polnisch-latein. Wörterbuch, enthaltend die in polnischen Gegenden gebräuchl. Namen der Arzneikörper. 1880. 3.—.

Rössig, G., Convolvulaceae in medicinisch-pharmaceutischer Beziehung. 1876. 1.50.

Sendner, Dr. med. H., Die Normaldosen d. Arzneimittel nach Unzen- u. Grammengewicht. Nebst Bemerk. üb. Bereit., Zusammensetz. u. Bestandtheile d. Arzneimittel. 1.50.

Stromeyer, W., Handverkaufs-Taxe für Apotheker. gr. 8. 3.—.

(Für alle Zeiten, Länder und Verhältnisse passend.)

Darwinistische Schriften.

Darwin, Charles, Porträt (letzte Aufnahme) } vorzügl. Photographie   in Visite M 1.— / in Cabin. M 2.— / in Gross-Folio M 6.—

DRUCK VON EMIL HERRMANN SEN., LEIPZIG.